2018 年
国家医疗服务与质量安全报告

国家卫生健康委员会　编

科学技术文献出版社
SCIENTIFIC AND TECHNICAL DOCUMENTATION PRESS

·北京·

图书在版编目（CIP）数据

2018 年国家医疗服务与质量安全报告／国家卫生健康委员会编 . —北京：科学技术文献出版社，
2019. 8

ISBN 978-7-5189-5669-2

Ⅰ. ①2… Ⅱ. ①国… Ⅲ. ①医疗卫生服务—质量管理—安全管理—研究报告—中国—2018
Ⅳ. ①R197. 1

中国版本图书馆 CIP 数据核字（2019）第 123388 号

2018 年国家医疗服务与质量安全报告

策划编辑：孔荣华　胡　丹　责任编辑：胡　丹　责任校对：文　浩　责任出版：张志平

出　版　者	科学技术文献出版社	
地　　　址	北京市复兴路 15 号　邮编 100038	
编　务　部	（010）58882938，58882087（传真）	
发　行　部	（010）58882868，58882870（传真）	
邮　购　部	（010）58882873	
官　方　网　址	www. stdp. com. cn	
发　行　者	科学技术文献出版社发行　全国各地新华书店经销	
印　刷　者	北京地大彩印有限公司	
版　　　次	2019 年 8 月第 1 版　2019 年 8 月第 1 次印刷	
开　　　本	889×1194　1/16	
字　　　数	1447 千	
印　　　张	46. 75	
书　　　号	ISBN 978-7-5189-5669-2	
审　图　号	GS（2019）4077 号	
定　　　价	398. 00 元	

编写工作组

主　　编：张宗久

主　　审：郭燕红　焦雅辉　周长强

编　　委：樊　静　马旭东

编写组专家：（按姓氏笔画排序）

姓　名	单　位	姓　名	单　位
丁　欣	北京协和医院	刘　盈	北京大学人民医院
于学忠	北京协和医院	刘　楠	北京大学第三医院
马　洁	南京市第二医院	刘大为	北京协和医院
马　莉	北京协和医院	刘永军	南方医科大学南方医院
马　爽	北京协和医院	刘兆平	北京大学第一医院
马建辉	中国医学科学院肿瘤医院	刘倩楠	国家卫生健康委医院管理研究所
幺　莉	国家卫生健康委医院管理研究所	江久汇	北京大学口腔医院
王　辰	中国工程院/中国医学科学院	孙佳璐	国家卫生健康委医院管理研究所
王　怡	北京协和医院	孙雪峰	中国人民解放军总医院
王　硕	首都医科大学附属北京天坛医院	杜　冰	国家卫生健康委医政医管局
王天骄	上海长海医院	杜雨轩	国家卫生健康委临床检验中心
王心雨	哈尔滨医科大学	李　萌	国家卫生健康委医院管理研究所
王丛凤	北京大学第一医院	李小杉	无锡市人民医院
王红燕	北京协和医院	李子孝	首都医科大学附属北京天坛医院
王拥军	首都医科大学附属北京地坛医院	李兆申	上海长海医院
王治国	国家卫生健康委临床检验中心	李燕明	北京医院
王洛伟	第二军医大学附属长海医院	李美英	全国合理用药监测网
王海波	中国器官移植发展基金会	杨　蕾	国家卫生健康委医院管理研究所
王彩云	首都医科大学附属北京天坛医院	杨　蓓	全国合理用药监测网
仇叶龙	北京市卫生健康委员会信息中心	杨小强	国家卫生健康委医院管理研究所
尹　畅	国家卫生健康委医院管理研究所	吴　健	浙江大学医学院附属第一医院
石炳毅	解放军总医院第八医学中心	吴志军	浙江省中卫护理信息管理研究院
卢朝辉	北京协和医院	吴昕霞	北京大学第三医院
帅飞燕	标普医学信息研究中心	邱亭林	中国医学科学院肿瘤医院
申　乐	北京协和医院	何湘湘	标普医学信息研究中心
田晓晓	天津市第三中心医院	张　伟	北京大学口腔医院
史　赢	中国人体器官分配与共享计算机系统	张　娜	北京大学第三医院
付　强	国家卫生健康委医院管理研究所	张　晖	北京协和医院
朱华栋	北京协和医院	张　硕	内蒙古自治区第四医院
乔　杰	北京大学第三医院	张　澍	中国医学科学院阜外医院

姓　名	单　位	姓　名	单　位
张力伟	首都医科大学附属北京天坛医院	赵　烁	国家卫生健康委医院管理研究所
张天宇	解放军总医院第八医学中心	赵扬玉	北京大学第三医院
张戈军	中国医学科学院阜外医院	胡　茵	全国合理用药监测网
张振伟	国家卫生健康委医院管理研究所	胡春晓	无锡市人民医院
张超黎	西安交通大学第二附属医院	胡盛寿	中国医学科学院阜外医院
张媛媛	武汉大学人民医院	胡靖琛	武汉大学人民医院
陈文祥	国家卫生健康委临床检验中心	姜玉新	北京协和医院
陈　杰	北京协和医院	姜德超	中山大学孙逸仙纪念医院
陈　练	北京大学第三医院	索继江	中国人民解放军总医院
陈　瑞	上海长海医院	钱莎莎	浙江省人民医院
陈香美	中国人民解放军总医院	徐　骁	浙江大学医学院附属第一医院
陈海勇	浙江大学医学院附属第一医院	徐珊珊	吉林大学中日联谊医院
陈斯鹏	中国医学科学院阜外医院	高嗣法	国家卫生健康委医政医管局
陈静瑜	无锡市人民医院	郭子菁	标普医学信息研究中心
范　林	武汉大学中南医院	郭传瑸	北京大学口腔医院
尚文涵	国家卫生健康委医院管理研究所	郭默宁	北京市卫生健康委员会信息中心
尚尔嵩	标普医学信息研究中心	黄　洁	中国医学科学院阜外医院
金海龙	解放军总医院第八医学中心	黄宇光	北京协和医院
周　亮	国家卫生健康委医院管理研究所	崔永亮	吉林大学中日联谊医院
周　翔	北京协和医院	崔胜男	北京协和医院
周建辉	中国人民解放军总医院	蒋世良	中国医学科学院阜外医院
周建新	首都医科大学附属北京天坛医院	蒋荣猛	首都医科大学附属北京地坛医院
周谋望	北京大学第三医院	韩雅玲	中国人民解放军北部战区总医院
周稚烨	中国人体器官分配与共享计算机系统	赫　捷	中国医学科学院肿瘤医院
郑　哲	中国医学科学院阜外医院	蔡广研	中国人民解放军总医院
郑树森	浙江大学医学院附属第一医院	缪中荣	首都医科大学附属北京天坛医院
单广良	中国医学科学院基础医学研究所	颜　青	国家卫生健康委医院管理研究所
居　阳	北京医院	霍　勇	北京大学第一医院

审稿组专家：（按姓氏笔画排序）

姓　名	单　位	姓　名	单　位
王　平	北京大学第一医院	李西英	西安交通大学第二附属医院
王　怡	北京协和医院	李环廷	青岛大学附属医院
王守俊	郑州大学第一附属医院	邱亭林	中国医学科学院肿瘤医院
王惠英	复旦大学附属华山医院	张　伟	北京大学口腔医院
尹　畅	国家卫生健康委医院管理研究所	张　勤	浙江省人民医院
江久汇	北京大学口腔医院	张秀来	浙江大学医学院附属第二医院
阮小明	湖北省医院协会	张振伟	国家卫生健康委医院管理研究所
孙　晖	华中科技大学同济医学院附属协和医院	陈　虹	中山大学附属第一医院
孙　湛	复旦大学附属中山医院	魏国庆	浙江大学医学院附属第一医院

医疗质量和医疗安全直接关系到人民群众的健康和对医疗服务的切身感受，与民生直接相关。保证医疗质量与医疗安全是医院管理的永恒主题，是卫生事业改革和发展的重要内容。党和政府历来高度重视提升人民群众健康水平，关注我国医疗质量和医疗安全管理工作。党的十八大明确提出"为群众提供安全、有效、方便、价廉的公共卫生和基本医疗服务"，十八届五中全会进一步提出"推进健康中国建设"的战略目标，十九大明确指出"实施健康中国战略"，凸显了党中央、国务院维护和促进人民群众健康的坚定决心。中央领导同志多次就医疗卫生服务质量提出明确要求，在 2016 年全国卫生与健康大会上，习近平总书记指出"努力全方位、全周期保障人民健康""坚持医疗卫生事业的公益性，不断完善制度、扩展服务、提高质量"。2016—2018 年，在每年一度的全国卫生计生工作会议上，李克强总理均做出了重要批示，提出"进一步提升医疗服务质量和公共卫生服务均等化水平，为推进健康中国建设作出更大贡献""把医改向纵深推进，使群众享受更加便利、优质的医疗服务""广大干部职工以习近平新时代中国特色社会主义思想为指导，进一步巩固和扩展医改成果，加快建立覆盖全体城乡居民的中国特色基本医疗卫生制度"。2018 年 3 月孙春兰副总理在出席国家卫生健康委员会揭牌仪式并召开工作座谈会时指出，党的十八大以来，在以习近平同志为核心的党中央坚强领导下，人民健康水平大幅提高，卫生健康事业取得历史性成就，今后要坚持以人民为中心的发展思想，加快推进机构改革和职能转变，做好新时代卫生健康工作，为群众提供全方位全周期健康服务。

持续改进质量，保障医疗安全，为人民群众提供安全优质的医疗服务是我们工作的核心目标之一，也是落实"健康中国 2030"规划纲要的重要工作内容。随着我国医疗卫生事业的发展和医药卫生体制改革的不断深化，进一步加强医疗质量安全管理，提升循证管理和精细化管理水平，对当前分级诊疗体系建设的顺利推进、公立医院改革措施的落实和各项医改目标的实现，更好地保障人民群众健康权益具有重要意义。

为指导各级卫生健康行政部门和各级各类医疗机构全面了解我国医疗服务和医疗质量安全工作形势，提高医疗质量安全管理科学化和精细化水平，为下一步政策制定和管理工作提供循证依据，实现医疗服务和质量安全持续改进，我委自 2015 年开始，连续 4 年组织编写了《国家医疗服务与质量安全报告》。报告以近年来具有良好代表性的全国监测和调查数据为基础，采用多中心数据来源系统评估的方法，对 2014—2017 年度我国二级以上医疗机构医疗服务和质量安全情况进行了抽样分析，涵盖了我国医疗服务资源和服务量总体情况、不同维度医疗质量管理与控制情况、医疗质量安全（不良）事件发生情况、DRGs 绩效评价等内容，全面展现了我国现阶段医疗服务和质量安全的形势与现状，对于进一步加强医疗质量与安全管理，努力保障患者安全具有重要作用。

报告结果表明，我国医疗资源供给持续增加，医院工作负荷基本稳定；患者异地就医区域性集中趋势略有上升；医疗质量安全状况基本平稳。住院死亡率仍稳定在较低水平，常见病种诊疗水平稳中有升，医疗服务效率有所提升，门诊、住院均次费用略有上涨。分析结果也提示我们，住院病历首页质量仍需进一步提高，医院获得性指标发生率呈逐年上升趋势，需要引起高度重视，医疗安全（不良）事件管理仍需加强，民营医院医疗质量需要重点关注，医疗质量管理与控制体系建设仍然需要进一步加强。

在报告编写过程中，得到了各级卫生健康行政部门、各级各专业质控中心和相关医疗机构的大力支持和积极配合。在此，向参与工作的单位及付出艰苦、细致、创造性劳动的各位专家、学者和全体工作人员表示衷心地感谢！

在完善医疗服务体系和推进分级诊疗制度建设工作中，需要进一步建立完善医疗质量管理与控制长效工作机制，创新医疗质量安全持续改进方法，充分发挥信息化管理的积极作用，不断提升医疗管理的科学化、精细化水平。希望各级卫生健康行政部门和医疗机构充分利用这些数据和分析结果，做好循证决策，不断提高我国医疗服务和质量安全管理水平，为实现健康中国战略作出不懈努力。

国家卫生健康委员会医政医管局

2019 年 3 月

医疗质量安全管理是医疗卫生事业管理的重要组成部分。为更好地帮助各级卫生健康行政部门和各级各类医疗机构全面了解我国医疗服务和医疗质量安全工作形势，提高医疗质量安全管理科学化和精细化水平，为下一步政策制定和管理工作提供循证依据，实现医疗服务和质量安全持续改进，在2015—2017年度报告编写工作的基础上，我局组织编写了《2018年国家医疗服务与质量安全报告》（以下简称《报告》）。

一、报告数据范围和来源

《报告》重点围绕我国内地二级以上医院医疗服务与医疗质量安全情况进行分析，主要截取2017年1月1日至2017年12月31日的相关数据。数据主要来源为：

1. 全国抽样调查填报的数据。全国30个省、自治区、直辖市（含新疆生产建设兵团，不含港澳台地区，本年度西藏未参与全国抽样调查工作）抽样选取的8345家医疗机构（含公立综合和民营综合医院，妇幼保健院，肿瘤、儿科、精神、妇产、口腔、心血管、传染病专业专科医院）网络填报的相关医疗服务数据（图1），涵盖137 255 903人次住院患者信息（表1）。

表1　2017年度全国医疗机构样本数量及构成

医疗机构	抽样数量（家）	抽样住院患者数量（人次）
公立综合医院	4459	111 086 864
民营综合医院	1230	8 890 977
肿瘤专科医院	109	2 570 022
儿童专科医院	59	1 675 665
妇产专科医院	293	1 182 900
心血管专科医院	43	418 616
传染病医院	162	1 342 547
口腔医院	335	126 622
妇幼保健院	1077	8 316 868
妇儿医院	22	205 864
精神病专科医院	556	1 438 958
合计	8345	137 255 903

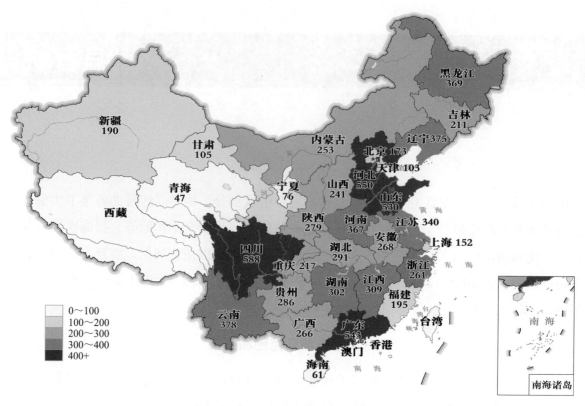

注：1. 地图中颜色区间均不包含区间内最大值，下同。
2. 地图中数据不包含我国港澳台地区，下同。

图1 各省份参与抽样调查的医院数量

本年度《报告》在全国随机抽样和相关医院自愿填报的基础上，为提高数据代表性，确保各省份之间数据的可比性，综合医院在第1次采取均衡抽样方式的基础上，进行了二次抽样，专科医院由于数量相对不足，未进行二次抽样，仅剔除填报数据不合格医院。最终纳入本年度报告分析的抽样医疗机构4981家，涵盖96 864 155人次住院患者信息（表2）。

表2 二次抽样后纳入报告样本数量及构成

医疗机构	二次抽样数量（家）	二次抽样住院患者数量（人次）
综合医院	2823	80 494 511
妇幼保健院	865	7 637 927
妇产专科医院	255	1 340 333
肿瘤专科医院	101	2 562 554
儿童专科医院	53	1 673 980
心血管专科医院	35	408 648
传染病医院	146	1 268 654
精神病专科医院	475	1 358 424
口腔医院	228	119 124
合计	4981	96 864 155

2. 国家医疗质量管理与控制信息网（National Clinical Improvement System，NCIS）和全国医院质量监测系统（Hospital Quality Monitoring System，HQMS）收集的2016—2017年度1436家三级医院和1581家二级医院的157 175 058例住院患者病案首页数据。

3. 国家卫生健康委管理的全国单病种质量监测系统、全国医疗安全报告和学习系统、全国抗菌药物临床应用监测网、全国合理用药监测网、全国血液净化病例登记系统、全国心血管介入病例登记系统等相关数据信息。

4. 国家卫生健康委员会统计年鉴和官方网站公布的相关数据信息。

5. 国际国内相关研究报告和区域性统计结果数据信息。

二、报告主要内容

《报告》分为 5 个部分，分别为医疗质量安全管理政策、医疗服务资源和服务量总体情况、医疗质量管理与控制数据分析、医疗质量安全（不良）事件数据分析、临床专科 DRGs 绩效评价。具体内容主要为：

1. 医疗质量安全管理政策。主要包括 2018 年国家卫生健康委员会在医疗质量安全管理领域相关政策措施和重要举措。

2. 医疗服务资源和服务能力数据分析。主要包括 2017 年我国医疗资源配置情况及三级医院服务能力、收治患者病种结构和住院患者异地就医流动情况等相关分析。

3. 医疗质量管理与控制数据分析。从医疗机构、临床专科（含实验室管理、药事管理和临床药学）、重点病种、医疗技术等 4 个层面，围绕国家卫生健康委历年来发布的相关医疗质量控制指标进行纵向、横向比较和立体分析。

4. 医疗安全（不良）事件数据分析。在分析 2017 年度医疗安全（不良）事件基本发生情况基础上，重点围绕医疗安全（不良）事件发生的时间、专业、科室、地点、原因、处置方式、缺陷和持续改进措施等维度，对 2017 年上半年度自愿、匿名填报的医疗安全（不良）事件详细情况进行分析。

5. 临床专科 DRGs 绩效评价。采用 2018 版全国诊断相关分组（CN-DRGs 2018）分组方案，围绕住院服务"能力""效率""医疗安全" 3 个维度对 13 个临床专科进行国家层面的评估。

三、有 关 说 明

1. 本《报告》中涉及的疾病分类编码采用《疾病和有关健康问题的国际统计分类第十次修订本（第 2 版）》，简称 ICD-10。手术分类编码采用《国际疾病分类手术与操作第九版临床修订本（2011版）》，简称 ICD-9-CM-3。

由于 ICD-10 诊断编码、ICD-9-CM-3 手术编码尚未全国完全统一，为最大限度保持一致性，均采用了四位亚目编码。

2. 关于相关分析的方法。

（1）利用 EXCEL、SPSS、SAS 等统计软件，按照不同医院等级（三级、二级）或所有制关系（公立、民营）维度，对抽样调查数据进行基本描述性分析、相关性分析、秩和检验等。

（2）本《报告》中采用的箱线图（Boxplot）也称箱须图（Box-whisker Plot），是利用数据中的 5 个统计量：5% 分位数、25% 分位数、中位数、75% 分位数与 95% 分位数来描述数据。可以粗略地看出数据是否具有对称性，分布的离散程度等信息。其中 25% 分位数（Q1），又称"下四分位数"，等于该样本中所有数值由小到大排列后第 25% 的数字；75% 分位数（Q3），又称"上四分位数"，等于该样本中所有数值由小到大排列后第 75% 的数字。25% 分位数与 75% 分位数的差距又称四分位距（Inter Quartile Range，IQR）。

3. 《报告》中所有涉及金额的数据，均为人民币。

《报告》的数据收集工作得到了各填报医院和各省卫生健康委医政医管处及相关负责同志的鼎力配合，编写工作得到了国家卫生健康委医院管理研究所、各专业国家级质控中心、标普医学信息研究中心以及诸多专家教授们的大力支持，在此表示感谢！

由于编写人员水平有限，加之编写时间紧、任务重，《报告》中所反映的结果亦受抽样医院上报数据质量的影响，难免存在缺点和偏差，恳请广大同仁批评指正，以便今后不断改进。

目 录

第一部分　2018 年医疗质量安全管理政策

一、进一步完善医疗质量管理与控制体系 ···································· 2

二、全面推开医疗技术临床应用事中事后监管 ···························· 2

三、大力推动医疗服务高质量发展 ·· 2

第二部分　医疗服务资源与服务能力分析

一、医疗服务资源配置情况 ·· 4

二、全国二级和三级综合医院服务量分析 ································· 13

三、全国二级和三级医院服务能力 ······································· 13

四、二级和三级综合医院住院患者疾病与手术/操作分析 ··················· 14

五、三级医院区域医疗服务分析 ··· 19

第三部分　医疗质量管理与控制数据分析

第一章　医院医疗质量管理与控制 ······································· 32

第一节　2016—2017 年二级、三级综合医院医疗质量纵向分析 ············ 32

一、医疗质量管理与控制纵向分析 ······································· 32

二、医院获得性指标纵向分析 ··· 46

三、小结 ·· 51

第二节　2017 年度综合医院医疗质量横断面分析 ······················· 51

一、指标依据、分类和定义 ··· 55

二、住院死亡类指标分析 ··· 57

三、重返类指标分析 ··· 63

四、医院获得性指标 ··· 68

五、重点病种患者相关指标分析 ··· 72

六、重点手术相关指标分析 ··· 97

　　　　七、重点肿瘤患者（住院非手术治疗/住院手术治疗）相关指标分析 ·············· 117

　　　　八、医院运行管理类指标 ·· 146

　　第三节　专科医院医疗质量分析 ··· 174

　　　　一、肿瘤专科医院 ·· 174

　　　　二、儿童专科医院 ·· 182

　　　　三、精神专科医院 ·· 193

　　　　四、妇产专科医院 ·· 204

　　　　五、妇幼保健院 ·· 227

　　　　六、传染病专科医院 ·· 255

　　　　七、心血管病专科医院 ·· 263

第二章　临床专科医疗质量管理与控制 ··· 276

　第一节　急诊专业 ·· 276

　　　一、急诊专业质量安全情况分析 ··· 276

　　　二、问题分析及工作重点 ··· 285

　第二节　麻醉专业 ·· 286

　　　一、麻醉专业质控工作概况 ··· 286

　　　二、麻醉专业质量安全情况分析 ··· 286

　　　三、问题分析及工作重点 ··· 305

　第三节　呼吸专业 ·· 306

　　　一、呼吸内科专业质量安全情况分析 ··· 306

　　　二、问题分析及工作重点 ··· 322

　第四节　神经系统疾病专业 ·· 323

　　　一、神经系统疾病专业医疗质量安全情况分析 ··································· 324

　　　二、问题分析及工作重点 ··· 341

　第五节　心血管病专业 ·· 341

　　　一、心血管病专业质量安全情况分析 ··· 342

　　　二、问题分析及工作重点 ··· 355

　第六节　肿瘤专业 ·· 355

　　　一、肿瘤专业质量安全情况分析 ··· 355

　　　二、问题分析及工作重点 ··· 364

　第七节　感染性疾病专业 ·· 365

　　　一、感染性疾病专业医疗质量安全情况分析 ····································· 365

　　　二、问题分析及工作重点 ··· 373

　第八节　重症医学专业 ·· 374

　　　一、重症医学专业质量安全情况分析 ··· 375

　　　二、问题分析及工作重点 ··· 387

　第九节　医院感染管理专业 ·· 388

一、医院感染管理专业质量安全情况分析 ················· 388

二、问题分析及工作重点 ····························· 403

第十节　护理专业 ··································· 404

一、护理专业质量安全情况分析 ····················· 404

二、问题分析及工作重点 ····························· 422

第十一节　康复医学专业 ······························· 423

一、康复医学专业质量安全情况分析 ················· 423

二、问题分析及工作重点 ····························· 430

第十二节　产科专业 ································· 430

一、产科专业质量安全情况分析 ····················· 431

二、问题分析及工作重点 ····························· 441

第三章　医技科室质量管理与控制 ························· 443

第一节　临床检验专业 ······························· 443

一、临床检验专业质量安全情况分析 ················· 443

二、问题分析及工作重点 ····························· 452

第二节　病理专业 ··································· 453

一、病理专业质量安全情况分析 ····················· 453

二、问题分析及工作重点 ····························· 458

第三节　超声医学专业 ······························· 459

一、超声医学专业质量安全情况分析 ················· 459

二、问题分析及工作重点 ····························· 469

第四章　药事管理与临床药学质量管理与控制 ··············· 471

第一节　全国合理用药监测与分析 ····················· 471

一、全国合理用药监测网概况 ······················· 471

二、全国样本医院临床用药规模与趋势 ··············· 473

三、全国各疾病系统临床用药分布与趋势 ············· 474

四、全国抗菌药物用药监测与分析 ··················· 476

五、全国抗肿瘤药及免疫调节剂监测与分析 ··········· 480

六、消化系统及影响代谢药物监测与分析 ············· 483

七、血液和造血器官药物监测与分析 ················· 485

八、神经系统药物监测与分析 ······················· 486

九、心血管系统药物监测与分析 ····················· 488

第二节　药事管理与药学服务质量管理与控制 ··········· 491

一、药事管理专业质量安全情况分析 ················· 491

二、问题分析及工作重点 ····························· 505

第五章　口腔专业质量管理与控制 ························· 506

第一节　口腔专业门诊患者医疗质量安全情况分析 ······· 508

一、重点病种工作量统计 …………………………………………………………… 508

二、重点技术工作量统计 …………………………………………………………… 509

三、患者安全类数据统计 …………………………………………………………… 510

第二节 口腔专业住院患者医疗质量安全情况分析 ……………………………… 511

一、住院死亡类数据统计 …………………………………………………………… 511

二、住院重返类数据统计 …………………………………………………………… 511

三、患者安全类数据统计 …………………………………………………………… 512

四、重点病种数据统计 ……………………………………………………………… 512

五、重点手术及操作数据统计 ……………………………………………………… 515

六、口腔住院临床路径数据统计 …………………………………………………… 517

第三节 口腔医疗机构运行管理类指标基本情况分析 …………………………… 518

一、资源配置数据统计 ……………………………………………………………… 518

二、工作负荷数据统计 ……………………………………………………………… 518

三、工作效率 ………………………………………………………………………… 519

四、患者负担 ………………………………………………………………………… 519

第四节 2016—2017 年口腔专科医院质量安全情况分析 ……………………… 520

一、口腔门诊治疗相关指标比较 …………………………………………………… 520

二、口腔住院诊疗数据比较 ………………………………………………………… 522

三、医院运行管理类指标比较 ……………………………………………………… 524

第五节 问题分析与工作重点 ……………………………………………………… 525

第六章 重点病种/手术过程质量指标管理与控制 ………………………………… 527

第一节 特定（单）病种/手术 – 质量安全情况分析 …………………………… 527

一、全国参加上报病历信息的医院数量 …………………………………………… 527

二、全国各省份医疗机构上报有效合格病例总例数及分布情况 ………………… 528

三、全国 11 个病种质控指标完成情况 …………………………………………… 529

四、下一步工作重点与建议 ………………………………………………………… 555

第二节 重点病种/手术过程质量指标（保障措施）质量安全情况分析 ………… 556

一、概况 ……………………………………………………………………………… 556

二、11 个病种/手术关键环节的 30 项质量保障措施执行力分析 ……………… 557

第七章 重点医疗技术医疗质量管理与控制 ………………………………………… 588

第一节 器官移植技术 ……………………………………………………………… 588

一、2017 年人体器官分配与共享系统质量安全情况分析 ……………………… 588

二、肝脏移植技术质量安全情况分析 ……………………………………………… 595

三、肾脏移植技术质量安全情况分析 ……………………………………………… 606

四、心脏移植技术质量安全情况分析 ……………………………………………… 611

五、肺脏移植技术质量安全情况分析 ……………………………………………… 614

第二节 肾脏病与血液净化技术 …………………………………………………… 619

　　一、肾脏病专业基本情况分析 ……………………………………………… 619

　　二、血液净化技术质量安全情况分析 ……………………………………… 621

　　三、问题分析及工作重点 …………………………………………………… 633

　第三节　剖宫产术 ……………………………………………………………… 633

　　一、剖宫产术质量安全情况分析 …………………………………………… 634

　　二、问题分析及工作重点 …………………………………………………… 637

　第四节　心血管疾病介入技术 ………………………………………………… 638

　　一、冠心病介入诊疗质量安全情况分析 …………………………………… 638

　　二、2017 年先天性心脏病介入技术质量安全情况分析 ………………… 642

　第五节　消化内镜技术 ………………………………………………………… 646

　　一、消化内镜技术质量安全情况分析 ……………………………………… 646

　　二、问题分析及工作重点 …………………………………………………… 653

第八章　病案质量管理与控制 …………………………………………………… 654

　第一节　病案质量安全情况分析 ……………………………………………… 655

　　一、电子病历建设情况 ……………………………………………………… 655

　　二、编码人员队伍建设情况 ………………………………………………… 656

　　三、病案管理质量与控制工作现状与分析 ………………………………… 657

　　四、HQMS 系统住院病案首页数据质量 …………………………………… 658

　第二节　问题分析及工作重点 ………………………………………………… 664

　　一、问题分析 ………………………………………………………………… 664

　　二、下一步工作重点 ………………………………………………………… 665

第四部分　医疗安全（不良）事件数据分析

第一章　医疗安全（不良）事件报告工作概况 ………………………………… 668

第二章　医疗安全（不良）事件/错误质量安全情况分析 ……………………… 669

第三章　2017 年度医疗安全（不良）事件报告系统的数据分析 ……………… 676

第四章　结语 ……………………………………………………………………… 684

第五部分　临床专科 DRGs 绩效评价

　第一节　呼吸内科 DRGs 绩效评价 …………………………………………… 686

　第二节　心血管内科 DRGs 绩效评价 ………………………………………… 688

　第三节　普通外科 DRGs 绩效评价 …………………………………………… 690

　第四节　胸外科 DRGs 绩效评价 ……………………………………………… 692

　第五节　心脏大血管外科 DRGs 绩效评价 …………………………………… 694

　第六节　神经外科 DRGs 绩效评价 …………………………………………… 696

第七节 泌尿外科 DRGs 绩效评价 ·· 698

第八节 骨科 DRGs 绩效评价 ·· 700

第九节 眼科 DRGs 绩效评价 ·· 702

第十节 耳鼻喉科 DRGs 绩效评价 ·· 703

第十一节 妇科 DRGs 绩效评价 ··· 705

第十二节 新生儿科 DRGs 绩效评价 ·· 707

第十三节 神经内科 DRGs 绩效评价 ·· 709

附录 全国各省份及填报医院填报情况 ·· 712

第一部分

2018 年医疗质量安全管理政策

2018年国家卫生健康委员会贯彻落实党的十九大和全国卫生与健康大会精神，继续推进国家医疗质量管理与控制体系建设，不断强化医疗技术临床应用事中事后监管，保障医疗安全，推动医疗技术能力和医疗质量水平"双提升"。2018年国际权威医学期刊《柳叶刀》发布最新全球医疗质量和可及性（healthcare access and quality index，HAQ）排名，我国HAQ指数排名从2015年的全球第60位提高到2016年的第48位，上升12位，是社会人口学指数（sociodemographicindex，SDI）中等的国家中进步最大的国家之一。我国医疗技术能力和医疗质量水平提升成绩得到了国际广泛认可。

一、进一步完善医疗质量管理与控制体系

一是印发《医疗质量安全核心制度要点》，以作为《医疗质量管理办法》的重要配套文件，为医疗质量管理提供统一制度规范和基本遵循守则。组织编写发布《医疗质量安全核心制度要点释义》，系统解读了每项核心制度的执行要素和关键环节，指导地方相关管理部门和医疗机构进一步理解和贯彻落实核心制度，保障医疗质量和患者安全。二是进一步完善医疗质控体系建设，完善工作机制，发挥质控组织在行业管理中的专业作用，并指导省、市级相应质控中心的建设。目前，国家级质控中心专业设置数量达到35个，省级各专业质控中心超过1300个，医院感染管理、急诊、麻醉等14个专业质控中心覆盖省份超过30个，形成纵向与横向结合的质控工作网络。三是完成"十二五"国家临床重点专科建设项目总结评估，并反馈总结评估结果，为今后临床专科能力进一步提升做好基础。四是继续开展医疗质量安全管理培训，对卫生健康行政部门、医疗机构、各级质控中心的医疗管理人员进行政策、理论、方法、工具的专业培训，收到良好效果。

二、全面推开医疗技术临床应用事中事后监管

一是以部门规章形式发布《医疗技术临床应用管理办法》，建立了医疗技术临床应用"负面清单管理"制度、限制类医疗技术临床应用备案制度、质量管理与控制制度、规范化培训制度和信息公开制度。旨在通过加强医疗技术临床应用管理顶层设计，建立医疗技术临床应用的相关管理制度和工作机制，强化医疗机构在医疗技术临床应用管理中的主体责任及卫生行政部门的监管责任，一方面有利于规范医疗技术临床应用管理，保障医疗技术的科学、规范、有序和安全的发展；另一方面为医疗质量和医疗安全提供法治保障，维护人民群众健康权益。二是组织编写了《医疗技术临床应用管理办法释义》，开展培训，指导各地贯彻落实《医疗技术临床应用管理办法》，制定发布省级限制类技术清单和技术管理规范，建设省级医疗技术临床应用信息化管理平台，加强以限制类技术为重点的医疗技术临床应用质量管理与控制。三是进一步完善人体器官移植相关管理政策，印发《中国人体器官分配与共享基本原则和核心政策》，升级中国人体器官分配与共享计算机分配系统。组织开展2018年度器官移植执业资格认定，并在全国范围进行器官捐献与移植拉网式检查。

三、大力推动医疗服务高质量发展

一是出台《医疗纠纷预防和处理条例》，通过加强医疗质量安全的日常管理，强化医疗服务关键环节和领域的风险防控，加强医疗服务中的医患沟通，畅通沟通渠道，从源头预防和减少纠纷。二是印发《关于加强和完善麻醉医疗服务的意见》，加强麻醉人才队伍建设，提高麻醉医务人员积极性，拓展麻醉医疗服务领域，保障麻醉医疗服务质量和安全，推动麻醉医疗服务高质量发展。三是启动2018—2020年进一步改善医疗服务行动计划，推广多学科诊疗，231家三级医院参加了国家多学科诊疗试点；2000余家医疗机构建立胸痛中心、卒中中心、创伤中心、危重孕产妇救治中心、危重儿童和新生儿救治中心；大力推进日间手术。四是深入推进"放管服"改革。一方面简政放权，优化服务。全国所有医疗机构、医师、护士实现电子化注册管理；改革完善医疗机构、医师审批工作，优化诊疗科目登记、简化医疗机构审批材料、二级以下医疗机构"两证合一"。另一方面规范发展，加强事中事后监管。印发医疗消毒供应中心、健康体检中心、眼科医院三类独立设置医疗机构的基本标准和管理规范，以及《关于进一步加强健康体检机构管理促进健康体检行业规范有序发展的通知》，鼓励并规范社会力量提供多层次多样化的医疗服务。

第二部分

医疗服务资源与服务能力分析

本部分重点围绕 2017 年全国医疗服务资源与服务能力的总体情况进行分析。其中医疗服务资源配置情况中的医师数、护理人员数和床位数的数据来源于《2018 年中国卫生和计划生育统计年鉴》。重点手术/操作开展情况、全国医疗服务量、服务能力以及区域医疗分析数据均来源于国家医疗质量管理与控制信息网（National Clinical Improvement System，NCIS）和全国医院质量监测系统（Hospital Quality Monitoring System，HQMS），以 1436 家三级医院和 1581 家二级医院的出院时间为 2016 年 1 月 1 日至 2017 年 12 月 31 日的 157 175 058 例病案首页数据为分析样本，对其中 387 179 例存在生存状态异常、住院天数异常、年龄异常等问题的病例以及年上传月份不足 10 个月的医院病例信息予以剔除，最终纳入 156 787 879 例。在区域医疗服务分析部分，剔除无法判断住院患者常住地信息的病例，分析住院费用相关指标时，剔除费用异常的病例信息。

一、医疗服务资源配置情况

（一）医师数总体分布情况

截至 2017 年年底，我国每千人口执业（助理）医师数 2.44 人，较 2016 年的 2.31 人略有增加（图 2-1-1-1）。《全国医疗卫生服务体系规划纲要（2015—2020 年）》要求到 2020 年，每千常住人口执业（助理）医师数达到 2.5 人。

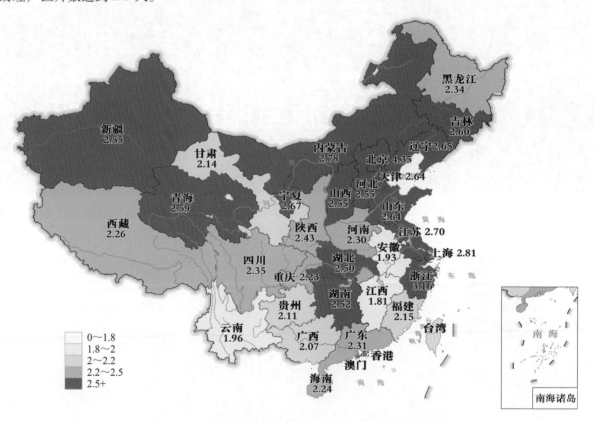

图 2-1-1-1　2017 年各省份每千人口执业（助理）医师数分布

（二）护理人员数总体分布情况

截至 2017 年年底，我国每千人口拥有注册护士数 2.74 人，较 2016 年的 2.54 人略有增加（图 2-1-1-2）。《全国医疗卫生服务体系规划纲要（2015—2020 年）》要求到 2020 年，每千常住人口注册护士数达到 3.14 人。

（三）医疗机构床位数总体分布情况

截至 2017 年年底，我国每千人口医疗卫生机构床位数 5.72 张，较 2016 年的 5.37 张有所增加（图 2-1-1-3）。《全国医疗卫生服务体系规划纲要（2015—2020 年）》提出到 2020 年，每千常住人口医疗卫生机构床位数控制在 6 张。

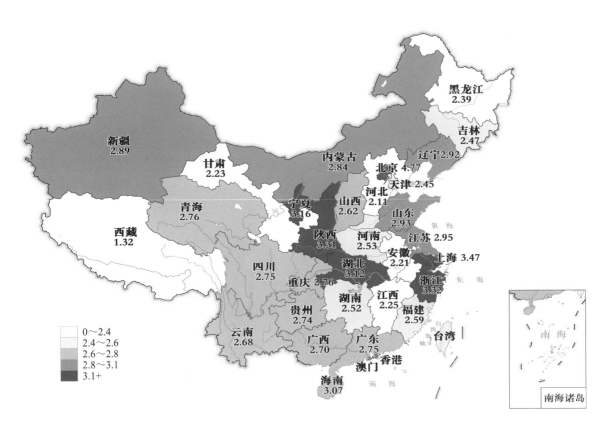

图 2-1-1-2　2017 年各省份每千人口注册护士数分布

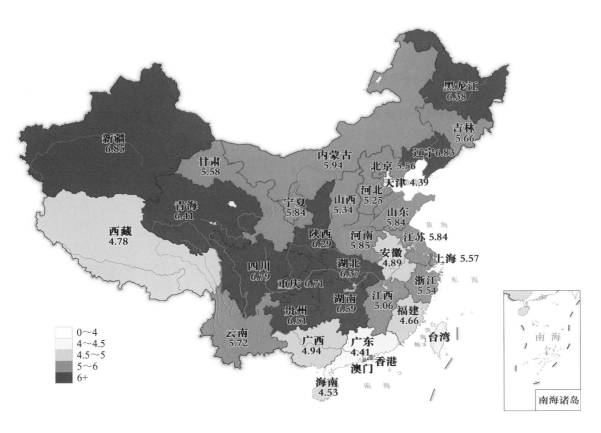

图 2-1-1-3　2017 年每千人口医疗卫生机构床位数分布

　　比较 2016 年和 2017 年每千人口医疗卫生机构床位数，各省份每千常住人口医疗卫生机构床位数均有明显增加，其中增幅最大的前 5 位为江西、黑龙江、贵州、青海和西藏，增幅均达 9.3％ 以上（图 2-1-1-4）。

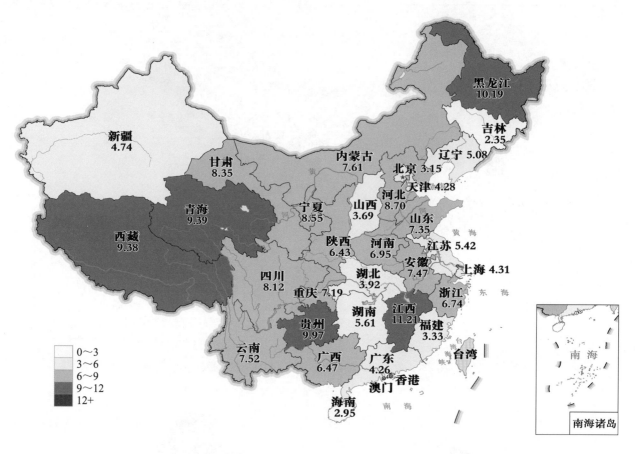

图 2-1-1-4　各省份每千人口医疗卫生机构床位数 2017 年较 2016 年增幅（％）

（四）重点手术/操作开展情况分布

　　2017 年全国 1061 家三级综合医院和 1262 家二级综合医院 20 个重点手术/操作开展情况如图 2-1-1-5 所示，相关手术量地域分布及差异情况与 2016 年基本相似。

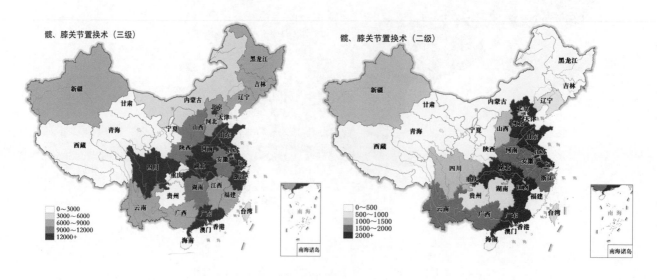

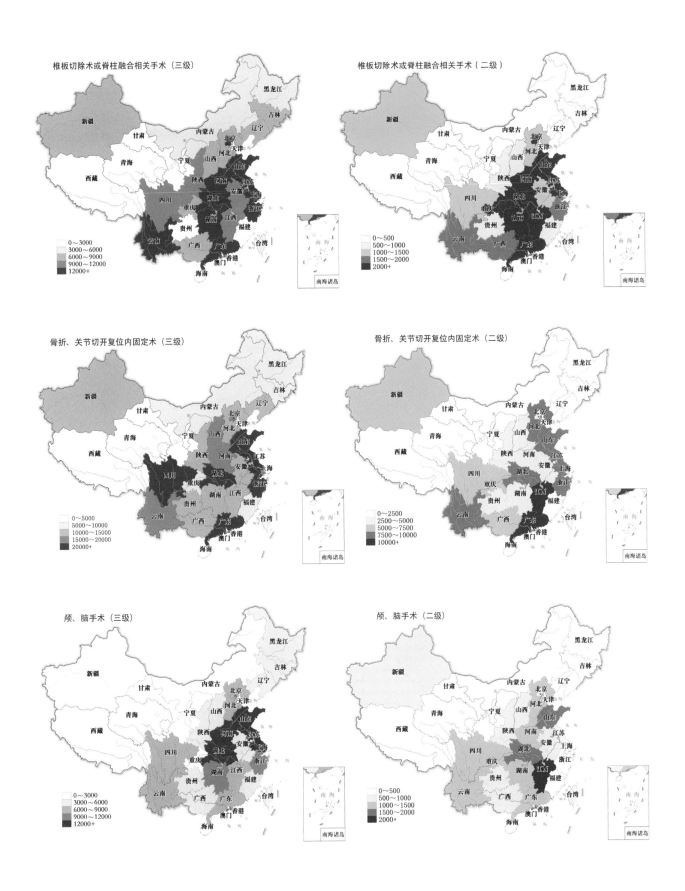

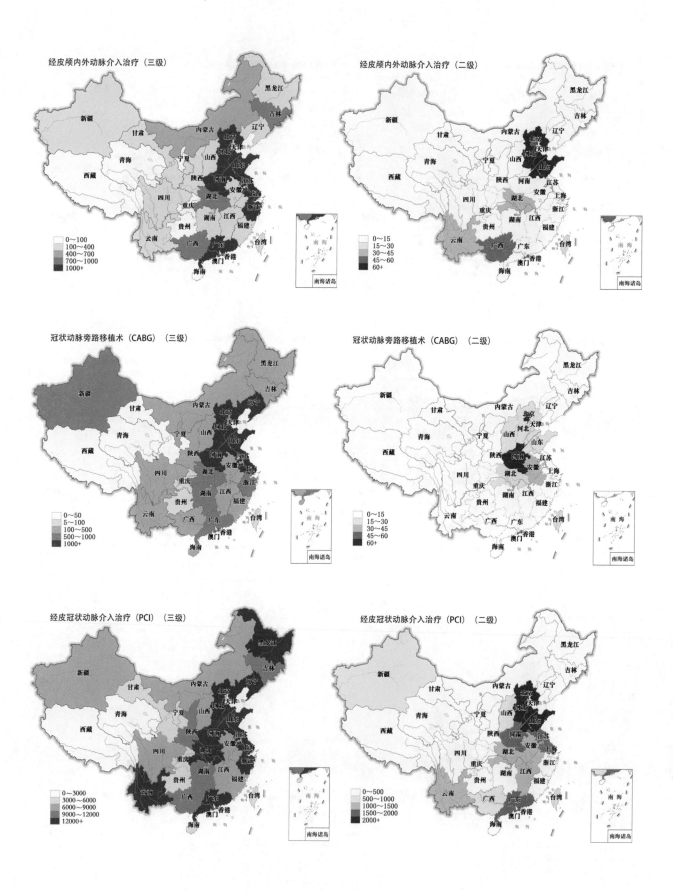

经皮颅内外动脉介入治疗（三级）

| 0~100 |
| 100~400 |
| 400~700 |
| 700~1000 |
| 1000+ |

经皮颅内外动脉介入治疗（二级）

| 0~15 |
| 15~30 |
| 30~45 |
| 45~60 |
| 60+ |

冠状动脉旁路移植术（CABG）（三级）

| 0~50 |
| 5~100 |
| 100~500 |
| 500~1000 |
| 1000+ |

冠状动脉旁路移植术（CABG）（二级）

| 0~15 |
| 15~30 |
| 30~45 |
| 45~60 |
| 60+ |

经皮冠状动脉介入治疗（PCI）（三级）

| 0~3000 |
| 3000~6000 |
| 6000~9000 |
| 9000~12000 |
| 12000+ |

经皮冠状动脉介入治疗（PCI）（二级）

| 0~500 |
| 500~1000 |
| 1000~1500 |
| 1500~2000 |
| 2000+ |

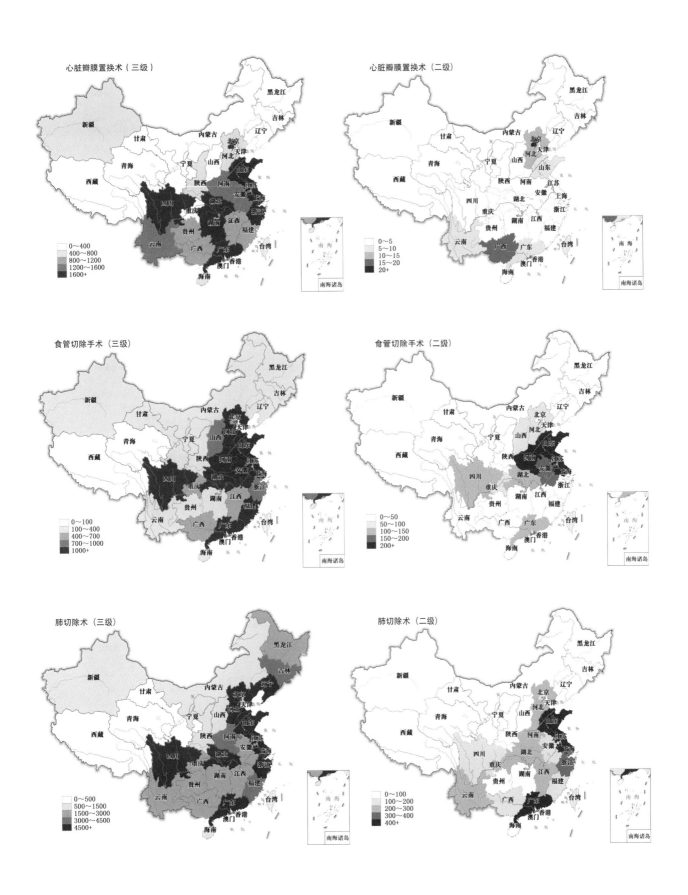

心脏瓣膜置换术（三级）

0～400
400～800
800～1200
1200～1600
1600+

心脏瓣膜置换术（二级）

0～5
5～10
10～15
15～20
20+

食管切除手术（三级）

0～100
100～400
400～700
700～1000
1000+

食管切除手术（二级）

0～50
50～100
100～150
150～200
200+

肺切除术（三级）

0～500
500～1500
1500～3000
3000～4500
4500+

肺切除术（二级）

0～100
100～200
200～300
300～400
400+

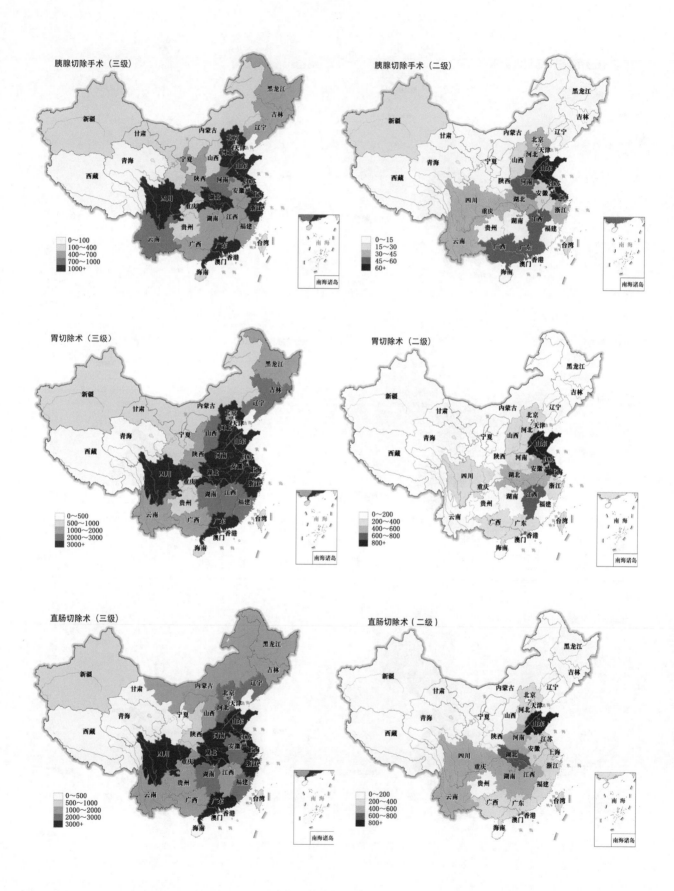

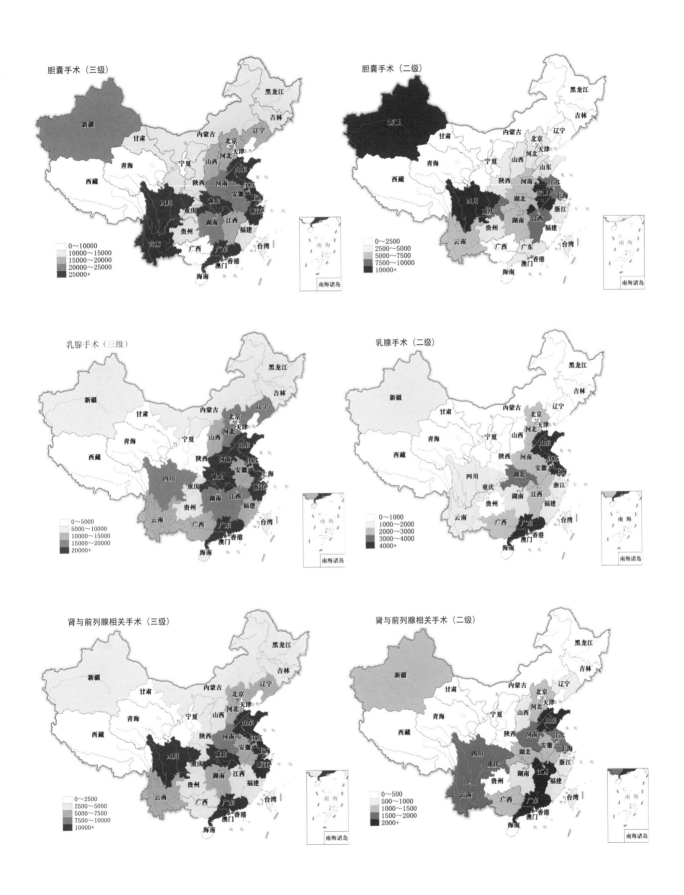

胆囊手术（三级）

0～10000
10000～15000
15000～20000
20000～25000
25000+

胆囊手术（二级）

0～2500
2500～5000
5000～7500
7500～10000
10000+

乳腺手术（三级）

0～5000
5000～10000
10000～15000
15000～20000
20000+

乳腺手术（二级）

0～1000
1000～2000
2000～3000
3000～4000
4000+

肾与前列腺相关手术（三级）

0～2500
2500～5000
5000～7500
7500～10000
10000+

肾与前列腺相关手术（二级）

0～500
500～1000
1000～1500
1500～2000
2000+

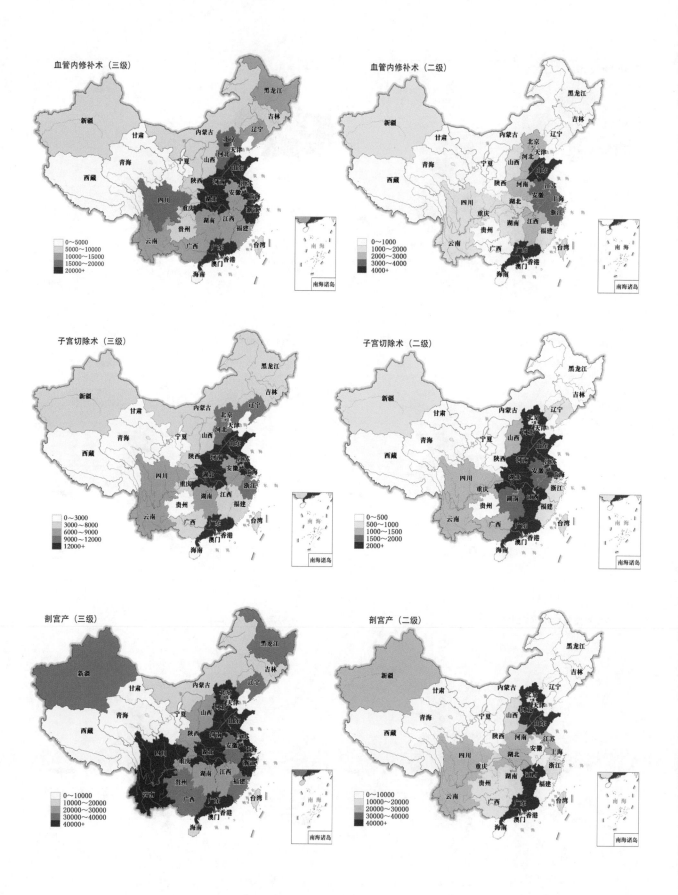

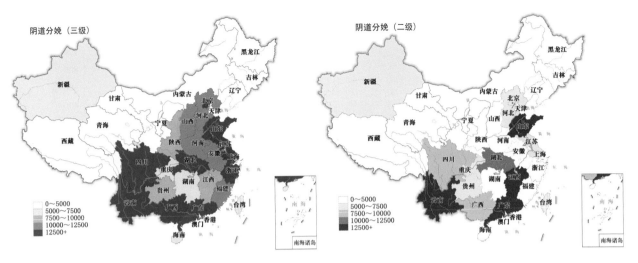

图 2-1-1-5　2017 年各省份二级、三级综合医院开展重点手术/操作例数分布

二、全国二级和三级综合医院服务量分析

2016—2017 年全国 1061 家三级综合医院和 1262 家二级综合医院，月均出院人次中位数分别维持在 4000 人次和 1300 人次左右。从 2 年的变化结果可以看出，二级、三级综合医院月均出院人次均有所上升（图 2-1-1-6）。

三、全国二级和三级医院服务能力

医疗机构住院患者主要诊断的种类，即医疗机构

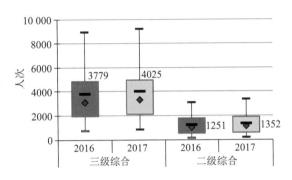

图 2-1-1-6　二级、三级综合医院月均出院人次

为患者提供诊疗服务所涉及病种的数量，可作为评价医疗机构服务能力范围宽度的一个指标。通过统计 2016—2017 年全国 1436 家三级医院和 1581 家二级医院的出院患者住院病历首页主要诊断（第一诊断）编码亚目数以及第一手术编码亚目数，描述全国二级、三级综合医院与部分专科医院的服务能力。

2016—2017 年全国三级综合医院收治患者主要诊断编码亚目种类数主要集中在 1000～2000 个，2017 年中位数为 1532 种，较 2016 年的 1589 种略有减少；全国各三级专科医院收治住院患者主要诊断编码亚目数分布情况，中医（综合）医院 2017 年收治患者主要诊断编码亚目种类数的中位数明显增加，较 2016 年增加了 121 种（图 2-1-1-7）。

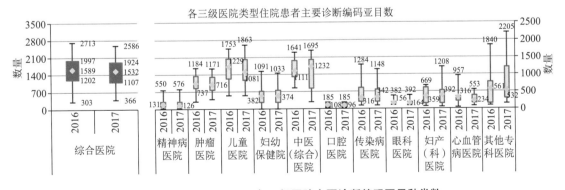

图 2-1-1-7　2016—2017 年三级医院主要诊断编码亚目种类数

2016—2017 年全国二级综合医院收治患者主要诊断编码亚目种类数主要集中在 450～1100 个，中位数为 823 种，较 2016 年的 803 有所增加；全国各类二级专科医院收治住院患者主要诊断编码亚目数分布情况，儿童医院和肿瘤医院 2017 年收治患者主要诊断编码亚目种类数的中位数均有明显的增加，

分别较 2016 年增加了 107 种和 77 种（图 2-1-1-8）。

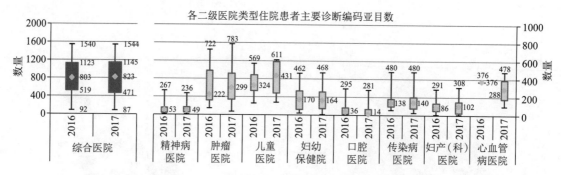

图 2-1-1-8　2016—2017 年二级医院主要诊断编码亚目种类数

2016—2017 年全国三级综合医院收治患者第一手术编码亚目数主要集中在 250～600 个，中位数为 440 种，较 2016 年的 444 种略有减少；各三级专科医院中，儿童医院收治患者第一手术编码亚目数的中位数有明显的增加，较 2016 年增加了 81 种（图 2-1-1-9）。

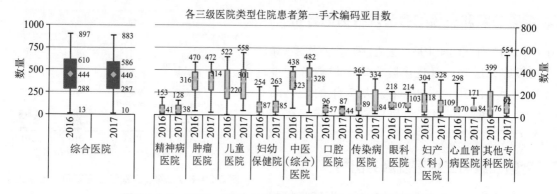

图 2-1-1-9　2016—2017 年三级医院第一手术编码亚目种类数

2016—2017 年全国二级综合医院收治患者第一手术编码亚目数主要集中在 50～300 个之间，中位数为 163 种，较 2016 年的 155 种有所增加；各类二级专科医院中，精神病医院收治患者第一手术编码亚目数的中位数有明显的增加，较 2016 年增加了 212 种（图 2-1-1-10）。

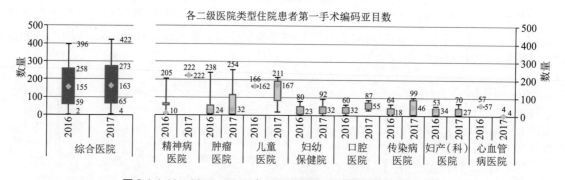

图 2-1-1-10　2016—2017 年二级医院第一手术编码亚目种类数

四、二级和三级综合医院住院患者疾病与手术/操作分析

（一）2016—2017 年二级、三级综合医院住院患者主要诊断疾病谱的变化情况

2016—2017 年三级综合医院住院患者主要诊断疾病谱前 8 位的病种无变化，分别是为肿瘤化学治疗疗程，未特指的脑梗死，动脉硬化性心脏病，未特指的支气管肺炎，不稳定性心绞痛，未特指的慢性阻塞性肺病伴有急性加重，未特指的肺炎和椎基底动脉综合征。2017 年非胰岛素依赖型糖尿病不伴有并发症诊断退出前 10 位（图 2-1-1-11）。

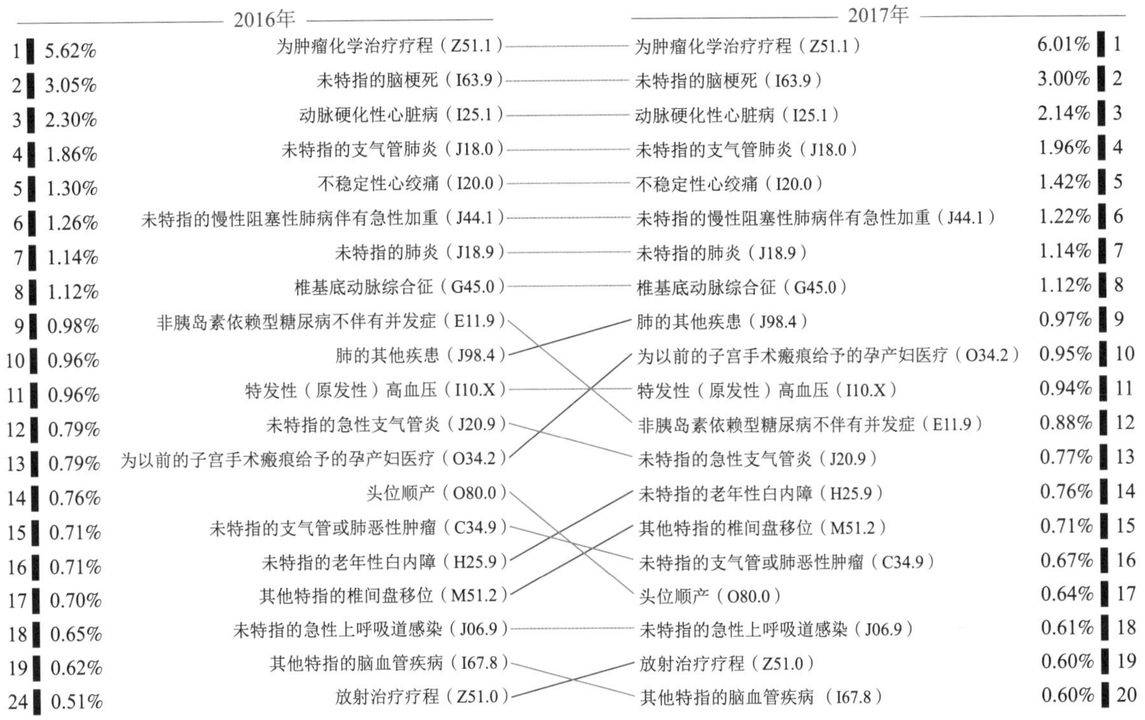

排名	2016年	病种	病种	2017年	排名
1	5.62%	为肿瘤化学治疗疗程（Z51.1）	为肿瘤化学治疗疗程（Z51.1）	6.01%	1
2	3.05%	未特指的脑梗死（I63.9）	未特指的脑梗死（I63.9）	3.00%	2
3	2.30%	动脉硬化性心脏病（I25.1）	动脉硬化性心脏病（I25.1）	2.14%	3
4	1.86%	未特指的支气管肺炎（J18.0）	未特指的支气管肺炎（J18.0）	1.96%	4
5	1.30%	不稳定性心绞痛（I20.0）	不稳定性心绞痛（I20.0）	1.42%	5
6	1.26%	未特指的慢性阻塞性肺病伴有急性加重（J44.1）	未特指的慢性阻塞性肺病伴有急性加重（J44.1）	1.22%	6
7	1.14%	未特指的肺炎（J18.9）	未特指的肺炎（J18.9）	1.14%	7
8	1.12%	椎基底动脉综合征（G45.0）	椎基底动脉综合征（G45.0）	1.12%	8
9	0.98%	非胰岛素依赖型糖尿病不伴有并发症（E11.9）	肺的其他疾患（J98.4）	0.97%	9
10	0.96%	肺的其他疾患（J98.4）	为以前的子宫手术瘢痕给予的孕产妇医疗（O34.2）	0.95%	10
11	0.96%	特发性（原发性）高血压（I10.X）	特发性（原发性）高血压（I10.X）	0.94%	11
12	0.79%	未特指的急性支气管炎（J20.9）	非胰岛素依赖型糖尿病不伴有并发症（E11.9）	0.88%	12
13	0.79%	为以前的子宫手术瘢痕给予的孕产妇医疗（O34.2）	未特指的急性支气管炎（J20.9）	0.77%	13
14	0.76%	头位顺产（O80.0）	未特指的老年性白内障（H25.9）	0.76%	14
15	0.71%	未特指的支气管或肺恶性肿瘤（C34.9）	其他特指的椎间盘移位（M51.2）	0.71%	15
16	0.71%	未特指的老年性白内障（H25.9）	未特指的支气管或肺恶性肿瘤（C34.9）	0.67%	16
17	0.70%	其他特指的椎间盘移位（M51.2）	头位顺产（O80.0）	0.64%	17
18	0.65%	未特指的急性上呼吸道感染（J06.9）	未特指的急性上呼吸道感染（J06.9）	0.61%	18
19	0.62%	其他特指的脑血管疾病（I67.8）	放射治疗疗程（Z51.0）	0.60%	19
24	0.51%	放射治疗疗程（Z51.0）	其他特指的脑血管疾病（I67.8）	0.60%	20

图 2-1-1-11　2016—2017 年全国 1061 家三级综合医院住院患者主要诊断疾病谱

2016—2017 年二级综合医院住院患者主要诊断疾病谱无明显变化，排名前 5 名的病种为未特指的脑梗死，未特指的支气管肺炎，动脉硬化性心脏病，未特指的急性支气管炎和未特指的慢性阻塞性肺病伴有急性加重（图 2-1-1-12）。

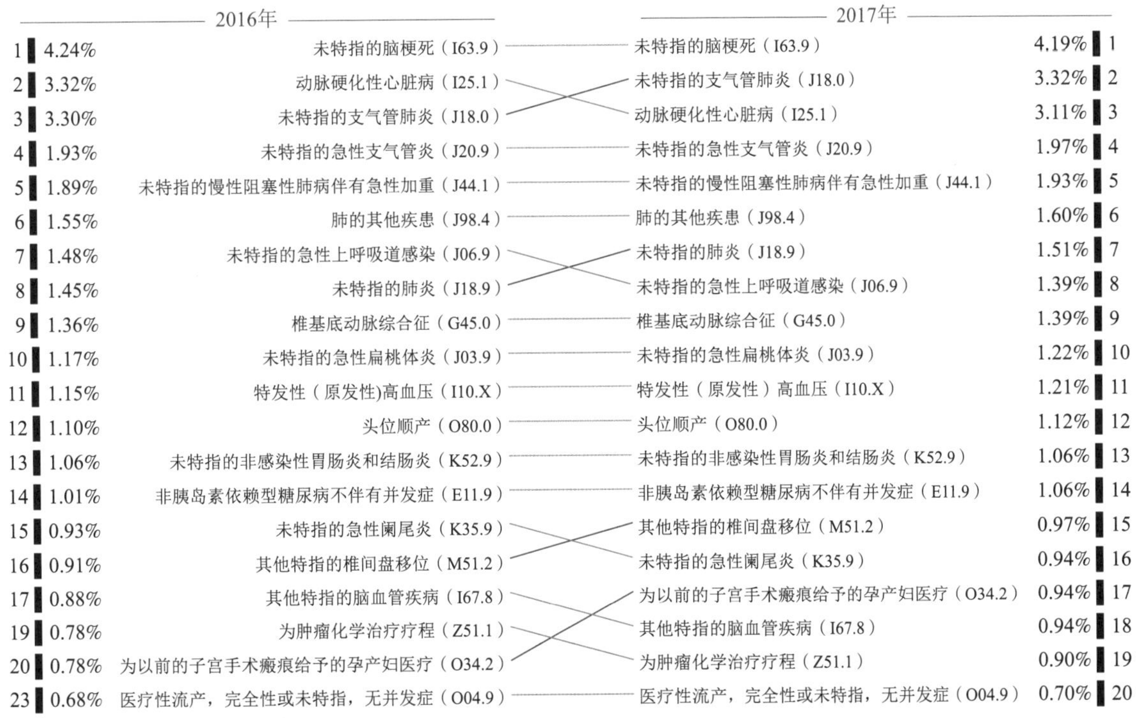

排名	2016年	病种	病种	2017年	排名
1	4.24%	未特指的脑梗死（I63.9）	未特指的脑梗死（I63.9）	4.19%	1
2	3.32%	动脉硬化性心脏病（I25.1）	未特指的支气管肺炎（J18.0）	3.32%	2
3	3.30%	未特指的支气管肺炎（J18.0）	动脉硬化性心脏病（I25.1）	3.11%	3
4	1.93%	未特指的急性支气管炎（J20.9）	未特指的急性支气管炎（J20.9）	1.97%	4
5	1.89%	未特指的慢性阻塞性肺病伴有急性加重（J44.1）	未特指的慢性阻塞性肺病伴有急性加重（J44.1）	1.93%	5
6	1.55%	肺的其他疾患（J98.4）	肺的其他疾患（J98.4）	1.60%	6
7	1.48%	未特指的急性上呼吸道感染（J06.9）	未特指的肺炎（J18.9）	1.51%	7
8	1.45%	未特指的肺炎（J18.9）	未特指的急性上呼吸道感染（J06.9）	1.39%	8
9	1.36%	椎基底动脉综合征（G45.0）	椎基底动脉综合征（G45.0）	1.39%	9
10	1.17%	未特指的急性扁桃体炎（J03.9）	未特指的急性扁桃体炎（J03.9）	1.22%	10
11	1.15%	特发性（原发性）高血压（I10.X）	特发性（原发性）高血压（I10.X）	1.21%	11
12	1.10%	头位顺产（O80.0）	头位顺产（O80.0）	1.12%	12
13	1.06%	未特指的非感染性胃肠炎和结肠炎（K52.9）	未特指的非感染性胃肠炎和结肠炎（K52.9）	1.06%	13
14	1.01%	非胰岛素依赖型糖尿病不伴有并发症（E11.9）	非胰岛素依赖型糖尿病不伴有并发症（E11.9）	1.06%	14
15	0.93%	未特指的急性阑尾炎（K35.9）	其他特指的椎间盘移位（M51.2）	0.97%	15
16	0.91%	其他特指的椎间盘移位（M51.2）	未特指的急性阑尾炎（K35.9）	0.94%	16
17	0.88%	其他特指的脑血管疾病（I67.8）	为以前的子宫手术瘢痕给予的孕产妇医疗（O34.2）	0.94%	17
19	0.78%	为肿瘤化学治疗疗程（Z51.1）	其他特指的脑血管疾病（I67.8）	0.94%	18
20	0.78%	为以前的子宫手术瘢痕给予的孕产妇医疗（O34.2）	为肿瘤化学治疗疗程（Z51.1）	0.90%	19
23	0.68%	医疗性流产，完全性或未特指，无并发症（O04.9）	医疗性流产，完全性或未特指，无并发症（O04.9）	0.70%	20

图 2-1-1-12　2016—2017 年全国 1262 家二级综合医院住院患者主要诊断疾病谱

（二）2016—2017 年二级、三级综合医院住院患者手术谱的变化情况

2016—2017 年三级综合医院住院患者手术谱首位的术种无变化，为子宫低位剖宫产，与二级综合医院一致。2017 年外阴切开术从 2016 年的第 2 位下降至第 5 位（图 2-1-1-13）。

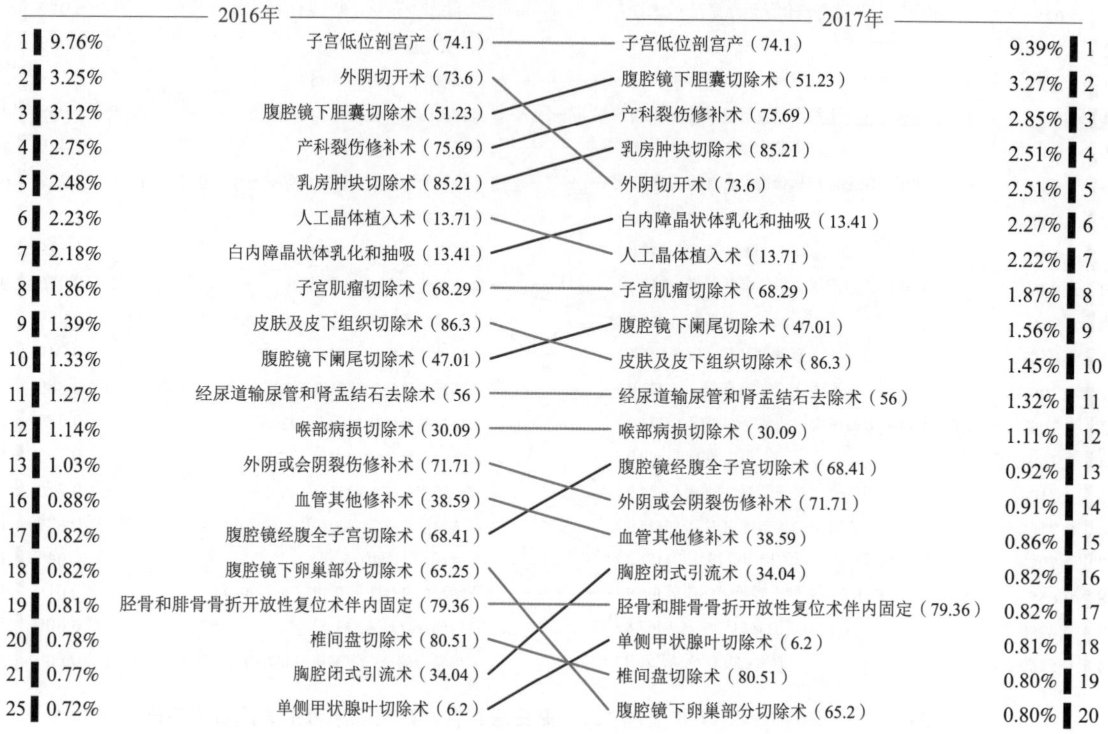

	2016年	2017年	
1 9.76%	子宫低位剖宫产（74.1）	子宫低位剖宫产（74.1）	9.39% 1
2 3.25%	外阴切开术（73.6）	腹腔镜下胆囊切除术（51.23）	3.27% 2
3 3.12%	腹腔镜下胆囊切除术（51.23）	产科裂伤补术（75.69）	2.85% 3
4 2.75%	产科裂伤补术（75.69）	乳房肿块切除术（85.21）	2.51% 4
5 2.48%	乳房肿块切除术（85.21）	外阴切开术（73.6）	2.51% 5
6 2.23%	人工晶体植入术（13.71）	白内障晶状体乳化和抽吸（13.41）	2.27% 6
7 2.18%	白内障晶状体乳化和抽吸（13.41）	人工晶体植入术（13.71）	2.22% 7
8 1.86%	子宫肌瘤切除术（68.29）	子宫肌瘤切除术（68.29）	1.87% 8
9 1.39%	皮肤及皮下组织切除术（86.3）	腹腔镜下阑尾切除术（47.01）	1.56% 9
10 1.33%	腹腔镜下阑尾切除术（47.01）	皮肤及皮下组织切除术（86.3）	1.45% 10
11 1.27%	经尿道输尿管和肾盂结石去除术（56）	经尿道输尿管和肾盂结石去除术（56）	1.32% 11
12 1.14%	喉部病损切除术（30.09）	喉部病损切除术（30.09）	1.11% 12
13 1.03%	外阴或会阴裂伤补术（71.71）	腹腔镜经腹全子宫切除术（68.41）	0.92% 13
16 0.88%	血管其他修补术（38.59）	外阴或会阴裂伤补术（71.71）	0.91% 14
17 0.82%	腹腔镜经腹全子宫切除术（68.41）	血管其他修补术（38.59）	0.86% 15
18 0.82%	腹腔镜下卵巢部分切除术（65.25）	胸腔闭式引流术（34.04）	0.82% 16
19 0.81%	胫骨和腓骨骨折开放性复位术伴内固定（79.36）	胫骨和腓骨骨折开放性复位术伴内固定（79.36）	0.82% 17
20 0.78%	椎间盘切除术（80.51）	单侧甲状腺叶切除术（6.2）	0.81% 18
21 0.77%	胸腔闭式引流术（34.04）	椎间盘切除术（80.51）	0.80% 19
25 0.72%	单侧甲状腺叶切除术（6.2）	腹腔镜下卵巢部分切除术（65.2）	0.80% 20

图 2-1-1-13 2016—2017 年全国 1061 家三级综合医院住院患者手术谱

2016—2017 年二级综合医院住院患者手术谱首位的术种无变化，均为子宫低位剖宫产（图 2-1-1-14）。

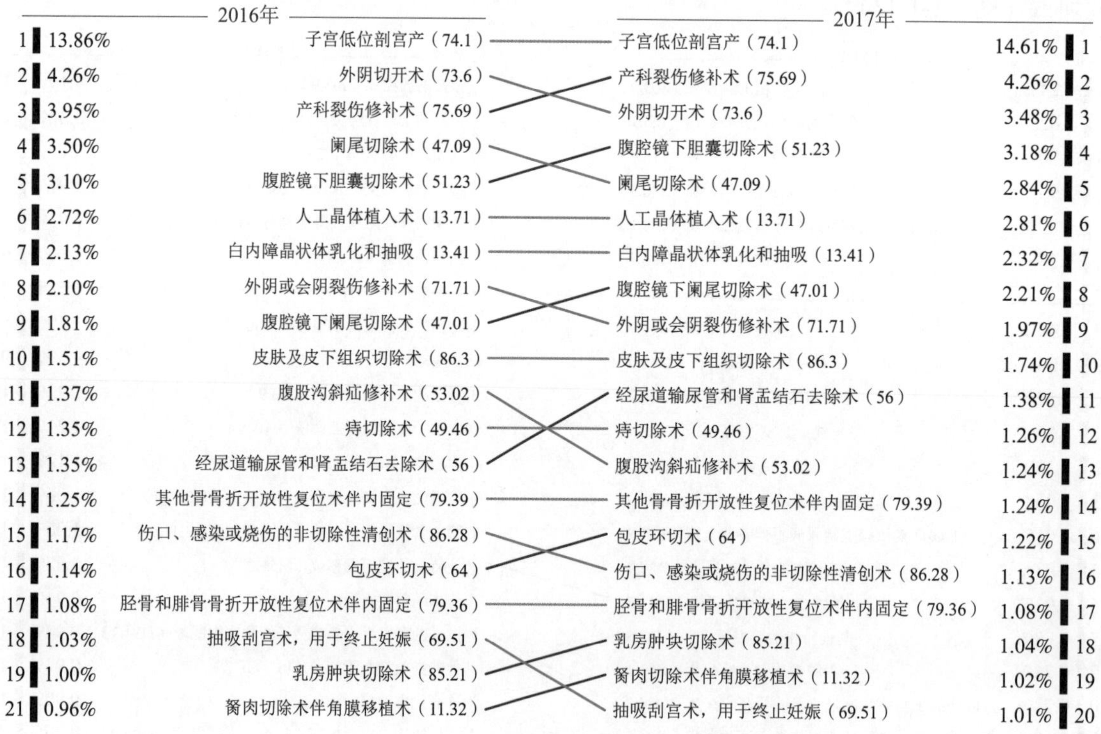

	2016年	2017年	
1 13.86%	子宫低位剖宫产（74.1）	子宫低位剖宫产（74.1）	14.61% 1
2 4.26%	外阴切开术（73.6）	产科裂伤补术（75.69）	4.26% 2
3 3.95%	产科裂伤补术（75.69）	外阴切开术（73.6）	3.48% 3
4 3.50%	阑尾切除术（47.09）	腹腔镜下胆囊切除术（51.23）	3.18% 4
5 3.10%	腹腔镜下胆囊切除术（51.23）	阑尾切除术（47.09）	2.84% 5
6 2.72%	人工晶体植入术（13.71）	人工晶体植入术（13.71）	2.81% 6
7 2.13%	白内障晶状体乳化和抽吸（13.41）	白内障晶状体乳化和抽吸（13.41）	2.32% 7
8 2.10%	外阴或会阴裂伤补术（71.71）	腹腔镜下阑尾切除术（47.01）	2.21% 8
9 1.81%	腹腔镜下阑尾切除术（47.01）	外阴或会阴裂伤补术（71.71）	1.97% 9
10 1.51%	皮肤及皮下组织切除术（86.3）	皮肤及皮下组织切除术（86.3）	1.74% 10
11 1.37%	腹股沟斜疝修补术（53.02）	经尿道输尿管和肾盂结石去除术（56）	1.38% 11
12 1.35%	痔切除术（49.46）	痔切除术（49.46）	1.26% 12
13 1.35%	经尿道输尿管和肾盂结石去除术（56）	腹股沟斜疝修补术（53.02）	1.24% 13
14 1.25%	其他骨骨折开放性复位术伴内固定（79.39）	其他骨骨折开放性复位术伴内固定（79.39）	1.24% 14
15 1.17%	伤口、感染或烧伤的非切除性清创术（86.28）	包皮环切术（64）	1.22% 15
16 1.14%	包皮环切术（64）	伤口、感染或烧伤的非切除性清创术（86.28）	1.13% 16
17 1.08%	胫骨和腓骨骨折开放性复位术伴内固定（79.36）	胫骨和腓骨骨折开放性复位术伴内固定（79.36）	1.08% 17
18 1.03%	抽吸刮宫术，用于终止妊娠（69.51）	乳房肿块切除术（85.21）	1.04% 18
19 1.00%	乳房肿块切除术（85.21）	胬肉切除术伴角膜移植术（11.32）	1.02% 19
21 0.96%	胬肉切除术伴角膜移植术（11.32）	抽吸刮宫术，用于终止妊娠（69.51）	1.01% 20

图 2-1-1-14 2016—2017 年全国 1262 家二级综合医院住院患者手术谱

（三）2016—2017 年二级、三级综合医院住院患者诊断性操作谱的变化情况

2016—2017 年三级综合医院住院患者诊断性操作谱前 4 位无明显变化，均为单根导管冠状动脉造影，胃镜检查，骨髓穿刺活检和腰椎穿刺术（图 2-1-1-15）。

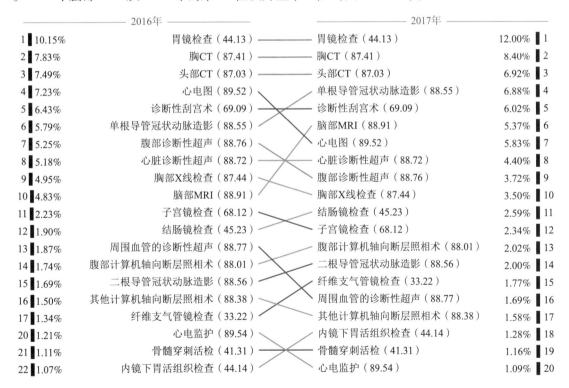

	2016年		2017年		
1　13.38%	单根导管冠状动脉造影（88.55）	—	单根导管冠状动脉造影（88.55）	13.23%　1	
2　9.17%	胃镜检查（44.13）	—	胃镜检查（44.13）	9.42%　2	
3　9.02%	骨髓穿刺活检（41.31）	—	骨髓穿刺活检（41.31）	8.65%　3	
4　3.83%	腰框穿刺术（3.31）	—	腰框穿刺术（3.31）	3.63%　4	
5　3.51%	冠状动脉造影（88.57）		纤维支气管镜检查（33.22）	3.34%　5	
6　3.29%	纤维支气管镜检查（33.22）		冠状动脉造影（88.57）	3.30%　6	
7　3.16%	脑动脉造影（88.41）	—	脑动脉造影（88.41）	3.23%　7	
8　3.01%	二根导管冠状动脉造影（88.56）		结肠镜检查（45.23）	3.19%　8	
9　2.97%	结肠镜检查（45.23）		胸CT（87.41）	3.00%　9	
10　2.91%	胸CT（87.41）		二根导管冠状动脉造影（88.56）	2.61%　10	
11　2.77%	诊断性刮宫术（69.09）	—	诊断性刮宫术（69.09）	2.45%　11	
12　2.47%	脑部MRI（88.91）	—	脑部MRI（88.91）	2.35%　12	
13　2.36%	心脏诊断性超声（88.72）		内镜下胃活组织检查（44.14）	2.18%　13	
14　1.76%	经皮肾活组织检查（55.23）		心脏诊断性超声（88.72）	1.92%　14	
15　1.67%	内镜下胃活组织检查（44.14）		经皮肾活组织检查（55.23）	1.78%　15	
16　1.63%	头部CT（87.03）		心电图（89.52）	1.69%　16	
17　1.62%	心电图（89.52）		胸部X线检查（87.44）	1.65%　17	
18　1.59%	腹部诊断性超声（88.76）	—	腹部诊断性超声（88.76）	1.48%　18	
19　1.43%	子宫镜检查（68.12）		头部CT（87.03）	1.32%　19	
20　1.40%	胸部X线检查（87.44）		子宫镜检查（68.12）	1.31%　20	

图 2-1-1-15　2016—2017 年全国 1061 家三级综合医院住院患者诊断性操作谱

2016—2017 年二级综合医院住院患者诊断性操作谱前 3 位无明显变化，均为胃镜检查，胸 CT 和头部 CT。2017 年脑部 MRI 从 2016 年的第 10 位跃升至第 6 位（图 2-1-1-16）。

	2016年		2017年		
1　10.15%	胃镜检查（44.13）	—	胃镜检查（44.13）	12.00%　1	
2　7.83%	胸CT（87.41）	—	胸CT（87.41）	8.40%　2	
3　7.49%	头部CT（87.03）	—	头部CT（87.03）	6.92%　3	
4　7.23%	心电图（89.52）		单根导管冠状动脉造影（88.55）	6.88%　4	
5　6.43%	诊断性刮宫术（69.09）		诊断性刮宫术（69.09）	6.02%　5	
6　5.79%	单根导管冠状动脉造影（88.55）		脑部MRI（88.91）	5.37%　6	
7　5.25%	腹部诊断性超声（88.76）		心电图（89.52）	5.83%　7	
8　5.18%	心脏诊断性超声（88.72）		心脏诊断性超声（88.72）	4.40%　8	
9　4.95%	胸部X线检查（87.44）		腹部诊断性超声（88.76）	3.72%　9	
10　4.83%	脑部MRI（88.91）		胸部X线检查（87.44）	3.50%　10	
11　2.23%	子宫镜检查（68.12）		结肠镜检查（45.23）	2.59%　11	
12　1.90%	结肠镜检查（45.23）		子宫镜检查（68.12）	2.34%　12	
13　1.87%	周围血管的诊断性超声（88.77）		腹部计算机轴向断层照相术（88.01）	2.02%　13	
14　1.74%	腹部计算机轴向断层照相术（88.01）		二根导管冠状动脉造影（88.56）	2.00%　14	
15　1.69%	二根导管冠状动脉造影（88.56）		纤维支气管镜检查（33.22）	1.77%　15	
16　1.50%	其他计算机轴向断层照相术（88.38）		周围血管的诊断性超声（88.77）	1.69%　16	
17　1.34%	纤维支气管镜检查（33.22）		其他计算机轴向断层照相术（88.38）	1.58%　17	
20　1.21%	心电监护（89.54）		内镜下胃活组织检查（44.14）	1.28%　18	
21　1.11%	骨髓穿刺活检（41.31）		骨髓穿刺活检（41.31）	1.16%　19	
22　1.07%	内镜下胃活组织检查（44.14）		心电监护（89.54）	1.09%　20	

图 2-1-1-16　2016—2017 年全国 1262 家二级综合医院住院患者诊断性操作谱

（四）2016—2017 年二级、三级综合医院住院患者治疗性操作谱的变化情况

2016—2017 年三级综合医院住院患者治疗性操作谱前 4 位无明显变化，均为注射或输注肿瘤化学治疗药物，药物冠脉支架植入术，内镜下结直肠息肉切除术和内镜下胃病损组织切除术。2017 年血液透析从第15位上升至第11位（图2-1-1-17）。

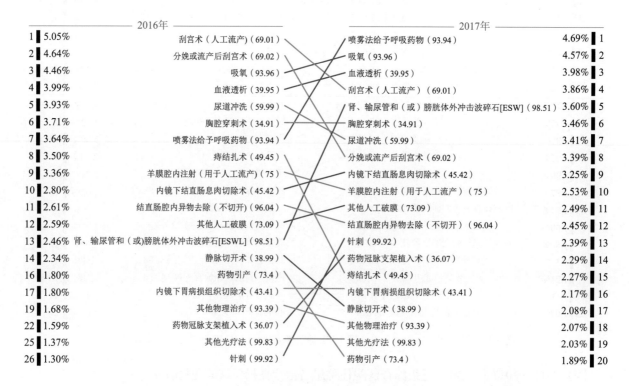

2016年		2017年	
1	7.20%	注射或输注肿瘤化学治疗药物（99.25）	注射或输注肿瘤化学治疗药物（99.25）	8.02%	1
2	7.11%	药物冠脉支架植入术（36.07）	药物冠脉支架植入术（36.07）	7.21%	2
3	4.91%	内镜下结直肠息肉切除术（45.42）	内镜下结直肠息肉切除术（45.42）	5.17%	3
4	3.62%	内镜下胃病损组织切除术（43.41）	内镜下胃病损组织切除术（43.41）	3.53%	4
5	3.18%	静脉其他穿刺（38.99）	非药物冠脉支架植入术（36.06）	3.03%	5
6	3.18%	非药物冠脉支架植入术（36.06）	静脉其他穿刺（38.99）	2.75%	6
7	3.09%	胸腔穿刺术（34.91）	胸腔穿刺术（34.91）	2.73%	7
8	2.65%	心脏组织消融（37.34）	心脏组织消融（37.34）	2.45%	8
9	2.62%	静脉导管插入术（38.93）	静脉导管插入术（38.93）	2.27%	9
10	2.31%	经皮腹部引流术（54.91）	经皮腹部引流术（54.91）	2.14%	10
11	2.04%	结直肠腔内异物去除（不切开）（96.04）	血液透析（39.95）	2.09%	11
12	1.85%	分娩或流产后刮宫术（69.02）	结直肠腔内异物去除（不切开）（96.04）	1.89%	12
13	1.75%	刮宫术（人工流产）（69.01）	吸氧（93.96）	1.67%	13
14	1.66%	吸氧（93.96）	刮宫术（人工流产）（69.01）	1.56%	14
15	1.59%	血液透析（39.95）	尿道冲洗（59.99）	1.54%	15
16	1.50%	血管结扎术（38.86）	分娩或流产后刮宫术（69.02）	1.46%	16
17	1.43%	内镜下食道组织切除术（42.33）	喷雾法给予呼吸药物（93.94）	1.34%	17
18	1.40%	尿道冲洗（59.99）	内镜下食道组织切除术（42.33）	1.33%	18
21	1.14%	喷雾法给予呼吸药物（93.94）	血管结扎术（38.86）	1.29%	19
23	1.04%	内镜下大肠其他病损或组织破坏术（45.43）	内镜下大肠其他病损或组织破坏术（45.43）	1.15%	20

图2-1-1-17　2016—2017年全国1061家三级综合医院住院患者治疗性操作谱

2016—2017年二级综合医院住院患者治疗性操作谱变化较为明显。其中，喷雾法给予呼吸药物和肾、输尿管和（或）膀胱体外冲击波碎石（ESWL）分别从2016年的第7位和第13位上升到第1位和第5位（图2-1-1-18）。

2016年		2017年	
1	5.05%	刮宫术（人工流产）（69.01）	喷雾法给予呼吸药物（93.94）	4.69%	1
2	4.64%	分娩或流产后刮宫术（69.02）	吸氧（93.96）	4.57%	2
3	4.46%	吸氧（93.96）	血液透析（39.95）	3.98%	3
4	3.99%	血液透析（39.95）	刮宫术（人工流产）（69.01）	3.86%	4
5	3.93%	尿道冲洗（59.99）	肾、输尿管和（或）膀胱体外冲击波碎石[ESW]（98.51）	3.60%	5
6	3.71%	胸腔穿刺术（34.91）	胸腔穿刺术（34.91）	3.46%	6
7	3.64%	喷雾法给予呼吸药物（93.94）	尿道冲洗（59.99）	3.41%	7
8	3.50%	痔结扎术（49.45）	分娩或流产后刮宫术（69.02）	3.39%	8
9	3.36%	羊膜腔内注射（用于人工流产）（75）	内镜下结直肠息肉切除术（45.42）	3.25%	9
10	2.80%	内镜下结直肠息肉切除术（45.42）	羊膜腔内注射（用于人工流产）（75）	2.53%	10
11	2.61%	结直肠腔内异物去除（不切开）（96.04）	其他人工破膜（73.09）	2.49%	11
12	2.59%	其他人工破膜（73.09）	结直肠腔内异物去除（不切开）（96.04）	2.45%	12
13	2.46%	肾、输尿管和（或）膀胱体外冲击波碎石[ESWL]（98.51）	针刺（99.92）	2.39%	13
14	2.34%	静脉切开术（38.99）	药物冠脉支架植入术（36.07）	2.29%	14
16	1.80%	药物引产（73.4）	痔结扎术（49.45）	2.27%	15
17	1.80%	内镜下胃病损组织切除术（43.41）	内镜下胃病损组织切除术（43.41）	2.17%	16
19	1.68%	其他物理治疗（93.39）	静脉切开术（38.99）	2.08%	17
22	1.59%	药物冠脉支架植入术（36.07）	其他物理治疗（93.39）	2.07%	18
25	1.37%	其他光疗法（99.83）	其他光疗法（99.83）	2.03%	19
26	1.30%	针刺（99.92）	药物引产（73.4）	1.89%	20

图2-1-1-18　2016—2017年全国1262家二级综合医院住院患者治疗性操作谱

（五）2017年各省份三级综合医院住院患者死亡疾病谱情况

分析各省份三级综合医院住院患者死亡疾病谱情况见图2-1-1-19。

全国三级综合医院死亡疾病谱（Top20）	北京	天津	河北	山西	内蒙古	辽宁	吉林	黑龙江	上海	江苏	浙江	安徽	福建	江西	山东	河南	湖北	湖南	广东	广西	海南	重庆	四川	贵州	云南	陕西	甘肃	青海	宁夏	新疆
未特指的支气管或肺恶性肿瘤（C34.9）	12	5	1	1	1	1	1	1	1	2	1	3	1	1	1	1	1	3	2	2	5	1	3	4	3	1	3	10	2	1
未特指的肺炎（J18.9）	1	1	4	2	3	3	3	2	4	9	6	9	4	17	7	4	10		2	1	4	3	4	1	2	2	14		5	
未特指的脑梗死（I63.9）	4	2	3	3	2	1	2	1	2	3	8	4	8	3	5	2	3	6	5	4	6	4	3	2	5	3	1	9	4	6
肺的其他疾患（J98.4）	3	3	2	4	4	6	6	10	3	1	2	2	2	2	3	3	2	--	7	6	7	6	5	--	8	10	--	3	18	2
未特指的脑内出血（I61.9）	19	7	8	8	5	4	5	5	8	7	13	8	15	8	7	6	9	--	7	8	9	11	6	--	4	9	7	14	8	
未特指的肝恶性肿瘤（C22.9）	--	--	10	--	10	13	8	6	6	17	11	7	5	4	11	4	--	4	3	17	8	6	12	9	8	8	8	9	7	
动脉硬化性心脏病（I25.1）	--	--	5	--	7	5	4	4	7	8	12	5	16	15	12	8	--	10	8	16	--	7	9	5	--	13	16	15	--	15
未特指的慢性阻塞性肺病伴有急性加重（J44.1）	13	--	9	10	8	11	13	9	13	13	5	12	--	10	11	12	5	13	13	10	10	5	2	3	12	6	4	13	--	3
未特指的急性心肌梗死（I21.9）	15	13	13	6	15	10	--	11	10	6	13	16	--	16	2	9	7	11	18	--	14	15	17	14	15	20	--			14
未特指的胃肠出血（K92.2）	--	12	11	15	11	7	7	7	18	--	14	17	19	9	14	13	--	12	10	12	10	--						11	11	13
未特指的呼吸衰竭（J96.9）	8	4	14	17		9	15	11		19	3	6	6		5		7	13	12	2		11		11	5		9			
未特指的胃恶性肿瘤（C16.9）	--	--	16		16	5	15	16	5	12	7	7	11	12		11			18				16	14						10
未特指的心脏停搏（I46.9）		18	15	18	12		12		11	9	6	1	11	18	6	18	8		19	1		18	17	13	6	8	16			
未特指的细菌性肺炎（J15.9）	2	--	--						18			9			16	8		9	7	15		20	18						1	4
弥散性脑损伤（S06.2）				5				10	3		4	13		13	11		13	10	19			3								
未特指的心力衰竭（I50.9）	5	6	12	16	19	12		8			13	14	20	19			20			18	13	14								
未特指的脓毒病（A41.9）	9				15		10				19	9	12	16	18	2	11	8		20									5	9
未特指的颅内损伤（S06.9）		8	18	7	16		17		5		10	5			17	19	19		19											20
急性心内膜下心肌梗死（I21.4）	6	16	7	12		14	16	14						19				15											15	
其他和未特指的肝硬变（K74.6）	--	--	--		10	14		17			17				19			19				12		12					12	

图2-1-1-19　2017年三级综合医院住院患者死亡疾病谱（Top20）

五、三级医院区域医疗服务分析

（一）全国省外就医患者地域分布特点分析

对2017年856家三级医院收治的30 829 960例出院患者进行分析，共占2017年度全国出院患者总人次1.89亿例的16.30%。2017年856家三级医院省外就医患者2 309 509例，占分析的三级医院总出院人次的7.49%，较2016年的7.16%略有上升，上升了0.33个百分点（图2-1-1-20，图2-1-1-21）。

省外就医的定义为：患者离开常住地发生的住院诊疗行为。

常住地的判定方法为：根据住院患者病案首页基本信息进行甄别，对于患者工作单位及地址、工作单位电话、工作单位邮编，现住址、现住址电话（手机号码）、现住址邮编等信息项中，逐一判断甄别出患者常住地。

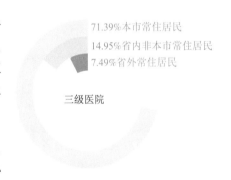

71.39%本市常住居民
14.95%省内非本市常住居民
7.49%省外常住居民

三级医院

图2-1-1-20　2017年三级医院省外就医患者比例

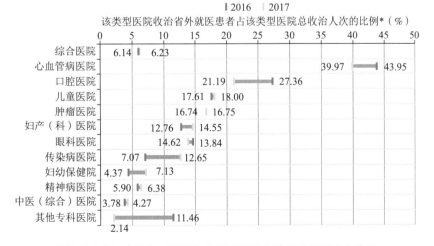

■2016　■2017

该类型医院收治省外就医患者占该类型医院总收治人次的比例*（%）

医院类型	2016	2017
综合医院	6.14	6.23
心血管病医院	39.97	43.95
口腔医院	21.19	27.36
儿童医院	17.61	18.00
肿瘤医院	16.74	16.75
妇产（科）医院	12.76	14.55
眼科医院	14.62	13.84
传染病医院	7.07	12.65
妇幼保健院	4.37	7.13
精神病医院	5.90	6.38
中医（综合）医院	3.78	4.27
其他专科医院	2.14	11.46

图2-1-1-21　2016—2017年各类型医院收治省外就医患者比例

1. 各省份三级医院患者流动基本情况

（1）流入情况

2017 年三级医院收治的省外就医患者中，流入最多的省份前 5 位分别为上海、北京、江苏、广东和浙江，分别占 2 309 509 例省外就医患者的 19.93%、17.29%、10.91%、8.3% 和 4.12%（图 2-1-1-22）。这 5 个省份收治的省外患者占纳入分析的三级医院收治的所有省外就医患者的 60.55%，与 2016 年流入前 5 位省份（58.72%）相比上升了 1.83 个百分点，其中，浙江和广东三级医院收治省外就医患者比例上升较为明显，分别上升了 31.63% 和 15.92%。

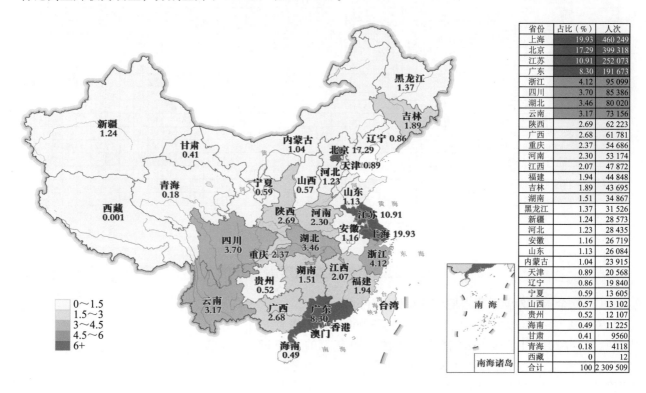

省份	占比（%）	人次
上海	19.93	460 249
北京	17.29	399 318
江苏	10.91	252 073
广东	8.30	191 673
浙江	4.12	95 099
四川	3.70	85 386
湖北	3.46	80 020
云南	3.17	73 156
陕西	2.69	62 223
广西	2.68	61 781
重庆	2.37	54 686
河南	2.30	53 174
江西	2.07	47 872
福建	1.94	44 848
吉林	1.89	43 695
湖南	1.51	34 867
黑龙江	1.37	31 526
新疆	1.24	28 573
河北	1.23	28 435
安徽	1.16	26 719
山东	1.13	26 084
内蒙古	1.04	23 915
天津	0.89	20 568
辽宁	0.86	19 840
宁夏	0.59	13 605
山西	0.57	13 102
贵州	0.52	12 107
海南	0.49	11 225
甘肃	0.41	9560
青海	0.18	4118
西藏	0	12
合计	100	2 309 509

图 2-1-1-22　2017 年三级医院省外就医患者流入地分布（%）

三级医院省外就医住院患者主要来自周边省份（图 2-1-1-23）。上海三级医院收治的住院患者中，38.73% 为非上海常住居民，较 2016 年的 39.29% 下降了 1.43%，省外就医住院患者主要来自周边省份、华东及中部地区。北京三级医院收治的住院患者中，43.36% 为非北京常住居民，较 2016 年的 40.72% 上升了 6.48%，省外就医住院患者主要来自周边省份及华北、东北地区。江苏、广东及浙江三级医院收治的省外住院患者，占该地区收治的住院患者总人次的比例，分别为 8.48%、6.61% 及 6.93%，其省外就医住院患者主要来自周边省份。尽管江苏、四川、广东是住院患者省外就医的集中地区，但这 3 个地区三级医院收治的住院患者中，本省常住居民仍占本省收治的住院患者总人次的 91% 以上，且患者常住地分布较分散，"集中于周边城市"这一趋势未及北京、上海明显。

（2）流出情况

2017 年选择去往省外三级医院就医的省外就医患者中，流出最多的省份前 5 位分别为安徽、江苏、浙江、河北和河南，分别占 2 309 509 例省外就医患者的 12.89%、7.72%、6.61%、6.5% 和 5.11%。这 5 个省份选择去往省外三级医院就医的患者占全国三级医院收治省外就医患者的 38.83%，较 2016 年流出前 5 位省份的 37.43% 上升了 1.4 个百分点（图 2-1-1-24）。

以常住地为安徽的三级医院患者为例，2017 年 75.62% 的三级医院住院患者选择留在本省三级医院就医；24.38% 的安徽常住居民选择去往邻近的省外三级医院就医，该比例较 2016 年的 23.19% 上升了 1.19 个百分点（图 2-1-1-25）。

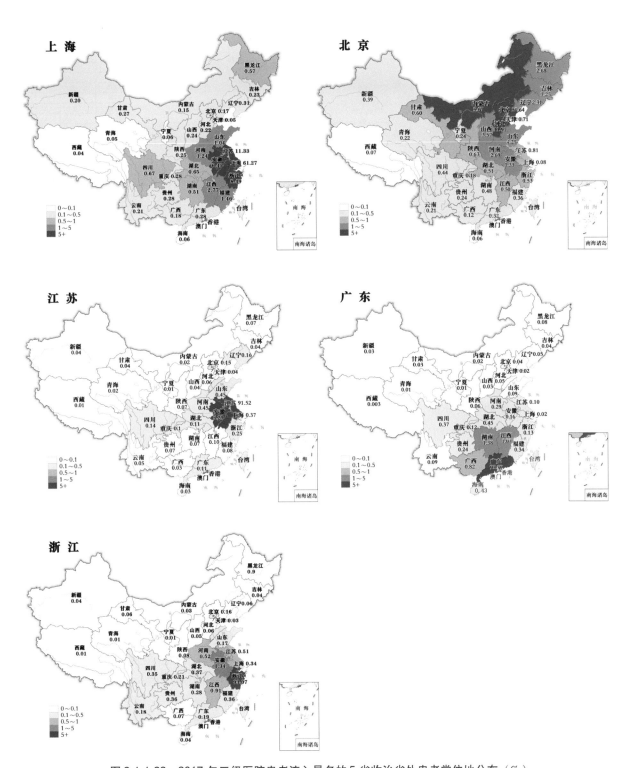

图 2-1-1-23　2017 年三级医院患者流入最多的 5 省收治省外患者常住地分布（％）

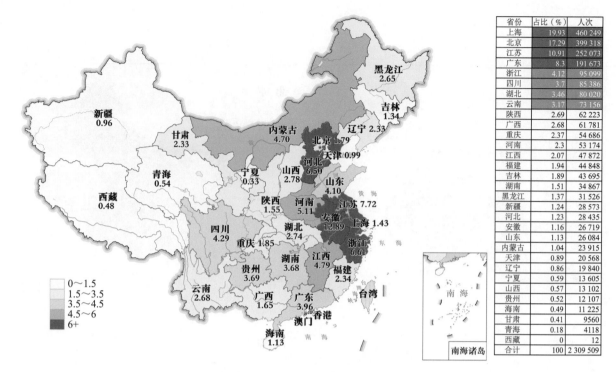

省份	占比（%）	人次
上海	19.93	460 249
北京	17.29	399 318
江苏	10.91	252 073
广东	8.3	191 673
浙江	4.12	95 099
四川	3.7	85 386
湖北	3.46	80 020
云南	3.17	73 156
陕西	2.69	62 223
广西	2.68	61 781
重庆	2.37	54 686
河南	2.3	53 174
江西	2.07	47 872
福建	1.94	44 848
吉林	1.89	43 695
湖南	1.51	34 867
黑龙江	1.37	31 526
新疆	1.24	28 573
河北	1.23	28 435
安徽	1.16	26 719
山东	1.13	26 084
内蒙古	1.04	23 915
天津	0.89	20 568
辽宁	0.86	19 840
宁夏	0.59	13 605
山西	0.57	13 102
贵州	0.52	12 107
海南	0.49	11 225
甘肃	0.41	9560
青海	0.18	4118
西藏	0	12
合计	100	2 309 509

图 2-1-1-24　2017 年选择去往省外三级医院就医的患者常住地分布（%）

2017 年三级医院收治的患者中，92.51% 的患者选择本省三级医院住院就诊（大病不出省），76.49% 的患者选择本市三级医院住院就诊（大病不出市）(图 2-1-1-26）。

2. 各省份患者流动特点分析

（1）省外就医患者来源省份分布

2017 年各省份三级医院收治的省外就医患者来源省份分布（列方向查看）（图 2-1-1-27）。以北京三级医院为例，其收治的省外就医患者主要来源于河北、内蒙古和山东，分别占北京三级医院总收治的省外就医患者的 27.5%、13.1% 和 9.8%。

（2）常住居民选择省外就医的去向省份分布

2017 年各省份常住居民选择省外三级医院就医的去向省份分布（行方向查看）（图 2-1-1-28）。以安徽常住居民为例，安徽常住居民选择省外三级医院就医的主要去向为江苏、上海和浙江，分别占安徽常住居民选择省外三级医院就医总数的 52.8%、25.8% 和 6.2%。

（二）全国省外就医患者专业分布特点分析

1. 出院科室分布

2017 年 856 家三级医院 2 309 509 例省外就医患者中，按照出院科室统计，省外患者人次最多的前 5 个科室分别为外科（24.24%）、内科（22.61%）、肿瘤科（11.01%）、妇产科（9.91%）和儿科（7.23%），这 5 个科室共收治的省外就医患者占 2 309 509 例省外就医患者中的 75%，与 2016 年省外就医前 5 位出院科室一致。与 2016 年相比，三级医院肿瘤科收治的省外就医患者占所有三级医院收治省外患者的比例上升了 17.75%（图 2-1-1-29）。

对各省份常住居民选择省外三级综合医院就医的患者出院科室分布情况进行分析，对能细化到二级诊疗科目的人群进行归类（图 2-1-1-30）。

2. 出院病种、手术/操作分布

对 2017 年 856 家三级医院 2 309 509 例省外就医患者主要诊断按 ICD-10 编码亚目进行归类，省外就医人次最多的前 10 位病种排序情况见表 2-1-1-1。如 "为肿瘤化学治疗疗程（Z51.1）"，省外就医患者人次为 228 184 例，占全部 2 309 509 例省外就医患者的 9.88%。

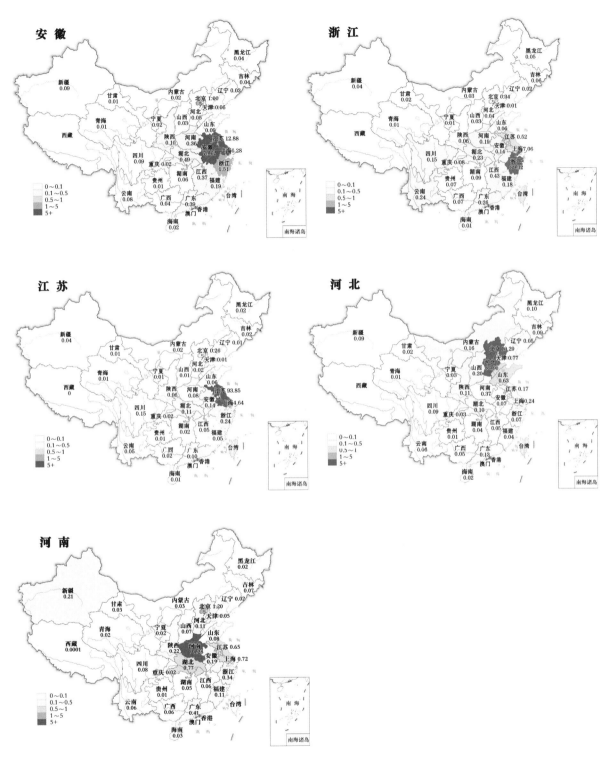

图 2-1-1-25　2017 年选择去往省外三级医院就医最多的 5 省常住居民就医省份分布（%）

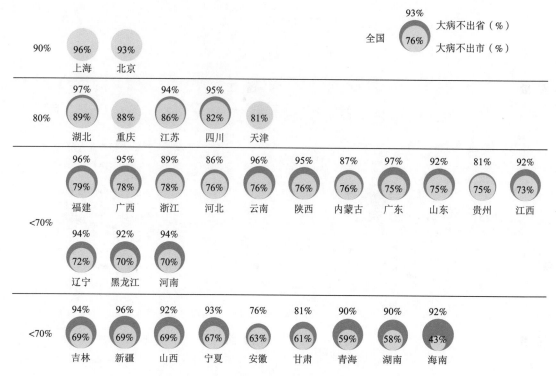

注：省份按照三级医院住院患者大病不出市比例降序排列。

图2-1-1-26　全国各省三级医院住院患者大病不出省/市的比例情况

	北京	天津	河北	山西	内蒙古	辽宁	吉林	黑龙江	上海	江苏	浙江	安徽	福建	江西	山东	河南	湖北	湖南	广东	广西	海南	重庆	四川	贵州	云南	陕西	甘肃	青海	新疆
北京		1.5	23.1	7.3	8.1	2.8	4.8	6.9	0.4	1.8	2.3	3.4	1.6	1.6	10.3	4.3	3.2	1.6	0.6	0.8	3.0	1.3	0.8	1.4	0.8	2.4	2.7	1.3	4.4
天津	1.6		7.8	2.3	4.1	0.9	2.5	1.9	0.1	0.5	0.5	1.8	0.6	1.5	4.3	1.6	0.7	0.7	0.4	0.6	0.9	1.0	0.4	0.3	0.6	0.8	1.7	0.7	2.8
河北	27.5	40.1		16.3	6.9	2.9	2.2	3.4	0.6	0.7	0.5	2.8	0.9	1.0	25.6	7.4	1.3	1.3	0.7	0.5		0.6	2.3	0.5	1.2	1.8	2.6	3.2	3.3
山西	8.2	3.1	6.2		8.1	0.6	0.8	0.6	0.6	0.8	1.2	0.9	0.4	1.8	18.8	0.6	0.7	0.5	0.3			0.7	0.3			8.0	1.6	1.7	2.8
内蒙古	13.1	7.3	10.1	16.8		45.3	30.9	38.8	0.4	0.5	0.4	0.4	0.5	0.4	0.5	0.4	0.3	0.3				1.7				1.6	15.3	1.0	0.9
辽宁	5.3	4.7	6.7	1.4	9.0		18.3	9.1	0.4	1.8	0.9	1.2	0.9	1.6	5.2	1.2	0.8	0.6	1.2	0.7	0.6	0.8	0.6	0.1	1.0				1.0
吉林	2.9	2.7	2.1	1.5	3.0	14.1		10.5	0.6	0.4	0.6	1.0	0.4	0.6	2.7	0.7	0.6		3.6					0.4		1.0			2.2
黑龙江	6.2	7.8	5.9	2.2	12.1	16.9	8.5		1.5	0.8	1.3	1.4	1.1	0.9	7.6	1.7	0.9	1.2	0.9		18.6	0.4	0.9		0.4	1.3			1.5
上海	0.2	0.3	1.0	0.7		1.6	4.4	2.7		4.4	4.9	8.3	2.4	2.9	2.2	2.1	2.0	1.0	1.4	0.8		0.7	1.1		0.4	1.3	0.9		1.5
江苏	1.9	1.4	2.3	2.8	2.1	1.1	1.6	2.0	29.3		7.4	15.7	3.3	3.2	6.8	4.5	3.9	2.1	1.6	1.7	0.9		1.4	1.8	2.7	3.5	4.0		4.4
浙江	1.2	0.8	1.8	2.9	1.8	1.1	2.0	2.2	21.9	2.9		16.6	5.7	12.7	3.0	5.0	4.2	3.6	1.9	1.6	2.0	2.5	8.3	4.6	2.2	3.4	3.1		2.2
安徽	3.1	3.4	2.1	3.0	1.3	1.7	1.0	1.4	16.7	62.4	19.4		5.2	9.5	4.3	8.4	7.4	2.2	2.5	0.7	2.1	0.5	1.2	1.7	1.3	2.0	1.3	3.7	3.6
福建	0.8	0.7	0.8	1.4	0.7	0.7	0.7	0.9	5.1	2.5	2.5			6.7	2.0	2.2	2.7	5.1	1.6	2.3	1.7	3.4	2.0	1.2	1.8	1.7			
江西	1.2	0.6	0.8	1.0	0.7	0.4	0.7	0.7	7.1	1.1	13.1	2.1	16.3		1.0	3.7	25.7	16.2	1.3	2.7		1.0	1.4	1.5	0.7	1.5			1.1
山东	9.8	8.8	6.3	4.4	3.2	2.8	3.0	3.3	2.7	5.3	2.5	4.4	2.0	1.5		10.2	3.1	1.8	2.6	1.1	1.9	1.1	1.1		1.9	3.8	4.2		4.3
河南	6.2	5.1	7.7	11.2	2.3	1.7	3.1	3.2	5.4	7.5	14.8	5.0	2.7	6.1	20.0		3.1	4.4	2.0	4.7	0.9	2.0	1.8		7.3	7.0	9.4		14.9
湖北	1.2	1.4	1.7	1.2	1.3	0.6	0.7	0.9	1.7	1.2	5.3		5.1	1.9	4.7	11.6		6.8	3.8	2.1	1.9	3.0	2.0	2.3	2.2	4.1			2.6
湖南	1.1	0.5	1.2	1.0	0.9	0.5		1.3	0.8	4.0		4.3	4.4		1.7		11.0		20.8	7.7	1.6	2.3	5.2	3.7	0.9	1.3		2.1	2.2
广东	0.7	0.5	2.5	2.3	2.2	1.3	3.9	3.6	0.7	1.4	2.8	6.1	9.7	17.1	3.1	7.3	13.0	17.6		38.8	12.8	4.0	4.3	7.0	4.8	3.6	2.5	2.6	2.1
广西	0.3	1.0	0.4	0.4	0.6	0.2		1.9	0.3	0.5	1.3		0.9	1.0		4.0		3.1	12.4		3.1	0.8	0.7	2.2	1.4	0.4	0.4	0.5	0.4
海南	0.1	0.2	0.4		0.3			1.9	1.1	0.2		1.1	3.7		1.4	1.3	6.5	3.8		0.9		0.5	0.8		0.5	2.1	2.1		0.3
重庆	0.4	0.4	0.9	1.5				1.3		0.8		1.1		1.4	1.9	3.0	3.4					13.8	6.4	3.9	1.0	1.5		4.1	2.7
四川	1.0	1.4	2.5	4.8	1.8	1.0	1.7	1.4	1.7	1.6	5.0	2.4	2.7	3.1	2.8	5.6	1.8	6.9				57.7		11.4	12.2	5.1	5.6	10.4	11.7
贵州	0.5	0.3	0.4	0.5		0.1		1.1		0.8		1.8		5.2	1.2	7.2	1.1	7.1	3.6	8.4	2.6	15.1	8.7		47.9	0.5	0.5	0.8	0.5
云南	0.5	0.5	0.4	0.5		0.3	0.4	0.3		0.6	1.1	2.6	1.1	2.7	1.1	0.7	0.7		1.7	1.4	21.1	0.9	3.0	29.6	35.3		1.8	0.7	0.9	1.4
西藏	0.2	0.2			0.1			1.8		0.1	0.2	0.2		0.2				0.2	0.1		7.4	0.1	1.2	0.5	1.9	3.3	0.1		
陕西	1.4	0.9	2.1	7.3	9.3	0.5		1.6		1.4		1.4		1.4	2.9	7.2		0.9	0.5			1.9	1.2				5.7	6.6	4.4
甘肃	1.4	1.6	1.2	1.1	1.8	0.5				1.0			0.5	1.0				0.5				6.3	0.2	0.4		39.0		19.9	16.2
青海	0.5	0.3	1.4	0.5	0.3	0.1								0.5	0.9	0.6									0.5	2.7	6.1		1.5
宁夏					1.5																					2.6	3.3	0.9	1.5
新疆	0.9	0.5	1.1	0.4		4.1																3.2			2.8	15.1	2.2		
合计	100	100	100	100	100	100	100	100	100	100	100	100	100	100	100	100	100	100	100	100	100	100	100	100	100	100	100	100	100

图2-1-1-27　2017年全国各省份三级医院省外就医患者来源省份分布（%）

省外就医患者的来源省份分布	收治省外就医患者的医院省份分布																													
	北京	天津	河北	山西	内蒙古	辽宁	吉林	黑龙江	上海	江苏	浙江	安徽	福建	江西	山东	河南	湖北	湖南	广东	广西	海南	重庆	四川	贵州	云南	陕西	甘肃	青海	新疆	合计
北京		0.7	15.9	2.3	4.7	1.3	5.1	5.3	4.9	11.0	5.4	2.2	1.7	1.9	6.5	5.5	6.2	1.3	2.6	1.2	0.8	1.7	1.7	0.4	1.4	3.7	0.6	0.1	3.0	100
天津	28.9		9.8	1.3	4.4	0.8	4.8	2.6	2.6	5.8	2.0	2.1	1.1	3.2	4.9	3.7	2.4	1.1	3.0	1.7	0.9	2.3	1.6	0.2	1.8	2.2	0.7	0.1	3.5	100
河北	73.0	5.5		1.4	1.1	0.4	0.6	0.7	1.7	1.2	0.5	0.5	0.3	0.3	4.4	2.6	0.7	0.3	0.9	0.3	0.2	0.2	0.7	0.1	0.4	0.7	0.2	0.1	0.6	100
山西	51.3	1.0	2.8		3.0	0.2	0.4	0.4	4.4	2.0	1.2	0.5	0.7	0.3	0.7	15.6	0.8	0.4	1.6	0.4	0.6	0.6	1.1	0.1	0.5	7.8	0.2	0.1	1.3	100
内蒙古	48.1	1.4	2.6	2.0		8.3	12.4	11.3	1.6	0.6	0.4	0.1	0.2	0.2	0.5	0.5	0.3	0.1	0.7	0.2	0.2	0.1	0.3	0	0.2	0.9	1.3	0	0.2	100
辽宁	39.5	1.8	3.3	0.5	4.0		14.9	5.3	6.8	8.6	1.5	0.6	0.8	0.5	1.2	1.2	1.1	0.4	2.4	0.6	0.7	0.2	1.0	0.1	1.1	0.7	0.3	0.1	0.6	100
吉林	37.2	1.8	1.9	0.6	2.3	9.0		10.6	9.0	3.5	1.9	0.8	0.9	0.7	2.3	1.3	1.6	0.9	3.9	1.9	1.3	0.3	1.2	0.4	1.1	0.9	0.3	0.1	2.0	100
黑龙江	40.3	2.6	2.8	0.5	4.7	5.5	6.1		11.0	3.3	1.9	0.6	0.8	0.7	3.2	1.5	1.1	0.5	3.7	0.9	3.4	0.3	1.2	0.1	0.9	1.0	0.2	0.1	0.7	100
上海	2.3	0.2	0.9	0.3	1.1	0.3	5.9	2.6		33.7	14.0	6.7	3.3	4.2	1.7	3.3	4.8	1.1	2.2	0.9	0.5	1.4	1.7	0.5	1.4	2.6	0.4	0.1	1.3	100
江苏	4.2	0.2	0.4	0.2	0.3	0.1	0.4	0.4	75.5		3.9	2.4	0.8	0.9	1.0	1.3	1.8	0.4	1.7	0.3	0.1	0.3	0.7	0.2	0.7	0.9	0.2	0.1	0.7	100
浙江	3.2	0.1	0.3	0.2	0.3	0.1	0.6	0.5	66.1	4.9		2.9	1.7	4.0	0.5	1.7	2.2	0.8	2.4	0.6	0.1	0.7	1.4	0.7	2.2	0.9	0.2	0.1	0.4	100
安徽	4.1	0.2	0.2	0.1	0.1	0.1	0.1	0.1	25.8	52.8	6.2		0.8	1.5	0.4	1.5	2.0	0.3	1.6	0.2	0.1	0.1	0.4	0.1	0.3	0.4	0.1	0.1	0.3	100
福建	6.1	0.3	0.4	0.3	0.3	0.3	0.5	0.4	32.1	4.6	9.0	1.2		5.9	0.6	1.9	3.3	1.8	18.2	1.8	0.5	1.5	2.6	0.8	2.7	1.4	0.2	0.1	0.9	100
江西	4.2	0.1	0.2	0.1	0.1	0.1	0.3	0.2	29.7	2.6	11.3	0.5	6.6		0.2	0.7	2.7	8.1	28.1	0.8	0.3	0.3	0.7	0.2	1.0	0.4	0.1	0.1	0.3	100
山东	41.3	1.9	1.9	0.6	0.8	0.6	1.4	1.7	13.1	14.2	2.5	1.2	1.0	0.8		5.7	1.5	0.6	2.7	0.5	0.2	0.4	1.0	0.1	0.9	1.2	0.4	0.2	1.3	100
河南	21.0	0.9	1.9	1.2	0.5	0.3	1.1	0.4	12.5	11.4	6.0	3.3	1.9	1.1	1.4		13.5	0.9	7.2	1.0	0.4	0.4	1.5	0.2	1.1	3.9	0.6	0.3	3.6	100
湖北	7.4	0.5	0.8	0.5	0.5	0.2	0.5	0.5	12.3	4.9	7.9	1.1	3.6	14.1	0.8	3.9		6.4	20.6	1.3	0.7	1.8	2.6	0.6	2.3	2.3	0.3	0.3	1.2	100
湖南	5.2	0.1	0.3	0.2	0.2	0.1	0.6	0.3	7.1	2.3	4.5	0.4	2.3	2.5	0.3	1.1	10.4		47.0	5.6	0.7	0.8	2.3	0.7	3.2	0.7	0.1	0.1	0.7	100
广东	3.3	0.1	0.8	0.3	0.6	0.3	1.9	1.2	3.7	3.7	2.9	1.8	4.8	8.9	0.9	4.2	11.3	6.7		26.2	1.6	2.4	4.0	0.9	3.8	2.5	0.3	0.1	0.7	100
广西	2.9	0.5	0.3	0.1	0.4	0.1	2.2	0.7	5.5	2.2	2.4	0.4	2.5	1.6	0.6	0.9	2.2	3.7	62.6		0.9	1.2	1.6	0.7	2.7	0.6	0.1	0.1	0.3	100
海南	2.0	0.1	0.5	0.1	1.1	0.2	1.5	1.4	2.9	4.0	1.9	1.2	1.5	6.8	1.3	1.6	4.4	1.7	48.0	9.0		1.9	1.6	0.2	2.1	1.2	0.8	0.3	0.4	100
重庆	3.9	0.2	0.6	0.5	0.4	0.2	1.0	0.3	7.7	7.8	6.8	0.5	5.0	1.1	0.5	1.4	9.3	1.2	8.4	1.9	0.9		27.6	1.8	6.7	1.5	0.3	0.4	1.8	100
四川	4.1	0.3	0.7	0.6	0.4	0.2	0.7	0.2	8.0	4.1	4.8	0.6	5.6	1.2	0.7	1.3	2.5	1.0	10.9	1.1	0.8	31.9		1.4	9.0	3.2	0.5	0.4	3.4	100
贵州	2.6	0.1	0.1	0.1	0.1	0	0.3	0.1	3.9	2.4	5.8	0.4	3.8	0.9	0.3	0.5	1.0	2.9	8.1	6.1	0.3	9.7	8.8		41.2	0.3	0.1	0	0.2	100
云南	3.1	0.2	0.3	0.1	0.2	0.1	0.3	0.3	4.1	2.4	4.0	0.5	2.0	0.9	0.3	0.6	1.1	1.0	4.2	21.1	0.2	2.7	40.9	6.9		1.8	0.1	0.1	0.7	100
西藏	5.4	0.4	0.3	0.2	0.9	0.3	0.2	5.1	4.2	1.6	1.7	1.2	0.2	0.4	0.5	2.1	0.9	0.6	0.8	0.3	0.1	2.0	56.7	0.1	7.9	2.8	1.7	1.2	0.4	100
陕西	16.2	0.5	1.7	2.7	6.2	0.3	1.9	0.5	8.3	5.5	3.1	1.1	2.0	1.0	1.0	4.3	16.1	0.9	4.9	0.9	0.5	1.5	4.6	0.4	1.5		1.5	0.8	3.5	100
甘肃	10.2	0.6	0.6	0.3	0.8	0.1	0.4	0.2	5.9	2.2	1.5	0.4	0.6	0.6	0.5	1.2	0.9	0.5	1.8	0.2	0.3	0.4	10.0	0.1	0.6	45.1		1.5	8.6	100
青海	15.9	2.5	1.0	0.6	17.6	0.2	2.4	0.3	4.5	3.6	1.6	0.6	0.7	0.6	1.4	5.0	2.0	1.0	2.9	0.6	0.4	0.5	12.7	0	1.0	13.3	4.6		2.3	100
宁夏	28.9	1.5	1.1	0.8	1.7	0.4	0.4	0.4	9.3	3.2	1.9	1.0	1.2	0.6	0.7	3.3	1.3	0.5	2.4	0.4	0.4	1.1	2.1	0.1	3.4	21.7	4.2	0.5	5.7	100
新疆	16.4	0.5	1.5	0.4	4.4	0.3	1.0	0.6	10.8	5.1	2.5	2.2	1.3	1.6	1.8	8.2	3.8	1.6	3.9	0.4	0.9	2.1	12.5	0.2	1.0	7.8	6.5	0.4		100

图 2-1-1-28 2017 年全国各省份常住居民选择省外三级医院就医的去向省份分布（%）

表 2-1-1-1 2016—2017 年三级医院省外就医人次最多的疾病（前 10 顺位排序）

2017 年			疾病名称（主要诊断 ICD-10 亚目）	2016 年		
排名	该疾病省外三级医院就医患者占所有三级医院省外就医患者比例（%）	三级医院省外就医患者人次		三级医院省外就医患者人次	该疾病省外三级医院就医患者占所有三级综合省外就医患者比例（%）	排名
1	9. 88	228 184	为肿瘤化学治疗疗程（Z51. 1）	258 155	13. 13	1
2	1. 37	31 621	不稳定性心绞痛（I20. 0）	31 136	1. 58	4
3	1. 28	29 476	动脉硬化性心脏病（I25. 1）	31 591	1. 61	3
4	1. 27	29 270	未特指的支气管肺炎（J18. 0）	25 169	1. 28	6
5	1. 16	26 828	未特指的脑梗死（I63. 9）	30 122	1. 53	5
6	1. 14	26 398	未特指的支气管或肺恶性肿瘤（C34. 9）	32 155	1. 64	2
7	0. 88	20 303	放射治疗疗程（Z51. 0）	20 682	1. 05	8
8	0. 78	18 016	其他类型的心绞痛（I20. 8）	18 405	0. 94	10
9	0. 70	16 139	未特指的乳房恶性肿瘤（C50. 9）	19 964	1. 02	9
10	0. 63	14 632	上叶，支气管或肺的恶性肿瘤（C34. 1）	13 661	0. 70	16

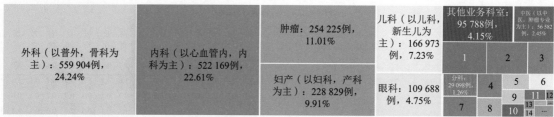

注：1. 小儿外科（以小儿普外，小儿外科为主）：53 113 例，2.3%；2. 耳鼻咽喉（以耳鼻咽喉，耳科为主）：49 568 例，2.15%；3. 传染科（以传染科，肝炎为主）：33 733 例，1.46%；4. 影像（以放射治疗，介入放射为主）：22 288 例，0.97%；5. 精神（以精神，精神病为主）：15 737 例，0.68%；6. 重症医学：14 575 例，0.63%；7. 口腔（以口腔，口颌外为主）：27 301 例，1.18%；8. 急诊：17 528 例，0.76%；9. 结核病：12 534 例，0.54%；10. 康复：10 932 例，0.47%；11. 皮肤科（以皮肤科，皮肤病为主）：8975 例，0.39%；12. 中西医：3905 例，0.17%；13. 预防保健：3533 例，0.15%；14. 疼痛：3203 例，0.14%；15. 儿保（以儿童康复，儿保为主）：2217 例，0.1%；16. 民族医学：1565 例，0.07%；17. 职业病：1547 例，0.07%；18. 民族医学：1565 例，0.07%；19. 职业病（以职业病，职业中毒为主）：1547 例，0.07%；20. 检验（以体液血液，检验为主）：1326 例，0.06%；21. 医疗美容：905 例，0.04%；22. 特军科：578 例，0.03%；23. 病理：365 例，0.02%；24. 地方病：195 例，0.01%；25. 麻醉：183 例，0.01%；26. 运动：203 例，0.01%；27. 妇保（以青保，妇保为主）：140 例，0.01%；28. 临终关怀：104 例，0。

图 2-1-1-29　2017 年三级医院省外就医患者出院科室分布（%）

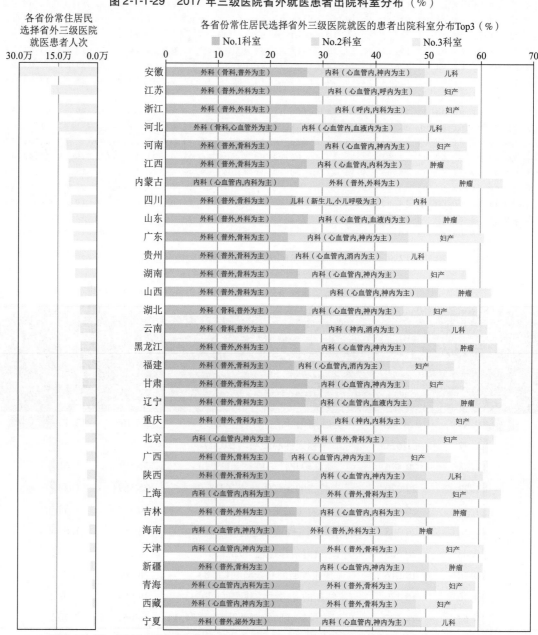

图 2-1-1-30　2017 年各省份常住居民选择省外三级医院就医的患者出院科室分布（%）

26

　　进一步分析"为肿瘤化学治疗疗程（Z51.1）"疾病省外就医人群的就医流向，主要去往北京、上海、广东、江苏和浙江等地，人次最多的就医流向为，从河北去往北京（17 960 例），江苏去往上海（16 517 例），浙江去往上海（13 552 例），内蒙古去往北京（11 140 例），安徽去往江苏（10 463 例），共占该疾病总省外就医人次的 30.52%（图 2-1-1-31）。

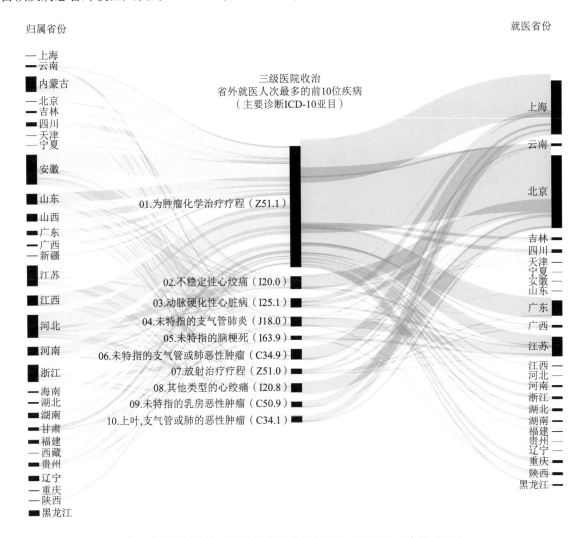

注：省外就医流向（A 地患者往 B 地就医）小于 300 人次的不显示。

图 2-1-1-31　2017 年三级医院省外就医人次最多的前 10 位疾病省外就医流向

　　对 2017 年 856 家三级医院 2 309 509 例省外就医患者中，接受手术/操作诊疗的共 1 126 341 例。对其第一手术/操作编码按 ICD-9-CM-3 编码亚目进行归类，省外就医人次最多的前 10 位手术/操作编码排序情况见表 2-1-1-2 和图 2-1-1-32。如"子宫低位剖宫产（74.1）"，省外就医患者人次为 34 457，占全部 1 126 341 例省外就医手术患者的 3.06%。

（三）全国省外就医患者医疗卫生服务成本分析

　　2017 年全国 856 家三级医院收治的省外就医患者中，住院总费用为 493.92 亿元，占所有分析的三级医院出院患者住院总费用的 11.08%，三级医院省外就医每住院人次费用为 1.94 万元，与本省就医的 1.38 万元相比高了 0.56 万元，多支出 40.41%（图 2-1-1-33，表 2-1-1-3）。

　　对 2017 年三级医院省外就医人次最多的前 10 位病种进行分析，除"未特指的支气管或肺恶性肿瘤（C34.9）""未特指的乳房恶性肿瘤（C50.9）"外，其他疾病省外就医的每住院人次费用较本省就医高；除"未特指的支气管肺炎（J18.0）"外，其余疾病省外就医的平均住院日相对较低（表 2-1-1-4）。

表 2-1-1-2　2016—2017 年三级医院收治省外就医人次最多的手术/操作（前 10 顺位排序）

	2017 年			2016 年		
排名	该手术/操作省外三级医院就医患者占所有三级医院省外就医患者比例（%）	三级医院省外就医患者人次	手术/操作名称（第一手术/操作 ICD-9-CM-3 亚目）	三级医院省外就医患者人次	该手术/操作省外三级医院就医患者占所有三级医院省外就医患者比例（%）	排名
1	5.94	66 861	注射或输注肿瘤化学治疗药物（99.25）	64 985	4.52	1
2	3.06	34 457	子宫低位剖宫产（74.1）	41 245	2.87	2
3	2.43	27 357	药物冠脉支架植入术（36.07）	27 434	1.91	5
4	2.36	26 615	单根导管冠状动脉造影（88.55）	27 514	1.91	4
5	1.58	17 779	骨髓穿刺活检（41.31）	35 154	2.44	3
6	1.49	16 781	人工晶体植入术（13.71）	18 345	1.27	8
7	1.36	15 351	腰椎穿刺术（03.31）	21 507	1.49	6
8	1.21	13 661	心脏组织消融（37.34）	13 265	0.92	12
9	1.18	13 345	产科裂伤修补术（75.69）	15 558	1.08	11
10	1.17	13 184	乳房肿块切除术（85.21）	18 568	1.29	7

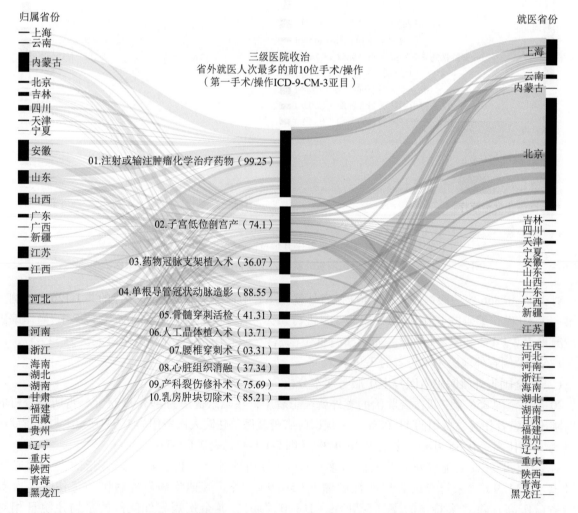

注：省外就医流向（A 地患者往 B 地就医）小于 300 人次的不显示［"子宫低位剖宫产（74.1）"患者除外］。

图 2-1-1-32　2017 年三级医院省外就医人次最多的前 10 位手术/操作省外就医流向

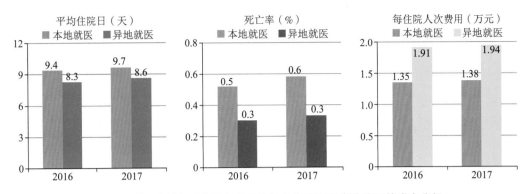

图 2-1-1-33　2016—2017 年患者选择本省就医和省外就医的成本分析

表 2-1-1-3　2017 年选择省外三级医院就医人次最多的 5 个省份省外就医成本分析

医院等级	常住省份	平均住院日（天）		死亡率（%）		每住院人次费用（万元）	
		本省就医	省外就医	本省就医	省外就医	本省就医	省外就医
三级	全国	9.41	8.28	0.52	0.30	1.35	1.91
	安徽	9.45	8.03	0.75	0.15	1.12	1.76
	江苏	9.18	6.89	0.22	0.15	1.38	1.89
	浙江	8.12	7.22	0.25	0.14	1.39	1.84
	河北	10.47	7.87	0.56	0.19	1.75	2.61
	河南	10.79	8.43	0.41	0.30	1.27	2.01

注：蓝色表示平均住院日相对较低，红色表示死亡率相对较低，黄色表示每住院人次相对较低（下同）。

表 2-1-1-4　2017 年三级医院省外就医人次最多的前 10 位疾病成本分析

排名	疾病名称	平均住院日（天）		死亡率（%）		每住院人次费用（万元）	
		本省就医	省外就医	本省就医	省外就医	本省就医	省外就医
1	为肿瘤化学治疗疗程（Z51.1）	7.04	5.31	0.02	0.01	1.09	1.20
2	不稳定性心绞痛（I20.0）	8.28	6.74	0.13	0.10	2.14	4.48
3	动脉硬化性心脏病（I25.1）	8.99	6.44	0.50	0.27	1.58	2.33
4	未特指的支气管肺炎（J18.0）	6.97	7.03	0.02	0.02	0.45	0.55
5	未特指的脑梗死（I63.9）	12.27	11.15	0.74	0.65	1.48	1.67
6	未特指的支气管或肺恶性肿瘤（C34.9）	12.57	7.60	3.83	0.90	2.03	1.94
7	放射治疗疗程（Z51.0）	24.08	18.60	0.04	0.02	3.23	4.14
8	其他类型的心绞痛（I20.8）	7.84	5.89	0.06	0.02	2.05	4.78
9	未特指的乳房恶性肿瘤（C50.9）	11.85	7.36	0.90	0.27	1.72	1.57
10	上叶，支气管或肺的恶性肿瘤（C34.1）	13.61	8.42	2.17	0.31	3.52	3.71

　　对 2017 年三级医院就医人次最多的前 10 位手术/操作进行分析，除"注射或输注肿瘤化学治疗药物（99.25）"和"单根导管冠状动脉造影（88.55）"外，其余手术/操作省外就医每住院人次费用均高于本省异市；除"子宫低位剖宫产（74.1）"和"产科裂伤修补术（75.69）"外，其余手术/操作省外就医的平均住院日相对较低（表 2-1-1-5）。

表 2-1-1-5　2017 年三级医院省外就医人次最多的前 10 位手术/操作成本分析

排名	疾 病 名 称	平均住院日（天）		死亡率（%）		每住院人次费用（万元）	
		本省就医	省外就医	本省就医	省外就医	本省就医	省外就医
1	注射或输注肿瘤化学治疗药物（99.25）	8.00	5.35	0.15	0.04	1.37	1.34
2	子宫低位剖宫产（74.1）	6.20	6.49	0.01	0.04	0.98	1.09
3	药物冠脉支架植入术（36.07）	8.26	5.39	0.44	0.14	5.44	6.43
4	单根导管冠状动脉造影（88.55）	7.26	4.80	0.22	0.10	1.85	1.61
5	骨髓穿刺活检（41.31）	13.78	12.48	0.73	0.56	2.23	2.83
6	人工晶体植入术（13.71）	3.52	2.48	0.002	0	0.90	0.95
7	腰椎穿刺术（03.31）	12.80	12.27	0.38	0.27	1.80	1.85
8	心脏组织消融（37.34）	6.38	5.02	0.04	0.02	4.80	5.78
9	产科裂伤修补术（75.69）	3.59	3.82	0.002	0	0.50	0.52
10	乳房肿块切除术（85.21）	5.55	4.73	0.002	0	0.82	0.89

第三部分

医疗质量管理与控制数据分析

第一章

医院医疗质量管理与控制

第一节 2016—2017 年二级、三级综合医院
医疗质量纵向分析

本部分重点围绕 2016—2017 年医院质量进行分析，为展现医疗质量近 2 年变化趋势，以国家医疗质量管理与控制信息网（NCIS）和全国医院质量监测系统（HQMS）中 1061 家三级综合医院和 1262 家二级综合医院（每年上报数据月份数不少于 10 个月）出院时间为 2016 年 1 月 1 日至 2017 年 12 月 31 日的 138 804 233 例病案首页数据为分析样本，对其中 296 492 例存在生存状态异常、住院天数异常、年龄异常的病例信息予以剔除，最终纳入分析样本为 138 507 741 例，分析住院费用相关指标时，剔除费用异常的病例信息。

通过对医疗质量管理与控制指标及医院获得性指标的纵向分析，展现三级医院各项指标变化情况和趋势，以期为卫生健康行政部门管理决策层制定发展战略提供参考。

一、医疗质量管理与控制纵向分析

（一）住院死亡类指标

2017 年二级、三级综合医院患者住院总死亡率均有所下降，分别为 0.46% 和 0.60%，较 2016 年分别下降 0.03 和 0.05 个百分点；非医嘱离院率均有所下降，较 2016 年分别下降了 0.14 个百分点和 0.15 个百分点。三级综合医院新生儿患者住院死亡率 2017 年较 2016 年下降了 0.02 个百分点，为 0.60%，二级综合医院新生儿患者住院死亡率 2017 年和 2016 年相持平（图 3-1-1-1，表 3-1-1-1）。

注：非医嘱离院，指患者未按照医嘱要求而自动离院，例如：患者疾病需要住院治疗，但患者出于个人原因要求出院，此种出院并非由医务人员根据患者病情决定，属于非医嘱离院。（引自：国家卫生计生委"住院病案首页填写说明"）

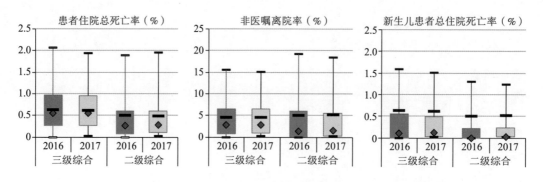

图 3-1-1-1 2016—2017 年二级、三级综合医院住院死亡类指标数据变化情况

表 3-1-1-1　2016—2017 年二级、三级综合医院住院死亡类指标数据情况

指标	三级综合医院			二级综合医院		
	2016	2017	变化	2016	2017	变化
患者住院总死亡率（%）	0.63	0.60	▼	0.51	0.46	▼
非医嘱离院率（%）	4.60	4.45	▼	5.09	4.95	▼
新生儿患者总住院死亡率（%）	0.62	0.60	▼	0.50	0.50	—

注：▼表示该指标 2017 年较 2016 年下降，—表示 2017 年与 2016 年指标值相等，▲表示该指标 2017 年较 2016 年上升（下同）。

（二）重返类指标

2017 年二级、三级综合医院住院患者出院 0～31 天非计划再住院率较 2016 年均有所下降，分别下降了 0.34 和 0.16 个百分点（图 3-1-1-2，表 3-1-1-2）。

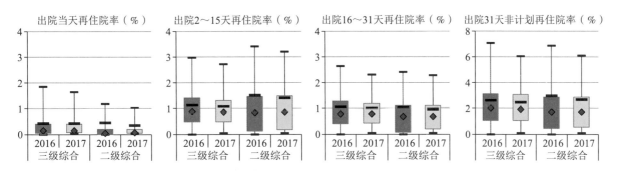

图 3-1-1-2　2016—2017 年二级、三级综合医院重返类指标数据变化情况

表 3-1-1-2　2016—2017 年二级、三级综合医院重返类指标数据情况

指标	三级综合医院			二级综合医院		
	2016	2017	变化	2016	2017	变化
住院患者出院当天非计划再住院率（%）	0.42	0.39	▼	0.45	0.32	▼
住院患者出院 2～15 天非计划再住院率（%）	1.14	1.07	▼	1.51	1.39	▼
住院患者出院 16～31 天非计划再住院率（%）	1.05	0.99	▼	1.03	0.94	▼
住院患者出院 0～31 天非计划再住院率（%）	2.61	2.45	▼	2.99	2.65	▼

（三）患者安全类指标

住院患者压疮发生率在二级、三级综合医院中均有所下降，2017 年分别下降至 0.040‰和 0.033‰。2017 年三级综合医院输血反应发生率较 2016 年有明显的下降，下降了 0.33 个百分点，降至 5.72%，二级综合医院输血反应发生率较 2016 年略有下降，下降了 0.24 个百分点（图 3-1-1-3，表 3-1-1-3）。

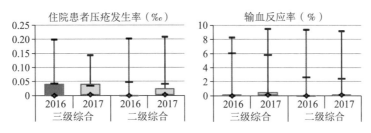

图 3-1-1-3　2016—2017 年二级、三级综合医院患者安全类指标数据变化情况

表 3-1-1-3　2016—2017 年二级、三级综合医院患者安全类指标数据情况

指标	三级综合医院			二级综合医院		
	2016	2017	变化	2016	2017	变化
住院患者压疮发生率（‰）	0.042	0.033	▼	0.048	0.040	▼
输血反应率（%）	6.05	5.72	▼	2.58	2.34	▼

（四）合理用药指标

2017 年三级综合医院住院患者使用抗菌药物的百分比，较 2016 年有所下降，降至 31.32%，二级综合医院 2017 年较 2016 年略有上升，上升了 0.94 个百分点。二级、三级综合医院抗菌药物费用占药费总额的百分比逐年上升，分别上升了 0.67 个百分点和 0.03 个百分点（图 3-1-1-4，表 3-1-1-4）。

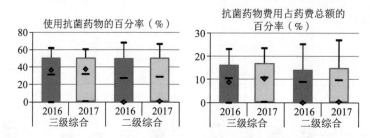

图 3-1-1-4　2016—2017 年二级、三级综合医院合理用药指标数据变化情况

表 3-1-1-4　2016—2017 年二级、三级综合医院合理用药指标数据情况

指标	三级综合医院			二级综合医院		
	2016	2017	变化	2016	2017	变化
住院患者使用抗菌药物的百分比（%）*	31.54	31.32	▼	27.34	28.28	▲
抗菌药物费用占药费总额的百分比（%）	10.52	10.55	▲	8.90	9.57	▲

注：* 此处统计出院患者病案首页中产生抗菌药物费用的患者人次占总出院患者人次的比例。

（五）医院运行管理类指标

2017 年二级、三级综合医院，院均出院人次较 2016 年均有所上升，分别上升了 8.10% 和 6.18%，2017 年三级综合医院院均出院人次为二级综合医院的 2.97 倍；住院患者平均住院日较 2016 年均有所下降，分别下降了 0.05 天和 0.23 天。三级综合医院每住院人次费用 2017 年较 2016 年上升 277.54 元，增幅为 2.11%，二级综合医院每住院人次费用较 2016 年有所增加，增加了 283.68 元，增幅为 4.79%。二级、三级综合医院每住院人次药费 2017 年较 2016 年均有所下降，分别下降 77.48 元和 356.31 元，较 2016 年下降了 3.93% 和 8.19%（图 3-1-1-5，表 3-1-1-5）。

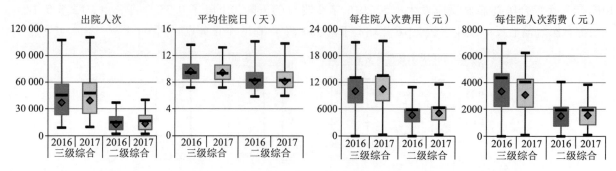

图 3-1-1-5　2016—2017 年二级、三级综合医院医院运行管理类指标数据变化情况

表 3-1-1-5　2016—2017 年二级、三级综合医院医院运行管理类指标数据情况

指标	三级综合医院			二级综合医院		
	2016	2017	变化	2016	2017	变化
院均出院人次*	45 322.60	48 123.79	▲	14 987.51	16 201.97	▲
住院患者平均住院日（天）	9.5	9.27	▼	8.29	8.24	▼
每住院人次费用（元）*	13 137.03	13 414.57	▲	5917.38	6201.06	▲
其中：每住院人次药费（元）	4349.53	3993.22	▼	1972.52	1895.04	▼

注：* 相关费用数据均为医保报销前的实际费用。

（六）重点病种例数、住院死亡率、平均住院日、每住院人次费用数据情况

2016—2017 年全国 1061 家三级综合医院和 1262 家二级综合医院的 20 个重点病种出院人次占总出院人次比例均呈上升趋势，三级综合医院 2017 年较 2016 年增加 0.58 个百分点，二级综合医院较 2016 年增加 0.25 个百分点，这 20 个重点病种均为具有一定难度的常见多发疾病，其比例的高低可以体现二级、三级医院服务质量水平的层次（图 3-1-1-6，表 3-1-1-6）。

表 3-1-1-6　2016—2017 年二级、三级综合医院重点病种相关指标数据情况

No.	重点病种	指标	三级综合医院		二级综合医院		变化趋势	
			2016	2017	2016	2017	三级	二级
1	急性心肌梗死	例数	158 235	173 246	44 570	48 053		
		死亡率（%）	5.99	5.74	5.47	5.17		
		平均住院日（天）	9.38	9.05	8.01	7.74		
		每住院人次费用（元）	20 128.34	20 820.16	11 677.73	11 987.58		
2	充血性心力衰竭	例数	1 740 961	1 916 645	540 283	616 651		
		死亡率（%）	1.05	1.01	0.86	0.84		
		平均住院日（天）	10.46	10.06	9.37	9.08		
		每住院人次费用（元）	12 700.87	12 737.94	7412.35	7590.88		
3	脑出血和脑梗死	例数	2 025 462	2 158 188	1 054 734	1 121 287		
		死亡率（%）	1.51	1.44	0.85	0.78		
		平均住院日（天）	13.26	13	11.2	11.15		
		每住院人次费用（元）	19 394.5	19 654.45	8999.33	9348.02		
4	创伤性颅脑损伤	例数	375 746	371 676	229 434	230 764		
		死亡率（%）	3.64	3.72	2.02	2.12		
		平均住院日（天）	16.35	16.42	12.03	12.31		
		每住院人次费用（元）	26 833.63	27 538.4	11 364.66	12 094.44		
5	消化道出血	例数	296 348	307 522	147 042	154 715		
		死亡率（%）	1.69	1.58	1.05	1.05		
		平均住院日（天）	8.59	8.5	7.45	7.45		
		每住院人次费用（元）	12 650.19	12 775.53	6684.1	6975.19		

No.	重点病种	指标	三级综合医院		二级综合医院		变化趋势	
			2016	2017	2016	2017	三级	二级
6	累及身体多个部位的损伤	例数	98 908	94 989	88 341	86 674		
		死亡率(%)	1.43	1.63	0.41	0.42		
		平均住院日(天)	14.36	14.3	8.63	8.73		
		每住院人次费用(元)	24 918.18	26 354.63	5046.8	5230.82		
7	肺炎(成人)	例数	1 645 251	1 852 952	974 518	1 099 066		
		死亡率(%)	0.93	0.93	0.39	0.38		
		平均住院日(天)	8.52	8.45	7.23	7.28		
		每住院人次费用(元)	8136.14	8255.44	3706.44	3923.19		
8	慢性阻塞性肺疾病	例数	738 659	765 470	492 338	532 375		
		死亡率(%)	1.17	1.1	0.64	0.6		
		平均住院日(天)	11.29	11.03	9.81	9.67		
		每住院人次费用(元)	13 283.1	13 096.41	7364.59	7469.81		
9	糖尿病伴短期与长期并发症	例数	567 275	669 431	117 129	150 569		
		死亡率(%)	0.27	0.23	0.43	0.38		
		平均住院日(天)	11.33	10.89	10.42	10.05		
		每住院人次费用(元)	10 773.29	10 445.77	7274.5	7269.75		
10	结节性甲状腺肿	例数	151 359	151 309	25 277	26 369		
		死亡率(%)	0.01	0.01	0.06	0.03		
		平均住院日(天)	7.8	7.56	8.12	8.08		
		每住院人次费用(元)	13 382.76	13 971.9	9259	9496.51		
11	急性阑尾炎伴弥漫性腹膜炎及脓肿	例数	92 662	91 190	50 301	47 555		
		死亡率(%)	0.04	0.05	0.05	0.01		
		平均住院日(天)	8.01	7.91	7.95	7.91		
		每住院人次费用(元)	11 725.45	12 455.38	7387.12	7806.53		
12	前列腺增生	例数	177 931	189 389	64 174	70 486		
		死亡率(%)	0.03	0.04	0.08	0.05		
		平均住院日(天)	11.71	11.34	10.73	10.49		
		每住院人次费用(元)	14 299.59	14 475.05	8732.32	8892.47		
13	肾衰竭	例数	500 140	552 108	125 764	136 354		
		死亡率(%)	1.18	1.03	1.33	1.02		
		平均住院日(天)	14.99	14.35	17.77	17.32		
		每住院人次费用(元)	15 839.48	15 981.67	8252.8	8823.17		

续表

No.	重点病种	指标	三级综合医院		二级综合医院		变化趋势	
			2016	2017	2016	2017	三级	二级
14	败血症	例数	89 054	111 098	13 560	19 390		
		死亡率（%）	3.58	3.5	3.51	2.87		
		平均住院日（天）	9.78	9.47	8.1	7.92		
		每住院人次费用（元）	16 665.38	16 436.04	9903.76	8959.74		
15	高血压病	例数	703 177	713 454	339 876	366 164		
		死亡率（%）	0.14	0.12	0.15	0.11		
		平均住院日（天）	9.5	9.11	8.48	8.43		
		每住院人次费用（元）	8667.51	8481.57	5286.94	5334.37		
16	急性胰腺炎	例数	177 825	195 016	66 773	75 466		
		死亡率（%）	0.48	0.44	0.33	0.28		
		平均住院日（天）	10.97	10.7	8.84	8.64		
		每住院人次费用（元）	20 775.64	20 300.23	8807.74	8821.64		
17	恶性肿瘤化疗（住院）	例数	3 095 151	3 537 750	172 266	212 741		
		死亡率（%）	0.1	0.09	0.29	0.19		
		平均住院日（天）	7.92	7.64	8.26	8.04		
		每住院人次费用（元）	11 943.76	11 684.96	8371.24	8361.61		
18	下肢骨与关节损伤	例数	659 625	687 564	293 118	314 397		
		死亡率（%）	0.66	0.66	0.59	0.56		
		平均住院日（天）	17.57	17.2	16.36	16.31		
		每住院人次费用（元）	32 235.46	32 935.43	17 432.95	18 181.85		
19	哮喘（成人）	例数	103 758	107 889	42 910	46 896		
		死亡率（%）	0.23	0.25	0.21	0.2		
		平均住院日（天）	8.7	8.55	7.85	7.91		
		每住院人次费用（元）	8833.17	8811.01	5461.39	5718.78		
20	细菌性肺炎（儿童 住院）	例数	1 098 588	1 233 640	698 158	778 879		
		死亡率（%）	0.05	0.05	0.06	0.05		
		平均住院日（天）	7.24	7.18	6.5	6.55		
		每住院人次费用（元）	4432.5	4549.51	2506.76	2662.03		

（七）重点手术的例数、住院死亡率、平均住院日、每住院人次费用数据情况

2017 年全国 1061 家三级综合医院出院患者中手术治疗的比例较 2016 年略有上升，上升了 1.40 个百分点。全国 1262 家二级综合医院出院患者中手术治疗的比例 2017 年较 2016 年上升了 1.49 个百分点。二级医院手术治疗的服务宽度与深度得到逐步提升。该比例与外科床位设置比例基本一致，显示出随着外科技术的发展，治疗患者数量逐年上涨的趋势（图 3-1-1-7）。

2017 年全国 1061 家三级综合医院的 20 个重点手术出院人次占总手术人次比例较 2016 年下降 0.91 个百分点，全国 1262 家二级综合医院较 2016 年上升 0.45 个百分点。这 20 个手术均为具有一定难度的常见多发疾病，其比例的高低可以反映二级、三级医院服务质量水平的层次（图 3-1-1-8，表 3-1-1-7）。

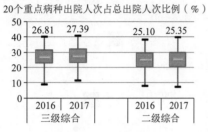

图 3-1-1-6　2016—2017 年二级、三级综合医院重点病种相关指标数据情况

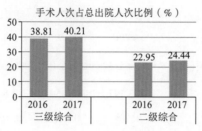

图 3-1-1-7　二级、三级综合医院手术人次占总出院人次比例

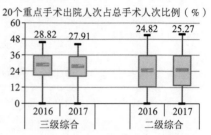

图 3-1-1-8　各二级、三级综合医院 20 个重点手术占总手术人次比例

表 3-1-1-7　2016—2017 年二级、三级综合医院重点手术/操作相关指标数据情况

No.	重点手术	指标	三级综合医院		二级综合医院		变化趋势	
			2016	2017	2016	2017	三级	二级
1	髋、膝关节置换术	例数	304 906	336 992	30 081	38 530		
		死亡率(%)	0.15	0.14	0.29	0.21		
		平均住院日(天)	16.17	15.62	19.11	19.06		
		每住院人次费用(元)	57 697.75	57 560.51	38 138.25	39 107.23		
2	椎板切除术或脊柱融合相关手术	例数	307 785	337 826	32 919	42 528		
		死亡率(%)	0.12	0.12	0.18	0.11		
		平均住院日(天)	15.06	14.5	14.89	14.36		
		每住院人次费用(元)	49 961.99	49 659.61	28 254.86	29 258.35		
3	骨折、关节切开复位内固定术	例数	439 029	463 829	131 188	157 599		
		死亡率(%)	0.09	0.1	0.09	0.07		
		平均住院日(天)	18.8	18.28	19.17	18.74		
		每住院人次费用(元)	37 820.35	38 065.1	23 191.34	23 815.44		
4	颅、脑手术	例数	173 955	178 964	18 930	21 061		
		死亡率(%)	4.26	4.23	7.35	6.7		
		平均住院日(天)	23.64	23.72	23.06	23.33		
		每住院人次费用(元)	70 679.49	73 283.74	44 851.16	46 723.57		
5	经皮颅内外动脉介入治疗	例数	14 871	18 533	252	425		
		死亡率(%)	1.12	1.15	0.4	0.94		
		平均住院日(天)	14.49	14.24	14.57	16.27		
		每住院人次费用(元)	91 631.69	91 475.97	62 512.94	61 846.29		

No.	重点手术	指标	三级综合医院		二级综合医院		变化趋势	
			2016	2017	2016	2017	三级	二级
6	冠状动脉旁路移植术（CABG）	例数	25 938	25 652	256	405		
		死亡率（%）	2.18	2.02	1.17	2.47		
		平均住院日（天）	23.4	23.36	15.54	13.58		
		每住院人次费用（元）	121 928.19	125 697.92	66 375.54	62 000.71		
7	经皮冠状动脉介入治疗（PCI）	例数	371 151	420 192	16 343	24 482		
		死亡率（%）	0.59	0.58	0.69	0.61		
		平均住院日（天）	8.88	8.62	9.53	9.31		
		每住院人次费用（元）	53 515.53	53 549.47	48 823.42	48 541.68		
8	心脏瓣膜置换术	例数	32 817	34 350	68	75		
		死亡率（%）	1.85	1.65	4.41	4		
		平均住院日（天）	24.68	24.16	27.66	27.41		
		每住院人次费用（元）	125 307.03	130 830.81	93 706.94	101 931.01		
9	食管切除手术	例数	24 727	24 744	1829	1932		
		死亡率（%）	0.67	0.61	0.77	0.57		
		平均住院日（天）	25.39	25.44	25.9	26.28		
		每住院人次费用（元）	74 438.63	77 148.23	45 019.2	50 104.45		
10	肺切除术	例数	104 028	126 184	3953	5296		
		死亡率（%）	0.23	0.24	0.38	0.23		
		平均住院日（天）	16.61	15.98	18.63	18.58		
		每住院人次费用（元）	53 613.46	54 709.96	35 082.61	37 318.65		
11	胰腺切除手术	例数	22 791	25 472	713	808		
		死亡率（%）	1.07	1.18	3.23	1.98		
		平均住院日（天）	25.97	25.81	27.81	27.37		
		每住院人次费用（元）	85 542.37	86 918.1	49 043.69	50 707.31		
12	胃切除术	例数	79 717	81 307	6366	7071		
		死亡率（%）	0.52	0.51	0.61	0.42		
		平均住院日（天）	21.24	20.98	22.36	22.66		
		每住院人次费用（元）	63 942.8	65 883.36	37 682.13	39 865.04		
13	直肠切除术	例数	66 713	71 172	7455	8688		
		死亡率（%）	0.26	0.22	0.23	0.24		
		平均住院日（天）	19.27	18.99	17.35	17.68		
		每住院人次费用（元）	50 156.55	52 351.23	24 033.27	25 967.5		
14	胆囊手术	例数	555 035	598 373	106 504	124 759		
		死亡率（%）	0.31	0.3	0.17	0.12		
		平均住院日（天）	11.42	11.12	10.47	10.25		
		每住院人次费用（元）	24 868.69	25 243.06	12 186.66	12 690.59		

No.	重点手术	指标	三级综合医院		二级综合医院		变化趋势	
			2016	2017	2016	2017	三级	二级
15	乳腺手术	例数	414 782	439 303	42 675	47 691		
		死亡率（%）	0.01	0.01	0.07	0.02		
		平均住院日（天）	7.93	7.6	8.29	8.14		
		每住院人次费用（元）	11 878.07	12 120.4	7462.19	8052.91		
16	肾与前列腺相关手术	例数	160 084	174 149	24 178	28 258		
		死亡率（%）	0.2	0.25	0.19	0.12		
		平均住院日（天）	15.96	15.41	14.76	14.79		
		每住院人次费用（元）	32 650.78	33 609.2	14 765.9	15 752.16		
17	血管内修补术	例数	394 956	437 884	40 601	49 102		
		死亡率（%）	0.66	0.64	0.58	0.29		
		平均住院日（天）	13.43	12.98	11.46	11.36		
		每住院人次费用（元）	38 738.85	40 077.58	13 352.86	14 746.37		
18	子宫切除术	例数	234 068	239 530	31 805	36 209		
		死亡率（%）	0.03	0.04	0.15	0.09		
		平均住院日（天）	12.51	12.43	11.7	11.63		
		每住院人次费用（元）	20 941.41	22 572.28	11 432.54	12 404.94		
19	剖宫产	例数	1 118 693	1 153 204	432 139	483 306		
		死亡率（%）	0.02	0.02	0.1	0.1		
		平均住院日（天）	6.28	6.1	6.22	6.03		
		每住院人次费用（元）	9229.79	9687.54	5902.31	6227.3		
20	阴道分娩	例数	474 856	457 146	163 719	179 844		
		死亡率（%）	0	0.01	0.06	0.09		
		平均住院日（天）	4.07	4.03	3.82	3.74		
		每住院人次费用（元）	4534.71	4968.21	3031	3264.33		

（八）恶性肿瘤放疗患者、化疗患者及手术患者的例数、住院死亡率、平均住院日、每住院人次费用数据情况

2017 年全国 1061 家三级综合医院 2 105 341 例恶性肿瘤中，非手术治疗（化学治疗、放射治疗等）占比为 73.09%，较 2016 年上升了 4.72 个百分点；全国 1262 家二级综合医院 107 415 例恶性肿瘤中，非手术治疗为 69.49%，较 2016 年上升了 6.17 个百分点，该数据表明通过非手术治疗恶性肿瘤呈上升趋势（图 3-1-1-9，表 3-1-1-8）。因此，如何促进肿瘤非手术治疗诊疗行为的各项政策、制度、规范、指南等能够得到贯彻落实，如何去监管其服务的质量安全等，已成为当前各级卫生健康部门及各级各类医疗机构面临的紧迫问题。

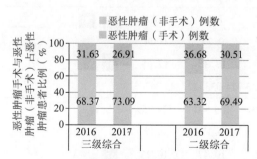

图 3-1-1-9　恶性肿瘤手术与非手术治疗占恶性肿瘤患者比例

表 3-1-1-8　2016—2017 年二级、三级综合医院恶性肿瘤相关指标数据情况

No.	恶性肿瘤	指标	三级综合医院		二级综合医院		变化趋势	
			2016	2017	2016	2017	三级	二级
1	肺癌	手术治疗						
		例数	42 268	52 784	1103	1485		
		死亡率(%)	0.28	0.25	0.27	0.27		
		平均住院日(天)	18.63	17.39	21.38	22.26		
		每住院人次费用(元)	65 026.7	65 467.94	41 458.22	45 637.44		
		化学治疗						
		例数	214 876	290 180	9930	14 535		
		死亡率(%)	0.2	0.18	0.43	0.39		
		平均住院日(天)	9.72	9.18	10.88	10.66		
		每住院人次费用(元)	14 043.13	13 248.88	10 468.2	10 383.54		
		放射治疗						
		例数	31 677	45 477	1911	2379		
		死亡率(%)	0.63	0.67	0.68	0.42		
		平均住院日(天)	23.94	23.22	24.33	26.34		
		每住院人次费用(元)	30 478.43	31 362.63	19 020.18	24 567.08		
2	结直肠癌	手术治疗						
		例数	81 437	84 920	6469	7473		
		死亡率(%)	0.48	0.4	0.51	0.44		
		平均住院日(天)	21.54	21.06	24.41	24.24		
		每住院人次费用(元)	57 666.42	59 318.59	36 489.07	38 554.8		
		化学治疗						
		例数	193 970	264 085	9312	15 120		
		死亡率(%)	0.09	0.07	0.06	0.08		
		平均住院日(天)	6.6	6.25	7.15	6.8		
		每住院人次费用(元)	10 431.37	10 169.2	7824.15	8284.58		
		放射治疗						
		例数	9346	13 963	353	563		
		死亡率(%)	0.44	0.27	0.28	0.71		
		平均住院日(天)	25.17	22.19	24.24	25.63		
		每住院人次费用(元)	32 905.36	31 133.81	21 708.8	25 417.28		
3	胃癌	手术治疗						
		例数	60 058	60 591	4196	4838		
		死亡率(%)	0.4	0.42	0.41	0.37		
		平均住院日(天)	21.22	21.08	22.96	22.99		
		每住院人次费用(元)	63 753.62	65 950.34	37 886.99	40 224.36		
		化学治疗						
		例数	111 602	148 466	6226	9843		
		死亡率(%)	0.13	0.11	0.27	0.25		
		平均住院日(天)	7.19	6.83	8.15	7.57		
		每住院人次费用(元)	10 693.25	10 229.13	8725.54	8886.13		
		放射治疗						
		例数	3914	6699	380	496		
		死亡率(%)	0.49	0.54	0.79	0		
		平均住院日(天)	25.08	21.8	29.46	29.33		
		每住院人次费用(元)	31 196.34	28 199.96	24 112.56	25 972.69		

续表

No.	恶性肿瘤	指标	三级综合医院 2016	2017	二级综合医院 2016	2017	变化趋势 三级	二级
4	乳腺癌	手术治疗 例数	96 733	101 051	7436	8314		
		死亡率（%）	0.02	0.02	0.11	0.07		
		平均住院日（天）	15.52	14.92	18.78	18.37		
		每住院人次费用（元）	23 685.39	23 805.18	18 418.68	19 749.93		
		化学治疗 例数	253 511	348 202	8227	13 920		
		死亡率（%）	0.04	0.03	0.04	0.07		
		平均住院日（天）	5.82	5.51	6.99	6.51		
		每住院人次费用（元）	8686.4	8333.05	6662.15	6503.02		
		放射治疗 例数	17 278	27 717	522	853		
		死亡率（%）	0.16	0.12	0.38	0.35		
		平均住院日（天）	22.37	20.92	24.61	24.39		
		每住院人次费用（元）	23 152.99	24 279.74	17 866.13	20 447.69		
5	肝癌	手术治疗 例数	38 692	43 087	748	812		
		死亡率（%）	0.41	0.36	0.8	0.99		
		平均住院日（天）	17.47	16.89	21.5	22.01		
		每住院人次费用（元）	60 621.31	61 392.17	33 562.12	35 339.57		
		化学治疗 例数	29 387	40 448	920	1304		
		死亡率（%）	0.35	0.25	0.87	0.84		
		平均住院日（天）	9.8	9.03	11.39	10.92		
		每住院人次费用（元）	20 745.38	19 880.63	11 930.73	12 691.3		
		放射治疗 例数	2450	3824	104	158		
		死亡率（%）	0.65	0.63	0.96	1.27		
		平均住院日（天）	22.38	19.74	22.59	22.08		
		每住院人次费用（元）	35 714.16	34 448.36	21 341.42	28 589.74		
6	食管癌	手术治疗 例数	13 677	13 261	787	1000		
		死亡率（%）	0.58	0.54	0.89	0.8		
		平均住院日（天）	25.82	26.35	27.26	26.88		
		每住院人次费用（元）	74 746.7	78 339.09	46 532.82	51 639.87		
		化学治疗 例数	47 314	63 435	2651	4154		
		死亡率（%）	0.16	0.12	0.11	0.22		
		平均住院日（天）	10.87	10.66	11.67	10.78		
		每住院人次费用（元）	13 986.06	13 769.96	10 226.24	10 316.29		
		放射治疗 例数	15 666	21 685	1391	1715		
		死亡率（%）	0.46	0.29	0.5	0.12		
		平均住院日（天）	28.98	27.77	30.35	29.31		
		每住院人次费用（元）	34 754.42	34 276.68	23 905.05	26 090.69		

No.	恶性肿瘤	指标	三级综合医院		二级综合医院		变化趋势	
			2016	2017	2016	2017	三级	二级
7	胰腺癌	手术治疗						
		例数	5283	5974	86	95		
		死亡率(%)	0.85	0.79	1.16	2.11		
		平均住院日(天)	26.47	26.72	29.45	31.93		
		每住院人次费用(元)	92 348.38	94 563.38	57 908.02	65 514.11		
		化学治疗						
		例数	11 639	18 181	495	818		
		死亡率(%)	0.46	0.35	0.4	0.24		
		平均住院日(天)	9.96	8.95	13.47	11.63		
		每住院人次费用(元)	14 706.83	13 653.53	13 527.08	13 262.02		
		放射治疗						
		例数	928	1499	64	70		
		死亡率(%)	0.65	0.87	0	0		
		平均住院日(天)	24.87	22.73	23.69	29.36		
		每住院人次费用(元)	36 820	36 055.43	25 068	32 466.76		
8	膀胱癌	手术治疗						
		例数	5762	6327	201	259		
		死亡率(%)	0.45	0.36	0.5	0.39		
		平均住院日(天)	27.56	26.13	29.65	30.08		
		每住院人次费用(元)	68 083.11	68 111.4	38 628.6	43 596.48		
		化学治疗						
		例数	8216	11 328	502	889		
		死亡率(%)	0.26	0.18	0	0.11		
		平均住院日(天)	9.37	8.84	9.6	8.37		
		每住院人次费用(元)	11 655.93	10 469.23	8152.98	8099.91		
		放射治疗						
		例数	887	1191	27	52		
		死亡率(%)	0.68	0.67	0	0		
		平均住院日(天)	24.71	24.46	29.63	29.9		
		每住院人次费用(元)	33 899.83	34 558.6	30 857.81	29 915.85		
9	肾癌	手术治疗						
		例数	15 541	16 649	571	630		
		死亡率(%)	0.12	0.09	0.18	0		
		平均住院日(天)	16.12	15.49	18.99	18.83		
		每住院人次费用(元)	38 191.47	38 562.8	21 141.44	22 609.3		
		化学治疗						
		例数	4101	5418	90	159		
		死亡率(%)	0.22	0.28	1.11	0		
		平均住院日(天)	9.15	8.04	11.88	8.8		
		每住院人次费用(元)	11 525.09	9997.91	9653.52	8482.15		
		放射治疗						
		例数	846	1139	25	39		
		死亡率(%)	0.59	0.61	0	0		
		平均住院日(天)	22.92	21.79	25.76	22.38		
		每住院人次费用(元)	30 323.61	32 170.82	19 241.16	20 211.29		

续表

No.	恶性肿瘤	指标	三级综合医院		二级综合医院		变化趋势	
			2016	2017	2016	2017	三级	二级
10	宫颈癌	手术治疗 例数	48 434	51 815	2906	3436		
		死亡率(%)	0.02	0.02	0.14	0		
		平均住院日(天)	13.12	12.86	12.99	12.86		
		每住院人次费用(元)	21 725.62	23 054.31	12 144.83	12 762.38		
		化学治疗 例数	45 589	58 881	1022	1667		
		死亡率(%)	0.04	0.04	0.39	0.12		
		平均住院日(天)	11.14	11.2	12.59	11.26		
		每住院人次费用(元)	15 327.57	15 414.62	11 019.35	10 114.04		
		放射治疗 例数	16 233	24 076	431	598		
		死亡率(%)	0.1	0.05	0.23	0.17		
		平均住院日(天)	27.22	25.51	29.01	32.02		
		每住院人次费用(元)	33 669.88	33 054.09	23 148.05	25 925.94		
11	甲状腺癌	手术治疗 例数	96 144	110 149	2756	3803		
		死亡率(%)	0.01	0.01	0.07	0.05		
		平均住院日(天)	8.98	8.86	10.7	10.51		
		每住院人次费用(元)	20 262.68	21 349.55	13 185.48	14 388.65		
		化学治疗 例数	2731	3268	67	125		
		死亡率(%)	0.07	0.12	0	0		
		平均住院日(天)	9.04	8.71	9.24	7.57		
		每住院人次费用(元)	13 535.53	13 162.18	8682.82	8715.99		
		放射治疗 例数	5359	8176	95	147		
		死亡率(%)	0.02	0.01	0	0.68		
		平均住院日(天)	7.91	7.28	10.05	8.16		
		每住院人次费用(元)	16 802.75	15 814.24	15 501.89	16 694.36		
12	喉癌	手术治疗 例数	2314	2290	68	52		
		死亡率(%)	0.13	0.04	0	0		
		平均住院日(天)	27.57	26.69	34.04	34.6		
		每住院人次费用(元)	44 473.89	44 945.43	56 738.13	63 064.77		
		化学治疗 例数	3403	4205	117	274		
		死亡率(%)	0.24	0.14	0	0.36		
		平均住院日(天)	13.38	13.61	11.78	11.93		
		每住院人次费用(元)	17 702.25	17 994.74	11 867	12 234.34		
		放射治疗 例数	2531	3395	112	118		
		死亡率(%)	0.47	0.21	0	0.85		
		平均住院日(天)	29.68	29.97	25.14	33.19		
		每住院人次费用(元)	37 083.43	38 813.88	26 570.71	30 806.52		

续表

No.	恶性肿瘤	指标	三级综合医院		二级综合医院		变化趋势	
			2016	2017	2016	2017	三级	二级
13	卵巢癌	手术治疗						
		例数	9182	10 163	285	436		
		死亡率（%）	0.09	0.09	0.35	0		
		平均住院日（天）	18.34	18.2	18.49	18.67		
		每住院人次费用（元）	37 920.54	39 969.71	20 811.6	23 055.32		
		化学治疗						
		例数	52 560	71 072	1932	3118		
		死亡率（%）	0.1	0.06	0.16	0.32		
		平均住院日（天）	7.68	7.49	9.4	8.69		
		每住院人次费用（元）	10 973.93	10 659.26	8636.33	8915.53		
		放射治疗						
		例数	940	1536	51	70		
		死亡率（%）	0	0.39	1.96	1.43		
		平均住院日（天）	20.98	19.65	19.98	26.17		
		每住院人次费用（元）	25 173.37	24 800.07	15 108.1	21 900.7		
14	前列腺癌	手术治疗						
		例数	6411	8195	90	169		
		死亡率（%）	0.06	0.09	1.11	0		
		平均住院日（天）	19.22	17.77	25.37	23.98		
		每住院人次费用（元）	52 815.04	51 348.41	32 020.99	30 521.81		
		化学治疗						
		例数	9740	13 233	213	481		
		死亡率（%）	0.18	0.19	0.47	0		
		平均住院日（天）	6.67	5.95	10.02	7.39		
		每住院人次费用（元）	11 311.96	10 345.4	11 754.55	9770.13		
		放射治疗						
		例数	2513	3421	70	91		
		死亡率（%）	0.32	0.32	1.43	0		
		平均住院日（天）	23.18	22.55	22.59	25.31		
		每住院人次费用（元）	35 464.51	37 288.02	19 356.07	27 171.33		
15	鼻咽癌	化学治疗						
		例数	29 050	36 803	672	1269		
		死亡率（%）	0.08	0.06	0.3	0.08		
		平均住院日（天）	13.81	13.38	12.51	10.39		
		每住院人次费用（元）	20 053.86	19 639.97	11 728.7	11 655.95		
		放射治疗						
		例数	9578	11 955	154	193		
		死亡率（%）	0.17	0.07	1.3	0.52		
		平均住院日（天）	30.29	30.57	27.45	27.23		
		每住院人次费用（元）	44 389.65	47 427.08	24 299.49	31 112.94		

续表

No.	恶性肿瘤		指标	三级综合医院		二级综合医院		变化趋势	
				2016	2017	2016	2017	三级	二级
16	淋巴瘤	化学治疗	例数	66 150	88 345	1769	2928		
			死亡率(%)	0.2	0.13	0.45	0.34		
			平均住院日(天)	9.67	9.24	10.86	10.56		
			每住院人次费用(元)	16 940.35	16 615.86	11 238.29	15 565.52		
		放射治疗	例数	3903	5602	142	151		
			死亡率(%)	0.26	0.36	0	0		
			平均住院日(天)	23.74	21.17	26.58	26.29		
			每住院人次费用(元)	30 380.08	29 567.44	26 611.55	25 934.5		

二、医院获得性指标纵向分析

住院患者医院获得性指标（Inpatient Hospital-Acquired Class Index，IHACI）是指患者住院期间新发生的不良情况或疾病，统称为医院获得性指标。医院获得性指标包括了医源性指标和非医源性指标。本部分中讨论的住院患者医院获得性指标，仅针对住院患者医院获得性指标中的医源性指标，其直接与医疗质量和患者安全相关联。

（一）医院获得性指标ICD-10编码条目数的发生率

2016—2017年全国1061家三级综合医院和1262家二级综合医院出院病案首页信息中，提取相应样本中符合26项住院患者医源性指标ICD-10编码的条目数作分子，再分别以出院患者总人次、手术患者总人次、阴道分娩总人次、剖宫产总人次为分母，对其进行回顾性分析，结果如下。

注：26项住院患者医源性指标包括手术患者并发症例数、手术患者手术后肺栓塞发生例数、手术患者手术后深静脉血栓发生例数、手术患者手术后败血症发生例数、手术患者手术后出血或血肿发生例数、手术患者手术伤口裂开发生例数、手术患者手术后猝死发生例数、手术患者手术后呼吸衰竭发生例数、手术患者手术后生理/代谢紊乱发生例数、与手术/操作相关感染发生例数、手术过程中异物遗留发生例数、手术患者麻醉并发症发生例数、手术患者肺部感染发生例数、手术意外穿刺伤或撕裂伤发生例数、手术后急性肾损伤发生例数、各系统术后并发症例数、植入物的并发症（不包括脓毒症）例数、移植的并发症发生例数、再植和截肢的并发症发生例数、新生儿产伤例数、阴道分娩产妇产伤发生例数、剖宫产分娩产妇产伤发生例数、住院患者压疮（Ⅱ及Ⅱ以上）发生例数、输血反应发生例数、医源性气胸发生例数、住院手术患者医院内跌倒/坠床所致髋部骨折发生例数。

1. 按出院患者总人次计算的发生率

2017年二级、三级综合医院出院患者中按出院患者总人次计算符合医院获得性指标的发生率较2016年略有上升，分别上升了0.07个百分点和0.03个百分点，分别达0.59%和0.81%（表3-1-1-9）。

表3-1-1-9 按出院患者总人次计算的发生率

指标	三级综合医院			二级综合医院		
	2016	2017	变化	2016	2017	变化
出院患者中符合医院获得性指标ICD-10编码的条目数	375 228	415 113	▲	98 962	120 302	▲
出院患者总人次	48 087 280	51 059 336	▲	18 914 237	20 446 888	▲
按出院患者总人次计算的发生率(%)	0.78	0.81	▲	0.52	0.59	▲

2. 按手术患者总人次计算的发生率（住院分娩患者除外）

2017 年二级、三级综合医院按手术患者总人次计算手术患者中符合医院获得性的发生率较 2016 年略有下降，分别下降了 0.07 个百分点和 0.02 个百分点（表 3-1-1-10）。

表 3-1-1-10　按手术患者总人次计算的发生率（住院分娩患者除外）

指标	三级综合医院			二级综合医院		
	2016	2017	变化	2016	2017	变化
手术患者中符合医院获得性指标 ICD-10 编码条目数	235 798	255 401	▲	45 207	48 368	▲
手术患者总人次	18 663 136	20 528 522	▲	4 339 895	4 998 202	▲
按手术患者总人次计算的发生率(%)	1.26	1.24	▼	1.04	0.97	▼

3. 按住院分娩计算的发生率

（1）按阴道分娩总人次计算的发生率。二级、三级综合医院按阴道分娩总人次计算阴道分娩患者中符合医院获得性指标的发生率呈现明显的上升趋势，2017 年较 2016 年分别上升 2.08 个百分点和 3.22 个百分点，达 12.49% 和 13.46%（表 3-1-1-11）。

表 3-1-1-11　按阴道分娩总人次计算的发生率

指标	三级综合医院			二级综合医院		
	2016	2017	变化	2016	2017	变化
阴道分娩患者中符合医院获得性指标 ICD-10 编码的条目数	48 614	61 523	▲	17 035	22 455	▲
阴道分娩总人次	474 856	457 146	▼	163 719	179 844	▲
按阴道分娩总人次计算的发生率(%)	10.24	13.46	▲	10.41	12.49	▲

（2）按剖宫产分娩总人次计算的发生率。二级、三级综合医院按每年剖宫产总人次计算剖宫产患者中符合医院获得性指标的发生率，2017 年较 2016 年分别上升了 0.14 个百分点和 0.17 个百分点（表 3-1-1-12）。

表 3-1-1-12　按剖宫产分娩总人次计算的发生率

指标	二级综合医院			三级综合医院		
	2016	2017	变化	2016	2017	变化
剖宫产患者中符合医院获得性指标 ICD-10 编码的条目数	24 828	27 567	▲	7441	8977	▲
剖宫产分娩总人次	1 118 693	1 153 204	▲	432 139	483 306	▲
按剖宫产分娩总人次计算的发生率（%）	2.22	2.39	▲	1.72	1.86	▲

（3）剖宫产/阴道分娩产伤细项分析。2017 年三级综合医院 1 153 204 例剖宫产出院患者中，21 746 例发生了产程和分娩期间并发症，发生率为 1.89%。各并发症细项排名前 5 位的分别是：其他的即刻产后出血（41.24%），第三产程出血（21.21%），胎盘滞留不伴有出血（14.92%），产程中子宫破裂

（6.02%）和产程和分娩的其他特指并发症（5.99%）。2017 年三级综合医院 457 146 例阴道分娩出院患者中，33 927 例发生了产程和分娩期间并发症，发生率为 7.42%，各并发症细项排名前 5 位的分别是：其他的即刻产后出血（21.31%），分娩时Ⅱ度会阴裂伤（19.67%），仅产科高位阴道裂伤（16.10%），宫颈的产科裂伤（10.65%）和部分胎盘和胎膜滞留不伴有出血（5.48%）（表 3-1-1-13）。

表 3-1-1-13　2017 年三级综合医院产程和分娩期间并发症细项分析

剖宫产患者（1 153 204 例）21 746 例剖宫产产伤，占剖宫产总例数比例：1.89%		三级综合医院 产程和分娩期间并发症细项及对应 ICD 编码（前 20 位）	阴道分娩（457 146 例）33 927 例阴道分娩产伤，占阴道分娩总例数比例：7.42%	
例数	占比		占比	例数
10 047 例	41.24%	其他的即刻产后出血（O72.1）	21.31%	5821 例
5167 例	21.21%	第三产程出血（O72.0）	4.05%	1107 例
7 例	0.03%	分娩时Ⅱ度会阴裂伤（O70.1）	19.67%	5371 例
3635 例	14.92%	胎盘滞留不伴有出血（O73.0）	5.25%	1434 例
13 例	0.05%	仅产科高位阴道裂伤（O71.4）	16.10%	4396 例
50 例	0.21%	宫颈的产科裂伤（O71.3）	10.65%	2908 例
1459 例	5.99%	产程和分娩的其他特指并发症（O75.8）	4.59%	1253 例
324 例	1.33%	部分胎盘和胎膜滞留不伴有出血（O73.1）	5.48%	1498 例
1466 例	6.02%	产程中子宫破裂（O71.1）	0.12%	33 例
447 例	1.83%	延迟性和继发性产后出血（O72.2）	2.00%	545 例
47 例	0.19%	以前剖宫产术后的阴道分娩（O75.7）	2.17%	594 例
527 例	2.16%	产程开始前子宫破裂（O71.0）	0.12%	32 例
2 例	0.01%	分娩时未特指的会阴裂伤（O70.9）	1.98%	540 例
27 例	0.11%	盆腔的产科血肿（O71.7）	1.77%	483 例
245 例	1.01%	产科手术伤口的感染（O86.0）	0.38%	103 例
190 例	0.78%	剖宫产术的伤口破裂（O90.0）	0.13%	36 例
184 例	0.76%	产程和分娩期间或以后休克（O75.1）	0.19%	51 例
167 例	0.69%	产后凝血缺陷（O72.3）	0.15%	40 例
136 例	0.56%	产程期间其他的感染（O75.3）	0.15%	40 例
34 例	0.14%	伤及骨盆关节和韧带的产科损害（O71.6）	0.30%	81 例

注：按 2017 年三级综合医院产程和分娩期间并发症细项发生总例数（即剖宫产与阴道分娩产伤总和）降序排列。

2017 年二级综合医院 483 306 例剖宫产出院患者中，7358 例发生了产程和分娩期间并发症，发生率为 1.52%。各并发症细项排名前 5 位的分别是：其他的即刻产后出血（56.06%），第三产程出血（13.60%），胎盘滞留不伴有出血（8.50%），产程和分娩的其他特指并发症（4.82%）和产程中子宫破裂（4.79%）。2017 年二级综合医院 179 844 例阴道分娩出院患者中，12 685 例发生了产程和分娩期间并发症，发生率为 7.05%，各并发症细项排名前 5 位的分别是：其他的即刻产后出血（20.91%），分娩时Ⅱ度会阴裂伤（20.17%），仅产科高位阴道裂伤（19.02%），宫颈的产科裂伤（9.00%）和部分胎盘和胎膜滞留不伴有出血（6.42%）（表 3-1-1-14）。

表 3-1-1-14 2017 年二级综合医院产程和分娩期间并发症细项分析

剖宫产患者（483 306 例）		二级综合医院	阴道分娩（179 844 例）	
7358 例剖宫产产伤，占剖宫产总例数比例：1.52%		产程和分娩期间并发症细项及对应 ICD 编码（前 20 位）	12 685 例阴道分娩产伤，占阴道分娩总例数比例：7.05%	
例数	占比		占比	例数
4469 例	56.06%	其他的即刻产后出血 AG8（O72.1）	20.91%	3101 例
1084 例	13.60%	第三产程出血（O72.0）	4.07%	604 例
3 例	0.04%	分娩时Ⅱ度会阴裂伤（O70.1）	20.17%	2992 例
678 例	8.50%	胎盘滞留不伴有出血（O73.0）	5.26%	780 例
3 例	0.04%	仅产科高位阴道裂伤（O71.4）	19.02%	2821 例
12 例	0.15%	宫颈的产科裂伤（O71.3）	9.00%	1335 例
384 例	4.82%	产程和分娩的其他特指并发症（O75.8）	5.07%	752 例
75 例	0.94%	部分胎盘和胎膜滞留不伴有出血（O73.1）	6.42%	952 例
382 例	4.79%	产程中子宫破裂（O71.1）	0.03%	5 例
274 例	3.44%	延迟性和继发性产后出血（O72.2）	2.04%	302 例
9 例	0.11%	以前剖宫产术后的阴道分娩（O75.7）	1.99%	295 例
143 例	1.79%	产程开始前子宫破裂（O71.0）	0.02%	3 例
0 例	0	分娩时未特指的会阴裂伤（O70.9）	1.71%	254 例
8 例	0.10%	盆腔的产科血肿（O71.7）	2.27%	336 例
145 例	1.82%	产科手术伤口的感染（O86.0）	0.33%	49 例
105 例	1.32%	剖宫产术的伤口破裂（O90.0）	0.04%	6 例
39 例	0.49%	产程和分娩期间或以后休克（O75.1）	0.15%	22 例
28 例	0.35%	产后凝血缺陷（O72.3）	0.08%	12 例
50 例	0.63%	产程期间其他的感染（O75.3）	0.10%	15 例
18 例	0.23%	伤及骨盆关节和韧带的产科损害（O71.6）	0.20%	30 例

注：按 2017 年二级综合医院产程和分娩期间并发症细项发生总例数（即剖宫产与阴道分娩产伤总和）降序排列。

（二）医院获得性指标与死亡率、平均住院日、平均住院人次费用的关联性

1. 三级综合医院（图 3-1-1-10）

医院获得性指标与死亡率：三级综合医院 2017 年无医院获得性指标的总住院死亡率 0.57%，有医院获得性指标的总住院死亡率 4.42%，增加 3.85 个百分点。

医院获得性指标与平均住院日：三级综合医院 2017 年无医院获得性指标的平均住院日 9.25 天，有医院获得性指标的平均住院日 11.59 天，相比增加了 2.34 天。

医院获得性指标与每住院人次费用：三级综合医院 2017 年无医院获得性指标的每住院人次费用 13 291.69 元，有医院获得性指标的每住院人次费用 28 149.97 元，每住院人次费用增加 14 858.28 元。

2. 二级综合医院（图 3-1-1-10）

医院获得性指标与死亡率：二级综合医院 2017 年无医院获得性指标的总住院死亡率 0.45%，有医院获得性指标的总住院死亡率 1.92%，增加 1.47 个百分点。

医院获得性指标与平均住院日：二级综合医院 2017 年无医院获得性指标的平均住院日 8.25 天，有医院获得性指标的平均住院日 7.38 天，相比减少了 0.87 天。

医院获得性指标与每住院人次费用：二级综合医院 2017 年无医院获得性指标的每住院人次费用 6178.90 元，有医院获得性指标的每住院人次费用 9476.73 元，每住院人次费用增加 3297.83 元。

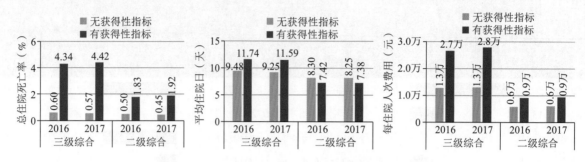

图 3-1-1-10 出院诊断中有无发生医院获得性指标情况

（三）符合各组医院获得性指标 ICD-10 编码的条目数分布情况

2016—2017 年符合各组医院获得性指标 ICD-10 编码的条目数分布曲线变化趋势基本一致，发生率呈现逐年上升的趋势（图 3-1-1-11）。

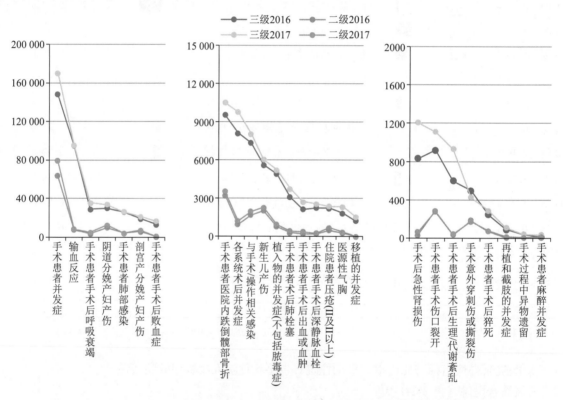

注：按 2017 年出院患者医院获得性指标 ICD-10 编码的条目数降序排列。

图 3-1-1-11 2016—2017 年出院诊断中符合医院获得性指标 ICD-10 编码的条目数分布图

二级综合医院 2017 年各组医院获得性指标 ICD-10 编码的条目数量前 5 位中首位是手术患者并发症，其后依次为阴道分娩产妇产伤，输血反应，剖宫产分娩产妇产伤和手术患者手术后呼吸衰竭。

三级综合医院 2017 年各组医院获得性指标 ICD-10 编码的条目数量前 5 位中首位是手术患者并发症，其后依次为输血反应，手术患者手术后呼吸衰竭，阴道分娩产妇产伤和手术患者肺部感染。

上述 2016—2017 年数据表明，患者在住院期间新发生疾病的诊断治疗，会造成额外的医疗资源浪费和医疗保险基金的浪费，加重患者个人的经济负担。同时，患者在医院住院期间新发生的疾病影响了患者安全，给患者造成身体和心理上的伤害，从而导致患者病情复杂化，甚至威胁生命。

三、小　结

综合趋势分析结果发现，二级、三级综合医院住院死亡率在2016—2017年整体呈下降趋势；重返类指标2017年较2016年均有明显下降；住院患者压疮发生率以及输血反应率在2016—2017年呈下降趋势；合理用药指标中住院患者抗菌药物费用占药费总额2017年较2016年均有所上升；医院运行管理类指标中每住院人次药费在2016—2017年均呈现下降趋势。

第二节　2017年度综合医院医疗质量横断面分析

2018年参与全国医疗质量抽样调查的综合医院达到5689家，比2017年参与抽样调查的4651家综合医院范围扩大了22.32%。其中，三级公立综合医院1366家（以下简称三级公立），比2017年同期抽样调查的1077家医院增加了26.83%；二级公立综合医院3093家（以下简称二级公立），比2017年（2504家）增加了23.52%；三级民营综合（以下简称三级民营）93家，比2017年（83家）增加了12.05%，二级民营综合医院1137家（以下简称二级民营），比2017年（987家）增加了15.20%（图3-1-2-1~图3-1-2-6）。本年度西藏未参与抽样调查。

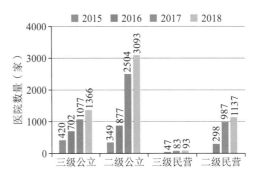

图3-1-2-1　2015—2018年综合医院填报数量

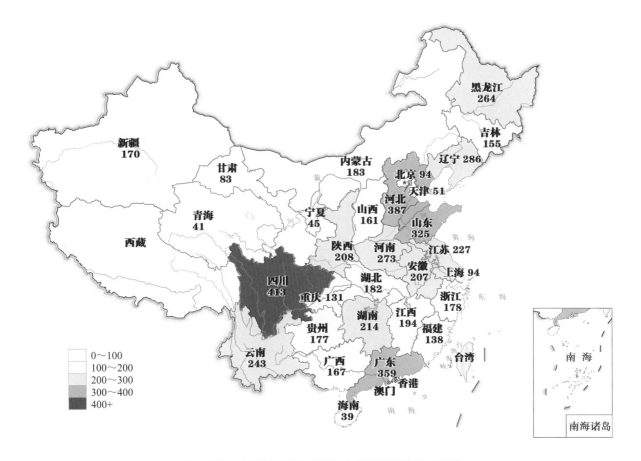

注：此类图中新疆区域包括新疆和新疆兵团数据，下同。

图3-1-2-2　全国各省份参加数据调查的综合医院分布情况

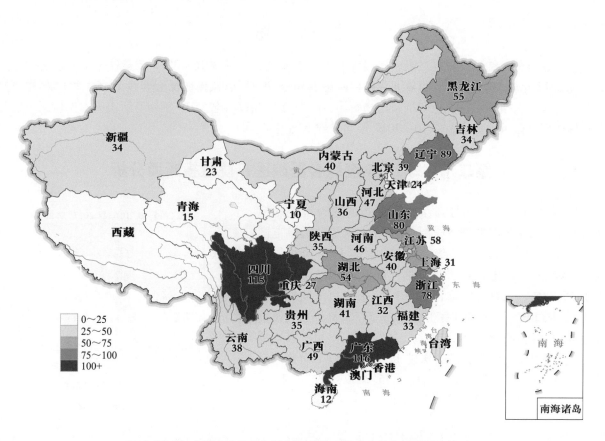

图 3-1-2-3 全国各省份参加数据调查的三级公立综合医院分布情况

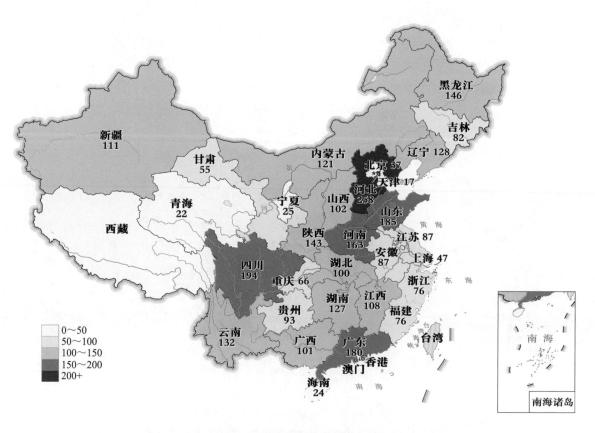

图 3-1-2-4 全国各省份参加数据调查的二级公立综合医院分布情况

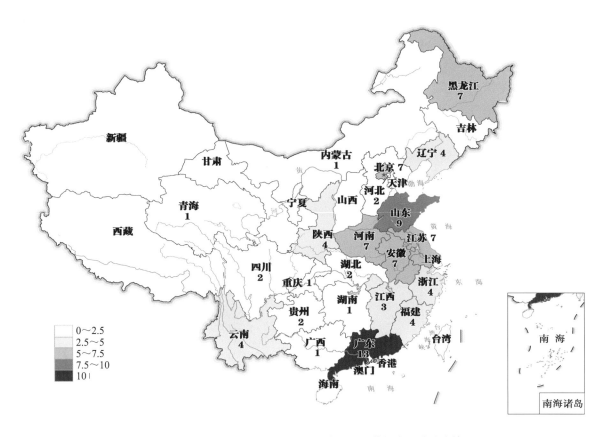

图 3-1-2-5　全国各省份参加数据调查的三级民营综合医院分布情况

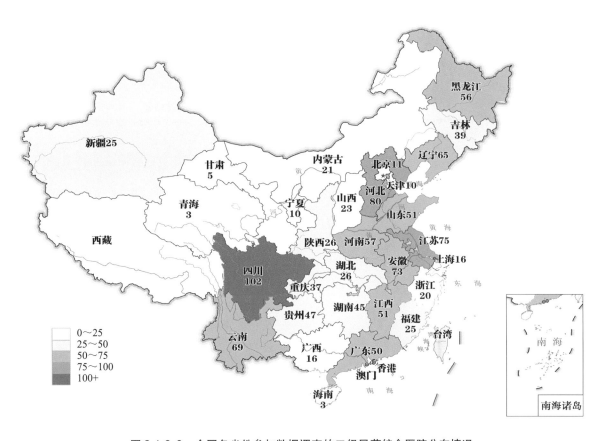

图 3-1-2-6　全国各省份参加数据调查的二级民营综合医院分布情况

　　通过各省之间按比例进行二次抽样，最终有 2823 家综合医院纳入抽样分析样本，进行 2017 年度综合医院医疗质量数据横断面分析，较去年纳入抽样分析的 2446 家医院增加 377 家。其中，三级公立 921 家（包括委属委管医院 24 家），二级公立 1342 家，三级民营 72 家（甘肃、海南、吉林、宁夏、青海、山西、上海、天津、新疆、新疆兵团无样本纳入），二级民营 488 家（海南和新疆兵团无样本纳入）（图 3-1-2-7，表 3-1-2-1）。

　　注：委属委管医院指国家卫生健康委管理医院。

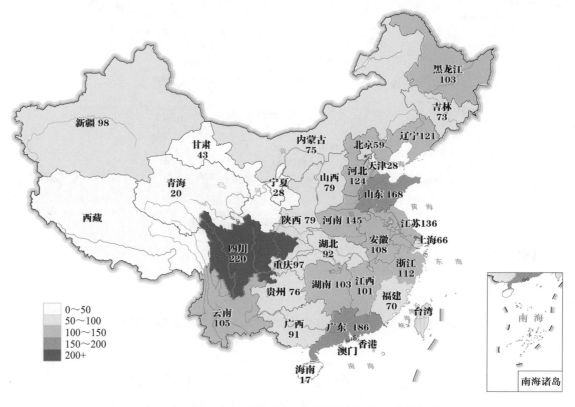

图 3-1-2-7　全国各省份抽样分析综合医院分布情况

表 3-1-2-1　全国各省份综合医院纳入抽样分析样本的医院数量

省份	公立医院									民营医院		纳入分析总样本量
	三级医院				二级医院					三级医院	二级医院	
	委属委管	省级		地市级	县级	省级		地市级	县级			
		大学附属	非大学附属			大学附属	非大学附属					
北京	5	7	3	10	3	3	2	2	20	3	1	59
天津	0	2	5	4	6	0	0	7	2	/	2	28
河北	0	10	3	13	2	0	2	8	44	2	40	124
山西	0	4	4	16	3	1	1	3	41	/	6	79
内蒙古	0	0	2	16	6	0	1	3	42	1	4	75
辽宁	0	7	3	21	7	1	2	6	45	1	28	121
吉林	3	2	3	10	4	1	2	4	28	0	16	73
黑龙江	0	9	5	17	4	1	0	5	42	7	13	103
上海	2	9	3	4	3	0	2	8	28	/	7	66
江苏	0	8	2	16	18	1	2	5	40	7	37	136
浙江	0	5	4	18	25	0	1	1	42	3	13	112

续表

省份	公立医院									民营医院		纳入分析总样本量
	三级医院				二级医院					三级医院	二级医院	
	省级		地市级	县级	省级		地市级	县级				
	委属委管	大学附属	非大学附属			大学附属	非大学附属					
安徽	0	8	2	20	1	0	0	5	38	7	27	108
福建	0	3	2	15	5	1	2	1	31	3	7	70
江西	0	6	1	15	2	1	1	5	38	2	30	101
山东	2	6	4	24	23	1	1	10	63	6	28	168
河南	0	8	3	22	2	0	2	8	60	6	34	145
湖北	3	4	2	19	11	0	2	2	39	2	8	92
湖南	3	7	2	14	2	1	2	8	44	1	19	103
广东	3	13	4	30	20	0	1	6	71	10	28	186
广西	0	7	2	21	3	2	1	3	44	1	7	91
海南	0	2	2	4	2	0	1	1	5	0	0	17
重庆	0	3	3	3	15	1	2	7	44	1	18	97
四川	1	4	3	28	37	0	2	6	76	2	61	220
贵州	0	5	4	10	7	0	1	2	36	1	10	76
云南	0	2	5	19	0	0	0	2	53	2	22	105
陕西	2	2	4	11	1	2	1	5	37	4	10	79
甘肃	0	2	2	8	1	0	0	1	28	/	1	43
青海	0	1	5	4	1	0	0	1	7	0	1	20
宁夏	0	1	3	4	1	0	2	0	14	/	3	28
新疆	0	3	3	15	0	1	2	10	41	/	7	82
新疆兵团	0	1	1	5	1	0	1	6	1	/	/	16
西藏	/	/	/	/	/	/	/	/	/	/	/	/
全国	24	151	94	436	216	18	39	141	1144	72	488	2823

注：/ 指该省份未上报医院数据；0 指该省份有上报医院数据，但未纳入抽样。

一、指标依据、分类和定义

本报告主要依据《三级综合医院医疗质量管理与控制指标（2011 年版）》所包含的住院死亡类指标、重返类指标、医院感染类指标、手术并发症类指标、患者安全类指标、医疗机构合理用药指标、医院运行管理类指标 7 大类指标展开，其中医院感染类指标、医疗机构合理用药指标等在其他章节另有阐述，手术并发症类指标、患者安全类指标合并为医院获得性指标。

根据《医疗质量管理办法》的要求，近两年连续对医疗安全（不良）事件/错误报告和病种过程质量指标进行调查。

故本章内容主要围绕以下七大类指标进行分析：

（一）住院死亡类指标

1. 全国各级综合医院患者住院相关死亡率

2. 全国各省各级综合医院患者住院相关死亡率

（二）重返类指标

1. 全国各级综合医院重返类相关指标

2. 全国各省各级综合医院重返类相关指标

（三）医院获得性指标

1. 全国各级医院获得性指标总体情况

2. 全国各省各级综合医院的医院获得性指标专项分析结果

（四）重点病种患者相关指标

1. 全国各级综合医院重点病种患者住院死亡率

2. 全国各省各级综合医院重点病种患者住院死亡率

3. 全国各级综合医院重点病种患者出院 0～31 天非预期再住院率

4. 全国各省各级综合医院重点病种患者出院 0～31 天非预期再住院率

5. 全国各级综合医院重点病种患者平均住院日

6. 全国各省各级综合医院重点病种患者平均住院日

7. 全国各级综合医院重点病种患者平均住院费用

8. 全国各省各级综合医院重点病种患者平均住院费用

（五）重点手术患者相关指标

1. 全国各级综合医院重点手术患者住院死亡率

2. 全国各省各级综合医院重点手术患者住院死亡率

3. 全国各级综合医院重点手术患者非计划重返手术室再次手术率

4. 全国各省各级综合医院重点手术患者非计划重返手术室再次手术率

5. 全国各级综合医院重点手术患者平均住院日

6. 全国各省各级综合医院重点手术患者平均住院日

7. 全国各级综合医院重点手术患者平均住院费用

8. 全国各省各级综合医院重点手术患者平均住院费用

（六）恶性肿瘤患者相关指标

1. 住院恶性肿瘤非手术治疗患者相关指标

（1）全国各级综合医院恶性肿瘤非手术治疗患者住院死亡率

（2）全国各省各级综合医院恶性肿瘤非手术治疗患者住院死亡率

（3）全国各级综合医院恶性肿瘤非手术治疗患者平均住院日

（4）全国各省各级综合医院恶性肿瘤非手术治疗患者平均住院日

（5）全国各级综合医院恶性肿瘤非手术治疗患者平均住院费用

（6）全国各省各级综合医院恶性肿瘤非手术治疗患者平均住院费用

2. 住院恶性肿瘤手术治疗患者相关指标

（1）全国各级综合医院恶性肿瘤手术患者住院死亡率

（2）全国各省各级综合医院恶性肿瘤手术患者住院死亡率

（3）全国各级综合医院恶性肿瘤手术患者非计划重返手术室再次手术率

（4）全国各省各级综合医院恶性肿瘤手术患者非计划重返手术室再次手术率

（5）全国各级综合医院恶性肿瘤手术患者平均住院日

（6）全国各省各级综合医院恶性肿瘤手术患者平均住院日

（7）全国各级综合医院恶性肿瘤手术患者平均住院费用

（8）全国各省各级综合医院恶性肿瘤手术患者平均住院费用

（七）医院运行管理类指标

1. 资源配置

（1）实际开放床位数

（2）医疗质量管理部门配备的专职人员

2. 工作负荷

（1）年门诊人次、年急诊人次、年留观人次

（2）年住院患者入院、出院例数

（3）年住院患者手术例数

（4）CT、MRI、彩超年度门急诊、住院服务人次

3. 治疗质量

（1）患者非医嘱离院率

（2）急诊患者死亡率、留观患者死亡率

4. 工作效率

（1）出院患者平均住院日

（2）床位使用率

5. 患者负担

（1）每门诊（含急诊）人次费用以及其中的药品费用

（2）每住院人次费用以及其中的药品费用

二、住院死亡类指标分析

（一）全国各级综合医院患者住院相关死亡率（图 3-1-2-8 ~ 图 3-1-2-10）

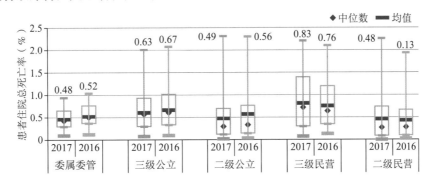

注：1. 三级公立医院数据中包含委属委管医院，下同。

2. 图中箱线图 5 个统计量分别为 5% 分位数、25% 分位数、中位数、75% 分位数及 95% 分位数，本部分箱线图中显示数据为均值，下同。

图 3-1-2-8　全国各级综合医院患者住院总死亡率

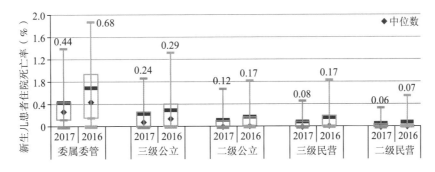

图 3-1-2-9　全国各级综合医院新生儿患者住院死亡率

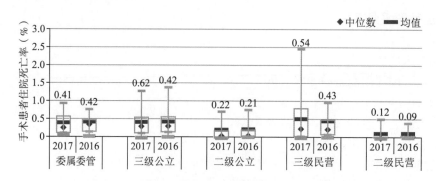

图 3-1-2-10　全国各级综合医院手术患者住院死亡率

（二）全国各省各级综合医院患者住院相关死亡率

全国各省各级综合医院患者各类指标具体详见 www. ncis. cn 网站全国医疗质量数据抽样调查平台。其中，患者住院总死亡率三级公立、二级公立、三级民营、二级民营 2017 年平均为 0.63%、0.49%、0.83%、0.48%，同级医院 2016 年分别为 0.67%、0.56%、0.76%、0.43%（图 3-1-2-11 ～图 3-1-2-18）。

新生儿患者住院死亡率三级公立、二级公立、三级民营、二级民营 2017 年平均为 0.24%、0.13%、0.08%、0.06%，较 2016 年的 0.29%、0.17%、0.17%、0.07% 均下降（图 3-1-2-19 ～图 3-1-2-22）。

手术患者住院死亡率三级公立、二级公立、三级民营、二级民营 2017 年平均为 0.42%、0.22%、0.54%、0.12%，同级医院 2016 年分别为 0.42%、0.21%、0.43%、0.09%（图 3-1-2-23 ～图 3-1-2-26）。

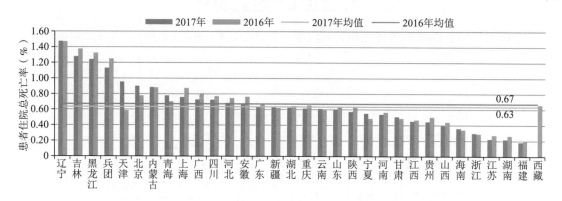

注：1. 各省三级公立医院数据中包含当地委属委管医院，下同。

2. 此类图中新疆兵团简称兵团，下同。

图 3-1-2-11　全国各省三级公立医院患者住院总死亡率

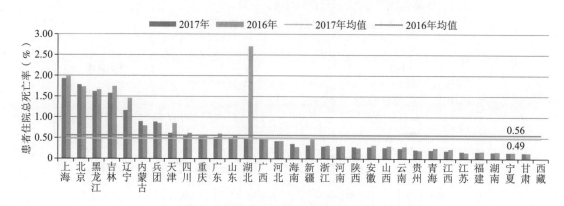

图 3-1-2-12　全国各省二级公立医院患者住院总死亡率

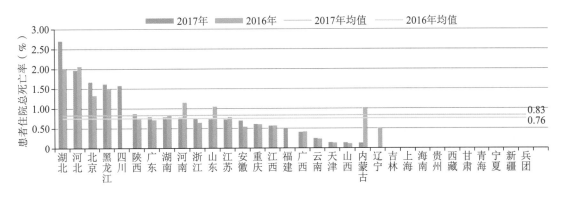

图 3-1-2-13　全国各省三级民营医院患者住院总死亡率

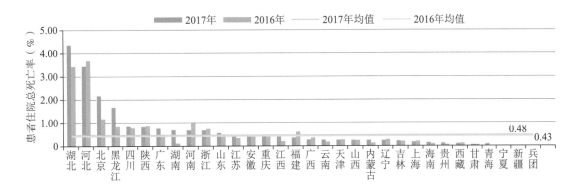

图 3-1-2-14　全国各省二级民营医院患者住院总死亡率

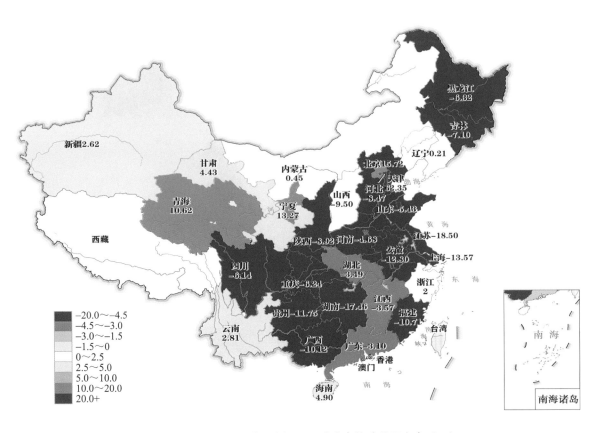

图 3-1-2-15　全国各省三级公立医院患者住院总死亡率（%）

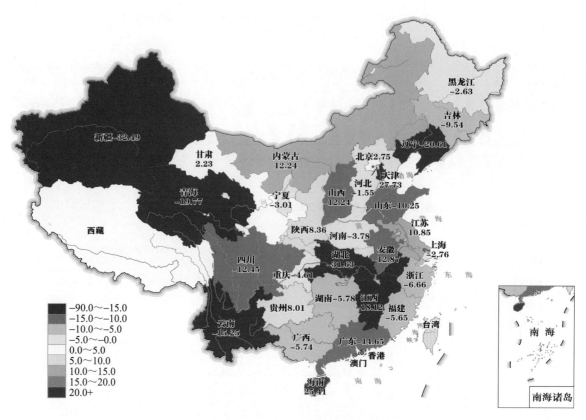

图 3-1-2-16　全国各省二级公立医院患者住院总死亡率（%）

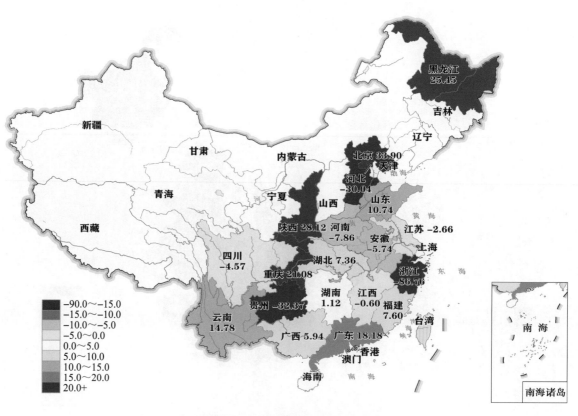

图 3-1-2-17　全国各省三级民营医院患者住院总死亡率（%）

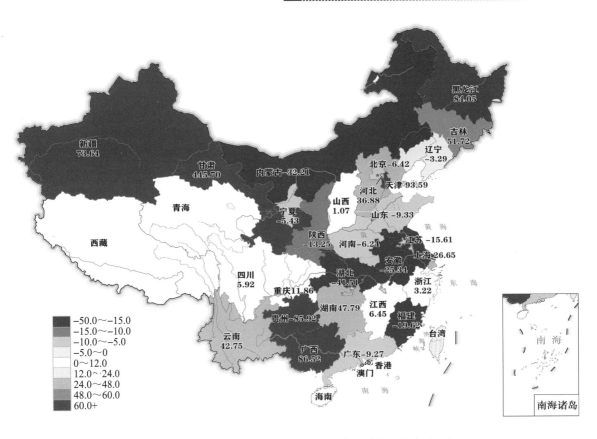

图 3-1-2-18 全国各省二级民营医院患者住院总死亡率（%）

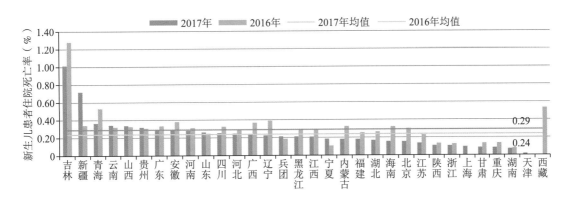

图 3-1-2-19 全国各省三级公立医院新生儿患者住院死亡率

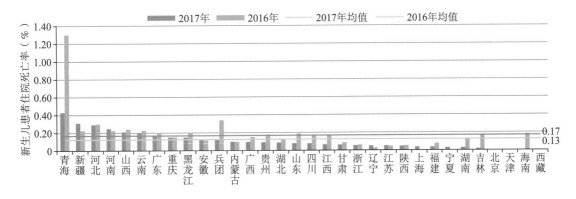

图 3-1-2-20 全国各省二级公立医院新生儿患者住院死亡率

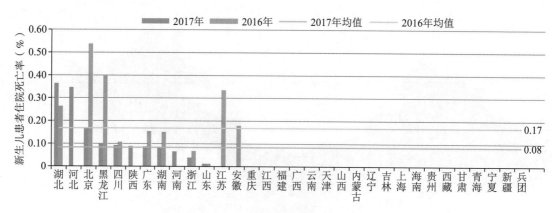

图 3-1-2-21　全国各省三级民营医院新生儿患者住院死亡率

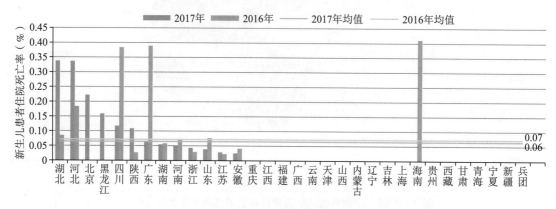

图 3-1-2-22　全国各省二级民营医院新生儿患者住院死亡率

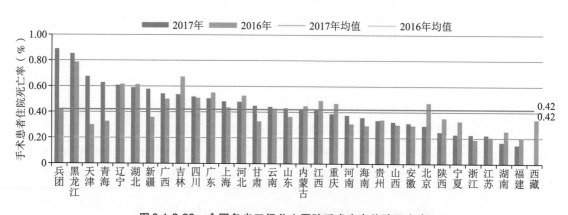

图 3-1-2-23　全国各省三级公立医院手术患者住院死亡率

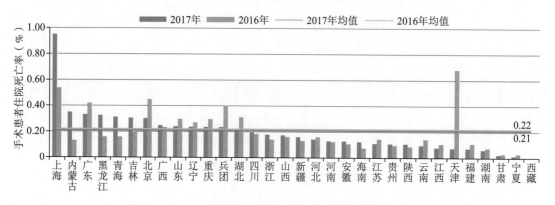

图 3-1-2-24　全国各省二级公立医院手术患者住院死亡率

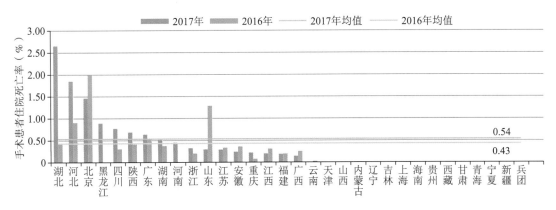

图 3-1-2-25　全国各省三级民营医院手术患者住院死亡率

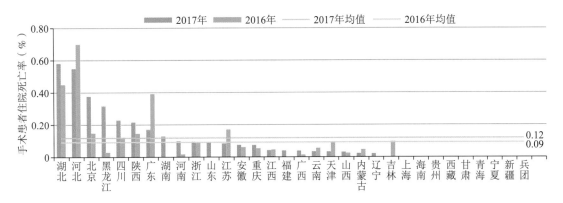

图 3-1-2-26　全国各省二级民营医院手术患者住院死亡率

三、重返类指标分析

（一）全国各级综合医院重返类相关指标

住院患者出院后 0～31 天非预期再住院率三级公立、二级公立、三级民营、二级民营 2017 年平均为 2.68%、2.02%、2.85%、1.44%，2016 年分别为 3.04%、2.27%、2.48%、1.84%（图 3-1-2-27～图 3-1-2-31）。

手术患者手术后 30 天内非计划重返手术室再手术率三级公立、二级公立、三级民营、二级民营 2017 年平均为 0.17%、0.08%、0.07%、0.04%，2016 年分别为 0.14%、0.07%、0.07%、0.04%（图 3-1-2-32～图 3-1-2-35）。

图 3-1-2-35 显示委属委管医院的患者非计划重返手术室再次手术率较高，考虑可能与此类医院大量收治来自全国疑难、高危病患相关。

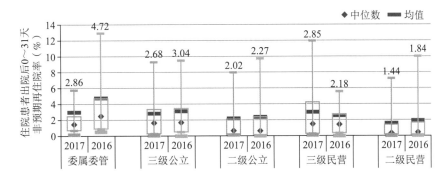

图 3-1-2-27　全国各级综合医院住院患者出院后 0～31 天非预期再住院率

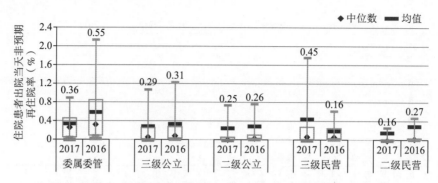

图 3-1-2-28　全国各级综合医院住院患者出院当天非预期再住院率

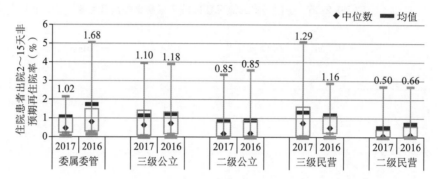

图 3-1-2-29　全国各级综合医院住院患者出院 2～15 天非预期再住院率

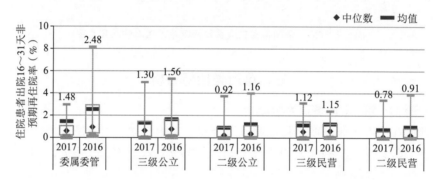

图 3-1-2-30　全国各级综合医院住院患者出院 16～31 天非预期再住院率

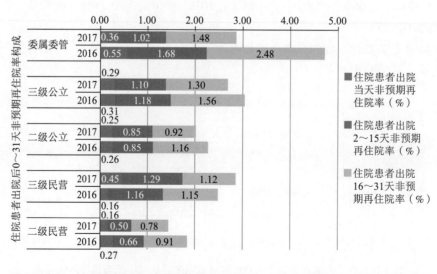

图 3-1-2-31　全国各级综合医院住院患者出院后 0～31 天非预期再住院率构成情况

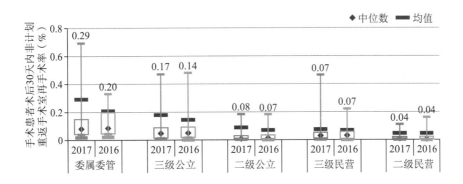

图 3-1-2-32 全国各级综合医院住院手术患者术后 30 天内非计划重返手术室再次手术率

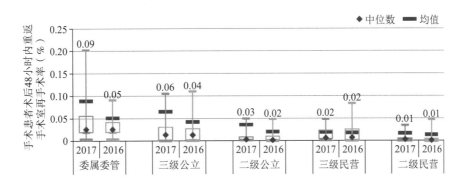

图 3-1-2-33 全国各级综合医院住院手术患者术后 48 小时内非计划重返手术室再次手术率

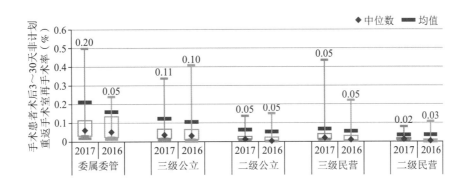

图 3-1-2-34 全国各级综合医院住院手术患者术后 3～30 天非计划重返手术室再次手术率

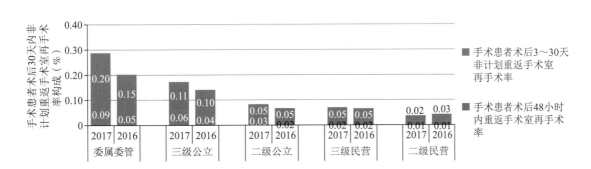

图 3-1-2-35 全国各级综合医院住院手术患者术后 30 天内非计划重返手术室再次手术率构成情况

（二）全国各省各级综合医院重返类相关指标（图 3-1-2-36 ~ 图 3-1-2-43）

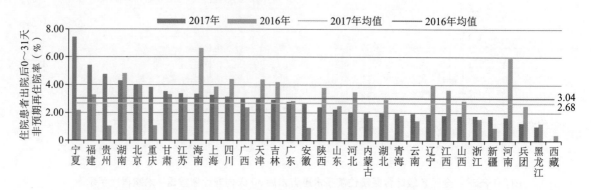

图 3-1-2-36　全国各省三级公立医院住院患者出院后 0 ~ 31 天非预期再住院率

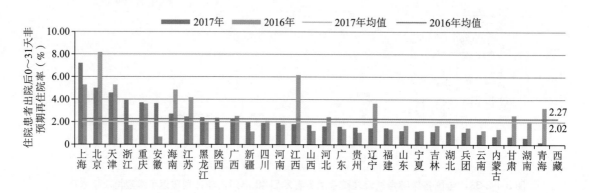

图 3-1-2-37　全国各省二级公立医院住院患者出院后 0 ~ 31 天非预期再住院率

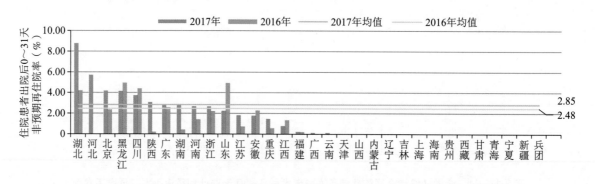

图 3-1-2-38　全国各省三级民营医院住院患者出院后 0 ~ 31 天非预期再住院率

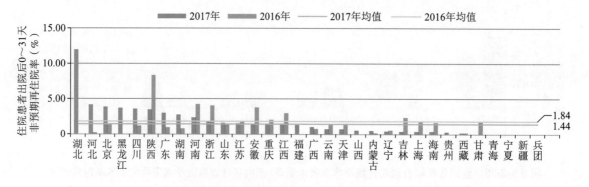

图 3-1-2-39　全国各省二级民营医院住院患者出院后 0 ~ 31 天非预期再住院率

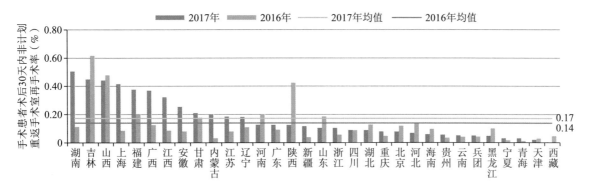

图 3-1-2-40　全国各省三级公立医院手术患者手术后 30 天内非计划重返手术室再次手术率

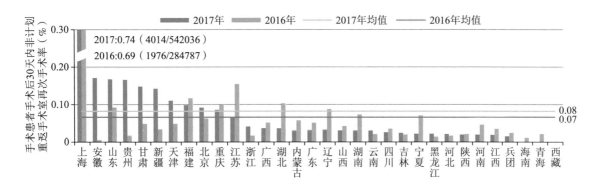

图 3-1-2-41　全国各省二级公立医院手术患者手术后 30 天内非计划重返手术室再次手术率

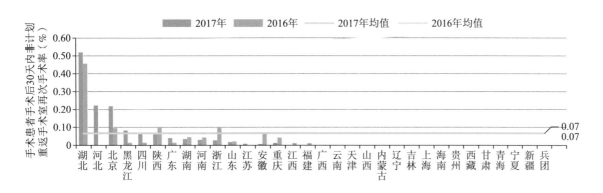

图 3-1-2-42　全国各省三级民营医院手术患者手术后 30 天内非计划重返手术室再次手术率

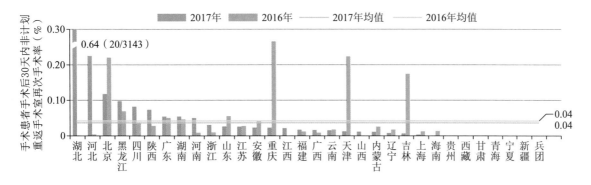

图 3-1-2-43　全国各省二级民营医院手术患者手术后 30 天内非计划重返手术室再次手术率

四、医院获得性指标

2017 年度住院患者医院获得性指标中医源性问题由手术并发症类指标、患者安全类指标、产程和分娩期间并发症指标 3 部分组成，设定为 26 组指标（具体分组详见 www.ncis.cn 网站全国医疗质量数据抽样调查平台"医院获得性指标纵向分析"指标及 ICD 编码范围）。

（一）全国医院获得性指标总体情况

参与 2017 年度住院病案首页"指标 3 医院获得性指标"相关数据填报的抽样综合医院 2824 家（包括三级公立 922 家、二级公立 1342 家、三级民营 72 家、二级民营 488 家），进行数据分析如下。

1. 综合医院的医院获得性指标发生率

出院患者出院诊断中医院获得性指标 ICD-10 编码条目的发生率排名前 3 位为"手术患者并发症"（28.35%）、"阴道分娩产妇产伤"（17.63%）及"手术患者肺部感染"（7.22%）。其中三级综合医院发生率排名前 3 位为"手术患者并发症"（28.41%）、"阴道分娩产妇产伤"（14.30%）及"手术患者肺部感染"（8.80%）。二级综合医院发生率排名前 3 位为"手术患者并发症"（28.19%）、"阴道分娩产妇产伤"（25.84%）及"住院患者压疮（Ⅱ及Ⅱ以上）"（5.72%）（表 3-1-2-2，图 3-1-2-44，图 3-1-3-45）。

全国综合医院按出院患者总人次计算医院获得性指标 ICD-10 编码条目的发生率依次为 95 分位值（3.04%）、75 分位值（0.61%）、50 分位值（0.19%）、25 分位值（0.03%）、5 分位值（0）（图 3-1-2-46）。

表 3-1-2-2　按出院患者总人次计算的发生率

项目名称	2016 年	2017 年
出院诊断中符合医院获得性指标 ICD-10 编码的条目数	518 661	651 282
出院患者总人次	68 299 313	80 494 511
按出院患者总人次计算的发生率（%）	0.76	0.81

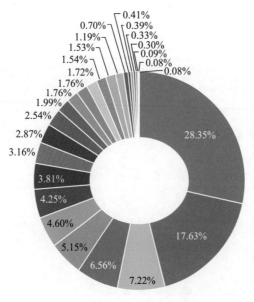

图例：
- 手术患者并发症
- 阴道分娩产妇产伤
- 手术患者肺部感染
- 各系统术后并发症
- 输血反应
- 与手术/操作相关感染
- 剖宫产分娩产妇产伤
- 住院患者压疮（Ⅱ及Ⅱ以上）
- 手术患者手术后呼吸衰竭
- 新生儿产伤
- 植入物的并发症（不包括脓毒症）
- 手术患者手术后败血症
- 手术患者手术后出血或血肿
- 手术患者手术后生理/代谢紊乱
- 医源性气胸
- 住院手术患者医院内跌倒/坠床所致髋部骨折
- 手术患者手术后深静脉血栓
- 手术患者手术后伤口裂开
- 手术患者手术后肺栓塞
- 移植的并发症
- 手术患者麻醉并发症
- 手术意外穿刺伤或撕裂伤
- 手术后急性肾损伤
- 再植和截肢的并发症
- 手术过程中异物遗留
- 手术患者手术后猝死

注：按三级综合医院获得性指标发生率降序排序。

图 3-1-2-44　综合医院获得性指标 ICD-10 编码条目的发生率总体分布情况

三级综合医院	2017年医院获得性指标ICD-10编码条目	二级综合医院
28.41%	手术患者并发症	28.19%
14.30%	阴道分娩产妇产伤	25.84%
8.80%	手术患者肺部感染	3.31%
7.39%	各系统术后并发症	4.50%
5.82%	输血反应	3.48%
4.95%	与手术/操作相关感染	3.76%
3.93%	手术患者手术后呼吸衰竭	1.25%
3.74%	剖宫产分娩产妇产伤	5.51%
3.03%	住院患者压疮（II及II以上）	5.72%
2.63%	新生儿产伤	3.48%
2.72%	植入物的并发症（不包括脓毒症）	2.09%
2.57%	手术患者手术后败血症	0.54%
1.77%	手术患者手术后生理/代谢紊乱	1.75%
1.10%	手术患者手术伤口裂开	1.41%
1.82%	手术患者手术后深静脉血栓	0.82%
0.90%	医源性气胸	3.74%
1.80%	住院手术患者医院内跌倒/坠床所致髋部骨折	0.90%
1.56%	手术患者手术后出血或血肿	2.26%
0.86%	手术患者手术后肺栓塞	0.31%
0.54%	移植的并发症	0.08%
0.34%	手术患者麻醉并发症	0.50%
0.36%	手术意外穿刺伤或撕裂伤	0.26%
0.37%	手术后急性肾损伤	0.13%
0.09%	再植和截肢的并发症	0.08%
0.10%	手术过程中异物遗留	0.02%
0.08%	手术患者手术后猝死	0.08%

图 3-1-2-45　2017 年三级综合与二级综合医院获得性指标诊断例数比例

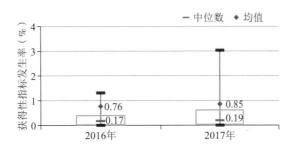

图 3-1-2-46　全国出院患者出院诊断中医院获得性指标 ICD-10 编码条目的发生率

2. 全国各级综合医院的医院获得性指标发生情况（表 3-1-2-3）

表 3-1-2-3　全国各级综合医院的医院获得性指标发生情况

项目名称	委属委管		三级公立		二级公立		三级民营		二级民营	
	2016 年	2017 年	2016 年	2017 年	2016 年	2017 年	2016 年	2017 年	2016 年	2017 年
抽样医院数	25	23	791	1413	1190	1280	70	103	395	1389
出院诊断中符合医院获得性指标 ICD-10 编码的条目数	41 020	32 582	376 481	451 978	119 869	168 888	11 763	11 758	10 548	18 658
出院患者总人次	2 763 394	2 839 438	41 853 607	49 101 773	21 034 751	24 894 742	1 932 648	2 166 158	3 478 307	4 331 838
按出院总人次计算的发生率（%）	1.48	1.15	0.9	0.92	0.57	0.68	0.61	0.54	0.30	0.43

全国各级综合医院床均医院获得性指标发生情况详见图 3-1-2-47，床均发生例数最高的是委属委管医院（54.05 例），其次为三级公立（37.57 例），这可能与两者承担救治疑难危重症为主的功能定位相关，并与住院病历书写质量及首页出院诊断项目填写符合规范、完整相关。

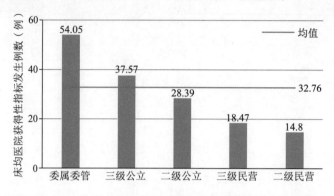

图 3-1-2-47　全国各级综合医院床均医院获得性指标发生情况

3. 各专项获得性指标占手术患者、出院患者比例（表 3-1-2-4）

表 3-1-2-4　全国综合医院各专项获得性指标占手术患者、出院患者比例（2017 年）

医院获得性指标	占手术患者比例（‰）	占出院人次比例（‰）
手术患者并发症发生例数	8.30	2.60
阴道分娩产妇产伤发生例数	5.30	1.70
手术患者肺部感染发生例数	2.20	0.70
各系统术后并发症发生例数	2.00	0.70
输血反应发生例数	1.50	0.50
与手术/操作相关感染发生例数	1.40	0.40
剖宫产分娩产妇产伤发生例数	1.30	0.40
住院患者压疮（Ⅱ及Ⅱ以上）发生例数	1.10	0.40
手术患者手术后呼吸衰竭发生例数	0.90	0.30
新生儿产伤发生例数	0.90	0.30
植入物的并发症（不包括脓毒症）发生例数	0.80	0.30
手术患者手术后败血症发生例数	0.60	0.20
手术患者手术后出血或血肿发生例数	0.50	0.20
手术患者手术后生理/代谢紊乱发生例数	0.50	0.20
医源性气胸发生例数	0.50	0.20
住院手术患者医院内跌倒/坠床所致髋部骨折发生例数	0.50	0.10
手术患者手术后深静脉血栓发生例数	0.40	0.10
手术患者手术伤口裂开发生例数	0.30	0.10
手术患者手术后肺栓塞发生例数	0.20	0.10
移植的并发症发生例数	0.10	0
手术患者麻醉并发症发生例数	0.10	0
手术意外穿刺伤或撕裂伤发生例数	0.10	0
手术后急性肾损伤发生例数	0.10	0
再植和截肢的并发症发生例数	0	0
手术过程中异物遗留发生例数	0	0
手术患者手术后猝死发生例数	0	0

（二）全国各省综合医院的医院获得性指标专项分析结果（表 3-1-2-5）

表 3-1-2-5　全国各省综合医院按出院患者总人次计算的医院获得性指标发生情况

省份	2016 年				2017 年			
	医院数	出院诊断中符合医院获得性指标 ICD-10 编码的条目数	出院患者总人次	发生率（%）	医院数	出院诊断中符合医院获得性指标 ICD-10 编码的条目数	出院患者总人次	发生率（%）
福建	68	24 728	2 107 781	1.17	70	40 174	2 180 273	1.84
广东	149	107 440	4 698 156	2.29	186	106 201	6 046 548	1.76
云南	104	25 856	2 541 953	1.02	105	48 795	2 876 769	1.7
北京	45	21 664	1 267 654	1.71	60	23 209	1 599 617	1.45
山西	77	11 269	1 370 429	0.82	79	17 350	1 356 048	1.28
浙江	94	17 228	3 135 968	0.55	112	45 155	4 139 406	1.09
广西	68	24 103	2 214 560	1.09	91	29 353	2 831 166	1.04
新疆	71	11 741	1 746 000	0.67	82	20 565	1 994 295	1.03
河北	146	12 476	3 161 342	0.39	124	29 965	2 991 934	1
海南	17	5663	508 955	1.11	17	5076	548 704	0.93
贵州	51	8935	1 421 881	0.63	76	19 475	2 125 840	0.92
青海	24	4035	427 776	0.94	20	3091	350 945	0.88
宁夏	20	3113	511 035	0.61	28	4957	620 903	0.8
天津	14	554	200 210	0.28	28	5044	642 942	0.78
四川	179	27 883	3 925 242	0.71	220	39 347	5 014 610	0.78
湖北	79	33 152	3 406 999	0.97	92	25 286	3 604 195	0.7
江西	91	10 662	1 962 400	0.54	101	15 513	2 235 118	0.69
陕西	101	8702	2 241 333	0.39	79	13 322	1 932 973	0.69
江苏	130	37 709	4 263 603	0.88	136	28 800	4 844 962	0.59
湖南	63	13 574	2 225 813	0.61	103	17 231	2 985 593	0.58
重庆	48	10 294	1 329 668	0.77	97	12 638	2 514 498	0.5
山东	167	35 712	5 909 511	0.6	168	31 253	6 352 699	0.49
河南	140	19 639	5 180 059	0.38	145	25 516	5 470 830	0.47
上海	32	5758	1 241 795	0.46	66	8378	2 163 382	0.39
甘肃	53	5020	1 161 962	0.43	43	3421	968 862	0.35
内蒙古	72	6118	1 147 578	0.53	75	4211	1 391 764	0.3
辽宁	95	6449	2 551 336	0.25	121	8050	2 793 001	0.29
兵团	11	511	245 315	0.21	16	1172	412 402	0.28
吉林	60	8727	1 472 373	0.59	73	4169	1 611 268	0.26
黑龙江	84	2969	1 961 374	0.15	103	6155	2 337 198	0.26
安徽	89	6886	2 713 848	0.25	108	8410	3 555 766	0.24
西藏	4	91	45 404	0.2	/	/	/	/
全国	2446	518 661	68 299 313	0.76	2686	651 282	80 494 511	0.81

注：按照 2017 年获得性发生率指标降序排序。

（三）小结

医院获得性问题在各医院中普遍存在，造成医疗资源浪费、医保基金支出额外增加；同时影响患者安全，导致医患之间的矛盾。

各级卫生健康管理行政部门和各级各类医院要将"医院获得性问题管理的持续改进"放到重要议事日程上，开展持续改进活动，从政策和制度体系出发，提出有效管理机制和措施，促进医疗质量持续改进。

分析结果显示，委属委管、三级公立的获得性指标发生率较高，这可能与两者承担救治疑难危重症为主的功能定位相关，并与住院病历书写质量及病历首页出院诊断项目填写符合规范、完整相关。

2011年发布的《关于修订住院病案首页的通知》（卫医政发〔2011〕84号）文件在新首页中增加了"入院病情"（present on admission，POA）项目，专为我国开展对医院获得性问题的研究和管理而设置。但当前医务人员对住院患者医院获得性指标重要性的认识尚不足，填写出院诊断时可能存在不规范及遗漏的情况。建议各医院在病案管理工作中，通过加强对"入院病情"项目填写的重视，提高医务人员对医院获得性问题的认识，进而达到提高医疗工作质量，保障患者安全，减少医疗资源浪费的目的。

五、重点病种患者相关指标分析

2017年度调查与2016年度保持一致，对以三级综合医院常见病多发病的诊疗过程质量与结果质量为基点的20个重点病种、20个重点手术、16个非手术治疗重点恶性肿瘤及14个手术治疗重点恶性肿瘤的相关质量指标进行分析。限于篇幅，从2016年开始，采取每年选择4~8个病种、手术、肿瘤的方式对重点病种、重点手术、重点肿瘤（非手术治疗、手术治疗）进行分析，拟3年完成1个周期。

需要说明的是以下结果中，排在较后位置的省份不代表某些指标的发生率低，而是可能存在无可用数据纳入的情况。

20个重点病种中，2017年急性心肌梗死死亡率最高，2016年败血症死亡率最高（表3-1-2-6）。出院后0~31天非预期再住院率，2016年恶性肿瘤术后化疗及恶性肿瘤维持性化疗较高，考虑与恶性肿瘤疾病特征和其术后化疗及恶性肿瘤维持性化疗的要求相关联，其次为肾衰竭，可能与疾病本身诊疗模式（如血液净化、肾移植）相关；2017年将两个肿瘤病种合并为恶性肿瘤化疗（住院），且未再调查其出院后0~31天非预期再住院率指标，故以肾衰竭为出院后0~31天非预期再住院率最高（表3-1-2-7）。

表3-1-2-6 重点病种患者住院死亡率（以2017年三级公立医院排序）

2016年			重点病种名称及ICD编码	2017年		
排名	数值（%）	分类		分类	数值（%）	排名
第2位	3.36	委属委管	急性心肌梗死（I21.0-I21.3，I21.4，I21.9）	委属委管	4.12	第1位
	5.17	三级公立		三级公立	5.02	
	4.46	二级公立		二级公立	4.51	
	4.76	三级民营		三级民营	5.57	
	3.42	二级民营		二级民营	5.11	
第1位	6.30	委属委管	败血症（A40-A41，A22.7，A26.7，A28.001，A32.7，B37.7（若北京版ICD-10则为B00.701））	委属委管	4.32	第2位
	5.41	三级公立		三级公立	4.63	
	3.42	二级公立		二级公立	3.36	
	3.23	三级民营		三级民营	5.78	
	2.11	二级民营		二级民营	2.37	
第3位	6.18	委属委管	创伤性颅内损伤（S06）	委属委管	8.39	第3位
	4.13	三级公立		三级公立	4.07	
	2.25	二级公立		二级公立	2.40	
	3.47	三级民营		三级民营	3.64	
	2.29	二级民营		二级民营	2.26	

续表

2016年			重点病种名称 及ICD编码	2017年		
排名	数值（%）	分类		分类	数值（%）	排名
第5位	2.70	委属委管	肺炎（成人）[J12-J18（不包括J17*）]	委属委管	3.40	第4位
	2.06	三级公立		三级公立	2.27	
	0.85	二级公立		二级公立	0.84	
	1.60	三级民营		三级民营	2.11	
	1.13	二级民营		二级民营	0.92	
第4位	1.54	委属委管	充血性心力衰竭（原发病I05至I09、I11至I13、I20、I21伴I50）	委属委管	1.19	第5位
	2.09	三级公立		三级公立	1.87	
	1.55	二级公立		二级公立	1.31	
	1.89	三级民营		三级民营	2.92	
	1.41	二级民营		二级民营	1.50	
第6位	1.96	委属委管	消化道出血（K25-K28伴有0-，2-，4-，6-亚目编码，K29.0，K92.2）	委属委管	1.39	第6位
	1.75	三级公立		三级公立	1.72	
	1.08	二级公立		二级公立	0.97	
	1.97	三级民营		三级民营	0.54	
	0.71	二级民营		二级民营	1.22	
第9位	2.12	委属委管	累及身体多个部位的损伤（T00-T07）	委属委管	2.07	第7位
	1.41	三级公立		三级公立	1.59	
	1.11	二级公立		二级公立	0.55	
	1.29	三级民营		三级民营	1.09	
	0.85	二级民营		二级民营	0.58	
第7位	2.20	委属委管	脑出血和脑梗死（I60，I61，I62，I63）	委属委管	2.11	第8位
	1.74	三级公立		三级公立	1.54	
	1.04	二级公立		二级公立	1.00	
	1.04	三级民营		三级民营	1.15	
	1.06	二级民营		二级民营	0.80	
第8位	0.69	委属委管	肾衰竭（N17-N19）	委属委管	0.55	第9位
	1.43	三级公立		三级公立	1.26	
	1.49	二级公立		二级公立	1.17	
	1.48	三级民营		三级民营	1.40	
	3.17	二级民营		二级民营	1.23	
第10位	1.70	委属委管	慢性阻塞性肺疾病（J44）	委属委管	1.55	第10位
	1.34	三级公立		三级公立	1.20	
	0.85	二级公立		二级公立	0.73	
	1.44	三级民营		三级民营	1.56	
	0.80	二级民营		二级民营	0.77	
第12位	0.77	委属委管	糖尿病伴短期并发症（E10-E14伴有0，1亚目）	委属委管	0.86	第11位
	0.72	三级公立		三级公立	0.66	
	0.49	二级公立		二级公立	0.32	
	1.15	三级民营		三级民营	0.62	
	0.35	二级民营		二级民营	0.23	
第13位	0.60	委属委管	急性胰腺炎（K85）	委属委管	0.73	第12位
	0.57	三级公立		三级公立	0.48	
	0.39	二级公立		二级公立	0.26	
	0.33	三级民营		三级民营	0.67	
	0.54	二级民营		二级民营	0.19	
第17位	/	委属委管	下肢骨与关节损伤（S71-S73，S82，S83）	委属委管	0.42	第13位
	/	三级公立		三级公立	0.40	
	/	二级公立		二级公立	0.20	
	/	三级民营		三级民营	0.39	
	/	二级民营		二级民营	0.09	

续表

2016年			重点病种名称及ICD编码	2017年		
排名	数值（%）	分类		分类	数值（%）	排名
第15位	0.36	委属委管	哮喘（成人）（J45，J46）	委属委管	0.31	第14位
	0.33	三级公立		三级公立	0.37	
	0.28	二级公立		二级公立	0.14	
	0.46	三级民营		三级民营	0.37	
	0.62	二级民营		二级民营	0.38	
第14位	0.05	委属委管	高血压病（I10-I15）	委属委管	0.05	第15位
	0.44	三级公立		三级公立	0.32	
	0.35	二级公立		二级公立	0.22	
	0.67	三级民营		三级民营	0.41	
	0.51	二级民营		二级民营	0.23	
第11位	0.07	委属委管	糖尿病伴长期并发症（E10-14伴有2，3+，4+，5，6，7，8亚目）	委属委管	0.09	第16位
	0.84	三级公立		三级公立	0.17	
	0.41	二级公立		二级公立	0.29	
	0.55	三级民营		三级民营	0.26	
	0.58	二级民营		二级民营	0.24	
第16位	0.01	委属委管	前列腺增生（N40）	委属委管	0.04	第17位
	0.21	三级公立		三级公立	0.13	
	0.19	二级公立		二级公立	0.10	
	0.26	三级民营		三级民营	0.28	
	0.17	二级民营		二级民营	0.08	
	/	委属委管	恶性肿瘤化疗（住院）（Z51.1肿瘤化学治疗疗程，Z51.2其他化学治疗，Z51.8其他特指治疗）	委属委管	0.05	第18位
	/	三级公立		三级公立	0.10	
	/	二级公立		二级公立	0.70	
	/	三级民营		三级民营	0.29	
	/	二级民营		二级民营	1.94	
第18位	0.26	委属委管	肺炎（儿童）（J10.0，J11.0，J12-J18不包括J17）	委属委管	0.25	第19位
	0.10	三级公立		三级公立	0.08	
	0.11	二级公立		二级公立	0.03	
	0.22	三级民营		三级民营	0.01	
	0.10	二级民营		二级民营	0.04	
第20位	0.19	委属委管	急性阑尾炎伴弥漫性腹膜炎及脓肿（K35.0，K35.1）	委属委管	0.12	第20位
	0.07	三级公立		三级公立	0.06	
	0.35	二级公立		二级公立	0.02	
	0	三级民营		三级民营	0.02	
	0.01	二级民营		二级民营	0.05	
第21位	0.01	委属委管	结节性甲状腺肿（E04）	委属委管	0	第21位
	0.03	三级公立		三级公立	0.03	
	0.04	二级公立		二级公立	0.03	
	0.04	三级民营		三级民营	0.03	
	0.21	二级民营		二级民营	0.05	
第17位	0.05	委属委管	恶性肿瘤维持性化学治疗，（Z51.200，若北京版ICD-10则为Z51.103）	委属委管	/	
	0.17	三级公立		三级公立	/	
	1.39	二级公立		二级公立	/	
	0.93	三级民营		三级民营	/	
	2.95	二级民营		二级民营	/	
第19位	0.05	委属委管	恶性肿瘤术后化疗（Z51.102，若北京版ICD-10则为Z51.101）	委属委管	/	
	0.10	三级公立		三级公立	/	
	0.66	二级公立		二级公立	/	
	0.08	三级民营		三级民营	/	
	2.99	二级民营		二级民营	/	

表 3-1-2-7　重点病种患者出院后 0 ~ 31 天非预期再住院率（以 2017 年三级公立医院排序）

2016年			重点手术名称及ICD编码	2017年		
排名	数值（%）	分类		分类	数值（%）	排名
第3位	5.50	委属委管	肾衰竭（N17-N19）	委属委管	6.29	第1位
	12.48	三级公立		三级公立	9.05	
	14.01	二级公立		二级公立	9.18	
	12.08	三级民营		三级民营	6.57	
	9.46	二级民营		二级民营	5.24	
第5位	4.55	委属委管	慢性阻塞性肺疾病（J44）	委属委管	4.88	第2位
	5.96	三级公立		三级公立	5.49	
	6.15	二级公立		二级公立	4.24	
	6.80	三级民营		三级民营	6.13	
	9.10	二级民营		二级民营	5.33	
第6位	4.23	委属委管	充血性心力衰竭（原发病 I05至I09、I11 至I13、I20、I21伴I50）	委属委管	3.62	第3位
	5.11	三级公立		三级公立	4.08	
	5.22	二级公立		二级公立	4.58	
	6.04	三级民营		三级民营	5.42	
	9.31	二级民营		二级民营	4.91	
第12位	2.06	委属委管	脑出血和脑梗死（I60，I61，I62，I63）	委属委管	2.43	第4位
	3.04	三级公立		三级公立	3.02	
	2.96	二级公立		二级公立	2.46	
	3.42	三级民营		三级民营	3.41	
	4.19	二级民营		二级民营	2.01	
第11位	3.51	委属委管	急性胰腺炎（K85）	委属委管	3.56	第5位
	3.08	三级公立		三级公立	2.82	
	3.00	二级公立		二级公立	2.07	
	6.63	三级民营		三级民营	2.48	
	3.73	二级民营		二级民营	1.86	
第14位	2.21	委属委管	前列腺增生（N40）	委属委管	5.14	第6位
	2.81	三级公立		三级公立	2.82	
	2.63	二级公立		二级公立	1.81	
	2.01	三级民营		三级民营	2.29	
	2.10	二级民营		二级民营	1.48	
第15位	1.80	委属委管	糖尿病伴短期并发症（E10-E14伴有0，1亚目）	委属委管	2.69	第7位
	2.59	三级公立		三级公立	2.80	
	3.91	二级公立		二级公立	1.99	
	2.20	三级民营		三级民营	1.39	
	4.40	二级民营		二级民营	1.92	
第8位	2.33	委属委管	消化道出血（K25-K28伴有0-，2-，4-，6-亚目编码，K29.0，K92.2）	委属委管	3.69	第8位
	3.26	三级公立		三级公立	2.69	
	3.12	二级公立		二级公立	1.98	
	2.94	三级民营		三级民营	0.58	
	1.83	二级民营		二级民营	2.30	
第7位	1.73	委属委管	高血压病（I10-I15）	委属委管	5.95	第9位
	3.51	三级公立		三级公立	2.66	
	3.49	二级公立		二级公立	2.20	
	2.15	三级民营		三级民营	1.73	
	5.04	二级民营		二级民营	2.59	
第13位	2.55	委属委管	急性心肌梗死（I21.0-I21.3，I21.4，I21.9）	委属委管	2.84	第10位
	3.01	三级公立		三级公立	2.61	
	5.01	二级公立		二级公立	3.12	
	2.60	三级民营		三级民营	3.65	
	6.04	二级民营		二级民营	3.77	
第10位	3.16	委属委管	肺炎（成人）［J12-J18（不包括J17*）］	委属委管	3.52	第11位
	3.16	三级公立		三级公立	2.55	
	2.46	二级公立		二级公立	1.84	
	2.63	三级民营		三级民营	2.15	
	3.05	二级民营		二级民营	1.72	
第16位	2.47	委属委管	糖尿病伴长期并发症（E10-E14伴有2，3+，4+，5，6，7，8亚目）	委属委管	4.06	第12位
	2.53	三级公立		三级公立	2.42	
	3.40	二级公立		二级公立	2.14	
	1.91	三级民营		三级民营	2.18	
	5.75	二级民营		二级民营	1.98	
第9位	3.33	委属委管	败血症（A40-A41，A22.7、A26.7，A28.001，A32.7，B37.7，若北京版ICD-10则为B00.701）	委属委管	2.76	第13位
	3.26	三级公立		三级公立	2.33	
	4.46	二级公立		二级公立	1.82	
	2.44	三级民营		三级民营	1.80	
	1.01	二级民营		二级民营	1.55	

2016年			重点手术名称及ICD编码	2017年		
排名	数值（%）	分类		分类	数值（%）	排名
第17位	3.99	委属委管	哮喘（成人）（J45，J46）	委属委管	3.86	第14位
	2.37	三级公立		三级公立	2.05	
	4.48	二级公立		二级公立	2.68	
	2.75	三级民营		三级民营	1.81	
	5.97	二级民营		二级民营	3.15	
第18位	1.93	委属委管	肺炎（儿童）（J10.0，J11.0，J12-J18，不包括J17）	委属委管	2.58	第15位
	2.06	三级公立		三级公立	1.45	
	2.43	二级公立		二级公立	1.43	
	2.08	三级民营		三级民营	1.54	
	1.49	二级民营		二级民营	2.50	
第21位	1.95	委属委管	急性阑尾炎伴弥漫性腹膜炎及脓肿（K35.0，K35.1）	委属委管	1.28	第16位
	0.97	三级公立		三级公立	1.38	
	1.10	二级公立		二级公立	0.81	
	2.76	三级民营		三级民营	0.22	
	1.47	二级民营		二级民营	0.34	
第4位	1.01	委属委管	创伤性颅内损伤（S06）	委属委管	1.25	第17位
	9.00	三级公立		三级公立	1.15	
	2.03	二级公立		二级公立	1.08	
	0.97	三级民营		三级民营	0.74	
	1.46	二级民营		二级民营	0.69	
第20位	1.26	委属委管	结节性甲状腺肿（E04）	委属委管	1.61	第18位
	1.15	三级公立		三级公立	0.91	
	1.16	二级公立		二级公立	0.63	
	0.55	三级民营		三级民营	0.33	
	3.02	二级民营		二级民营	0.47	
第19位	1.02	委属委管	累及身体多个部位的损伤（T00-T07）	委属委管	1.80	第19位
	1.19	三级公立		三级公立	0.90	
	1.09	二级公立		二级公立	0.49	
	0.38	三级民营		三级民营	0.49	
	1.10	二级民营		二级民营	0.35	
	/	委属委管	下肢骨与关节损伤（S71- S73，S82，S83）	委属委管	0.79	第20位
	/	三级公立		三级公立	0.71	
	/	二级公立		二级公立	0.79	
	/	三级民营		三级民营	0.53	
	/	二级民营		二级民营	0.33	

2017年度20个重点病种患者占出院人次比例高于2016年度，其中最高为委属委管医院，提升了6.26个百分点（图3-1-2-48）。

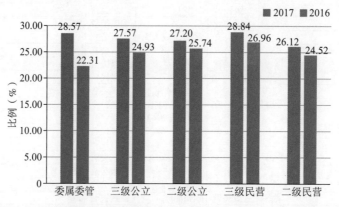

图3-1-2-48　全国各级综合医院20个重点病种患者占出院人次的比例

本年度随机抽取急性心肌梗死（主要诊断 ICD-10：I21.0-I21.3，I21.4，I21.9 的非产妇、非心脏手术出院患者）、充血性心力衰竭（主要诊断 ICD-10：原发病 I05-I09、I11-I13、I20、I21 伴 I50 的非产妇、非心脏手术出院患者）、结节性甲状腺肿（主要诊断 ICD-10：E04 的非产妇出院患者）、急性阑尾炎伴弥漫性腹膜炎及脓肿（主要诊断 ICD-10：K35.0，K35.1 的非产妇出院患者）、前列腺增生（主要诊断 ICD-10：N40 的男性出院患者）、肾衰竭（主要诊断 ICD-10：N17-N19 的非产妇出院患者）、恶性肿瘤化疗（住院）7 个重点病种，对其住院死亡率、0~31 天非预期再住院率、平均住院日和每住院人次费用进行分析。

（一）急性心肌梗死（2763 家医院，386 770 例患者）

1. 全国情况（图 3-1-2-49 ~ 图 3-1-2-52）

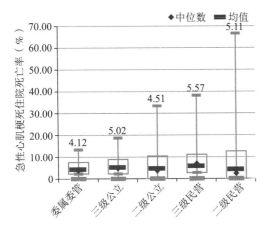

图 3-1-2-49　全国各级综合医院急性心肌梗死
患者住院死亡率

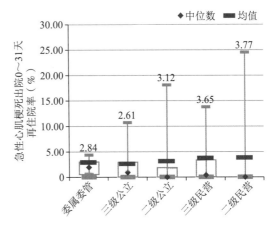

图 3-1-2-50　全国各级综合医院急性心肌梗死患者
出院 0~31 天非预期再住院率

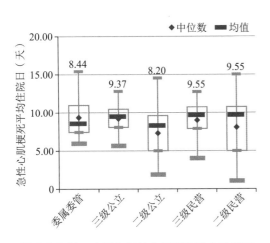

图 3-1-2-51　全国各级综合医院急性心肌梗死
患者平均住院日

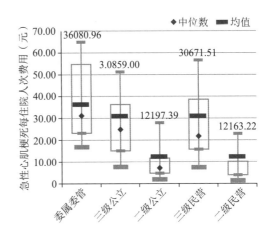

图 3-1-2-52　全国各级综合医院急性心肌梗死
患者每住院人次费用

2. 各省情况

（1）住院死亡率

三级公立平均为 5.02%，13 省超均值，最大值为新疆兵团 12.16%，最小值为福建 1.33%；二级公立平均 4.51%，18 省超均值，最大值为黑龙江 12.69%，最小值为甘肃 0.87%（图 3-1-2-53）。三级民营平均 5.57%（21 省反馈，其中贵州为 0），12 省超均值，最大值为福建 21.43%；二级民营平均 5.11%（27 省反馈，其中 2 省为 0），13 省超均值，最大值为重庆 24.51%（图 3-1-2-54）。

（2）出院 0~31 天非预期再住院率

三级公立平均 2.61%，6 省超均值，最大值为四川 6.86%，最小值为青海 0.40%；二级公立医院平均3.12%（其中青海为0），12省超均值，最大值为湖南10.13%（图3-1-2-55）。三级民营医院平均3.65%（18省反馈，其中4省为0），5省超均值，最大值为江苏16.37%；二级民营医院平均3.77%（26省反馈，其中9省为0），8省超均值，最大值为黑龙江13.00%（图3-1-2-56）。

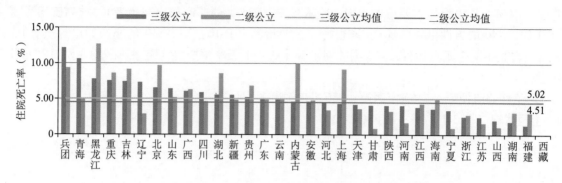

图3-1-2-53　全国各省各级公立医院急性心肌梗死患者住院死亡率

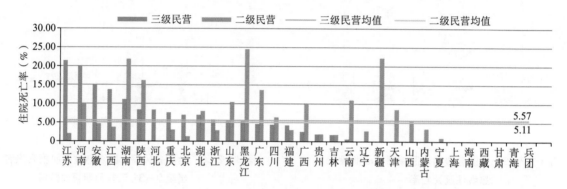

图3-1-2-54　全国各省各级民营医院急性心肌梗死患者住院死亡率

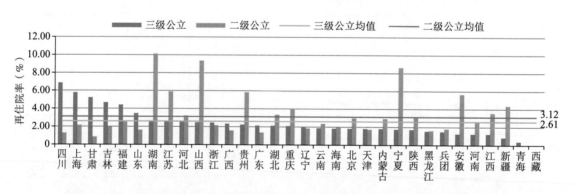

图3-1-2-55　全国各省各级公立医院急性心肌梗死患者出院0～31天非预期再住院率

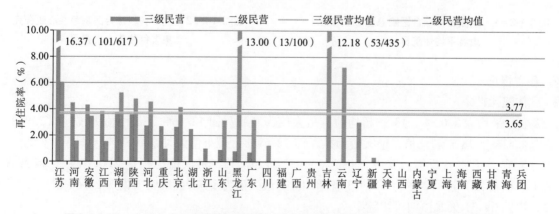

图3-1-2-56　全国各省各级民营医院急性心肌梗死患者出院0～31天非预期再住院率

（3）平均住院日

三级公立平均 9.37 天，14 省超均值，最大值为河南 10.60 天，最小值为甘肃 8.07 天；二级公立平均 8.20 天，14 省超均值，最大值为黑龙江 10.42 天，最小值为江西 5.54 天（图 3-1-2-57）。三级民营平均 9.55 天（21 省反馈），7 省超均值，最大值为江西 15.35 天，最小值为贵州 4.00 天；二级民营平均 9.55 天（28 省反馈），11 省超均值，最大值为宁夏 14.00 天，最小值为甘肃 1.00 天（图 3-1-2-58）。

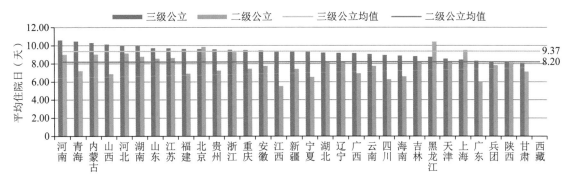

图 3-1-2-57 全国各省各级公立医院急性心肌梗死患者平均住院日

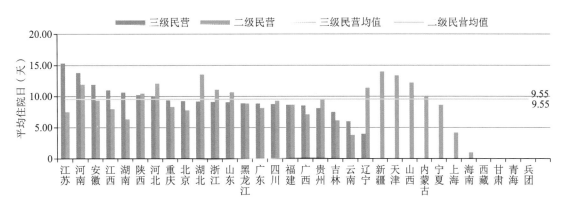

图 3-1-2-58 全国各省各级民营医院急性心肌梗死患者平均住院日

（4）每住院人次费用

三级公立平均 30 859.04 元，16 省超均值，最大值为宁夏 47 534.26 元，最小值为新疆兵团 17 672.66 元；二级公立平均 12 197.39 元，16 省超均值，最大值为上海 41 259.90 元，最小值为甘肃 3536.98 元（图 3-1-2-59）。三级民营平均 30 671.51 元（21 省反馈），9 省超均值，最大值为北京 46 480.86 元，最小值为福建 2723.27 元；二级民营平均 12 163.22 元（28 省反馈），10 省超均值，最大值为上海 26 040.61 元，最小值为甘肃 1215.97 元（图 3-1-2-60）。

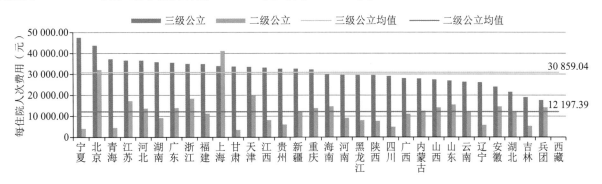

图 3-1-2-59 全国各省各级公立医院急性心肌梗死患者每住院人次费用

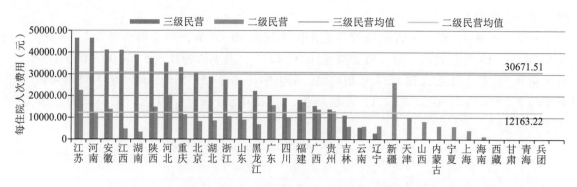

图 3-1-2-60　全国各省各级民营医院急性心肌梗死患者每住院人次费用

（二）充血性心力衰竭（2728 家医院，1 345 114 例患者）

1. 全国情况（图 3-1-2-61 ~ 图 3-1-2-64）

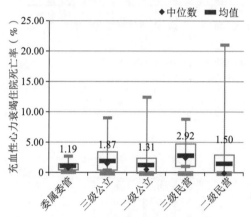

图 3-1-2-61　全国各级综合医院充血性心力衰竭患者住院死亡率

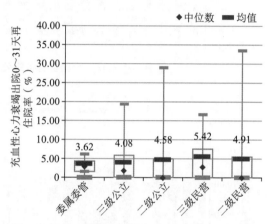

图 3-1-2-62　全国各级综合医院充血性心力衰竭患者出院 0 ~ 31 天非预期再住院率

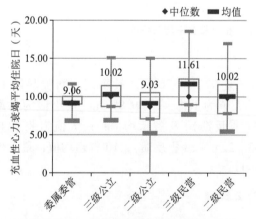

图 3-1-2-63　全国各级综合医院充血性心力衰竭患者平均住院日

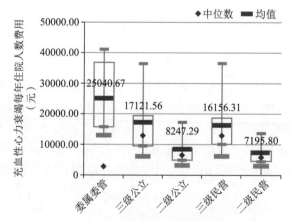

图 3-1-2-64　全国各级综合医院充血性心力衰竭患者每住院人次费用

2. 各省情况

（1）住院死亡率

三级公立平均 1.87%，14 省超均值，最大值为北京 3.87%，最小值为海南 0.44%；二级公立平均 1.31%（其中青海为 0），12 省超均值，最大值为吉林 4.84（图 3-1-2-65）。三级民营医院平均 2.92%（19 省反馈），8 省超均值，最大值为湖北 6.98%，最小值为江苏 0.80%；二级民营医院平均 1.50%（27 省反馈，其中 3 省为 0），16 省超均值，最大值为重庆 4.88%（图 3-1-2-66）。

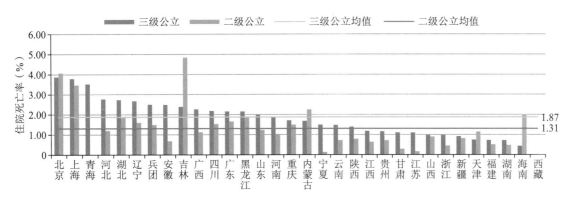

图 3-1-2-65 全国各省各级公立医院充血性心力衰竭患者住院死亡率

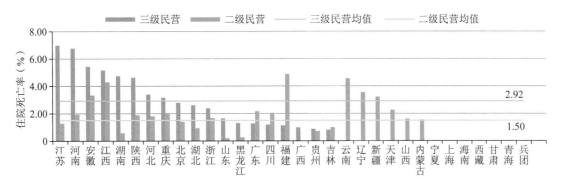

图 3-1-2-66 全国各省各级民营医院充血性心力衰竭患者住院死亡率

（2）出院 0～31 天非预期再住院率

三级公立平均 4.08%，14 省超均值，最大值为上海 10.71%，最小值为青海 0.11%；二级公立平均 4.58%（其中青海为 0），15 省超均值，最大值为海南 12.65%（图 3-1-2-67）。三级民营平均 5.42%（16 省反馈，其中 3 省为 0），5 省超均值，最大值为湖南 11.66%；二级民营平均 4.91%（27 省反馈，其中 4 省为 0），10 省超均值，最大值为新疆 12.03%（图 3-1-2-68）。

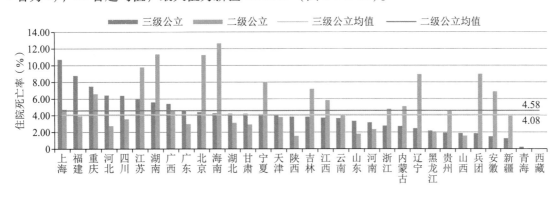

图 3-1-2-67 全国各省各级公立医院充血性心力衰竭患者出院 0～31 天非预期再住院率

（3）平均住院日

三级公立平均 10.25 天，16 省超均值，最大值为云南 12.59 天，最小值为天津 8.22 天；二级公立平均 9.03 天，14 省超均值，最大值为北京 13.83 天，最小值为青海 5.27 天（图 3-1-2-69）。三级民营平均 11.61 天（19 省反馈），6 省超均值，最大值为北京 18.40 天，最小值为内蒙古 8.47 天；二级民营平均 10.02 天（27 省反馈），15 省超均值，最大值为上海 14.06 天，最小值为内蒙古 7.00 天（图 3-1-2-70）。

（4）每住院人次费用

三级公立平均 17 121.56 元，17 省超均值，最大值为北京 27 742.11 元，最小值为吉林 9876.15 元；二级公立平均 8247.29 元，8 省超均值，最大值为上海 25 431.28 元，最小值为青海 3851.81 元（图 3-1-

2-71）。三级民营平均 16 156.31 元（19 省反馈），5 省超均值，最大值为陕西 33 442.63 元，最小值为黑龙江 5890.00 元；二级民营平均 7195.80 元（27 省反馈），12 省超均值，最大值为上海 20 201.19 元，最小值为甘肃 2985.20 元（图 3-1-2-72）。

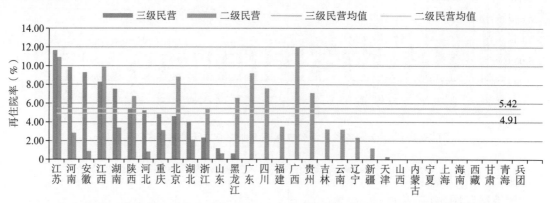

图 3-1-2-68　全国各省各级民营医院充血性心力衰竭患者出院 0~31 天非预期再住院率

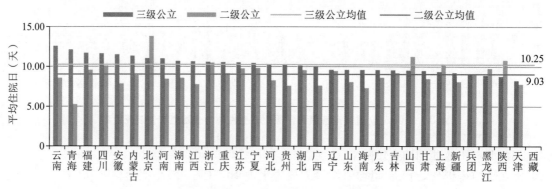

图 3-1-2-69　全国各省各级公立医院充血性心力衰竭患者平均住院日

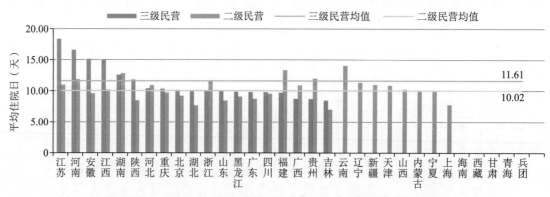

图 3-1-2-70　全国各省各级民营医院充血性心力衰竭患者平均住院日

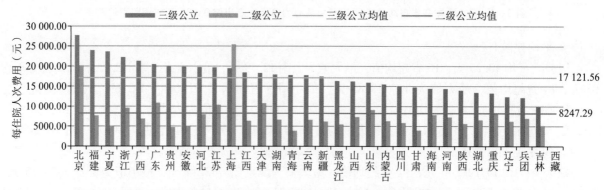

图 3-1-2-71　全国各省各级公立医院充血性心力衰竭患者每住院人次费用

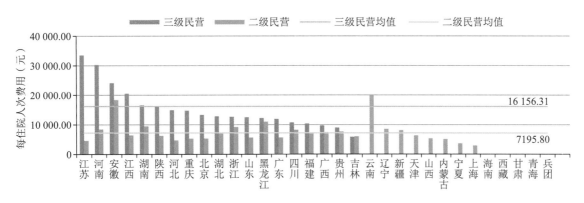

图 3-1-2-72 　全国各省各级民营医院充血性心力衰竭患者每住院人次费用

（三）结节性甲状腺肿（2730 家医院，233 659 例患者）

1. 全国情况（图 3-1-2-73 ~ 图 3-1-2-76）

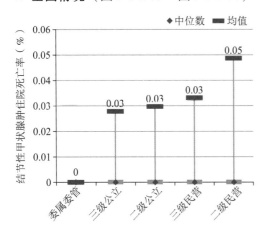

图 3-1-2-73 　全国各级综合医院结节性甲状腺肿
患者住院死亡率

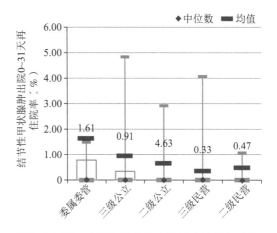

图 3-1-2-74 　全国各级综合医院结节性甲状腺肿
患者出院 0 ~ 31 天非预期再住院率

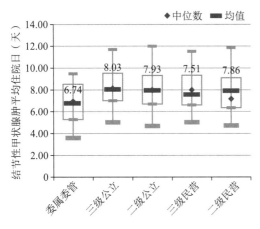

图 3-1-2-75 　全国各级综合医院结节性甲状腺肿
患者平均住院日

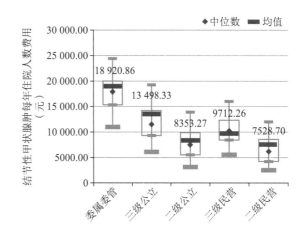

图 3-1-2-76 　全国各级综合医院结节性甲状腺肿
患者每住院人次费用

2. 各省情况

（1）住院死亡率

三级公立平均 0.03%（其中 16 省为 0），10 省超均值，最大值为青海 0.26%；二级公立平均 0.03%（其中 24 省为 0），7 省超均值，最大值为四川 0.22%（图 3-1-2-77）。三级民营平均 0.03%（21 省反馈，辽宁 0.58%、福建 0.53%，其余 19 省为 0）；二级民营平均 0.05%（28 省反馈，河南

0.13%、江苏 0.13%、广东 0.12%，其余 25 省为 0）。

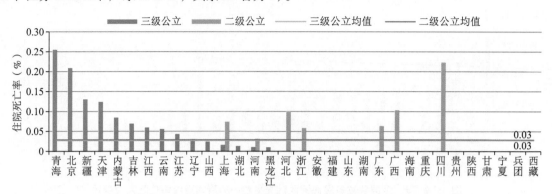

图 3-1-2-77 全国各省各级公立医院结节性甲状腺肿患者住院死亡率

（2）出院 0~31 天非预期再住院率

三级公立平均 0.91%（其中 2 省为 0），12 省超均值，最大值为陕西 3.36%；二级公立平均 0.63%（其中 4 省为 0），12 省超均值，最大值为宁夏 2.69%（图 3-1-2-78）。三级民营平均 0.33%（16 省反馈，其中 10 省为 0），4 省超均值，最大值为湖南 3.70%；二级民营平均 0.47%（28 省反馈，其中 20 省为 0），6 省超均值，最大值为湖北 2.86%（图 3-1-2-79）。

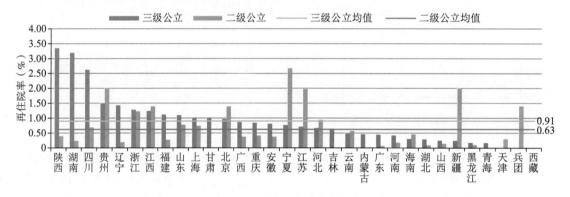

图 3-1-2-78 全国各省各级公立医院结节性甲状腺肿患者出院 0~31 天非预期再住院率

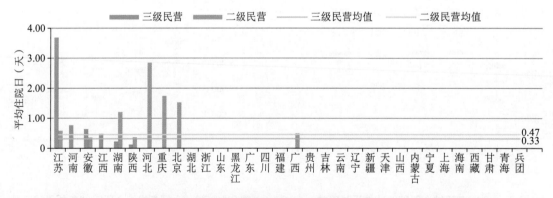

图 3-1-2-79 全国各省各级民营医院结节性甲状腺肿患者出院 0~31 天非预期再住院率

（3）平均住院日

三级公立平均 8.03 天，18 省超均值，最大值为宁夏 11.48 天，最小值为上海 4.21 天；二级公立平均 7.93 天，21 省超均值，最大值为海南 10.34 天，最小值为上海 6.37 天（图 3-1-2-80）。三级民营平均 7.51 天（21 省反馈），12 省超均值，最大值为云南 13.81 天，最小值为北京 6.01 天；二级民营平均 7.86 天（28 省反馈），15 省超均值，最大值为云南 12.21 天，最小值为北京 5.00 天（图 3-1-2-81）。

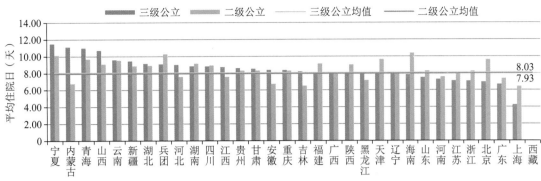

图 3-1-2-80　全国各省各级公立医院结节性甲状腺肿患者平均住院日

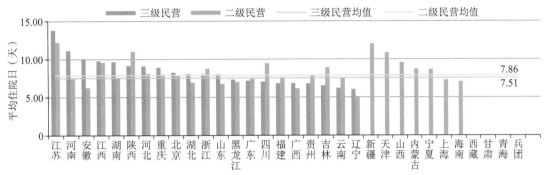

图 3-1-2-81　全国各省各级民营医院结节性甲状腺肿患者平均住院日

（4）每住院人次费用

三级公立平均 13 498.33 元，11 省超均值，最大值为天津 21 985.35 元，最小值为新疆兵团 9513.67 元；二级公立平均 8353.27 元，12 省超均值，最大值为上海 14 385.05 元，最小值为甘肃 4258.37 元（图 3-1-2-82）。三级民营平均 9712.26 元（21 省反馈），13 省超均值，最大值为广东 16 275.81 元，最小值为安徽 4455.73 元；二级民营平均 7528.70 元（28 省反馈），11 省超均值，最大值为上海 14 846.90 元，最小值为陕西 3634.38 元（图 3-1-2-83）。

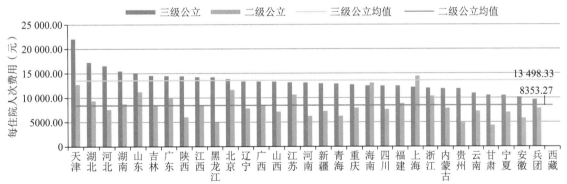

图 3-1-2-82　全国各省各级公立医院结节性甲状腺肿患者每住院人次费用

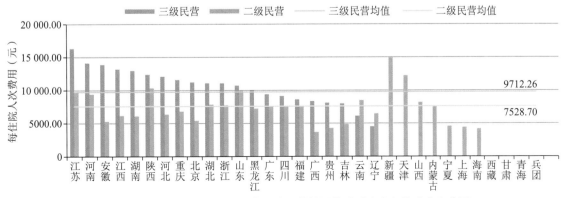

图 3-1-2-83　全国各省各级民营医院结节性甲状腺肿患者每住院人次费用

85

（四）急性阑尾炎伴弥漫性腹膜炎及脓肿（2744 家医院，194 586 例患者）

1. 全国情况（图 3-1-2-84 ~ 图 3-1-2-87）

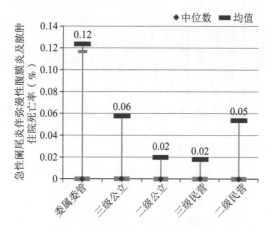

图 3-1-2-84　全国各级综合医院急性阑尾炎伴弥漫性腹膜炎及脓肿患者住院死亡率

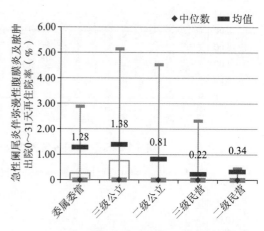

图 3-1-2-85　全国各级综合医院急性阑尾炎伴弥漫性腹膜炎及脓肿患者出院 0 ~ 31 天非预期再住院率

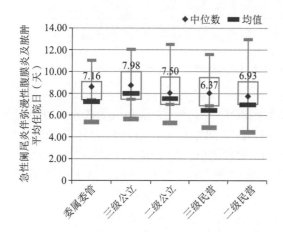

图 3-1-2-86　全国各级综合医院急性阑尾炎伴弥漫性腹膜炎及脓肿患者平均住院日

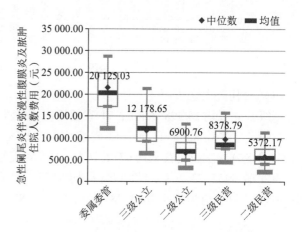

图 3-1-2-87　全国各级综合医院急性阑尾炎伴弥漫性腹膜炎及脓肿患者每住院人次费用

2. 各省情况

（1）住院死亡率

三级公立平均 0.06%（其中 13 省为 0），13 省超均值，最大值为上海 0.37%；二级公立平均 0.02%（其中 23 省为 0），7 省超均值，最大值为江苏 0.21%（图 3-1-2-88）。三级民营平均 0.02%（20 省反馈，湖北 0.35%，其余 19 省为 0）；二级民营平均 0.05%（28 省反馈，河南 0.48%，其余 27 省为 0）。

（2）出院 0 ~ 31 天非预期再住院率

三级公立平均 1.38%（其中 2 省为 0），4 省超均值，最大值为四川 6.42%；二级公立平均 0.81%（其中 7 省为 0），6 省超均值，最大值为宁夏 5.08%（图 3-1-2-89）。三级民营平均 0.22%（17 省反馈，其中 13 省为 0），4 省超均值，最大值为陕西 2.83%；二级民营平均 0.34%（28 省反馈，其中 17 省为 0），7 省超均值，最大值为云南 3.82%（图 3-1-2-90）。

（3）平均住院日

三级公立平均 7.98 天，15 省超均值，最大值为新疆兵团 9.97 天，最小值为北京 5.81 天；二级公立平均 7.50 天，18 省超均值，最大值为宁夏 8.64 天，最小值为内蒙古 6.17 天（图 3-1-2-91）。三级民营平均 6.37 天（20 省反馈），14 省超均值，最大值为辽宁 11.00 天，最小值为黑龙江 4.86 天；二级民营平均 6.93 天（28 省反馈），21 省超均值，最大值为天津 10.00 天，最小值为吉林 4.35 天（图 3-1-2-92）。

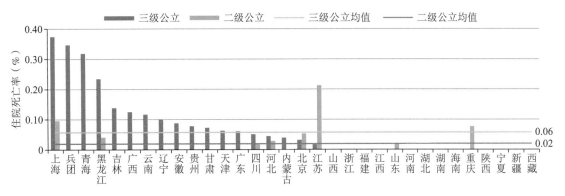

图 3-1-2-88　全国各省各级公立医院急性阑尾炎伴弥漫性腹膜炎及脓肿患者住院死亡率

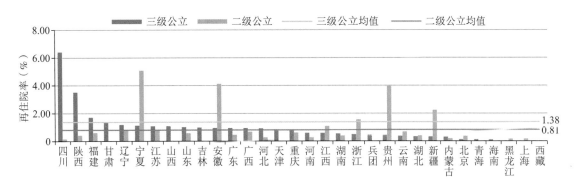

图 3-1-2-89　全国各省各级公立医院急性阑尾炎伴弥漫性腹膜炎及
脓肿患者出院 0～31 天非预期再住院率

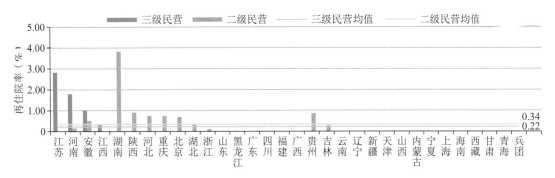

图 3-1-2-90　全国各省各级民营医院急性阑尾炎伴弥漫性腹膜炎及
脓肿患者出院 0～31 天非预期再住院率

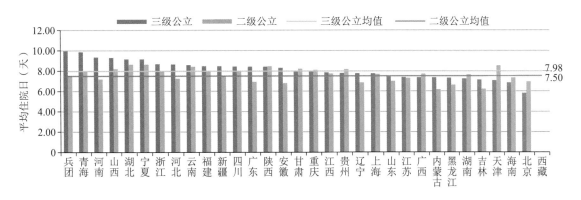

图 3-1-2-91　全国各省各级公立医院急性阑尾炎伴弥漫性腹膜炎及脓肿患者平均住院日

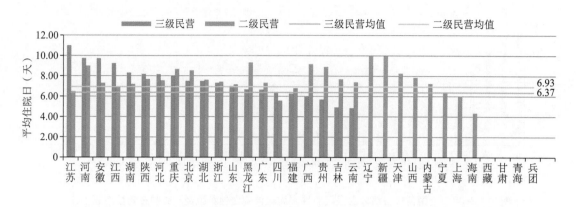

图 3-1-2-92　全国各省各级民营医院急性阑尾炎伴弥漫性腹膜炎及脓肿患者平均住院日

（4）每住院人次费用

三级公立平均 12 178.65 元，15 省超均值，最大值为天津 19 213.73 元，最小值为安徽 8867.11 元；二级公立平均 6900.76 元，15 省超均值，最大值为北京 12 459.61 元，最小值为甘肃 4130.11 元（图 3-1-2-93）。三级民营平均 8378.79 元（20 省反馈），14 省超均值，最大值为北京 15 200.45 元，最小值为黑龙江 3800.08 元；二级民营平均 5372.17 元（28 省反馈），20 省超均值，最大值为上海 13 374.60 元，最小值为黑龙江 2670.20 元（图 3-1-2-94）。

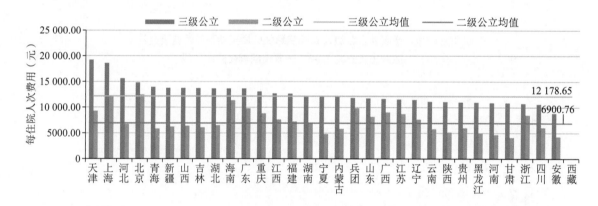

图 3-1-2-93　全国各省各级公立医院急性阑尾炎伴弥漫性腹膜炎及脓肿患者每住院人次费用

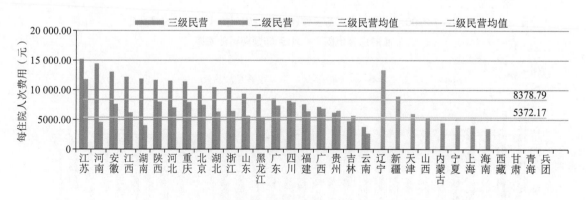

图 3-1-2-94　全国各省各级民营医院急性阑尾炎伴弥漫性腹膜炎及脓肿患者每住院人次费用

（五）前列腺增生（2755 家医院，369 844 例患者）

1. 全国情况（图 3-1-2-95 ~ 图 3-1-2-98）

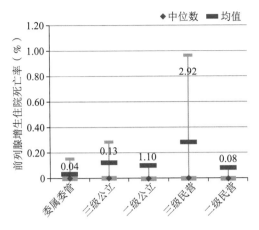

图 3-1-2-95　全国各级综合医院前列腺增生
患者住院死亡率

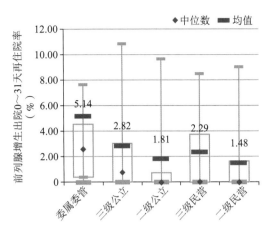

图 3-1-2-96　全国各级综合医院前列腺增生患者
出院 0 ~ 31 天非预期再住院率

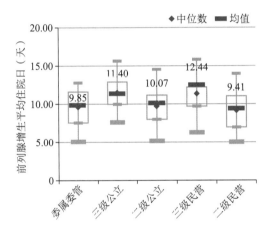

图 3-1-2-97　全国各级综合医院前列腺
增生患者平均住院日

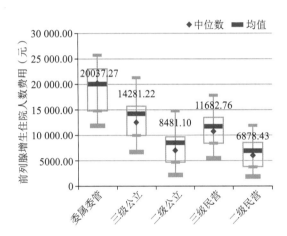

图 3-1-2-98　全国各级综合医院前列腺增生
患者每住院人次费用

2. 各省情况

（1）住院死亡率

三级公立平均 0.13%（其中 7 省为 0），8 省超均值，最大值为内蒙古 0.64%，；二级公立平均 0.10%（其中 12 省为 0），12 省超均值，最大值为上海 0.71%（图 3-1-2-99）。三级民营平均 0.28%（21 省反馈，其中 13 省为 0），7 省超均值，最大值为广西 0.99%；二级民营平均 0.08%（28 省反馈，其中 24 省为 0），4 省超均值，最大值为重庆 0.89%（图 3-1-2-100）。

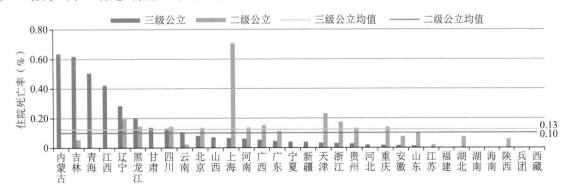

图 3-1-2-99　全国各省各级公立医院前列腺增生患者住院死亡率

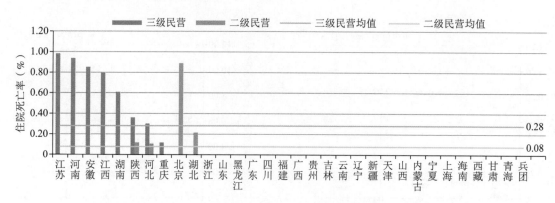

图 3-1-2-100　全国各省各级民营医院前列腺增生患者住院死亡率

（2）出院 0~31 天非预期再住院率

三级公立平均 2.82%，12 省超均值，最大值为湖南 6.42%，最小值为青海 0.46%；二级公立平均 1.81%（其中 2 省为 0），16 省超均值，最大值为浙江 4.37%（图 3-1-2-101）。三级民营平均 2.29%（17 省反馈，其中 4 省为 0），6 省超均值，最大值为湖南 6.67%；二级民营平均 1.48%（28 省反馈，其中 9 省为 0），7 省超均值，最大值为湖南 6.40%（图 3-1-2-102）。

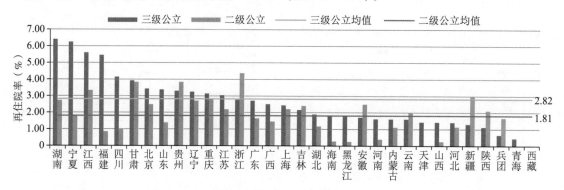

图 3-1-2-101　全国各省各级公立医院前列腺增生患者出院 0~31 天非预期再住院率

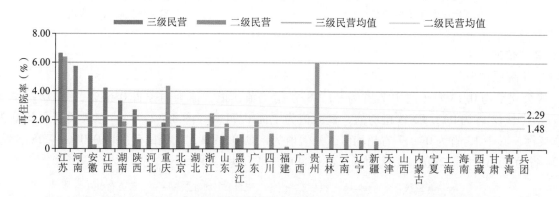

图 3-1-2-102　全国各省各级民营医院前列腺增生患者出院 0~31 天非预期再住院率

（3）平均住院日

三级公立平均 11.40 天，17 省超均值，最大值为内蒙古 14.13 天，最小值为上海 5.82 天；二级公立平均 10.07 天，14 省超均值，最大值为北京 15.78 天，最小值为甘肃 7.74 天（图 3-1-2-103）。三级民营平均 12.44 天（21 省反馈），5 省超均值，最大值为广东 15.23 天，最小值为湖南 7.70 天；二级民营平均 9.41 天（28 省反馈），15 省超均值，最大值为浙江 13.46 天，最小值为甘肃 7.00 天（图 3-1-2-104）。

（4）每住院人次费用

三级公立平均 14 281.22 元，17 省超均值，最大值为海南 19 544.28 元，最小值为新疆兵团 10 915.21 元；二级公立平均 8481.10 元，12 省超均值，最大值为北京 16 722.18 元，最小值为甘肃

4025.84 元（图 3-1-2-105）。三级民营平均 11 682.76 元（21 省反馈），6 省超均值，最大值为北京 19 168.30 元，最小值为云南 6119.00 元；二级民营平均 6878.43 元（28 省反馈），13 省超均值，最大值为北京 19 862.12 元，最小值为新疆 3579.43 元（图 3-1-2-106）。

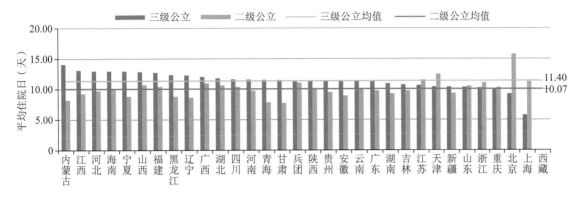

图 3-1-2-103　全国各省各级公立医院前列腺增生患者平均住院日

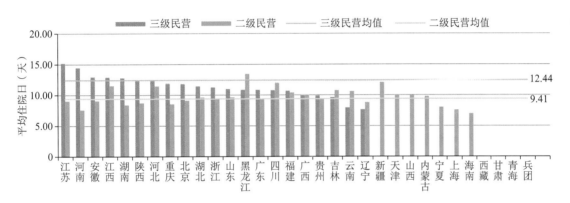

图 3-1-2-104　全国各省各级民营医院前列腺增生患者平均住院日

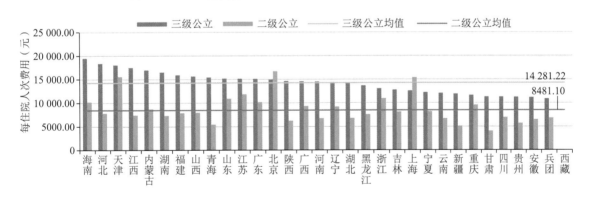

图 3-1-2-105　全国各省各级公立医院前列腺增生患者每住院人次费用

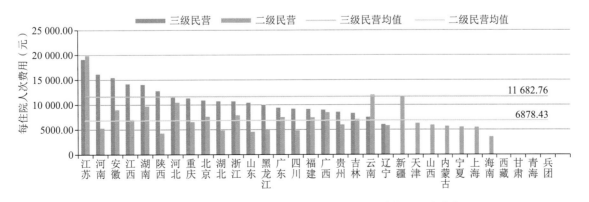

图 3-1-2-106　全国各省各级民营医院前列腺增生患者每住院人次费用

（六）肾衰竭（2723 家医院，786 771 例患者）

1. 全国情况（图 3-1-2-107 ~ 图 3-1-2-110）

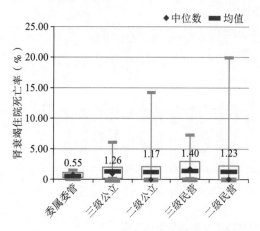

图 3-1-2-107　全国各级综合医院肾衰竭
患者住院死亡率

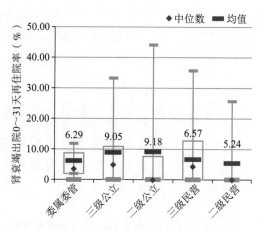

图 3-1-2-108　全国各级综合医院肾衰竭患者
出院 0 ~ 31 天非预期再住院率

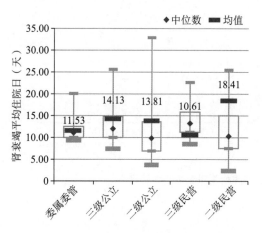

图 3-1-2-109　全国各级综合医院肾衰竭
患者平均住院日

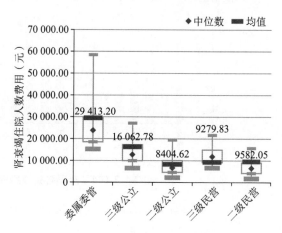

图 3-1-2-110　全国各级综合医院肾衰竭
患者每住院人次费用

2. 各省情况

（1）住院死亡率

三级公立平均 1.26%，13 省超均值，最大值为辽宁 4.24%，最小值为湖南 0.22%；二级公立平均
1.17%（30 省反馈），11 省超均值，最大值为上海 4.79%，最小值为辽宁 0.32%（图 3-1-2-111）。三
级民营平均 1.40%（21 省反馈，其中浙江为 0），11 省超均值，最大值为北京 9.93%；二级民营平均
1.23%（25 省反馈，其中 2 省为 0），13 省超均值，最大值为北京 8.51%（图 3-1-2-112）。

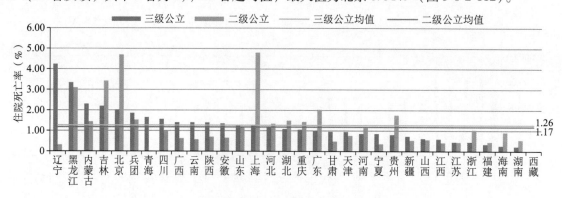

图 3-1-2-111　全国各省各级公立医院肾衰竭患者住院死亡率

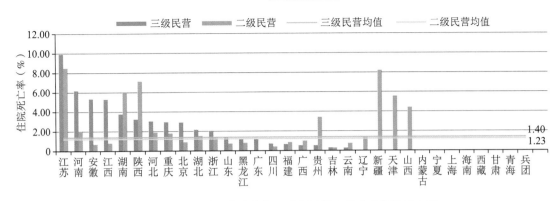

图 3-1-2-112　全国各省各级民营医院肾衰竭患者住院死亡率

（2）出院 0～31 天非预期再住院率

三级公立平均 9.05%，15 省超均值，最大值为重庆 18.49%，最小值为青海 0.42%；二级公立平均 9.18%（30 省反馈），14 省超均值，最大值为四川 26.45%，最小值为辽宁 0.19%（图 3-1-2-113）。三级民营平均 6.57%（17 省反馈，其中 4 省为 0），8 省超均值，最大值为四川 25.27%；二级民营平均 5.24%（26 省反馈，其中 9 省为 0），9 省超均值，最大值为福建 14.63%（图 3-1-2-114）。

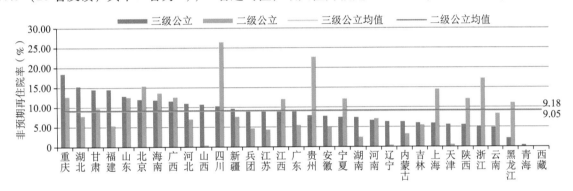

图 3-1-2-113　全国各省各级公立医院肾衰竭患者出院 0～31 天非预期再住院率

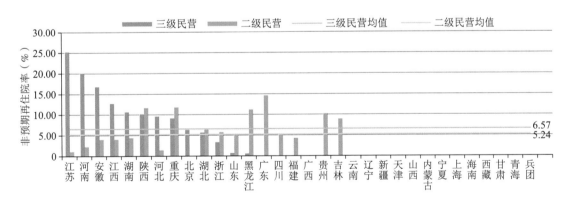

图 3-1-2-114　全国各省各级民营医院肾衰竭患者出院 0～31 天非预期再住院率

（3）平均住院日

三级公立平均 14.13 天，11 省超均值，最大值为甘肃 26.31 天，最小值为新疆 9.50 天；二级公立平均 13.81，13 省超均值，最大值为宁夏 38.05 天，最小值为青海 3.57 天（图 3-1-2-115）。三级民营平均 10.61 天（21 省反馈），18 省超均值，最大值为浙江 22.30 天，最小值为山东 3.54 天；二级民营平均 18.41 天（27 省反馈），5 省超均值，最大值为四川 35.69 天，最小值为甘肃 5.00 天（图 3-1-2-116）。

（4）每住院人次费用

三级公立平均 16 062.78 元，14 省超均值，最大值为天津 27 674.18 元，最小值为新疆兵团 10 304.52 元；二级公立平均 8404.62 元，16 省超均值，最大值为北京 16 522.72 元，最小值为青海

3351.60 元（图 3-1-2-117）。三级民营平均 9279.83 元（21 省反馈），19 省超均值，最大值为北京 37 929.54 元，最小值为山东 2234.33 元；二级民营平均 9582.05 元（27 省反馈），11 省超均值，最大值为北京 46 383.41 元，最小值为甘肃 3406.00 元（图 3-1-2-118）。

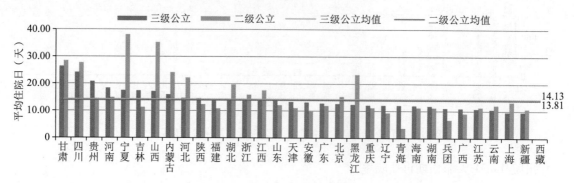

图 3-1-2-115　全国各省各级公立医院肾衰竭患者平均住院日

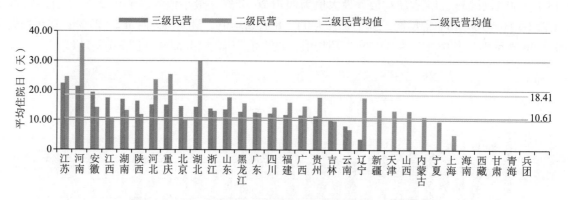

图 3-1-2-116　全国各省各级民营医院肾衰竭患者平均住院日

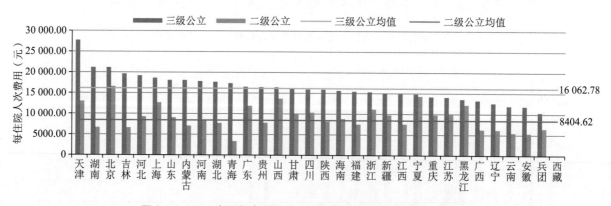

图 3-1-2-117　全国各省各级公立医院肾衰竭患者每住院人次费用

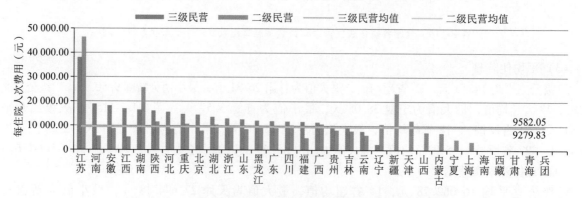

图 3-1-2-118　全国各省各级民营医院肾衰竭患者每住院人次费用

（七）恶性肿瘤化疗（住院）(2569 家医院，3 356 032 例患者)

1. 全国情况（图 3-1-2-119 ~ 图 3-1-2-121）

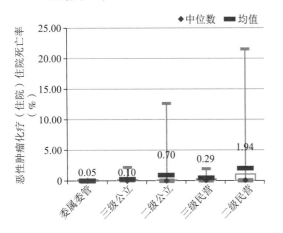

图 3-1-2-119 全国各级综合医院恶性肿瘤化疗（住院）患者住院死亡率

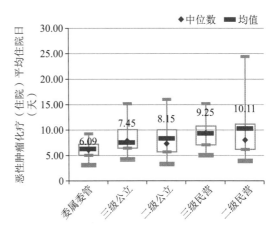

图 3-1-2-120 全国各级综合医院恶性肿瘤化疗（住院）患者平均住院日

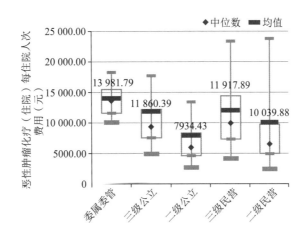

图 3-1-2-121 全国各级综合医院恶性肿瘤化疗（住院）患者每住院人次费用

2. 各省情况

（1）住院死亡率

三级公立平均 0.10%，10 省超均值，最大值为青海 0.90%，最小值为江苏 0.01%；二级公立平均 0.70%（30 省反馈，其中 3 省为 0），8 省超均值，最大值为吉林 7.27%（图 3-1-2-122）。三级民营平均 0.29%（21 省反馈，其中 8 省为 0），6 省超均值，最大值为广东 0.94%；二级民营平均 1.94%（27 省反馈，其中 3 省为 0），13 省超均值，最大值为上海 9.38%（图 3-1-2-123）。

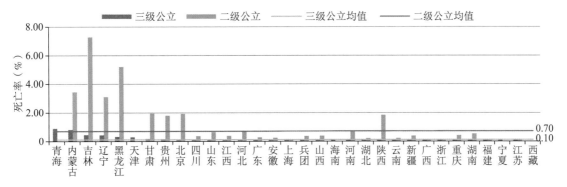

图 3-1-2-122 全国各省各级公立医院恶性肿瘤化疗（住院）患者住院死亡率

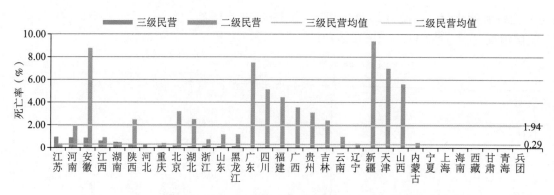

图 3-1-2-123　全国各省各级民营医院恶性肿瘤化疗（住院）患者住院死亡率

（2）平均住院日

三级公立平均 7.45 天，18 省超均值，最大值为河南 12.15 天，最小值为上海 3.75 天；二级公立平均 8.15（30 省反馈），15 省超均值，最大值为北京 12.01 天，最小值为海南 5.45 天（图 3-1-2-124）。三级民营平均 9.25 天（21 省反馈），11 省超均值，最大值为云南 17.00 天，最小值为广西 7.00 天；二级民营平均 10.11 天（28 省反馈），12 省超均值，最大值为广西 24.09 天，最小值为甘肃 4.00 天（图 3-1-2-125）。

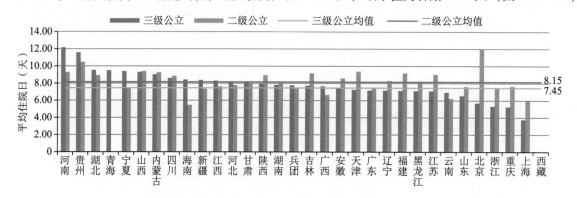

图 3-1-2-124　全国各省各级公立医院恶性肿瘤化疗（住院）患者平均住院日

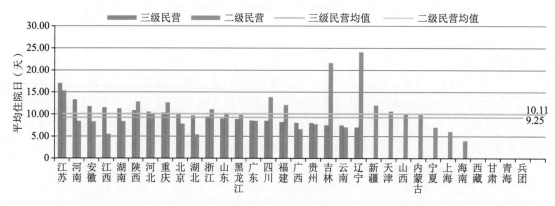

图 3-1-2-125　全国各省各级民营医院恶性肿瘤化疗（住院）患者平均住院日

（3）每住院人次费用

三级公立平均 11 860.39 元，14 省超均值，最大值为河南 23 818.15 元，最小值为新疆兵团 8465.50元；二级公立平均 7934.43 元（30 省反馈），6 省超均值，最大值为贵州 18 386.10 元，最小值为甘肃3959.19 元（图 3-1-2-126）。三级民营平均 11 917.89 元（21 省反馈），8 省超均值，最大值为云南24 407.07 元，最小值为广西 5992.00 元；二级民营平均 10 039.88 元（28 省反馈），12 省超均值，最大值为上海 49 955.80 元，最小值为甘肃 2245.00 元（图 3-1-2-127）。

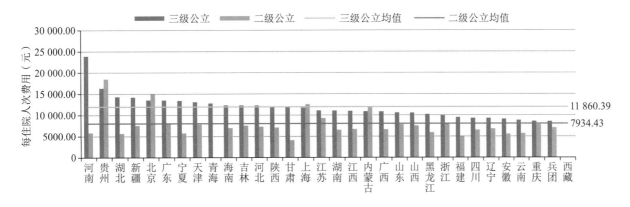

图 3-1-2-126 全国各省各级公立医院恶性肿瘤化疗（住院）患者每住院人次费用

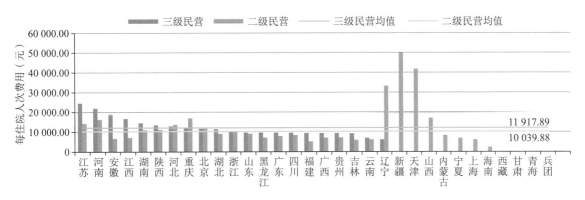

图 3-1-2-127 全国各省各级民营医院恶性肿瘤化疗（住院）患者每住院人次费用

六、重点手术相关指标分析

20 个重点手术是各级综合医院治疗多发病常见病的主要手术种类，其中 17 个重点手术在三级公立、二级公立医院中共同采集数据，另有冠状动脉旁路移植术（36.10~36.17）、经皮颅内外动脉介入治疗（00.61~00.65）和心脏瓣膜置换术（35.21~35.28）仅在三级公立医院中采集数据，白内障手术（13.11~13.90）、唇腭裂修复术（27.51~27.79）和腹股沟疝修补术（53.00~53.17）仅在二级公立医院中采集数据。重点手术患者住院死亡率和术后 0~31 天非计划重返手术室再次手术率总体情况如下（仅选取三级公立和二级公立医院相同的 17 个重点手术进行对比）。2 年抽样调查的重点手术，颅、脑手术住院死亡率、手术患者术后 0~31 天非计划重返手术室再次手术率均最高（表 3-1-2-8，表 3-1-2-9）。20 个重点手术患者人数占住院手术患者人次比例 2 年均为二级公立比例最高，2017 年为 56.15%，2016 年为 43.41%（图 3-1-2-128）。

表 3-1-2-8 重点手术患者住院死亡率

排名	数值（%）		分类	重点手术名称及ICD编码	分类	数值（%）		排名
	2016年				2017年			
第1位	1.02		委属委管	颅、脑手术（01.2-01.6, 02）	委属委管		1.72	第1位
	3.88		三级公立		三级公立		3.84	
	4.89		二级公立		二级公立		5.34	
	7.96		三级民营		三级民营		6.79	
	6.11		二级民营		二级民营		5.22	
第3位	1.05		委属委管	胰腺切除手术（52.6-52.7）	委属委管		0.91	第2位
	1.25		三级公立		三级公立		1.23	
	0.77		二级公立		二级公立		1.43	
	1.8		三级民营		三级民营		2.16	
	1.68		二级民营		二级民营		1.14	

颅、脑手术（01.21至01.59, 02.01至02.99）

胰腺切除手术（52.51-52.96）

续表

| 2016年 | | | 重点手术名称及ICD编码 | 2017年 | | |
排名	数值（%）	分类		分类	数值（%）	排名
第2位	1.18	委属委管	血管内修补术（38.32，38.34，38.42，38.44，38.62，38.6，39.71-74）	血管内修补相关术（38.02至38.18，38.30至38.89，39.00至39.59）	0.66	第3位
	1.5	三级公立		三级公立	0.81	
	0.41	二级公立		二级公立	0.31	
	2.13	三级民营		三级民营	0.64	
	0	二级民营		二级民营	0.17	
第5位	0.44	委属委管	经皮冠状动脉介入治疗（00.66，36.06，36.07）	经皮冠状动脉介入治疗（00.66，36.06，36.07）	0.51	第4位
	0.52	三级公立		三级公立	0.60	
	0.44	二级公立		二级公立	0.42	
	0.72	三级民营		三级民营	0.75	
	0.07	二级民营		二级民营	0.24	
第6位	0.36	委属委管	胃切除术（43.5-43.9）	胃切除术（43.50-43.99）	0.42	第5位
	0.46	三级公立		三级公立	0.55	
	0.45	二级公立		二级公立	0.58	
	0.52	三级民营		三级民营	1.18	
	0.54	二级民营		二级民营	0.24	
第4位	0.35	委属委管	食管切除手术（42.4-42.6）	食管切除手术（42.41-42.65）	0.69	第6位
	0.69	三级公立		三级公立	0.51	
	0.68	二级公立		二级公立	0.85	
	1.33	三级民营		三级民营	1.53	
	0.57	二级民营		二级民营	0.28	
第9位	0.33	委属委管	胆囊手术（51.0-51.9）	胆囊相关手术（51.03至51.99）	0.33	第7位
	0.27	三级公立		三级公立	0.26	
	0.09	二级公立		二级公立	0.11	
	0.3	三级民营		三级民营	0.35	
	0.03	二级民营		二级民营	0.02	
第10位	0.17	委属委管	直肠切除术（48.4~48.6）	直肠切除术（48.40~48.69）	0.13	第8位
	0.26	三级公立		三级公立	0.23	
	0.34	二级公立		二级公立	0.23	
	0.43	三级民营		三级民营	0.22	
	0.43	二级民营		二级民营	0.10	
第8位	0.25	委属委管	肺切除术（32.4，32.5）	肺切除术（32.20至32.60）	0.20	第9位
	0.29	三级公立		三级公立	0.21	
	0.86	二级公立		二级公立	0.27	
	1	三级民营		三级民营	0.39	
	2.52	二级民营		二级民营	0.16	
第11位	0.16	委属委管	髋、膝关节置换术（81.51-81.54）	髋、膝关节置换术（00.70至00.77、00.80至00.83，81.01-81.55）	0.22	第10位
	0.22	三级公立		三级公立	0.19	
	0.17	二级公立		二级公立	0.19	
	0.42	三级民营		三级民营	0.17	
	0.09	二级民营		二级民营	0.05	
第7位	0.56	委属委管	肾与前列腺相关手术（55.4-6，60.3-5）	肾与前列腺相关手术（55.40至55.69，60.21至60.69）	0.40	第11位
	0.31	三级公立		三级公立	0.18	
	0.09	二级公立		二级公立	0.08	
	0.2	三级民营		三级民营	0.20	
	0.01	二级民营		二级民营	0.03	
第12位	0.12	委属委管	椎板切除术或脊柱融合相关手术（03.0，03.4-03.7，80.5，81.0，81.3，81.6，84.6）	椎板切除术或脊柱融合相关手术（03.01至03.09，03.40至03.79，80.51至80.59，81.01至81.38，81.62至81.66，84.61至84.68）	0.14	第12位
	0.12	三级公立		三级公立	0.12	
	0.08	二级公立		二级公立	0.08	
	0.21	三级民营		三级民营	0.19	
	0.03	二级民营		二级民营	0.04	
第13位	0.08	委属委管	骨折、关节切开复位内固定术（79.3，79.8）	骨折、关节切开复位内固定术（79.31至79.39，79.81至79.89）	0.06	第13位
	0.09	三级公立		三级公立	0.08	
	0.04	二级公立		二级公立	0.04	
	0.06	三级民营		三级民营	0.07	
	0.02	二级民营		二级民营	0.02	
第14位	0.02	委属委管	子宫切除术（68.4-68.7）	子宫切除术（68.41至68.90）	0.04	第14位
	0.03	三级公立		三级公立	0.03	
	0.02	二级公立		二级公立	0.03	
	0.03	三级民营		三级民营	0.04	
	0.02	二级民营		二级民营	0.02	

续表

排名	2016年 数值（%）	分类	重点手术名称及ICD编码		分类	2017年 数值（%）	排名
第15位	0.02	委属委管	乳腺手术（85.4）	乳腺相关手术（85.21至85.89）	委属委管	0.02	第15位
	0.02	三级公立			三级公立	0.01	
	0.03	二级公立			二级公立	0.01	
	0.07	三级民营			三级民营	0.03	
	0.06	二级民营			二级民营	0.04	
第16位	0.03	委属委管	剖宫产（74.0，74.1，74.2，74.4，74.99）	剖宫产（74.0，74.1，74.2，74.4，74.99）	委属委管	0.01	第16位
	0.01	三级公立			三级公立	0.01	
	0.01	二级公立			二级公立	0.01	
	0	三级民营			三级民营	0.00	
	0	二级民营			二级民营	0.00	
第17位	0.01	委属委管	阴道分娩（72，73.0-73.2，73.4-73.9（伴ICD-10:Z37））	阴道分娩（72.00至72.79，73.01至73.21，73.40至73.94（伴ICD-10:Z37））	委属委管	0.02	第17位
	0.01	三级公立			三级公立	0.00	
	0.01	二级公立			二级公立	0.00	
	0	三级民营			三级民营	0.00	
	0	二级民营			二级民营	0.00	

注：以2017年三级公立医院排序，下同。

表3-1-2-9　重点手术患者术后0~31天非计划重返手术室再次手术率

排名	2016年 数值（%）	分类	重点手术名称及ICD编码		分类	2017年 数值（%）	排名
第2位	1.23	委属委管	颅、脑手术（01.2-01.6，02）	颅、脑手术（01.21至01.59，02.01至02.99）	委属委管	1.38	第1位
	1.65	三级公立			三级公立	1.67	
	1.46	二级公立			二级公立	1.12	
	0.82	三级民营			三级民营	1.09	
	0.99	二级民营			二级民营	1.21	
第1位	1.77	委属委管	胰腺切除手术（52.6-52.7）	胰腺切除手术（52.51-52.96）	委属委管	1.84	第2位
	1.87	三级公立			三级公立	1.28	
	0.29	二级公立			二级公立	0.22	
	0.00	三级民营			三级民营	1.36	
	0.00	二级民营			二级民营	0.00	
第5位	0.69	委属委管	食管切除手术（42.4-42.6）	食管切除手术（42.41-42.65）	委属委管	1.06	第3位
	0.74	三级公立			三级公立	1.07	
	0.56	二级公立			二级公立	0.41	
	0.33	三级民营			三级民营	0.00	
	0.81	二级民营			二级民营	0.47	
第4位	0.54	委属委管	直肠切除术（48.4-48.6）	直肠切除术（48.40-48.69）	委属委管	1.30	第4位
	0.76	三级公立			三级公立	0.91	
	0.37	二级公立			二级公立	0.63	
	0.43	三级民营			三级民营	0.77	
	0.31	二级民营			二级民营	0.37	
第7位	0.48	委属委管	胃切除术（43.5-43.9）	胃切除术（43.50-43.99）	委属委管	0.97	第5位
	0.59	三级公立			三级公立	0.77	
	1.07	二级公立			二级公立	0.43	
	0.15	三级民营			三级民营	0.46	
	0.28	二级民营			二级民营	0.26	
第9位	0.09	委属委管	血管内修补术（38.32，38.34，38.42，38.44，38.62，38.6，39.71-74）	血管内修补相关术（38.02至38.18，38.30至38.89，39.00至39.59）	委属委管	0.41	第6位
	0.54	三级公立			三级公立	0.56	
	0.19	二级公立			二级公立	0.37	
	0.00	三级民营			三级民营	0.52	
	0.13	二级民营			二级民营	0.55	
第6位	0.36	委属委管	肾与前列腺相关手术（55.4-6，60.3-5）	肾与前列腺相关手术（55.40至55.69，60.21至60.69）	委属委管	0.39	第7位
	0.70	三级公立			三级公立	0.44	
	0.20	二级公立			二级公立	0.29	
	0.07	三级民营			三级民营	0.28	
	0.26	二级民营			二级民营	0.17	

续表

排名	2016年 数值（%）	分类	重点手术名称及ICD编码		分类	2017年 数值（%）	排名
第13位	0.23	委属委管	髋、膝关节置换术（81.51-81.54）	髋、膝关节置换术（00.70至00.77、00.80至00.83、81.01-81.55）	委属委管	0.34	第8位
	0.43	三级公立			三级公立	0.44	
	0.55	二级公立			二级公立	0.50	
	0.04	三级民营			三级民营	0.27	
	1.08	二级民营			二级民营	0.19	
第8位	0.40	委属委管	骨折、关节切开复位内固定术（79.3，79.8）	骨折、关节切开复位内固定术（79.31至79.39，79.81至79.89）	委属委管	0.47	第9位
	0.55	三级公立			三级公立	0.41	
	0.48	二级公立			二级公立	0.22	
	0.24	三级民营			三级民营	0.14	
	0.15	二级民营			二级民营	0.14	
第12位	0.30	委属委管	椎板切除术或脊柱融合相关手术（03.0，03.4-03.7，80.5，81.0，81.3，81.6，84.6）	椎板切除术或脊柱融合相关手术（03.01至03.09，03.40至03.79，80.51至80.59，81.01至81.38，81.62至81.66，84.61至84.68）	委属委管	0.48	第10位
	0.46	三级公立			三级公立	0.39	
	1.07	二级公立			二级公立	0.55	
	0.09	三级民营			三级民营	0.23	
	0.31	二级民营			二级民营	0.19	
第10位	0.36	委属委管	肺切除术（32.4，32.5）	肺切除术（32.20至32.60）	委属委管	0.30	第11位
	0.52	三级公立			三级公立	0.33	
	1.02	二级公立			二级公立	0.61	
	1.54	三级民营			三级民营	0.42	
	0.51	二级民营			二级民营	0.84	
第14位	0.04	委属委管	子宫切除术（68.4-68.7）	子宫切除术（68.41至68.90）	委属委管	0.15	第12位
	0.41	三级公立			三级公立	0.32	
	0.25	二级公立			二级公立	0.21	
	0.18	三级民营			三级民营	0.24	
	0.16	二级民营			二级民营	0.17	
第11位	0.29	委属委管	经皮冠状动脉介入治疗（00.66，36.06，36.07）	经皮冠状动脉介入治疗（00.66，36.06，36.07）	委属委管	0.25	第13位
	0.50	三级公立			三级公立	0.31	
	0.32	二级公立			二级公立	0.25	
	0.39	三级民营			三级民营	0.18	
	0.16	二级民营			二级民营	0.60	
第15位	0.20	委属委管	胆囊手术（51.0-51.9）	胆囊相关手术（51.03至51.99）	委属委管	0.35	第14位
	0.28	三级公立			三级公立	0.27	
	0.26	二级公立			二级公立	0.20	
	0.09	三级民营			三级民营	0.14	
	0.11	二级民营			二级民营	0.16	
第3位	0.79	委属委管	乳腺手术（85.4）	乳腺相关手术（85.21至85.89）	委属委管	0.10	第15位
	0.98	三级公立			三级公立	0.27	
	1.21	二级公立			二级公立	0.25	
	0.17	三级民营			三级民营	0.16	
	0.95	二级民营			二级民营	0.25	
第16位	0.02	委属委管	剖宫产（74.0，74.1，74.2，74.4，74.99）	剖宫产（74.0，74.1，74.2，74.4，74.99）	委属委管	0.05	第16位
	0.12	三级公立			三级公立	0.08	
	0.05	二级公立			二级公立	0.06	
	0.01	三级民营			三级民营	0.01	
	0.01	二级民营			二级民营	0.01	
第17位	0.00	委属委管	阴道分娩（72，73.0-73.2，73.4-73.9（伴ICD-10:Z37））	阴道分娩（72.00至72.79，73.01至73.21，73.40至73.94（伴ICD-10:Z37））	委属委管	0.18	第17位
	0.07	三级公立			三级公立	0.03	
	0.02	二级公立			二级公立	0.03	
	0.00	三级民营			三级民营	0.00	
	0.00	二级民营			二级民营	0.00	

本年度随机抽取骨折、关节切开复位内固定术（ICD-9-CM-3-CM-3 编码：79.31～79.39，79.81～79.89"）、胃切除术（ICD-9-CM-3-CM-3 编码：43.50～43.99）、直肠切除术（ICD-9-CM-3-CM-3 编码：48.40～48.69）、乳腺相关手术（ICD-9-CM-3-CM-3 编码：85.21～85.89）、肾与前列腺相关手术（ICD-9-CM-3-CM-3 编码：55.40～55.69，60.21～60.69）、阴道分娩［ICD-9-CM-3-CM-3 编码：72.00～72.79，73.01～73.21，73.40～73.94（伴 ICD-10：Z37）］6 个重点手术的出院患者，对其住院死亡率、患者术后非计划重返手术室再次手术率、平均住院日和每住院人次费用进行分析。

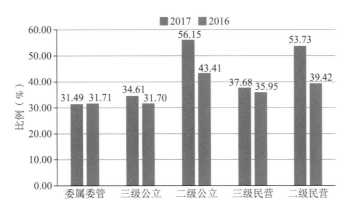

图 3-1-2-128　全国各级综合医院 20 个重点手术患者占住院患者手术人次的比例

（一）骨折、关节切开复位内固定术（2682 家医院，830 545 例患者）

1. 全国情况（图 3-1-2-129 ～图 3-1-2-132）

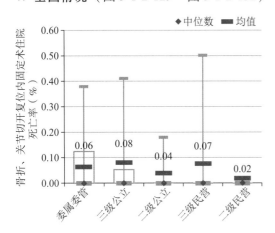

图 3-1-2-129　全国各级综合医院骨折、关节切开
复位内固定术患者住院死亡率

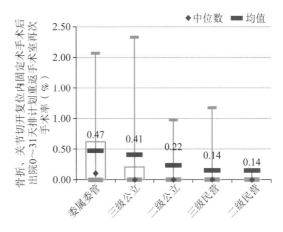

图 3-1-2-130　全国各级综合医院骨折、关节切开复位内
固定术患者手术后 0 ～ 31 天非计划重返手术室再次手术率

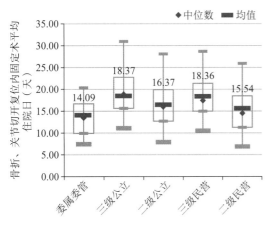

图 3-1-2-131　全国各级综合医院骨折、关节切开
复位内固定术患者平均住院日

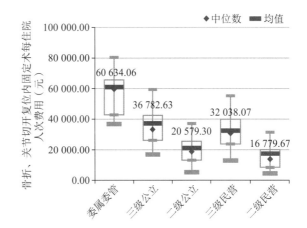

图 3-1-2-132　全国各级综合医院骨折、关节切开
复位内固定术患者每住院人次费用

2. 各省情况

（1）住院死亡率

三级公立医院平均 0.08%，13 省超均值，最大值为湖北 0.20%，最小值为宁夏 0.02%；二级公立医院平均 0.04%（7 省为 0），10 省超均值，最大值为上海 0.13%。三级民营医院平均 0.07%（21 省反馈，其中 13 省为 0），7 省超均值，最大值为湖北 0.30%；二级民营医院平均 0.02%（29 省反馈，其中

25 省为 0），3 省超均值，最大值为陕西 0.18%（图 3-1-2-133，图 3-1-2-134）。

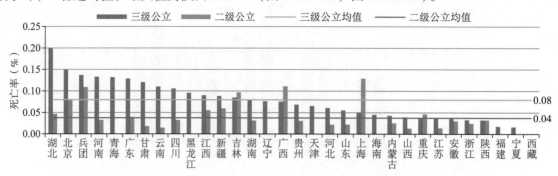

图 3-1-2-133　全国各省各级公立医院骨折、关节切开复位内固定术患者住院死亡率

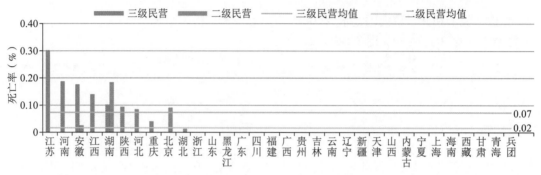

图 3-1-2-134　全国各省各级民营医院骨折、关节切开复位内固定术患者住院死亡率

（2）手术后 0～31 天非计划重返手术室再次手术率

三级公立医院平均 0.41%（2 省为 0），9 省超均值，最大值为福建 2.79%；二级公立医院平均 0.22%（6 省为 0），13 省超均值，最大值为江苏 0.83%。三级民营医院平均 0.14%（17 省反馈，其中 11 省为 0），3 省超均值，最大值为湖南 1.91%；二级民营医院平均 0.14%（29 省反馈，其中 20 省为 0），7 省超均值，最大值为江西 0.46%（图 3-1-2-135，图 3-1-2-136）。

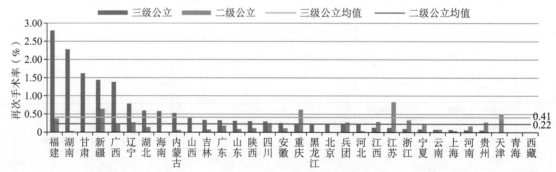

图 3-1-2-135　全国各省各级公立医院骨折、关节切开复位内固定术患者手术后 0～31 天非计划重返手术室再次手术率

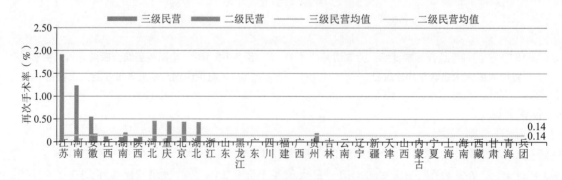

图 3-1-2-136　全国各省各级民营医院骨折、关节切开复位内固定术患者手术后 0～31 天非计划重返手术室再次手术率

（3）平均住院日

三级公立医院平均 18.37 天，17 省超均值，最大值为辽宁 25.46 天，最小值为上海 9.02 天；二级公立医院平均 16.37 天，11 省超均值，最大值为广东 22.17 天，最小值为甘肃 11.71 天。三级民营医院平均 18.36 天（21 省反馈），9 省超均值，最大值为辽宁 26.90 天，最小值为湖南 13.00 天；二级民营医院平均 15.54 天（29 省反馈），12 省超均值，最大值为青海 24.00 天，最小值为甘肃 9.00 天（图 3-1-2-137，图 3-1-2-138）。

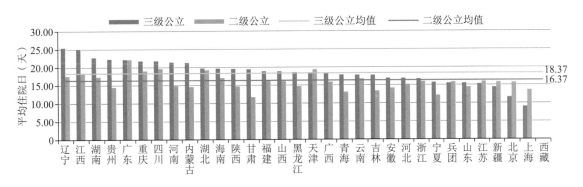

图 3-1-2-137　全国各省各级公立医院骨折、关节切开复位内固定术患者平均住院日

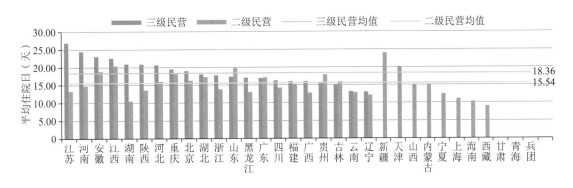

图 3-1-2-138　全国各省各级民营医院骨折、关节切开复位内固定术患者平均住院日

（4）每住院人次费用

三级公立医院平均 36 782.63 元，14 省超均值，最大值为上海 52 388.17 元，最小值为安徽 25 172.30 元；二级公立医院平均 20 579.30 元，13 省超均值，最大值为上海 45 280.29 元，最小值为甘肃 8765.84 元。三级民营医院平均 32 038.07 元（21 省反馈），9 省超均值，最大值为北京 58 493.55 元，最小值为黑龙江 19 709.62 元；二级民营医院平均 16 779.67 元（29 省反馈），12 省超均值，最大值为北京 57 477.62 元，最小值为甘肃 4500.00 元（图 3-1-2-139，图 3-1-2-140）。

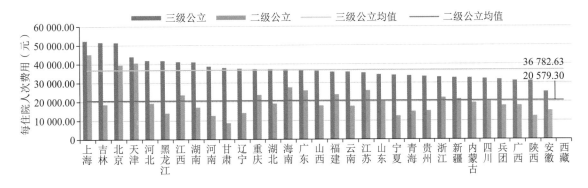

图 3-1-2-139　全国各省各级公立医院骨折、关节切开复位内固定术患者每住院人次费用

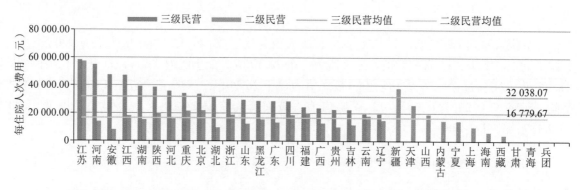

图 3-1-2-140　全国各省各级民营医院骨折、关节切开复位内固定术患者每住院人次费用

（二）胃切除术（2565 家医院，96 834 例患者）

1. 全国情况（图 3-1-2-141 ~ 图 3-1-2-144）

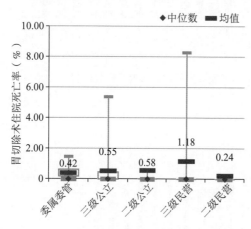

图 3-1-2-141　全国各级综合医院胃切除术
患者住院死亡率

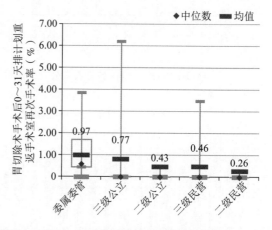

图 3-1-2-142　全国各级综合医院胃切除术患者手术后
0 ~ 31 天非计划重返手术室再次手术率

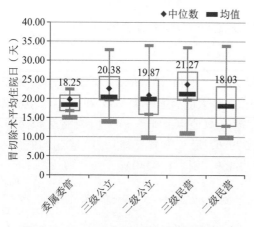

图 3-1-2-143　全国各级综合医院胃切除术
患者平均住院日

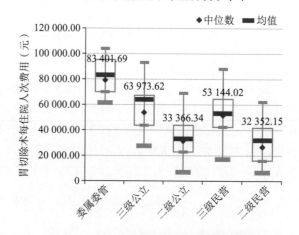

图 3-1-2-144　全国各级综合医院胃切除术
患者每住院人次费用

2. 各省情况

（1）住院死亡率

三级公立医院平均 0.55%，15 省超均值，最大值为新疆兵团 3.33%，最小值为江西 0.15%；二级公立医院平均 0.58%（15 省为 0），9 省超均值，最大值为上海 3.91%。三级民营医院平均 1.18%（20省反馈，其中 12 省为 0），5 省超均值，最大值为北京 5.45%；二级民营医院平均 0.24%（23 省反馈，其中 20 省为 0），3 省超均值，最大值为山东 4.00%（图 3-1-2-145，图 3-1-2-146）。

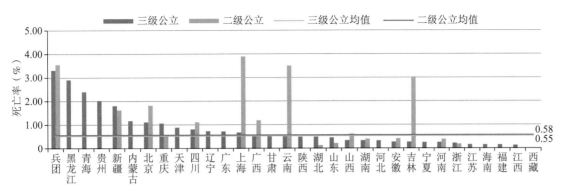

图 3-1-2-145　全国各省各级公立医院胃切除术患者住院死亡率

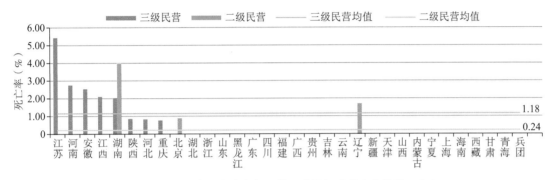

图 3-1-2-146　全国各省各级民营医院胃切除术患者住院死亡率

（2）手术后 0 ~ 31 天非计划重返手术室再次手术率

三级公立医院平均 0.77%（4 省为 0），11 省超均值，最大值为山西 2.71%；二级公立医院平均 0.43%（30 省反馈，其中 14 省为 0），12 省超均值，最大值为新疆 3.70%（图 3-1-2-147）。三级民营医院平均 0.46%（17 省反馈，浙江 6.67%、河北 5.56%、安徽 0.43%，其余均为 0），；二级民营医院平均 0.26%（24 省反馈，江苏 1.00%，其余均为 0）。

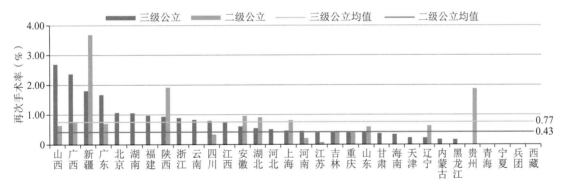

图 3-1-2-147　全国各省各级公立医院胃切除术患者手术后 0 ~ 31 天非计划重返手术室再次手术率

（3）平均住院日

三级公立医院平均 20.38 天，19 省超均值，最大值为内蒙古 26.34 天，最小值为上海 16.65 天；二级公立医院平均 19.87 天，17 省超均值，最大值为北京 31.39 天，最小值为吉林 13.39 天。三级民营医院平均 21.27 天（20 省反馈），12 省超均值，最大值为四川 35.16 天，最小值为云南 12.00 天；二级民营医院平均 18.03 天（24 省反馈），13 省超均值，最大值为北京 34.67 天，最小值为重庆 12.61 天（图 3-1-2-148，图 3-1-2-149）。

（4）每住院人次费用

三级公立医院平均 63 973.62 元，18 省超均值，最大值为天津 91 879.55 元，最小值为安徽 41 543.15 元；二级公立医院平均 33 366.34 元，16 省超均值，最大值为北京 77 813.29 元，最小值为贵州 15 856.84 元。三级民营医院平均 53 144.02 元（20 省反馈），10 省超均值，最大值为北京 105 581.46 元，最小值为云南 15 800.00 元；二级民营医院平均 32 352.15 元（24 省反馈），8 省超均值，最大值为北京 140 046.44 元，最小值为新疆 8366.83 元（图 3-1-2-150，图 3-1-2-151）。

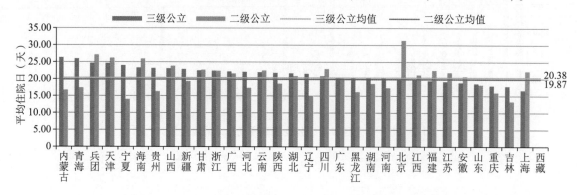

图 3-1-2-148　全国各省各级公立医院胃切除术患者平均住院日

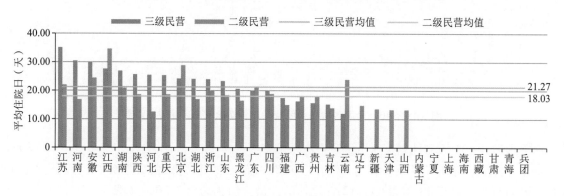

图 3-1-2-149　全国各省各级民营医院胃切除术患者平均住院日

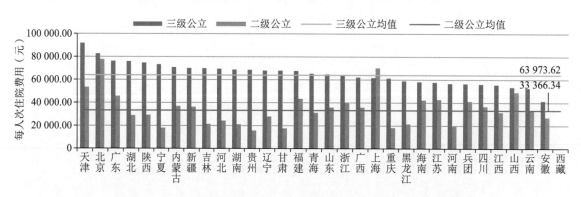

图 3-1-2-150　全国各省各级公立医院胃切除术患者每住院人次费用

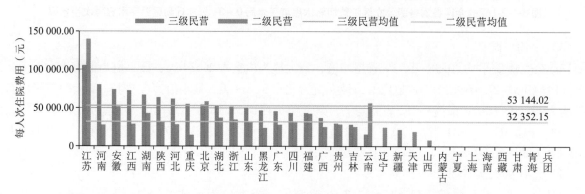

图 3-1-2-151　全国各省各级民营医院胃切除术患者每住院人次费用

（三）直肠切除术（2568 家医院，90 349 例患者）

1. 全国情况（图 3-1-2-152 ~ 图 3-1-2-155）

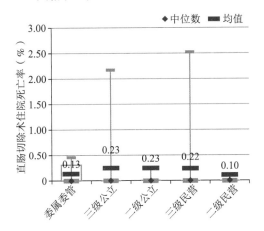

图 3-1-2-152　全国各级综合医院直肠
切除术患者住院死亡率

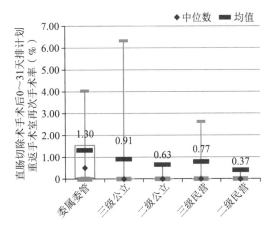

图 3-1-2-153　全国各级综合医院直肠切除术
患者术后 0 ~ 31 天重返手术室再次手术率

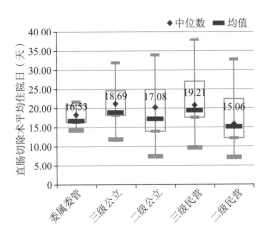

图 3-1-2-154　全国各级综合医院直肠切除术
患者平均住院日

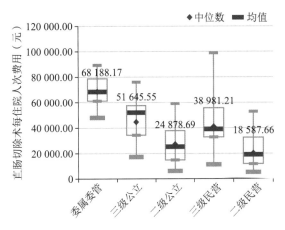

图 3-1-2-155　全国各级综合医院直肠切除术
患者每住院人次费用

2. 各省情况

（1）住院死亡率

三级公立医院平均 0.23%（4 省为 0），13 省超均值，最大值为天津 1.41%；二级公立医院平均 0.23%（15 省为 0），10 省超均值，最大值为吉林 1.36%（图 3-1-2-156）。三级民营医院平均 0.22%（19 省反馈，湖北 2.08%、北京 1.39%、广东 0.71%、山东 0.52%，其余 15 省均为 0）；二级民营医院平均 0.10%（23 省反馈，吉林 0.83%、四川 0.53%，其余 21 省均为 0）。

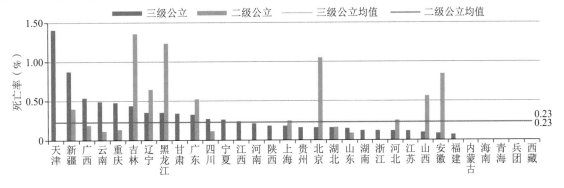

图 3-1-2-156　全国各省各级公立医院直肠切除术患者住院死亡率

（2）手术后0～31天非计划重返手术室再次手术率

三级公立医院平均0.91%（4省为0），11省超均值，最大值为山西3.21%；二级公立医院平均0.63%（30省反馈，其中13省为0），9省超均值，最大值为天津4.76%（图3-1-2-157）。三级民营医院平均0.77%（15省反馈，浙江7.94%、广东1.42%、山东0.52%，其余12省为0）；二级民营医院平均0.37%（24省反馈，江苏2.06%、江西0.98%、河北0.88%、山东0.53%，其余20省为0）。

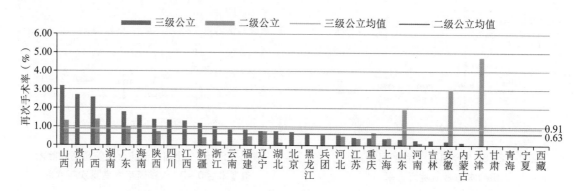

图3-1-2-157 全国各省各级公立医院直肠切除术患者手术后0～31天重返手术室再次手术率

（3）平均住院日

三级公立医院平均18.69天，23省超均值，最大值为青海27.78天，最小值为上海13.71天；二级公立医院平均17.08天，17省超均值，最大值为北京28.52天，最小值为贵州12.76天。三级民营医院平均19.21天（19省反馈），11省超均值，最大值为陕西33.60天，最小值为重庆9.22天；二级民营医院平均15.06天（24省反馈），14省超均值，最大值为北京35.75天，最小值为贵州9.00天（图3-1-2-158，图3-1-2-159）。

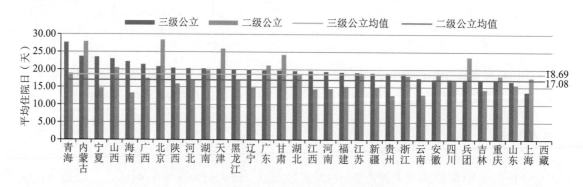

图3-1-2-158 全国各省各级公立医院直肠切除术患者平均住院日

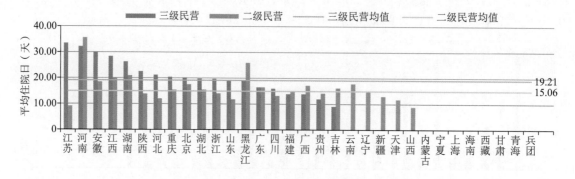

图3-1-2-159 全国各省各级民营医院直肠切除术患者平均住院日

（4）每住院人次费用

三级公立医院平均 51 645.55 元，16 省超均值，最大值为北京 81 879.85 元，最小值为云南 27 788.77 元；二级公立医院平均 24 878.69 元，11 省超均值，最大值为北京 64 221.13 元，最小值为贵州 10 041.72 元。三级民营医院平均 38 981.21 元（19 省反馈），10 省超均值，最大值为北京 102 532.01 元，最小值为重庆 7020.57 元；二级民营医院平均 18 587.66 元（24 省反馈），13 省超均值，最大值为北京 129 444.22 元，最小值为河南 7768.43 元（图 3-1-2-160，图 3-1-2-161）。

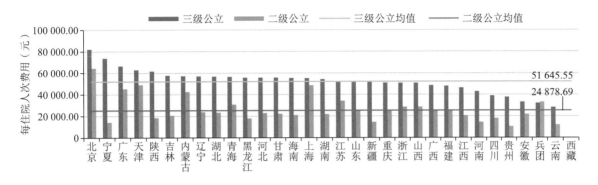

图 3-1-2-160　全国各省各级公立医院直肠切除术患者每住院人次费用

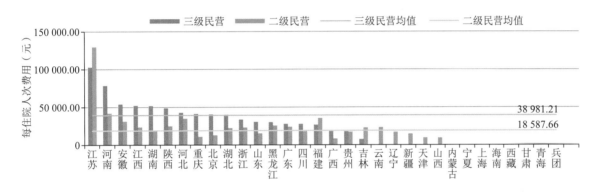

图 3-1-2-161　全国各省各级民营医院直肠切除术患者每住院人次费用

（四）乳腺相关手术（2680 家医院，465 041 例患者）

1. 全国情况（图 3-1-2-162 ~ 图 3-1-2-165）

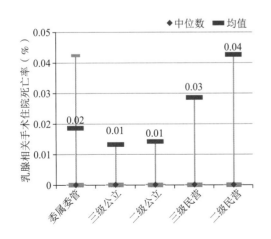

图 3-1-2-162　全国各级综合医院乳腺相关
手术患者住院死亡率

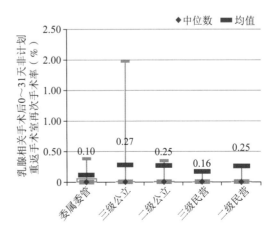

图 3-1-2-163　全国各级综合医院乳腺相关手术患者
术后 0 ~ 31 天重返手术室再次手术率

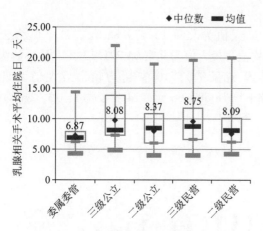

图 3-1-2-164 全国各级综合医院乳腺相关
手术患者平均住院日

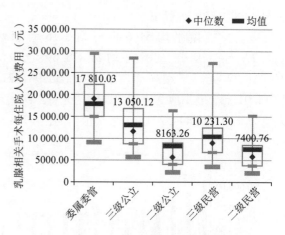

图 3-1-2-165 全国各级综合医院乳腺相关
手术患者每住院人次费用

2. 各省情况

（1）住院死亡率

三级公立医院平均 0.01%（15 省为 0），8 省超均值，最大值为黑龙江 0.24%；二级公立医院平均 0.01%（25 省为 0），5 省超均值，最大值为黑龙江 0.15%（图 3-1-2-166）。三级民营医院平均 0.03%（21 省反馈，北京 0.35%、安徽 0.19%，其余 19 省为 0）；二级民营医院平均 0.04%（28 省反馈，吉林 0.94%、湖南 0.31%，其余 26 省为 0）。

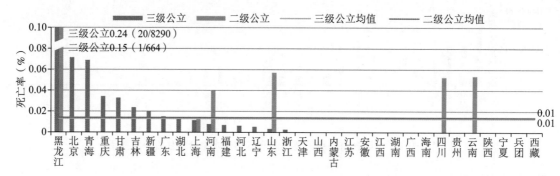

图 3-1-2-166 全国各省各级公立医院乳腺相关手术患者住院死亡率

（2）手术后 0～31 天非计划重返手术室再次手术率

三级公立医院平均 0.27%（3 省为 0），8 省超均值，最大值为山西 1.39%；二级公立医院平均 0.25%（30 省反馈，其中 7 省为 0），14 省超均值，最大值为内蒙古 0.89%（图 3-1-2-167）。三级民营医院平均 0.16%（18 省反馈，浙江 2.06%、河南 0.21%，其余 16 省为 0）；二级民营医院平均 0.25%（28 省反馈，山东 1.93%、江西 0.76%、贵州 0.52%、广东 0.16%，其余 24 省为 0）。

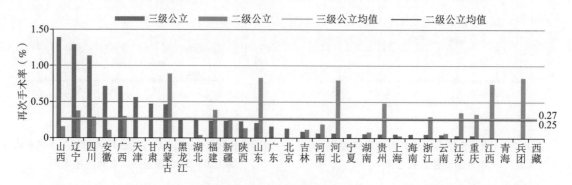

图 3-1-2-167 全国各省各级公立医院乳腺相关手术患者手术后 0～31 天重返手术室再次手术率

（3）平均住院日

三级公立医院平均8.08天，21省超均值，最大值为内蒙古12.88天，最小值为上海6.12天；二级公立医院平均8.37天，18省超均值，最大值为北京13.97天，最小值为海南5.94天。三级民营医院平均8.75天（21省反馈），11省超均值，最大值为四川20.93天，最小值为福建5.54天；二级民营医院平均8.09天（28省反馈），15省超均值，最大值为广西13.30天，最小值为福建5.81天（图3-1-2-168，图3-1-2-169）。

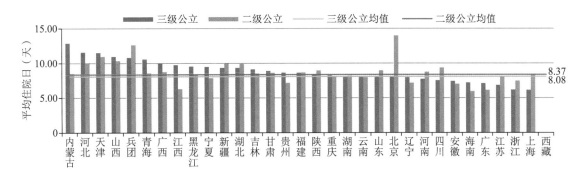

图3-1-2-168 全国各省各级公立医院乳腺相关手术患者平均住院日

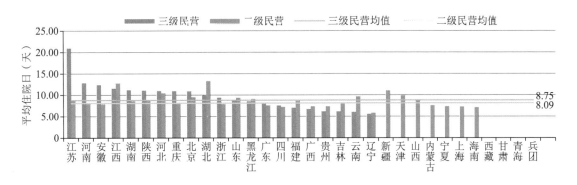

图3-1-2-169 全国各省各级民营医院乳腺相关手术患者平均住院日

（4）每住院人次费用

三级公立医院平均13 050.12元，15省超均值，最大值为河北19 161.18元，最小值为云南8410.83元；二级公立医院平均8163.26元，7省超均值，最大值为上海14 627.99元，最小值为青海3465.31元。三级民营医院平均10 231.30元（21省反馈），8省超均值，最大值为四川19 672.49元，最小值为云南4035.08元；二级民营医院平均7400.76元（28省反馈），12省超均值，最大值为北京15 941.22元，最小值为甘肃2104.00元（图3-1-2-170，图3-1-2-171）。

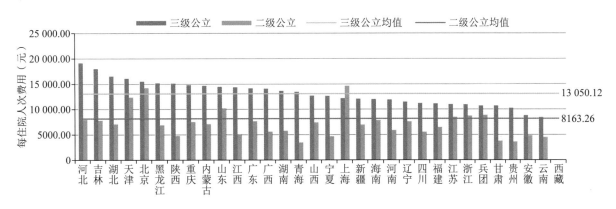

图3-1-2-170 全国各省各级公立医院乳腺相关手术患者每住院人次费用

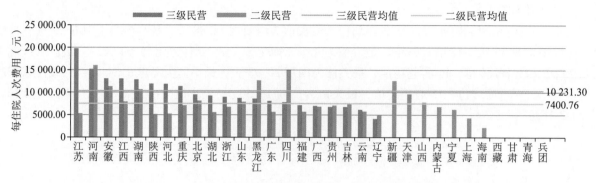

图 3-1-2-171　全国各省各级民营医院乳腺相关手术患者每住院人次费用

（五）肾与前列腺相关手术（2636 家医院，260 200 例患者）

1. 全国情况（图 3-1-2-172 ~ 图 3-1-2-175）

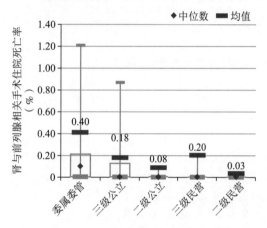

图 3-1-2-172　全国各级综合医院肾与前列腺
相关手术患者住院死亡率

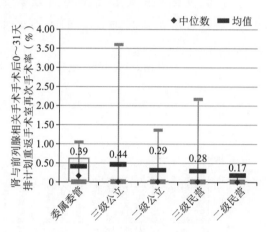

图 3-1-2-173　全国各级综合医院肾与前列腺相关
手术患者术后 0 ~ 31 天重返手术室再次手术率

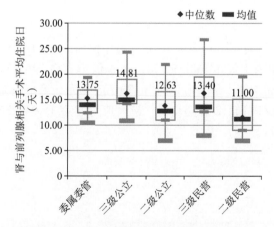

图 3-1-2-174　全国各级综合医院肾与前列腺
相关手术患者平均住院日

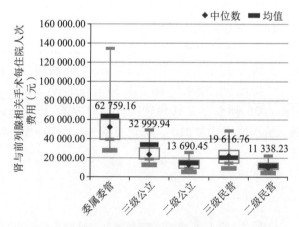

图 3-1-2-175　全国各级综合医院肾与前列腺相关
手术患者每住院人次费用

2. 各省情况

（1）住院死亡率

三级公立医院平均 0.18%（其中宁夏为 0），10 省超均值，最大值为吉林 1.84%；二级公立医院平均 0.08%（30 省反馈，其中 11 省为 0），9 省超均值，最大值为北京 0.40%（图 3-1-2-176）。三级民营医院平均 0.20%（21 省反馈，北京 5.83%、四川 1.59%、广东 0.24%，其余 18 省均为 0）；二级民营医院平均 0.03%（26 省反馈，北京 3.85%、新疆 0.48%、江西 0.14%，其余 23 省均为 0）。

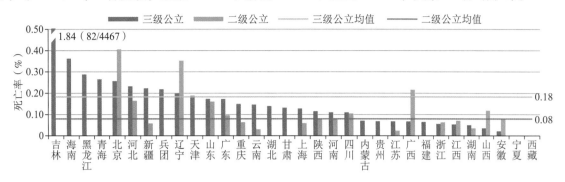

图 3-1-2-176　全国各省各级公立医院肾与前列腺相关手术患者住院死亡率

（2）手术后 0～31 天非计划重返手术室再次手术率

三级公立医院平均 0.44%（4 省为 0），10 省超均值，最大值为安徽 1.84%；二级公立医院平均 0.29%（30 省反馈，其中 10 省为 0），10 省超均值，最大值为安徽 1.19%。三级民营医院平均 0.28%（16 省反馈，其中 10 省为 0），4 省超均值，最大值为江西 1.00%；二级民营医院平均 0.17%（25 省反馈，其中 18 省为 0），4 省超均值，最大值为河北 0.75%（图 3-1-2-177，图 3-1-2-178）。

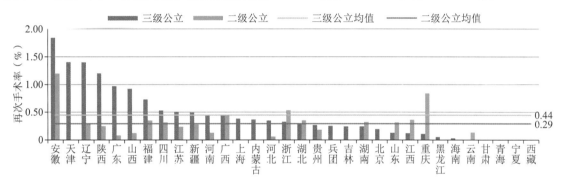

图 3-1-2-177　全国各省各级公立医院肾与前列腺相关手术患者手术后 0～31 天重返手术室再次手术率

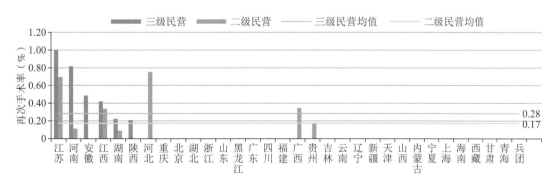

图 3-1-2-178　全国各省各级民营医院肾与前列腺相关手术患者手术后 0～31 天重返手术室再次手术率

（3）平均住院日

三级公立医院平均 14.81 天，22 省超均值，最大值为天津 19.55 天，最小值为上海 10.80 天；二级公立医院平均 12.63 天（30 省反馈），16 省超均值，最大值为北京 18.46 天，最小值为辽宁 8.80 天。三级民营医院平均 13.40 天（21 省反馈），14 省超均值，最大值为湖南 26.80 天，最小值为重庆 8.52 天；二级民营医院平均 11.00 天（26 省反馈），13 省超均值，最大值为北京 16.31 天，最小值为宁夏 7.20 天（图 3-1-2-179，图 3-1-2-180）。

（4）每住院人次费用

三级公立医院平均 32 999.94 元，8 省超均值，最大值为湖南 75 866.96 元，最小值为云南 20 138.29

元；二级公立医院平均 13 690.45 元（30 省反馈），13 省超均值，最大值为福建 31 992.58 元，最小值为宁夏 7721.29 元。三级民营医院平均 19 616.76 元（20 省反馈），13 省超均值，最大值为湖南 60 200.50 元，最小值为重庆 9939.35 元；二级民营医院平均 11 338.23 元（26 省反馈），13 省超均值，最大值为北京 39 342.14 元，最小值为吉林 6146.11 元（图 3-1-2-181，图 3-1-2-182）。

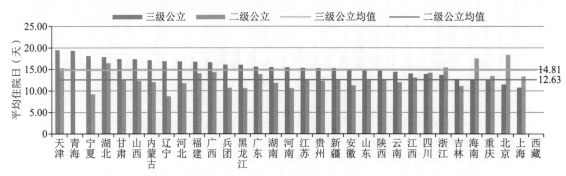

图 3-1-2-179 全国各省各级公立医院肾与前列腺相关手术患者平均住院日

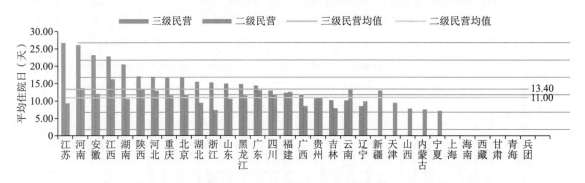

图 3-1-2-180 全国各省各级民营医院肾与前列腺相关手术患者平均住院日

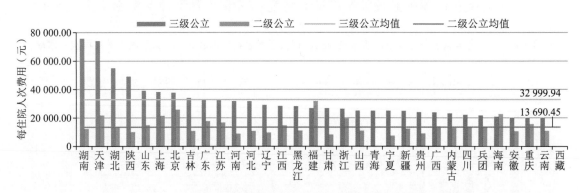

图 3-1-2-181 全国各省各级公立医院肾与前列腺相关手术每住院人次费用

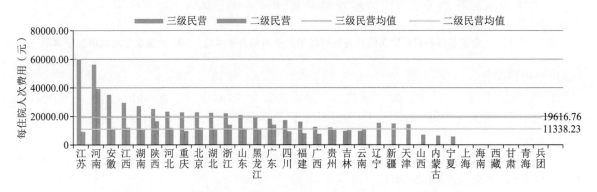

图 3-1-2-182 全国各省各级民营医院肾与前列腺相关手术每住院人次费用

（六）阴道分娩（2635 家医院，1 959 552 例患者）

1. 全国情况（图 3-1-2-183 ~ 图 3-1-2-186）

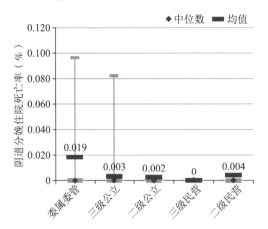

图 3-1-2-183　全国各级综合医院阴道
分娩患者住院死亡率

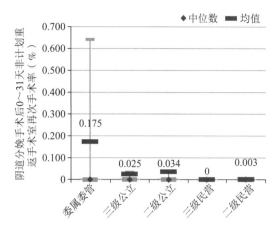

图 3-1-2-184　全国各级综合医院阴道分娩
患者术后 0 ~ 31 天重返手术室再次手术率

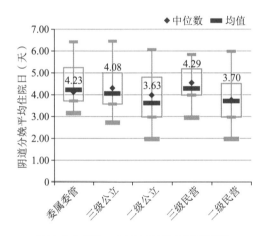

图 3-1-2-185　全国各级综合医院阴道
分娩患者平均住院日

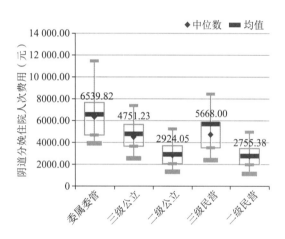

图 3-1-2-186　全国各级综合医院阴道
分娩患者每住院人次费用

2. 各省情况

（1）住院死亡率

三级公立医院平均 0.003%（17 省为 0），10 省超均值，最大值为新疆兵团 0.026%；二级公立医院平均 0.002%（20 省为 0），9 省超均值，最大值为贵州 0.014%（图 3-1-2-187）。三级民营医院 20 省反馈均为 0，二级民营医院平均 0.004%（27 省反馈，安徽 0.025%、广东 0.012%、江西 0.008%、江苏 0.007%、河南 0.003%，其余 22 省均为 0）。

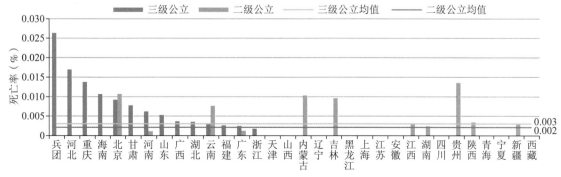

图 3-1-2-187　全国各省各级公立医院阴道分娩患者住院死亡率

（2）手术后0~31天内非计划重返手术室再次手术率

三级公立医院平均0.025%（13省为0），9省超均值，最大值为湖南0.161%；二级公立医院平均0.034%（17省为0），5省超均值，最大值为湖北0.350%（图3-1-2-188）。三级民营医院16省反馈均为0；二级民营医院平均0.003%（26省反馈，福建0.021%、江苏0.015%、河南0.005%，其余23省均为0）。

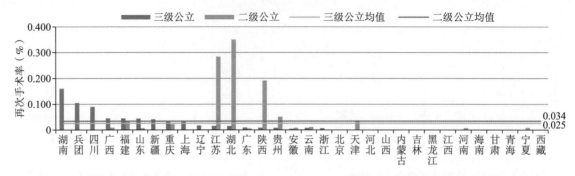

图3-1-2-188　全国各省各级公立医院阴道分娩患者手术后0~31天内重返手术室再次手术率

（3）平均住院日

三级公立医院平均4.08天，18省超均值，最大值为湖南5.50天，最小值为贵州3.26天；二级公立医院平均3.63天，17省超均值，最大值为上海5.17天，最小值为辽宁2.68天。三级民营医院平均4.29天（21省反馈），14省超均值，最大值为河北5.38天，最小值为重庆3.36天；二级民营医院平均3.70天（27省反馈），20省超均值，最大值为北京5.70天，最小值为江西2.47天（图3-1-2-189，图3-1-2-190）。

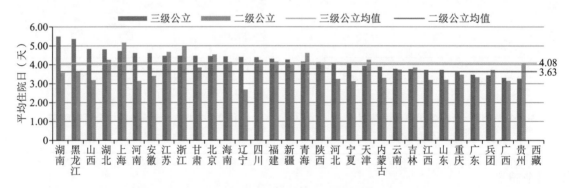

图3-1-2-189　全国各省各级公立医院阴道分娩患者平均住院日

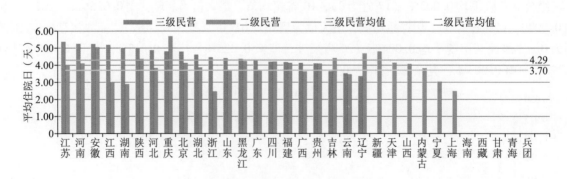

图3-1-2-190　全国各省各级民营医院阴道分娩患者平均住院日

（4）每住院人次费用

三级公立医院平均4751.23元，14省超均值，最大值为浙江5892.75元，最小值为宁夏2524.97元；二级公立医院平均2924.05元，18省超均值，最大值为天津5566.76元，最小值为宁夏1506.01

元。三级民营医院平均 5668.00 元（21 省反馈），12 省超均值，最大值为北京 14 437.01 元，最小值为贵州 1706.30 元；二级民营医院平均 2755.38 元（27 省反馈），18 省超均值，最大值为上海 6584.68 元，最小值为宁夏 1675.28 元（图 3-1-2-191，图 3-1-2-192）。

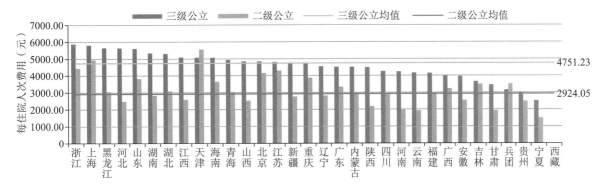

图 3-1-2-191 全国各省各级公立医院阴道分娩患者每住院人次费用

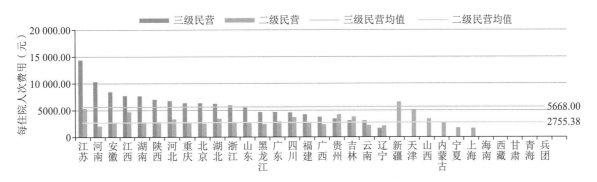

图 3-1-2-192 全国各省各级民营医院阴道分娩患者每住院人次费用

七、重点肿瘤患者（住院非手术治疗/住院手术治疗）相关指标分析

16 个重点肿瘤患者（住院非手术治疗）和 14 个重点肿瘤患者（住院手术治疗）人数占出院人次比例，2 年均以委属委管最高，二级公立最低，其中重点肿瘤患者（住院手术治疗）人数占住院手术患者人次比例也以委属委管最高，二级公立最低（表 3-1-2-10，表 3-1-2-11，图 3-1-2-193 ~ 图 3-1-2-195）。

表 3-1-2-10 重点肿瘤患者住院死亡率

重点肿瘤名称及ICD编码	重点肿瘤患者（住院非手术治疗）				分类	重点肿瘤患者（住院手术治疗）			
	排名	2016年	2017年	排名		排名	2016年	2017年	排名
		数值（%）	数值（%）				数值（%）	数值（%）	
胰腺癌（C25）	第1位	1.7	1.31	第1位	委属委管	第1位	0.93	1.42	第1位
		5.1	4.49		三级公立		2.01	2.38	
		7.27	8.28		二级公立		3.02	6.80	
		8.76	8.87		三级民营		2.70	0.00	
		7.21	9.30		二级民营		3.59	5.37	
肝癌（C22）	第2位	1.09	0.81	第2位	委属委管	第2位	0.46	0.47	第3位
		4.17	3.97		三级公立		0.95	0.98	
		5.99	5.83		二级公立		2.25	4.67	
		7.47	8.01		三级民营		1.82	0.68	
		6.88	6.89		二级民营		2.50	2.51	
肺癌（C34）	第3位	0.64	0.56	第3位	委属委管	第3位	0.25	0.53	第2位
		2.47	2.33		三级公立		0.87	1.22	
		4.08	4.46		二级公立		3.19	4.99	
		5.95	5.93		三级民营		3.67	1.29	
		5.02	5.37		二级民营		1.78	5.79	

续表

重点肿瘤名称及ICD编码	排名	非手术2016年数值(%)	非手术2017年数值(%)	排名	分类	排名	手术2016年数值(%)	手术2017年数值(%)	排名
肾癌（C64）	第4位	1.02	0.71	第4位	委属委管	第10位	0.17	0.15	第11位
		2.47	2.33		三级公立		0.19	0.21	
		4.14	4.38		二级公立		1.49	0.92	
		5.96	4.76		三级民营		0.00	0.78	
		3.19	4.89		二级民营		1.23	1.14	
膀胱癌（C67）	第5位	0.74	1.26	第5位	委属委管	第7位	0.64	0.30	第7位
		2.09	1.83		三级公立		0.39	0.41	
		2.24	2.58		二级公立		0.64	0.94	
		2.01	2.87		三级民营		0.00	0.70	
		2.54	2.57		二级民营		0.81	0.63	
食管癌（C15）	第6位	0.54	0.28	第6位	委属委管	第4位	0.52	1.20	第4位
		1.85	1.56		三级公立		0.73	0.90	
		2.47	2.88		二级公立		1.37	2.42	
		2.82	2.72		三级民营		1.18	0.70	
		2.23	2.84		二级民营		1.04	1.03	
胃癌（C16）	第7位	0.55	0.40	第7位	委属委管	第5位	0.38	0.70	第5位
		1.77	1.51		三级公立		0.58	0.67	
		2.6	2.91		二级公立		0.97	1.77	
		4.15	4.35		三级民营		0.65	0.90	
		3.56	3.74		二级民营		1.35	1.68	
喉癌（C32）	第8位	0.38	0.48	第8位	委属委管	第8位	0.00	0.09	第8位
		1.7	1.47		三级公立		0.26	0.36	
		3.26	4.14		二级公立		1.28	2.65	
		6.01	1.94		三级民营		1.72	0.00	
		6.98	3.76		二级民营		4.44	0.00	
前列腺癌（C61）	第9位	0.71	0.56	第9位	委属委管	第9位	0.00	0.17	第10位
		1.27	1.16		三级公立		0.26	0.27	
		2.49	2.24		二级公立		0.75	0.95	
		2.41	1.88		三级民营		3.24	0.00	
		2.75	2.70		二级民营		0.00	0.45	
结直肠癌（C18,C20）	第10位	0.26	0.23	第10位	委属委管	第6位	0.27	0.34	第6位
		1.23	1.06		三级公立		0.56	0.58	
		2.78	2.96		二级公立		0.95	1.54	
		3.58	3.87		三级民营		0.74	0.81	
		3	3.53		二级民营		0.96	0.76	
淋巴瘤（C81~C85）	第11位	0.42	0.39	第11位	委属委管	/	/	/	/
		1.15	1.02		三级公立		/	/	
		2.28	3.54		二级公立		/	/	
		2.85	2.86		三级民营		/	/	
		2.64	2.96		二级民营		/	/	
卵巢癌（C56）	第12位	0.09	0.20	第12位	委属委管	第11位	0.07	0.05	第9位
		0.89	0.83		三级公立		0.17	0.35	
		2.41	2.60		二级公立		0.76	1.24	
		2.5	3.67		三级民营		0.00	0.29	
		2.02	3.55		二级民营		0.22	0.55	
鼻咽癌（C11）	第14位	0.11	0.06	第13位	委属委管	/	/	/	/
		0.68	0.66		三级公立		/	/	
		2.71	2.61		二级公立		/	/	
		2.71	1.35		三级民营		/	/	
		3.64	2.39		二级民营		/	/	
宫颈癌（C53,D06）	第13位	0.13	0.10	第14位	委属委管	第12位	0.01	0.04	第13位
		0.76	0.58		三级公立		0.07	0.08	
		1.75	2.03		二级公立		0.48	0.47	
		1.46	1.49		三级民营		0.07	0.28	
		2.29	1.61		二级民营		0.09	0.82	
甲状腺癌（C37）	第15位	0.1	0.04	第15位	委属委管	第14位	0.02	0.02	第14位
		0.43	0.36		三级公立		0.03	0.03	
		1.01	1.02		二级公立		0.31	0.06	
		1.43	1.15		三级民营		0.00	0.00	
		0.98	0.51		二级民营		0.00	0.13	

续表

重点肿瘤名称及ICD编码	重点肿瘤患者（住院非手术治疗）				分类	重点肿瘤患者（住院手术治疗）			
	2016年		2017年			2016年		2017年	
	排名	数值（%）	数值（%）	排名		排名	数值（%）	数值（%）	排名
乳腺癌（C50）	第16位	0.08	0.07	第16位	委属委管	第13位	0.01	0.11	第12位
		0.35	0.31		三级公立		0.04	0.10	
		1.24	1.25		二级公立		0.50	0.53	
		1.3	0.95		三级民营		0.00	0.03	
		3.27	2.03		二级民营		0.14	0.54	

注：以 2017 年三级公立医院排序，下同。

表 3-1-2-11　重点肿瘤患者（住院手术治疗）术后 0～31 天非计划重返手术室再次手术率

2016年			重点手术名称及ICD编码	2017年		
排名	数值（%）	分类		分类	数值（%）	排名
第1位	0.25	委属委管	肺癌（C34）	委属委管	0.53	第1位
	0.87	三级公立		三级公立	1.22	
	3.19	二级公立		二级公立	4.99	
	3.67	三级民营		三级民营	1.29	
	1.78	二级民营		二级民营	5.79	
第3位	0.27	委属委管	结直肠癌（C18，C20）	委属委管	0.34	第2位
	0.56	三级公立		三级公立	0.58	
	0.95	二级公立		二级公立	1.54	
	0.74	三级民营		三级民营	0.81	
	0.96	二级民营		二级民营	0.76	
第2位	0.38	委属委管	胃癌（C16）	委属委管	0.70	第3位
	0.58	三级公立		三级公立	0.67	
	0.97	二级公立		二级公立	1.77	
	0.65	三级民营		三级民营	0.90	
	1.35	二级民营		二级民营	1.68	
第5位	0.01	委属委管	乳腺癌（C50）	委属委管	0.11	第4位
	0.04	三级公立		三级公立	0.10	
	0.5	二级公立		二级公立	0.53	
	0	三级民营		三级民营	0.03	
	0.14	二级民营		二级民营	0.54	
第6位	0.46	委属委管	肝癌（C22）	委属委管	0.47	第5位
	0.95	三级公立		三级公立	0.98	
	2.25	二级公立		二级公立	4.67	
	1.82	三级民营		三级民营	0.68	
	2.5	二级民营		二级民营	2.51	
第4位	0.52	委属委管	食管癌（C15）	委属委管	1.20	第6位
	0.73	三级公立		三级公立	0.90	
	1.37	二级公立		二级公立	2.42	
	1.18	三级民营		三级民营	0.70	
	1.04	二级民营		二级民营	1.03	
第9位	0.93	委属委管	胰腺癌（C25）	委属委管	1.42	第7位
	2.01	三级公立		三级公立	2.38	
	3.02	二级公立		二级公立	6.80	
	2.7	三级民营		三级民营	0.00	
	3.59	二级民营		二级民营	5.37	
第10位	0.64	委属委管	膀胱癌（C67）	委属委管	0.30	第8位
	0.39	三级公立		三级公立	0.41	
	0.64	二级公立		二级公立	0.94	
	0	三级民营		三级民营	0.70	
	0.81	二级民营		二级民营	0.63	

续表

2016年			重点手术名称及ICD编码	2017年		
排名	数值（%）	分类		分类	数值（%）	排名
第8位	0.17	委属委管	肾癌（C64）	委属委管	0.15	第9位
	0.19	三级公立		三级公立	0.21	
	1.49	二级公立		二级公立	0.92	
	0	三级民营		三级民营	0.78	
	1.23	二级民营		二级民营	1.14	
第11位	0.01	委属委管	宫颈癌（C53，D06）	委属委管	0.04	第10位
	0.07	三级公立		三级公立	0.08	
	0.48	二级公立		二级公立	0.47	
	0.07	三级民营		三级民营	0.28	
	0.09	二级民营		二级民营	0.82	
第7位	0.02	委属委管	甲状腺癌（C37）	委属委管	0.02	第11位
	0.03	三级公立		三级公立	0.03	
	0.31	二级公立		二级公立	0.06	
	0	三级民营		三级民营	0.00	
	0	二级民营		二级民营	0.13	
第10位	0.93	委属委管	卵巢癌（C56）	委属委管	0.27	第11位
	0.89	三级公立		三级公立	0.44	
	1.98	二级公立		二级公立	0.61	
	0.00	三级民营		三级民营	0.00	
	0.00	二级民营		二级民营	0.00	
第5位	1.19	委属委管	前列腺癌（C61）	委属委管	0.45	第12位
	1.26	三级公立		三级公立	0.40	
	1.59	二级公立		二级公立	0.32	
	0.57	三级民营		三级民营	0.00	
	1.41	二级民营		二级民营	0.00	
第12位	0.28	委属委管	宫颈癌（C53，D06）	委属委管	0.30	第13位
	0.87	三级公立		三级公立	0.39	
	1.73	二级公立		二级公立	0.39	
	0.53	三级民营		三级民营	0.94	
	0.10	二级民营		二级民营	0.38	
第14位	0.35	委属委管	甲状腺癌（C37）	委属委管	0.18	第14位
	0.37	三级公立		三级公立	0.28	
	1.00	二级公立		二级公立	0.14	
	0.22	三级民营		三级民营	0.54	
	0.52	二级民营		二级民营	0.33	

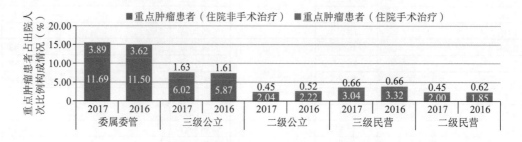

图3-1-2-193　全国各级综合医院重点肿瘤患者占出院人次比例构成情况

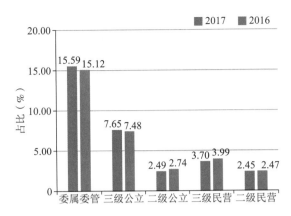

图 3-1-2-194 全国各级综合医院重点肿瘤患者
（住院非手术治疗和住院手术治疗）占出院人次比例

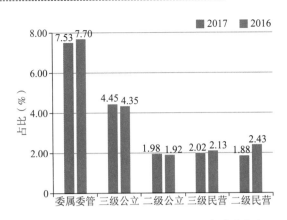

图 3-1-2-195 全国各级综合医院重点肿瘤患者
（住院手术治疗）占住院手术患者人次比例

本年度随机抽取食管癌、胰腺癌、膀胱癌、肾癌、宫颈癌 5 个重点肿瘤，对其住院非手术治疗患者和住院手术治疗患者的相关指标进行分析，其中本年度住院非手术治疗的病种未统计重返类指标。

注：肿瘤非手术治疗是指通过放疗、化疗、介入、生物治疗、内分泌治疗、中医中药治疗、热疗和射频消融等（非外科手术切除）方法治疗肿瘤，包括 ICD-10 四位亚目编码是 Z51.0 放射治疗疗程、Z51.1 肿瘤化学治疗疗程、Z51.2 其他化学治疗、Z51.5 恶性肿瘤支持治疗及 Z51.8 其他特指治疗。

（一）食管癌

1. 全国情况（图 3-1-2-196 ～ 图 3-1-2-202）

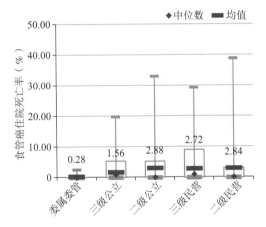

图 3-1-2-196 全国各级综合医院食管癌
患者住院死亡率（住院非手术治疗）

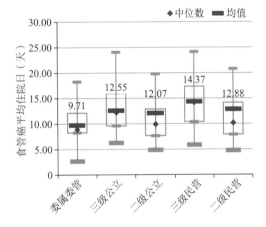

图 3-1-2-197 全国各级综合医院食管癌患者
平均住院日（住院非手术治疗）

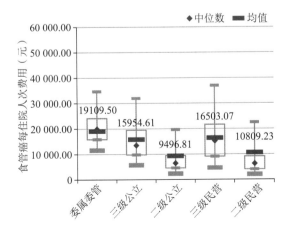

图 3-1-2-198 全国各级综合医院食管癌每住院
人次费用（住院非手术治疗）

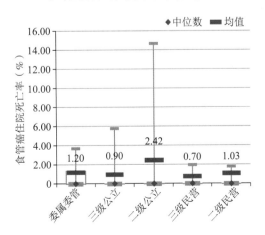

图 3-1-2-199 全国各级综合医院食管癌患者
住院死亡率（住院手术治疗）

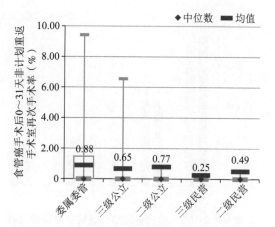

图 3-1-2-200　全国各级综合医院食管癌患者手术后
0～31天非计划重返手术室再次手术率（住院手术治疗）

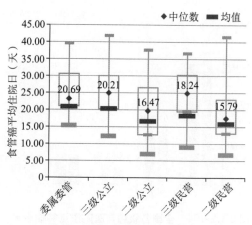

图 3-1-2-201　全国各级综合医院食管癌患者
平均住院日（住院手术治疗）

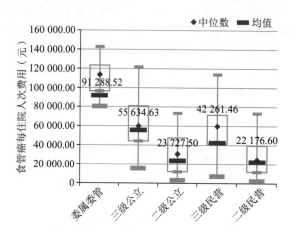

图 3-1-2-202　全国各级综合医院食管癌每住院人次费用（住院手术治疗）

2. 各省情况

（1）住院死亡率

三级公立医院住院死亡率（住院非手术治疗）平均1.56%，17省超均值，最大值为黑龙江6.20%，最小值为甘肃0.19%；二级公立医院平均2.88%（其中2省为0），14省超均值，最大值为黑龙江13.78%。三级民营医院平均2.72%（18省反馈，其中5省为0），8省超均值，最大值为辽宁15.38%；二级民营医院平均2.84%（28省反馈，其中9省为0），10省超均值，最大值为黑龙江21.60%（图3-1-2-203，图3-1-2-204）。

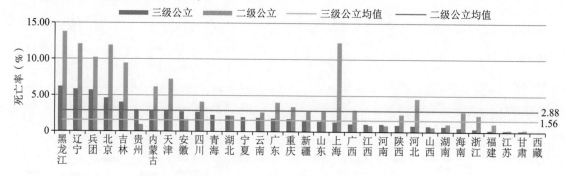

图 3-1-2-203　全国各省各级公立医院食管癌患者住院死亡率（住院非手术治疗）

三级公立医院住院死亡率（住院手术治疗）平均0.90%（8省为0），15省超均值，最大值为辽宁3.93%；二级公立医院平均2.42%（30省反馈，其中11省为0），9省超均值，最大值为吉林14.89%（图3-1-2-205）。三级民营医院平均0.70%（16省反馈，北京11.76%、江苏1.45%，其余14省为0）；

二级民营医院平均 1.03%（25 省反馈，广东 14.29%、四川 6.67%、吉林 3.03%、山东 0.86%、江苏 0.40%、河南 0.20%，其余 19 省为 0）。

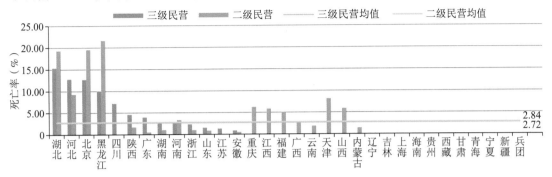

图 3-1-2-204　全国各省各级民营医院食管癌患者住院死亡率（住院非手术治疗）

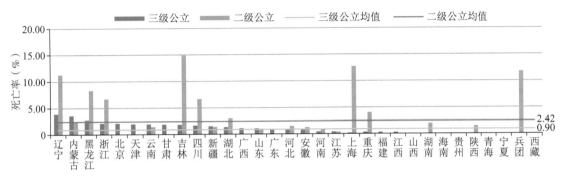

图 3-1-2-205　全国各省各级公立医院食管癌患者住院死亡率（住院手术治疗）

（2）重返类指标

三级公立医院平均 0.65%（10 省为 0），11 省超均值，最大值为广西 6.64%；二级公立医院平均 0.77%（29 省反馈，其中 18 省为 0），10 省超均值，最大值为广东 3.45%（图 3-1-2-206）。三级民营医院平均 0.25%（13 省反馈，河南 1.64%，其余 12 省为 0）、二级民营医院平均 0.49%（23 省反馈，河北 2.38%、江苏 0.96%、河南 0.91%，其余 20 省为 0）。

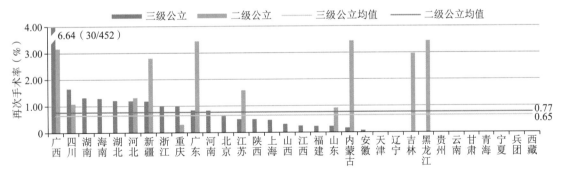

图 3-1-2-206　全国各省各级公立医院食管癌患者手术后 0～31 天非计划重返手术室再次手术率（住院手术治疗）

（3）患者平均住院日

三级公立医院均住院日（住院非手术治疗）平均 12.55 天，18 省超均值，最大值为宁夏 17.82 天，最小值为上海 6.32 天；二级公立医院平均 12.07 天，13 省超均值，最大值为山西 17.82 天，最小值为甘肃 8.02 天（图 3-1-2-207）。三级民营医院平均 14.37 天（19 省反馈），11 省超均值，最大值为浙江 22.85 天，最小值为湖南 5.40 天；二级民营医院平均 12.88 天（29 省反馈），11 省超均值，最大值为广西 23.31 天，最小值为天津 4.00 天（图 3-1-2-208）。

三级公立医院平均住院日（住院手术治疗）平均 20.21 天，21 省超均值，最大值为青海 28.93 天，最小值为福建 9.74 天；二级公立医院平均 16.47 天（30 省反馈），14 省超均值，最大值为北京 28.22

天，最小值为海南 6.50 天（图 3-1-2-209）。三级民营医院平均 18.24 天（16 省反馈），12 省超均值，最大值为重庆 40.00 天，最小值为安徽 11.32 天；二级民营医院平均 15.79 天（24 省反馈），11 省超均值，最大值为广东 38.57 天，最小值为甘肃 6.00 天（图 3-1-2-210）。

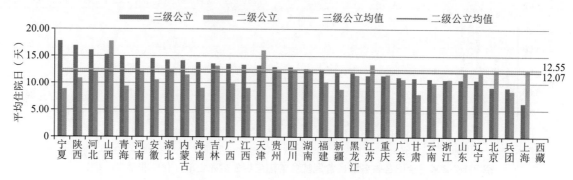

图 3-1-2-207　全国各省各级公立医院食管癌患者平均住院日（住院非手术治疗）

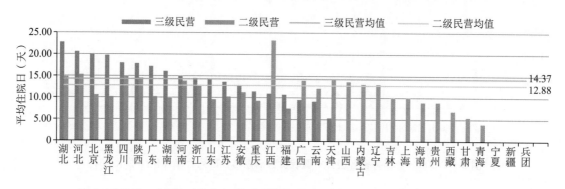

图 3-1-2-208　全国各省各级民营医院食管癌患者平均住院日（住院非手术治疗）

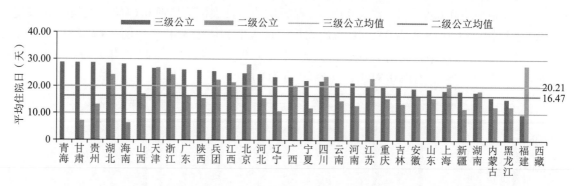

图 3-1-2-209　全国各省各级公立医院食管癌患者平均住院日（住院手术治疗）

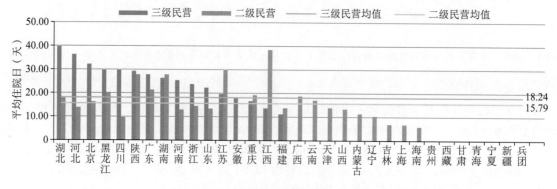

图 3-1-2-210　全国各省各级民营医院食管癌患者平均住院日（住院手术治疗）

4）平均住院费用

三级公立医院食管癌患者每住院人次费用（住院非手术治疗）平均 15 954.61 元，17 省超均值，最大值为天津 24 405.53 元，最小值为新疆兵团 10 515.16 元；二级公立医院平均 9496.81 元，9 省超均值，最大值为上海 20 391.98 元，最小值为甘肃 4322.44 元（图 3-1-2-211）。三级民营医院平均 16 503.07 元（19 省反馈），11 省超均值，最大值为山东 31 067.46 元，最小值为湖南 5726.00 元；二级民营医院平均 10 809.23 元（29 省反馈），11 省超均值，最大值为上海 27 817.89 元，最小值为新疆 3101.00 元（图 3-1-2-212）。

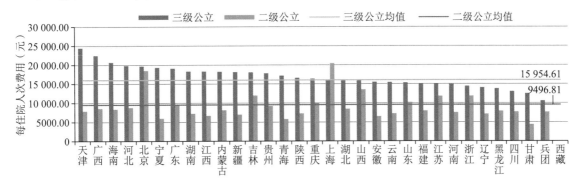

图 3-1-2-211　全国各省各级公立医院食管癌患者每住院人次费用（住院非手术治疗）

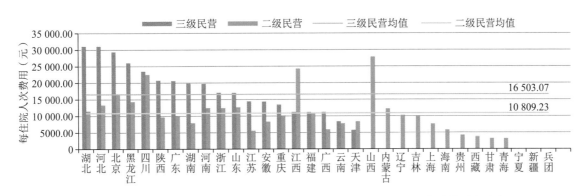

图 3-1-2-212　全国各省各级民营医院食管癌患者每住院人次费用（住院非手术治疗）

三级公立医院食管癌患者每住院人次费用（院非手术治疗）平均 55 634.63 元，21 省超均值，最大值为北京 95 008.99 元，最小值为福建 29 730.72 元；二级公立医院平均 23 727.50 元（30 省反馈），13 省超均值，最大值为北京 75 896.14 元，最小值为甘肃 4576.66 元（图 3-1-2-213）。三级民营医院平均 42 261.46 元（16 省反馈），13 省超均值，最大值为辽宁 114 807.10 元，最小值为广东 22 804.53 元；二级民营医院平均 22 176.60 元（24 省反馈），9 省超均值，最大值为北京 84 325.37 元，最小值为甘肃 1587.86 元（图 3-1-2-214）。

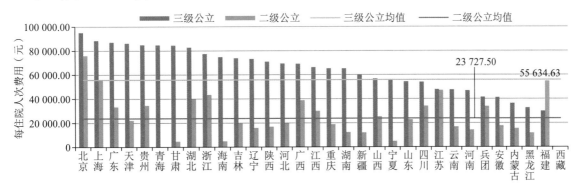

图 3-1-2-213　全国各省各级公立医院食管癌患者每住院人次费用（住院手术治疗）

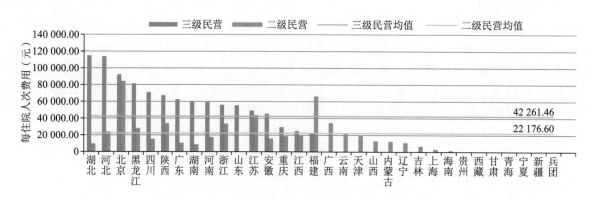

图 3-1-2-214 全国各省各级民营医院食管癌患者每住院人次费用（住院手术治疗）

（二）胰腺癌

1. 全国情况（图 3-1-2-215 ~ 图 3-1-2-221）

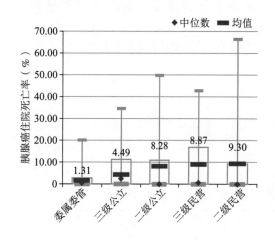

图 3-1-2-215 全国各级综合医院胰腺癌患者
住院死亡率（住院非手术治疗）

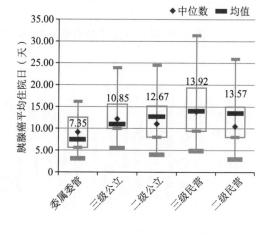

图 3-1-2-216 全国各级综合医院胰腺癌患者
平均住院日（住院非手术治疗）

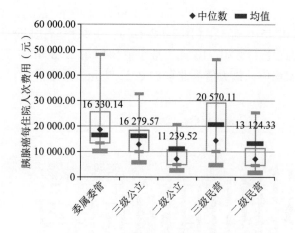

图 3-1-2-217 全国各级综合医院胰腺癌每住院
人次费用（住院非手术治疗）

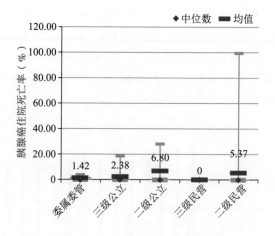

图 3-1-2-218 全国各级综合医院胰腺癌患者
住院死亡率（住院手术治疗）

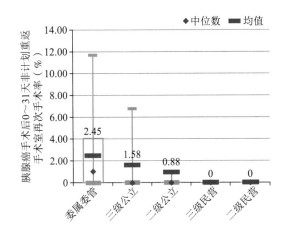

图 3-1-2-219　全国各级综合医院胰腺癌患者手术后 0 ~ 31 天
非计划重返手术室再次手术率（住院手术治疗）

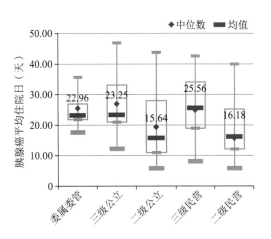

图 3-1-2-220　全国各级综合医院胰腺癌患者
平均住院日（住院手术治疗）

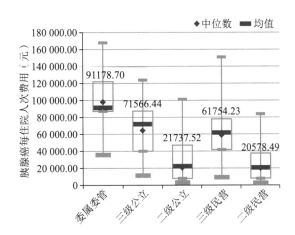

图 3-1-2-221　全国各级综合医院胰腺癌每住院人次费用（住院手术治疗）

2. 各省情况

（1）住院死亡率

三级公立医院患者死亡率（住院非手术治疗）平均 4.49%（其中海南为 0），16 省超均值，最大值为新疆兵团 13.77%；二级公立医院平均 8.28%（其中 3 省为 0），10 省超均值，最大值为北京 24.95%（图 3-1-2-222）。三级民营医院平均 8.87%（21 省反馈，其中 5 省为 0），9 省超均值，最大值为湖北 40.43%；二级民营医院平均 9.30%（25 省反馈，其中 5 省为 0），9 省超均值，最大值为天津 40.00%（图 3-1-2-223）。

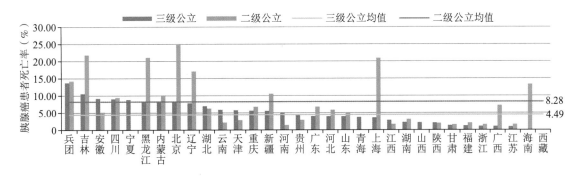

图 3-1-2-222　全国各省各级公立医院胰腺癌患者死亡率（住院非手术治疗）

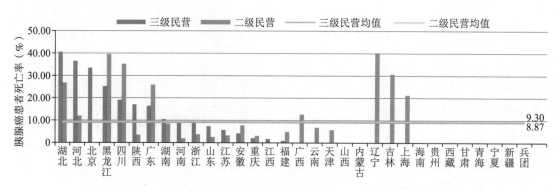

图 3-1-2-223　全国各省各级民营医院胰腺癌患者死亡率（住院非手术治疗）

三级公立医院患者死亡率（住院手术治疗）平均2.38%（7省为0），14省超均值，最大值为新疆兵团14.29%；二级公立医院平均6.80%（29省反馈，其中11省为0），9省超均值，最大值为吉林23.91%（图3-1-2-224）。三级民营医院11省反馈均为0；二级民营医院平均5.37%（17省反馈，其中11省为0），4省超均值，最大值为上海22.22%，其余四川21.74%、吉林21.05%、陕西16.67%、河南3.80%、山东1.82%。

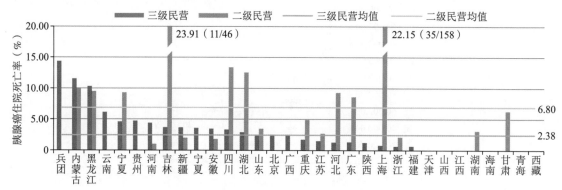

图 3-1-2-224　全国各省各级公立医院胰腺癌患者住院死亡率（住院手术治疗）

（2）重返类指标

三级公立医院患者再次手术率（住院手术治疗）平均1.58%（10省为0），12省超均值，最大值为海南12.50%；二级公立医院平均0.88%（29省反馈，其中23省为0），5省超均值，最大值为陕西6.90%（图3-1-2-225）。三级民营医院和二级民营医院分别有9省、16省反馈均为0。

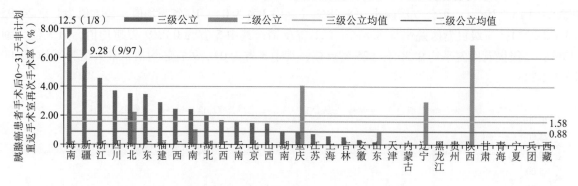

图 3-1-2-225　全国各省各级公立医院胰腺癌患者手术后0~31天非计划重返手术室再次手术率（住院手术治疗）

（3）患者平均住院日

三级公立医院患者平均住院日（住院非手术治疗）平均10.85天，20省超均值，最大值为贵州17.35天，最小值为上海7.07天；二级公立医院平均12.67天，14省超均值，最大值为湖北15.07天，最小值为新疆8.03天（图3-1-2-226）。三级民营医院平均13.92天（21省反馈），10省超均值，最大值为贵州 33.50 天，最小值为云南 5.00 天；二级民营医院平均 13.57 天（26 省反馈），10 省超均值，最大值为广西 18.33 天，最小值为山西 7.12 天（图 3-1-2-227）。

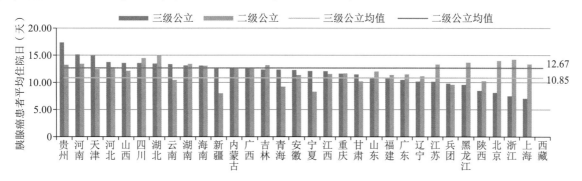

图 3-1-2-226 全国各省各级公立医院胰腺癌患者平均住院日（住院非手术治疗）

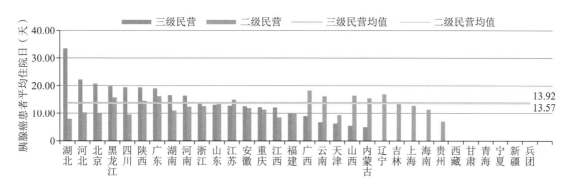

图 3-1-2-227 全国各省各级民营医院胰腺癌患者平均住院日（住院非手术治疗）

三级公立医院患者平均住院日（住院手术治疗）平均 23.25 天，20 省超均值，最大值为天津 33.10 天，最小值为黑龙江 17.36 天；二级公立医院平均 15.64 天（29 省反馈），14 省超均值，最大值为湖北 34.00 天，最小值为贵州 4.00 天（图 3-1-2-228）。三级民营医院平均 25.56 天（11 省反馈），9 省超均值，最大值为内蒙古 41.83 天，最小值为安徽 14.29 天；二级民营医院平均 16.18 天（18 省反馈），8 省超均值，最大值为福建 32.00 天，最小值为山西 7.09 天（图 3-1-2-229）。

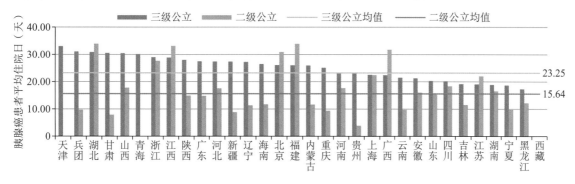

图 3-1-2-228 全国各省各级公立医院胰腺癌患者平均住院日（住院手术治疗）

（4）平均住院费用

三级公立医院每住院人次费用（住院非手术治疗）平均 16 279.57 元，13 省超均值，最大值为新疆 33 247.24 元，最小值为新疆兵团 10 088.57 元；二级公立医院平均 11 239.52 元，4 省超均值，最大值为上海 23 582.01 元，最小值为甘肃 4167.92 元（图 3-1-2-230）。三级民营医院平均 20 570.11 元（21 省反馈），8 省超均值，最大值为山东 48 184.61 元，最小值为重庆 6789.26 元；二级民营医院平均 13 124.33 元（26 省反馈），7 省超均值，最大值为北京 25 300.47 元，最小值为黑龙江 4679.62 元（图 3-1-2-231）。

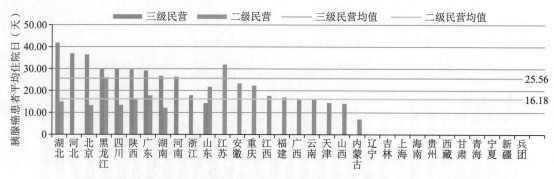

图 3-1-2-229　全国各省各级民营医院胰腺癌患者平均住院日（住院手术治疗）

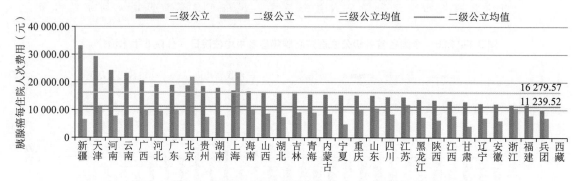

图 3-1-2-230　全国各省各级公立医院胰腺癌每住院人次费用（住院非手术治疗）

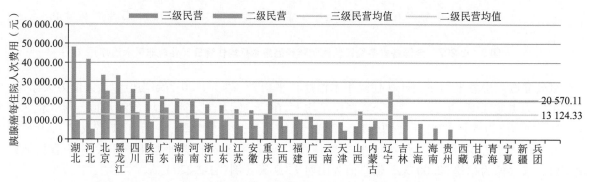

图 3-1-2-231　全国各省各级民营医院胰腺癌每住院人次费用（住院非手术治疗）

　　三级公立医院每住院人次费用（住院手术治疗）平均 71 566.44 元，17 省超均值，最大值为湖北 126 610.30 元，最小值为新疆兵团 35 757.45 元；二级公立医院平均 21 737.52 元（29 省反馈），9 省超均值，最大值为北京 81 052.90 元，最小值为贵州 3577.25 元（图 3-1-2-232）。三级民营医院平均 61 754.23 元（11 省反馈），7 省超均值，最大值为北京 150 903.55 元，最小值为安徽 27 749.32 元；二级民营医院平均 20 578.49 元（18 省反馈），7 省超均值，最大值为福建 51 236.00 元，最小值为吉林 4058.82 元（图 3-1-2-233）。

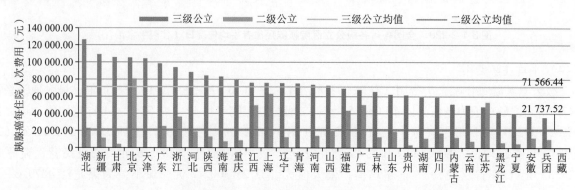

图 3-1-2-232　全国各省各级公立医院胰腺癌每住院人次费用（住院手术治疗）

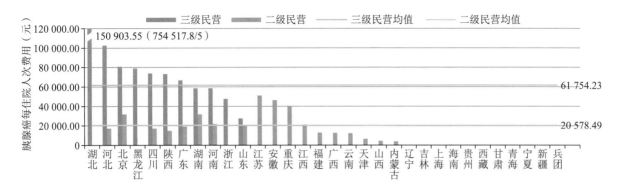

图 3-1-2-233　全国各省各级民营医院胰腺癌每住院人次费用（住院手术治疗）

（三）膀胱癌

1. 全国情况（图 3-1-2-234～图 3-1-2-240）

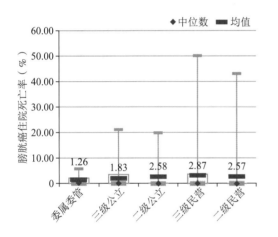

图 3-1-2-234　全国各级综合医院膀胱癌患者
住院死亡率（住院非手术治疗）

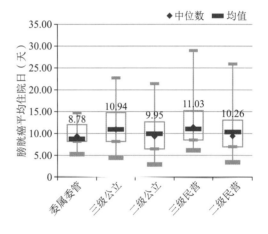

图 3-1-2-235　全国各级综合医院膀胱癌患者平均
住院日（住院非手术治疗）

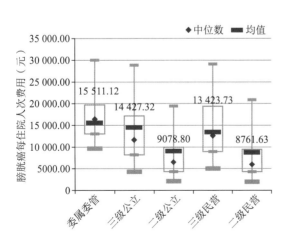

图 3-1-2-236　全国各级综合医院膀胱癌每住院
人次费用（住院非手术治疗）

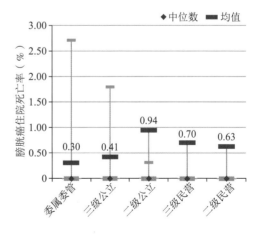

图 3-1-2-237　全国各级综合医院膀胱癌患者
住院死亡率（住院手术治疗）

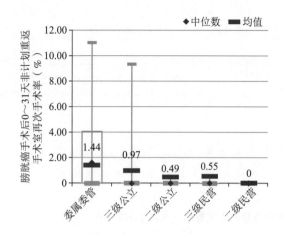

图 3-1-2-238　全国各级综合医院膀胱癌患者手术后 0~31 天
非计划重返手术室再次手术率（住院手术治疗）

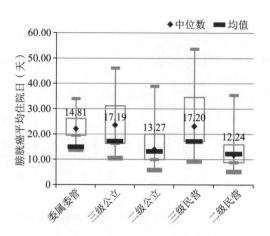

图 3-1-2-239　全国各级综合医院膀胱癌患者
平均住院日（住院手术治疗）

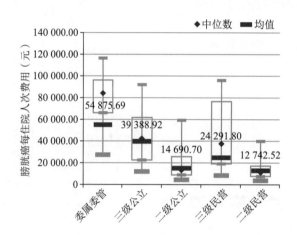

图 3-1-2-240　全国各级综合医院膀胱癌每住院人次费用（住院手术治疗）

2. 各省情况

（1）住院死亡率

三级公立医院患者住院死亡率（住院非手术治疗）平均 1.83%，17 省超均值，最大值为新疆兵团 7.38%，最小值为广西 0.26%；二级公立医院平均 2.58%（其中 6 省为 0），9 省超均值，最大值为北京 12.36%（图 3-1-2-241）。三级民营医院平均 2.87%（19 省反馈，其中 9 省为 0），6 省超均值，最大值为湖北 20.00%；二级民营医院平均 2.57%（26 省反馈，其中 12 省为 0），8 省超均值，最大值为北京 9.09%（图 3-1-2-242）。

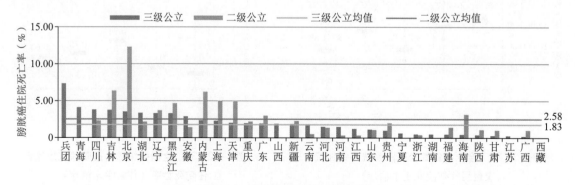

图 3-1-2-241　全国各省各级公立医院膀胱癌患者住院死亡率（住院非手术治疗）

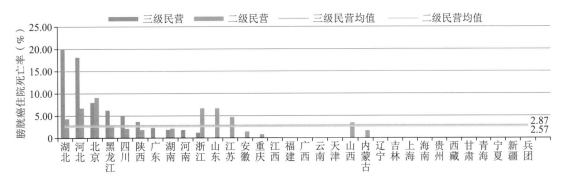

图 3-1-2-242　全国各省各级民营医院膀胱癌患者住院死亡率（住院非手术治疗）

三级公立医院患者住院死亡率（住院手术治疗）平均 0.41%（8 省为 0），12 超均值，最大值为山西 2.72%；二级公立医院平均 0.94%（30 省反馈，其中 20 省为 0），7 省超均值，最大值为吉林 4.44%（图 3-1-2-243）。三级民营医院平均 0.70%（16 省反馈，广东 6.90%，其余 15 省为 0）；二级民营医院平均 0.63%（25 省反馈，广西 5.56%、四川 4.17%、河南 0.77%，其余 22 省为 0）。

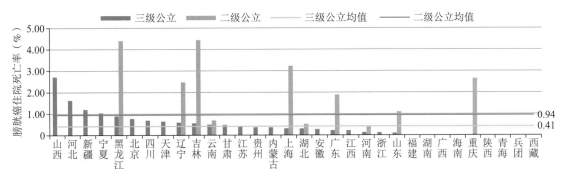

图 3-1-2-243　全国各省各级公立医院膀胱癌患者住院死亡率（住院手术治疗）

（2）重返类指标

三级公立医院再次手术率（住院手术治疗）平均 0.97%（10 省为 0），11 省超均值，最大值为河北 4.63%；二级公立医院平均 0.49%（30 省反馈，其中 21 省为 0），8 省超均值，最大值为陕西 4.88%（图 3-1-2-244）。三级民营医院平均 0.55%（12 省反馈，安徽 1.52%（1/66），其余 11 省为 0）；二级民营医院 25 省反馈均为 0。

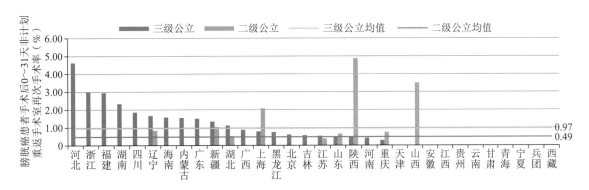

图 3-1-2-244　全国各省各级公立医院膀胱癌患者手术后 0～31 天内非计划重返手术室再次手术率（住院手术治疗）

（3）患者平均住院日

三级公立医院患者平均住院日（住院非手术治疗）平均 10.94 天，19 省超均值，最大值为内蒙古 16.19 天，最小值为浙江 7.25 天；二级公立医院平均 9.95 天，13 省超均值，最大值为北京 16.85 天，最小值为海南 6.52 天（图 3-1-2-245）。三级民营医院平均 11.03 天（19 省反馈），14 省超均值，最大值为浙江 27.31 天，最小值为黑龙江 5.56 天；二级民营医院平均 10.26 天（27 省反馈），15 省超均值，最大值为湖北 15.48 天，最小值为黑龙江 5.57 天（图 3-1-2-246）。

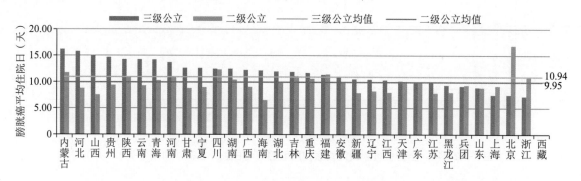

图 3-1-2-245 全国各省各级公立医院膀胱癌患者平均住院日（住院非手术治疗）

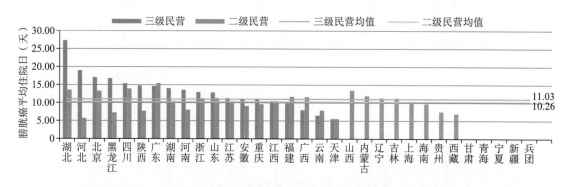

图 3-1-2-246 全国各省各级民营医院膀胱癌患者平均住院日（住院非手术治疗）

三级公立医院患者平均住院日（住院手术治疗）平均 17.19 天，22 省超均值，最大值为福建 26.86 天，最小值为北京 10.11 天；二级公立医院平均 13.27 天（30 省反馈），13 省超均值，最大值为北京 35.41 天，最小值为新疆 8.86 天（图 3-1-2-247）。三级民营医院平均 17.20 天（16 省反馈），13 省超均值，最大值为河北 63.50 天，最小值为安徽 11.25 天；二级民营医院平均 12.24 天（25 省反馈），15 省超均值，最大值为北京 29.00 天，最小值为黑龙江 5.33 天。

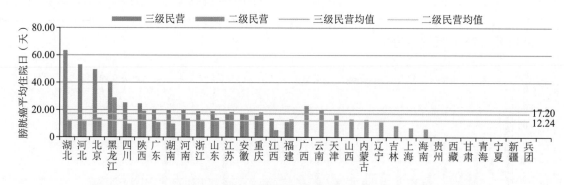

图 3-1-2-247 全国各省各级民营医院膀胱癌患者平均住院日（住院手术治疗）

（4）平均住院费用

三级公立医院每住院人次费用（住院非手术治疗）平均 14 427.32 元，13 省超均值，最大值为天津 22 523.73 元，最小值为浙江 9004.69 元；二级公立医院平均 9078.80 元，8 省超均值，最大值为北京 20 666.99 元，最小值为黑龙江 5035.39 元（图 3-1-2-248）。三级民营医院平均 13 423.73 元（19 省反馈），9 省超均值，最大值为北京 29 191.00 元，最小值为黑龙江 5146.49 元；二级民营医院平均 8761.63 元（27 省反馈），10 省超均值，最大值为北京 23 465.62 元，最小值为福建 3905.00 元（图 3-1-2-249）。

三级公立医院平均 39 388.92 元，15 省超均值，最大值为河北 61 993.11 元，最小值为黑龙江

22 338.31 元；二级公立医院平均 14 690.70 元（30 省反馈），14 省超均值，最大值为北京 73 966.50 元，最小值为贵州 3697.91 元（图 3-1-2-250）。三级民营医院平均 24 291.80 元（16 省反馈），10 省超均值，最大值为北京 93 955.12 元，最小值为河南 11 012.09 元；二级民营医院平均 12 742.52 元（25 省反馈），12 省超均值，最大值为北京 61 100.82 元，最小值为吉林 5114.40 元（图 3-1-2-251）。

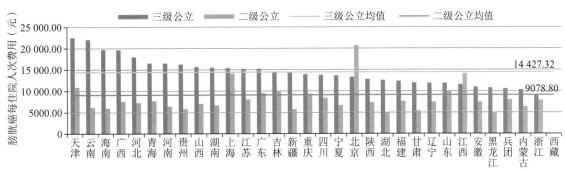

图 3-1-2-248 全国各省各级公立医院膀胱癌每住院人次费用（住院非手术治疗）

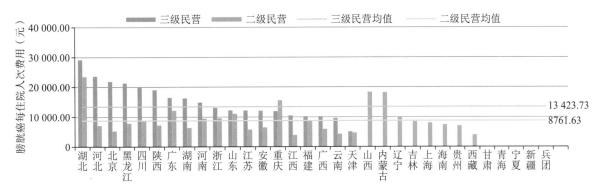

图 3-1-2-249 全国各省各级民营医院膀胱癌每住院人次费用（住院非手术治疗）

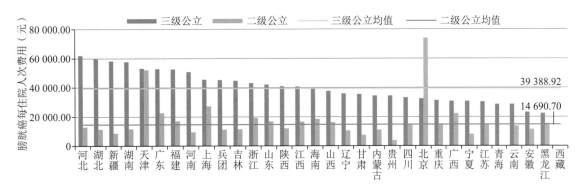

图 3-1-2-250 全国各省各级公立医院膀胱癌每住院人次费用（住院手术治疗）

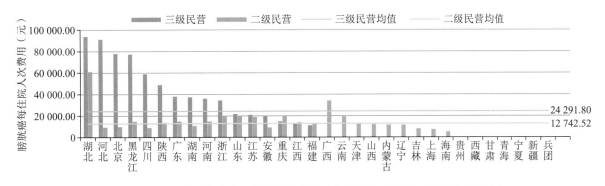

图 3-1-2-251 全国各省各级民营医院膀胱癌每住院人次费用（住院手术治疗）

（四）肾癌

1. 全国情况（图 3-1-2-252 ～ 图 3-1-2-258）

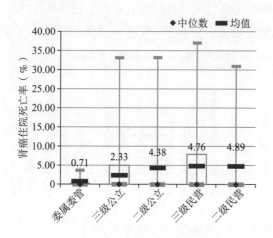

图 3-1-2-252　全国各级综合医院肾癌患者住院
死亡率（住院非手术治疗）

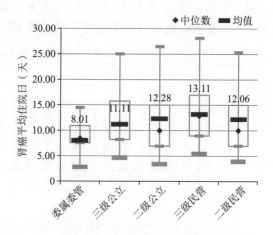

图 3-1-2-253　全国各级综合医院肾癌患者
平均住院日（住院非手术治疗）

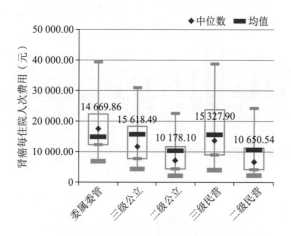

图 3-1-2-254　全国各级综合医院肾癌每住院
人次费用（住院非手术治疗）

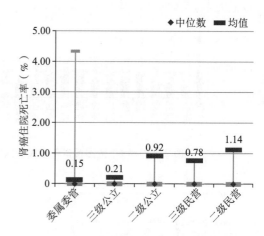

图 3-1-2-255　全国各级综合医院肾癌患者
住院死亡率（住院手术治疗）

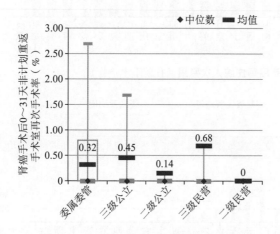

图 3-1-2-256　全国各级综合医院肾癌患者手术后 0 ～ 31 天
非计划重返手术室再次手术率（住院手术治疗）

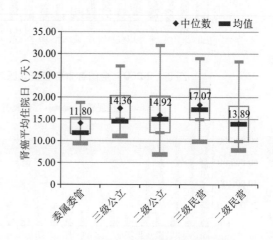

图 3-1-2-257　全国各级综合医院肾癌患者平均
住院日（住院手术治疗）

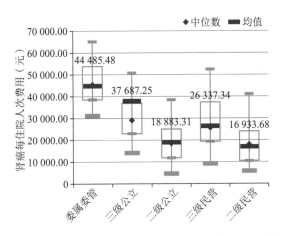

图 3-1-2-258　全国各级综合医院肾癌每住院人次费用（住院手术治疗）

2. 各省情况

（1）住院死亡率

三级公立医院者住院死亡率（住院非手术治疗）平均 2.33%（其中 2 省为 0），18 省超均值，最大值为新疆兵团 8.89%；二级公立医院平均 4.38%（30 省反馈，其中 5 省为 0），10 省超均值，最大值为北京 17.70%（图 3-1-2-259）。三级民营医院平均 4.76%（19 省反馈，其中 7 省为 0），7 省超均值，最大值为湖北 33.33%；二级民营医院平均 4.89%（22 省反馈，其中 10 省为 0），8 省超均值，最大值为上海 34.62%（图 3-1-2-260）。

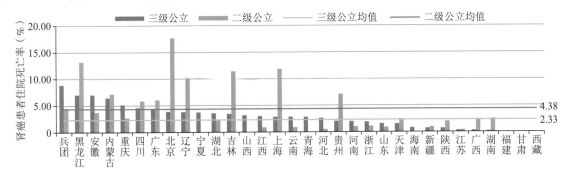

图 3-1-2-259　全国各省各级公立医院肾癌患者住院死亡率（住院非手术治疗）

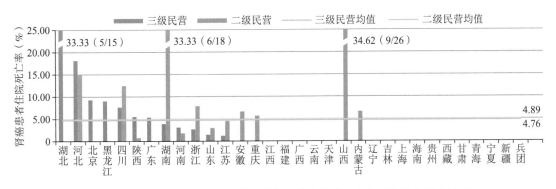

图 3-1-2-260　全国各省各级民营医院肾癌患者住院死亡率（住院非手术治疗）

三级公立医院者住院死亡率（住院手术治疗）平均 0.21%（16 省为 0），10 省超均值，最大值为宁夏 0.87%；二级公立医院平均 0.92%（30 省反馈，其中 21 省为 0），6 省超均值，最大值为辽宁 6.25%（图 3-1-2-261）。三级民营医院平均 0.78%（17 省反馈，广东 8.11%，其余 16 省为 0）；二级民营医院平均 1.14%（21 省反馈，吉林 9.52%、辽宁 6.67%、河南 1.25%，其余 18 省均为 0）。

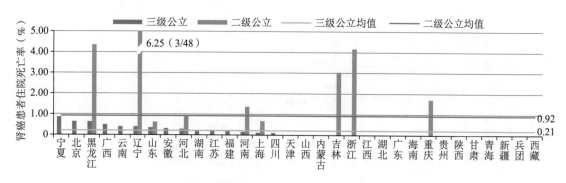

图 3-1-2-261　全国各省各级公立医院肾癌患者住院死亡率（住院手术治疗）

（2）重返类指标

三级公立医院再次手术率（住院手术治疗）平均 0.45%（12 省为 0），11 省超均值，最大值为四川 1.56%；二级公立医院平均 0.14%（30 省反馈，辽宁 2.63%、上海 1.23%，其余 28 省为 0）（图 3-1-2-262）。三级民营医院平均 0.68%［15 省反馈，河北 7.69%（2/26），其余 14 省为 0］，二级民营医院 19 省反馈均为 0。

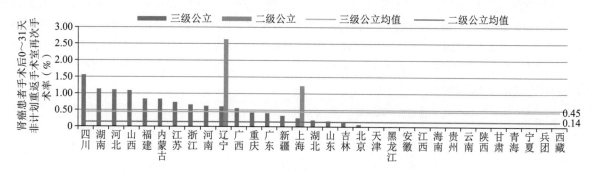

图 3-1-2-262　全国各省各级公立医院肾癌患者手术后 0～31 天非计划重返手术室再次手术率（住院手术治疗）

（3）患者平均住院日

三级公立医院患者平均住院日（住院非手术治疗）平均 11.11 天，18 省超均值，最大值为内蒙古 15.39 天，最小值为上海 7.20 天；二级公立医院平均 12.28 天（30 省反馈），11 省超均值，最大值为湖北 22.67 天，最小值为辽宁 7.71 天（图 3-1-2-263）。三级民营医院平均 13.11 天（19 省反馈），12 省超均值，最大值为陕西 22.27 天，最小值为湖南 6.00 天；二级民营医院平均 12.06 天（24 省反馈），10 省超均值，最大值为湖南 27.01 天，最小值为天津 7.00 天（图 3-1-2-264）。

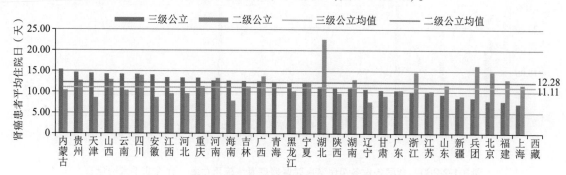

图 3-1-2-263　全国各省各级公立医院肾癌患者平均住院日（住院非手术治疗）

三级公立医院患者平均住院日（住院手术治疗）平均 14.36 天，26 省超均值，最大值为青海 21.94 天，最小值为上海 9.56 天；二级公立医院平均 14.92 天（30 省反馈），19 省超均值，最大值为北京 22.00 天，最小值为内蒙古 9.61 天（图 3-1-2-265）。三级民营医院平均 17.07 天（17 省反馈），9 省超均值，最大值为湖北 23.72 天，最小值为福建 10.00 天；二级民营医院平均 13.89 天（23 省反馈），12

省超均值,最大值为云南 27.00 天,最小值为山西 7.09 天(图 3-1-2-266)。

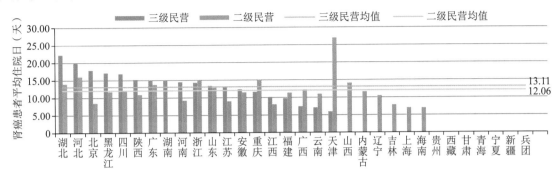

图 3-1-2-264　全国各省各级民营医院肾癌患者平均住院日(住院非手术治疗)

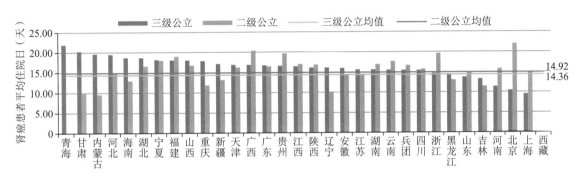

图 3-1-2-265　全国各省各级公立医院肾癌患者平均住院日(住院手术治疗)

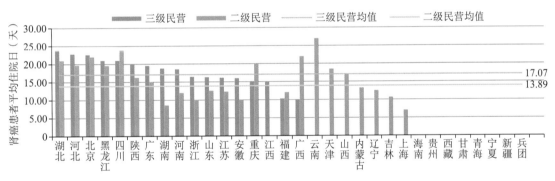

图 3-1-2-266　全国各省各级民营医院肾癌患者平均住院日(住院手术治疗)

(4)平均住院费用

三级公立医院每住院人次费用(住院非手术治疗)平均 15 618.49 元,10 省超均值,最大值为天津 43 767.18 元,最小值为福建 8107.60 元;二级公立医院平均 10 178.10 元(30 省反馈),6 省超均值,最大值为上海 21 241.25 元,最小值为甘肃 4553.60 元(图 3-1-2-267)。三级民营医院平均 15 327.90 元(20 省反馈),11 省超均值,最大值为河北 32 126.46 元,最小值为重庆 5522.59 元;二级民营医院平均 10 650.54 元(23 省反馈),10 省超均值,最大值为上海 25 080.45 元,最小值为贵州 3174.70 元(图 3-1-2-268)。

三级公立医院每住院人次费用(住院手术治疗)平均 37 687.25 元,11 省超均值,最大值为天津 57 447.31 元,最小值为安徽 23 979.92 元;二级公立医院平均 18 883.31 元(30 省反馈),9 省超均值,最大值为上海 44 932.13 元,最小值为甘肃 6910.79 元(图 3-1-2-269)。三级民营医院平均 26 337.34 元(16 省反馈),9 省超均值,最大值为北京 56 600.50 元,最小值为黑龙江 11 943.26 元;二级民营医院平均 16 933.68 元(23 省反馈),11 省超均值,最大值为北京 52 854.33 元,最小值为吉林 3238.10 元(图 3-1-2-270)。

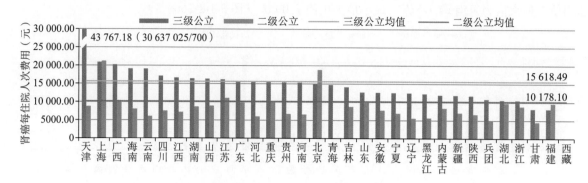

图 3-1-2-267　全国各省各级公立医院肾癌每住院人次费用（住院非手术治疗）

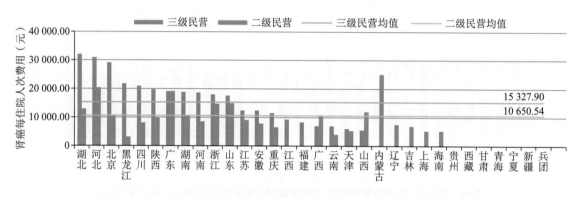

图 3-1-2-268　全国各省各级民营医院肾癌每住院人次费用（住院非手术治疗）

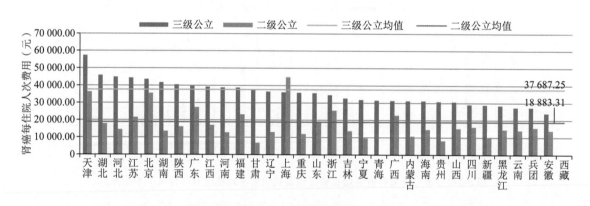

图 3-1-2-269　全国各省各级公立医院肾癌每住院人次费用（住院手术治疗）

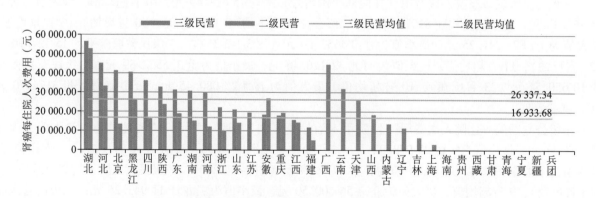

图 3-1-2-270　全国各省各级民营医院肾癌每住院人次费用（住院手术治疗）

（五）宫颈癌

1. 全国情况（图 3-1-2-271 ~ 图 3-1-2-277）

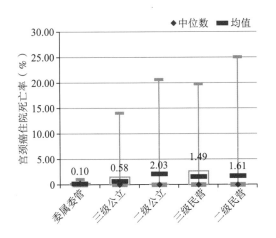

图 3-1-2-271　全国各级综合医院宫颈癌患者
住院死亡率（住院非手术治疗）

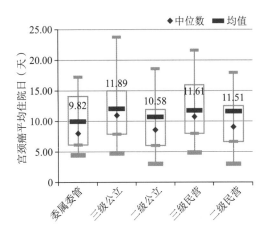

图 3-1-2-272　全国各级综合医院宫颈癌患者
平均住院日（住院非手术治疗）

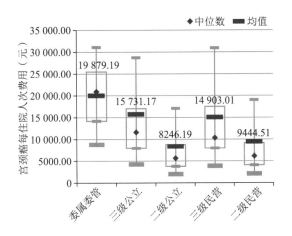

图 3-1-2-273　全国各级综合医院宫颈癌每住院
人次费用（住院非手术治疗）

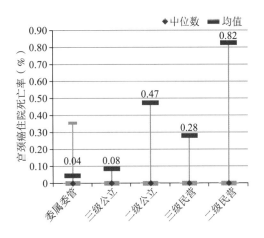

图 3-1-2-274　全国各级综合医院宫颈癌患者住院
死亡率（住院手术治疗）

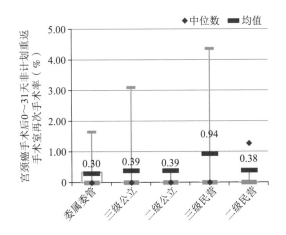

图 3-1-2-275　全国各级综合医院宫颈癌患者手术后 0 ~ 31 天
非计划重返手术室再次手术率（住院手术治疗）

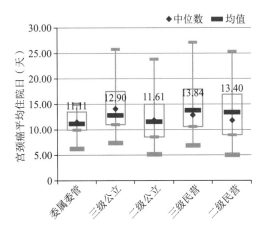

图 3-1-2-276　全国各级综合医院宫颈癌患者平均
住院日（住院手术治疗）

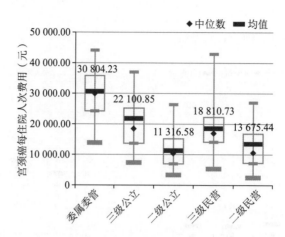

图 3-1-2-277　全国各级综合医院宫颈癌每住院人次费用（住院手术治疗）

2. 各省情况

（1）住院死亡率

三级公立医院患者死亡率（住院非手术治疗）平均 0.58%（其中甘肃为 0），17 省超均值，最大值为天津 2.33%；二级公立医院平均 2.03%（30 省反馈，其中 3 省为 0），13 省超均值，最大值为北京 10.40%（图 3-1-2-278）。三级民营医院平均 1.49%（19 省反馈，其中 7 省为 0），7 省超均值，最大值为北京 8.11%；二级民营医院平均 1.61%（27 省反馈，其中 17 省为 0），8 省超均值，最大值为黑龙江 13.33%（图 3-1-2-279）。

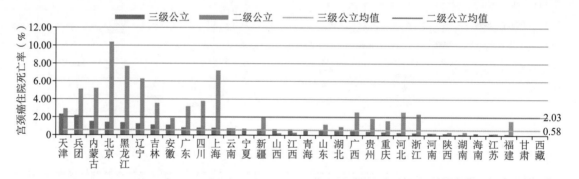

图 3-1-2-278　全国各省各级公立医院宫颈癌患者死亡率（住院非手术治疗）

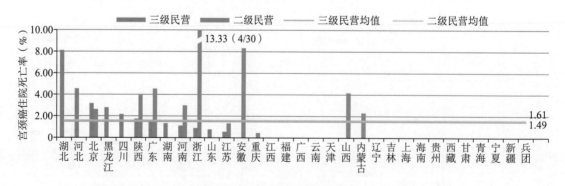

图 3-1-2-279　全国各省各级民营医院宫颈癌患者死亡率（住院非手术治疗）

三级公立医院患者死亡率（住院手术治疗）平均 0.08%（14 省为 0），14 省超均值，最大值为内蒙古 0.81%；二级公立医院平均 0.47%（16 省为 0），11 省超均值，最大值为黑龙江 5.26%（图 3-1-2-280）。三级民营医院平均 0.28%（19 省反馈，广西 4.55%、广东 2.50%，其余 17 省为 0）；二级民营医院平均 0.82%（25 省反馈，辽宁 4.35%、四川 3.95%、浙江 2.33%、安徽 1.57%、河南 0.39%，其余 20 省为 0）。

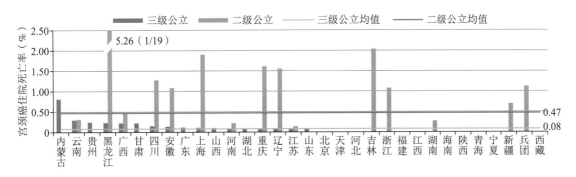

图 3-1-2-280 全国各省各级公立医院宫颈癌患者住院死亡率（住院手术治疗）

（2）重返类指标

三级公立医院再次手术率（住院手术治疗）平均0.39%（5省为0），10省超均值，最大值为新疆兵团1.64%；二级公立医院平均0.39%（17省为0），11省超均值，最大值为贵州9.38%（图3-1-2-281）。三级民营医院平均0.94%（15省反馈，安徽4.90%、浙江4.41%、河南0.57%，其余12省均为0）；二级民营医院平均0.38%（25省反馈，广东8.00%、江西2.44%、辽宁1.54%，其余22省均为0）。

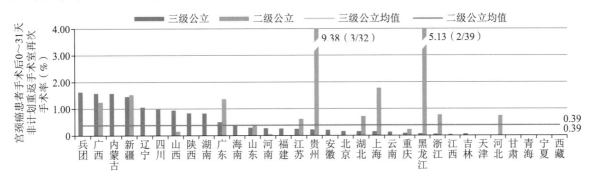

图 3-1-2-281 全国各省各级公立医院宫颈癌患者手术后0～31天非计划重返手术室再次手术率（住院手术治疗）

（3）患者平均住院日

三级公立医院患者平均住院日（住院非手术治疗）平均11.89天，19省超均值，最大值为宁夏25.46天，最小值为新疆兵团7.09天；二级公立医院平均10.58天（30省反馈），10省超均值，最大值为山西18.90天，最小值为宁夏6.53天（图3-1-2-282）。三级民营医院平均11.61天（19省反馈），9省超均值，最大值为四川24.60天，最小值为福建5.42天；二级民营医院平均11.51天（27省反馈），10省超均值，最大值为广西23.50天，最小值为甘肃7.00天（图3-1-2-283）。

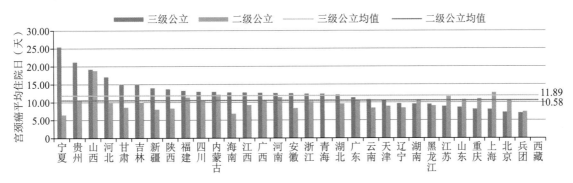

图 3-1-2-282 全国各省各级公立医院宫颈癌患者平均住院日（住院非手术治疗）

三级公立医院患者平均住院日（住院非手术治疗）平均12.90天，16省超均值，最大值为青海18.56天，最小值为北京8.41天；二级公立医院平均11.61天，16省超均值，最大值为上海18.50天，最小值为青海5.30天（图3-1-2-284）。三级民营医院平均13.84天（19省反馈），10省超均值，最大值为北京 26.65 天，最小值为河南 8.93 天；二级民营医院平均 13.40 天（25 省反馈），12 省超均值，最大值为广西 25.25 天，最小值为上海 2.75 天（图 3-1-2-285）。

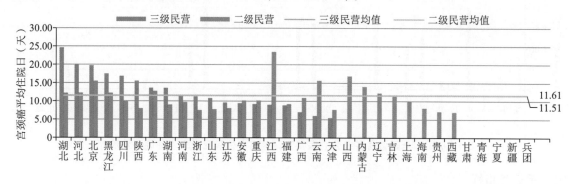

图 3-1-2-283　全国各省各级民营医院宫颈癌患者平均住院日（住院非手术治疗）

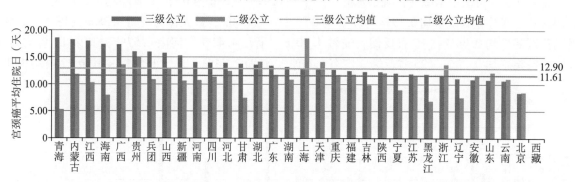

图 3-1-2-284　全国各省各级公立医院宫颈癌患者平均住院日（住院手术治疗）

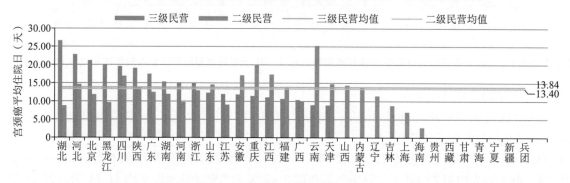

图 3-1-2-285　全国各省各级民营医院宫颈癌患者平均住院日（住院手术治疗）

（4）平均住院费用

三级公立医院每住院人次费用（住院非手术治疗）平均 15 731.17 元，18 省超均值，最大值为宁夏 31 819.48 元，最小值为新疆兵团 8583.38 元；二级公立医院平均 8246.19 元（30 省反馈），10 省超均值，最大值为上海 18 623.47 元，最小值为宁夏 4089.53 元（图 3-1-2-286）。三级民营医院平均 14 903.01 元（19 省反馈），6 省超均值，最大值为陕西 35 602.37 元，最小值为云南 4259.32 元；二级民营医院平均 9444.51 元（27 省反馈），11 省超均值，最大值为上海 18 897.00 元，最小值为新疆 2119.83 元（图 3-1-2-287）。

三级公立医院每住院人次费用（住院手术治疗）平均 22 100.85 元，16 省超均值，最大值为上海 28 013.21 元，最小值为云南 11 997.71 元；二级公立医院平均 11 316.58 元，15 省超均值，最大值为上海 27 608.05 元，最小值为青海 2901.00 元（图 3-1-2-288）。三级民营医院平均 18 810.73 元（18 省反馈），8 省超均值，最大值为北京 46 814.33 元，最小值为广西 8926.00 元；二级民营医院平均 13 675.44 元（25 省反馈），11 省超均值，最大值为上海 40 058.88 元，最小值为甘肃 2412.00 元（图 3-1-2-289）。

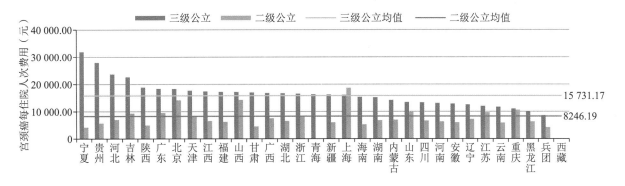

图 3-1-2-286　全国各省各级公立医院宫颈癌每住院人次费用（住院非手术治疗）

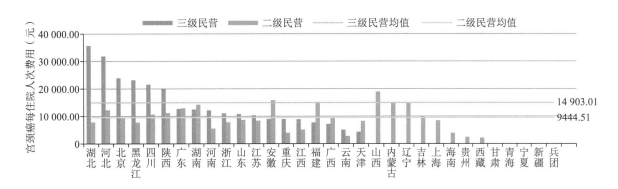

图 3-1-2-287　全国各省各级民营医院宫颈癌每住院人次费用（住院非手术治疗）

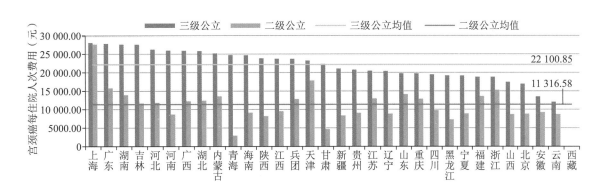

图 3-1-2-288　全国各省各级公立医院宫颈癌每住院人次费用（住院手术治疗）

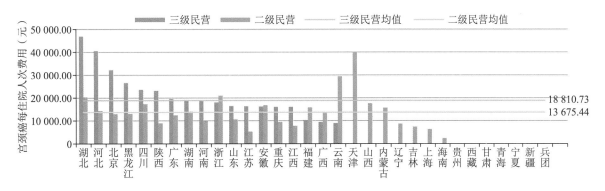

图 3-1-2-289　全国各省各级民营医院宫颈癌每住院人次费用（住院手术治疗）

八、医院运行管理类指标

（一）资源配置

1. 实际开放床位数

2011 版医院评审标准要求重症医学科床位数应当占医院总床位数 2% 以上。2 年抽样调查数据显示，重症监护室床位占医院实际开放床位数之比，三级公立医院 2016 年为 2.83%，2017 年为 2.73%，二级公立医院 2016 年为 1.76%，2017 年为 1.63%、三级民营医院 2016 年为 2.18%，2017 年为 2.02%，二级民营医院 2016 年为 1.49%，2017 年为 1.44%（图 3-1-2-290 ~ 图 3-1-2-296）。

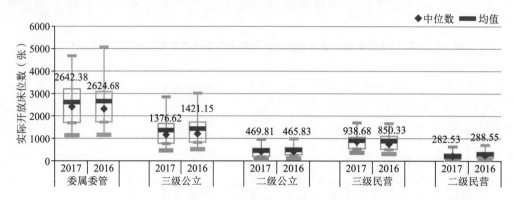

图 3-1-2-290 全国各级综合医院实际开放床位数

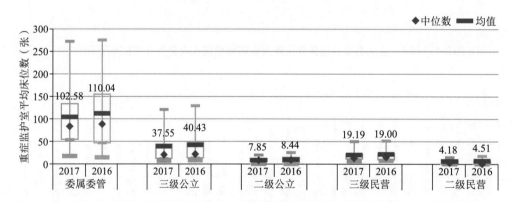

图 3-1-2-291 全国各级综合医院重症医学科平均床位数

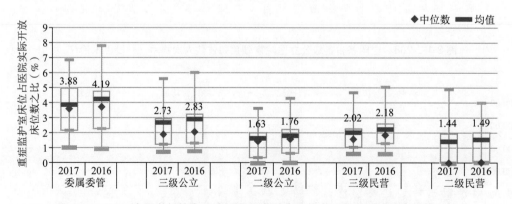

图 3-1-2-292 全国各级综合医院重症医学科床位数占医院实际开放床位数之比

2. 医疗质量管理部门配备的专职人员

医疗质量管理部门配备的专职人员指医疗机构为医疗质量管理而设置的专职部门或/和医务部、护理部中指定负责医疗质量管理工作的专职人员，非通常的医务处、护理部等部门的全部人员，不包括临床科室质量控制员、医疗质量管理委员会成员（图 3-1-2-297，图 3-1-2-298）。

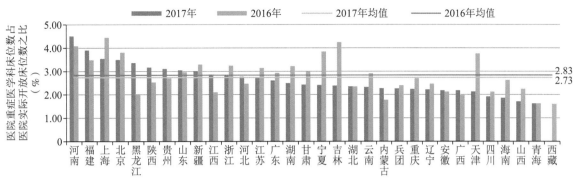

图 3-1-2-293 全国各省三级公立医院重症医学科床位数占医院实际开放床位数之比

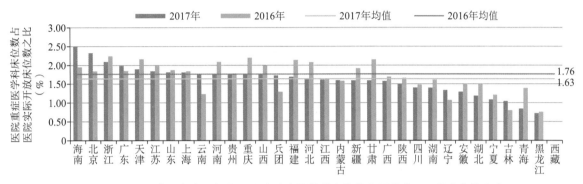

图 3-1-2-294 全国各省二级公立医院重症医学科床位数占医院实际开放床位数之比

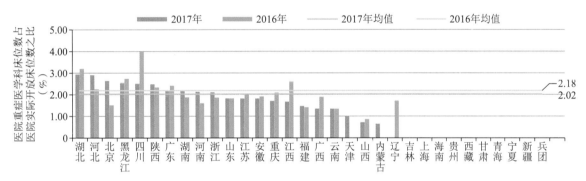

图 3-1-2-295 全国各省三级民营医院重症医学科床位数占医院实际开放床位数之比

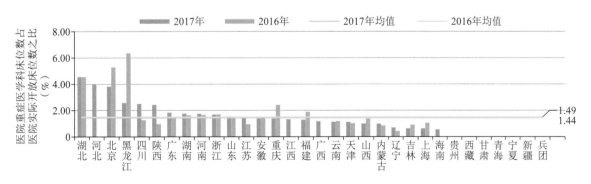

图 3-1-2-296 全国各省二级民营医院重症医学科床位数占医院实际开放床位数之比

    2017 年三级公立院、二级公立院、三级民营院、二级民营院均值为 17.27 人、13.93 人、14.94 人、13.90 人，同级医院 2016 年分别为 9.65 人、6.48 人、7.46 人、5.63 人（图 3-1-2-299 ~ 图 3-1-2-302）。提示各省份对国家卫生计生委《医疗质量管理办法》的执行力度有所加强。《办法》发布后第 2 年较第 1 年对医疗质量管理部门配备的专职人员重视度提高，但抽样统计的 2823 家医院中，仍有 761 家医院（26.96%）对该指标的理解有误，填报 "医疗质量管理部门配备的专职人员" 数接近其卫生技术人员数甚至在岗职工人员数。各地应依据《办法》要求，结合工作需要，尽快配备医疗质量管理专职人员着手开展医疗质量管理专职工作。

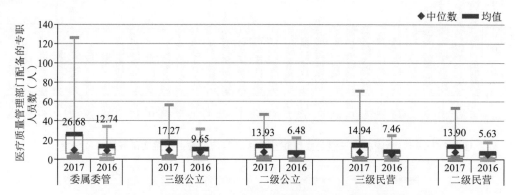

图 3-1-2-297　全国各级综合医院医疗质量管理部门配备的专职人员数

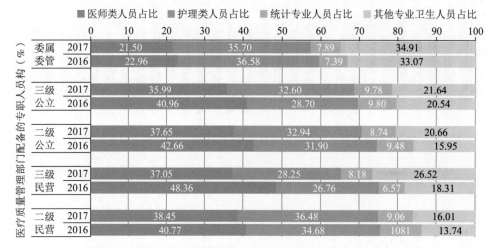

图 3-1-2-298　医疗质量管理部门专职人员中各类人员构成情况

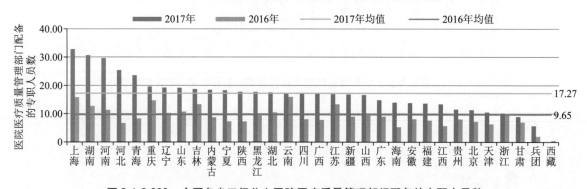

图 3-1-2-299　全国各省三级公立医院医疗质量管理部门配备的专职人员数

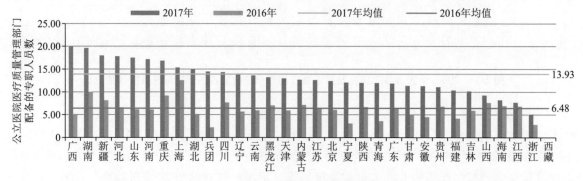

图 3-1-2-300　全国各省二级公立医院医疗质量管理部门配备的专职人员数

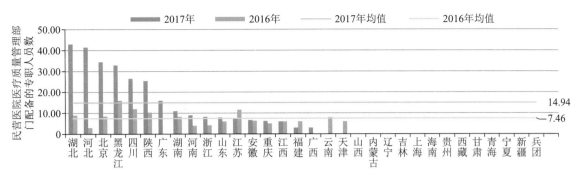

图 3-1-2-301　全国各省三级民营医院医疗质量管理部门配备的专职人员数

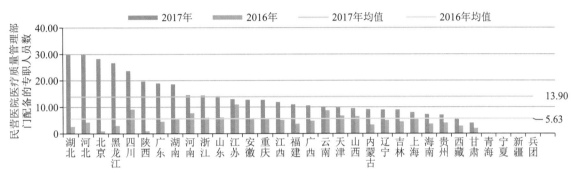

图 3-1-2-302　全国各省二级民营医院医疗质量管理部门配备的专职人员数

（二）工作负荷

1. 年门诊人次、年急诊人次、年留观人次

（1）全国情况（图 3-1-2-303 ~ 图 3-1-2-305）

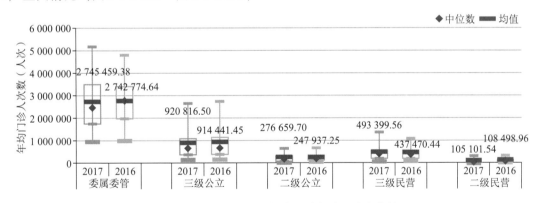

图 3-1-2-303　全国各级综合医院年均门诊人次数

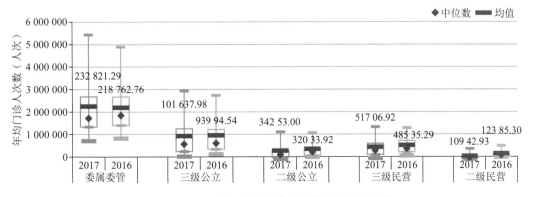

图 3-1-2-304　全国各级综合医院年均急诊人次数

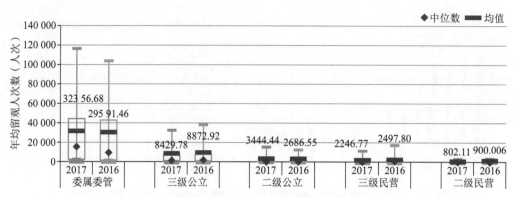

图 3-1-2-305　全国各级综合医院年均留观人次数

（2）各省情况

年均门诊人次数三级公立、二级公立、三级民营、二级民营 2017 年均值为 920 816.50 人次、276 659.70 人次、493 399.56 人次、105 101.54 人次，同级医院 2016 年分别为 914 441.45 人次、247 937.25 人次、437 470.44 人次、108 498.96 人次（图 3-1-2-306 ~ 图 3-1-2-309）。

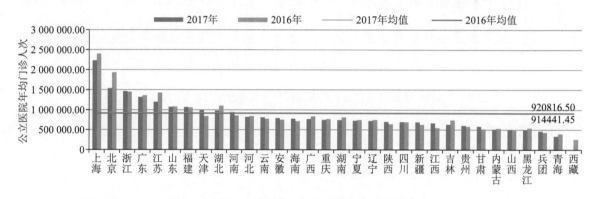

图 3-1-2-306　全国各省三级公立医院年均门诊人次

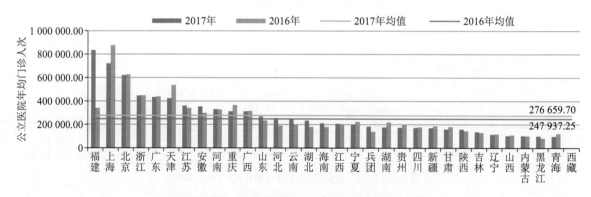

图 3-1-2-307　全国各省二级公立医院年均门诊人次

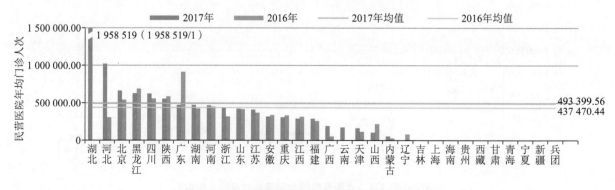

图 3-1-2-308　全国各省三级民营医院年均门诊人次

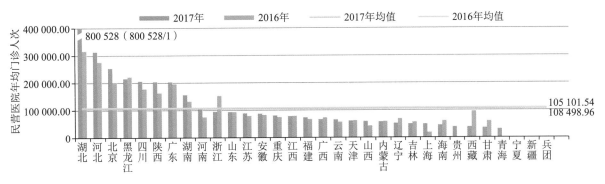

图 3-1-2-309　全国各省二级民营医院年均门诊人次

年均急诊人次数三级公立、二级公立、三级民营、二级民营 2017 年均值为 101 637.98 人次、34 253.00 人次、51 706.92 人次、10 942.93 人次，同级医院 2016 年分别为 93 994.54 人次、32 033.92 人次、48 535.29 人次、12 385.30 人次（图 3-1-2-310 ~ 图 3-1-2-313）。

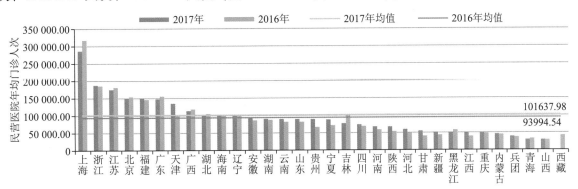

图 3-1-2-310　全国各省三级公立医院年均急诊人次

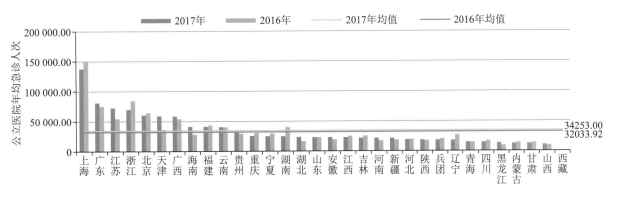

图 3-1-2-311　全国各省二级公立医院年均急诊人次

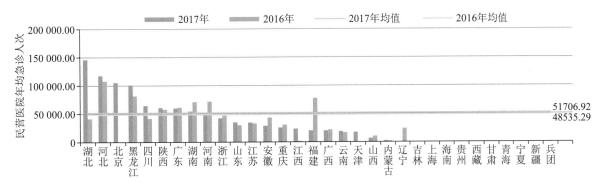

图 3-1-2-312　全国各省三级民营医院年均急诊人次

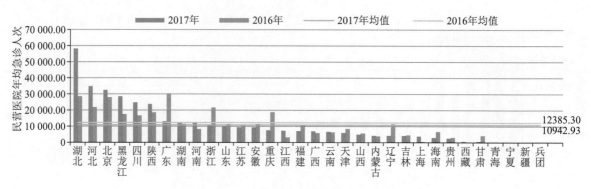

图 3-1-2-313　全国各省二级民营医院年均急诊人次

年均留观人次数三级公立、二级公立、三级民营、二级民营 2017 年均值为 8429.78 人次、3444.44 人次、2246.77 人次、802.11 人次，同级医院 2016 年分别为 8872.92 人次、2686.55 人次、2497.80 人次、900.06 人次（图 3-1-2-314 ~ 图 3-1-2-317）。

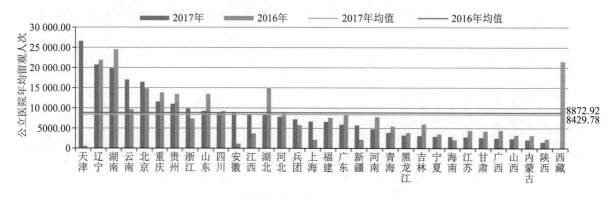

图 3-1-2-314　全国各省三级公立医院年均留观人次

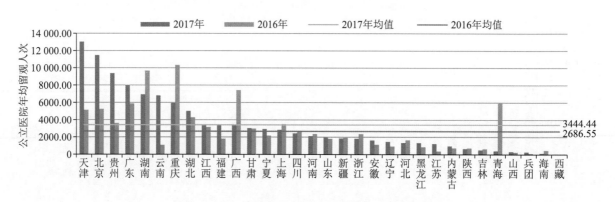

图 3-1-2-315　全国各省二级公立医院年均留观人次

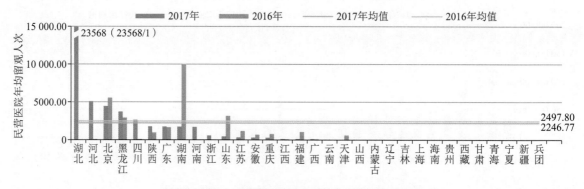

图 3-1-2-316　全国各省三级民营医院年均留观人次

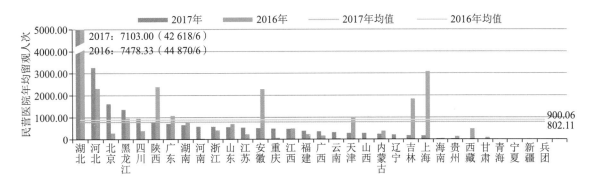

图 3-1-2-317 全国各省二级民营医院年均留观人次

2. 年患者入院、出院例数

（1）全国情况（图 3-1-2-318，图 3-1-2-319）

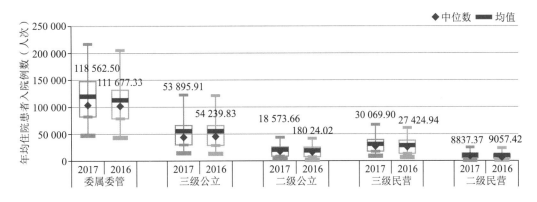

图 3-1-2-318 全国各级综合医院年均住院患者入院例数

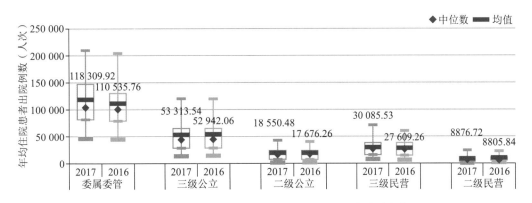

图 3-1-2-319 全国各级综合医院年均住院患者出院例数

（2）各省情况

年均住院患者入院例数三级公立、二级公立、三级民营、二级民营 2017 年均值为 53 895.91 人次、18 573.66 人次、30 069.90 人次、8837.37 人次，同级医院 2016 年分别为 54 239.83 人次、18 024.02 人次、27 424.94 人次、9057.42 人次（图 3-1-2-320 ~ 图 3-1-2-323）。

年均住院患者出院例数三级公立、二级公立、三级民营、二级民营院 2017 年均值为 53 313.54 人次、18 550.48 人次、30 085.53 人次、8876.72 人次，同级医院 2016 年分别为 52 942.06 人次、17 676.26 人次、27 609.26 人次、8805.84 人次（图 3-1-2-324 ~ 图 3-1-2-327）。

3. 年患者手术例数

（1）全国情况（图 3-1-2-328）

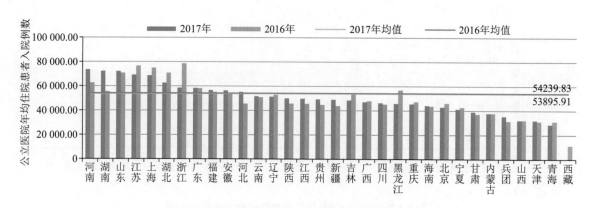

图 3-1-2-320　全国各省三级公立医院年均住院患者入院例数

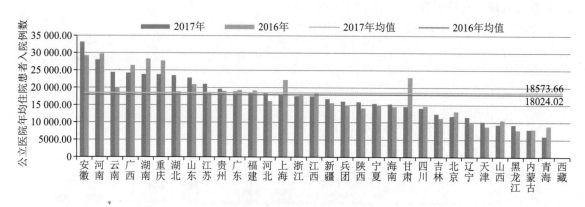

图 3-1-2-321　全国各省二级公立医院年均住院患者入院例数

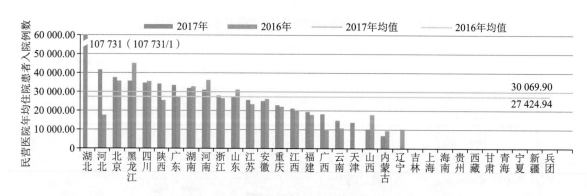

图 3-1-2-322　全国各省三级民营医院年均住院患者入院例数

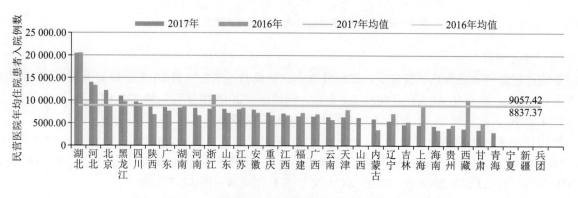

图 3-1-2-323　全国各省二级民营医院年均住院患者入院例数

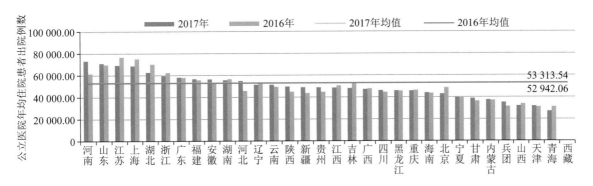

图 3-1-2-324 全国各省三级公立医院年均住院患者出院例数

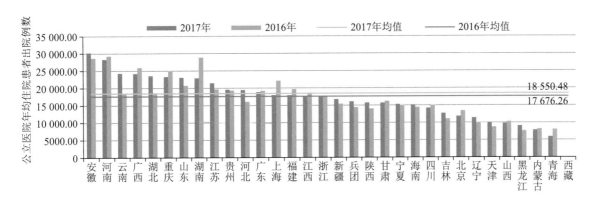

图 3-1-2-325 全国各省二级公立医院年均住院患者出院例数

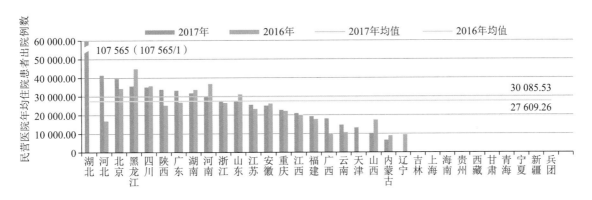

图 3-1-2-326 全国各省三级民营医院年均住院患者出院例数

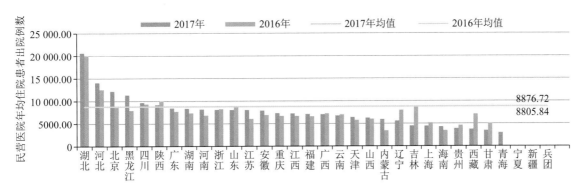

图 3-1-2-327 全国各省二级民营医院年均住院患者出院例数

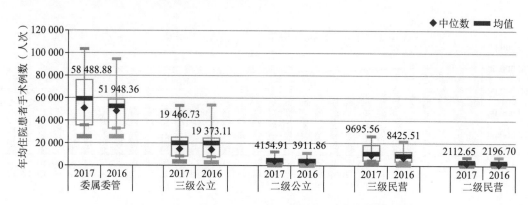

图 3-1-2-328　全国各级综合医院年均住院患者手术例数

（2）各省情况

年均住院患者手术例数三级公立、二级公立、三级民营、二级民营 2017 年均值为 19 466.73 人次、4154.91 人次、9695.56 人次、2112.65 人次，同级医院 2016 年分别为 19 373.11 人次、3911.86 人次、8425.51 人次、2196.70 人次（图 3-1-2-329 ~ 图 3-1-2-332）。

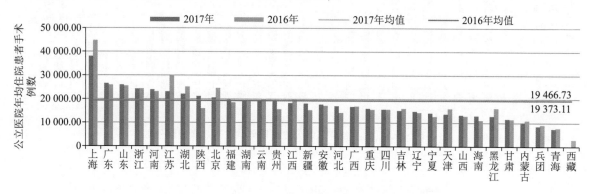

图 3-1-2-329　全国各省三级公立医院年均住院患者手术例数

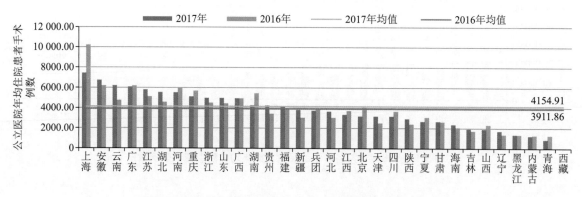

图 3-1-2-330　全国各省二级公立医院年均住院患者手术例数

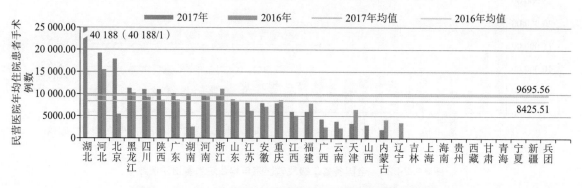

图 3-1-2-331　全国各省三级民营医院年均住院患者手术例数

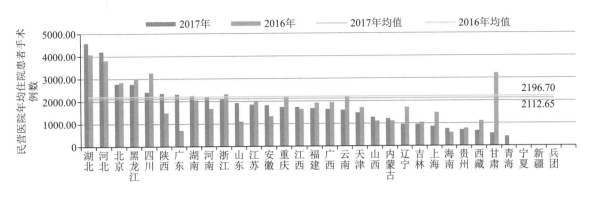

图 3-1-2-332 全国各省二级民营医院年均住院患者手术例数

4. CT、MRI、彩超年度人均门急诊、住院服务量

（1）全国情况

委属委管医院及三级综合医院在其承担较多疑难危重症患者诊疗的前提下，对于 CT、MRI、彩超适应证把握的比较严格，民营医院可能存在放宽检查适应证的问题（图 3-1-2-333 ~ 图 3-1-2-338）。

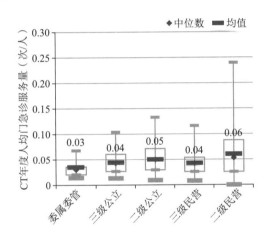

图 3-1-2-333 全国各级综合医院 CT 年度
人均门急诊服务量

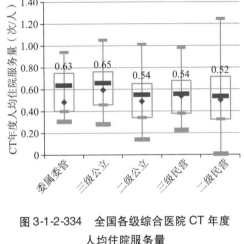

图 3-1-2-334 全国各级综合医院 CT 年度
人均住院服务量

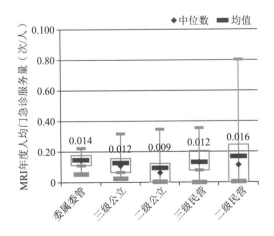

图 3-1-2-335 全国各级综合医院 MRI 年度
人均门急诊服务量

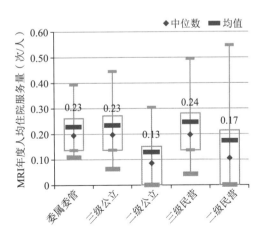

图 3-1-2-336 全国各级综合医院 MRI 年度
人均住院服务量

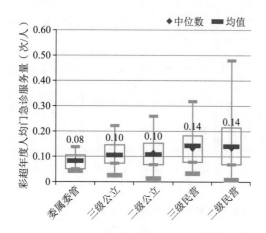

图 3-1-2-337　全国各级综合医院彩超年度
人均门急诊服务量

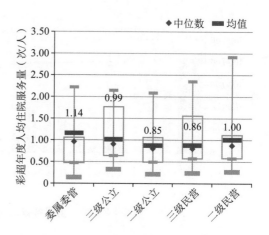

图 3-1-2-338　全国各级综合医院彩超
年度人均住院服务量

（2）各省情况

三级公立医院均值为 0.04 次/人，17 省超均值，最大值为宁夏 0.10 次/人，最小值为广东 0.02 次/人；二级公立医院均值 0.05 次/人，22 省超均值，最大值为黑龙江 0.11 次/人，最小值为福建 0.02 次/人（图 3-1-2-339）。三级民营医院均值 0.04 次/人（20 省反馈），11 省超均值，最大值为江西 0.16 次/人，最小值为广东 0.02 次/人；二级民营医院 0.06 次/人（29 省反馈），10 省超均值，最大值为黑龙江 0.32 次/人，最小值为天津 0.01 次/人（图 3-1-2-340）。

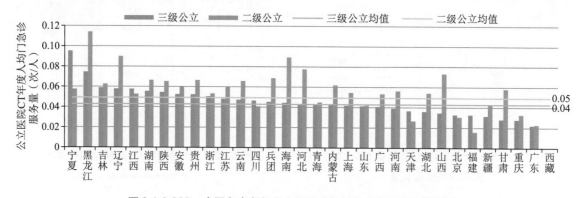

图 3-1-2-339　全国各省各级公立医院 CT 年度人均门急诊服务量

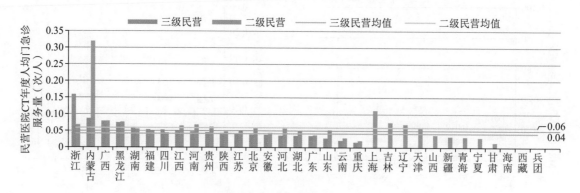

图 3-1-2-340　全国各省各级民营医院 CT 年度人均门急诊服务量

三级公立医院均值为 0.65 次/人，18 省超均值，最大值为宁夏 1.28 次/人，最小值为福建 0.45 次/人；二级公立医院均值 0.54 次/人，17 省超均值，最大值为新疆兵团 0.80 次/人，最小值为河南 0.38 次/人（图 3-1-2-341）。三级民营医院均值 0.54 次/人（20 省反馈），12 省超均值，最大值为江西 0.94

次/人,最小值为湖南 0.24 次/人;二级民营医院 0.52 次/人(29 省反馈),9 省超均值,最大值为吉林 0.84 次/人,最小值为甘肃 0.19 次/人(图 3-1-2-342)。

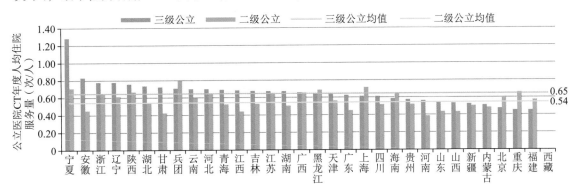

图 3-1-2-341 全国各省各级公立医院 CT 年度人均住院服务量

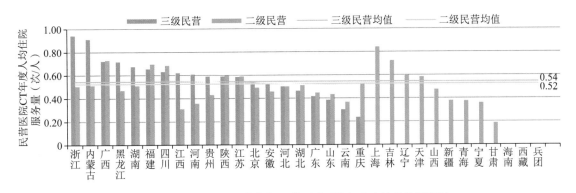

图 3-1-2-342 全国各省各级民营医院 CT 年度人均住院服务量

三级公立医院均值为 0.012 次/人,16 省超均值,最大值为黑龙江 0.026 次/人,最小值为广东 0.007 次/人;二级公立医院均值 0.009 次/人,14 省超均值,最大值为黑龙江 0.024 次/人,最小值为福建 0.002 次/人(图 3-1-2-343)。三级民营医院均值 0.012 次/人(19 省反馈),10 省超均值,最大值为广西 0.027 次/人,最小值为福建 0.004 次/人;二级民营医院 0.016 次/人(28 省反馈),10 省超均值,最大值为山东 0.028 次/人,最小值为广西 0.0004 次/人(图 3-1-2-344)。

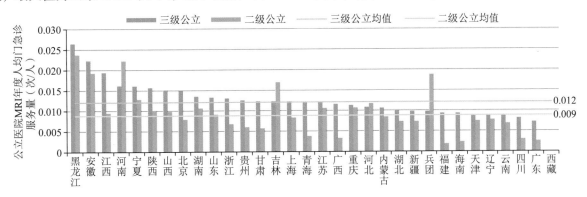

图 3-1-2-343 全国各省各级公立医院 MRI 年度人均门急诊服务量

三级公立医院均值为 0.23 次/人,16 省超均值,最大值为广西 0.38 次/人,最小值为四川 0.14 次/人;二级公立医院均值 0.13 次/人,16 省超均值,最大值为北京 0.21 次/人,最小值为青海 0.03 次/人(图 3-1-2-345)。三级民营医院均值 0.24 次/人(19 省反馈),5 省超均值,最大值为江西 0.52 次/人,最小值为福建 0.06 次/人;二级民营医院 0.17 次/人(28 省反馈),11 省超均值,最大值为浙江 0.31 次/人,最小值为广西 0.005 次/人(图 3-1-2-346)。

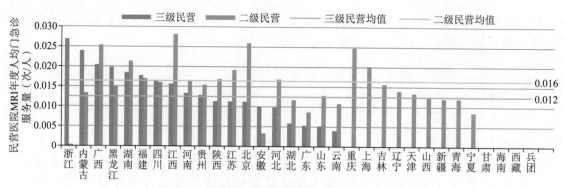

图 3-1-2-344　全国各省各级民营医院 MRI 年度人均门急诊服务量

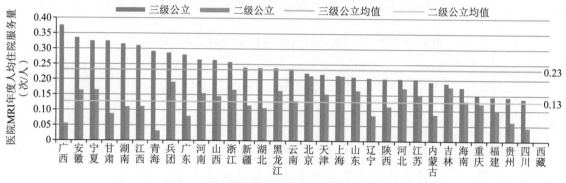

图 3-1-2-345　全国各省各级公立医院 MRI 年度人均住院服务量

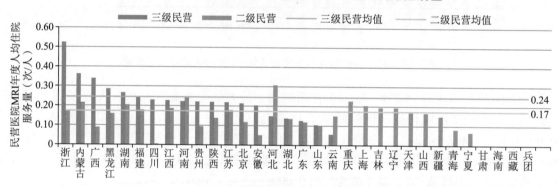

图 3-1-2-346　全国各省各级民营医院 MRI 年度人均住院服务量

三级公立医院均值为 0.10 次/人，18 省超均值，最大值为吉林 0.17 次/人，最小值为上海 0.05 次/人；二级公立医院均值 0.10 次/人，21 省超均值，最大值为新疆兵团 0.18 次/人，最小值为福建 0.03 次/人（图 3-1-2-347）。三级民营医院均值 0.14 次/人（19 省反馈），7 省超均值，最大值为浙江 0.26 次/人，最小值为湖北 0.04 次/人；二级民营医院均值 0.14 次/人（29 省反馈），15 省超均值，最大值为青海 1.00 次/人，最小值为甘肃 0.003 次/人（图 3-1-2-348）。

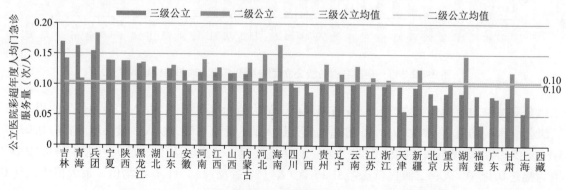

图 3-1-2-347　全国各省各级公立医院彩超年度人均门急诊服务量

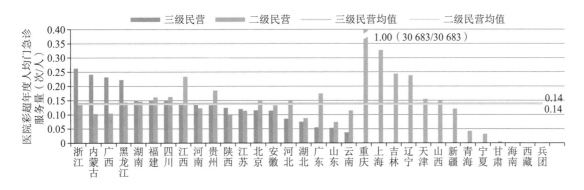

图 3-1-2-348　全国各省各级民营医院彩超年度人均门急诊服务量

三级公立医院均值为 0.99 次/人，12 省超均值，最大值为云南 1.58 次/人，最小值为黑龙江 0.69 次/人；二级公立医院均值 0.85 次/人，13 省超均值，最大值为北京 2.30 次/人，最小值为安徽 0.56 次/人（图 3-1-2-349）。三级民营医院均值 0.86 次/人（19 省反馈），7 省超均值，最大值为云南 2.43 次/人，最小值为湖南 0.41 次/人；二级民营医院 1.00 次/人（29 省反馈），16 省超均值，最大值为北京 2.48 次/人，最小值为甘肃 0.47 次/人（图 3-1-2-350）。

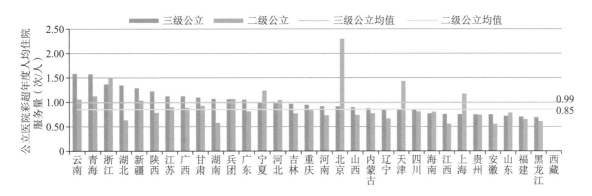

图 3-1-2-349　全国各省各级公立医院彩超年度人均住院服务量

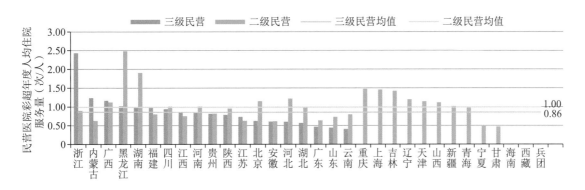

图 3-1-2-350　全国各省各级民营医院彩超年度人均住院服务量

（三）治疗质量

1. 患者非医嘱离院率

注：非医嘱离院定义，指患者未按照医嘱要求而自动离院，如患者疾病需要住院治疗，但患者出于个人原因要求出院，此种出院并非由医务人员根据患者病情决定，属于非医嘱离院。（引自：国家卫生计生委"住院病案首页填写说明"）

（1）全国情况（图 3-1-2-351，图 3-1-2-352）

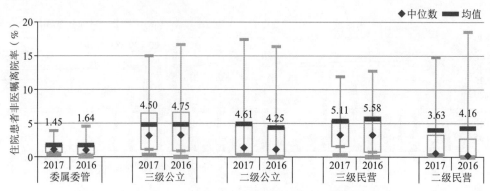

图 3-1-2-351　全国各级综合医院住院患者非医嘱离院率

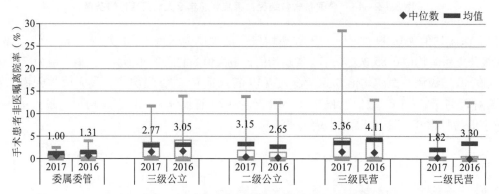

图 3-1-2-352　全国各级综合医院手术患者非医嘱离院率

（2）各省情况

非医嘱离院主要包括患者放弃治疗、主动要求转院等情况。住院患者非医嘱离院率三级公立、二级公立、三级民营、二级民营 2017 年平均为 4.50%、4.61%、5.11%、3.63%，同级医院 2016 年分别为 4.75%、4.25%、5.58%、4.16%（图 3-1-2-353 ~ 图 3-1-2-356）。手术患者非医嘱离院率三级公立、二级公立、三级民营、二级民营 2017 年平均为 2.77%、3.15%、3.36%、1.82%，同级医院 2016 年分别为 3.05%、2.65%、4.11%、3.30%（图 3-1-2-357 ~ 图 3-1-2-360）。

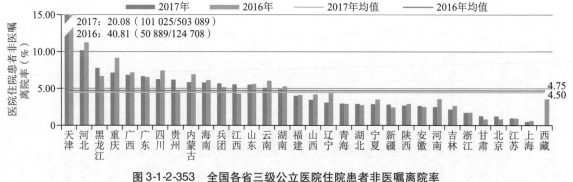

图 3-1-2-353　全国各省三级公立医院住院患者非医嘱离院率

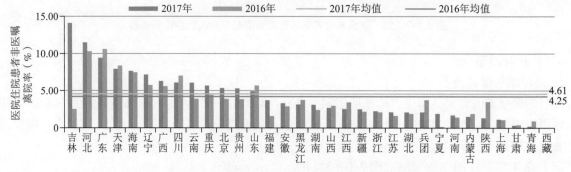

图 3-1-2-354　全国各省二级公立医院住院患者非医嘱离院率

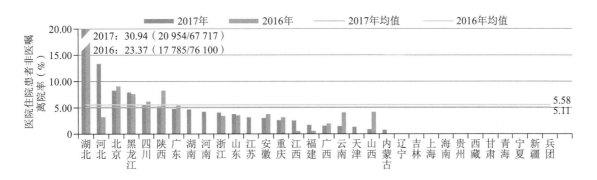

图 3-1-2-355　全国各省三级民营医院住院患者非医嘱离院率

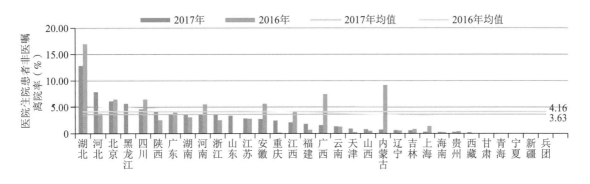

图 3-1-2-356　全国各省二级民营医院住院患者非医嘱离院率

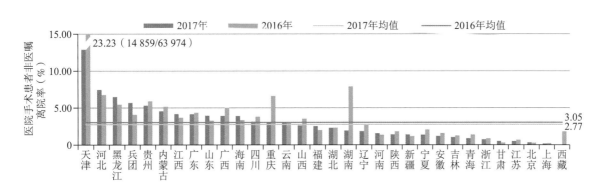

图 3-1-2-357　全国各省三级公立医院手术患者非医嘱离院率

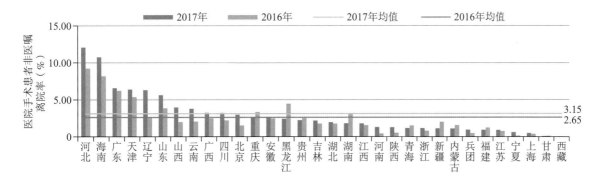

图 3-1-2-358　全国各省二级公立医院手术患者非医嘱离院率

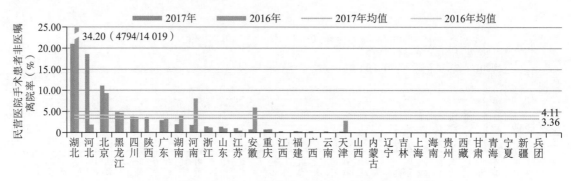

图 3-1-2-359　全国各省三级民营医院手术患者非医嘱离院率

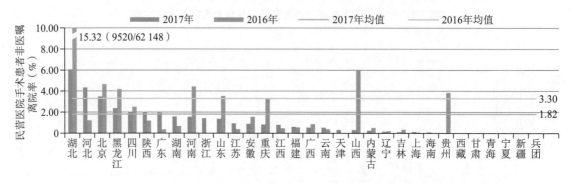

图 3-1-2-360　全国各省二级民营医院手术患者非医嘱离院率

　　住院患者非医嘱离院率的高低，在一定程度上反映医院医疗服务能力不能满足患方的需求，各级医院需要进一步提高医疗服务能力，加强医疗质量管理，保障患者安全。

　　2. 急诊患者、留观患者死亡率

　　（1）全国情况（图 3-1-2-361，图 3-1-2-362）

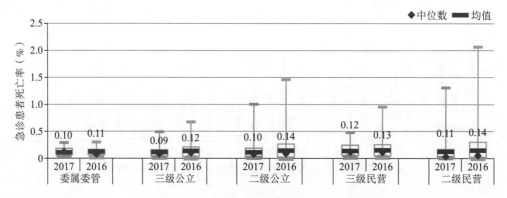

图 3-1-2-361　全国各级综合医院急诊患者死亡率

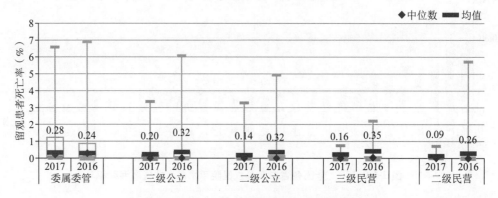

图 3-1-2-362　全国各级综合医院留观患者死亡率

（2）各省情况

急诊患者死亡率三级公立院、二级公立、三级民营、二级民营 2017 年平均为 0.09%、0.10%、0.12%、0.11%，同级医院 2016 年分别为 0.12%、0.14%、0.13%、0.14%（图 3-1-2-363 ~ 图 3-1-2-366）。留观患者死亡率三级公立、二级公立、三级民营、二级民营 2017 年平均为 0.20%、0.14%、0.16%、0.09%，同级医院 2016 年分别为 0.32%、0.32%、0.35%、0.26%（图 3-1-2-367 ~ 图 3-1-2-370）。

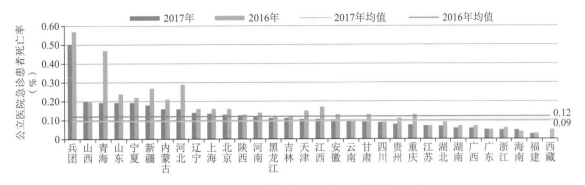

图 3-1-2-363　全国各省三级公立医院急诊患者死亡率

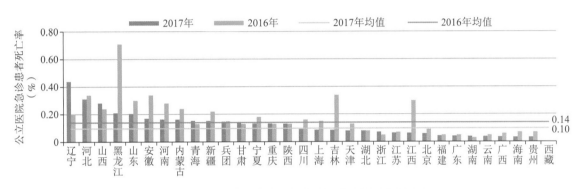

图 3-1-2-364　全国各省二级公立医院急诊患者死亡率

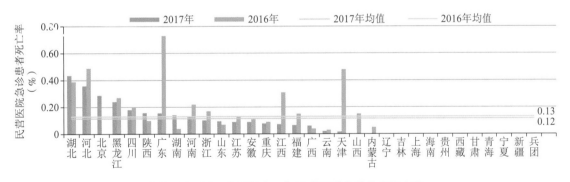

图 3-1-2-365　全国各省三级民营医院急诊患者死亡率

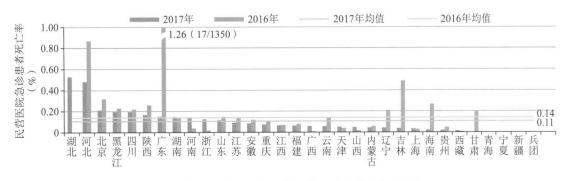

图 3-1-2-366　全国各省二级民营医院急诊患者死亡率

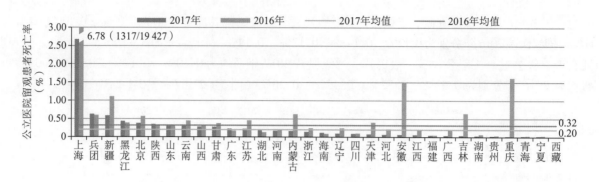

图 3-1-2-367　全国各省三级公立医院留观患者死亡率

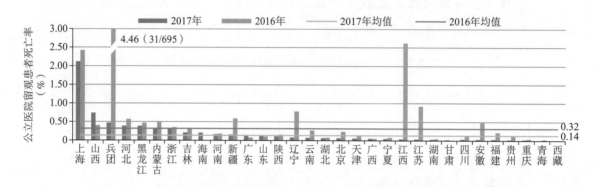

图 3-1-2-368　全国各省二级公立医院留观患者死亡率

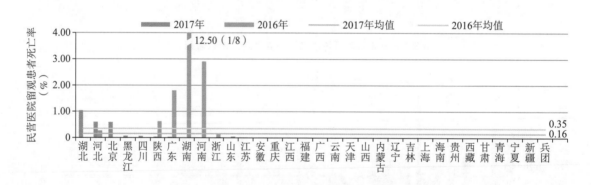

图 3-1-2-369　全国各省三级民营医院留观患者死亡率

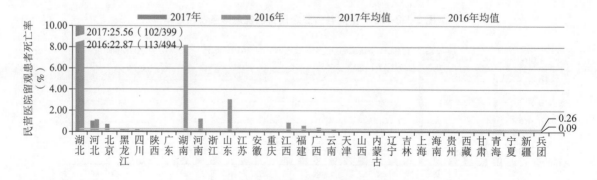

图 3-1-2-370　全国各省二级民营医院留观患者死亡率

（四）工作效率

1. 出院患者平均住院日

（1）全国情况

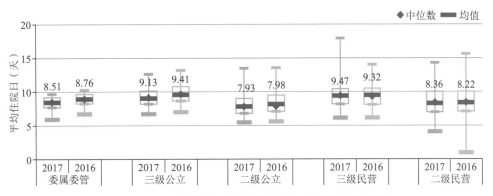

图 3-1-2-371　全国各级综合医院出院患者平均住院日情况

（2）各省情况

平均住院日三级公立、二级公立、三级民营、二级民营 2017 年平均为 9.13 天、7.93 天、9.47 天、8.36 天，同级医院 2016 年分别为 9.36 天、7.84 天、9.04 天、7.83 天（图 3-1-2-372～图 3-1-2-375）。

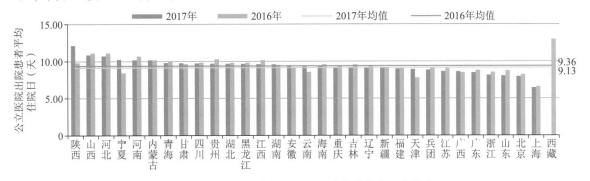

图 3-1-2-372　全国各省三级公立医院出院患者平均住院日

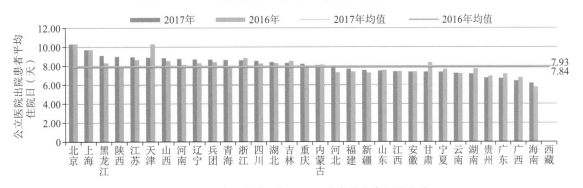

图 3-1-2-373　全国各省二级公立医院出院患者平均住院日

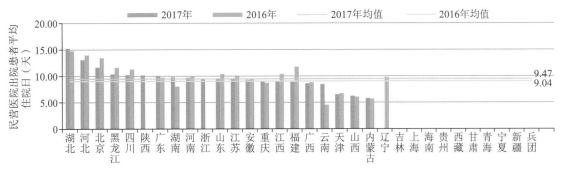

图 3-1-2-374　全国各省三级民营医院出院患者平均住院日

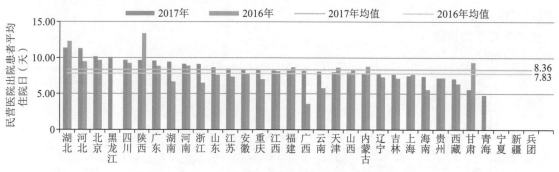

图 3-1-2-375　全国各省二级民营医院出院患者平均住院日

2. 床位使用率

本年度未直接抽样调查床位使用率，按实际占用总床日数和实际开放总床日数计算。

（1）全国情况

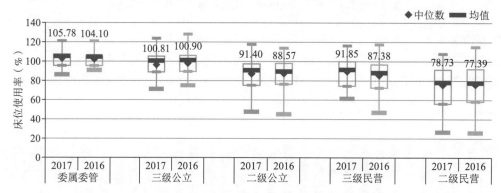

图 3-1-2-376　全国各级综合医院床位使用率情况

（2）各省情况

床位使用率三级公立、二级公立、三级民营、二级民营 2017 年平均为 100.81%、91.40%、91.85%、78.73%，同级医院 2016 年分别为 100.90%、88.57%、87.38%、77.39%（图 3-1-2-377 ～ 图 3-1-2-380）。

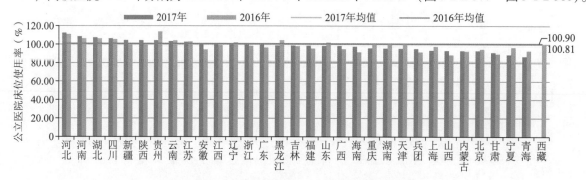

图 3-1-2-377　全国各省三级公立医院床位使用率

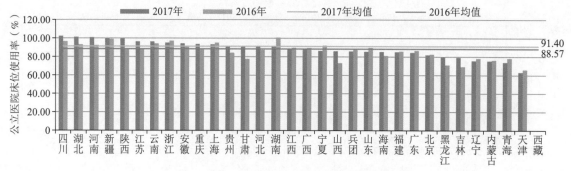

图 3-1-2-378　全国各省二级公立医院床位使用率

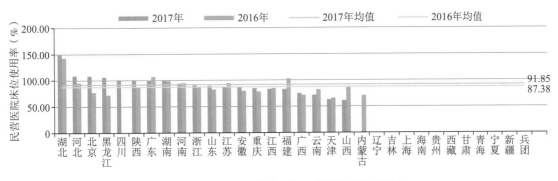

图 3-1-2-379 全国各省三级民营医院床位使用率

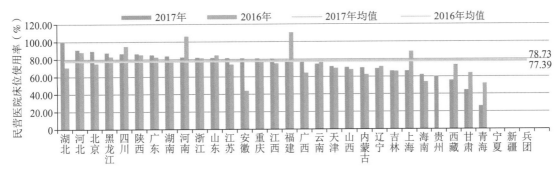

图 3-1-2-380 全国各省二级民营医院床位使用率

（五）患者负担

对各地患者负担相关指标之间差异的分析与理解，应当充分考虑到地区间人均可支配收入和物价水平的差异。

1. 每门诊（含急诊）人次费用以及其中的药品费用

（1）全国情况（图 3-1-2-381 ~ 图 3-1-2-382）

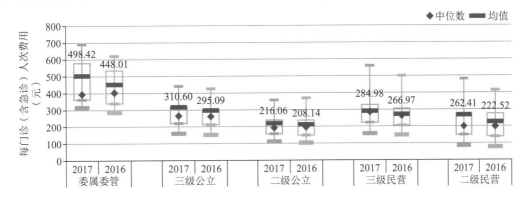

图 3-1-2-381 全国各级综合医院患者每门诊（含急诊）人次费用

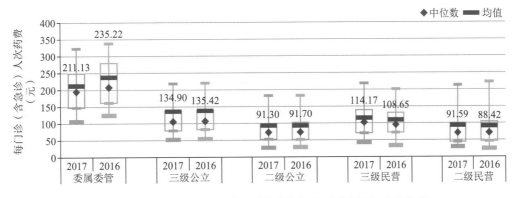

图 3-1-2-382 全国各级综合医院患者每门诊（含急诊）人次药费

（2）各省情况

每门诊（含急诊）人次费用三级公立、二级公立、三级民营、二级民营 2017 年平均为 310.60 元、216.06 元、284.98 元、262.41 元，同级医院 2016 年分别为 295.09 元、208.14 元、266.97 元、222.52 元（图 3-1-2-383 ~ 图 3-1-2-386）。每门诊（含急诊）人次药费三级公立、二级公立、三级民营、二级民营 2017 年平均为 134.90 元、91.30 元、114.17 元、91.59 元，同级医院 2016 年分别为 135.42 元、91.70 元、108.65 元、88.42 元（图 3-1-2-387 ~ 图 3-1-2-390）。

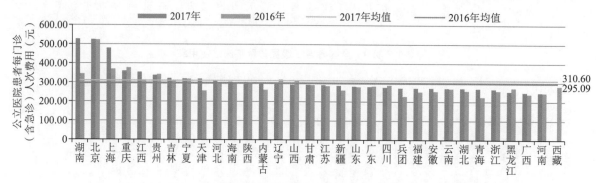

图 3-1-2-383　全国各省三级公立医院患者每门诊（含急诊）人次费用

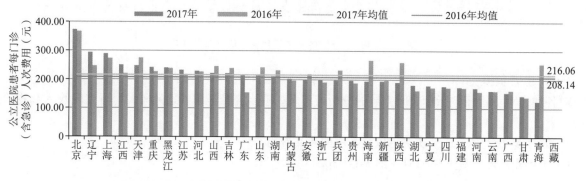

图 3-1-2-384　全国各省二级公立医院患者每门诊（含急诊）人次费用

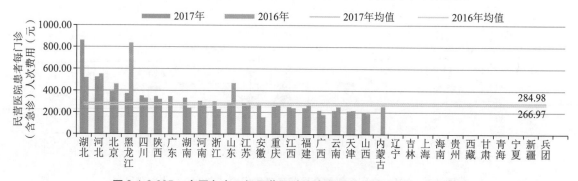

图 3-1-2-385　全国各省三级民营医院患者每门诊（含急诊）人次费用

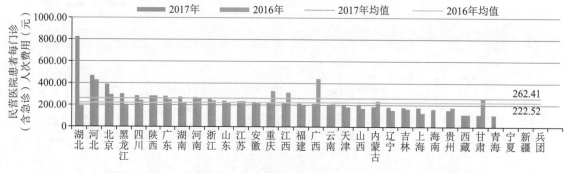

图 3-1-2-386　全国各省二级民营医院患者每门诊（含急诊）人次费用

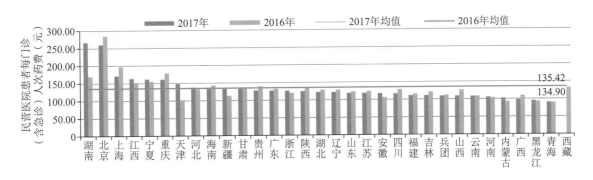

图 3-1-2-387　全国各省三级公立医院患者每门诊（含急诊）人次药费

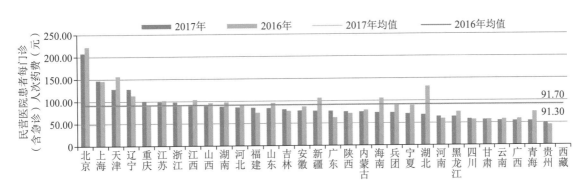

图 3-1-2-388　全国各省二级公立医院患者每门诊（含急诊）人次药费

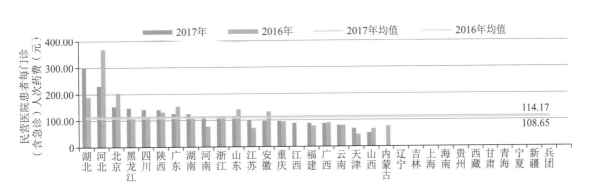

图 3-1-2-389　全国各省三级民营医院患者每门诊（含急诊）人次药费

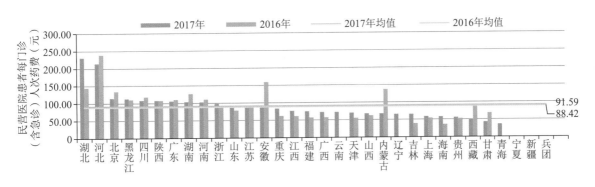

图 3-1-2-390　全国各省二级民营医院患者每门诊（含急诊）人次药费

2. 平均住院费用以及其中的药品费用

（1）全国情况（图 3-1-2-391，图 3-1-2-392）

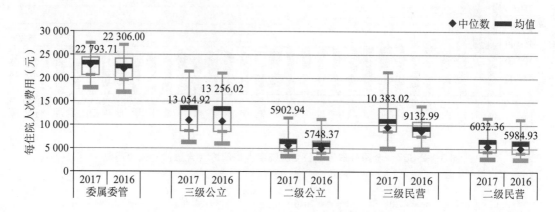

图 3-1-2-391　全国各级综合医院每住院人次费用

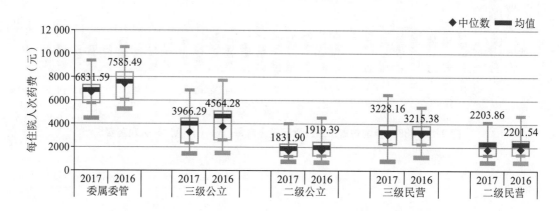

图 3-1-2-392　全国各级综合医院每住院人次药费

（2）各省情况

每住院人次费用三级公立、二级公立、三级民营、二级民营 2017 年平均为 13 054.92 元、5902.94 元、10 383.02 元、6032.36 元，同级医院 2016 年分别为 13 256.02 元、5748.37 元、9132.99 元、5984.93 元（图 3-1-2-393 ~ 图 3-1-2-396）。每住院人次药费三级公立、二级公立、三级民营、二级民营 2017 年平均为 3966.29 元、1831.90 元、3228.16 元、2203.86 元，同级医院 2016 年分别为 4564.28 元、1919.39 元、3215.38 元、2201.54 元（图 3-1-2-397 ~ 图 3-1-2-340）。

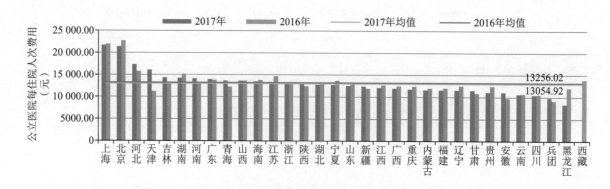

图 3-1-2-393　全国各省三级公立医院每住院人次费用

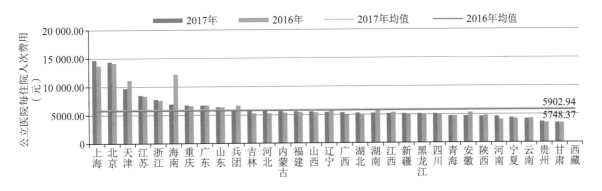

图 3-1-2-394 全国各省二级公立医院每住院人次费用

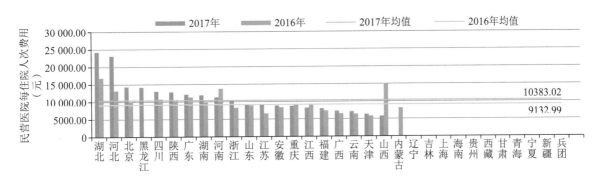

图 3-1-2-395 全国各省三级民营医院每住院人次费用

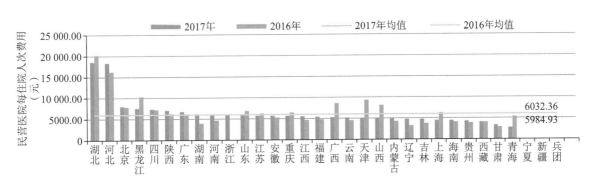

图 3-1-2-396 全国各省二级民营医院每住院人次费用

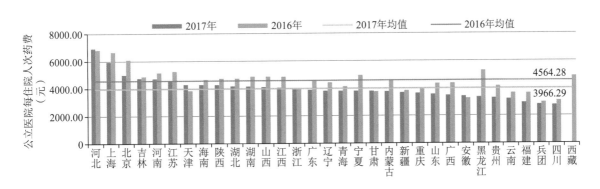

图 3-1-2-397 全国各省三级公立医院每住院人次药费

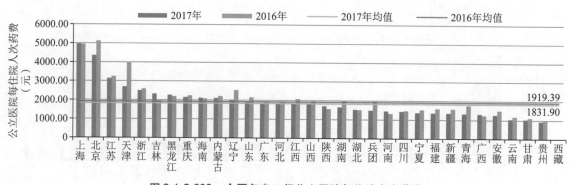

图 3-1-2-398　全国各省二级公立医院每住院人次药费

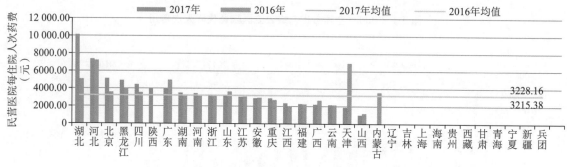

图 3-1-2-399　全国各省三级民营医院每住院人次药费

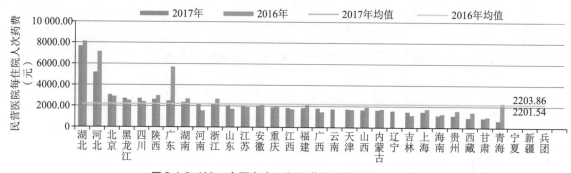

图 3-1-2-400　全国各省二级民营医院每住院人次药费

第三节　专科医院医疗质量分析

一、肿瘤专科医院

对参加全国医疗质量抽样调查的 101 家肿瘤专科医院 2017 年 1 月 1 日至 12 月 31 日的相关数据进行分析。按医院级别统计，其中三级肿瘤医院 54 家，二级肿瘤医院 47 家。按医院所属制关系统计，其中公立肿瘤医院 66 家，民营肿瘤医院 35 家。按级别和所属制综合统计，其中三级公立肿瘤专科医院 46 家（以下简称为三级公立），二级公立肿瘤专科医院 20 家（以下简称为二级公立），三级民营肿瘤专科医院 8 家，二级民营肿瘤专科医院 27 家（因民营肿瘤专科医院数量较少，不做分级分析，以下简称为民营）。全国各省份参加调研的肿瘤医院分布情况见图 3-1-3-1。2017 年参与调查的肿瘤专科医院数量较 2016 年变化不明显，公立医院与去年基本持平，民营医院增加了 7 家。

（一）运行基本情况

1. 资源配置

（1）人员配置情况

2017 年全国肿瘤专科医院卫生技术人员占全院职工比例为 80.86%，较 2016 年减少了 4.95 个百分点。医师占卫生技术人员比例为 31.25%，增加了 0.19 个百分点；护理人员占卫生技术人员比例为 51.73%，减少了 1.21 个百分点；技师占卫生技术人员比例为 7.21%，增加了 0.42 个百分点；药师占卫生技术人员的比例为 4.38%，增加了 0.13 个百分点（表 3-1-3-1，表 3-1-3-2）。

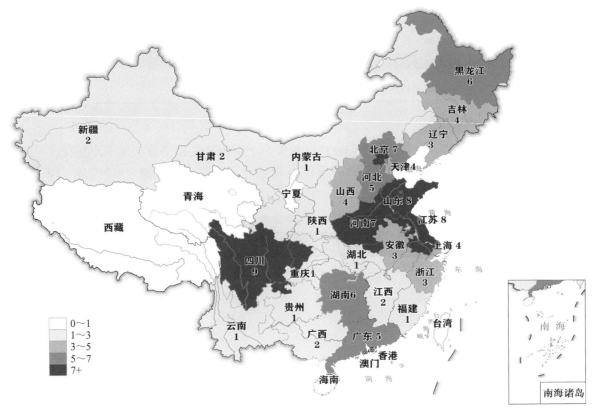

图 3-1-3-1　2017 年全国各省份参加调研的肿瘤专科医院分布情况

表 3-1-3-1　2017 年院均不同类型员工数量

机构类别	在岗职工数	卫生技术人员数	医师数	护士数	技师数	药师数
全国均值	812.30	656.83	207.33	343.20	47.38	28.75
三级公立	1414.22	1164.89	365.76	607.50	83.28	48.54
二级公立	308.80	239.15	81.79	121.79	19.20	12.15
民营	308.91	227.77	67.26	116.03	16.29	12.23

表 3-1-3-2　2015—2017 年不同类型员工占比情况

年份	卫生技术人员占在岗职工比例（%）	医师占卫生技术人员比例（%）	护士占卫生技术人员比例（%）	技师占卫生技术人员比例（%）	药师占卫生技术人员比例（%）
2015 年	82.45	29.53	52.96	—	4.63
2016 年	85.81	31.06	52.94	6.79	4.25
2017 年	80.86	31.25	51.73	7.21	4.38

（2）床位设置情况

2017 年全国肿瘤专科医院平均实际开放床位数为 719.67 张，较 2016 年略有下降。其中，ICU 平均实有床位数为 8.45 张，ICU 平均实有床位总数占实际开放床位总数的比例为 1.02%；平均特需床位数为 15.31 张，占实际开放床位的比例为 1.77%；平均日间放疗、化疗床位数为 27.25 张，占实际开放床位的比例为 2.71%（表 3-1-3-3）。

表 3-1-3-3 2017 年肿瘤专科医院床位设置情况

机构类别	实际开放床位数（张）	ICU 开放床位数（张）	特需开放床位数（张）	日间放疗、化疗床位数（张）
全国均值	719.67	8.45	15.31	27.25
三级公立	1245.5	14.16	24.73	39.46
二级公立	286.55	2.11	2.13	0.17
民营	276.09	3.19	8.81	21.45

（3）放射治疗设备配置情况

2017 年全国肿瘤专科医院平均拥有放射治疗设备 9.14 台，其中三级公立医院平均拥有放射治疗设备 16.30 台，二级公立医院平均拥有放射治疗设备 4.20 台，民营医院平均拥有放射治疗设备 2.54 台（表 3-1-3-4）。

表 3-1-3-4 2017 年放射治疗设备配置情况

放射治疗设备	全国均值	三级公立	二级公立	民营
放射治疗设备（台）	9.14	16.30	4.20	2.54
医用电子直线加速器（台）	2.99	4.14	1.35	1.53
医用^{60}Co 远距离治疗机（台）	0.10	0.03	0.17	0.25
立体定向 X 射线放射治疗系统（台）	0.37	0.38	0.18	0.50
伽马射线放射治疗系统（台）	0.11	0.08	0.09	0.25
医用^{192}Ir 近距离治疗机（台）	0.72	0.93	0.46	0.31
医用^{60}Co 近距离治疗机（台）	0.03	0.03	0.09	0
放射治疗常规模拟定位机（台）	0.93	1.00	0.88	0.77
多叶准直器（套）	2.33	3.31	0.88	1.07
放射治疗计划系统（套）	5.28	7.98	1.25	1.79

2017 年全国放射治疗设备一共治疗肿瘤患者 3 692 868 人次，治疗人次最多的是直线加速器，占全部放射治疗人次的 60.81%，其次是多叶准直器和放射治疗计划系统，分别占全部放射治疗人次的 29.91%、4.24%。

2. 工作负荷

（1）诊疗人次和出院人次

2017 年全国肿瘤专科医院院均年门诊人次、急诊人次、出院人次、健康体检人次较 2016 年均有所增加，涨幅分别为 5.69%、18.33%、5.11%、10.99%。年留观人次较 2016 年下降 15.75%（表 3-1-3-5，表 3-1-3-6）。

表 3-1-3-5 2017 年肿瘤专科医院的院均工作量

机构类别	年门诊人次	年急诊人次	年出院人次	年体检人次	年留观人次
全国均值	168 455.05	6730.61	25 371.82	11 761.69	327.45
三级公立	307 472.13	10 762.26	47 997.54	17 129.55	473.92
二级公立	48 424.00	2545.59	6602.15	8448.39	204.13
民营	43 637.41	2461.74	6360.69	5222.93	188.96

表 3-1-3-6 2015－2017 年肿瘤专科医院的院均工作量比较

年份	年门诊人次	年急诊人次	年出院人次	年体检人次	年留观人次
2015 年	258 222. 62	9359. 13	39 821. 76	14 335. 15	588. 30
2016 年	159 382. 25	5688. 15	24 139. 03	10 596. 77	388. 67
2017 年	168 455. 05	6730. 61	25 371. 82	11 761. 69	327. 45

（2）诊疗人次数与出院人次数之比

2017 年全国肿瘤专科医院门急诊人次数与出院人次数之比为 6.66：1，其中，三级公立医院为 6.61：1，二级公立医院为 7.66：1，民营医院为 6.53：1。

（3）医师每日担负诊疗人次和住院床日

2017 年全国肿瘤专科医院医师日均担负诊疗 2.27 人次，较 2016 年增加了 0.16 人次。医师日均担负住院 3.48 床日，较 2016 年减少了 0.20 床日。2017 年三级公立医院的日均担负诊疗人次和住院床日均高于二级公立医院和民营医院，表明三级公立医院医师的工作负荷相对较大（表 3-1-3-7）。

表 3-1-3-7 2017 年肿瘤专科医院医师工作负荷

机构类别	日均担负诊疗人次	日均担负住院床日
全国均值	2.27	3.48
三级公立	2.40	3.65
二级公立	1.78	2.84
民营	1.69	2.72

（4）手术量（表 3-1-3-8）

2017 年全国肿瘤专科医院院均年住院手术量为 6623.16 人次，其中，三级公立医院为 11 879.74 人次，占全部住院手术人次的比例为 89.68%，二级公立医院为 972.84 人次，占全部住院手术人次的比例为 3.03%，民营医院为 1643.67 人次，占全部住院手术人次的比例为 7.29%。表明绝大多数的住院手术在三级公立医院完成，民营医院的住院手术比例高于二级医院。

2017 年全国肿瘤专科医院院均年门诊手术量为 776.32 人次，其中，三级公立医院为 1288.18 人次，占全部门诊手术人次的比例为 79.02%，二级公立医院为 455.78 人次，占全部门诊手术人次的比例为 12.58%，民营医院为 210.77 人次，占全部门诊手术人次的比例为 8.40%。表明绝大多数的门诊手术在三级公立医院完成，二级医院的门诊手术比例高于民营医院。

表 3-1-3-8 2017 年肿瘤专科医院的院均住院、门诊手术量

机构类别	住院手术人次	门诊手术人次
全国均值	6623. 16	776. 32
三级公立	11 879. 74	1288. 18
二级公立	972. 84	455. 78
民营	1643. 67	210. 77

（5）临床路径（表 3-1-3-9）

2017 年全国肿瘤专科医院院均开展住院临床路径病种数为 24.90 个，较 2016 年增加 2.86 个。其中，三级公立医院为 35.55 个，增加 5.73 个；二级公立医院为 19.93 个，增加 7.80 个；民营医院为 6.25 个，减少 4.40 个（图 3-1-3-2）。

2017年全国肿瘤专科医院整体临床路径完成率为82.65%，较2016年下降了1.70个百分点，其中，三级公立医院为83.34%，下降2.35个百分点，二级公立医院为70.57%，上升3.70个百分点，民营医院为68.29%，下降2.05个百分点。2017年三级公立医院的临床路径完成率高于二级公立医院和民营医院（图3-1-3-3）。

表3-1-3-9　2015—2017年肿瘤专科医院临床路径开展情况

年份	开展临床路径病种数（个）	临床路径完成率（%）
2015年	—	90.87
2016年	22.04	84.35
2017年	24.90	82.65

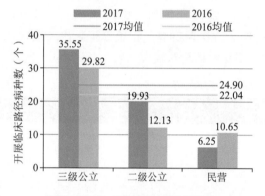

图3-1-3-2　开展临床路径病种数

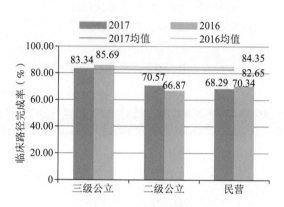

图3-1-3-3　临床路径完成率

3. 工作效率

2017年全国肿瘤专科医院出院患者平均住院日为10.90天，较2016年缩短0.51天。其中，三级公立医院为10.74天，缩短0.48天；二级公立医院为12.27天，缩短0.64天；民营医院为11.71天，缩短0.93天（图3-1-3-4）。

2017年全国肿瘤专科医院床位使用率为110.26%，较2016年上升0.68个百分点。其中，三级公立医院为116.35%，上升0.65个百分点；二级公立医院为87.25%，上升2.23个百分点；民营医院为82.07%，上升3.07个百分点（图3-1-3-5）。

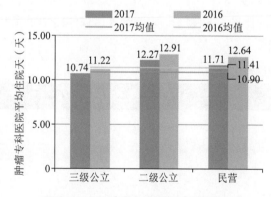

图3-1-3-4　肿瘤专科医院平均住院日

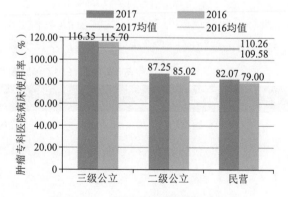

图3-1-3-5　肿瘤专科医院病床使用率

4. 患者就诊费用

2017年全国肿瘤专科医院平均每门诊人次费用为680.78元，较2016年下降了2.08%，其中，药品费用为329.65元，下降了11.08%。平均每住院人次费用为17 365.78元，较2016年上升了14.44%，其中，药品费用为6870.78元，上升了0.23%（表3-1-3-10，表3-1-3-11）。

表 3-1-3-10　2017 年肿瘤专科医院患者就诊费用

机构类别	每门诊人次费用（元）	药品费用（元）	门诊药品费用占比（%）	每住院人次费用（元）	药品费用（元）	住院药品费用占比（%）
全国均值	680.78	329.65	48.42	17 365.78	6870.78	39.57
三级公立	736.83	354.99	48.18	18 324.96	7213.80	39.37
二级公立	277.63	125.21	45.10	9564.76	3939.45	41.19
民营	392.67	214.77	54.69	12 480.07	5207.49	41.73

表 3-1-3-11　2015—2017 年肿瘤专科医院患者就诊费用

年份	每门诊人次费用（元）	药品费用（元）	门诊药品费用占比（%）	每住院人次费用（元）	药品费用（元）	住院药品费用占比（%）
2015 年	521.70	264.93	50.78	16 773.91	7584.55	45.22
2016 年	695.27	370.74	53.32	15 175.00	6854.71	45.17
2017 年	680.78	329.65	48.42	17 365.78	6870.78	39.57

（二）医疗质量基本情况

1. 死亡类指标

（1）住院患者死亡率，手术患者住院死亡率（表 3-1-3-12）

表 3-1-3-12　2015—2017 年肿瘤专科医院住院患者死亡率

年份	住院患者死亡率（%）	手术患者住院死亡率（%）
2015 年	0.49	0.15
2016 年	0.60	0.23
2017 年	0.52	0.17

2017 年全国肿瘤专科医院住院患者死亡率为 0.52%，较 2016 年下降 0.08 个百分点。其中，三级公立医院为 0.37%，同比下降 0.12 个百分点，二级公立医院为 1.72%，同比下降 0.14 个百分点，民营医院为 1.20%，同比上升 0.11 个百分点。二级公立医院的住院患者死亡率最高，三级公立医院的住院死亡率低于民营医院（图 3-1-3-6）。

2017 年全国肿瘤专科医院手术患者住院死亡率为 0.17%，较 2016 年下降 0.06 个百分点。其中，三级公立医院为 0.15%，同比下降 0.06 个百分点，二级公立医院为 0.15%，同比上升 0.04 个百分点，民营医院为 0.44%，同比下降 0.37 个百分点。民营医院的手术患者住院死亡率最高，三级公立医院与二级公立医院手术死亡率基本一致（图 3-1-3-7）。

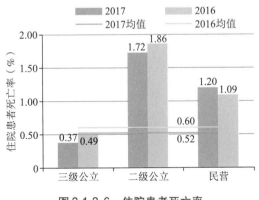

图 3-1-3-6　住院患者死亡率

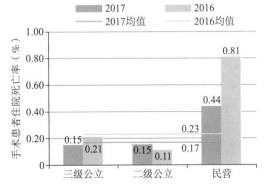

图 3-1-3-7　手术患者住院死亡率

（2）急诊、留观死亡率

2017 年全国肿瘤专科医院整体急诊死亡率为 0.13%，较 2016 年下降 0.04 个百分点，医院整体留观患者死亡率为 0.18%，同比下降 0.07 个百分点（图 3-1-3-8，图 3-1-3-9）。

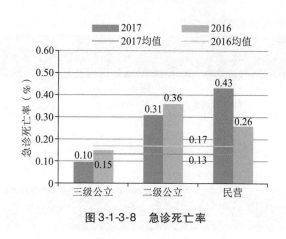

图 3-1-3-8　急诊死亡率

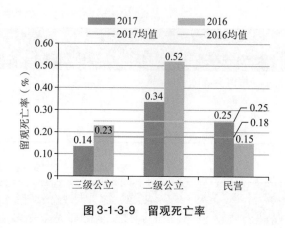

图 3-1-3-9　留观死亡率

（3）住院患者非医嘱离院率，手术患者非医嘱离院率

2017 年全国肿瘤专科医院住院患者非医嘱离院率为 2.35%，较 2016 年上升 0.13 个百分点，住院手术患者非医嘱离院率为 1.38%，同比下降 0.13 个百分点。2017 年民营医院的住院患者非医嘱离院率、手术患者非医嘱离院率明显高于三级公立医院和二级公立医院，民营医院在非医嘱离院管理方面应该加大力度（图 3-1-3-10，图 3-1-3-11）。

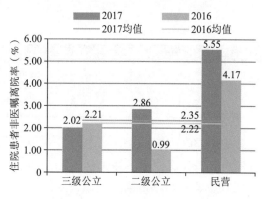

图 3-1-3-10　住院患者非医嘱离院率

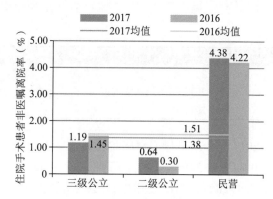

图 3-1-3-11　住院手术患者非医嘱离院率

2. 重返类指标

（1）住院患者出院后 0～31 天非预期再住院率

2017 年全国肿瘤专科医院住院患者出院后 0～31 天非预期再住院率为 7.03%，较 2016 年上升 1.73 个百分点。其中，三级公立医院为 7.38%，二级公立医院为 6.99%，民营医院为 3.38%。三级公立医院和二级公立医院的 0～31 天非预期再住院率明显高于民营医院（图 3-1-3-12）。

（2）手术患者非计划重返手术室再次手术率

2017 年全国肿瘤专科医院手术患者 31 天内非计划重返手术室再次手术发生率为 0.45%，较 2016 年下降 0.15 个百分点。其中三级公立医院为 0.47%，二级公立医院为 0.23%，民营医院为 0.18%。由于收治的危重、疑难手术患者较多，三级公立医院、二级公立医院的 31 天内非计划重返手术室再次手术发生率高于民营医院（图 3-1-3-13）。

3. 医院获得性指标

2017 年全国肿瘤专科医院住院患者医院上报 23 类获得性指标发生总例数为 12 618 人次，同期出院患者总例数为 2 562 554 人次，住院患者获得性指标发生率为 0.49%，较 2016 年上升 0.04 个百分点，其中，各系统术后并发症、输血反应占比较 2016 年同比上升较多，分别上升了 4.22、4.16 个百分点。

获得性指标发生例数占比中前 5 位的是：

（1）手术患者并发症，占全部指标发生例数的 29.18%；

（2）各系统术后并发症，占全部指标发生例数的 13.66%；

（3）与手术/操作相关感染发生例数，占全部指标发生例数的 11.77%；

（4）输血反应发生例数，占全部指标发生例数的 8.90%；

（5）住院患者压疮（Ⅱ及Ⅱ以上），占全部指标发生例数的 7.13%。

各医院应针对本院实际情况如实上报数据，并将获得性指标作为医院医疗质量与患者安全管理持续改进活动的重点内容（图 3-1-3-14）。

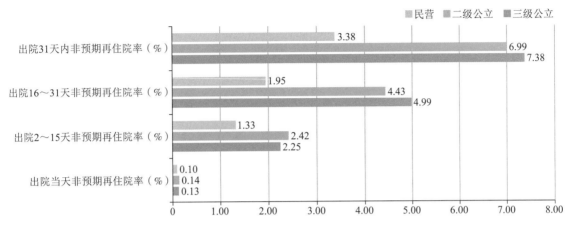

图 3-1-3-12　2017 年住院患者 0～31 天非预期再住院率

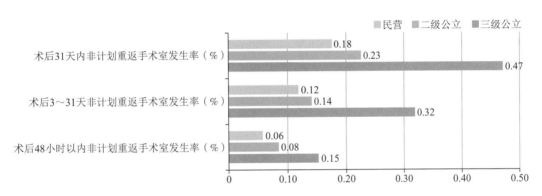

图 3-1-3-13　2017 年住院手术患者 31 天内非计划重返手术室发生率

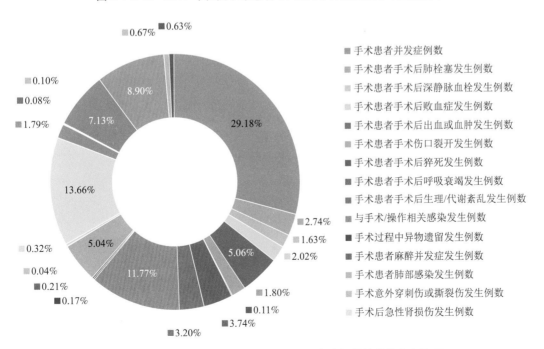

图 3-1-3-14　2017 年住院患者获得性指标发生例数的总体分布情况

二、儿童专科医院

2017年抽取全国53家儿童专科医院2017年1月1日至12月31日的数据进行分析，医院分布全国22个省、自治区、直辖市，按医院属性分，公立医院41家，其中三级32家，二级9家；民营医院12家，其中三级1家，二级11家（图3-1-3-15）。2016年抽取全国50家儿童专科医院进行分析，其中公立医院42家，民营医院8家。2017年民营医院，尤其是二级民营医院的数量有所提高。在15个重点病种方面，2017年在2016年基础上略作调整，将支气管肺炎（J18.0）调整为肺炎（J10.0，J11.0，J12，J13，J14，J15，J16，J18）。

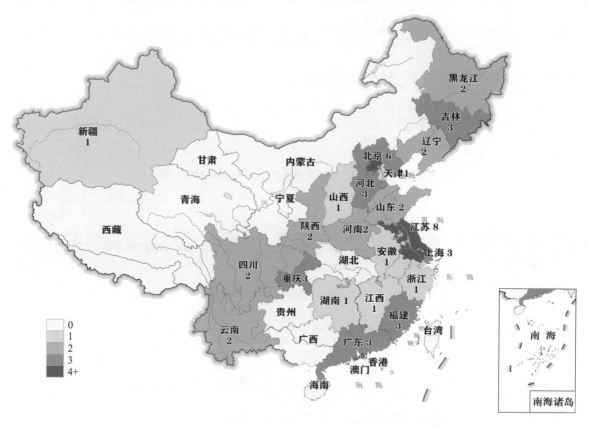

图3-1-3-15　全国各省份纳入分析的儿童专科医院分布情况

（一）基本运行情况

1. 资源配置

（1）床位设置

2017年儿童专科医院实有床位数均值为658.00张，ICU实有床位数均值为40.84张，观察床位数均值为21.29张，特需床位数均值为8.19张。床位数出现递减趋势可能与民营医院数量增加有关（图3-1-3-16～图3-1-3-19）。

（2）人员设置情况

2017年儿童专科医院在岗职工的均值为1107.69人，卫生技术人员占在岗职工的84.82%。其中，医师占30.53%；注册护士占50.58%；检验技师（士）占4.22%；影像技师（士）占1.78%；药师（士）占4.92%（表3-1-3-13，图3-1-3-20～图3-1-3-23）。

（3）设备情况

2017年儿童专科医院电子计算机断层扫描（CT）平均台数为1.36台，磁共振成像（MRI）平均台数为1.11台，彩色超声诊断仪（彩超）平均台数为8.88台。CT年均门急诊总服务人次为14 288.92人次，年均住院总服务人次为9174.09人次；MRI年均门急诊总服务人次为7402.04人次，年均住院总服务人次为5238.07人次；彩超年均门急诊总服务人次为159 908.43人次，年均住院总服务人次为 11 243.74 人次（图 3-1-3-24 ~ 图 3-1-3-26）。

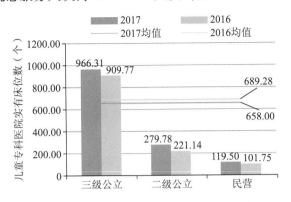

图 3-1-3-16　2016—2017 年儿童专科医院实有床位数

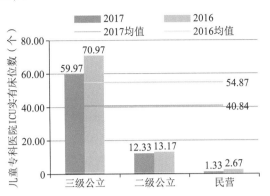

图 3-1-3-17　2016—2017 年儿童专科医院 ICU 实有床位数

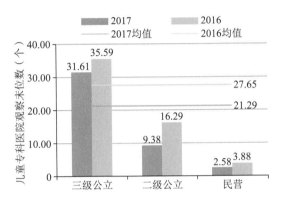

图 3-1-3-18　2016—2017 年儿童专科医院观察床位数

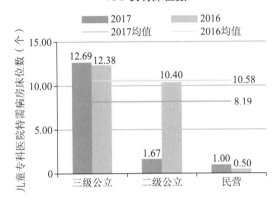

图 3-1-3-19　2016—2017 年儿童专科医院特需病房床位数

表 3-1-3-13　2014—2017 年儿童专科医院卫生技术人员与床位数比例情况

年份	卫生技术人员数与床位数比例	医师数与床位数比例	注册护士数与床位数比例	医技人员数与床位数比例	药师（士）数与床位数比例
2014	1 : 0.62	1 : 1.87	1 : 1.20	—	—
2015	1 : 0.67	1 : 2.28	1 : 1.29	1 : 7.12	1 : 12.28
2016	1 : 0.74	1 : 2.40	1 : 1.44	1 : 6.99	1 : 16.19
2017	1 : 0.70	1 : 2.28	1 : 1.38	1 : 6.38	1 : 14.18

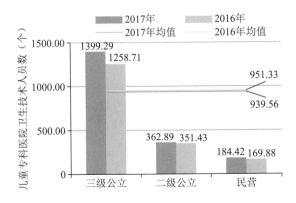

图 3-1-3-20　2016—2017 年儿童专科医院卫生技术人员数

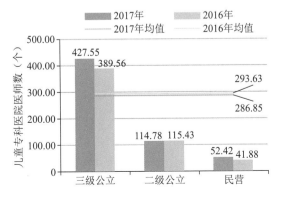

图 3-1-3-21　2016—2017 年儿童专科医院医师数

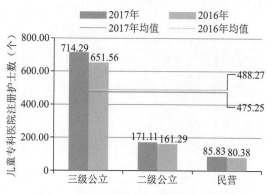

图 3-1-3-22　2016—2017 年儿童专科
医院注册护士数

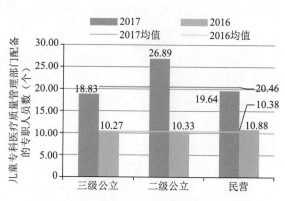

图 3-1-3-23　2016—2017 年儿童专科医院医疗
质量管理部门配备的专职人员数

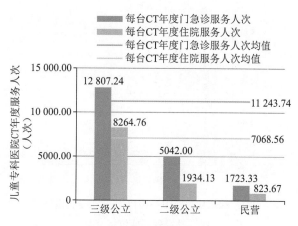

图 3-1-3-24　2017 年儿童专科医院 CT
年度服务人次

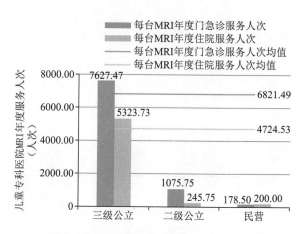

图 3-1-3-25　2017 年儿童专科医院 MRI
年度服务人次

2. 工作负荷

（1）门诊人次、急诊人次、出院人次、健康体检人次和观察室留观病例数

2017 年儿童专科医院的年均门诊人次为 847 537.77，年均急诊人次为 189 232.17，年均出院人次为 31 584.53，年均健康体检人次为 18 908.56，年均留观病例数为 27 337.57 人（图 3-1-3-27 ~ 图 3-1-3-31）。

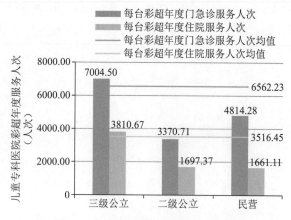

图 3-1-3-26　2017 年儿童专科医院彩超
年度服务人次

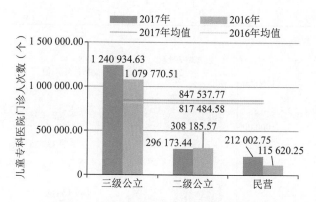

图 3-1-3-27　2016—2017 年儿童专科医院
门诊人次数

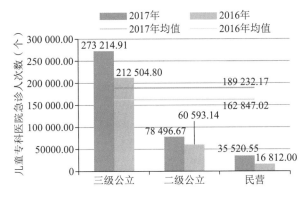

图 3-1-3-28　2016—2017 年儿童专科医院急诊人次数

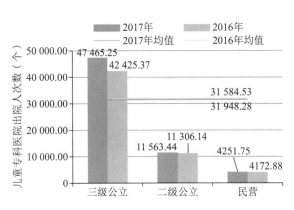

图 3-1-3-29　2016—2017 年儿童专科医院出院人次数

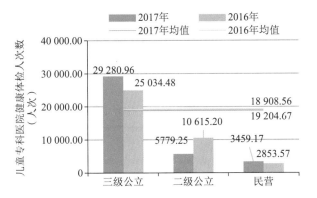

图 3-1-3-30　2016—2017 年儿童专科医院
健康体检人次数

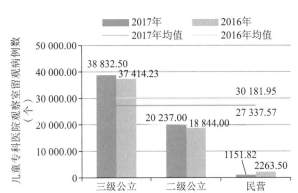

图 3-1-3-31　2016—2017 年儿童专科医院
观察室留观病例数

（2）手术量

2017 年儿童专科医院的年均住院患者手术例数为 9512.88 例，门诊手术例数为 6985.46 例（图 3-1-3-32，图 3-1-3-33）。

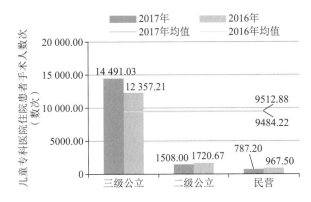

图 3-1-3-32　2016—2017 年儿童专科医院
住院患者手术人次数

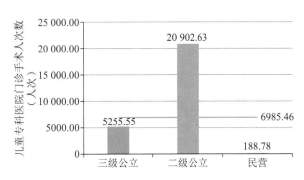

图 3-1-3-33　2017 年儿童专科医院门诊
手术人次数

（3）临床路径

2017 年儿童专科医院年均住院开展临床路径病种数较 2016 年增加了 10.82%，年均收治住院例数是 2016 年的 1.22 倍，年均完成路径出院例数是 2016 年的 1.19 倍（表 3-1-3-14）。

3. 工作效率

2017 年儿童专科医院的年平均每张床位工作日为 349.98 天，高于 2016 年的平均水平。年出院患者平均住院日为 7.20 天，低于 2016 年的平均水平（表 3-1-3-15）。2017 年儿童专科医院的平均病床使用率为99.52%，低于2016年的平均水平（图3-1-3-34，图3-1-3-35）。

表3-1-3-14 2014—2017年儿童专科医院开展临床路径病种情况

年份	开展临床路径病种（个）	临床路径病种平均收治住院例数	完成路径平均出院例数
2014	42.18	1639.12	—
2015	33.80	1175.37	—
2016	31.62	6863.60	6544.49
2017	35.04	8360.73	7784.50

表3-1-3-15 2014—2016年儿童专科医院工作效率指标比较

年份	出院患者平均住院日	平均每张床位工作日
2014	7.17	365.91
2015	7.47	336.19
2016	7.35	346.21
2017	7.20	349.98

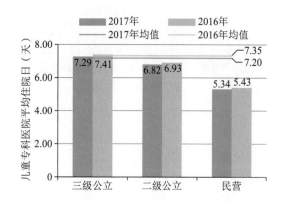

图3-1-3-34 2016—2017年儿童专科医院平均住院日

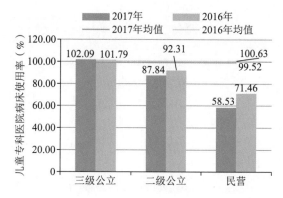

图3-1-3-35 2016—2017年儿童专科医院病床使用率

4. 患者负担

2017年儿童专科医院每门急诊人次费用平均为250.54元，其中药费为108.75元；每住院人次费用为9294.18元，其中药费为2287.14元（表3-1-3-16，图3-1-3-36，图3-1-3-37）。

5. 出院患者去向

2017年儿童专科医院出院患者医嘱离院率为91.77%，出院患者医嘱转院率为0.25%，出院患者医嘱转社区卫生服务机构/乡镇卫生院率为0.58%，出院患者非医嘱离院率为6.37%，出院患者死亡率为0.12%，出院患者其他方式离院率为0.92%（图3-1-3-38）。

表3-1-3-16 2014—2017年儿童专科医院患者负担指标比较

年份	每门急诊人次费用（元）	每住院人次费用（元）
2014	197.00	6643.00
2015	226.80	7660.08
2016	237.22	8731.24
2017	250.54	9294.18

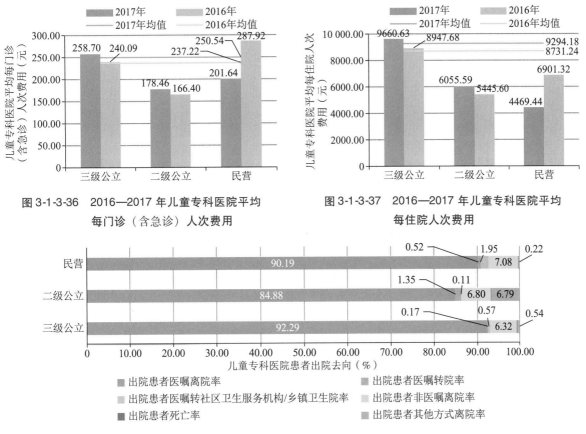

图 3-1-3-36　2016—2017 年儿童专科医院平均
每门诊（含急诊）人次费用

图 3-1-3-37　2016—2017 年儿童专科医院平均
每住院人次费用

图 3-1-3-38　2017 年儿童专科医院患者出院去向

（二）住院患者死亡类指标

1. 住院患者相关死亡率

2017 年儿童专科医院住院患者死亡率为 0.12%，手术患者住院死亡率为 0.17%，均与 2016 年持平；新生儿住院死亡率为 0.32%，与 2015 年和 2016 年相比呈现上升趋势（表 3-1-3-17）。

表 3-1-3-17　2014—2017 年儿童专科医院住院死亡类指标比较

年份	住院患者死亡率（%）	手术患者住院死亡率（%）	新生儿住院死亡率（%）
2014	0.18	0.15	0.44
2015	0.14	0.09	0.29
2016	0.12	0.17	0.30
2017	0.12	0.17	0.32

2. 重点病种死亡率指标

2017 年 15 个重点病种的总人次占出院人次的比例为 29.51%，8 个重点手术及操作的总人次占住院患者手术人次数的比例为 28.63%（图 3-1-3-39）。2017 年儿童专科医院重点病种死亡率排名前 3 位的是脓毒血症 A41.9，新生儿呼吸窘迫 P22 和先天性心脏病 Q21.0-9 ~ Q25.0-9，与 2016 年的前 3 位相同（表 3-1-3-18）。

3. 重点手术及操作死亡率指标

2017 年儿童专科医院重点手术及操作中，先天性心脏病相关手术、神经外科相关手术的死亡率较 2016 年有所上升；小儿先天性疾病相关手术、消化系统相关手术、骨科相关手术、泌尿系统相关手术和咽喉部相关手术的死亡率较 2016 年有所下降；腹股沟相关手术的死亡率与 2016 年持平（表 3-1-3-19）。

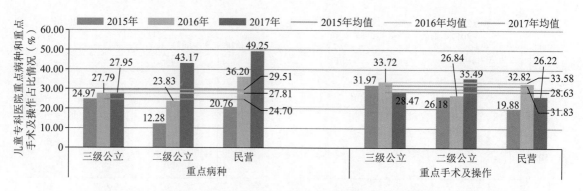

图 3-1-3-39 2015—2017 年儿童专科医院重点病种和重点手术及操作占比情况

表 3-1-3-18 2017 年儿童专科医院重点病种死亡率指标

重点病种	2017 年死亡总例数 ［死亡率（%）］	2016 年死亡率 （%）	与 2016 年 相比
脓毒血症 A41.9	135（1.14）	0.80	↑
新生儿呼吸窘迫 P22	29（0.65）	1.09	↓
先天性心脏病 Q21.0-9,Q22.0-9,Q23.0-9,Q24.0-9,Q25.0-9	175（0.61）	0.79	↓
急性淋巴细胞白血病 C91.0	54（0.42）	0.30	↑
中枢神经系统感染 G04.923,G04.924,G04.925	10（0.22）	0.22	—
低出生体重儿 P05,P07	18（0.19）	0.63	↓
肺炎 J10.0,J11.0,J12,J13,J14,J15,J16,J18*	181（0.07）		
原发性肾病综合征 N04	5（0.05）	0.03	↑
癫痫 G40.0-9	6（0.02）	0.04	↓
小儿腹泻病 K52.9	2（0.01）	0.02	↓
新生儿高胆红素血症 P59.9	1（0）	0.06	↓
川崎病 M30.3	0	0	—
特发性血小板减少性紫癜 D69.3	0	0	—
泌尿系统感染 N39.0	0	0.10	↓
急性阑尾炎 K35	0	0.01	↓

注：*指标变更，不可比，下同。

表 3-1-3-19 2014—2017 年儿童专科医院住院重点手术及操作死亡率比较（单位:%）

住院重点手术及操作	2014 年	2015 年	2016 年	2017 年
先天性心脏病相关手术 35.71，35.72，38.85	1.13	0.79	0.68	1.09
神经外科相关手术 02.34	0.52	1.61	0.39	0.88
小儿先天性疾病（先天性膈疝、食管裂孔疝、气管食管瘘、胆道闭锁、各类型肠闭锁、肛门闭锁）	0.37	0.37	0.40	0.29
消化系统相关手术 43.3,45.76,45.79,47.0-9,46.81,46.82	0.14	0.04	0.07	0.03
腹股沟相关手术 53.0，53.1，62.5	0	0.01	0.01	0.01
骨科相关手术 79.31,79.32,81.62,81.63,81.64,83.85,83.86	0.07	0	0.02	0
泌尿系统相关手术 55.87，58.45，58.46	0.07	0	0.01	0
咽喉部相关手术 28.6，29.4（G47.301）	0.01	0	0.01	0

4. 患者非医嘱离院指标

2017 年儿童专科医院住院患者非医嘱离院率为 5.68%，其中三级公立为 5.82%，二级公立为 3.35%，民营为 6.60%；住院手术患者非医嘱离院率为 2.61%，其中三级公立为 2.71%，二级公立为 0.33%，民营为 0.05%。2017 年儿童专科医院住院患者非医嘱离院率和住院手术患者非医嘱离院率均高于 2016 年的平均水平（图 3-1-3-40，图 3-1-3-41）。

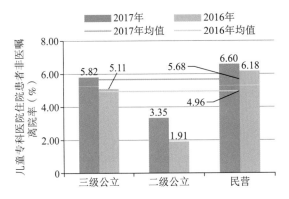

图 3-1-3-40　2016—2017 年儿童专科医院住院患者非医嘱离院率

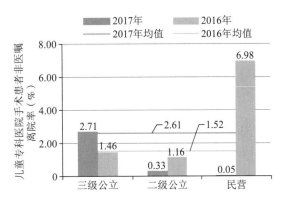

图 3-1-3-41　2016—2017 年儿童专科医院手术患者非医嘱离院率

（三）重返类指标

1. 儿童专科医院相关重返类指标

（1）住院患者出院后非预期再住院率

2017 年儿童专科医院住院患者出院后 31 天内非预期再住院率为 2.57%，低于 2016 年的平均水平。其中，出院当天非预期再住院率为 0.31%，出院 2～15 天非预期再住院率为 1.19%，出院 16～31 天非预期再住院率为 1.08%，仅出院 2～15 天非预期再住院率低于 2016 年的平均水平，出院当天非预期再住院率和出院 16～31 天非预期再住院率均高于 2016 年的平均水平（图 3-1-3-42）。

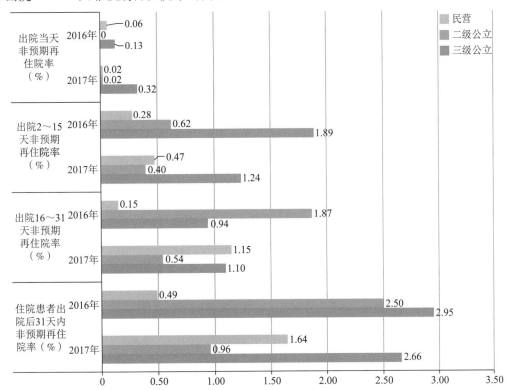

图 3-1-3-42　2016—2017 年儿童专科医院住院患者出院后 31 天内非预期再住院情况

（2）住院手术患儿非计划重返手术室再次手术率

2017年儿童专科医院手术患者非计划重返手术室再次手术率为0.24%，较2016年略有下降。其中，术后48小时内非计划重返手术室再次手术率为0.05%，较2016年略有下降；术后3～31天非计划重返手术室再次手术率为0.20%，较2016年略有上升（图3-1-3-43）。

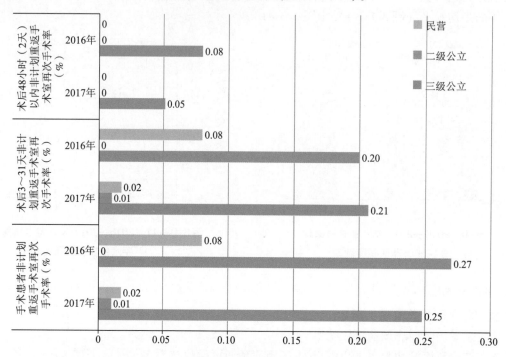

图3-1-3-43　2016—2017年儿童专科医院手术患者非计划重返手术室再次手术率

2. 儿童专科医院重点病种出院后31天内非预期再住院率

2017年儿童专科医院重点病种出院后31天内非预期再住院率排在前3位的是原发性肾病综合征N04、川崎病M30.3和特发性血小板减少性紫癜（表3-1-3-20）。其中，川崎病M30.3、新生儿呼吸窘迫P22和中枢神经系统感染G04.923～G04.925出院后31天内非预期再住院率高于2016年的平均水平。

表3-1-3-20　2017年儿童专科医院重点病种0～31天再住院情况

重点病种	2017年再住院率（%）	2016年再住院率（%）	与2016年相比
原发性肾病综合征	7.34	10.33	↓
川崎病	4.32	2.82	↑
特发性血小板减少性紫癜	4.00	4.52	↓
肺炎	2.79		
泌尿系统感染	2.55	3.12	↓
急性淋巴细胞白血病	2.52	10.76	↓
癫痫	2.24	2.99	↓
先天性心脏病	1.14	2.02	↓
新生儿呼吸窘迫	0.87	0.34	↑
脓毒血症	0.77	3.80	↓
中枢神经系统感染	0.68	0.43	↑
小儿腹泻病	0.67	1.57	↓
低出生体重儿	0.60	1.39	↓
急性阑尾炎	0.48	0.88	↓
新生儿高胆红素血症	0.34	0.69	↓

3. 儿童专科医院非计划重返手术室再次手术情况

2017 年儿童专科医院术后 48 小时以内非计划重返手术室再次手术率排在前 3 位的是神经外科相关手术、腹股沟相关手术和消化系统相关手术。术后 3 ~ 31 天非计划重返手术室再次手术率排在前 3 位的为小儿先天性疾病、神经外科相关手术和泌尿系统相关手术（表 3-1-3-21）。其中，腹股沟相关手术术后 3 ~ 31 天非计划重返手术室再次手术率与 2016 年持平，消化系统相关手术、骨科相关手术和先天性心脏病相关手术术后 3 ~ 31 天非计划重返手术室再次手术率较 2016 年有所下降，其他均显示上升趋势。

表 3-1-3-21　2017 年儿童专科医院非计划重返手术室情况（以 2017 年平均住院日降序排列）

重点手术及操作	手术总例数（人次）	术后 48 小时以内非计划重返手术室再次手术例数（人次）	发生率（%）	与 2016 年相比	术后 3 ~ 31 天非计划重返手术室再次手术例数（人次）	发生率（%）	与 2016 年相比
神经外科相关手术	2518	11	0.44	↑	17	0.68	↑
腹股沟相关手术	36 342	126	0.35	↑	5	0.01	—
消化系统相关手术	14 147	38	0.27	↑	25	0.18	↓
咽喉部相关手术	14 760	35	0.24	↑	7	0.05	↑
泌尿系统相关手术	5734	13	0.23	↑	16	0.28	↑
小儿先天性疾病	3140	6	0.19	↑	44	1.40	↑
骨科相关手术	6440	12	0.19	↑	1	0.02	↓
先天性心脏病相关手术	6920	11	0.16	↑	18	0.26	↓

（四）平均住院日及平均住院费用

1. 重点病种平均住院日及平均住院费用

2017 年与 2016 年相比，重点病种平均住院日增长幅度排在前 3 位的是中枢神经系统感染 G04. 923 ~ G04. 925、急性淋巴细胞白血病 C91.0 和低出生体重儿 P05，P07；重点病种平均住院日下降幅度排在前 3 位的是新生儿高胆红素血症 P59.9、急性阑尾炎 K35 和先天性心脏病 Q21.0-9 ~ Q25.0-9。重点病种平均住院费用增长幅度排在前 3 位的是急性淋巴细胞白血病 C91.0、先天性心脏病 Q21.0-9 ~ Q25.0-9 和中枢神经系统感染 G04. 923 ~ G04. 925；重点病种平均住院费用下降幅度排在前 3 位的是泌尿系统感染 N39.0、新生儿高胆红素血症 P59.9 和小儿腹泻病 K52. 9（表 3-1-3-22）。

表 3-1-3-22　儿童专科医院重点病种平均住院日和平均住院费用比较（2014—2017 年）

住院重点病种	平均住院日（天）				d*（%）	平均住院费用（元）				c*（%）
	2017	2016	2015	2014		2017	2016	2015	2014	
新生儿呼吸窘迫	23. 25	24. 45	17. 33	16. 14	− 4. 91	42 347. 12	42 570. 53	30 402. 70	24 799. 56	− 0. 52
低出生体重儿	18. 27	17. 42	12. 15	13. 05	4. 88	26 516. 94	24 404. 06	14 733. 55	14 140. 55	8. 66
中枢神经系统感染	12. 60	11. 47	8. 32	7. 32	9. 85	17 384. 35	15 288. 52	11 032. 30	9670. 84	13. 71
急性淋巴细胞白血病	11. 91	11. 11	17. 20	10. 78	7. 20	20 099. 18	15 650. 43	23 350. 74	14 879. 02	28. 43
先天性心脏病	11. 44	12. 37	10. 98	9. 32	− 7. 52	37 935. 84	31 083. 38	27 481. 75	19 849. 31	22. 05
原发性肾病综合征	9. 88	9. 66	9. 63	8. 58	2. 28	8957. 18	8730. 19	7391. 63	5728. 68	2. 60
脓毒血症	9. 28	9. 38	10. 36	9. 25	− 1. 07	14 216. 57	13 862. 82	16 306. 18	15 197. 43	2. 55
急性阑尾炎	8. 06	9. 15	7. 66	6. 83	− 11. 91	13 624. 40	13 645. 74	10 956. 26	8640. 25	− 0. 16

续表

住院重点病种	平均住院日（天）				d*（%）	平均住院费用（元）				c*（%）
	2017	2016	2015	2014		2017	2016	2015	2014	
泌尿系统感染	7.97	8.55	8.19	7.22	-6.78	6851.93	8470.84	8277.00	5033.24	-19.11
川崎病	7.96	7.92	9.03	8.33	0.51	13 364.08	13 730.65	11 657.16	9249.42	-2.67
肺炎	7.29					7063.99				
特发性血小板减少性紫癜	6.91	7.46	6.05	6.23	-7.37	8928.05	9823.99	8076.12	7676.42	-9.12
新生儿高胆红素血症	6.41	7.43	6.31	6.38	-13.73	8030.61	9585.11	7048.92	6219.21	-16.22
小儿腹泻病	5.85	6.22	6.06	5.86	-5.95	4860.51	5392.12	5686.28	4596.76	-9.86
癫痫	5.34	5.45	6.50	5.03	-2.02	5711.04	5506.26	5695.51	3772.82	3.72

注：d*表示2017年儿童专科医院重点病种平均住院日与2016年平均水平相比增长（或下降）的幅度；

c*表示2017年儿童专科医院重点病种平均住院费用与2016年平均水平相比增长（或下降）的幅度。

2. 重点手术及操作平均住院日及平均住院费用

2017年与2016年相比，重点手术及操作平均住院日增长幅度排在前3位的是小儿先天性疾病相关手术、泌尿系统相关手术和咽喉部相关手术；重点手术及操作平均住院日下降的有神经外科相关手术、腹股沟相关手术和骨科相关手术。重点手术及操作平均住院费用增长幅度排在前3位的是小儿先天性疾病相关手术、咽喉部相关手术和先天性心脏病相关手术；重点手术及操作平均住院费用下降的只有神经外科相关手术和骨科相关手术（表3-1-3-23）。

表3-1-3-23　儿童专科医院重点手术及操作平均住院日和平均住院费用比较（2014—2017年）

（以2017年平均住院日降序排列）

重点手术及操作	平均住院日（天）				d*（%）	平均住院费用（元）				c*（%）
	2017	2016	2015	2014		2017	2016	2015	2014	
神经外科相关手术	16.35	19.86	16.21	8.45	-17.67	46 978.99	57 152.65	37 666.43	17 936.95	-17.80
小儿先天性疾病	17.95	12.65	13.00	13.21	41.90	32 826.43	24 598.54	18 073.10	19 548.49	33.45
先天性心脏病相关手术	16.22	16.17	12.66	9.71	0.31	55 273.40	47 716.82	35 835.59	27 198.16	15.84
泌尿系统相关手术	14.47	13.71	13.09	10.90	5.54	16 535.07	15 006.58	12 945.64	9392.20	10.19
消化系统相关手术	9.86	9.65	9.43	8.87	2.18	19 088.62	17 236.98	13 721.12	11 942.02	10.74
骨科相关手术	8.10	9.48	7.81	6.33	-14.56	18 014.95	18 664.72	13 382.97	8928.52	-3.48
咽喉部相关手术	5.28	5.15	5.15	4.97	2.52	13 990.36	10 946.48	8079.28	6985.34	27.81
腹股沟相关手术	3.30	3.94	4.14	4.34	-16.24	7243.45	6506.74	6005.40	4884.66	11.32

注：d*表示2016年重点手术及操作平均住院日与2015年平均水平相比增长（或下降）的幅度；

c*表示2016年重点手术及操作平均住院费用与2015年平均水平相比增长（或下降）的幅度。

（五）医院获得性指标

抽取2017年公立三级儿童专科医院中填报"医院获得性指标"数据较完整的43家，"出院诊断"栏中"医院获得性指标"诊断条目总数为5202，同期出院总数为1 406 083人次，"医院获得性指标"诊断条目发生比例为0.37%。发生比例中前5位的是：新生儿产伤（22.45%）；住院患者压疮（Ⅱ及Ⅱ以上）（18.67%）；输血反应（12.40%）；手术患者并发症（8.57%）；各系统术后并发症（7.55%），各医院在质量与安全管理持续改进（PDCA）的进程中，应当将减少"这前5位获得性指标的比例"为活动的重点和所采取行动的依据（图3-1-3-44）。

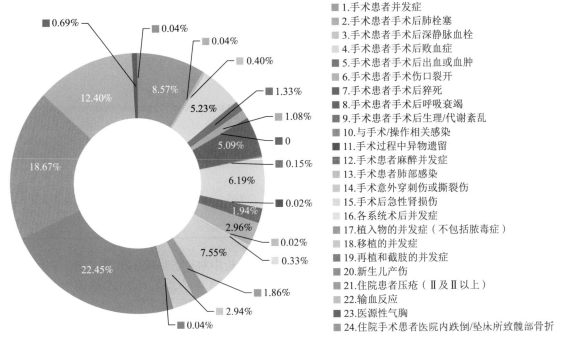

1. 手术患者并发症
2. 手术患者手术后肺栓塞
3. 手术患者手术后深静脉血栓
4. 手术患者手术后败血症
5. 手术患者手术后出血或血肿
6. 手术患者手术伤口裂开
7. 手术患者手术后猝死
8. 手术患者手术后呼吸衰竭
9. 手术患者手术后生理/代谢紊乱
10. 与手术/操作相关感染
11. 手术过程中异物遗留
12. 手术患者麻醉并发症
13. 手术患者肺部感染
14. 手术意外穿刺伤或撕裂伤
15. 手术后急性肾损伤
16. 各系统术后并发症
17. 植入物的并发症（不包括脓毒症）
18. 移植的并发症
19. 再植和截肢的并发症
20. 新生儿产伤
21. 住院患者压疮（Ⅱ及Ⅱ以上）
22. 输血反应
23. 医源性气胸
24. 住院手术患者医院内跌倒/坠床所致髋部骨折

图3-1-3-44 "出院诊断"栏中"医院获得性指标"出院诊断条目总数的分布情况

三、精神专科医院

抽取全国475家精神病医院2017年1月1日至12月31日医疗质量与安全数据进行分析。与2016年的356家精神专科医院相比，总数增加119家。抽样精神病专科医院全国各省份分布情况见图3-1-3-45。

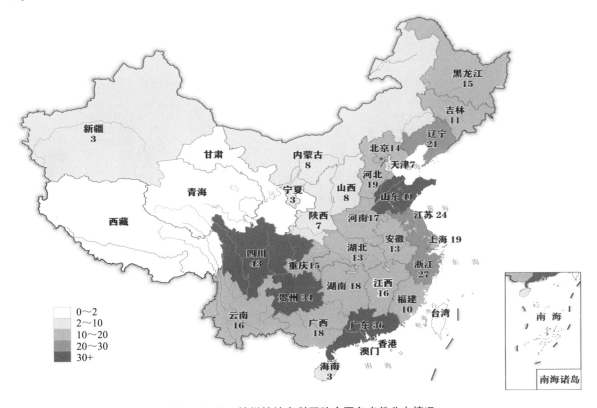

图3-1-3-45 抽样精神专科医院全国各省份分布情况

475 家精神病专科医院中，公立精神病专科医院（简称公立医院）358 家，其中二级公立精神病专科医院（简称二级公立医院）244 家、三级公立精神病专科医院（简称三级公立医院）114 家；民营精神病专科医院（简称民营医院）117 家，其中二级民营精神病专科医院（简称二级民营医院）113 家、三级民营精神病专科医院（简称三级民营医院）4 家。与前 2 年相比，民营医院的数量明显上升（表3-1-3-24）。

表 3-1-3-24　2015—2017 年精神病专科医院数量变化

年份	二级		三级		总计
	公立	民营	公立	民营	
2015	8	21	83	2	114
2016	187	54	114	1	356
2017	244	113	114	4	475

由于参与调查的三级民营医院数量较少，在以下对比分析中对民营医院不区分二级、三级，只分析民营医院总体情况。参加调查的二级公立医院中，2015 年仅有 8 家，故不对 2015 年的二级公立医院进行比较分析。

（一）运营基本情况

1. 资源配置

（1）床位配置

2017 年三级公立医院院均实际开放床位数 841.35 张，二级公立医院为 426.39 张，民营医院为 304.14 张。三级公立医院院均编制床位数 683.39 张，二级公立医院为 296.66 张，民营医院为 166.55 张。除民营医院外，三级公立和二级公立医院 2017 年院均实际开放床位均高于 2016 年实际开放床位（图 3-1-3-46）。

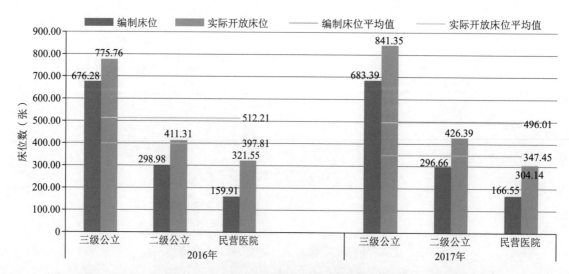

图 3-1-3-46　2016—2017 年各类精神病专科医院编制床位与实际开放床位情况

（2）人员配置

三级公立医院院均在岗职工数为 554.48 人，卫生技术人员数为 418.38 人，卫生技术人员总数占医院在岗员工总数比例为 77.45%；二级公立医院院均在岗职工数为 202.60 人，卫生技术人员数为 148.03 人，卫生技术人员总数占医院在岗员工总数比例为 73.07%；民营医院院均在岗职工数为 112.14 人，卫生技术人员数为 71.85 人，卫生技术人员总数占医院在岗员工总数比例为 64.07%。相较于 2016 年，2017 年院均在岗职工数和卫生技术人员数均少于 2016 年卫生技术人员数（图 3-1-3-47）。

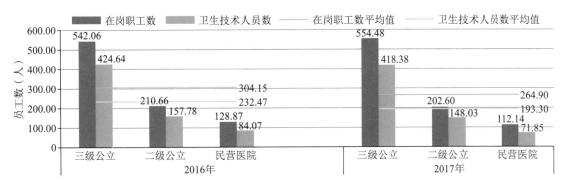

图 3-1-3-47　2016—2017 年各类精神病专科医院在岗职工与卫生技术人员情况

二级公立医院院均医师数为 37.28 人，注册护士数为 89.05 人，分别占卫生技术人员的 25.18% 和 61.05%；三级公立医院院均医师数为 110.79 人，注册护士数为 257.42 人，分别占卫生技术人员的 25.82% 和 59.76%；民营医院院均医师数为 16.76 人，注册护士数为 41.32 人，分别占卫生技术人员的 23.33% 和 57.51%（图 3-1-3-48）。

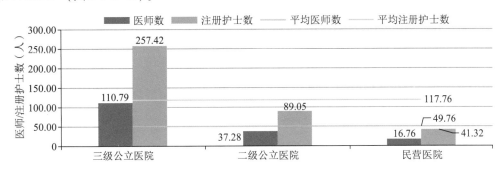

图 3-1-3-48　各类精神病专科医院医师数与注册护士数情况

卫生技术人员中，民营医院的其他专业技术人员占比相对较高，为 10.91%；公立医院和民营医院医师和注册护士的占比均超过 80%，且二级、三级公立医院医师和注册护士占比超过 85%。相较于 2016 年，2017 年各类精神病专科医院的医护人员占比均有所上升（图 3-1-3-49）。

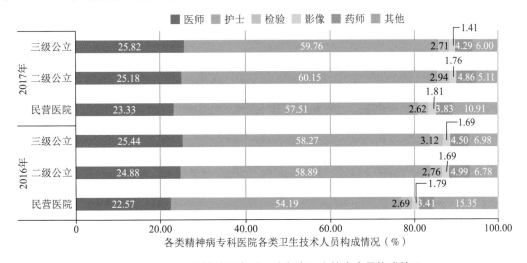

图 3-1-3-49　各类精神病专科医院各类卫生技术人员构成情况

二级公立医院医师数量与床位比例平均为 1∶11.44，注册护士与床位比例平均为 1∶4.79；三级公立医院医师数量与床位比例平均为 1∶7.49，注册护士与床位比例平均为 1∶3.27；民营医院医师数量与床位比例平均为 1∶18.15；注册护士与床位比例平均为 1∶7.36。

（3）医疗质量管理部门专职人员情况

全国精神病专科医院医疗质量管理部门配备的专职人员数量院均为8.26人，中位数为5人；二级公立医院医疗质量管理部门配备的专职人员数量院均为7.39人，中位数为4人，三级公立医院医疗质量管理部门配备的专职人员数量院均为9.60人，中位数为7人；民营医院医疗质量管理部门配备的专职人员数量院均为9.13人，中位数为6人（图3-1-3-50）。

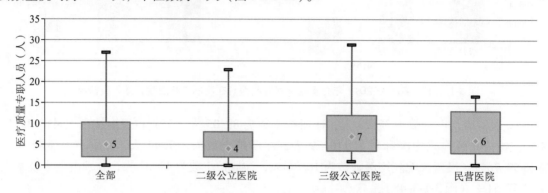

图3-1-3-50　各类精神病专科医院医疗质量管理部门配备的专职人员情况

医疗质量管理部门专职人员中医师类人员的比例为38.40%，护理类人员比例为41.02%，统计专业人员比例为8.03%（图3-1-3-51）。

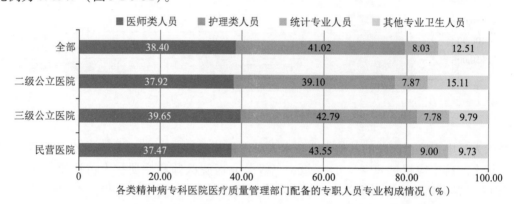

各类精神病专科医院医疗质量管理部门配备的专职人员专业构成情况（%）

图3-1-3-51　各类精神病专科医院医疗质量管理部门配备的专职人员专业构成情况

2. 工作负荷

（1）年门诊人次、急诊人次、留观人次

2017年二级公立医院院均年门诊人次为38 271.2人次，院均年急诊人次为579.8人次，院均年留观数为13.08例；三级公立医院院均年门诊人次为146 603.14人次，院均年急诊人次为7364人次，院均年留观数为386.3例；民营医院院均年门诊人次为8809.56人次，院均年急诊人次为334.25人次，院均年留观数为11.04例。

与前2年相比，2017年度三级公立医院院均年门诊人次均值和中位数均高于前2年，门诊人次中位数从96 123人次升到110 837人次，民营医院年门诊人次均值和中位数均低于前2年，门诊人次中位数从7784人次降低到2277人次。二级公立医院2017年门诊人次中位数高于2016年（图3-1-3-52）。2017年度三级公立医院年急诊人次中位数（1447人次）高于2016年度（1155人次），低于2015年度（2008人次）；民营医院年急诊人次中位数从48人次降低到0人次（图3-1-3-53）。

（2）年入院人次、出院人次

2017年二级公立医院院均年入院人次为1825.16人次，年出院人次为1818.27人次；三级公立医院院均年入院人次为6998.75人次，年出院人次为7006.15人次；民营医院院均年入院人次为1012.81人次，年出院人次为992.00人次。

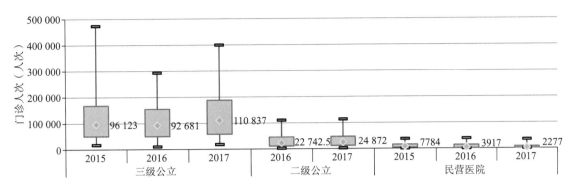

图 3-1-3-52   2015—2017 年各类精神病专科医院年门诊人次情况

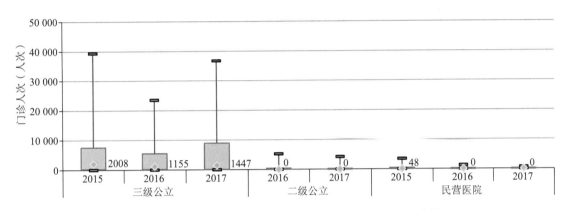

图 3-1-3-53   2015—2017 年各类精神病专科医院年急诊人次情况

同前 2 年相比，2017 年度三级公立医院年入院人次和出院人次整体都有所提高，民营医院年入院人次有所降低。三级公立医院年入院人次中位数从 5030 人次提高到 5392 人次，出院人次中位数从 4720人次提高到 5391.5 人次；民营医院年入院人次中位数从 1164.5 人次降低到 563.5 人次，出院人次中位数（560 人次）略高于 2016 年度（513 人次），低于 2015 年度（767 人次）。2017 年二级公立医院年入院人次和年出院人次中位数均高于 2016 年（图 3-1-3-54，图 3-1-3-55）。

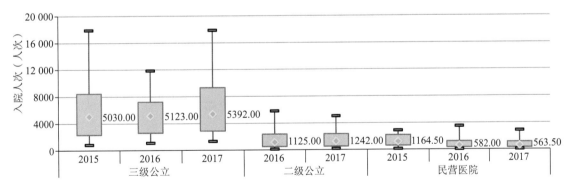

图 3-1-3-54   2015—2017 年各类精神病专科医院年入院人次情况

3. 工作效率

2017 年二级公立医院平均住院日为 74.10 天，三级公立医院为 43.37 天，民营医院为 75.14 天。在床位使用率方面，二级公立医院为 83.23%，三级公立医院为 104.82%，民营医院为 90.56%。

4. 患者负担

（1）每门诊人次费用及其中的药品费用

二级公立医院每门诊人次费用平均为 248.33 元，三级公立医院每门诊人次费用平均为 321.32 元，民营医院每门诊人次费用平均为 426.11 元。

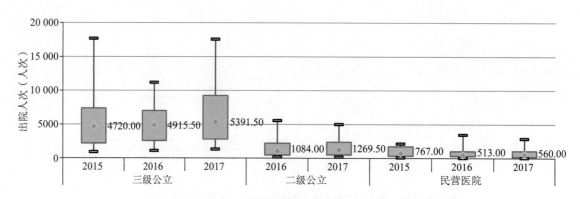

图 3-1-3-55 2015—2017 年各类精神病专科医院年出院人次情况

同前 2 年相比，2017 年度三级公立医院每门诊人次费用（中位数 290.47 元）与 2015 年度（291.90 元）相比变化不大；民营医院每门诊人次费用略高于前 2 年。民营医院每门诊人次费用中位数从 200.00 元上升到 227.64 元，2017 年二级公立医院每门诊人次费用中位数为 234.63 元，高于 2016 年 232.90 元（图 3-1-3-56）。

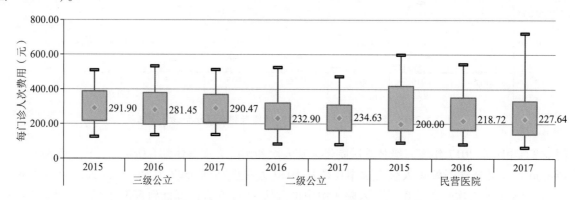

图 3-1-3-56 2015—2017 年各类精神病专科医院每门诊人次费用情况

（2）每住院人次费用及其中的药品费用

二级公立医院每住院人次费用平均为 21 385.95 元，三级公立医院每住院人次费用平均为 17 933.98 元，民营医院每住院人次费用平均为 34 365.91 元。

同前 2 年相比，2017 年度三级公立医院每住院人次费用整体高于前 2 年。三级公立医院每住院人次费用中位数从 13 217.90 元上升到 14 798.92 元。2017 年度民营医院每住院人次费用中位数（8716.83 元）高于前 2 年，2017 年二级公立医院每住院人次费用中位数为 10 865.23 元，低于 2016 年的 10 894.50 元（图 3-1-3-57）。

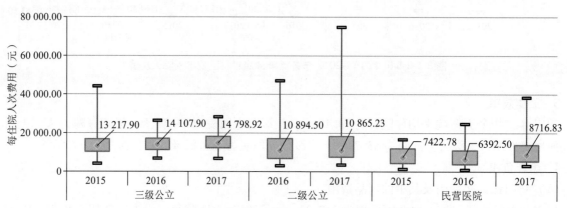

图 3-1-3-57 2015—2017 年各类精神病专科医院每住院人次费用情况

（二）精神专科医院质量安全情况分析

1. 住院死亡类指标分析

在住院死亡率方面，二级公立医院均值为 0.54%，三级公立医院为 0.36%，民营医院为 0.41%。非医嘱离院率方面，二级公立医院均值为 0.61%，三级公立医院 3.06%，民营医院为 1.06%（表 3-1-3-25）。

表 3-1-3-25　精神病专科医院住院死亡类指标

项目	住院死亡类指标			非医嘱离院指标		
	医院数	院均出院人次	死亡率（%）	医院数	院均出院人次	非医嘱离院率（%）
二级公立医院	237	1848.85	0.54	201	1809	0.61
三级公立医院	114	7006.15	0.36	105	6806	3.06
民营医院	110	1001.63	0.41	101	1047	1.06

2. 重返类指标

2017 年二级公立医院住院患者出院后 0～31 天非预期再住院率为 7.51%，三级公立医院为 10.64%，其中，出院当天非预期再住院率、出院 2～15 天非预期再住院率、出院 16～31 天非预期再住院率，二级公立医院分别为 3.09%、2.44%、2.17%；三级公立医院分别为 5.08%、3.52%、2.04%。

2017 年民营医院住院患者出院后 0～31 天非预期再住院率为 15.51%，其中出院当天非预期再住院率为 3.32%，出院 2～15 天非预期再住院率为 8.84%，16～31 天非预期再住院率为 3.84%，普遍高于公立医院（图 3-1-3-58）。

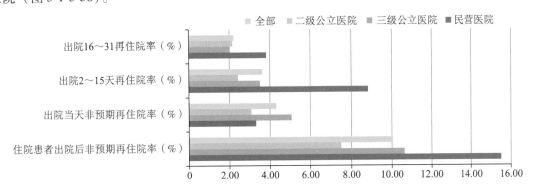

图 3-1-3-58　各类精神病专科医院重返类指标情况

3. 住院患者安全和权益保障类指标

（1）诊疗过程质量指标

诊疗过程质量有 4 项指标。指标 1：入院时完成攻击、自伤和自杀风险、物质滥用、不良生活事件等评估比例。2017 年二级公立医院和三级公立医院这一指标均低于前 2 年；民营医院这一指标在 2017 年度明显低于前 2 年。指标 2 和指标 3：出院前完成社会功能评估比例和制定出院后持续服务计划比例。2017 年度各个类型精神病专科医院这 2 个指标均低于前 2 年，可见医院患者出院前后的医疗服务质量存在下降的情况。该 3 项指标的变化，一方面说明当前各精神专科医院对指标的理解和认识程度提高，数据填报越来越准确；另一方面，在出、入院患者评估，出院后持续服务方面，精神专科医院距离"临床路径落实到每一位患者"的要求，仍有较大的改进空间。指标 4：出院时多种抗精神病药物联合使用的比例。2017 年二级公立医院为 30.80%，略低于 2016 年的 32.86%；三级公立医院为 13.28%，高于 2016 年的 11.45%，低于 2015 年的 17.64%；民营医院为 32.32%，高于 2016 年的 30.73%。与 2017 年度 JCI 质量报告中的 61.2% 差距较大，可见医院在合理使用抗精神病药物的管理方面仍有较大的改进空间。

（2）患者权益类指标

分为住院期间实施约束措施比例和住院期间实施隔离措施比例。2017年三级公立医院住院期间实施约束措施比例为21.00%，平均每例实施约束措施小时数为8.92小时，均低于前2年。二级公立医院和民营医院平均每例实施约束措施小时数高于前2年，三级公立医院平均每例实施约束措施小时数低于前2年（表3-1-3-26）。

表3-1-3-26　2015—2017年精神病住院患者安全和权益保障类指标基本情况比较

指标/年份/医院类型	二级公立医院			三级公立医院			民营医院		
	2015年	2016年	2017年	2015年	2016年	2017年	2015年	2016年	2017年
1. 入院时完成攻击、自伤和自杀风险、物质滥用、不良生活事件等评估比例(%)	98.32	79.32	69.36	88.32	83.35	71.77	72.92	81.73	65.17
2. 出院前完成社会功能评估比例(%)	93.30	73.76	69.74	80.54	72.16	64.21	82.77	79.07	71.83
3. 制定出院后持续服务计划比例(%)	98.85	64.88	62.41	92.43	77.25	66.54	70.82	74.64	65.51
4. 出院时多种抗精神病药物联合使用比例(%)	/	32.86	30.80	17.64	11.45	13.28	25.18	30.73	32.32
5. 发生压疮比例(%)	0.05	0.07	0.07	0.07	0.04	0.04	0.09	0.12	0.07
6. 发生跌倒坠床比例(%)	0.41	0.49	0.43	0.31	0.37	0.30	0.34	0.31	0.37
7. 发生烫伤比例(%)	0	0.02	0.02	0.03	0.02	0.02	0.08	0.04	0.03
8. 发生噎食窒息比例(%)	0.03	0.04	0.05	0.03	0.02	0.02	0.03	0.03	0.04
9. 发生自杀、自伤比例(%)	0.13	0.35	0.29	0.16	0.14	0.10	0.22	0.46	0.29
10. 发生伤人、毁物比例(%)	1.10	2.07	1.59	0.86	0.72	0.66	2.70	1.97	1.98
11. 发生擅自离院比例(%)	0.45	0.13	0.09	0.13	0.12	0.09	0.14	0.08	0.08
12. 住院期间实施约束措施比例(%)	12.53	21.90	20.06	21.04	28.81	21.00	20.34	18.43	13.93
13. 实施约束措施的小时数	3.46	5.83	6.29	11.01	10.05	8.92	3.56	4.5	6.36
14. 住院期间实施隔离措施比例(%)	9.71	6.39	4.88	4.37	7.00	2.76	15.98	9.76	4.60
15. 实施隔离措施的小时数	31.98	42.2	34.91	12.54	13.26	26.67	2.57	13.01	37.24

2017年住院期间实施隔离措施的比例为3.65%，平均每例实施隔离措施小时数为32.71小时，远高于前2年。其中，2017年二级公立医院和民营医院住院期间实施隔离措施的比例逐年降低，二级公立医院从9.71%降低到4.88%，民营医院从15.98%降低到4.60%（表3-1-3-26）。

（3）患者安全类指标

在患者安全类指标中，2017年精神病专科医院发生擅自离院的比例均低于前2年。民营医院发生压疮的比例低于前2年，公立医院与2016年差别不大。公立医院发生跌倒坠床比例低于2016年高于2015年，民营医院则高于前2年。民营医院发生烫伤比例（0.03%）低于前2年，公立医院与2016年差别不大。2017年发生噎食窒息比例，三级公立医院和民营医院略高于前2年。2017年三级公立医院发生自杀、自伤比例，发生伤人、毁物比例和发生擅自离院的比例逐年降低（图3-1-3-59）。

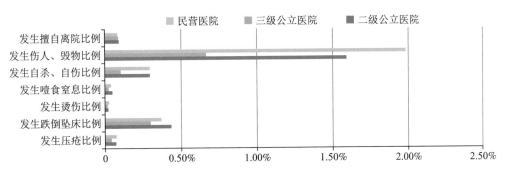

图 3-1-3-59　2017 年精神病专科医院患者安全类指标情况

4. 重点病种相关指标

精神病专科医院重点病种（主要诊断 ICD-10 四位亚目码）相关指标：总例数、死亡率（%）、出院 0～31 天再入院率（%）、平均住院日（天）、平均住院费用（元）。

与 2016 年相比，住院重点病种死亡率有所改善，2017 年 7 个病种的死亡率为 0，除了癫痫所致精神障碍、非分化型精神分裂症等 6 个病种死亡率略微上升，其他病种死亡率均有所下降（表 3-1-3-27）。

表 3-1-3-27　2016—2017 年住院重点病种死亡率（%）

排序	2016年	住院重点病种	2017年	排序
2	0.36	残留型精神分裂症F20.5或20x3	0.32	1
4	0.24	精神发育迟滞（伴发精神障碍）F79或70.9	0.21	2
25	0.05	躁狂发作，未特定F30.9或30.9	0.19	3
3	0.25	癫痫所致精神障碍F06.8或2.6	0.17	4
9	0.12	紧张型精神分裂症F20.2或20.3	0.15	5
6	0.14	精神分裂症，未定型F20.9或20.9	0.14	6
7	0.14	精神分裂症F20或20	0.12	7
5	0.21	精神分裂症后抑郁F20.4或20.x1	0.11	8
19	0.07	非分化型精神分裂症F20.3或20.5	0.10	9
29	0.03	分裂情感性障碍，未特定F25.9	0.09	10
/	0	双相情感障碍，未特定F31.9或31.9	0.09	11
15	0.09	躁狂发作F30或30	0.09	12
18	0.08	偏执型精神分裂症F20.0或20.1	0.07	13
/	0	其他双相情感障碍F31.8或31.9	0.06	14
1	0.54	分裂情感性障碍F25或24	0.06	15
23	0.06	双相情感障碍不伴有精神病性症状的重度抑郁发作F31.4或31.5	0.06	16
10	0.11	轻度或中度抑郁发作双相情感障碍F31.3或31.4	0.06	17
26	0.05	双相情感障碍不伴有精神病性症状的躁狂发作F31.1或31.2	0.05	18
30	0.03	躁狂，伴有精神病性症状F30.2或30.3	0.05	19
24	0.06	青春型精神分裂症F20.1或20.2	0.05	20
11	0.10	其他精神分裂症F20.8或20.9	0.04	21
27	0.04	双相情感障碍伴有精神病性症状的躁狂发作F31.2或31.3	0.04	22
28	0.04	双相情感障碍F31或31	0.03	23
20	0.07	双相情感障碍F31.0或31.1	0.03	24
21	0.07	单纯型精神分裂症F20.6或20.4	0.03	25
31	0.03	躁狂，不伴有精神病性症状F30.1或30.2	0.03	26
8	0.13	缓解状态双相情感障碍F31.7	0	/
12	0.10	混合性发作双相情感障碍F31.6或31.7	0	/
13	0.10	双相情感障碍伴有精神病性症状的重度抑郁发作F31.5或31.6	0	/
14	0.10	其他躁狂发作F30.8或30.4,30.9	0	/
16	0.09	抑郁型分裂情感障碍F25.1或24.2	0	/
17	0.09	偏执性精神病F22.0或21	0	/
22	0.07	躁狂型分裂情感障碍F25.0或24.1	0	/
/	0	其他分裂情感性障碍F25.8	0	/
/	0	混合型躁狂抑郁症F25.2或24.3	0	/

2017年除 7 个病种再入院率略有上升以外，相较于 2016 年，大多数病种再入院率均有所下降（表 3-1-3-28）。

表 3-1-3-28　2016—2017 年住院重点病种出院患者 0～31 天再入院率（%）

排序	2016年	住院重点病种	2017年	排序
28	7.53	其他分裂情感性障碍F25.8	17.82	1
22	9.11	其他精神分裂症F20.8或20.9	17.44	2
13	11.39	精神发育迟滞（伴发精神障碍）F79或70.9	14.81	3
1	35.99	残留型精神分裂症F20.5或20.x3	14.05	4
6	14.35	非分化型精神分裂症F20.3或20.5	13.32	5
12	11.60	精神分裂症后抑郁F20.4或20.x1	12.94	6
32	5.24	单纯型精神分裂症F20.6或20.4	12.83	7
14	11.19	青春型精神分裂症F20.1或20.2	12.60	8
10	12.37	癫痫所致精神障碍F06.8或2.6	12.48	9
7	13.96	缓解状态双相情感障碍欢1.7	12.16	10
8	12.93	偏执型精神分裂症F20.0或20.1	12.05	11
4	16.28	精神分裂症F20或20	11.64	12
9	12.39	双相情感障碍，未特定F31.9或31.9	11.63	13
33	5.13	混合型躁狂抑郁症F25.2或24.3	10.89	14
5	15.59	紧张型精神分裂症F20.2或20.3	10.70	15
27	8.40	混合性发作双相情感障碍F31.6或31.7	9.83	16
3	19.17	精神分裂症，未定型F20.9或20.9	9.27	17
19	9.31	双相情感障碍伴有精神病性症状的躁狂发作F31.2或31.3	9.12	18
17	9.66	轻度或中度抑郁发作双相情感障碍F31.3或31.4	9.03	19
25	8.86	双相情感障碍F31或31	8.52	20
18	9.63	躁狂发作F30或30	8.50	21
35	4.43	躁狂发作，未特定F30.9或30.9	8.46	22
15	11.07	双相情感障碍F31.0或31.1	8.25	23
16	10.12	双相情感障碍不伴有精神病性症状的躁狂发作F31.1或31.2	8.03	24
30	7.31	双相情感障碍伴有精神病性症状的重度抑郁发作F31.5或31.6	7.77	25
29	7.38	双相情感障碍不伴有精神病性症状的重度抑郁发作F31.4或31.5	7.74	26
31	6.77	抑郁型分裂情感性障碍F25.1或24.2	7.71	27
21	9.13	其他躁狂发作F30.8或30.4,30.9	7.00	28
20	9.17	其他双相情感障碍F31.8或31.9	6.74	29
2	32.33	偏执性精神病F22.0或21	6.72	30
34	4.96	分裂情感性障碍，未特定F25.9	6.66	31
26	8.78	躁狂，伴有精神病性症状F30.2或30.3	6.02	32
24	8.99	躁狂型分裂情感性障碍F25.0或24.1	6.01	33
23	9.11	分裂情感性障碍F25或24	5.33	34
11	11.91	躁狂，不伴有精神病性症状F30.1或30.2	3.76	35

二级公立医院死亡率排名前 3 名的病种分别是紧张型精神分裂症（0.66%）、残留型精神分裂症（0.53%）及分裂情感性障碍，未特定（0.39%）；三级公立医院排名前 3 名的病种分别是精神发育迟滞（伴发精神障碍）（0.14%）、精神分裂症，未定型（0.13%）及残留型精神分裂症（0.13%）；民营医院排名前 3 名的病种分别是癫痫所致精神障碍（0.26%）、分裂情感性障碍（0.23%）及精神发育迟滞（伴发精神障碍）（0.16%）（图 3-1-3-60）。

三级公立医院重点病种出院患者 0～31 天平均再入院率排名前 3 位的病种分别是其他分裂情感性障碍（31.46%）、残留型精神分裂症（24.18%）单纯型精神分裂症（19.32%）；二级公立医院重点病种出院患者 0～31 天平均再入院率排名前 3 位的病种分别是其他精神分裂症（24.49%）、非分化型精神分裂症（18.56%）和其他双相情感障碍（16.46%）；民营医院重点病种出院患者 0～31 天平均再入院率排名前 3 位的病种为非分化型精神分裂症、轻度或中度抑郁发作双相情感障碍和精神发育迟滞（伴发精神障碍），分别为 39.03%、30.58% 和 27.11%（图 3-1-3-61）。

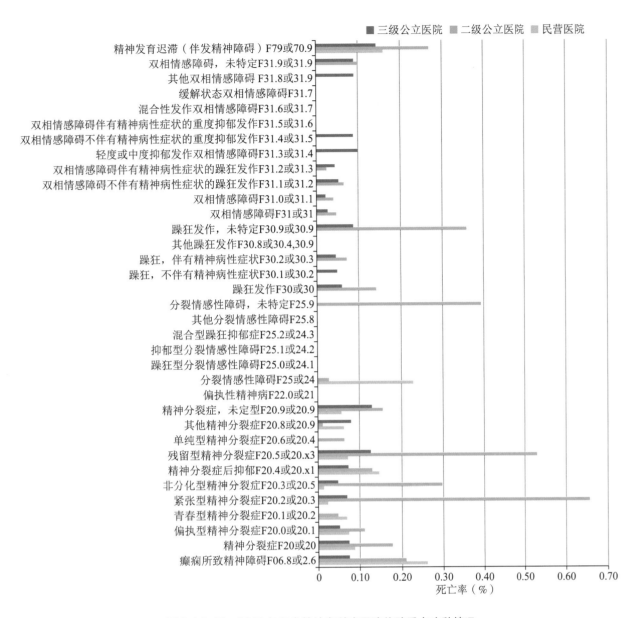

图 3-1-3-60　2017 年各类精神专科病医院住院重点病种情况

（三）建议

1. 医院应遵循《关于印发双相情感障碍等 5 个重性精神病病种临床路径的通知》（卫办医政发〔2012〕106 号）的要求对住院重点病种做好入院时的风险评估，同时医院应当设立入院患者的暴力和自杀风险、物质使用、心理创伤史等评估筛查制度，根据评估结果采取恰当的防范或干预措施，并在诊疗过程中进行阶段性评估，该措施利于患者病情及治疗效果追踪。

2. 医院应当按照精神科临床诊疗规范、精神疾病防治指南、临床路径，指导精神疾病的诊疗活动，规范地评估风险和疗效，规范书写医疗文件。同时应当完善电子信息系统，形成规范化医疗信息系统，以便及时发现问题并进行管理。

3. 医院应该采取一系列措施加强患者安全和权益保障，根据《中华人民共和国精神卫生法》第三十八条，医疗机构应当配备适宜的设施、设备，保护就诊和住院治疗的精神障碍患者的人身安全，防止其受到伤害，并为住院患者创造尽可能接近正常生活的环境和条件。医院应该加强硬件设施的改善和相关医护人员培训来改善医疗服务水平，以提高患者的就医体验。

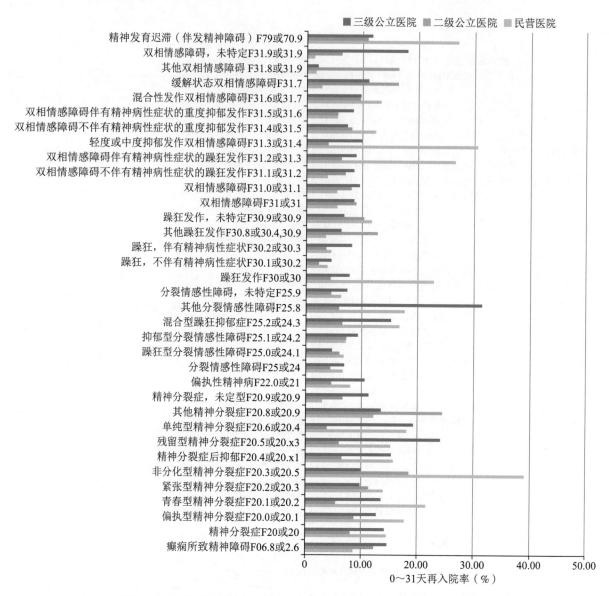

图 3-1-3-61　精神病专科医院重点病种患者出院 0 ~ 31 天平均再入院率情况

四、妇产专科医院

2018 年抽取全国 255 家妇产专科医院 2017 年度相关数据信息进行调查分析。其中三级公立妇产专科医院（以下简称"三级公立医院"）21 家，三级民营妇产专科医院（以下简称"三级民营医院"）9 家，二级公立妇产专科医院（以下简称"二级公立医院"）20 家，二级民营妇产专科医院（以下简称"二级民营医院"）205 家（图 3-1-3-62）。

（一）管理运行类指标

1. 资源配置

（1）床位配备情况

2017 年全国妇产专科医院平均实际开放床位为 122.45 张，其中三级公立医院平均实际开放床位为 674.67 张，三级民营医院平均实际开放床位为 120.67 张，二级公立医院平均实际开放床位为 146.16 张，二级民营医院平均实际开放床位为 63.19 张（图 3-1-3-63）。

新生儿监护室床位占实际床位比例方面，全国平均水平为 3.27%，公立医院平均水平高于民营医院，其中三级公立医院为 5.05%，二级公立医院为 3.06%，二级民营医院为 1.63%，参与调查的三级民营医院均无新生儿监护室床位；产科病房床位占实际床位比例方面，全国平均水平为 46.05%，

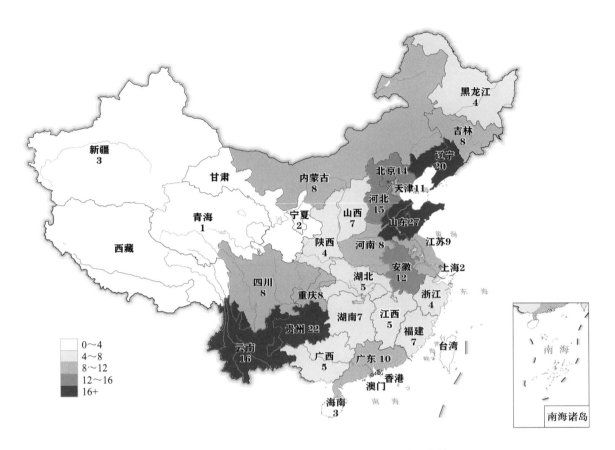

图 3-1-3-62　全国各省份参加调研的妇产专科医院分布情况

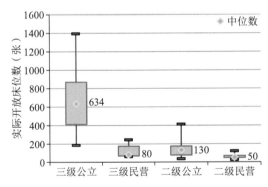

图 3-1-3-63　妇产专科医院实际开放床位数

其中三级公立医院为 33.34%，三级民营医院为 49.36%，二级公立医院为 47.03%，二级民营医院为 59.60%；儿科病房床位占实际床位比例方面，全国平均水平为 17.87%，公立医院平均水平高于民营医院，其中三级公立医院为 28.01%，三级民营医院为 11.60%，二级公立医院为 18.51%，二级民营医院为 7.06%；特需病房床位占实际床位比例方面，全国平均水平为 3.50%，其中三级公立医院为 4.54%，三级民营医院为 5.80%，二级公立医院为 2.66%，二级民营医院为 2.35%（图 3-1-3-64）。

（2）人员配备情况

2017 年妇产专科医院卫生技术人员配备情况方面，公立医院与民营医院卫生技术人员构成比差别不大（图 3-1-3-65，图 3-1-3-66）。

2017 年妇产专科医院卫生技术人员占全院在职员工比例方面，全国平均水平为 75.53%，公立医院平均水平高于民营医院，其中三级公立医院为 82.96%，三级民营医院为 61.83%，二级公立医院为 82.10%，二级民营医院为 69.41%；医师占卫生技术人员比例方面，全国平均水平为 31.92%，公立医院水平高于民营医院，其中三级公立医院为 33.83%，三级民营医院为 29.03%，二级公立医院为 33.27%，二级民营医院为 29.93%。

在护理人员配备方面，2017 年注册护士占卫生技术人员比例全国平均水平为 51.66%，其中三级公立医院为 50.80%，三级民营医院为 54.16%，二级公立医院为 49.74%，二级民营医院为 52.74%；助产士占注册护士比例方面，全国平均水平为 12.01%，其中三级公立医院为 10.17%，三级民营医院为 8.81%，二级公立医院为 14.32%，二级民营医院为 13.66%。

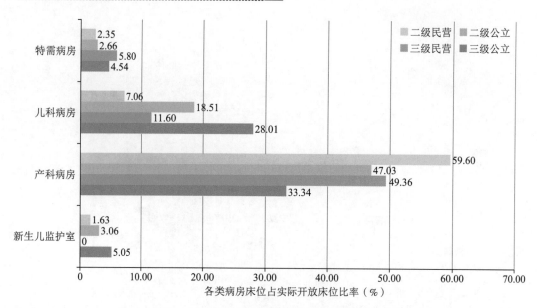

图 3-1-3-64　妇产专科医院各类床位占实际开放床位的比例

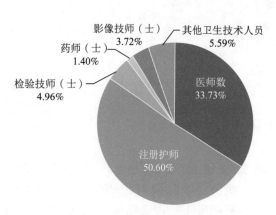

图 3-1-3-65　公立医院卫生技术人员构成比

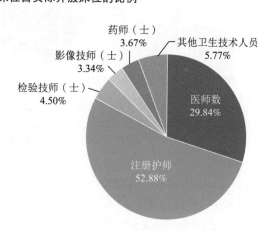

图 3-1-3-66　民营医院卫生技术人员构成比

（3）设备数量及服务人次情况（表 3-1-3-29）

表 3-1-3-29　2017 年妇产专科医院设备数量及服务人次情况

设备类别	医院类别	台数	门急诊服务人次	住院服务人次
电子计算机断层扫描 （CT）	三级公立	1.10	5018.94	3992.58
	三级民营	0.60	1118.40	383.20
	二级公立	0.11	108.88	334.71
	二级民营	0.24	130.10	155.11
磁共振成像 （MRI）	三级公立	0.79	2873.83	2271.95
	三级民营	0	0	0
	二级公立	0	0	0
	二级民营	0.06	68.50	39.70
彩色超声诊断仪 （彩超）	三级公立	30.55	250 864.28	48 785.42
	三级民营	9.75	45 977.75	7026.29
	二级公立	5.40	33 154.05	11 802.25
	二级民营	3.14	12 680.59	2958.16

在电子计算机断层扫描（CT）方面，2017 年全国妇产专科医院平均拥有 0.33 台，平均年度门急诊服务人次 619.94 人次，平均年度住院服务人次 560.93 人次，其中三级公立医院明显高于其他类型医院。

在磁共振成像（MRI）方面，2017 年全国妇产专科医院平均拥有 0.12 台，平均年度门急诊服务人次 327.70 人次，平均年度住院服务人次 258.33 人次。调查显示 MRI 主要应用于三级公立医院，院均拥有 0.79 台。

在彩色超声诊断仪（彩超）方面，2017 年全国妇产专科医院平均拥有 5.75 台，平均年度门急诊服务人次 33 534.17 人次，平均年度住院服务人次 7479.49 人次，其中三级公立医院明显高于其他类型医院。

2. 工作负荷

（1）诊疗人次

2017 年全国妇产专科医院诊疗人次情况及与 2016 年的数据比较情况见表 3-1-3-30。年均门诊、急诊人次数，观察室留观病例数，健康体检人次数详见图 3-1-3-67 ~ 图 3-1-3-70。

表 3-1-3-30　2017 年妇产专科医院诊疗人次情况

医院类别	年门诊人次		年急诊人次		年留观病例数		年体检人次	
	2017 年	2016 年	2017 年	2016 年	2017 年	2016 年	2017 年	2016 年
三级公立	977 465.67	979 325.94	108 850.05	122 299.31	5727.72	3223.88	22 867.16	12 162.56
三级民营	133 036.33	140 298.90	2235.56	9477.70	939.22	1648.50	1056.22	6599.90
二级公立	145 479.25	152 949.81	11 463.05	12 546.47	460.21	184.18	10 162.75	11 579.27
二级民营	31 523.28	34 056.77	614.70	998.09	176.78	139.02	1433.04	1074.08

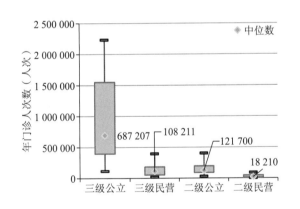

图 3-1-3-67　妇产专科医院年门诊人次数

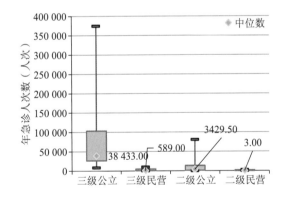

图 3-1-3-68　妇产专科医院年急诊人次数

（2）出入院人次

2017 年全国妇产专科医院平均年入院人次为 5279.09 人次，其中三级公立医院平均 38 044.24 人次，三级民营医院平均 4390.78 人次，二级公立医院平均 5889.55 人次，二级民营医院平均 1851.95 人次（图 3-1-3-71）。

2017 年全国妇产专科医院平均年出院人次为 5259.34 人次，其中三级公立医院平均 37 953.76 人次，三级民营医院平均 4290.78 人次，二级公立医院平均 5927.05 人次，二级民营医院平均 1887.54 人次（图 3-1-3-72）。

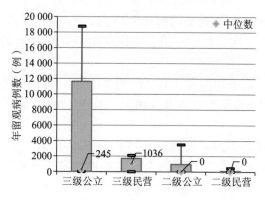

图 3-1-3-69　妇产专科医院年留观病例数

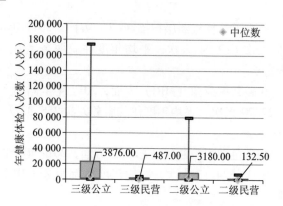

图 3-1-3-70　妇产专科医院年体检人次数

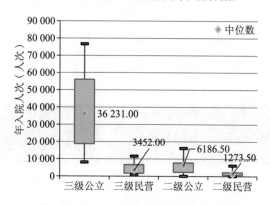

图 3-1-3-71　妇产专科医院年入院人次数

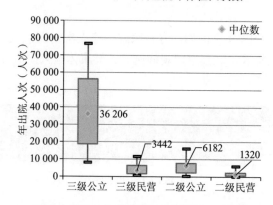

图 3-1-3-72　妇产专科医院年出院人次数

2017 年全国妇产专科医院平均出入院人次与 2016 年数据比较情况见表 3-1-3-31。

表 3-1-3-31　2017 年妇产专科医院出入院人次情况

医院类别	年入院人次		年出院人次	
	2017 年	2016 年	2017 年	2016 年
三级公立	38 044. 24	39 024. 63	37 953. 76	36 925. 47
三级民营	4390. 78	6300. 20	4290. 78	6263. 40
二级公立	5889. 55	6812. 25	5927. 05	6768. 00
二级民营	1851. 95	1740. 91	1887. 54	1729. 51

（3）床位使用率

2017 年全国妇产专科医院床位使用率平均水平为 72. 37%，相较于 2016 年的床位使用率 73. 20%略有降低，公立医院平均水平高于民营医院，其中三级公立医院平均水平为 92. 11%，三级民营医院平均水平为 50. 53%，二级公立医院平均水平为 66. 67%，二级民营医院平均水平为 49. 99%（图 3-1-3-73）。

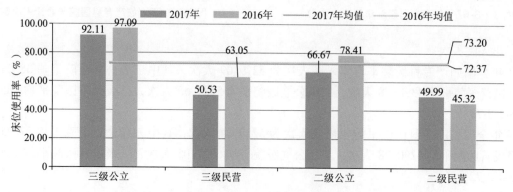

图 3-1-3-73　妇产专科医院床位使用率

在全国各省份妇产专科医院床位使用率分布情况方面，山西、四川、浙江、上海、青海、江西及陕西等省份床位使用率较高，为75%～100%；天津、山东、海南、江苏、辽宁、北京、内蒙古、河北、福建、河南、广西、吉林、贵州、重庆、广东及宁夏的各省份病床使用率为50%～75%；湖北、云南、安徽、湖南、黑龙江及新疆等省份病床使用率较低，为25%～50%（图3-1-3-74）。

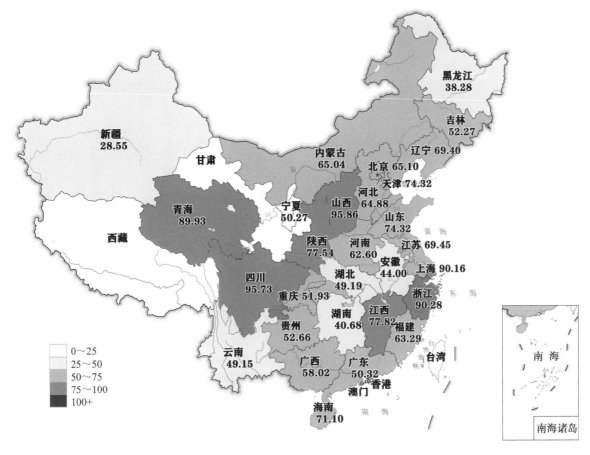

图3-1-3-74 全国各省份妇产专科医院床位使用率分布情况（%）

（4）临床路径

2017年全国妇产专科医院临床路径平均开展种类数为7.21种，其中三级公立医院平均26.84种，三级民营医院平均11.13种，二级公立医院平均11.89种，二级民营医院平均3.81种（图3-1-3-75）。

2017年全国妇产专科医院进入临床路径患者平均为1612.15例，其中三级公立医院平均11 683.85例，三级民营医院平均2619.71例，二级公立医院平均1734.30例，二级民营医院平均224.45例（图3-1-3-76）。

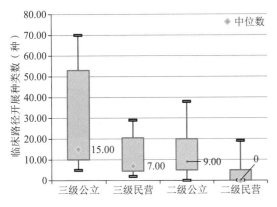

图3-1-3-75 临床路径开展种类数

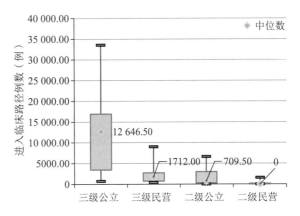

图3-1-3-76 进入临床路径例数

2017年全国妇产专科医院患者进入临床路径比例平均92.31%，相较于2016年的完成比例87.29%有所升高，其中三级公立医院平均93.21%，三级民营医院平均80.04%，二级公立医院平均92.90%，二级民营医院平均93.25%（图3-1-3-77）。

2017年全国妇产专科医院临床路径完成数占出院人次比例平均为23.94%，相较于2016年的占比21.06%有所升高，其中三级公立医院平均29.32%，三级民营医院平均47.49%，二级公立医院平均29.26%，二级民营医院平均8.84%（图3-1-3-78）。

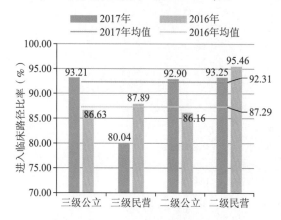

图3-1-3-77　妇产专科医院患者进入
临床路径比例

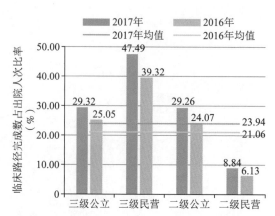

图3-1-3-78　妇产专科医院临床路径
完成数占出院人次比例

2017年全国妇产专科医院临床路径平均开展种类数与患者平均进入例数与2016年数据对比情况见表3-1-3-32。

表3-1-3-32　2017年妇产专科医院临床路径开展种类数与患者进入例数

医院类别	开展种类数		进入例数	
	2017年	2016年	2017年	2016年
三级公立	26.84	20.38	11 683.85	9828.19
三级民营	11.13	9.67	2619.71	2945.25
二级公立	11.89	10.69	1734.30	1737.67
二级民营	3.81	8.21	224.45	169.37

（5）手术人次

在住院患者手术人次数方面，2017年全国妇产专科医院住院患者平均手术人次为2726.51人次，其中三级公立医院平均20 027.10人次，三级民营医院平均2519.33人次，二级公立医院平均2608.15人次，二级民营医院平均974.90人次（图3-1-3-79）。

在门诊患者手术人次数方面，2017年全国妇产专科医院门诊患者平均手术人次为3743.86人次，其中三级公立医院平均22 345.80人次，三级民营医院平均2043.63人次，二级公立医院平均2558.60人次，二级民营医院平均2018.44人次（图3-1-3-80）。

2017年全国妇产专科医院住院患者手术人次与2016年数据比较情况见表3-1-3-33。

表3-1-3-33　2017年妇产专科医院住院患者手术例数

医院类别	住院患者手术例数	
	2017年	2016年
三级公立	20 027.10	19 601.71
三级民营	2519.33	2776.90
二级公立	2608.15	2961.81
二级民营	947.90	848.95

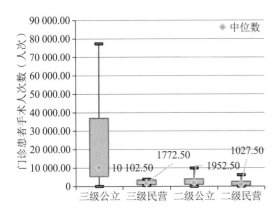

图 3-1-3-79　妇产专科医院住院患者手术人次数

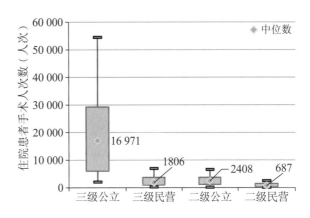

图 3-1-3-80　妇产专科医院门诊患者手术人次数

（6）新生儿患者出院人次

2017 年全国妇产专科医院新生儿患者平均出院人次为 667.77 人次，公立医院高于民营医院，其中三级公立医院平均 3993.25 人次，三级民营医院平均 460.11 人次，二级公立医院平均 750.84 人次，二级民营医院平均 299.89 人次（图 3-1-3-81）。

2017 年全国妇产专科医院新生儿患者平均住院人次与 2016 年的数据对比情况见表 3-1-3-34。

表 3-1-3-34　2017 年妇产专科医院新生儿患者出院人次

医院类别	新生儿患者出院人次	
	2017 年	2016 年
三级公立	3993.25	2655.59
三级民营	460.11	794.56
二级公立	750.84	754.56
二级民营	299.89	317.32

（7）住院患者疾病与手术操作种类数

2017 年全国妇产专科医院住院患者疾病种类平均数量为 154.47 种，其中三级公立医院平均 617.56 种，三级民营医院平均 227.50 种，二级公立医院平均 167.29 种，二级民营医院平均 95.01 种（图 3-1-3-82）。

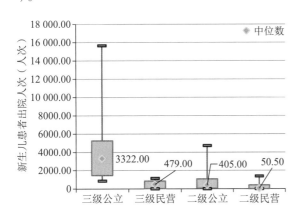

图 3-1-3-81　妇产专科医院新生儿
患者出院人次数

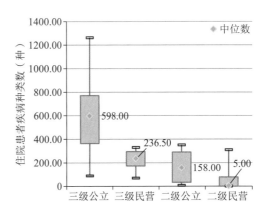

图 3-1-3-82　妇产专科医院住院
患者疾病种类数

2017年全国妇产专科医院住院患者手术种类平均数量为49.31种，其中三级公立医院平均248.47种，三级民营医院平均82.83种，二级公立医院平均70.79种，二级民营医院平均19.40种（图3-1-3-83）。

2017年全国妇产专科医院住院患者治疗性操作种类平均数量为14.23种，其中三级公立医院平均51.92种，三级民营医院平均33.60种，二级公立医院平均30.90种，二级民营医院平均8.41种（图3-1-3-84）。

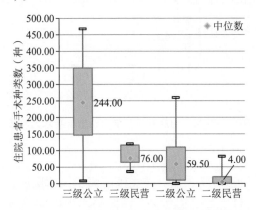

图3-1-3-83　妇产专科医院住院患者手术种类数

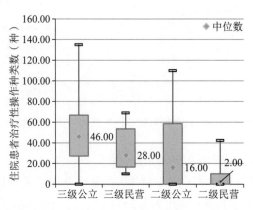

图3-1-3-84　妇产专科医院住院患者治疗性操作种类数

2017年全国妇产专科医院住院患者诊断性操作种类平均数量为9.83种，其中三级公立医院平均25.31种，三级民营医院平均27.00种，二级公立医院平均6.91种，二级民营医院平均7.98种（图3-1-3-85）。

3. 工作效率

（1）出院患者平均住院日

2017年全国妇产专科医院平均住院日为5.69天，相较于2016年的平均住院日5.63天略有升高，其中三级公立医院为6.22天，三级民营医院为6.32天，二级公立医院为4.66天，二级民营医院为5.71天（图3-1-3-86，图3-1-3-87）。

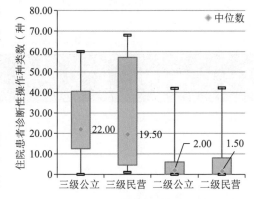

图3-1-3-85　妇产专科医院住院患者诊断性操作种类数

在全国各省份妇产专科医院平均住院日分布情况方面，青海和黑龙江省平均住院日偏高，大于8.0天；内蒙古、陕西、江苏、河南及宁夏5个省份平均住院日为6.0～8.0天；浙江、山东、四川等17个省份集中于4.0～6.0天；安徽、湖南、湖北、云南及新疆5个省份平均住院日在4.0天以下（图3-1-3-88）。

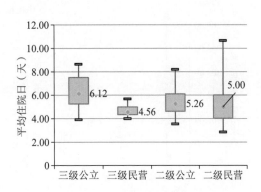

图3-1-3-86　妇产专科医院2017年
平均住院日情况

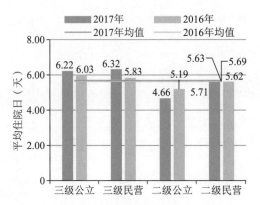

图3-1-3-87　妇产专科医院2017年与2016年
平均住院日情况对比

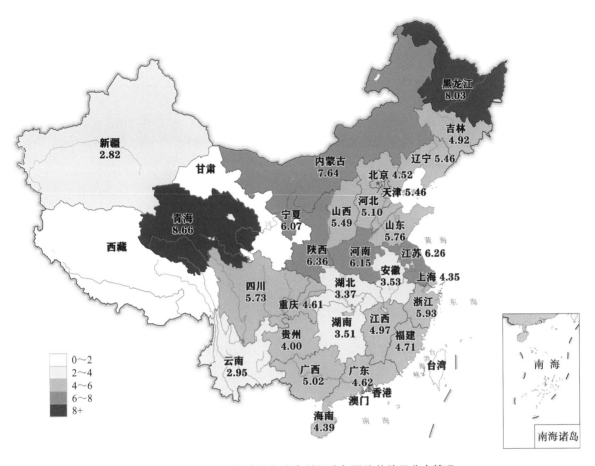

图 3-1-3-88　全国各省份妇产专科医院年平均住院日分布情况

4. 患者负担

（1）每门诊（含急诊）人次费用及其中的药费

2017 年全国妇产专科医院每门诊（含急诊）人次平均费用为 498.45 元，公立医院平均费用低于民营医院，其中三级公立医院为 306.42 元，三级民营医院为 706.98 元，二级公立医院为 249.82 元，二级民营医院为 538.33 元，民营医院每门诊人次平均费用差异较大（图 3-1-3-89）。

（2）每住院人次费用及其中的药费

2017 年全国妇产专科医院每住院人次平均费用为 7120.02 元，其中三级公立医院为 8054.24 元，三级民营医院为 12 150.61 元，二级公立医院为 4913.55 元，二级民营医院为 7040.45 元，民营医院每住院人次平均费用差异较大（图 3-1-3-90）。

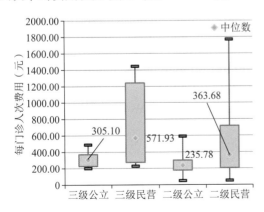

图 3-1-3-89　妇产专科医院 2017 年
每门诊人次费用情况

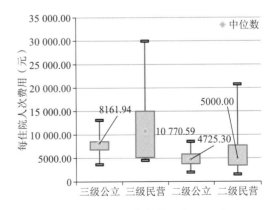

图 3-1-3-90　妇产专科医院 2017 年
每住院人次费用情况

213

（二）医疗质量类指标

1. 非医嘱离院率

2017年全国妇产专科医院出院患者平均非医嘱离院率为1.80%，相较于2016年的非医嘱离院率2.14%有所降低，其中三级公立医院为2.42%，三级民营医院为2.43%，二级公立医院为1.15%，二级民营医院为0.65%（图3-1-3-91）。

2017年全国妇产专科医院手术患者平均非医嘱离院率为0.68%，相较于2016年的非医嘱离院率0.34%略有升高，其中三级公立医院为0.88%，三级民营医院为1.87%，二级公立医院为0.21%，二级民营医院为0.24%（图3-1-3-92）。

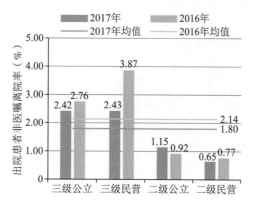

图3-1-3-91　妇产专科医院出院患者
非医嘱离院率

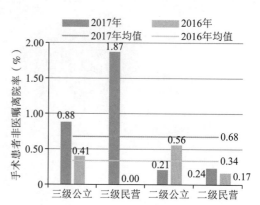

图3-1-3-92　妇产专科医院手术患者
非医嘱离院率

2. 死亡类指标

2017年全国妇产专科医院出院患者平均死亡率为0.05%，相较于2016年的0.06%略有降低，其中三级公立医院为0.07%，三级民营医院为0.01%，二级公立医院为0.03%，二级民营医院为0.01%（图3-1-3-93）。

2017年全国妇产专科医院手术患者平均死亡率为0.01%，相较于2016年的0略有升高，其中三级公立医院为0.01%，三级民营医院、二级公立医院及二级民营医院均为0（图3-1-3-94）。

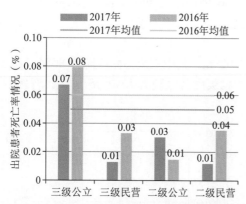

图3-1-3-93　妇产专科医院出院患者死亡率

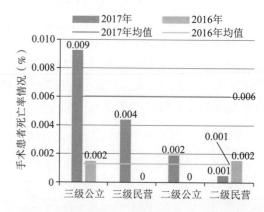

图3-1-3-94　妇产专科医院手术患者死亡率

2017年全国妇产专科医院新生儿患者平均死亡率为0.13%，相较于2016年的0.24%有所降低，其中三级公立医院为0.23%，三级民营医院为0.02%，二级公立医院为0.07%，二级民营医院为0.01%（图3-1-3-95）。

在全国各省份妇产专科医院出院患者死亡率方面，重庆与青海两省出院患者死亡率较高，大于0.10%；四川与浙江两省出院患者死亡率为0.04%～0.06%；辽宁、上海、河南及海南等省份出院患者死亡率为0.02%～0.04%；其余省份出院患者死亡率均小于0.02%（图3-1-3-96）。

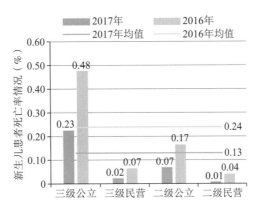

图 3-1-3-95　妇产专科医院新生儿患者死亡率

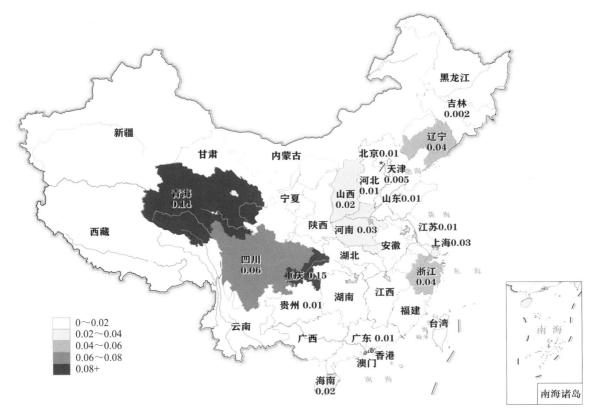

图 3-1-3-96　全国各省份妇产专科医院出院患者死亡率分布

在全国妇产专科医院住院患者死亡疾病排名中，死亡例数位于前 10 位的疾病依次为新生儿呼吸窘迫 40 例，出生窒息 36 例，肺炎 30 例，脓毒症 20 例，与孕期短和低出生体重有关的疾患 19 例，脑内出血 18 例，脑梗死 16 例，心脏先天性畸形 16 例，呼吸衰竭 14 例，慢性阻塞性肺病 14 例（图 3-1-3-97）。死亡病例大多发生在三级公立医院，这与三级公立医院的功能定位有关。

3. 重返类指标

（1）住院患者出院 31 天内非预期再住院率

2017 年全国妇产专科医院住院患者出院 31 天内非预期平均再住院率为 0.55%，相较于 2016 年的非预期平均再住院率 0.76% 有所降低，其中三级公立医院为 0.65%，三级民营医院为 1.15%，二级公立医院为 0.45%，二级民营医院为 0.33%（图 3-1-3-98）。

在全国各省份妇产专科医院住院患者出院 31 天内非预期再住院率方面，江苏与广东两省非预期再住院率较高，高于 1.20%；河南、江西、吉林及浙江等省份非预期再住院率为 0.90%～1.20%；四川与湖南两省非预期再住院率为 0.60%～0.90%；新疆、云南及安徽等省份非预期再住院率为 0.30%～0.60%；其余

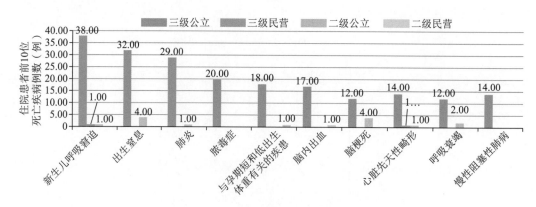

图 3-1-3-97 妇产专科医院住院患者死亡疾病排名

省份非预期再住院率较低，均处于 0.30% 以下（图 3-1-3-99）。

在住院患者出院当天非预期再住院率方面，2017 年全国妇产专科医院平均水平为 0.04%，其中三级公立医院为 0.03%，三级民营医院为 0.08%，二级公立医院为 0.02%，二级民营医院为 0.05%；在住院患者出院 2～15 天再住院率方面，2017 年全国妇产专科医院平均水平为 0.30%，其中三级公立医院为 0.35%，三级民营医院为 0.65%，二级公立医院为 0.21%，二级民营医院为 0.19%；在住院患者出院 16～31 天再住院率方面，2017 年全国妇产专科医院平均水平为 0.21%，其中三级公立医院为 0.26%，三级民营医院为 0.41%，二级公立医院为 0.23%，二级民营医院为 0.09%（图 3-1-3-100）。

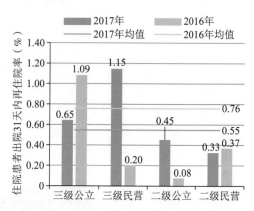

图 3-1-3-98 妇产专科医院住院患者出院 31 天内非预期再住院率

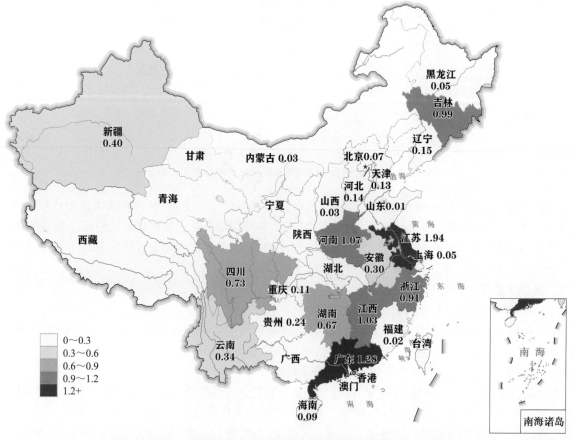

图 3-1-3-99 全国各省份妇产专科医院住院患者非预期再住院率分布

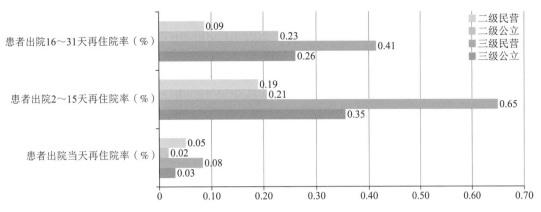

图 3-1-3-100 妇产专科医院住院患者出院 31 天内各时段再住院率

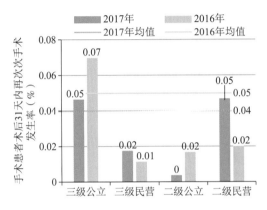

图 3-1-3-101 妇产专科医院手术患者术后 31 天内非计划再次手术发生率

（2）术后非计划重返手术室再次手术率

2017 年全国妇产专科医院手术患者术后 31 天内非计划再次手术平均发生率为 0.04%，相较于 2016 年的 0.05% 略有降低，其中三级公立医院为 0.05%，三级民营医院为 0.02%，二级公立医院为 0，二级民营医院为 0.05%（图 3-1-3-101）。

在全国各省份手术患者术后 31 天内非计划再次手术发生率方面，江西与贵州两省再次手术率较高，高于 1.60%；四川与云南两省再次手术率为 0.80% ~ 1.60%；上海、山西、河南、湖南等省份再次手术率为 0.40% ~ 0.80%；其余省份非计划再次手术率较低，低于 0.40%（图 3-1-3-102）。

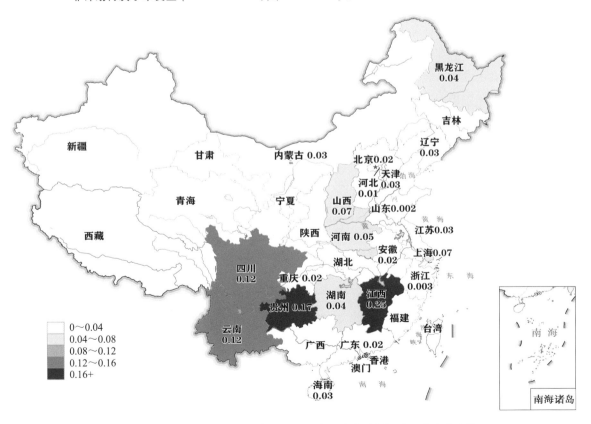

图 3-1-3-102 全国各省份妇产专科医院手术患者非计划再次手术率分布情况

217

在手术患者术后 48 小时以内非计划再次手术发生率方面，2017 年全国妇产专科医院平均水平为 0.01%，其中三级公立医院为 0.02%，三级民营医院为 0.01%，二级公立医院为 0，二级民营医院为 0.01%；在手术患者术后 3～31 天非计划再次手术发生率方面，2017 年全国妇产专科医院平均水平为 0.03%，三级公立医院为 0.03%，三级民营医院为 0.01%，二级公立医院为 0，二级民营医院为 0.04%（图 3-1-3-103）。

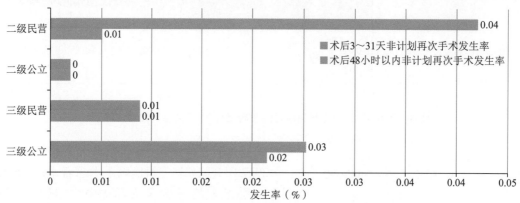

图 3-1-3-103　妇产专科医院手术患者术后各时段非计划再次手术发生率

4. 获得性指标（表 3-1-3-35，图 3-1-3-104）

"医院获得性指标"发生情况中前 10 位的是：

（1）手术患者并发症，共计 30 472 例，占总指标例数的比例为 55.90%；

（2）阴道分娩产妇产伤发生，共计 17 212 例，占总指标例数的比例为 31.57%；

（3）剖宫产分娩产妇产伤发生，共计 2708 例，占总指标例数的比例为 4.97%；

（4）新生儿产伤，共计 1374 例，占总指标例数的比例为 2.52%；

（5）各系统术后并发症，共计 948 例，占总指标例数的比例为 1.74%；

（6）手术患者手术后出血或血肿发生，共计 610 例，占总指标例数的比例为 1.12%；

（7）输血反应发生，共计 512 例，占总指标例数的比例为 0.94%；

（8）植入物的并发症（不包括脓毒症），共计 372 例，占总指标例数的比例为 0.68%；

（9）手术患者手术伤口裂开发生，共计 162 例，占总指标例数的比例为 0.30%；

（10）与手术/操作相关感染发生，共计 144 例，占总指标例数的比例为 0.26%。

表 3-1-3-35　2017 年发生情况前 10 位与 2016 年发生例数对比

2016年		医院获得性指标	2017年	
排名	发生例数		发生例数	排名
第1名	35806	手术患者并发症	30472	第1名
第2名	—	阴道分娩产妇产伤发生	17212	第2名
第3名	—	剖宫产分娩产妇产伤	2708	第3名
第4名	1066	新生儿产伤	1374	第4名
第5名	730	各系统术后并发症	948	第5名
第6名	524	手术患者手术后出血或血肿发生	610	第6名
第7名	361	输血反应	512	第7名
第8名	286	植入物的并发症	372	第8名
第9名	197	手术患者手术伤口裂开发生	162	第9名
第10名	177	与手术/操作相关感染发生	144	第10名

2017 年全国妇产专科医院获得性指标中手术患者并发症指标平均发生率为 4.38%，其中三级公立

医院为 6.31%，三级民营医院为 7.93%，二级公立医院为 0.41%，二级民营医院为 0.97%；全国新生儿产伤平均发生率为 0.90%，其中三级公立医院为 0.97%，三级民营医院为 8.04%，二级公立医院为 0.50%，二级民营医院为 0.37%，三级民营医院由于调查医院较少，出现较大波动；全国输血反应平均发生率为 1.40%，其中三级公立医院为 1.56%，三级民营医院为 1.00%，二级公立医院为 0.86%，二级民营医院为 0.70%（图 3-1-3-105）。

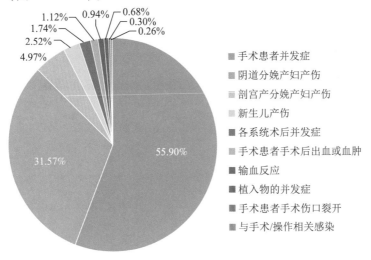

图 3-1-3-104　妇产专科医院获得性指标发生情况前 10 位比例

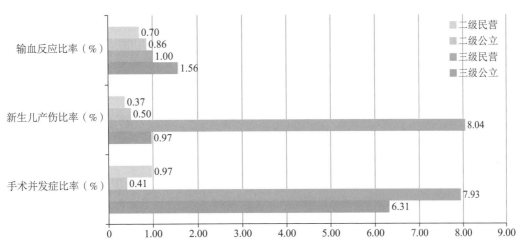

图 3-1-3-105　妇产专科医院部分获得性指标发生率

（三）重点病种相关指标

1. 重点病种出院人次占比

2017 年全国妇产专科医院重点病种出院人次平均占比为 28.02%，相较于 2016 年的 28.76% 稍有降低。其中三级公立医院为 30.64%，三级民营医院为 37.45%，二级公立医院为 24.22%，二级民营医院为 22.82%（表 3-1-3-36）。

表 3-1-3-36　2017 年妇产专科医院重点病种总体出院情况

指标	三级公立		三级民营		二级公立		二级民营		全国	
	2017	2016	2017	2016	2017	2016	2017	2016	2017	2016
出院人次	797 059	627 733	38 617	59 931	118 541	108 288	386 116	262 632	1 340 333	1 058 584
重点病种人次	244 233	197 748	14 462	15 038	28 716	31 051	88 106	60 573	375 517	304 410
重点病种占比（%）	30.64	31.50	37.45	25.09	24.22	28.67	22.82	23.06	28.02	28.76

2017 年全国妇产专科医院重点病种出院人次占比排名前 5 位的病种为胎膜早破（5.72%）、妊娠合并糖尿病（4.05%）、支气管肺炎（2.65%）、新生儿高胆红素血症（2.48%）及盆腔炎性疾病（1.97%），相较于 2016 年出院人次占比排名前 5 位的病种胎膜早破（6.58%）、妊娠合并糖尿病（4.15%）、支气管肺炎（2.53%）、异位妊娠（2.18%）及新生儿高胆红素血症（2.15%），病种排名和出院人次占比略有变化（表 3-1-3-37）。

表 3-1-3-37　2017 年妇产专科医院重点病种出院人次占比（%）

重点病种	三级公立		三级民营		二级公立		二级民营		全国	
	2017	2016	2017	2016	2017	2016	2017	2016	2017	2016
胎膜早破	5.82	6.87	9.16	6.08	6.13	8.28	5.06	5.30	5.72	6.58
妊娠合并糖尿病	4.67	4.88	5.60	3.11	3.27	3.20	2.85	3.02	4.05	4.15
支气管肺炎	2.94	2.46	4.20	7.19	3.40	1.58	1.68	1.98	2.65	2.53
新生儿高胆红素血症	2.72	2.38	3.94	0.94	1.67	2.01	2.09	1.93	2.48	2.15
盆腔炎性疾病	1.21	1.04	4.38	2.33	0.69	0.57	3.69	3.42	1.97	1.65
异位妊娠	2.09	2.44	2.21	1.25	1.85	2.96	1.51	1.43	1.90	2.18
低出生体重儿	2.06	1.58	1.05	0.41	0.79	2.36	0.73	0.64	1.54	1.36
早产	0.97	1.21	1.37	0.49	0.99	1.04	1.12	0.95	1.03	1.09
产后出血	1.00	1.14	0.56	0.24	0.86	1.25	0.70	0.81	0.89	1.01
子宫内膜异位症	1.09	1.43	0.40	0.10	0.23	0.20	0.36	0.35	0.78	0.96
前置胎盘	0.96	0.90	0.68	0.22	0.31	0.64	0.48	0.35	0.76	0.70
多胎妊娠	0.74	0.80	1.06	0.50	0.57	0.54	0.47	0.45	0.66	0.67
重度子痫前期	0.72	0.71	0.54	0.33	0.74	1.17	0.37	0.33	0.62	0.64
小儿腹泻病	0.72	0.62	0.39	0.20	0.78	0.16	0.26	0.36	0.58	0.48
新生儿呼吸窘迫综合征	0.66	0.73	0.18	0.02	0.41	0.61	0.17	0.21	0.48	0.55
女性生殖器脱垂	0.37	0.35	0.06	0.04	0.49	0.49	0.41	0.25	0.38	0.32
新生儿窒息	0.35	0.35	0.69	0.54	0.46	0.50	0.29	0.33	0.35	0.37
胎盘早剥	0.32	0.29	0.26	0.17	0.22	0.33	0.19	0.17	0.27	0.26
产前出血疾病	0.31	0.28	0.23	0.03	0.08	0.25	0.18	0.71	0.25	0.37
产褥感染	0.29	0.41	0.01	0.01	0.07	0.07	0.04	0.02	0.19	0.25
卵巢恶性肿瘤	0.22	0.20	0.17	0.17	0.08	0.10	0.03	0.01	0.15	0.13
葡萄胎	0.17	0.23	0.12	0.16	0.09	0.19	0.08	0.06	0.14	0.18
妊娠合并心脏病	0.17	0.12	0.15	0.02	0.04	0.17	0.04	0.08	0.12	0.11
重度卵巢过度刺激综合征	0.07	0.08	0.20	0.19	0	0	0.01	0.01	0.05	0.06
累及女性生殖道的瘘	0.01	0.01	0	0	0.01	0.01	0.01	0	0.01	0.01

2. 住院患者死亡率

2017 年全国妇产专科医院重点病种住院患者死亡率排名前 3 位的病种为新生儿窒息（1.36%）、新生儿呼吸窘迫综合征（0.98%）及低出生体重儿（0.42%），相较于 2016 年死亡率排名前 3 位的病种新生儿窒息（1.78%）、新生儿呼吸窘迫综合征（1.41%）及低出生体重儿（0.82%），病种排名未发生变化，具体死亡率略有变化（表 3-1-3-38）。

表 3-1-3-38　2017 年妇产专科医院重点病种住院患者死亡率（%）

重点病种	三级公立		三级民营		二级公立		二级民营		全国	
	2017	2016	2017	2016	2017	2016	2017	2016	2017	2016
新生儿窒息	1.79	2.86	0	0.89	2.19	0.18	0.18	0.35	1.36	1.78
新生儿呼吸窘迫综合征	1.17	1.70	1.41	0	0	0.15	0.15	0.56	0.98	1.41
低出生体重儿	0.45	1.15	0	0	0.96	0	0.11	0.24	0.42	0.82
早产	0	0	0	0	0.26	0	0.32	0	0.12	0
妊娠合并心脏病	0	0	1.79	0	0	0	0	0	0.06	0
卵巢恶性肿瘤	0.06	0	0	0	0	0	0	0	0.05	0
多胎妊娠	0	0	0	0	0	0	0.11	0	0.02	0
支气管肺炎	0.03	0.01	0	0	0	0	0	0	0.02	0
新生儿高胆红素血症	0.03	0	0	0	0	0.05	0	0	0.02	0
小儿腹泻病	0.02	0	0	0	0	0	0	0	0.01	0
胎膜早破	0	0	0	0	0	0	0.03	0	0.01	0
产前出血疾病	0	0	0	0	0	0	0	0	0	0
产后出血	0	0.01	0	0	0	0	0	0	0	0.01
前置胎盘	0	0	0	0	0	0	0	0	0	0
胎盘早剥	0	0	0	0	0	0	0	0	0	0
重度子痫前期	0	0	0	0	0	0	0	0	0	0
产褥感染	0	0	0	0	0	0	0	0	0	0
异位妊娠	0	0	0	0	0	0	0	0.57	0	0.09
妊娠合并糖尿病	0	0	0	0	0	0	0	0	0	0
盆腔炎性疾病	0	0	0	0	0	0	0	0.07	0	0.03
女性生殖器脱垂	0	0	0	0	0	0	0	0	0	0
子宫内膜异位症	0	0	0	0	0	0	0	0	0	0
葡萄胎	0	0	0	0	0	0	0	0	0	0
累及女性生殖道的瘘	0	0	—	—	0	0	0	0	0	0
重度卵巢过度刺激综合征	0	0	0	0	0	0	0	0	0	0

　　2017 年全国妇产专科医院重点病种住院患者平均死亡率为 0.07%，其中三级公立医院为 0.08%，三级民营医院为 0.01%，二级公立医院为 0，二级民营医院为 0.03%，三级公立医院重点病种平均死亡率较高的情况与其收治病种的疑难危重程度较高有关。

　　3. 住院患者出院 31 天内非预期再住院率

　　2017 年全国妇产专科医院重点病种住院患者出院 31 天内非预期再住院率排名前 5 位的病种为产前出血疾病（4.93%）、累及女性生殖道的瘘（4.72%）、前置胎盘（3.25%）、多胎妊娠（2.45%）及妊娠合并糖尿病（2.00%），相较于 2016 年非预期再住院率排名前 5 位的病种卵巢恶性肿瘤（7.98%）、前置胎盘（3.05%）、产后出血（2.93%）、多胎妊娠（2.51%）及累及女性生殖道的瘘（2.33%），病种排名与非预期再住院率存在较明显变化（表 3-1-3-39）。

表 3-1-3-39　2017 年妇产专科医院重点病种非预期再住院率（%）

重点病种	三级公立		三级民营		二级公立		二级民营		全国	
	2017	2016	2017	2016	2017	2016	2017	2016	2017	2016
产前出血疾病	5.73	3.85	2.25	0	2.25	0.74	2.81	0.16	4.93	1.87
累及女性生殖道的瘘	8.47	2.74	—	—	0	0	0	0	4.72	2.33
前置胎盘	2.94	3.63	0.38	0.74	18.38	1.29	1.90	1.20	3.25	3.05
多胎妊娠	2.90	3.13	4.62	1.92	0.44	1.03	1.21	0.76	2.45	2.51
妊娠合并糖尿病	2.43	2.83	0.18	0	2.43	0.37	0.73	0.53	2.00	2.10
重度卵巢过度刺激综合征	2.22	0.63	1.27	0.83	0	0	0	0	1.95	0.64
支气管肺炎	1.70	2.16	1.17	0.16	0.37	1.05	1.85	0.37	1.55	1.41
重度子痫前期	1.77	2.54	0.97	0	0.23	0.39	1.04	0	1.46	1.74
卵巢恶性肿瘤	0.80	8.81	0	0	12.77	0	0	2.94	1.33	7.98
早产	1.74	0.42	0	3.28	2.30	0	0.28	0.52	1.26	0.48
葡萄胎	1.11	1.04	0	0	2.68	0	0.96	0.67	1.15	0.84
产后出血	1.14	4.25	0.93	1.34	0	0.07	1.04	0.43	1.02	2.93
低出生体重儿	1.10	0.21	1.23	0	0.32	0.12	0.35	0.24	0.97	0.19
胎盘早剥	1.24	1.33	0	0	0	0	0.42	0	0.96	0.89
产褥感染	0.30	0.90	20.00	0	0	2.63	9.88	0	0.94	0.93
小儿腹泻病	0.83	0.44	1.33	2.38	0.22	0	1.30	0	0.83	0.39
新生儿呼吸窘迫综合征	0.32	0.26	0	0	0	0	4.77	0.37	0.75	0.24
新生儿窒息	0.75	0.27	0	0	0	0	0.89	0	0.66	0.15
盆腔炎性疾病	1.35	0.55	1.30	0.68	1.47	0	0.06	0.06	0.66	0.29
异位妊娠	0.61	0.01	0.12	0.13	0.23	0	0.82	0.03	0.61	0.42
妊娠合并心脏病	0.30	2.49	0	0	9.30	0	0	0	0.51	1.59
新生儿高胆红素血症	0.67	0.18	0.66	0.34	0.30	0	0.04	0.12	0.49	0.15
女性生殖器脱垂	0.65	0.55	0	0	0	0	0.38	0	0.49	0.35
胎膜早破	0.63	1.08	0.14	0	0.04	0	0.28	0.06	0.46	0.68
子宫内膜异位症	0.10	0.27	1.30	0	0	0	0.86	0	0.22	0.24

2017 年全国妇产专科医院重点病种住院患者出院 31 天内平均再住院率为 1.10%，公立医院平均再住院率高于民营医院平均再住院率，其中三级公立医院为 1.32%，三级民营医院为 0.68%，二级公立医院为 0.91%，二级民营医院为 0.63%。

4. 平均住院日

2017 年全国妇产专科医院重点病种住院患者平均住院日排名前 5 位的病种为新生儿呼吸窘迫综合征（15.94 天）、低出生体重儿（12.52 天）、卵巢恶性肿瘤（11.14 天）、累及女性生殖道的瘘（10.48 天）及新生儿窒息（9.20 天），相较于 2016 年平均住院日排名前 5 位的病种新生儿呼吸窘迫综合征（16.45 天）、低出生体重儿（12.57 天）、累及女性生殖道的瘘（12.82 天）、卵巢恶性肿瘤（12.41 天）及新生儿窒息（9.32 天），病种排名与平均住院日略有变化（表 3-1-3-40）。

2017 年全国妇产专科医院重点病种住院患者平均住院日为 6.23 天，其中三级公立医院为 6.87 天，三级民营医院为 4.94 天，二级公立医院为 5.74 天，二级民营医院为 4.82 天。

表 3-1-3-40　2017 年妇产专科医院重点病种平均住院日（天）

重点病种	三级公立		三级民营		二级公立		二级民营		全国	
	2017	2016	2017	2016	2017	2016	2017	2016	2017	2016
新生儿呼吸窘迫综合征	17.33	18.65	16.98	19.36	10.23	7.24	8.94	8.02	15.94	16.45
低出生体重儿	14.15	15.02	6.86	9.66	7.65	7.36	5.52	6.12	12.52	12.57
卵巢恶性肿瘤	11.24	12.65	10.50	15.16	12.68	10.43	7.85	8.06	11.14	12.41
累及女性生殖道的瘘	12.83	12.78	—	—	16.00	11.22	7.35	17.25	10.48	12.82
新生儿窒息	11.76	10.81	5.70	9.96	6.13	7.54	5.16	5.65	9.20	9.32
重度卵巢过度刺激综合征	8.06	8.42	9.38	9.08	6.50	6.57	6.44	6.20	8.09	8.46
女性生殖器脱垂	8.66	9.18	7.64	6.65	9.83	7.23	6.17	7.15	8.01	8.49
多胎妊娠	8.00	7.11	6.67	6.08	7.27	6.45	5.04	6.03	7.27	6.84
前置胎盘	7.67	7.35	6.34	6.53	6.85	6.26	3.97	5.69	6.93	7.03
葡萄胎	7.26	7.22	5.71	6.14	6.43	7.65	5.65	5.01	6.89	7.04
重度子痫前期	7.10	7.12	5.48	6.18	7.18	5.74	5.36	5.91	6.77	6.70
支气管肺炎	6.82	7.66	6.02	6.40	6.41	9.73	6.69	7.03	6.71	7.47
子宫内膜异位症	6.66	6.71	5.02	4.06	6.38	6.29	4.78	5.64	6.38	6.59
产前出血疾病	6.40	7.09	4.93	3.79	5.56	5.89	5.16	6.09	6.08	6.53
早产	7.20	6.61	5.31	6.02	5.32	5.31	4.23	4.97	6.04	6.14
异位妊娠	6.18	6.39	4.84	5.59	6.37	6.25	4.90	5.12	5.86	6.15
盆腔炎性疾病	6.60	6.30	5.96	6.10	6.63	6.89	5.08	6.09	5.74	6.20
产褥感染	5.68	4.98	3.80	5.60	7.40	6.55	5.70	6.04	5.73	5.04
胎盘早剥	5.77	5.92	5.91	5.38	6.23	5.36	4.86	5.05	5.63	5.68
新生儿高胆红素血症	6.21	6.40	4.15	3.69	5.05	6.25	4.23	4.70	5.57	5.97
产后出血	6.00	5.72	4.87	5.94	5.27	4.55	4.37	5.02	5.55	5.46
小儿腹泻病	5.70	4.52	4.58	4.78	4.62	5.12	5.47	5.04	5.52	4.62
妊娠合并心脏病	5.55	4.95	4.18	4.75	5.24	5.32	4.68	4.90	5.41	5.01
妊娠合并糖尿病	5.46	5.32	4.59	4.74	5.82	4.91	4.22	4.56	5.20	5.14
胎膜早破	4.42	4.47	3.50	4.78	4.07	4.80	4.32	4.42	4.32	4.52

5. 每住院人次费用

2017 年全国妇产专科医院重点病种住院患者平均每住院人次费用排名前 5 位的病种为卵巢恶性肿瘤（24 412.32 元）、新生儿呼吸窘迫综合征（23 730.86 元）、低出生体重儿（17 497.60 元）、子宫内膜异位症（12 282.30 元）及新生儿窒息（11 983.08 元），相较于 2016 年排名前 5 位的病种卵巢恶性肿瘤（26 617.69 元）、新生儿呼吸窘迫综合征（22 146.83 元）、低出生体重儿（15 714.30 元）、女性生殖器脱垂（12 805.53 元）及子宫内膜异位症（12 746.22 元），病种排名与每住院人次费用略有变化（表 3-1-3-41）。

2017 年全国妇产专科医院重点病种住院患者每住院人次费用为 5091.50 元，其中三级公立医院为 10 509.98 元，三级民营医院为 12 728.41 元，二级公立医院为 4009.55 元，二级民营医院为 4195.26 元。

表 3-1-3-41　2017 年妇产专科医院重点病种每住院人次费用（元）

重点病种	三级公立		三级民营		二级公立		二级民营		全国	
	2017	2016	2017	2016	2017	2016	2017	2016	2017	2016
卵巢恶性肿瘤	26 154.61	28 129.05	35 126.89	11 564.53	9090.38	4841.26	7462.59	6400.51	24 412.32	26 617.69
新生儿呼吸窘迫综合征	26 617.59	25 817.03	41 959.87	20 249.28	10 455.48	3434.46	8429.59	12 483.49	23 730.86	22 146.83
低出生体重儿	20 053.77	18 716.79	12 897.79	12 061.20	8083.10	2999.70	6511.78	15 836.16	17 497.60	15 714.30
子宫内膜异位症	12 893.06	13 329.60	13 944.63	11 927.68	7390.74	5784.21	9286.30	8211.99	12 282.30	12 746.22
新生儿窒息	16 187.46	12 759.95	8734.76	8426.79	7482.45	3351.22	4498.47	7903.88	11 983.08	10 250.52
女性生殖器脱垂	16 156.00	16 321.45	10 938.55	6967.99	8279.39	4787.98	5246.20	6713.53	11 849.29	12 805.53
前置胎盘	11 836.08	11 977.14	16 467.59	15 917.48	6729.31	3900.84	7253.61	24 742.91	10 937.01	12 719.55
重度子痫前期	11 673.95	10 816.18	14 548.44	10 223.31	7101.67	4930.76	8081.15	12 384.13	10 638.31	9892.81
产后出血	10 475.29	10 055.04	23 234.57	14 922.11	6055.23	4876.21	11 660.05	23 165.67	10 596.03	11 813.21
多胎妊娠	10 563.59	10 040.39	14 546.99	8725.07	7828.49	5643.17	10 649.34	19 044.21	10 556.01	11 058.27
产前出血疾病	9961.86	11 945.48	18 768.60	11 625.58	5324.97	4137.46	9459.92	16 327.96	9965.76	11 684.62
累及女性生殖道的瘘	12 030.89	8881.74	—	—	10 321.95	3529.52	7069.81	28 197.07	9861.85	9296.72
胎盘早剥	9659.80	9715.97	22 668.92	12 857.66	7200.17	4618.72	9294.96	18 890.28	9768.91	10 479.51
重度卵巢过度刺激综合征	9633.23	10 074.90	12 167.29	11 627.79	7186.52	3557.90	6162.38	12 680.31	9663.57	10 396.84
早产	10 046.67	9158.53	15 856.55	7349.15	7060.00	4854.92	8058.09	13 492.29	9391.76	9570.41
妊娠合并心脏病	9302.17	9122.31	6744.80	8284.46	5630.54	3023.11	7630.79	30 061.30	8959.06	10 660.43
盆腔炎性疾病	12 419.22	11 393.88	16 657.59	17 667.51	7584.14	5296.26	5638.29	5821.62	8880.69	9031.94
产褥感染	8693.95	8636.21	23 051.71	5269.66	6765.64	4207.77	6183.57	17 189.33	8496.85	8642.85
异位妊娠	9002.07	8448.38	10 907.63	10 513.06	6460.54	4463.17	6860.98	8630.20	8357.62	7965.58
妊娠合并糖尿病	7675.98	7463.05	14 118.54	7883.07	6122.83	4646.32	9130.47	26 904.80	8117.06	10 291.24
胎膜早破	7297.98	7257.02	11 395.63	8094.55	5810.65	4359.57	9911.44	16 883.66	8011.45	8849.04
新生儿高胆红素血症	6029.87	6414.48	6498.80	3563.56	4837.99	2551.47	3126.46	7556.04	5275.06	6237.19
支气管肺炎	6234.55	4960.40	5124.01	4753.32	1849.89	2278.94	2833.96	2847.47	5067.82	4342.25
葡萄胎	5293.38	5028.93	5581.30	4977.96	3477.34	3774.83	3415.15	5865.83	4869.20	4957.50
小儿腹泻病	3912.43	3043.49	3930.93	2275.08	2124.36	2209.94	2036.02	1883.07	3462.52	2864.93

（四）重点手术相关指标

1. 重点手术出院人次占比

2017 年全国妇产专科医院重点手术出院人次平均占比为 51.01%，相较于 2016 年的 49.78% 有所升高，其中三级公立医院为 48.71%，三级民营医院为 38.24%，二级公立医院为 69.53%，二级民营医院为 52.45%（图 3-1-3-106）。

2017 年全国妇产专科医院重点手术出院人次占比排名前 5 位的手术为剖宫产（36.45%）、阴道分娩（34.68%）、腹腔镜下子宫病损或组织切除术（5.09%）、子宫切除术（3.53%）及宫腔镜下子宫粘连切除术（1.92%），相较于 2016 年出院人次占比前 5 位的手术剖宫产（35.47%）、子宫切除术（3.99%）、腹腔镜下子宫病损或组织切除术（3.85%）、腹腔镜下子宫全切除术（2.20%）及宫腔镜下宫腔粘连切除术（1.83%），手术排名与出院人次占比略有变化（图 3-1-3-107）。

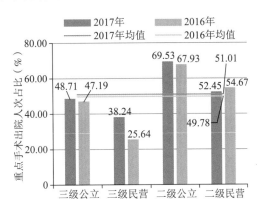

图 3-1-3-106 妇产专科医院重点手术总体出院情况

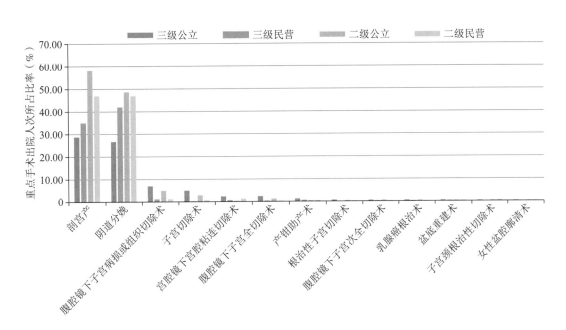

图 3-1-3-107 妇产专科医院重点手术出院人次所占比例情况

2. 手术患者死亡率

2017 年全国妇产专科医院重点手术住院患者死亡率排名前 3 位的手术为腹腔镜下子宫全切除术（0.008%）、子宫切除术（0.008%）及阴道分娩（0.008%），相较于 2016 年死亡率排名前 3 位的手术盆底重建术（0.16%）、子宫切除术（0.01%）及宫腔镜下宫腔粘连切除术（0.01%），手术排名变化较大，死亡率出现明显降低。

2017 年全国妇产专科医院重点手术住院患者平均死亡率为 0.001%，其中三级公立医院为 0.001%，三级民营医院为 0.011%，二级公立医院为 0，二级民营医院为 0.001%（图 3-1-3-108）。

3. 手术患者非计划重返手术室再次手术发生率

2017 年全国妇产专科医院重点手术住院患者非计划重返手术室再次手术发生率排名前 5 位手术为根治性子宫切除术（0.18%）、乳腺癌根治术（0.15%）、腹腔镜下子宫全切除术（0.12%）、盆底重建术（0.09%）及产钳助产术（0.07%），相较于 2016 年发生率排名前 5 位的手术盆底重建术（0.32%）、乳腺癌根治术（0.10%）、产钳助产术（0.03%）、宫腔镜下宫腔粘连切除术（0.03%）及腹腔镜下子宫全切术（0.02%），手术排名与再次手术发生率略有变化。

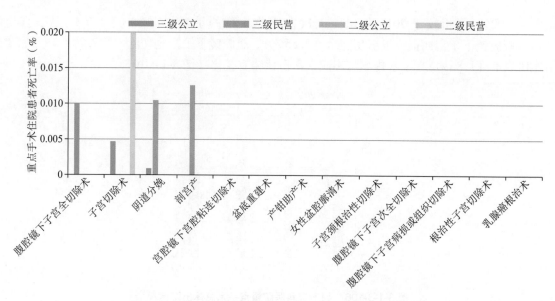

图 3-1-3-108 妇产专科医院重点手术住院患者死亡率情况

2017 年全国妇产专科医院重点手术住院患者非计划重返手术室再次手术平均发生率为 0.02%，其中三级公立医院为 0.03%，三级民营医院为 0.01%，二级公立医院为 0，二级民营医院为 0.01%（图 3-1-3-109）。

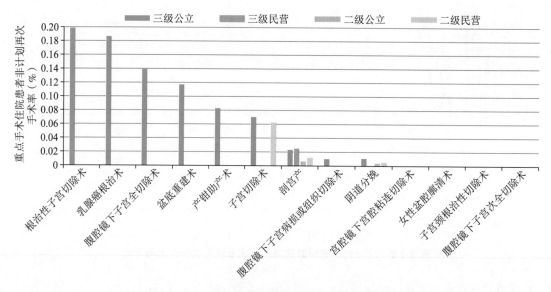

图 3-1-3-109 妇产专科医院重点手术非计划再次手术率

4. 平均住院日

2017 年全国妇产专科医院重点手术平均住院日排名前 5 位的手术为根治性子宫切除术（11.64 天）、乳腺癌根治术（11.61 天）、子宫切除术（9.29 天）、子宫颈根治性切除术（8.34 天）及腹腔镜下子宫全切除术（8.22 天），相较于 2016 年平均住院日排名前 5 位的手术乳腺癌根治术（14.14 天）、根治性子宫切除术（12.59 天）、子宫颈根治性切除术（9.99 天）、子宫切除术（9.70 天）及盆底重建术（8.28 天），手术排名与平均住院日存在较明显变化。

2017 年全国妇产专科医院重点手术平均住院日为 5.07 天，其中三级公立医院 5.60 天，三级民营医院 4.62 天，二级公立医院 5.31 天，二级民营医院 4.20 天（图 3-1-3-110）。

5. 每住院人次费用

2017 年全国妇产专科医院重点手术住院患者平均每住院人次费用排名前 5 位的手术为根治性子宫切除术（27 860.69 元）、子宫切除术（19 929.99 元）、腹腔镜下子宫全切除术（19 396.98 元）、乳腺癌

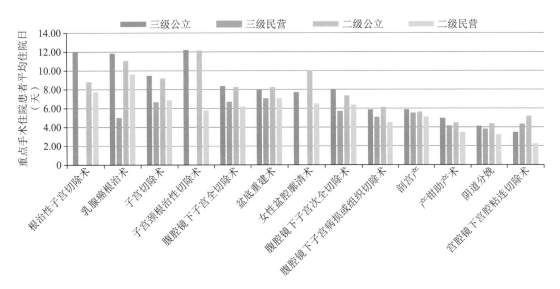

图 3-1-3-110　妇产专科医院重点手术平均住院日情况

根治术（17 059.41 元）及盆底重建术（16 226.56 元），相较于 2016 年排名前 5 位的手术为根治性子宫切除术（28 123.24 元）、乳腺癌根治术（18 633.01 元）、子宫切除术（18 511.62 元）、腹腔镜下子宫全切除术（16 829.60 元）及盆底重建术（15 286.89 元），手术排名与平均每住院人次费用存在一定变化。

2017 年全国妇产专科医院重点手术住院患者平均每住院人次费用为 9111.16，其中三级公立医院为 10 679.32 元，三级民营医院为 12 940.85 元，二级公立医院为 5709.18 元，二级民营医院为 7313.36 元（图 3-1-3-111）。

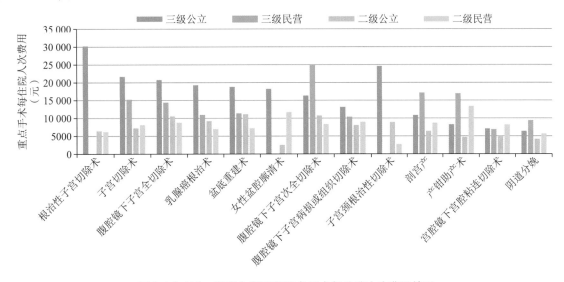

图 3-1-3-111　妇产专科医院重点手术每住院人次费用情况

五、妇幼保健院

本年度共有 1024 家妇幼保健院参与全国医疗质量抽样调查，筛除无出院患者及数据不合格的医疗机构，最终有 865 家妇幼保健院纳入最终分析，其中三级公立妇幼保健院（以下简称三级公立）163 家，比 2016 年同期参与分析的 151 家三级公立增加了 7.95%，比 2015 年同期的 108 家三级公立增加了 50.93%；二级公立妇幼保健院（以下简称二级公立）702 家，比 2016 年同期参与分析的 517 家二级公立增加了 35.78%，2015 年同期抽样调查无二级公立妇幼保健院。2017 年参加调查的三级公立覆盖 27 个省份（北京、天津、上海、西藏、新疆兵团除外），与 2016 年同期调查的三级公立地理范围相同；二级公立覆盖30个省份（天津、西藏除外），比2016年同期调查的二级公立地理范围多1个省（青海）（图3-1-3-112、图3-1-3-113，其中新疆区域包括新疆和新疆兵团数据）。

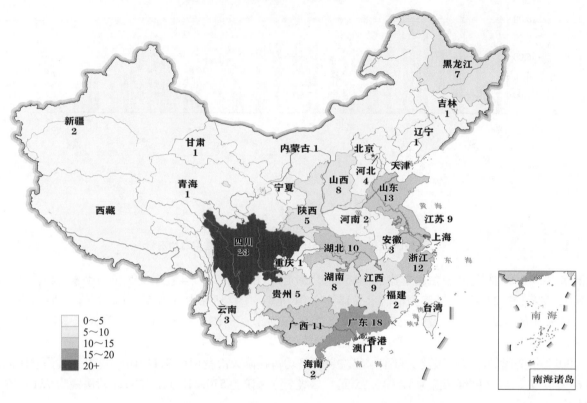

图3-1-3-112　全国各省份参加调查的三级妇幼保健院地理分布

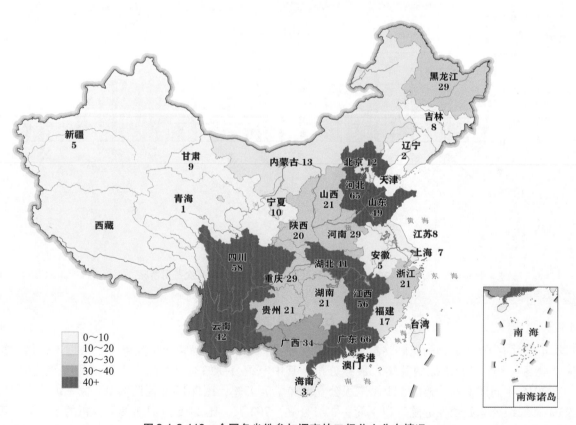

图3-1-3-113　全国各省份参加调查的二级公立分布情况

（一）管理运行类指标

1. 资源配置

（1）实有床位数

2017 年三级公立院均实有床位 406.54 张，12 省超均值，最大值为河南 1229.50 张，最小值为青海 30.00 张；2017 年二级公立院均实有床位 117.19 张，11 省超均值，最大值为河南 258.55 张，最小值为青海 20.00 张（图 3-1-3-114 ～图 3-1-3-116）。

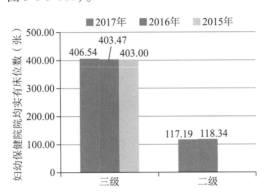

注：图中三级公立、二级公立简称三级、二级，下同。

图 3-1-3-114 全国各级妇幼保健院院均实有床位数

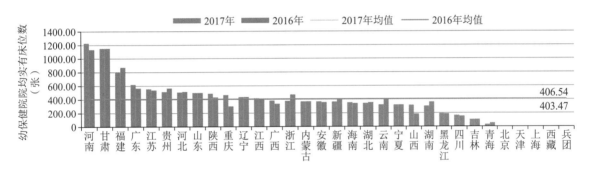

注：图中新疆兵团简称兵团，下同。

图 3-1-3-115 全国各省三级妇幼保健院院均实有床位数

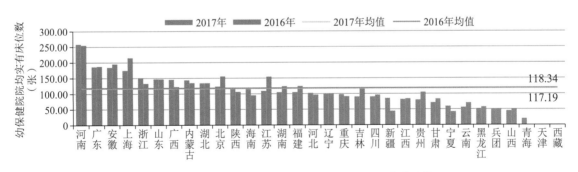

图 3-1-3-116 全国各省二级妇幼保健院院均实有床位数

（2）卫生技术人员数

1）院均卫生技术人员数

2017 年三级公立平均卫生技术人员数 679.94 人，14 省超均值，最大值为河南 1622.50 人，最小值为青海 212.00 人；2017 年二级公立平均卫生技术人员数 189.02 人，15 省超均值，最大值为北京 342.50 人，最小值为青海 53.00 人（图 3-1-3-117 ～图 3-1-3-119）。

2）院均卫生技术人员分布

2017 年三级公立卫生技术人员中院均注册护士 348.34 人（床护比 1：0.86），医师 222.55 人（床医比1：0.55），其他卫技人员37.55人，检验技师36.78人，药师26.57人，影像技师9.06人；二级公立卫生技术人员中院均注册护士89.23人（床护比1：0.76），医师64.12人（床医比1：0.55），其他卫技人员12.63人，检验技师10.40人，药师8.19人，影像技师4.95人（图3-1-3-120）。

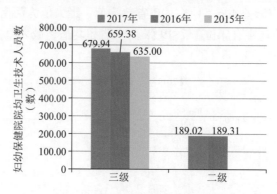

图 3-1-3-117　全国各级妇幼保健院院均卫生技术人员数

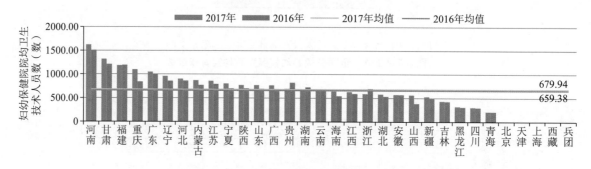

图 3-1-3-118　全国各省三级妇幼保健院院均卫生技术人员数

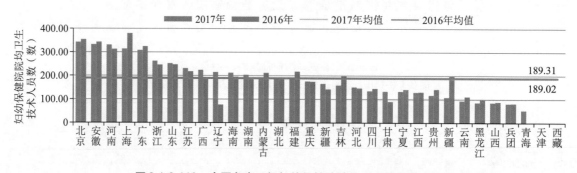

图 3-1-3-119　全国各省二级妇幼保健院院均卫生技术人员数

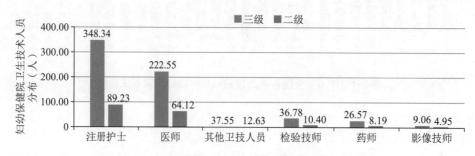

图 3-1-3-120　全国各级妇幼保健院卫生技术人员分布

2017 年三级公立卫生技术人员中注册护士占比最大，平均为 51.16%，其次是医师，平均占比为 32.69%；2017 年二级公立卫生技术人员中注册护士占比最大，平均为 47.08%，其次是医师，平均占比为 33.83%（图3-1-3-121）。

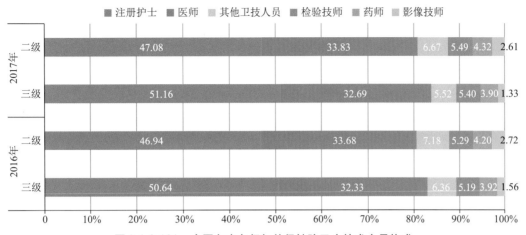

图 3-1-3-121 全国各省各级妇幼保健院卫生技术人员构成

（3）放射、超声相关设备台数

2017 年三级公立院均 CT 为 0.59 台（其中 4 省为 0），15 省超均值，最大值为甘肃 1.00 台；二级公立院均 CT 为 0.17 台（29 省反馈，其中 4 省为 0），13 省超均值，最大值为山西 0.38 台。2017 年三级公立院均 MRI 为 0.32 台（其中 9 省为 0），12 省超均值，最大值为福建 1.50 台；二级公立院均 MRI 为 0.04 台（29 省反馈，其中 9 省为 0），8 省超均值，最大值为新疆 0.50 台。2017 年三级公立院均彩超为 14.66 台，12 省超均值，最大值为甘肃 54.00 台，最小值为青海 4.00 台；二级公立院均彩超为 4.42 台，13 省超均值，最大值为上海 10.29 台，最小值为青海 2.00 台（图 3-1-3-122 ~ 图 3-1-3-124）。

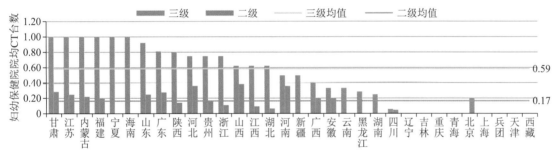

图 3-1-3-122 全国各省各级妇幼保健院院均电子计算机断层扫描（CT）台数

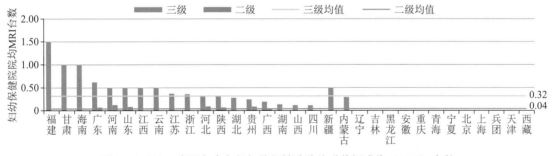

图 3-1-3-123 全国各省各级妇幼保健院院均磁共振成像（MRI）台数

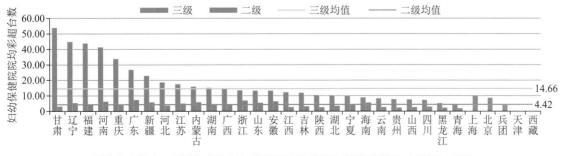

图 3-1-3-124 全国各省各级妇幼保健院院均彩色超声诊断仪（彩超）台数

2. 工作负荷

（1）年门诊人次

2017 年三级公立院均年门诊人次数 582 089.63 人次，10 省超均值，最大值为甘肃 1 547 780.00 人次，最小值为青海 77 930.00 人次；2017 年二级公立院均年门诊人次数 133 281.90 人次，12 省超均值，最大值为北京 333 783.42 人次，最小值为青海 18 215.00 人次（图 3-1-3-125 ~ 图 3-1-3-127）。

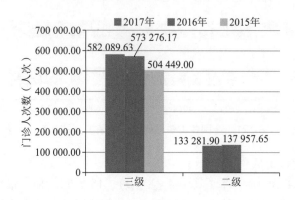

图 3-1-3-125　全国各级妇幼保健院院均年门诊人次数

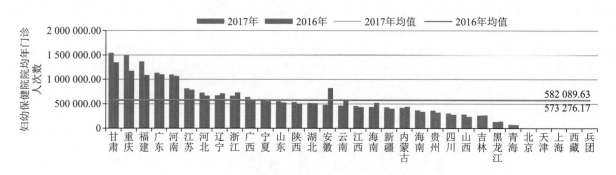

图 3-1-3-126　全国各省三级妇幼保健院院均年门诊人次数

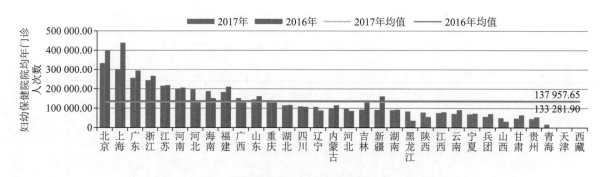

图 3-1-3-127　全国各省二级妇幼保健院院均年门诊人次数

（2）年急诊人次

2017 年三级公立院均年急诊人次数 69 630.02 人次，10 省超均值，最大值为福建 266 218.50 人次，最小值为新疆 5938.50 人次；2017 年二级公立院均年急诊人次数 9554.58 人次，9 省超均值，最大值为海南 43 566.33 人次，最小值为青海 0 人次（图 3-1-3-128 ~ 图 3-1-3-130）。

（3）年出院人次

2017 年三级公立院均年出院人次 22 840.26 人次，13 省超均值，最大值为甘肃 75 967.00 人次，最小值为青海 1465.00 人次；2017 年二级公立院均年出院人次 5576.87 人次，10 省超均值，最大值为河南 11 888.97 人次，最小值为青海 35.00 人次（图 3-1-3-131 ~ 图 3-1-3-133）。

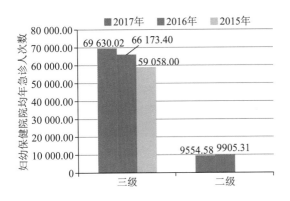

图 3-1-3-128　全国各级妇幼保健院院均年急诊人次数

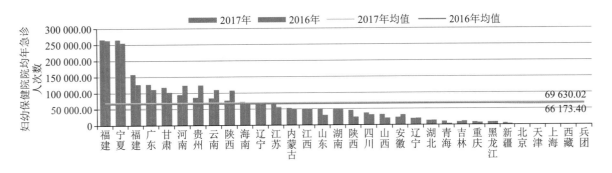

图 3-1-3-129　全国各省三级妇幼保健院院均年急诊人次数

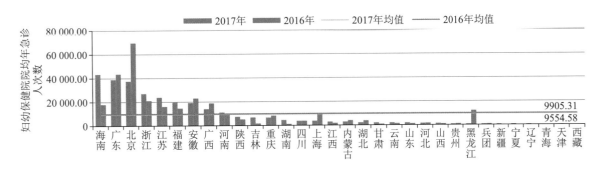

图 3-1-3-130　全国各省二级妇幼保健院院均年急诊人次数

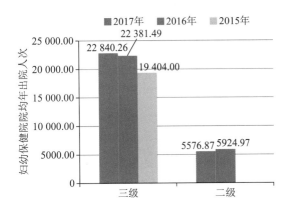

图 3-1-3-131　全国各级妇幼保健院院均年出院人次

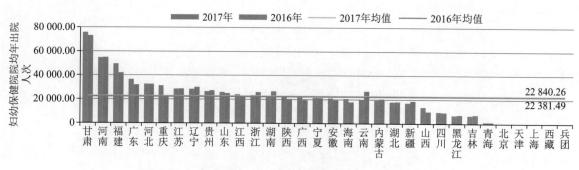

图 3-1-3-132　全国各省三级妇幼保健院院均年出院人次

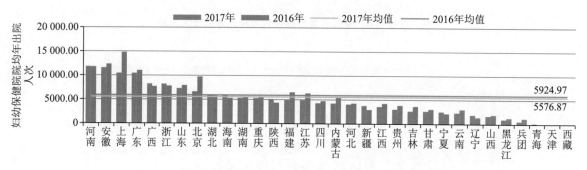

图 3-1-3-133　全国各省二级妇幼保健院院均年出院人次

（4）年住院手术人次

2017 年三级公立院均年住院患者手术例数 9128.85 例次，13 省超均值，最大值为重庆 25 257.00 例次，最小值为青海 308.00 例次；2017 年二级公立院均年住院患者手术例数 2041.24 例次，9 省超均值，最大值为上海 8783.43 例次，最小值为青海 19.00 例次（图 3-1-3-134 ~ 图 3-1-3-136）。

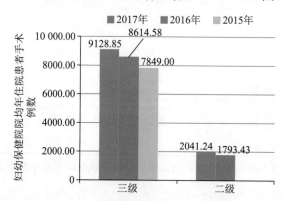

图 3-1-3-134　全国各级妇幼保健院院均年住院患者手术例数

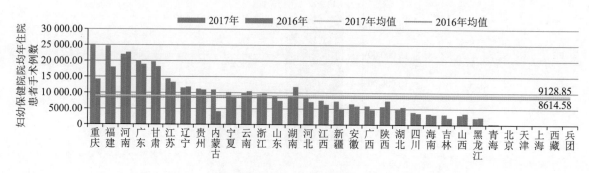

图 3-1-3-135　全国各省三级妇幼保健院院均年住院患者手术例数

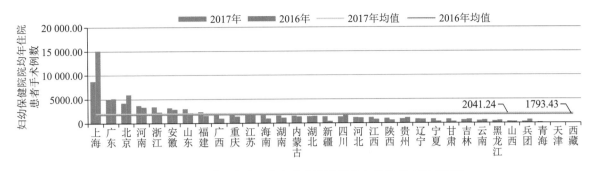

图 3-1-3-136　全国各省二级妇幼保健院院均年住院患者手术例数

（5）重点病种、重点手术患者人次占比

2017 年三级公立重点病种患者占出院人次平均比例 34.39%，二级公立重点病种患者占出院人次平均比例 28.09%；重点手术患者占出院人次平均比例 18.09%，二级公立重点手术患者占出院人次平均比例 17.56%；三级公立重点手术患者占住院患者手术例次平均比例 45.25%，二级公立重点手术患者占住院患者手术例次平均比例 47.98%（图 3-1-3-137 ~ 图 3-1-3-139）。

3. 治疗质量

（1）住院患者非医嘱离院率

2017 年三级公立平均住院患者非医嘱离院率 4.20%，6 省超均值，最大值为广西 10.65%，最小值为甘肃 0.04%；2017 年二级公立平均住院患者非医嘱离院率 2.92%（其中 2 省为 0），2 省超均值，最大值为广东 8.25%（图 3-1-3-140 ~ 图 3-1-3-142）。

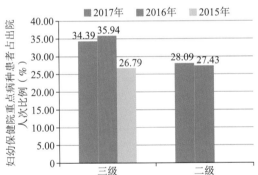

图 3-1-3-137　全国各级妇幼保健院重点
病种患者占出院人次比例

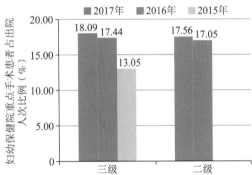

图 3-1-3-138　全国各级妇幼保健院重点手术
患者占出院人次比例

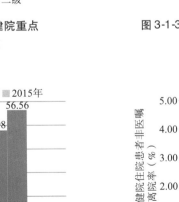

图 3-1-3-139　全国各级妇幼保健院重点手术
患者占住院患者手术例次比例

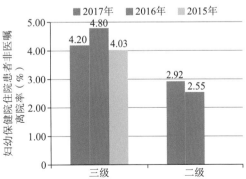

图 3-1-3-140　全国各级妇幼保健院住院
患者非医嘱离院率

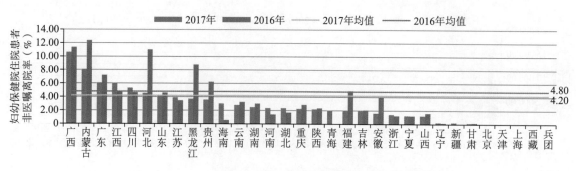

图 3-1-3-141　全国各省三级妇幼保健院住院患者非医嘱离院率

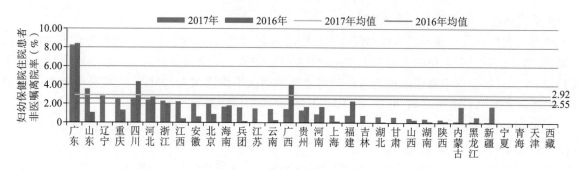

图 3-1-3-142　全国各省二级妇幼保健院住院患者非医嘱离院率

（2）住院手术患者非医嘱离院率

2017 年三级公立平均住院手术患者非医嘱离院率 1.48%（其中 2 省为 0），9 省超均值，最大值为黑龙江 7.53%；2017 年二级公立平均住院手术患者非医嘱离院率 1.45%（其中 6 省为 0），6 省超均值，最大值为河北 4.98%（图 3-1-3-143～图 3-1-3-145）。

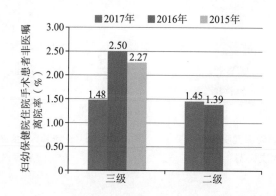

图 3-1-3-143　全国各级妇幼保健院住院手术患者非医嘱离院率

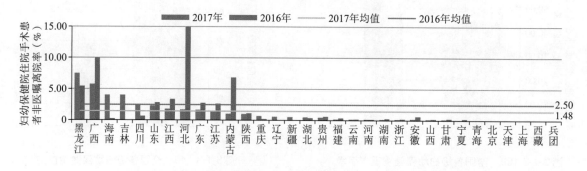

图 3-1-3-144　全国各省三级妇幼保健院住院手术患者非医嘱离院率

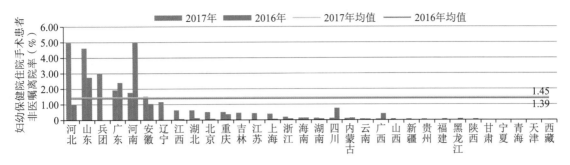

图 3-1-3-145　全国各省二级妇幼保健院住院手术患者非医嘱离院率

4. 工作效率

（1）出院患者平均住院日

2017 年三级公立平均平均住院日 5.93 天，12 省超均值，最大值为河南 7.22 天，最小值为重庆 4.55 天；2017 年二级公立平均平均住院日 5.12 天，16 省超均值，最大值为吉林 6.51 天，最小值为海南 4.48 天（图 3-1-3-146 ~ 图 3-1-3-148）。

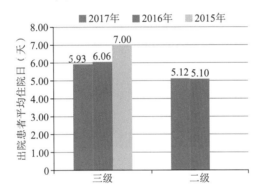

图 3-1-3-146　全国各级妇幼保健院出院患者平均住院日

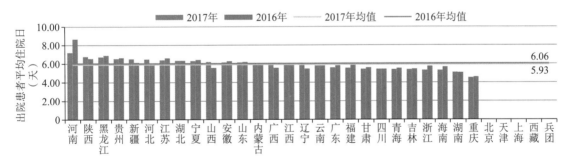

图 3-1-3-147　全国各省三级妇幼保健院出院患者平均住院日

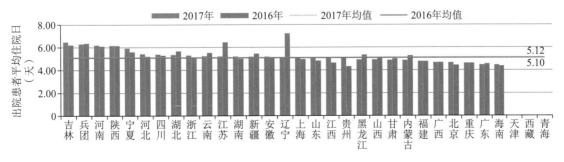

图 3-1-3-148　全国各省二级妇幼保健院出院患者平均住院日

（2）床位使用率

2017年三级公立平均床位使用率94.06%，13省超均值，最大值为宁夏118.78%，最小值为黑龙江74.85%；2017年二级公立平均床位使用率71.52%（29省反馈），14省超均值，最大值为安徽85.12%，最小值为兵团20.75%（图3-1-3-149~图3-1-3-151）。

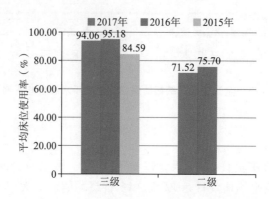

图3-1-3-149　全国各级妇幼保健院平均床位使用率

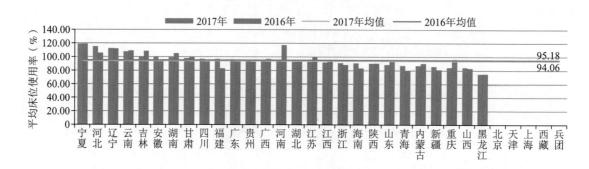

图3-1-3-150　全国各省三级妇幼保健院平均床位使用率

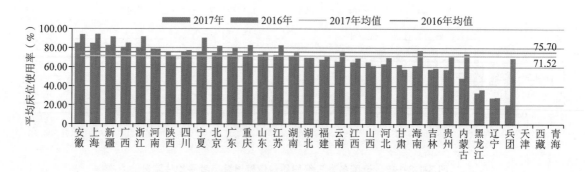

图3-1-3-151　全国各省二级妇幼保健院平均床位使用率

（3）重点病种平均住院日

2017年参与调查的三级公立重点病种中新生儿呼吸窘迫综合征患者平均住院日较高，为20.10天，2017年参与调查的二级公立重点病种中卵巢恶性肿瘤患者平均住院日较高，为11.49天（图3-1-3-152，图3-1-3-153）。

（4）重点手术平均住院日

2017年参与调查的三级公立重点手术中根治性子宫切除术患者平均住院日较高，为17.46天，2017年参与调查的二级公立重点手术中乳腺癌根治术患者平均住院日较高，为14.56天（图3-1-3-154，图3-1-3-155）。

注：重点手术ICD-10编码见左侧水平轴标签，下同省略，2016年无阴道分娩。

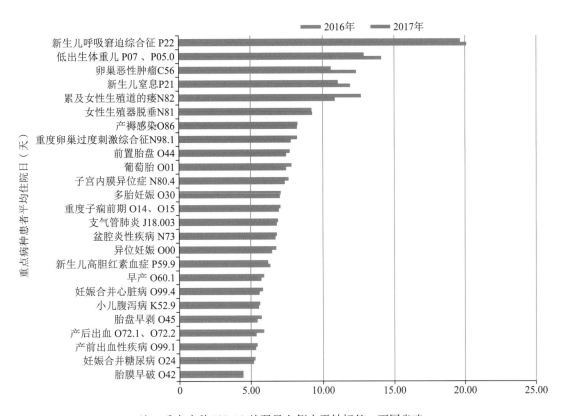

注：重点病种 ICD-10 编码见左侧水平轴标签，下同省略。

图 3-1-3-152 全国三级妇幼保健院重点病种患者平均住院日

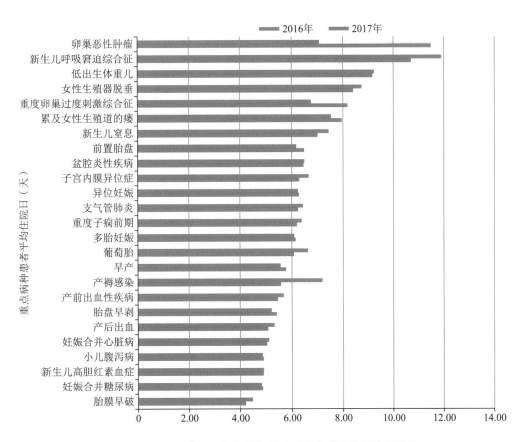

图 3-1-3-153 全国二级妇幼保健院重点病种患者平均住院日

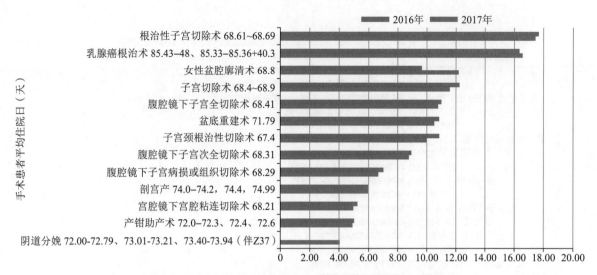

图 3-1-3-154　全国三级妇幼保健院重点手术患者平均住院日

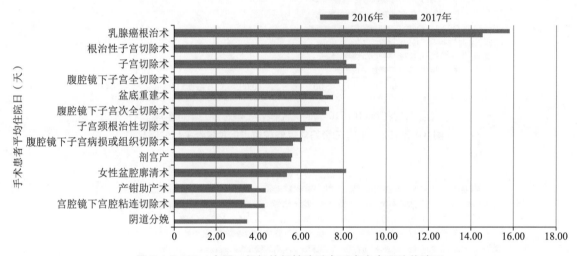

图 3-1-3-155　全国二级妇幼保健院重点手术患者平均住院日

2017 年参与调查的三级公立重点恶性肿瘤非手术患者中宫颈癌患者平均住院日较高，为 7.89 天，乳腺癌患者平均住院日较低，为 5.24 天；2017 年参与调查的三级公立重点恶性肿瘤手术患者中卵巢癌患者平均住院日较高，为 16.01 天，宫颈癌患者平均住院日较低，为 11.04 天（图 3-1-3-156）。

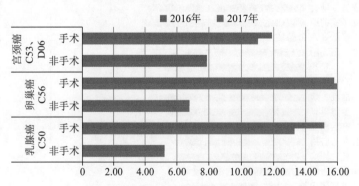

图 3-1-3-156　全国三级妇幼保健院重点恶性肿瘤患者平均住院日

2017 年参与调查的二级公立重点恶性肿瘤非手术患者中卵巢癌患者平均住院日较高，为 8.52 天，乳腺癌患者平均住院日较低，为 6.73 天；2017 年参与调查的二级公立重点恶性肿瘤手术患者中乳腺癌患者平均住院日较高，为 15.16 天，宫颈癌患者平均住院日较低，为 8.79 天（图 3-1-3-157）。

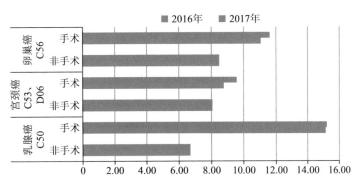

图 3-1-3-157 全国二级妇幼保健院重点恶性肿瘤患者平均住院日

5. 患者负担

（1）每门诊（含急诊）人次费用

2017 年三级公立平均每门诊（含急诊）人次费用 256.35 元，14 省超均值，最大值为重庆 482.40 元，最小值为浙江 183.08 元；2017 年二级公立平均每门诊（含急诊）人次费用 173.58 元（29 省反馈），11 省超均值，最大值为上海 288.78 元，最小值为山西 84.02 元（图 3-1-3-158 ~ 图 3-1-3-160）。

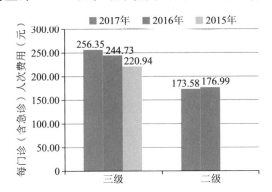

图 3-1-3-158 全国各级妇幼保健院每门诊（含急诊）人次费用

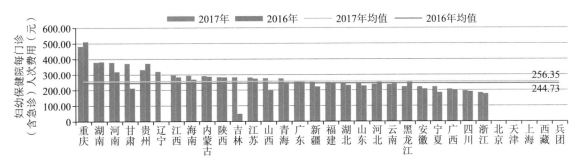

图 3-1-3-159 全国各省三级妇幼保健院每门诊（含急诊）人次费用

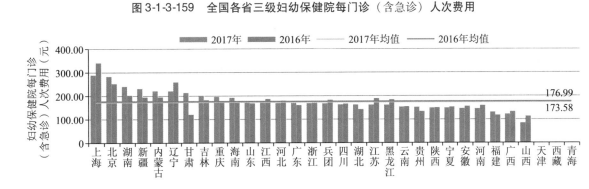

图 3-1-3-160 全国各省二级妇幼保健院每门诊（含急诊）人次费用

（2）每住院人次费用

2017年三级公立平均每住院人次费用6542.00元，9省超均值，最大值为河南9871.03元，最小值为四川4605.48元；2017年二级公立平均每住院人次费用3544.67元，11省超均值，最大值为上海6435.78元，最小值为安徽2056.78元（图3-1-3-161～图3-1-3-163）。

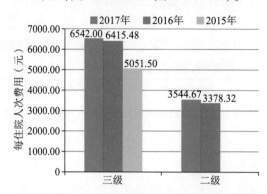

图3-1-3-161　全国各级妇幼保健院每住院人次费用

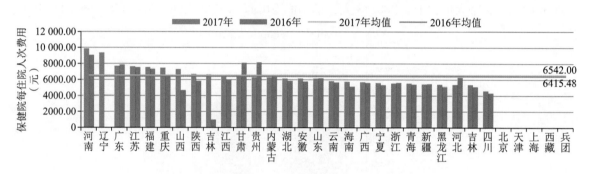

图3-1-3-162　全国各省三级妇幼保健院每住院人次费用

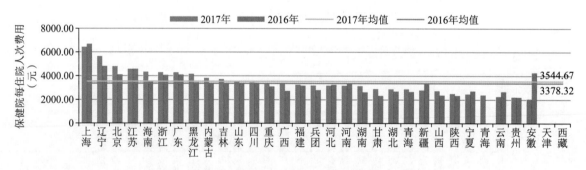

图3-1-3-163　全国各省二级妇幼保健院每住院人次费用

（3）重点病种每住院人次费用

2017年参与调查的三级公立重点病种中新生儿呼吸窘迫综合征患者每住院人次费用较高，平均为35 050.32元，2017年参与调查的二级公立重点病种中卵巢恶性肿瘤患者每住院人次费用较高，平均为14 076.97元（图3-1-3-164，图3-1-3-165）。

（4）重点手术每住院人次费用

2017年参与调查的三级公立重点手术中根治性子宫切除术患者每住院人次费用较高，平均为30 379.60元，2017年参与调查的二级公立重点手术中乳腺癌根治术患者每住院人次费用较高，平均为15 437.16元（图3-1-3-166，图3-1-3-167）。

2017年参与调查的三级公立重点恶性肿瘤非手术患者中宫颈癌患者每住院人次费用较高，平均为9780.98元，乳腺癌患者每住院人次费用较低，平均为6504.05元；2017年参与调查的三级公立重点恶性肿瘤手术患者中卵巢癌患者每住院人次费用较高，平均为 29 231. 31 元，宫颈癌患者每住院人次费用较低，平均为 17 076. 49 元（图 3-1-3-168）。

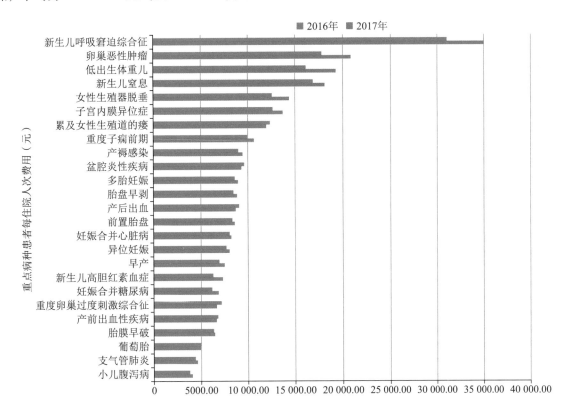

图 3-1-3-164　全国三级妇幼保健院重点病种患者每住院人次费用

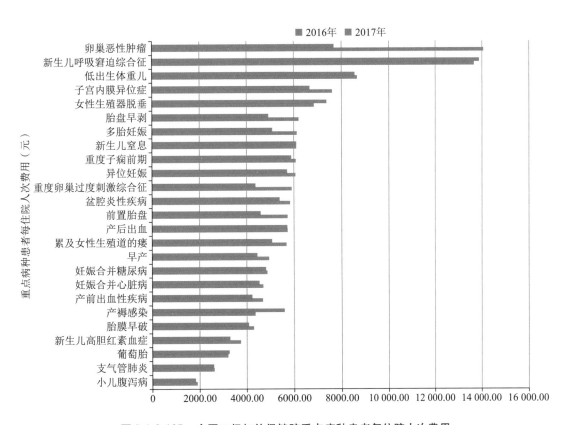

图 3-1-3-165　全国二级妇幼保健院重点病种患者每住院人次费用

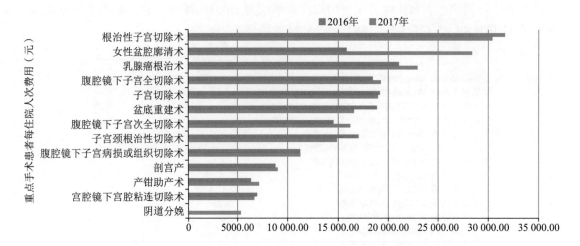

图 3-1-3-166　全国三级妇幼保健院重点手术患者每住院人次费用

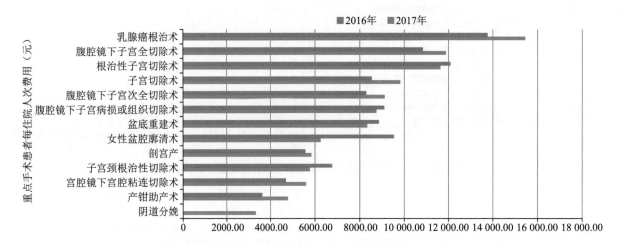

图 3-1-3-167　全国二级妇幼保健院重点手术患者每住院人次费用

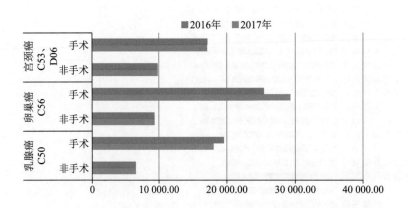

图 3-1-3-168　全国三级妇幼保健院重点恶性肿瘤患者每住院人次费用

　　2017 年参与调查的二级公立重点恶性肿瘤非手术患者中卵巢癌患者每住院人次费用较高，平均为 9085.50 元，乳腺癌患者每住院人次费用较低，平均为 5574.00 元；2017 年参与调查的二级公立重点恶性肿瘤手术患者中乳腺癌患者每住院人次费用较高，平均为 14 919.13 元，宫颈癌患者每住院人次费用较低，平均为 9579.94 元（图 3-1-3-169）。

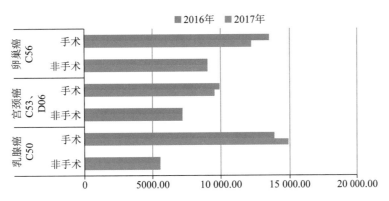

图 3-1-3-169 全国二级妇幼保健院重点恶性肿瘤患者每住院人次费用

（二）住院死亡类指标

1. 住院患者相关死亡率

（1）患者住院总死亡率

2017 年三级公立平均患者住院总死亡率 0.053%（其中 2 省为 0），9 省超均值，最大值为河南 0.111%；2017 年二级公立平均患者住院总死亡率 0.024%（其中 6 省为 0），7 省超均值，最大值为河南 0.088%（图 3-1-3-170 ~ 图 3-1-3-172）。

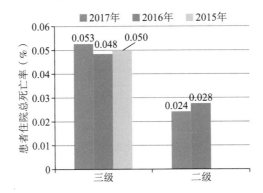

图 3-1-3-170 全国各级妇幼保健院患者住院总死亡率

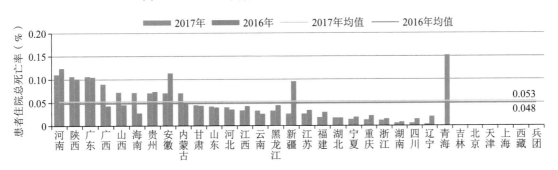

图 3-1-3-171 全国各省三级妇幼保健院患者住院总死亡率

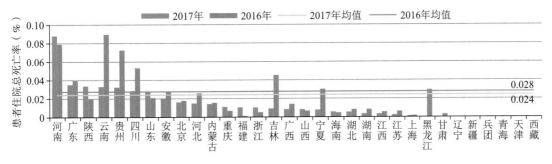

图 3-1-3-172 全国各省二级妇幼保健院患者住院总死亡率

（2）手术患者住院总死亡率

2017年三级公立平均手术患者住院总死亡率0.028%（其中10省为0），5省超均值，最大值为甘肃0.091%；2017年二级公立平均手术患者住院总死亡率0.003%（其中17省为0），8省超均值，最大值为云南0.014%（图3-1-3-173～图3-1-3-175）。

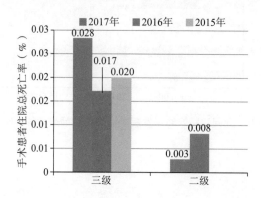

图3-1-3-173　全国各级妇幼保健院手术患者住院总死亡率

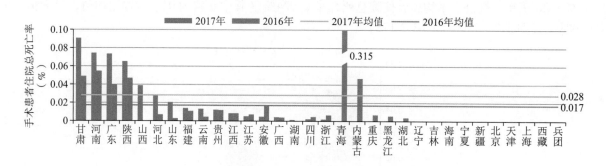

图3-1-3-174　全国各省三级妇幼保健院手术患者住院总死亡率

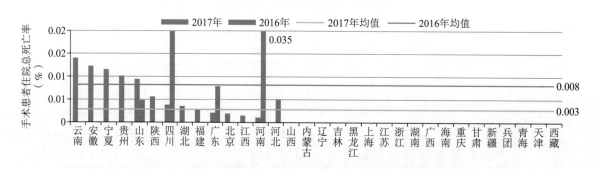

图3-1-3-175　全国各省二级妇幼保健院手术患者住院总死亡率

（3）新生儿住院总死亡率

2017年三级公立平均新生儿住院总死亡率0.16%（其中2省为0），11省超均值，最大值为河南0.99%；2017年二级公立平均新生儿住院总死亡率0.08%（29省反馈，其中6省为0），9省超均值，最大值为云南0.23%（图3-1-3-176～图3-1-3-178）。

2. 住院患者重点病种死亡率

2017年参与调查的重点病种中，三级公立平均住院总死亡率较高的依次是新生儿呼吸窘迫综合征（0.42%）、新生儿窒息（0.28%）和低出生体重儿（0.16%）；二级公立平均住院总死亡率较高的依次是新生儿窒息（0.28%）、新生儿呼吸窘迫综合征（0.19%）和低出生体重儿（0.08%）（表3-1-3-42）。

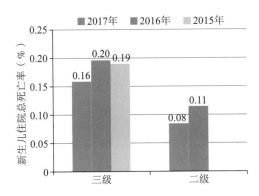

图 3-1-3-176　全国各级妇幼保健院新生儿住院总死亡率

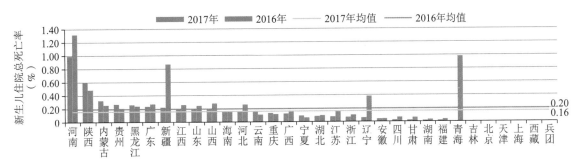

图 3-1-3-177　全国各省三级妇幼保健院新生儿住院总死亡率

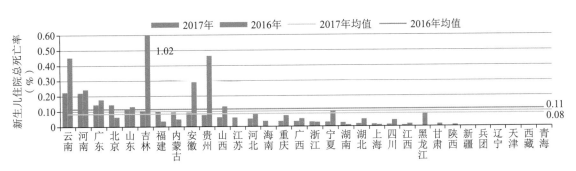

图 3-1-3-178　全国各省二级妇幼保健院新生儿住院总死亡率

表 3-1-3-42　全国各级妇幼保健院重点病种患者住院总死亡率

重点病种名称	三级妇幼保健院						二级妇幼保健院					
	2017 年			2016 年			2017 年			2016 年		
	出院患者人次	死亡	住院总死亡率(%)	出院患者人次	死亡	住院总死亡率(%)	出院患者人次	死亡	住院总死亡率(%)	出院患者人次	死亡	住院总死亡率(%)
产前出血性疾病	8682	1	0.01	10 904	2	0.02	12 517	1	0.01	7451	1	0.01
产后出血	29 844	15	0.05	26 781	5	0.02	31 407	15	0.05	22 385	4	0.02
早产	37 653	31	0.08	47 401	4	0.01	44 053	31	0.07	36 511	36	0.10
多胎妊娠	13 171	2	0.02	26 390	4	0.02	27 048	2	0.01	15 617	5	0.03
胎膜早破	175 000	0	0	204 592	2	0	199 489	0	0	135 802	4	0
前置胎盘	12 455	2	0.02	27 778	3	0.01	32 017	2	0.01	11 684	0	0
胎盘早剥	5871	0	0	8516	0	0	10 078	0	0	5272	0	0

续表

重点病种名称	三级妇幼保健院						二级妇幼保健院					
	2017年			2016年			2017年			2016年		
	出院患者人次	死亡	住院总死亡率(%)	出院患者人次	死亡	住院总死亡率(%)	出院患者人次	死亡	住院总死亡率(%)	出院患者人次	死亡	住院总死亡率(%)
重度子痫前期	15 678	1	0.01	21 530	4	0.02	23 342	1	0	12 679	1	0.01
产褥感染	2680	0	0	3245	2	0.06	3930	0	0	1419	0	0
异位妊娠	32 724	1	0	64 015	0	0	65 189	1	0	26 628	0	0
妊娠合并糖尿病	93 734	1	0	132 525	2	0	141 075	1	0	60 534	0	0
妊娠合并心脏病	2895	2	0.07	3899	2	0.05	5406	2	0.04	4079	0	0
盆腔炎性疾病	26 422	0	0	65 491	0	0	56 844	0	0	17 375	0	0
女性生殖器脱垂	6086	0	0	7651	0	0	8696	0	0	3725	0	0
子宫内膜异位症	3704	0	0	12 303	0	0	15 313	0	0	3221	0	0
葡萄胎	2244	0	0	4178	0	0	4182	0	0	1717	0	0
累及女性生殖道的瘘	62	0	0	186	0	0	318	0	0	90	0	0
重度卵巢过度刺激综合征	159	0	0	2030	0	0	2449	0	0	382	0	0
卵巢恶性肿瘤	513	0	0	2677	8	0.30	1993	0	0	512	0	0
支气管肺炎	316 751	15	0	206 622	28	0.01	265 305	15	0.01	221 862	11	0
小儿腹泻病	70 097	5	0.01	32 970	19	0.06	37 089	5	0.01	47 334	3	0.01
低出生体重儿	39 064	63	0.16	85 730	124	0.14	77 676	63	0.08	28 231	75	0.27
新生儿高胆红素血症	153 021	9	0.01	130 006	37	0.03	156 851	9	0.01	103 859	7	0.01
新生儿窒息	22 657	64	0.28	22 760	114	0.50	22 620	64	0.28	18 552	68	0.37
新生儿呼吸窘迫综合征	11 043	46	0.42	20 785	141	0.68	24 558	46	0.19	6760	56	0.83

3. 住院患者重点手术死亡率

2017 年参与调查的重点手术中，三级公立平均住院总死亡率较高的依次是子宫切除术（0.03%）、腹腔镜下子宫全切除术（0.02%）和产钳助产术（0.02%），二级公立平均住院总死亡率较高的依次是子宫切除术（0.01%）、产钳助产术（0.01%）和腹腔镜下子宫全切除术（0.01%）(表3-1-3-43)。

表3-1-3-43 全国各级妇幼保健院重点手术患者住院总死亡率

重点手术名称	三级妇幼保健院						二级妇幼保健院					
	2017 年			2016 年			2017 年			2016 年		
	出院患者人次	死亡	住院总死亡率(%)	出院患者人次	死亡	住院总死亡率(%)	出院患者人次	死亡	住院总死亡率(%)	出院患者人次	死亡	住院总死亡率(%)
子宫切除术	11 661	3	0.03	25 324	9	0.04	31 638	3	0.01	9425	1	0.01
宫腔镜下宫腔粘连切除术	3635	0	0	11 748	1	0.01	17 361	0	0	3038	0	0
盆底重建术	685	0	0	1746	0	0	2664	0	0	599	0	0
剖宫产	615 246	12	0	453 133	6	0	532 798	12	0	461 133	9	0

重点手术名称	三级妇幼保健院						二级妇幼保健院					
	2017 年			2016 年			2017 年			2016 年		
	出院患者人次	死亡	住院总死亡率(%)	出院患者人次	死亡	住院总死亡率(%)	出院患者人次	死亡	住院总死亡率(%)	出院患者人次	死亡	住院总死亡率(%)
产钳助产术	6067	1	0.02	12 034	0	0	10 723	1	0.01	8183	0	0
女性盆腔廓清术	526	0	0	551	0	0	516	0	0	247	0	0
子宫颈根治性切除术	607	0	0	600	0	0	605	0	0	473	1	0.21
腹腔镜下子宫次全切除术	1035	0	0	2671	1	0.04	1398	0	0	781	0	0
腹腔镜下子宫全切除术	4454	1	0.02	14 887	2	0.01	17 223	1	0.01	2894	0	0
腹腔镜下子宫病损或组织切除术	12 412	1	0.01	42 095	0	0	50 353	1	0	6850	0	0
根治性子宫切除术	835	0	0	1926	1	0.05	2266	0	0	603	0	0
乳腺癌根治术	1004	0	0	2990	0	0	2797	0	0	917	0	0
阴道分娩	710 856	12	0	—	—	—	527 062	12	0	—	—	—

4. 住院患者重点恶性肿瘤死亡率

2017 年参与调查的重点肿瘤手术患者中，乳腺癌住院总死亡率较高，三级公立、二级公立分别是 0.07%和 0.02%；重点肿瘤非手术患者中，卵巢癌住院总死亡率较高，三级公立、二级公立分别是 0.31%和 0.05%（表 3-1-3-44）。

表 3-1-3-44 全国各级妇幼保健院重点恶性肿瘤（非）手术患者住院总死亡率

重点恶性肿瘤名称		三级妇幼保健院						二级妇幼保健院					
		2017 年			2016 年			2017 年			2016 年		
		出院患者人次	死亡	住院总死亡率(%)	出院患者人次	死亡	住院总死亡率(%)	出院患者人次	死亡	住院总死亡率(%)	出院患者人次	死亡	住院总死亡率(%)
乳腺癌	手术	1397	1	0.07	3789	1	0.03	5042	1	0.02	1020	1	0.10
	非手术	3092	3	0.10	8869	0	0	10 981	3	0.03	3618	0	0
乳腺癌	手术	1545	1	0.06	8975	1	0.01	11 145	1	0.01	895	0	0
	非手术	1137	0	0	3751	0	0	3479	0	0	1198	0	0
乳腺癌	手术	282	0	0	1056	0	0	1217	0	0	153	0	0
	非手术	318	1	0.31	2255	1	0.04	1869	1	0.05	906	0	0

（三）重返类指标分析

1. 住院患者非预期再住院率

（1）全国各级妇幼保健院住院患者非预期再住院率

2017 年三级公立住院患者出院后 31 天内非预期再住院率 1.18%，患者出院当天非预期再住院率 0.05%，患者出院 2～15 天非预期再住院率 0.65%，患者出院 16～31 天非预期再住院率 0.47%；2017 年二级公立住院患者出院后 31 天内非预期再住院率 0.70%，患者出院当天非预期再住院率 0.05%，患者出院 2～15 天非预期再住院率 0.35%，患者出院 16～31 天非预期再住院率 0.32%（图 3-1-3-179～图 3-1-3-182）。

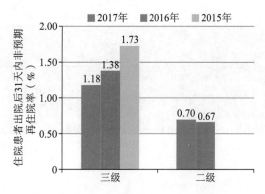

图 3-1-3-179　全国各级妇幼保健院住院
患者出院后 31 天内非预期再住院率

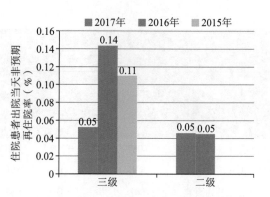

图 3-1-3-180　全国各级妇幼保健院住院
患者出院当天非预期再住院率

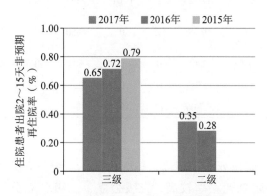

图 3-1-3-181　全国各级妇幼保健院住院
患者出院 2～15 天非预期再住院率

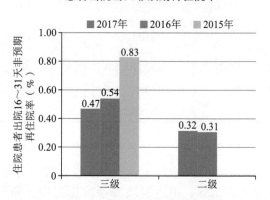

图 3-1-3-182　全国各级妇幼保健院住院患者
出院 16～31 天非预期再住院率

（2）全国各省各级妇幼保健院住院患者出院 31 天内非预期再住院率

2017 年三级公立住院患者出院后 31 天内非预期再住院率 1.18%（26 省反馈，其中 2 省为 0），6 省超均值，最大值为甘肃 3.37%；2017 年二级公立住院患者出院后 31 天内非预期再住院率 0.70%（其中 3 省为 0），11 省超均值，最大值为兵团 2.11%（图 3-1-3-183，图 3-1-3-184）。

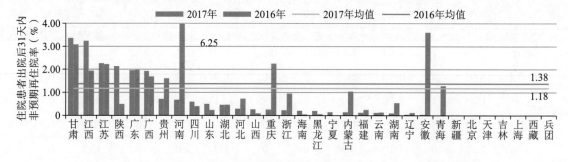

图 3-1-3-183　全国各省三级妇幼保健院住院患者出院后 31 天内非预期再住院率

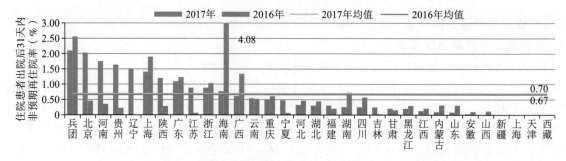

图 3-1-3-184　全国各省二级妇幼保健院住院患者出院后 31 天内非预期再住院率

2. 住院手术患者非计划再次手术率

（1）全国各级妇幼保健院住院手术患者非计划再次手术率

2017年三级公立手术患者非计划重返手术室再次手术率0.12%，手术患者术后48小时（2天）以内非计划重返手术室再次手术率0.06%，手术患者术后2~31天非计划重返手术室再次手术率0.06%；2017年二级公立手术患者非计划重返手术室再次手术率0.03%，手术患者术后48小时（2天）以内非计划重返手术室再次手术率0.01%，手术患者术后2~31天非计划重返手术室再次手术率0.02%（图3-1-3-185~图3-1-3-187）。

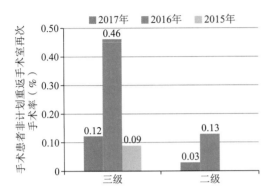

图3-1-3-185　全国各级妇幼保健院手术患者
非计划重返手术室再次手术率

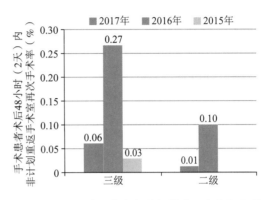

图3-1-3-186　全国各级妇幼保健院手术患者术后
48小时（2天）以内非计划重返手术室再次手术率

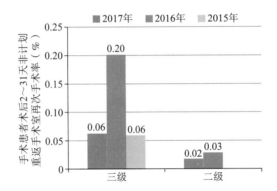

图3-1-3-187　全国各级妇幼保健院手术患者术后2~31天
非计划重返手术室再次手术率

（2）全国各省各级妇幼保健院住院手术患者非计划再次手术率

2017年三级公立手术患者非计划重返手术室再次手术率0.12%（26省反馈，其中2省为0），4省超均值，最大值为河北3.09%；2017年二级公立平均手术患者非计划重返手术室再次手术率0.03%（其中10省为0），8省超均值，最大值为河南0.12%（图3-1-3-188，图3-1-3-189）。

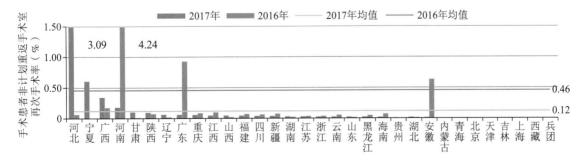

图3-1-3-188　全国各省三级妇幼保健院手术患者非计划重返手术室再次手术率

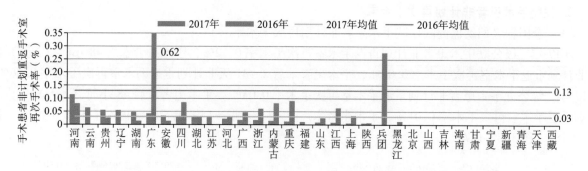

图 3-1-3-189　全国各省二级妇幼保健院手术患者非计划重返手术室再次手术率

3. 住院患者重点病种患者出院 31 天内非预期再住院率

2017 年参与调查的三级公立重点病种中卵巢恶性肿瘤患者出院后 31 天内非预期再住院率较高，为 11.27%；2017 年参与调查的二级公立重点病种中产褥感染患者出院后 31 天内非预期再住院率较高，为 6.13%（图 3-1-3-190，图 3-1-3-191）。

4. 住院手术患者重点手术非计划再次手术率

2017 年参与调查的三级公立重点手术中根治性子宫切除术患者非计划重返手术室再次手术率较高，为 1.34%；2017 年参与调查的二级公立重点手术中女性盆腔廓清术患者非计划重返手术室再次手术率较高，为 0.63%（图 3-1-3-192，图 3-1-3-193）。

5. 住院患者重点恶性肿瘤重返率指标

2017 年参与调查的三级公立重点恶性肿瘤手术患者中卵巢癌患者非计划重返手术室再次手术率较高，为 0.31%，宫颈癌患者非计划重返手术室再次手术率较低，为 0.21%；2017 年参与调查的二级公立重点恶性肿瘤手术患者中乳腺癌患者非计划重返手术室再次手术率较高，为 0.43%，宫颈癌患者非计划重返手术室再次手术率较低，为 0.22%（图 3-1-3-194，图 3-1-3-195）。

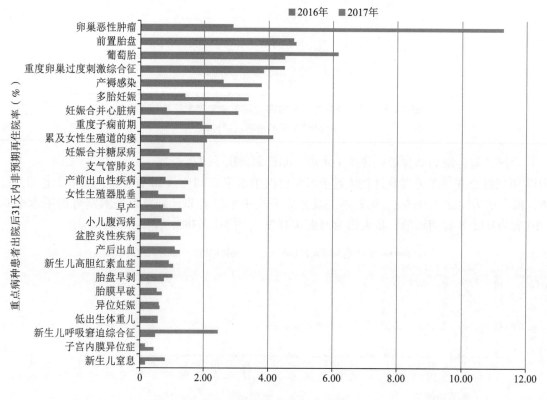

图 3-1-3-190　全国三级妇幼保健院重点病种患者出院后 31 天内非预期再住院率

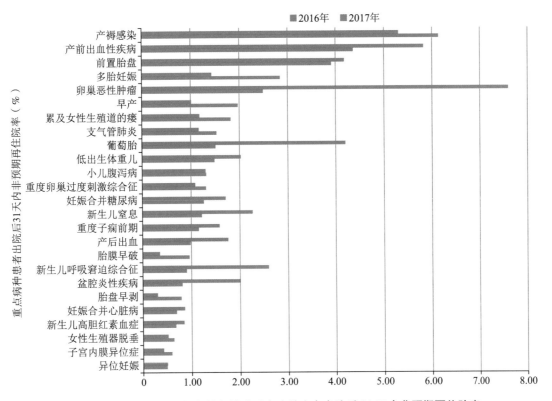

图 3-1-3-191　全国二级妇幼保健院重点病种患者出院后 31 天内非预期再住院率

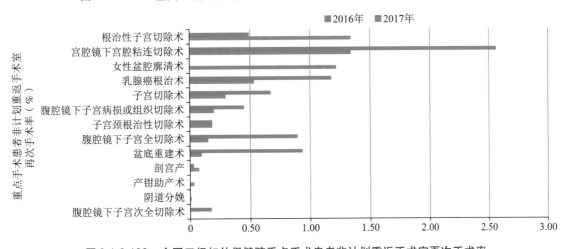

图 3-1-3-192　全国三级妇幼保健院重点手术患者非计划重返手术室再次手术率

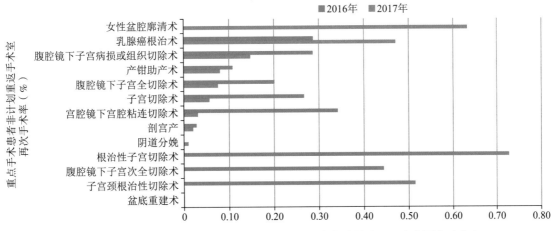

图 3-1-3-193　全国二级妇幼保健院重点手术患者非计划重返手术室再次手术率

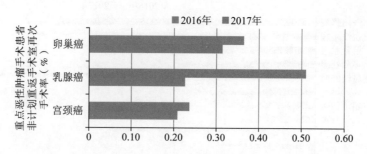

图 3-1-3-194　全国三级妇幼保健院重点恶性肿瘤手术患者非计划重返手术室再次手术率

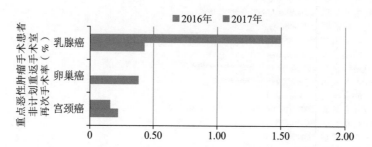

图 3-1-3-195　全国二级妇幼保健院重点恶性肿瘤手术患者非计划重返手术室再次手术率

（四）医院获得性指标

2017 年参与此次调查的 26 项医院获得性指标 ICD-10 编码条目中，手术患者并发症（48.22%）占比最大，其次为阴道分娩产妇产伤（29.64%）和剖宫产分娩产妇产伤（10.16%）（图 3-1-3-196）。三级公立医院获得性指标 ICD-10 编码条目发生比例排名前 3 位的分别是手术患者并发症（49.29%）、阴道分娩产妇产伤（28.61%）和剖宫产分娩产妇产伤（8.18%）；二级公立医院获得性指标 ICD-10 编码条目发生比例排名前 3 位的依次是手术患者并发症（46.87%）、阴道分娩产妇产伤（30.92%）和剖宫产分娩产妇产伤（12.63%）（表 3-1-3-45）。

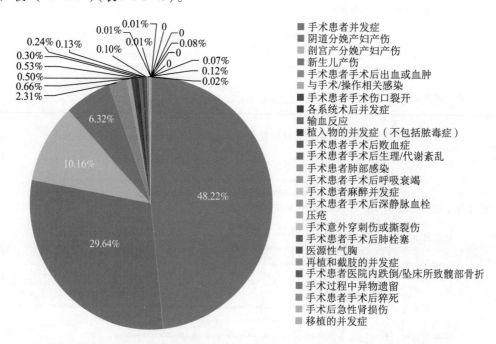

注：选择参加调查的妇幼保健院中获得性指标数据上报填写完整的 549 家医院进行分析，下同。

图 3-1-3-196　全国各级妇幼保健院医院获得性指标 ICD-10 编码条目的总体分布情况

表 3-1-3-45　全国各级妇幼保健院医院获得性指标 ICD-10 编码条目分布一览表

编码条目种类	三级妇幼保健院		二级妇幼保健院		合计	
	条目发生数	条目发生占比（%）	条目发生数	条目发生占比（%）	条目发生数	条目发生占比（%）
手术患者并发症	28 723	49.29	21 895	46.87	50 618	48.22
手术患者手术后肺栓塞	16	0.03	5	0.01	21	0.02
手术患者手术后深静脉血栓	45	0.08	34	0.07	79	0.08
手术患者手术后败血症	248	0.43	5	0.01	253	0.24
手术患者手术后出血或血肿	1665	2.86	765	1.64	2430	2.31
手术患者手术伤口裂开	191	0.33	362	0.77	553	0.53
手术患者手术后猝死	1	0	2	0	3	0
手术患者手术后呼吸衰竭	113	0.19	4	0.01	117	0.11
手术患者手术后生理/代谢紊乱	107	0.18	27	0.06	134	0.13
与手术/操作相关感染	336	0.58	360	0.77	696	0.66
手术过程中异物遗留	1	0	3	0.01	4	0
手术患者麻醉并发症	16	0.03	89	0.19	105	0.10
手术患者肺部感染	84	0.14	46	0.10	130	0.12
手术意外穿刺伤或撕裂伤	8	0.01	16	0.03	24	0.02
手术后急性肾损伤	1	0	0	0	1	0
各系统术后并发症	335	0.57	192	0.41	527	0.50
植入物的并发症（不包括脓毒症）	262	0.45	55	0.12	317	0.30
移植的并发症	0	0	0	0	0	0
再植和截肢的并发症	0	0	10	0.02	10	0.01
新生儿产伤	4349	7.46	2289	4.90	6638	6.32
阴道分娩产妇产伤	16 670	28.61	14 444	30.92	31 114	29.64
剖宫产分娩产妇产伤	4765	8.18	5901	12.63	10 666	10.16
压疮	32	0.05	43	0.09	75	0.07
输血反应	285	0.49	163	0.35	448	0.43
医源性气胸	11	0.02	1	0	12	0.01
手术患者医院内跌倒/坠床所致髋部骨折	5	0.01	2	0	7	0.01

六、传染病专科医院

全国参与上报 2017 年度数据的传染病专科医院有 177 家（含 4 家民营专科），基本达到二级、三级传染病专科医院全部上报的要求。数据填报质量满足纳入分析条件的有 146 家，均为公立传染病专科医院，其中三级医院 72 家，二级医院 74 家，纳入分析医院的省际分布见图 3-1-3-197。与 2016 年度纳入医院（纳入 125 家，其中三级医院 64 家，二级医院 61 家）数据基本可比。

（一）基本情况

1. 资源配置

（1）实际开放床位

2017 年三级医院平均实际开放床位数为 615.47 张，高于 2016 年的 596.36 张；二级医院为 231.14

张，低于 2016 年的 255.84 张。三级、二级医院 2 年实际开放床位变化的区别可能与 2 年纳入的医院存在差异有关，也可能与 2 年来不同级别传染病专科医院发展变化有关。

负压病房床位占实际开放床位的 2.81%，低于 2016 年的 3.47%。重症监护室床位占实际开放床位的 1.29%，与 2016 年的 1.28% 基本持平（表 3-1-3-46）。

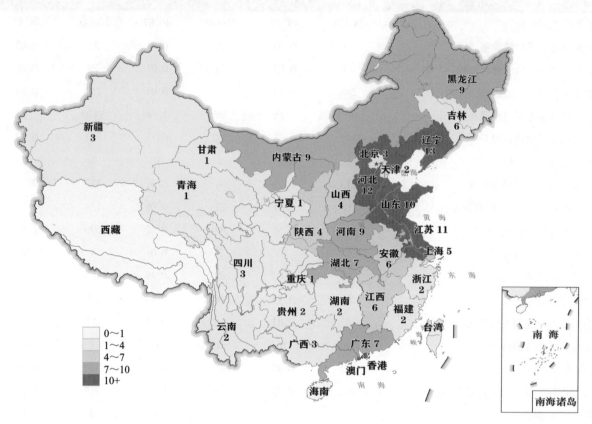

图 3-1-3-197 纳入分析的传染病专科医院省际分布情况

表 3-1-3-46 传染病专科医院平均床位配置

年份	实际开放床位		负压病房床位 占实际开放床位比例（%）	重症监护室床位 占实际开放床位比例（%）
	三级医院	二级医院		
2016 年	596.36	255.84	3.47	1.28
2017 年	615.47	231.14	2.81	1.29

（2）卫生技术人员数

2017 年三级医院平均卫生技术人员数、医师数、注册护士数均高于 2016 年，二级医院均低于 2016 年。这与 2017 年三级医院平均开放床位多于 2016 年，而二级医院少于 2016 年有关。2017 年三级医院和二级医院的床护比均与 2016 年基本持平（表 3-1-3-47）。

表 3-1-3-47 传染病专科医院平均卫生技术人员配置

年份	卫生技术人员数		医师数		注册护士数		床护比	
	三级医院	二级医院	三级医院	二级医院	三级医院	二级医院	三级医院	二级医院
2016 年	552.19	195.46	165.84	58.51	293.50	101.74	1:0.49	1:0.40
2017 年	584.21	185.97	177.71	54.34	309.18	93.43	1:0.50	1:0.40

2. 工作负荷

2017 年三级医院平均门诊人次、急诊人次、出院人次、住院手术例数均高于 2016 年，二级医院除门诊人次多于 2016 年，其他指标均低于 2016 年（表 3-1-3-48）。

表 3-1-3-48　传染病专科医院平均工作负荷

年份	门诊人次		急诊人次		出院人次		住院手术例数	
	三级医院	二级医院	三级医院	二级医院	三级医院	二级医院	三级医院	二级医院
2016 年	196 640.80	39 134.02	16 082.05	3393.53	12 149.84	4120.98	1984.89	217.21
2017 年	204 130.46	43 872.36	17 359.93	2082.75	13 853.60	3664.80	2208.64	179.64

3. 医疗质量

2017 年三级医院和二级医院的住院患者非医嘱离院率均低于 2016 年；手术患者非医嘱离院率均高于 2016 年；开展临床路径病种数的中位数均多于 2016 年（表 3-1-3-49）。

表 3-1-3-49　传染病专科医院非医嘱离院率与开展临床路径病种数

年份	住院患者非医嘱离院率（%）		手术患者非医嘱离院率（%）		开展临床路径病种数	
	三级医院	二级医院	三级医院	二级医院	三级医院	二级医院
2016 年	4.71	2.95	1.37	0.49	14.0	5.0
2017 年	4.22	2.78	2.60	2.41	19.0	8.5

4. 工作效率

2017 年三级医院平均住院日为 14.92 天，低于 2016 年；二级医院为 17.84 天，稍高于 2016 年。2017 年三级医院和二级医院床位使用率均低于 2016 年（表 3-1-3-50，图 3-1-3-198，图 3-1-3-199）。

表 3-1-3-50　传染病专科医院平均工作效率

年份	平均住院日		床位使用率（%）	
	三级医院	二级医院	三级医院	二级医院
2016 年	16.15	17.70	95.70	84.85
2017 年	14.92	17.84	93.31	79.66

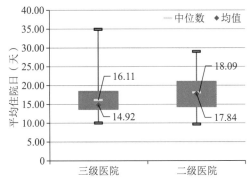

图 3-1-3-198　2017 年传染病专科医院平均住院日

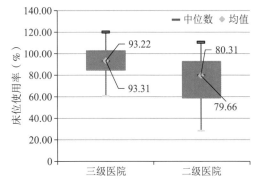

图 3-1-3-199　2017 年传染病专科医院床位使用率

5. 患者负担

2017 年三级医院每门诊（含急诊）人次费用、每住院人次费用较 2016 年稍有增加，二级医院每门诊（含急诊）人次费用较 2016 年明显减少，每住院人次费用较 2016 年稍有增加（表 3-1-3-51）。

表3-1-3-51 传染病专科医院人次均费用

年份	每门诊（含急诊）人次费用（元）		每住院人次费用（元）	
	三级医院	二级医院	三级医院	二级医院
2016 年	410.64	393.10	14 134.07	8805.30
2017 年	412.26	315.21	14 813.43	8816.17

（二）死亡类指标分析

1. 患者死亡率

2017 年住院患者死亡率稍低于 2016 年，手术患者死亡率明显高于 2016 年，其他类别死亡率变化较少（图 3-1-3-200）。

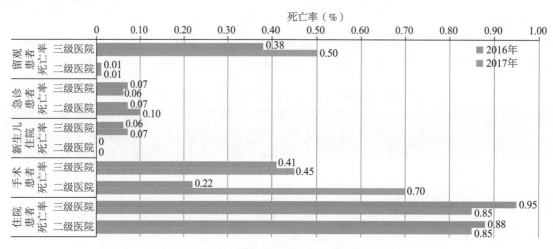

图 3-1-3-200 传染病专科医院死亡类指标分析

2. 重点病种死亡率

2017 年与 2016 年传染病专科医院重点病种死亡率排名前 4 位的一致，分别为急性重型肝炎（肝衰竭）、脊髓灰质炎、肝硬化合并食管胃静脉曲张出血（内科治疗）、肝硬化并发肝性脑病，2017 年肝癌死亡率上升（3.79%）（图 3-1-3-201）。2017 年不同级别传染病专科医院重点病种死亡率排名见图 3-1-3-202。

2016年		重点病种名称（按2017年死亡率高低降序排列）	2017年	
排名	死亡率		死亡率	排名
第1名	9.53%	急性重型肝炎（肝衰竭）（K72/B19）	6.75%	第1名
第2名	4.85%	脊髓灰质炎（A80.051-A80.451）	6.02%	第2名
第3名	4.74%	肝硬化合并食管胃静脉曲张出血（内科治疗）[（K70↑-K76↑/B65）伴 I98.3*]	4.56%	第3名
第4名	4.51%	肝硬化并发肝性脑病（K72.903伴K74.1-K74.6/K71.7/K70.3/K76.1/K77.0*）	3.94%	第4名
第11名	0.34%	肝癌（C22.0）	3.79%	第5名
第5名	3.24%	艾滋病（B20-B23）	2.61%	第6名
第8名	1.15%	流行性出血热（A98.502+）	1.84%	第7名
第6名	1.82%	肝硬化腹水（K74+R18）	1.29%	第8名
第7名	1.31%	结核性脑膜炎（A17.003+G01*）	1.04%	第9名
第10名	0.62%	肺结核（A16.202）	0.65%	第10名
第12名	0.34%	急性病毒性肝炎（B15-B17）	0.47%	第11名
第9名	0.68%	胸椎结核（A18.010+M49.0*）	0.45%	第12名
第13名	0.28%	慢性病毒性肝炎（B18）	0.38%	第13名
第15名	0.24%	腰椎结核（A18.011+M49.0*）	0.24%	第14名
第18名	0	髋关节结核（A18.023+M01.1*）	0.24%	第15名
第14名	0.24%	结核性胸膜炎（A16.504）	0.22%	第16名
第16名	0.10%	麻疹（B05）	0.18%	第17名
第18名	0	水痘（B01）	0.05%	第18名
第17名	0.04%	手足口病（B08.401）	0.04%	第19名
第18名	0	流行性脑脊髓膜炎（A39.852）	0	第20名
第18名	0	膝关节结核（A18.028+M01.1*）	0	第20名

图 3-1-3-201 2016—2017 年传染病专科医院重点病种死亡率排序

2017年二级医院		重点病种名称（按三级医院死亡率高低降序排列）	2017年三级医院	
排名	死亡率		死亡率	排名
第2名	7.80%	急性重型肝炎（肝衰竭）（K72/B19）	6.55%	第1名
第16名	0	脊髓灰质炎（A80.051-A80.451）	6.02%	第2名
第5名	3.40%	肝硬化合并食管胃静脉曲张出血（内科治疗）[（K70↑-K76↑/B65）伴I98.3*]	4.99%	第3名
第3名	4.72%	肝癌（C22.0）	3.52%	第4名
第1名	8.66%	肝硬化并发肝性脑病（K72.903伴K74.1-K74.6/K71.7/K70.3/K76.1/K77.0*）	3.13%	第5名
第4名	4.08%	艾滋病（B20-B23）	2.37%	第6名
第9名	0.85%	流行性出血热（A98.502+）	2.12%	第7名
第8名	0.95%	肝硬化腹水（K74+R18）	1.45%	第8名
第6名	1.53%	结核性脑膜炎（A17.003+G01*）	0.98%	第9名
第10名	0.72%	肺结核（A16.202）	0.61%	第10名
第16名	0	胸椎结核（A18.010+M49.0*）	0.52%	第11名
第12名	0.42%	急性病毒性肝炎（B15~B17）	0.49%	第12名
第13名	0.38%	慢性病毒性肝炎（B18）	0.39%	第13名
第14名	0.12%	结核性胸膜炎（A16.504）	0.27%	第14名
第16名	0	麻疹（B05）	0.25%	第15名
第11名	0.65%	腰椎结核（A18.011+M49.0*）	0.15%	第16名
第16名	0	水痘（B01）	0.08%	第17名
第15名	0.09%	手足口病（B08.401）	0.01%	第18名
第7名	1.32%	髋关节结核（A18.023+M01.1*）	0	第19名
第16名	0	流行性脑脊髓膜炎（A39.852）	0	第19名
第16名	0	膝关节结核（A18.028+M01.1*）	0	第19名

图 3-1-3-202　2017 年不同级别传染病专科医院重点病种死亡率排序

3. 重点手术死亡率

2017 年与 2016 年传染病专科医院重点手术死亡率排名变化较大，如肝叶切除术死亡率由 2016 年的第 1 名降至 2017 年第 4 名（图 3-1-3-203）。2017 年重点手术死亡主要发生在三级医院，二级医院死亡率均为 0，其中三级医院死亡率胃底食道静脉断流 + 脾切除术（0.81%），肝叶切除术（0.27%），经胸椎结核病灶清除术（0.25%），其他重点手术同图 3-1-3-203 中 2017 年的死亡率。

2016年		重点手术名称（按2017年死亡率高低降序排列）	2017年	
排名	死亡率		死亡率	排名
第2名	0.57%	胃底食道静脉断流+脾切除术（44.9+41.5）	0.59%	第1名
第8名	0	门腔静脉分流术（39.1）	0.57%	第2名
第3名	0.32%	肺叶切除术（32.49001）	0.52%	第3名
第1名	0.83%	肝叶切除术（50.3）	0.26%	第4名
第5名	0.16%	经胸椎结核病灶清除术（77.69032）	0.24%	第5名
第6名	0.03%	胆囊切除术（51.2）	0.07%	第6名
第8名	0	剖宫产（74.0，74.1，74.2，74.4，74.99）	0	第7名
第7名	0.01%	阴道分娩[72，73.0-73.2，73.4-73.9（伴ICD-10：Z37）]	0	第7名
第8名	0	腰椎结核病灶清除术（77.69039）	0	第7名
第4名	0.29%	髋关节结核病灶清除术（80.85001）	0	第7名
第8名	0	膝关节结核病灶清除术（80.86003）	0	第7名

图 3-1-3-203　2016—2017 年传染病专科医院重点手术死亡率排序

（三）重返类指标分析

1. 住院患者 0～31 天非预期再住院率

2017 年传染病专科医院住院患者 0～31 天非预期再住院率均低于 2016 年，其中二级医院下降幅度较大（图 3-1-3-204）。

2. 重点病种 0～31 天非预期再住院率

2017 年重点病种 0～31 天非预期再住院率总体低于 2016 年，尤其结核病类重点病种 2017 年非预期再住院率明显降低（图 3-1-3-205）。2017 年不同级别传染病专科医院重点病种非预期再住院率排名见图 3-1-3-206。

3. 非计划重返手术室再次手术率

2017 年传染病专科医院手术患者非计划重返手术室再次手术率均略高于 2016 年（图 3-1-3-207）。

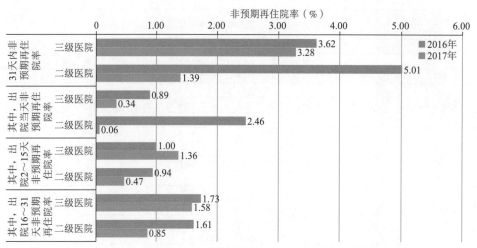

图 3-1-3-204　传染病专科医院住院患者 0~31 天非预期再住院率

	2016年	重点病种名称（按2017年非预期再住院率高低降序排列）	2017年	
排名	再入院率		再入院率	排名
第2名	11.10%	肝硬化合并食管胃静脉曲张出血（内科治疗）[（K70↑-K76↑/B65）伴I98.3*]	7.70%	第1名
第1名	14.75%	急性重型肝炎（肝衰竭）（K72/B19）	6.92%	第2名
第5名	7.61%	艾滋病（B20-B23）	6.31%	第3名
第11名	3.97%	肝硬化腹水（K74+R18）	5.18%	第4名
第12名	3.38%	肝硬化并发肝性脑病（K72.903伴K74.1-K74.6/K71.7/K70.3/K76.1/K77.0*）	4.05%	第5名
第3名	9.93%	肝癌（C22.0）	3.95%	第6名
第4名	7.70%	慢性病毒性肝炎（B18）	1.91%	第7名
第9名	5.46%	急性病毒性肝炎（B15-B17）	1.35%	第8名
第17名	1.46%	流行性出血热（A98.502+）	0.30%	第9名
第20名	0.69%	手足口病（B08.401）	0.19%	第10名
第10名	5.17%	结核性胸膜炎（A16.504）	0.08%	第11名
第18名	1.41%	胸椎结核（A18.010+M49.0*）	0.08%	第12名
第16名	1.79%	腰椎结核（A18.011+M49.0*）	0.05%	第13名
第14名	2.35%	结核性脑膜炎（A17.003+G01*）	0.04%	第14名
第19名	0.84%	水痘（B01）	0.03%	第15名
第8名	5.81%	肺结核（A16.202）	0.01%	第16名
第7名	5.83%	脊髓灰质炎（A80.051-A80.451）	0	第17名
第6名	7.16%	髋关节结核（A18.023+M01.1*）	0	第17名
第21名	0	流行性脑脊髓膜炎（A39.852）	0	第17名
第15名	2.29%	麻疹（B05）	0	第17名
第13名	2.65%	膝关节结核（A18.028+M01.1*）	0	第17名

图 3-1-3-205　2016—2017 年传染病专科医院重点病种 0~31 天非预期再住院率

4. 重点手术非计划重返手术室再次手术率

2017 年重点手术 31 天内非计划重返手术室再次手术率与 2016 年稍有变化，其中肝叶切除术再次手术率由 2016 年 4.7% 降至 2017 年 0.64%（图 3-1-3-208）。2017 年重点手术 31 天内非计划重返手术室再次手术主要发生在三级医院，二级医院仅胃底食道静脉断流＋脾切除术再次手术率为 0.45%。

（四）医院获得性指标

2017 年住院患者医院获得性指标中医源性问题由手术并发症类指标、患者安全类指标、产程和分娩期间并发症指标 3 部分组成。27 项指标中，占比较高排名前 5 位的分别是手术患者并发症（22.26%）、输血反应发生（12.97%）、手术患者肺部感染发生（11.05%）、医源性气胸发生（9.27%）和阴道分娩产妇产伤发生（8.24%）（图 3-1-3-209）。各系统术后并发症构成比中，消化系统（75.11%）最高，其次为循环系统（16.16%）。植入物并发症构成比中，骨科植入物并发症最高（56.25%）。

（五）重点病种、手术平均住院日及每住院人次费用

1. 重点病种平均住院日

2017 年与 2016 年传染病专科医院重点病种平均住院日较高的前 5 位病种一致，分别是膝关节结核、胸椎结核、腰椎结核、髋关节结核和结核性脑膜炎。平均住院日较低的后 5 位病种排名也一致，分别是手足口病、水痘、麻疹、流行性脑脊髓膜炎和流行性出血热（图 3-1-3-210）。

2017年二级医院		重点病种名称（按三级医院非预期再入院率高低降序排列）	2017年三级医院	
排名	再入院率		再入院率	排名
第6名	2.22%	肝硬化合并食管胃静脉曲张出血（内科治疗）[（K70↑–K76↑/B65）伴 I98.3*]	9.87%	第1名
第2名	4.66%	急性重型肝炎（肝衰竭）（K72/B19）	7.25%	第2名
第5名	2.86%	艾滋病（B20~B23）	7.04%	第3名
第4名	2.99%	肝硬化腹水（K74+R18）	6.01%	第4名
第3名	3.20%	肝癌（C22.0）	4.17%	第5名
第1名	5.66%	肝硬化并发肝性脑病（K72.903伴K74.1-K74.6/K71.7/K70.3/K76.1/K77.0*）	3.80%	第6名
第7名	2.12%	慢性病毒性肝炎（B18）	1.81%	第7名
第8名	1.68%	急性病毒性肝炎（B15-B17）	1.21%	第8名
第10名	0.05%	手足口病（B08.401）	0.37%	第9名
第9名	0.44%	流行性出血热（A98.502+）	0.26%	第10名
第12名	0	结核性胸膜炎（A16.504）	0.11%	第11名
第12名	0	胸椎结核（A18.010+M49.0*）	0.09%	第12名
第12名	0	腰椎结核（A18.011+M49.0*）	0.06%	第13名
第12名	0	结核性脑膜炎（A17.003+G01*）	0.05%	第14名
第12名	0	水痘（B01）	0.04%	第15名
第11名	0.01%	肺结核（A16.202）	0.01%	第16名
第12名	0	脊髓灰质炎（A80.051-A80.451）	0	第17名
第12名	0	髋关节结核（A18.023+M01.1*）	0	第17名
第12名	0	流行性脑脊髓膜炎（A39.852）	0	第17名
第12名	0	麻疹（B05）	0	第17名
第12名	0	膝关节结核（A18.028+M01.1*）	0	第17名

图 3-1-3-206　2017 年不同级别传染病专科医院重点病种 0～31 天非预期再住院率

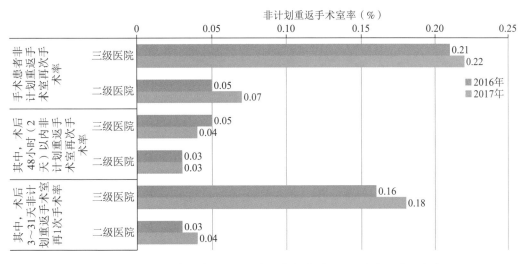

图 3-1-3-207　传染病专科医院手术患者非计划重返手术室再次手术率

2016年		重点手术名称（按2017年非计划重返手术室再次手术率高低降序排列）	2017年	
排名	重返手术室再次手术率		重返手术室再次手术率	排名
第3名	1.74%	门腔静脉分流术（39.1）	1.72%	第1名
第4名	0.75%	膝关节结核病灶清除术（80.860 03）	1.15%	第2名
第2名	2.29%	胃底食道静脉断流+脾切除术（44.9+41.5）	0.88%	第3名
第4名	0.11%	肺叶切除术（32.490 01）	0.69%	第4名
第1名	4.70%	肝叶切除术（50.3）	0.64%	第5名
第8名	0.32%	经胸椎结核病灶清除术（77.690 32）	0.28%	第6名
第6名	0.44%	腰椎结核病灶清除术（77.690 39）	0.22%	第7名
第6名	0.44%	胆囊切除术（51.2）	0.11%	第8名
第5名	0.67%	剖宫产（74.0，74.1，74.2，74.4，74.99）	0.04%	第9名
第11名	0	髋关节结核病灶清除术（80.850 01）	0	第10名
第9名	0.13%	阴道分娩[72，73.0-73.2，73.4-73.9（伴ICD-10：Z37）]	0	第10名

图 3-1-3-208　2016—2017 年传染病专科医院重点手术非计划重返手术室再次手术率

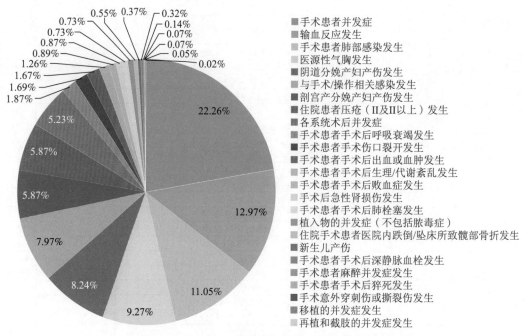

图 3-1-3-209　传染病专科医院获得性指标发生例数的构成比

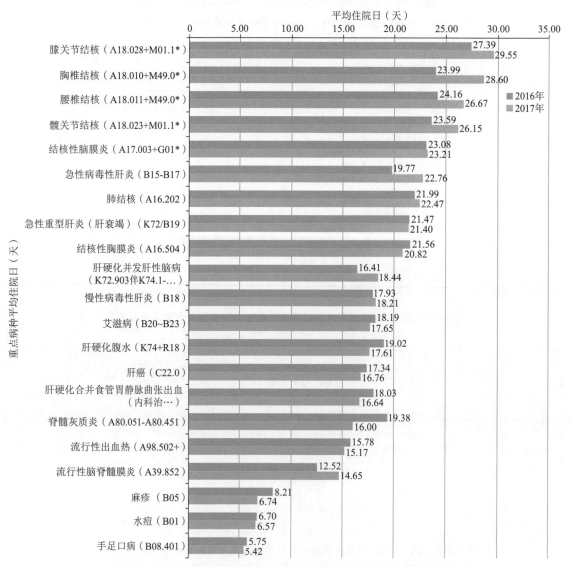

图 3-1-3-210　2016—2017 年传染病专科医院重点病种平均住院日

2. 重点病种每住院人次费用

2017 年与 2016 年传染病专科医院重点病种每住院人次费用变化见图 3-1-3-211。

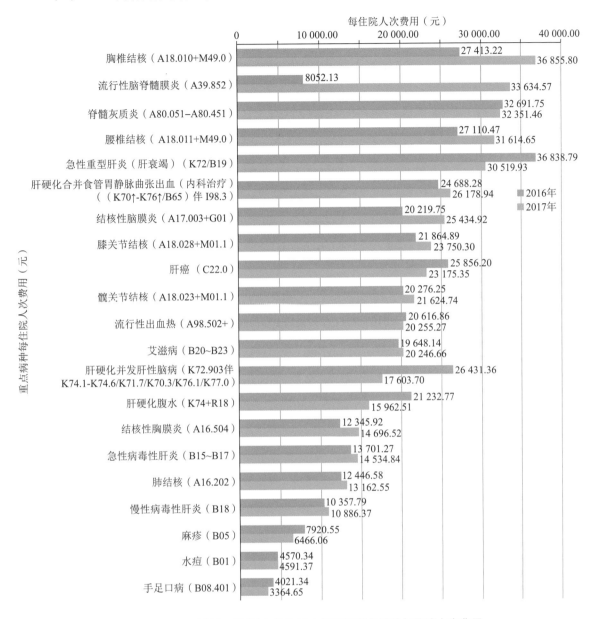

图 3-1-3-211　2016—2017 年传染病专科医院重点病种每住院人次费用

3. 重点手术平均住院日

2017 年与 2016 年传染病专科医院重点手术平均住院日较高的前 5 位一致，分别是髋关节结核病灶清除术、腰椎结核病灶清除术、膝关节结核病灶清除术、经胸椎结核病灶清除术和胃底食道静脉断流 + 脾切除术，且 2017 年前 5 位重点手术平均住院日均稍高于 2016 年（图 3-1-3-212）。

4. 重点手术每住院人次费用

2017 年与 2016 年传染病专科医院重点手术每住院人次费用变化见图 3-1-3-213。

七、心血管病专科医院

2017 年在全国调取 35 家心血管病专科医院的医疗服务与质量安全数据进行横向分析，其中三级公立心血管病专科医院 14 家，三级民营心血管病专科医院 7 家，二级民营心血管病专科医院 14 家（较 2016 年增加 6 家）（图 3-1-3-214）。

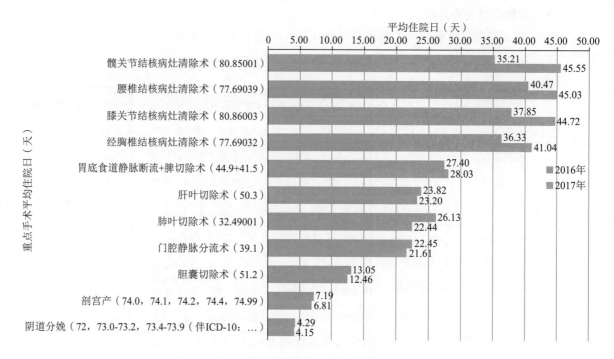

图 3-1-3-212　2016—2017 年传染病专科医院重点手术平均住院日

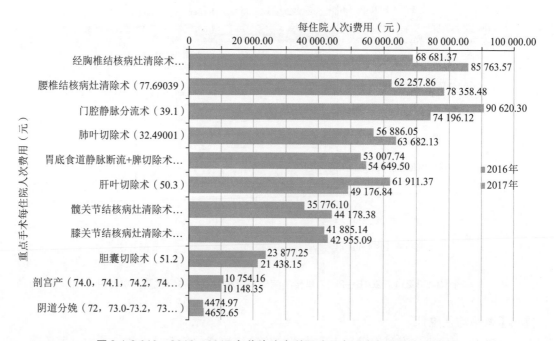

图 3-1-3-213　2016—2017 年传染病专科医院重点手术每住院人次费用

（一）运行基本情况

1. 资源配置

（1）实际开放床位情况

2017 年心血管病专科医院实际开放床位均值为 363.51 张。其中，三级公立 601.93 张，三级民营 280.86 张，二级民营 166.43 张（图 3-1-3-215）。

重症监护室（ICU）实有床位均值为 17.31 张，其中三级公立 24.93 张，三级民营 25.86 张，二级民营 5.43 张（图 3-1-3-216）。2017 年全国心血管专科医院中有 5 家医院开设特需病房床位，特需病房床位均值为 3.58 张，最高为 42.00 张。

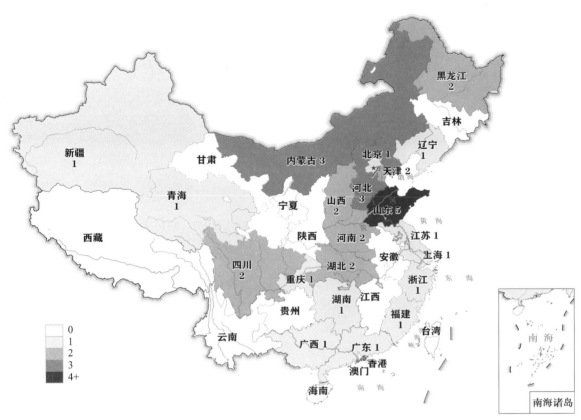

图 3-1-3-214 全国各省份参与调研的心血管病专科医院分布情况

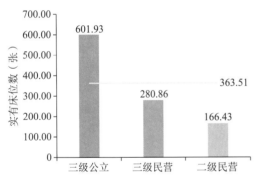

图 3-1-3-215 2017 年心血管专科医院实有床位数

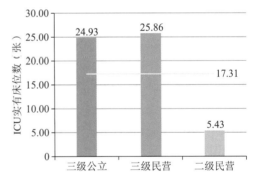

图 3-1-3-216 2017 年心血管专科医院 ICU 实有床位数

（2）医院配置卫生技术人员数及比例

2017 年心血管病专科医院在岗职工均值为 569.49 人，其中卫生技术人员均值为 473.66 人，其他技术人员均值为 29.97 人（图 3-1-3-217 ~ 图 3-1-3-219）。

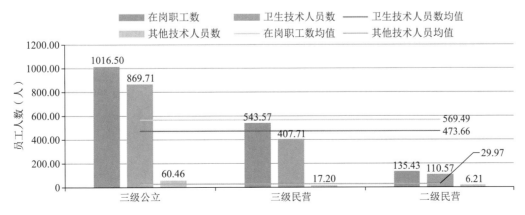

图 3-1-3-217 2017 年心血管专科医院各类员工情况

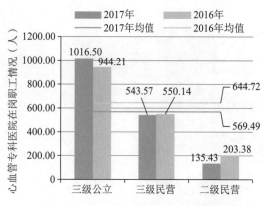

图 3-1-3-218　2016—2017 年心血管专科
医院在岗职工情况

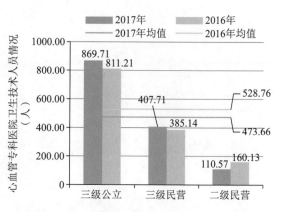

图 3-1-3-219　2016—2017 年心血管专科医院
卫生技术人员情况

卫生技术人员中，医师均值为 140.40 人（29.64%），注册护士均值为 265.49 人（56.05%），检验技师（士）均值为 13.86 人（2.93%），影像技师（士）均值为 8.17 人（1.72%），药师（士）均值为 17.14 人（3.62%），其他卫生技术人员均值为 28.60 人（6.04%）（图 3-1-3-220）。

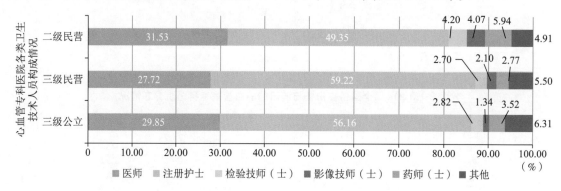

图 3-1-3-220　2017 年心血管专科医院各类卫生技术人员构成情况

总体护理人员数与实际开放床位数之比为 1∶1.37，其中三级公立为 1∶1.23，三级民营为 1∶1.16，二级民营为 1∶3.05。

（3）心血管专业设备情况

2017 年心血管专科医院 CT 平均台数为 1.55 台，MRI 平均台数为 0.66 台，彩超平均台数为 8.06 台。CT 年均门急诊总服务人次为 6534.88 人次，住院总服务人次为 7103.29 人次（图 3-1-3-221）；MRI 年均门急诊总服务人次平均为 1716.08 人次，住院总服务人次为 1778.60 人次（图 3-1-3-222）；彩超年均门急诊总服务人次为 30 002.55 人次，住院总服务人次为 17 928.61 人次（图 3-1-3-223）。

2. 工作负荷

（1）诊疗人次

2017 年全国心血管专科医院总诊疗人次数均值为 150 359.15 人次，其中三级公立为 291 068.79 人次，三级民营为 85 831.86 人次，二级民营为 33 571.15 人次。

2017 年全国心血管专科医院年均门诊人次为 141 218.88 人次，其中三级公立为 262 421.21 人次，三级民营为 93 176.67 人次，二级民营为 32 866.62 人次，二级民营较 2016 年有所下降（图 3-1-3-224）；年均急诊人次为 14 124.63 人次，其中三级公立为 28 647.57 人次，三级民营为 5966.14 人次，二级民营为 832.64 人次，三级民营较 2016 年有所增长（图 3-1-3-225）；年均留观病例数为 3601.84 例，其中三级公立为 7326.43 例，三级民营为 1461.50 例，二级民营为 28.91 例，三级民营较 2016 年有所增长（图 3-1-3-226）；年均健康体检人次为 12 122.68 人次，其中三级公立为 20 983.86 人次，三级民营为 7465.33 人次，二级民营为 3385.18 人次，二级民营较 2016 年有所下降（图 3-1-3-227）。

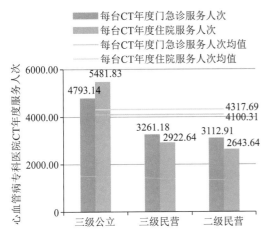

图 3-1-3-221　2017 年心血管病专科医院 CT 年度服务人次

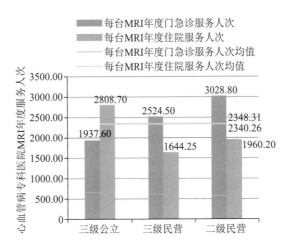

图 3-1-3-222　2017 年心血管病专科医院 MRI 年度服务人次

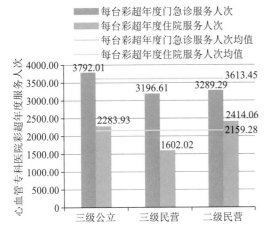

图 3-1-3-223　2017 年心血管专科医院彩超年度服务人次

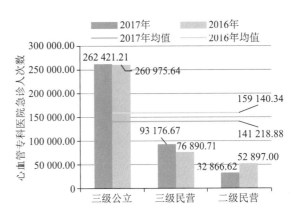

图 3-1-3-224　2016—2017 年心血管专科医院门诊人次数

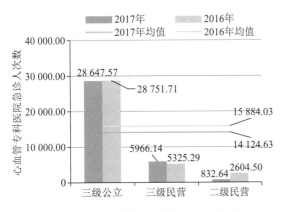

图 3-1-3-225　2016—2017 年心血管专科医院急诊人次数

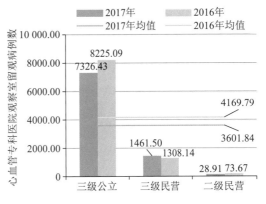

图 3-1-3-226　2016—2017 年心血管专科医院观察室留观病例数

（2）年住院患者出院人次、入院人次

2017 年全国心血管专科医院出院人次均数为 11 675.66 人次，其中三级公立为 21 992.43 人次，三级民营为 7772.57 人次，二级民营为 3310.43 人次，二级民营较 2016 年有所下降（图 3-1-3-228）；年均入院人次均值为 12 549.56 人次，其中三级公立为 22 122.07 人次，三级民营为 8659.67 人次，二级民营为 3326.58 人次，二级民营较 2016 年有所下降（图 3-1-3-229）。

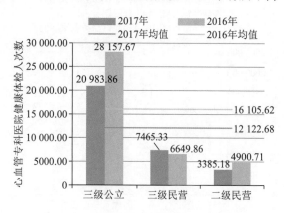

图 3-1-3-227　2016—2017 年心血管专科
医院健康体检人次数

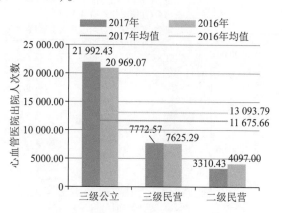

图 3-1-3-228　2016—2017 年心血管
医院出院人次数

（3）临床路径完成情况

2017 年心血管病专科医院进入临床路径病例完成率均值为 85.61%，完成临床路径病例占出院人次比例均值为 15.91%（图 3-1-3-230）。

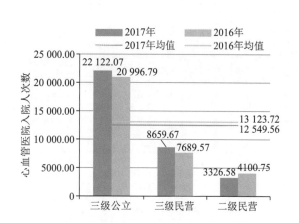

图 3-1-3-229　2016—2017 年心血管
医院入院人次数

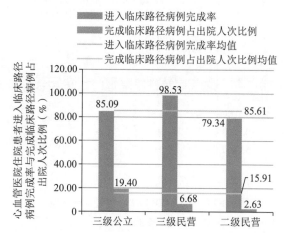

图 3-1-3-230　2017 年心血管医院住院患者进入临床
路径病例完成率与完成临床路径病例占出院人次比例

3. 出院患者去向

2017 年心血管专科医院出院患者医嘱离院率为 97.55%，出院患者医嘱转院率为 0.26%，出院患者医嘱转社区卫生服务机构/乡镇卫生院率为 0.01%，出院患者非医嘱离院率为 1.09%，出院患者死亡率为 0.53%，出院患者其他方式离院率为 0.57%（图 3-1-3-231）。

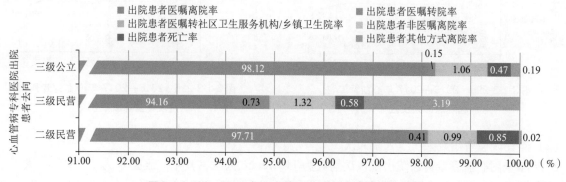

图 3-1-3-231　2017 年心血管病专科医院出院患者去向

4. 工作效率

2017 年心血管病专科医院住院患者平均住院日为 9.14 天，其中三级公立为 9.27 天，三级民营为 8.37 天，二级民营为 9.12 天，三级公立和三级民营的平均住院日均较 2016 年有所增长（图 3-1-3-232）；2017 年心血管病专科医院床位使用率为 84.56%，其中三级公立为 94.28%，三级民营为 64.79%，二级民营为 59.79%，二级民营较 2016 年有所下降（图 3-1-3-233）。

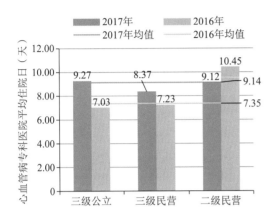

图 3-1-3-232 2016—2017 年心血管病
专科医院平均住院日

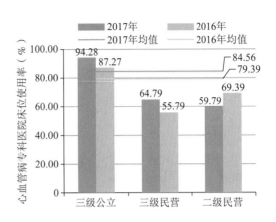

图 3-1-3-233 2016—2017 年心血管病
专科医院床位使用率

5. 患者负担

2017 年心血管病专科医院每门诊（含急诊）人次平均费用为 399.85 元，其中药费为 207.50 元。三级公立、三级民营、二级民营每门诊（含急诊）人次平均费用分别为 393.12 元、576.31 元、234.35元，均较 2016 年有所增长（图 3-1-3-234）；每住院人次平均费用为 25 970.07 元，其中药费为 4824.28元。二级公立、三级民营、二级民营每住院人次平均费用分别为 28 672.12 元、24 488.18 元、9679.10元，仅三级公立较 2016 年有所增长（图 3-1-3-235）。

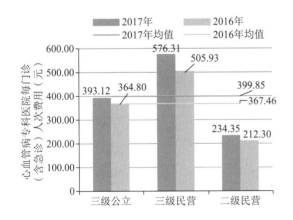

图 3-1-3-234 2016—2017 年心血管病专科
医院每门诊（含急诊）人次费用情况

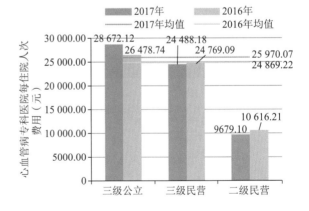

图 3-1-3-235 2016—2017 年心血管病
专科医院每住院人次费用情况

（二）重点病种相关指标

2017 年心血管病专科医院重点病种总人次占出院人次的比例为 43.45%（图 3-1-3-236）。10 个重点病种的相关指标数据结果如图 3-1-3-237、图 3-1-3-238 及表 3-1-3-52 所示。

（三）重点手术相关指标

2017 年心血管病专科医院重点手术总人次占住院患者手术人次比例为 15.47%（图 3-1-3-239）。10个重点手术相关指标数据结果如图 3-1-3-240 ~ 图 3-1-3-242 及表 3-1-3-53 所示。

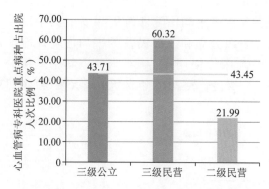

图 3-1-3-236   2017 年心血管病专科医院重点病种占出院人次比例

2017年	重点病种死亡率（％）	2016年
4.04	主动脉夹层动脉瘤	3.17
1.64	急性心肌梗死	1.50
0.89	风湿性瓣膜病	0.97
0.67	心力衰竭	0.53
0.12	心房纤颤	0.06
0.08	心绞痛	0.08
0.05	高血压病（成人）	0.08
0.05	阵发性室上性心动过速	0
0	预激综合征	0.11
0	病态窦房结综合征	0.12

图 3-1-3-237   2016—2017 年重点病种
住院患者死亡率

2017年	重点病种出院0～31 天内非预期再住院率（％）	2016年
1.72	主动脉夹层动脉瘤	0.76
1.68	心房纤颤	2.59
1.62	心力衰竭	1.52
1.37	心绞痛	1.56
1.33	预激综合征	1.35
1.29	风湿性瓣膜病	1.51
0.94	高血压病（成人）	0.57
0.88	病态窦房结综合征	0.63
0.81	急性心肌梗死	1.21
0.73	阵发性室上性心动过速	0.52

图 3-1-3-238   2016—2017 年重点病种住院患者
出院 0～31 天非预期再住院率

表 3-1-3-52   2017 年度重点病种住院患者平均住院日和平均住院费用

（按 2017 年平均住院日降序排列）

重点病种名称	平均住院日（天）		平均住院费用（元）	
	2017 年	2016 年	2017 年	2016 年
主动脉夹层动脉瘤	14.84	14.29	126 734.24	131 795.16
风湿性瓣膜病	14.70	14.89	72 206.46	80 726.83
心力衰竭	9.66	10.40	40 468.40	84 385.85
急性心肌梗死	8.87	9.35	42 520.84	49 404.81
病态窦房结综合征	8.70	8.50	54 256.76	57 181.96
高血压病（成人）	8.03	7.96	7878.09	7277.00
心房纤颤	7.51	7.66	53 669.94	46 727.02
心绞痛	6.73	6.83	35 660.82	34 223.95
阵发性室上性心动过速	4.23	3.99	30 274.15	28 383.38
预激综合征	4.08	4.33	37 683.11	33 333.93

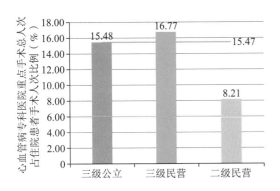

图 3-1-3-239　2017 年心血管病专科医院重点
手术总人次占住院患者手术人次比例

2017年	重点手术死亡率（%）	2016年
4.85	大动脉转位矫治术	5.56
2.21	主动脉部分切除伴人工血管置换术	3.28
1.61	三尖瓣瓣膜置换术	1.80
1.25	新生儿/婴儿心脏手术	1.27
0.96	法洛氏四联症根治术	1.38
0.80	二尖瓣瓣膜置换术	0.66
0.75	冠状动脉旁路移植术	0.65
0.49	主动脉瓣瓣膜置换术	0.51
0.34	室间隔缺损修补术	0.28
0	肺动脉瓣瓣膜置换术	0

图 3-1-3-240　2016—2017 年心血管病专科
医院重点手术住院患者死亡率

2017年	重点手术术后48小时内非计划重返手术室再次手术率（%）	2016年
3.09	主动脉部分切除伴人工血管置换术	4.39
1.94	大动脉转位矫治术	4.67
1.81	二尖瓣瓣膜置换术	2.25
1.67	主动脉瓣瓣膜置换术	2.06
1.62	冠状动脉旁路移植术	1.70
1.10	法洛氏四联症根治术	0.94
1.08	三尖瓣瓣膜置换术	4.00
0.49	新生儿/婴儿心脏手术	0.76
0.43	室间隔缺损修补术	0.34
0	肺动脉瓣瓣膜置换术	0

图 3-1-3-241　2016—2017 年重点手术住院患者术后
48 小时内非计划重返手术室再手术率

2017年	重点手术术后30天内非计划重返手术室再次手术率（%）	2016年
2.91	大动脉转位矫治术	2.80
1.07	主动脉部分切除伴人工血管置换术	3.93
0.83	冠状动脉旁路移植术	1.63
0.72	新生儿/婴儿心脏手术	0.89
0.70	二尖瓣瓣膜置换术	2.07
0.65	主动脉瓣瓣膜置换术	2.20
0.54	三尖瓣瓣膜置换术	2.00
0.27	法洛氏四联症根治术	0.47
0.23	室间隔缺损修补术	0.31
0	肺动脉瓣瓣膜置换术	0

图 3-1-3-242　2016—2017 年重点手术住院患者术后
30 天内非计划重返手术室再手术率

表 3-1-3-53　2017 年度重点手术住院患者平均住院日和平均住院费用

（按 2017 年平均住院日降序排列）

重点手术名称	平均住院日（天）		平均住院费用（元）	
	2017 年	2016 年	2017 年	2016 年
大动脉转位矫治术	31.09	28.91	156 487.18	137 421.88
肺动脉瓣瓣膜置换术	29.76	19.22	170 700.31	143 985.52
三尖瓣瓣膜置换术	27.48	22.56	143 533.98	127 217.90
主动脉部分切除伴人工血管置换术	20.79	18.67	190 725.38	171 173.34
法洛四联症根治术	19.98	19.50	77 522.27	71 706.85
二尖瓣瓣膜置换术	19.88	18.59	125 882.81	119 000.52
主动脉瓣瓣膜置换术	19.88	18.21	127 203.40	121 726.43
冠状动脉旁路移植术	19.23	17.77	106 895.03	98 362.79
新生儿/婴儿心脏手术	17.82	17.86	63 496.83	66 273.31
室间隔缺损修补术	15.28	13.82	53 934.15	38 871.57

（四）重点介入操作相关指标

2017 年心血管病专科医院重点介入操作总人次占住院患者手术人次的比例为 67.24%（图 3-1-3-243）。11 个重点介入操作相关指标数据结果如图 3-1-3-244 ~ 图 3-1-3-246 及表 3-1-3-54 所示。

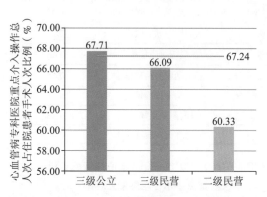

图 3-1-3-243　2017 年心血管病专科医院重点介入
操作总人次占住院患者手术人次比例

2017年	重点介入操作死亡率（%）	2016年
0.81	结扎术/封堵术/栓塞术	0.49
0.37	血管介入治疗	0.56
0.17	永久起搏器植入术	0.10
0.17	左、右心导管检查	0.17
0.12	经皮冠状动脉介入治疗	0.16
0.10	心血管造影术	0.09
0.10	室间隔缺损封堵术	0.10
0.05	房间隔缺损封堵术	0
0.03	射频消融术	0.02
0	ICD植入术	0.30
0	颈动脉支架植入术	0

图 3-1-3-244　2016—2017 年心血管病专科医院
重点介入操作住院患者死亡率

2017年	重点介入操作术后48小时内非计划重返手术室再次手术率（%）	2016年
0.53	室间隔缺损封堵术	0.53
0.35	结扎术/封堵术/栓塞术	0.59
0.18	血管介入治疗	0.43
0.12	永久起搏器植入术	0.10
0.07	房间隔缺损封堵术	0.12
0.06	左、右心导管检查	0.17
0.02	经皮冠状动脉介入治疗	0.04
0.01	心血管造影术	0.03
0.01	射频消融术	0.06
0	ICD植入术	0
0	颈动脉支架植入术	0.28

图 3-1-3-245　2016—2017 年重点介入操作住院患者
术后 48 小时内非计划重返手术室再手术率

2017年	重点介入操作术后30天内非计划重返手术室再次手术率（%）	2016年
0.74	室间隔缺损封堵术	0.74
0.56	结扎术/封堵术/栓塞术	0.65
0.19	左、右心导管检查	0.40
0.18	血管介入治疗	0.48
0.10	永久起搏器植入术	0.24
0.05	心血管造影术	0.10
0.04	射频消融术	0.05
0.01	经皮冠状动脉介入治疗	0.06
0	房间隔缺损封堵术	0.17
0	ICD植入术	0
0	颈动脉支架植入术	0.56

图 3-1-3-246　2016—2017 年重点介入操作住院患者
术后 30 天内非计划重返手术室再手术率

表 3-1-3-54　2017 年度重点介入操作住院患者平均住院日和平均住院费用

（按 2017 年平均住院日降序排列）

重点手术名称	平均住院日（天）		平均住院费用（元）	
	2017 年	2016 年	2017 年	2016 年
结扎术/封堵术/栓塞术	14.65	12.79	58 658.03	50 536.76
ICD 植入术	12.73	11.86	133 320.03	124 547.63
血管介入治疗	12.66	10.95	113 268.36	103 669.81
室间隔缺损封堵术	12.57	12.57	49 669.31	49 669.31
颈动脉支架植入术	11.40	10.47	87 184.07	83 680.45
永久起搏器植入术	9.78	9.49	76 524.65	72 933.17
左、右心导管检查	7.98	8.45	46 934.37	47 441.14
房间隔缺损封堵术	7.28	6.44	32 202.85	29 329.85
经皮冠状动脉介入治疗	7.13	6.81	60 616.65	54 748.98
心血管造影术	6.30	6.33	33 688.90	33 240.77
射频消融术	5.81	5.70	55 405.96	49 241.13

（五）住院死亡类指标

2017 年心血管病专科医院住院患者死亡率为 0.53%，二级民营较 2016 年略有增长，手术患者死亡率为 0.35%，三级公立较 2016 年略有增长（图 3-1-3-247~图 3-1-3-249）。

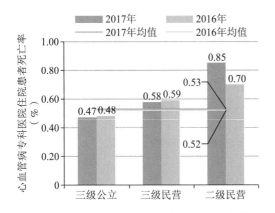

图 3-1-3-247　2016—2017 年心血管病专科
医院住院患者死亡率

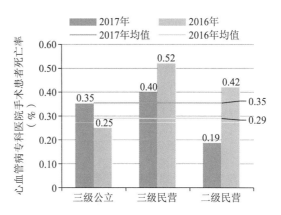

图 3-1-3-248　2016—2017 年心血管病专科
医院手术患者死亡率

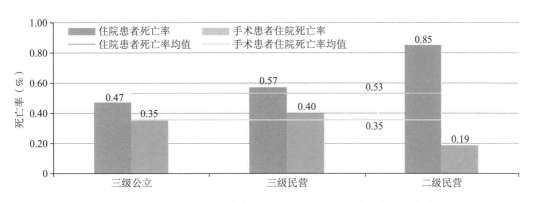

图 3-1-3-249　2017 年心血管专科医院住院患者和手术患者死亡率情况

（六）重返类指标

1. 住院患者出院再住院率

2017 年心血管病专科医院住院患者出院后 31 天内非预期再住院率平均为 1.10%，其中三级公立、三级民营、二级民营分别为 1.23%、0.77%、0.74%，均较 2016 年有所下降（图 3-1-3-250）。

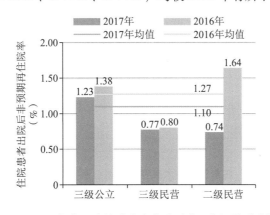

图 3-1-3-250　各类医院住院患者出院后非预期再住院率情况

其中，出院当天非预期再住院率平均为 0.07%，出院 2~15 天非预期再住院率平均为 0.66%，出院 16~31 天非预期再住院率平均为 0.51%（图 3-1-3-251）。

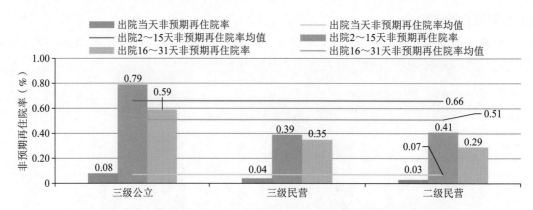

图 3-1-3-251　2017 年心血管专科医院住院患者出院后非预期再住院情况

2. 住院手术患者非计划重返手术室再次手术率

2017 年三级心血管病医院住院手术患者非计划重返手术室再次手术率平均为 0.38%，较 2016 年有所下降（图 3-1-3-252）。

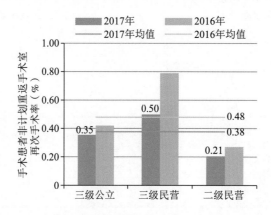

图 3-1-3-252　各类医院手术患者非计划重返手术室再次手术率情况

其中，术后 48 小时内非计划重返手术室再次手术率为 0.26%，术后 31 天内非计划重返手术室再次手术率为 0.12%（图 3-1-3-253）。

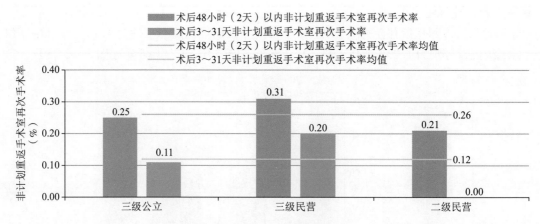

图 3-1-3-253　各类医院手术患者非计划重返手术室再次手术率情况

（七）医院获得性指标

本次调查针对 35 家心血管病专科医院进行分析。"出院诊断"栏中"医院获得性指标"诊断条目总数为 2377 条（每份病历仅提取 1 次，且只提取诊断排列前者），同期出院人次数为 390 454 人次，"医院获得性指标"诊断条目发生比例为 0.61%（表 3-1-3-55，图 3-1-3-254），发生比例中前 5 位的是：

（1）手术患者肺部感染（23.43%）；

（2）与手术/操作相关感染（19.14%）；

（3）手术患者并发症（18.93%）；

（4）手术患者手术后出血或血肿（7.57%）；

（5）各系统术后并发症（7.19%）。

表 3-1-3-55　按出院患者总人次计算的发生率

项目名称	2017 年	2016 年
收集出院诊断中获得性指标的种类	27	19
出院诊断中符合医院获得性指标 ICD-10 编码的条目数	2377	1346
出院患者总人次	390 454	366 608
按出院患者总人次计算的发生率（%）	0.61	0.37

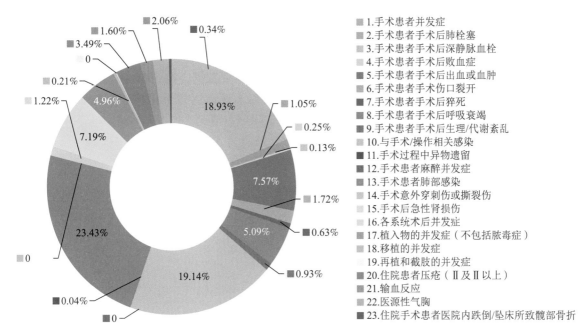

图 3-1-3-254　"出院诊断"栏中"医院获得性指标"诊断条目总数的分布情况

第二章

临床专科医疗质量管理与控制

第一节 急诊专业

一、急诊专业质量安全情况分析

全国各省本次抽样调查共有4285家综合医院填报了急诊专业数据,在3665家公立医院以及620家民营医院中,按照结构化样本抽样方法,共有2405家公立综合医院(以下简称公立医院)及256家民营综合医院(以下简称民营医院)纳入统计分析,医院省际分布情况(图3-2-1-1)。

本文统计数据中,公立医院含三级公立和二级公立,三级公立含委属委管医院,另单独统计委属委管医院和民营医院,民营医院由于纳入分析的数量相对较少,未区分二级、三级。

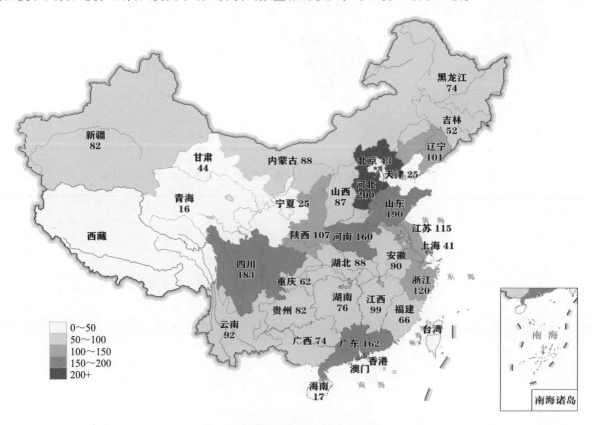

注:图中数据不含我国港澳台地区。

图3-2-1-1 各省(自治区、直辖市)抽查医院分布情况

在2015—2017年的质量安全报告中,连续三年收集并分析了急诊医患比、护患比以及医护人员的

职称构成比，报告显示，以上结构化质量指标 3 年数据趋于稳定，因此在本年度报告中，不再分析以上人员结构指标。

本次分析将主要围绕以下内容进行，包括 2015 年国家卫计委医政医管局发布的《急诊专业医疗质量控制指标（2015 版）》的部分指标：

结构质量分析

急诊患者年接诊量

过程质量分析

急诊患者分级比例

抢救室滞留时间平均值

结果质量分析

抢救室死亡率

自主呼吸循环恢复（ROSC）成功率

同时，在近年的医疗质控工作中，根据医疗质量安全管理工作的需求，结合国家医改政策方向，今年质控工作中增补了部分试用指标：

结构质量分析

急诊危重患者抢救室监护床患比

EICU 设置情况

过程质量分析

急诊就诊前 5 位疾病分析

急诊患者抗生素使用率

结果质量分析

中毒患者死亡率

急诊非留观患者单人次就诊费用（挂号费、诊疗费、检验检查费用、药品费用）

（一）结构质量分析

1. 急诊患者年接诊量

2017 年急诊患者就诊仍有倾向公立医院的趋势（图 3-2-1-2，图 3-2-1-3）。急诊患者接诊量委属委管医院最高，民营医院最低。与 2016 年相比，整体趋势无变化。

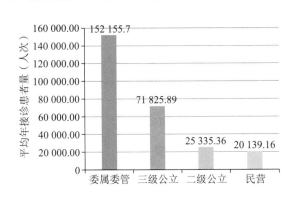

图 3-2-1-2　2017 年不同级别医院急诊平均年接诊患者量情况

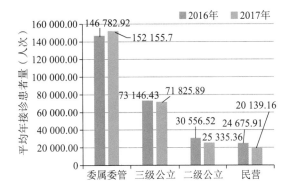

图 3-2-1-3　2016—2017 年不同级别医院急诊年接诊患者量对比情况

三级公立年均接诊量位于前 3 位的省份为上海、浙江、江苏。二级公立位于前 3 位的省份为上海、广东、天津。民营医院年接诊量前 3 位的省份为内蒙古、广东、浙江（图 3-2-1-4）。急诊接诊量仍以东部省份医院较高。

2. 急诊科危重患者监护床患比（每万名危重患者拥有抢救室床位数）

2017 年每万名危重患者（以急诊 I／II 级患者数为危重患者数）拥有的急诊监护床位数，委属委管医院及三级公立均远低于二级公立，反映出二级医院以及民营医院收治危重症患者的硬件利用率还有进一步提高的空间，同时提示委属委管医院在急诊硬件建设方面应加强投入，提高支持力度（图3-2-1-5）。

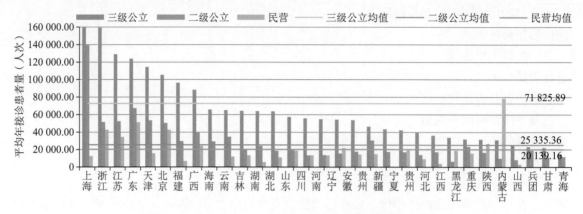

图3-2-1-4　2017年各省急诊平均年接诊患者量对比情况

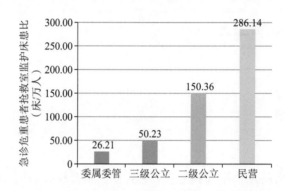

图3-2-1-5　2017年不同级别医院危重患者拥有抢救室监护床位数情况

　　三级公立监护床位病患比位于后3位的省份为上海、天津、山东，前3位省份为甘肃、青海、江西。二级公立位于后3位的为新疆兵团、上海、天津，前3位省份为云南、黑龙江、内蒙古。民营医院位于前3位省份为四川、河北、辽宁，海南、青海、新疆、甘肃、新疆兵团的抽样民营医院无抢救室监护床位上报。从各省情况可看到，医疗资源相对丰富的省份仍然集中在中西部，而东部省份医疗资源依然相对紧缺（图3-2-1-6）。

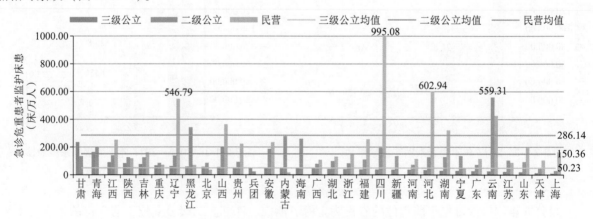

图3-2-1-6　2017年各省份危重患者拥有抢救室监护床位数情况

3. EICU 设置情况

2017 年全国急诊 EICU 设置比例为 33.24%，其中三级公立为 57.05%，二级公立为 19.60%，民营医院为21.88%。抽样的民营医院中，有13个省份的抽样医院未设置EICU，表明EICU的建设仍在起步阶段。目前3级公立医院EICU的发展较快，这对于提高急诊危重症患者的救治水平有较大帮助，也进一步说明加强三级公立医院的EICU建设对于提高急诊医疗质量有长远意义。

各省的EICU设置情况，三级公立比例前3位的省份是河南、浙江、海南，二级公立比例前3位的省份是上海、河南、云南，可以看到，EICU设置较多的省份多集中在人口密度较大的省份。但也存在部分人口密度相对较小的省份有较高的EICU建设比例的情况，EICU的设置需和医疗机构整体的重症监护病房的床位设置相结合，根据医疗机构对于重症监护病房资源的需求进行合理配置，既要保障危重症患者的救治，又不能过度建设，浪费医疗资源（图3-2-1-7）。

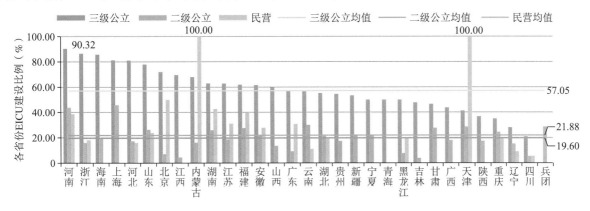

图 3-2-1-7　2017 年各省 EICU 建设比例情况

（二）过程质量分析

自急诊质控中心2016年开展了急性ST段抬高性心梗这一绿色通道疾病的相关质控起，急诊质控的过程质量控制逐渐向病种层面展开。2017年急诊质控指标在过程质量这一部分除了急诊患者分级比例、抢救室滞留时间外，还纳入了急诊就诊前5位的疾病谱以及急诊抗生素使用率这2个指标。这是急诊质控工作首次对急诊就诊病种进行采集和分析。

1. 急诊患者分级比例

通过近年来质控中心有意识的培训和引导，在2014—2017年的抽样医院中，急诊患者分级这一项数据"未开展"及"无法填报"的比例从32%（2014年）降至8.8%（2016年），并在2017年抽样医院中降到0，虽然仍不能完全达到分级系统电子化以及自动抓取分级结果，人工分级的比例仍占相当一部分，但填报率的上升表明质控工作已见成效。其中，不同级别医院的分级情况与2016年无较大变化，Ⅰ级患者比例仍波动在1.13%~1.85%，Ⅱ级比例在4.50%~6.22%，Ⅲ级比例在28.45%~35.36%，Ⅳ级比例在57.12%~65.92%。不同级别医院间差异不大。在各级别医院中，Ⅳ级即非急症患者仍然占到急诊患者的50%以上，占用了大量的急诊资源（图3-2-1-8）。

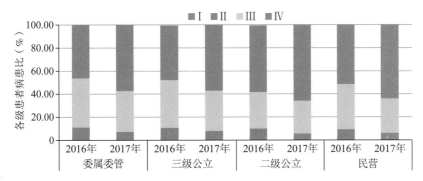

图 3-2-1-8　2016—2017 年不同级别医院急诊患者病情分级对比情况

2. 急诊抢救室滞留时间

抽样医院数据显示，2017年全年急诊抢救室全部病人的平均滞留时间委属委管医院仍明显高于其他医院，但较 2016 年数据相比，已从 946 分钟下降至 723 分钟，其他各级医院较 2016 年变化不大，各级医院间的差距在缩小。三级公立、二级公立以及民营医院的滞留时间均值已可降至 4 小时以内（图 3-2-1-9）。

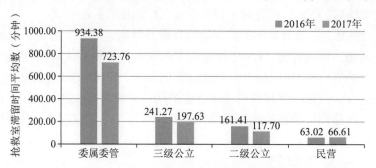

图 3-2-1-9　2016—2017 年不同级别医院抢救室滞留时间对比情况

医疗绿色通道要求患者在急诊滞留时间不应超过 6 小时，急诊留观时间不超过 72 小时。之前 3 年的数据显示急诊的滞留现象正在逐年改善，但由于委属委管医院承担大量危重患者的救治工作，且委属委管医院病房床位紧张，较多慢性病在急症得到缓解后收入病房或转入康复医院继续后续治疗困难，因此滞留现象一直较为突出，今年的数据显示委属委管医院也有了较为明显的改善，说明急诊医疗质量安全控制措施的实施改善情况正处于一个良好的发展势头。

在分省数据中可以看到，三级公立医院急诊滞留问题较严重的前 3 个省份为上海、北京、甘肃，二级公立较严重的前 3 个省份为青海、云南、上海。其中，上海的滞留问题在各级医院均较为严重，这一情况和去年基本一致。民营医院情况比较乐观，且各省情况较为均衡（图 3-2-1-10）。

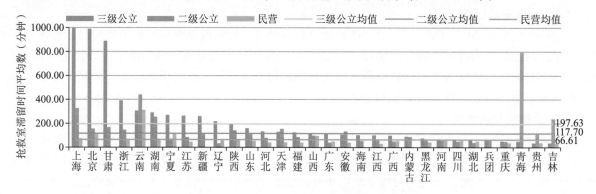

图 3-2-1-10　2017 年各省份抢救室滞留时间情况

3. 急性就诊前 5 位疾病谱分析

在本次报告中，首次纳入了急诊疾病谱分析，同时纳入了急诊使用电子病历情况分析。在 2661 家抽样医院中，提交疾病谱指标的有 1694 家医院。数据显示，急诊使用电子病历系统的有 1095 家医院，占提交该数据医院的 64.64%，其中疾病谱分析数据由 HIS 系统直接采集的有 514 家医院，占 30.34%。这 2 个数据体现了急诊的电子化进程虽还有较长的路要走，但已经迈出了不小的步伐。

对急诊就诊首位疾病进行统计，以外伤类疾病和非外伤类疾病进行分类，其中就诊首位的疾病，337 家医院为外伤类疾病，仅占 19.89%，余下 80.11% 的医院就诊首位疾病均为非外伤类疾病。排名情况见图 3-2-1-11。

单病种就诊比例最高的，仍为上呼吸道感染。有 489 家医院的首位就诊疾病为上呼吸道感染，占总数的 28.87%。在这 489 家医院中，其中三级医院为 222 家（包括 212 家公立和 10 家民营），占到抽样三级公立医院总数的 27.18%。可见，仍有将近 30% 的三级公立医院就诊首位疾病为急性上呼吸道感染，这对于医疗资源的利用、分级诊疗工作的推动仍是个不小的挑战。

将急诊就诊前 5 位疾病进行综合统计，占比第 1 的仍然是各类呼吸系统疾病，达到 21.57%，具体情况见图 3-2-1-12。

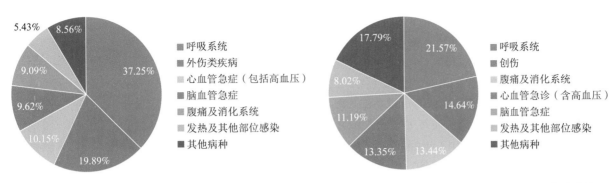

图 3-2-1-11 2017 年急诊就诊首位疾病统计情况　　　图 3-2-1-12 2017 年急诊就诊前 5 位疾病综合统计情况

值得注意的是，在急诊就诊的首位疾病中，以心脑血管疾病为首位的占到 19.77%，而在前 5 位疾病的综合分析中，心脑血管疾病占到 24.54%，该数据表明，由于未发现或控制不佳的心脑血管慢性疾病急性发作仍是急诊就诊的一大来源，因此慢病管理和心脑血管疾病控制仍是我国国民健康管理的首要任务。

4. 急诊患者抗生素使用率

抗生素的使用管理一直是医疗机构管理和医疗质量安全的核心内容之一，急诊科作为各个医疗机构的抗生素使用"大户"，抗生素管理应成为急诊医疗质量管理的重要指标之一。在抽样医院数据中，委属委管医院抗生素使用率均值为 31.28%，三级公立为 23.70%，二级公立为 21.30%，民营医院为 23.42%，除委属委管医院外，其余各级医院均值接近。其中，委属委管医院略高与其接收了较多危重患者相关（图 3-2-1-13）。

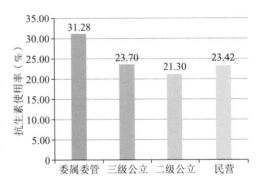

图 3-2-1-13 2017 年不同级别医院急诊患者抗生素使用率情况

（三）结果质量分析

1. 急诊抢救室死亡率

抢救室患者占比这一指标，除民营医院较去年有所增加，为 9.13%，且略高于其它公立医院，其余三级公立、二级公立、委属委管医院占比接近，且与 2016 年相比变化不大（图 3-2-1-14，图 3-2-1-15）。

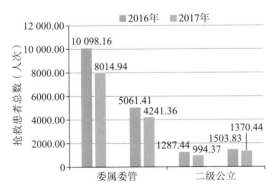

图 3-2-1-14 2016—2017 年不同级别医院抢救患者数对比情况

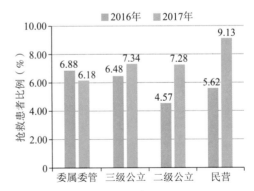

图 3-2-1-15 2016—2017 年不同级别医院抢救患者占比对比情况

2017 年急诊抢救室死亡率平均为 11.48%，其中民营医院为 13.22%，二级公立为 15.28%，三级公立为 7.72%，委属委管医院为 9.68%。民营医院和二级公立抢救室死亡率仍较高，更加说明了民营医院危重症救治能力方面需要进一步加强水平建设和质量监管，同时二级公立医院也需要能力的进一步提升（图 3-2-1-16）。

三级公立抢救室死亡率较高的省份为黑龙江、甘肃、内蒙古、湖南、辽宁。二级公立抢救室死亡率较高的省份为青海、黑龙江、吉林、甘肃、山东。死亡率较高的省份与去年相比，仍集中在东北和中部地区（图3-2-1-17）。

2. 自主呼吸循环恢复（ROSC）成功率

ROSC成功率是反映急诊质量安全的指标之一，体现医院心肺复苏的能力层次。2017年抽样医院数据显示，年复苏患者数均值委属委管医院为291.12人/年，三级公立为205.73人/年，二级公立为59.50人/年，民营医院为43.84人/年。复苏患者占急诊患者总数的比例均值，委属委管为0.29%，二级公立为0.72%，三级公立为0.45%，民营医院为1.33%。复苏患者代表了急诊最危重的病患群，是医疗安全质控工作关注的重中之重（图3-2-1-18，图3-2-1-19）。

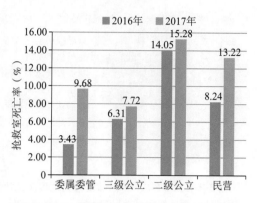

图 3-2-1-16 2016—2017 年不同级别医院急诊抢救室死亡率对比情况

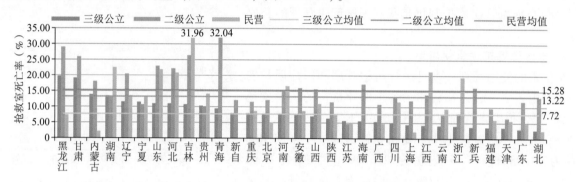

图 3-2-1-17 2017 年各省份急诊抢救室死亡率对比情况

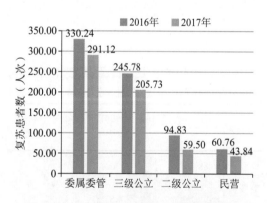

图 3-2-1-18 2016—2017 年不同级别医院复苏患者数对比情况

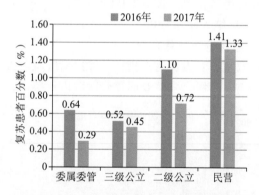

图 3-2-1-19 2016—2017 年不同级别医院复苏患者占比对比情况

在近4年的数据统计过程中，各医疗机构该指标数据填报量和数据的可靠性、准确性都在逐年提高，说明将该指标纳入质控体系管理能够正向引导急诊医务人员加强对此项数据的重视，既保证了关键信息的记录，也促进了急诊复苏质量的提高。

今年的调查数据显示，我国急诊ROSC成功率在委属委管、三级公立、二级公立、民营医院中较为接近，波动于29%～41%，除委属委管医院较高外，各级医疗机构间差距较去年明显减少，反映出在抢救呼吸心跳骤停的患者方面，各级医疗机构越来越重视高质量的心肺复苏，心肺复苏方面的救治水平日趋一致；心肺复苏成功率在各级医疗机构趋于同质化的表现是我国心肺复苏开展水平与国际水平日趋接近的重要体现，是急诊医疗水平和质量安全的一大进步。也使我们增加了对进一步推动民营医院发展，做好急诊患者向民营医院导向分流工作的信心（图3-2-1-20）。

3. 急诊中毒患者死亡率情况

中毒是最具急诊特色，也是最危急的疾病之一，在本年度的调查报告中，首次作为单病种质控纳入急诊质控指标。在本次调查中，中毒患者数的均值委属委管医院为 544 人/年，三级公立为 376 人/年，二级公立为 151 人/年，民营医院为 132 人/年。各级医院中毒患者数量均在日均 0.5 ~ 2 人/日，虽然有所差异，但就诊量均较小。各级医疗机构中毒患者死亡率在 2.04% ~ 3.50%，救治成功率明显高于急诊整体危重病抢救成功（即抢救室抢救成功率），体现了我国急诊对于中毒具有较高的救治水平，而且在各级医疗机构间有较好的均质性（图 3-2-1-21，图 3-2-1-22）。

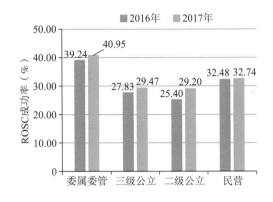

图 3-2-1-20 2016—2017 年不同级别
医院 ROSC 成功率对比情况

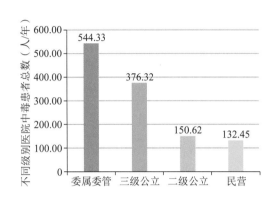

图 3-2-1-21 2017 年不同级别医院
中毒患者数情况

本次调查的不足之处是尚未对中毒这一病种细分。随着我国经济水平的提高和疾病谱的改变，我国中毒的疾病谱也在逐渐从以有机磷中毒为主向以感冒药、抗抑郁药为主变化，但尚无大规模调查的数据。拟在下一步的单病种质控中对中毒的疾病谱进行调查。

4. 非留观患者费用情况

2017 年医改取得较大进展。在医疗费用方面，主要表现为将挂号费及诊疗费合并为医事服务费，进行了不同程度的调整，同时较大幅度的降低了药品费用以及部分检验检查费用。本调查在费用方面，除了继续收集各省份、各级别医疗机构的非留观患者的挂号费、诊疗费、药费、检验检查费等，还对 2017 年与 2016 年的费用进行了初步比较。

抽样医院数据显示，各级医疗机构急诊患者次均总费用波动于 248 ~ 540 元，委属委管医院最高，为 540.45 元，二级公立最低，为 248.58 元，与去年相比，除委属委管医院外，均无较大变化（图 3-2-1-23）。

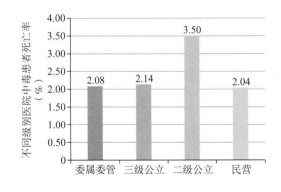

图 3-2-1-22 2017 年不同级别医院
中毒患者死亡率情况

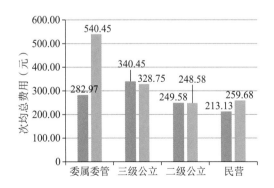

图 3-2-1-23 2016—2017 年不同级别医院
急诊次均费用对比情况

三级公立费用较高的前 3 个省份为北京、贵州、陕西，二级公立费用较高的前 3 位为北京、重庆、新疆兵团。北京作为全国疑难重症的集中地区，次均费用在 2 年的调查中均为首位（图 3-2-1-24）。

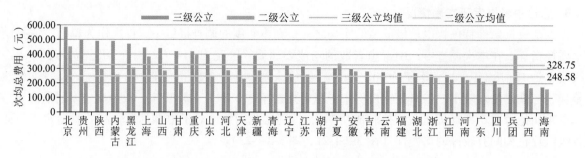

图 3-2-1-24　2017 年急诊次均总费用各省份情况

（1）非留观患者次均挂号及诊疗费用

本次调查中，将挂号费与诊疗费合并计算，其中，平均费用二级公立为 30.53 元，三级公立为 39.25 元，委属委管为 29.33 元，民营为 39.95 元，虽然民营医院较公立医院略高，但整体看无较大差距。

（2）非留观患者次均药品费用

数据显示，抽样公立医院急诊非留观患者的次均药品费用委属委管医院高于其他各级医院，三级公立、二级公立和民营医院差别不大。与 2016 年相比，三级公立、二级公立均低于 2016 年的均值水平，初步体现了国家药品改革的成效（图 3-2-1-25）。

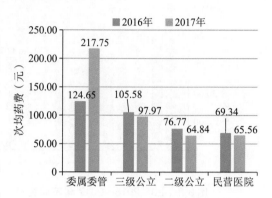

图 3-2-1-25　2016—2017 年不同级别医院急诊次均药费对比情况

次均药费各省差异不大，三级公立最高的前 3 个省份为宁夏、新疆、上海，二级公立最高的前 3 个省份为北京、上海、江苏。与 2016 年各省份情况相比，61.29% 的省份三级公立药费均值有所下降，其中下降较多的为海南、青海、兵团，上升比例超过 20% 的省份占 25.8%，其中最高为宁夏。74.19% 的省份二级公立药费均值有所下降，其中下降较多的省份为山西、辽宁、内蒙古，在药费均值上升的省份中，无省份上升比例超过 20%，二级公立药费控制情况较好（图 3-2-1-26，图 3-2-1-27）。

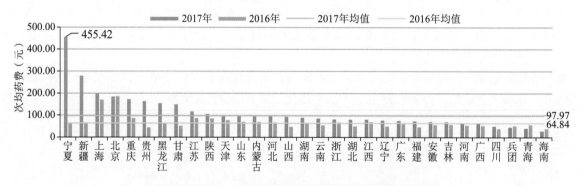

图 3-2-1-26　2017 年各省非留观患者次均药品费用情况

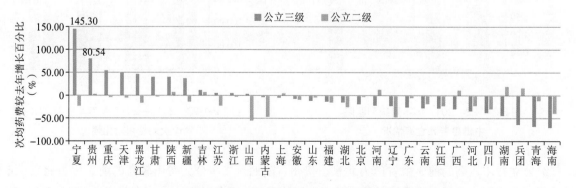

图 3-2-1-27　2016—2017 年各省非留观患者次均药品费用对比情况

（3）非留观患者次均检验检查费用

2017 年全国急诊非留观患者的次均检验检查费用中，委属委管医院略高于三级公立、二级公立医院，三级公立、二级公立和民营医院差别不大，与 2016 年相比，三级公立、二级公立均低于 2016 年的平均水平，与药费趋势均较为一致（图 3-2-1-28）。

次均检验检查费各省差异不大，三级公立最高的前 3 个省份为新疆、北京、天津，二级公立最高的省份为新疆兵团、宁夏、上海。与 2016 年的各省份情况相比，三级公立 58.06% 的省份检验检查费均值下降，其中下降较多的为海南、兵团、青海，与药费下降较多的省份相同，上升比例超过 20% 的省份占 12.9%，其中最高为新疆。二级公立 54.84% 的省份均值下降，其中下降较多的省份为海南、天津、黑龙江，在上升的省份中，上升超过 20% 的省份占 22.58%，上升较多的省份为内蒙古、新疆兵团、青海。二级医院的检验检查费在西部医疗水平相对薄弱的地区出现上升趋势，考虑可能与近年来西部的二级医院在国家支援建设的过程中业务发展较快，能够开展的检验检查项目增多相关（图 3-2-1-29，图 3-2-1-30）。

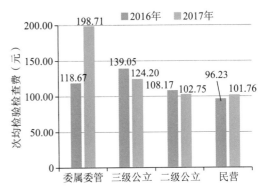

图 3-2-1-28　2016—2017 年不同级别医院非留观患者次均检验检查费对比情况

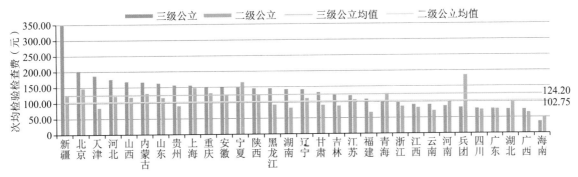

图 3-2-1-29　2017 年各省份医院非留观患者次均检验检查费情况

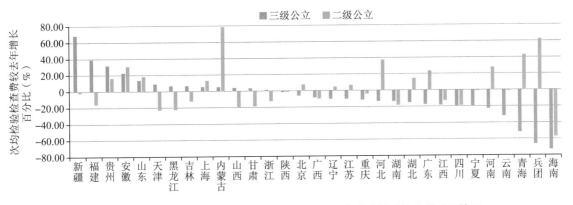

图 3-2-1-30　2016—2017 年各省份医院非留观患者次均检验检查费对比情况

二、问题分析及工作重点

根据本次调查分析，我国急诊专业医疗质量在以下几方面已经有了较为明显的进步：

1. 急诊分级工作得到全面普及。自 2015 年开始进行全国医疗质量抽样调查，推行分级工作后，在连续 4 年的过程中，分级工作的开展率逐年上升，本次调查抽样医院的分级数据填报率已达到 100%。说明质控工作对于推动急诊医疗质量安全起到非常大的作用。

2. 急诊信息电子化取得进展。一直以来，急诊信息电子化的不足是急诊医疗质量安全控制较为严重的短板。在过去的调研中，无法直接在电子系统抓取数据是一大问题，而今年首次采集了急诊就诊疾病谱的指标数据，结果显示，部分医疗机构已经能够实现自动抓取诊断信息，急诊电子病历系统已经得到了一定程度的发展。但不可否认的是，后续任务依然艰巨。

3. 在逐渐开展单病种质控的过程中，提高了该病种的医疗质量安全水平。2016年对急性心肌梗死急诊相关质量进行了质控后，急性心梗血管再通时间窗在急诊环节真正达到了绿色通道的效果。2017年开展了对中毒相关指标的调查，可看到中毒这一最具急诊特色的疾病在全国的救治成功率均较高，且在各级医院间有较好的均质性。

同时，仍然需要重点从以下几方面持续改进：

1. 继续推进急诊质控电子化进程，工作重点放在急诊分诊信息以及抢救室监护信息的电子化，使急诊最重要功能区域的数据可以实现信息系统直接获取，制定出更适合急诊病情的科学决策体系。

2. 继续深化急诊就诊病种调查。本次报告首次收集了急诊就诊疾病谱，对我国急诊就诊的疾病类型进行了初步的汇总和分析，在此基础上，质控工作需要进一步深化病种相关信息的采集，并结合年龄、地区、季节对疾病谱进行分析，进一步指导急诊建设工作重点，保障急诊医疗质量安全。

3. 继续加强民营医疗机构急诊能力建设。近年来，设置急诊科的民营医院在抢救能力和硬件设备方面仍在继续提高，接诊量有了较大提升，且费用控制相对合理。但医疗资源仍未得到充分利用。建议进一步整合医疗资源，切实加强民营医院质量监管，继续增加民营医院急诊科纳入质量管理体系的力度，稳步提高民营医院急救诊疗水平和服务能力。

4. 继续紧密关注医改相关政策。质控工作的方向要紧密结合医疗政策，尤其是医改引起的相关变化，医改工作和医疗质控工作始终互为风向标、指挥棒。本次抽样调查显示，急诊费用相关数据与医改政策紧密相关，下一步，急诊质控工作将进一步调研医改工作的成效，为深化医改提出更为有建设性的意见。

5. 加强西藏的急诊质控建设。西藏作为唯一一个未建立省级急诊质控中心的省份，在今年的质控数据调研中无数据上报，但西藏作为医疗水平相对薄弱的地区，更需要提高医疗质量安全水平。将更多西藏医院急诊科纳入急诊质量管理体系，帮助西藏建立省级质控中心，逐步提高西藏医院急救诊疗水平和医疗质量安全，将是国家急诊质控中心在未来几年的工作重点之一。

第二节 麻醉专业

一、麻醉专业质控工作概况

国家卫生健康委员会麻醉专业质量控制中心（以下简称国家麻醉质控中心）于2011年正式成立。

2018年6月3日西藏自治区麻醉与手术室质量控制中心在西藏拉萨正式成立。至此，我国大陆地区的31个省/自治区/直辖市均已成立省级麻醉质控中心，省一级的麻醉质控组织架构基本完成。在过去的1年中，国家麻醉质控中心一方面继续通过网络直播的形式，将麻醉质控相关知识和讯息直接送到基层一线，并组织了多场次"临床麻醉质量管理"专题网络会议；另一方面，组织省级麻醉质控中心间相互调研，促进省级麻醉质控中心互相学习，共同提高省级麻醉质控中心的工作水平。

二、麻醉专业质量安全情况分析

（一）本次抽样医院数据填报情况

本年度首次将专科医院纳入调查，共有6555家医疗机构确认了医院信息并反馈有麻醉专业，为更全面了解全国各级各类医疗机构麻醉质量安全现状和质量控制情况提供了良好的数据基础。参与本次调查的综合医院被分为委属委管、三级公立、三级民营、二级公立、二级民营共5大类，专科医院被分为三级儿童专科、二级儿童专科、三级肿瘤专科、二级肿瘤专科等18大类（图3-2-2-1）。

因本次参与调查的医疗机构较多，除依据数据完整度、可信度等对各级、各类医院进行数据筛选外，还参照公立综合医院二次抽样方案（见本部分第一章第二节），根据地区代表性、数据完整度等对公立综合医院进行了二次抽样。经数据筛选和二次抽样，最终纳入分析样本的医疗机构共4686家，具体组成见图3-2-2-1。在省际比较时，因各省份填报数据的民营综合医院及专科医院数量差异较大，故仅对公立综合医院进行比较（跨省比较时的三级公立综合医院包含了该省的委属委管综合医院）。本报告将主要通过：①2017年全国5大类综合医院以及各省份公立综合医院之间麻醉质控指标的横向对比，以及与既往调查数据的纵向比较，反映目前我国综合医院麻醉专业质量安全现状及存在的问题；②2017年全国18大类专科医院麻醉质控指标的横向对比，反映目前我国专科医院麻醉专业质量安全现状及存在的问题。

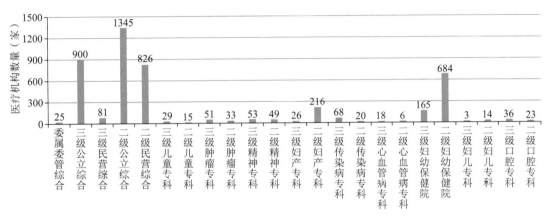

图 3-2-2-1　纳入分析样本的各类医疗机构数量

（二）综合医院麻醉结构质量分析

1. 麻醉医师工作负荷

除了麻醉科医患比（在本调查中以人均年麻醉例次数表示）外，在今年的调查中，首次采集了各医院手术科室（包括外科、妇产科和五官科）固定在岗本院医师人数以及手术室外麻醉总例次数，以便更全面的展示麻醉医师的工作负荷情况。样本中各类综合医院及各省份公立综合医院手术科室/麻醉科固定在岗本院医师人数比、人均年麻醉例次数及手术室外麻醉占比情况见图3-2-2-2～图3-2-2-7（使用地图展示各省份数据时，新疆数据为新疆维吾尔自治区及新疆生产建设兵团纳入二次抽样样本的综合结果）。

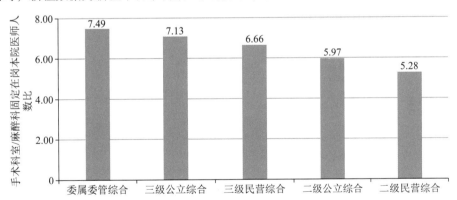

图 3-2-2-2　各类综合医院手术科室/麻醉科固定在岗本院医师人数比

与过去3年数据相比，各级综合医院的麻醉医师人均年麻醉例次数均较往年有所增加，委属委管综合医院和三级公立综合医院的麻醉医师人均年麻醉例次数、手术医师/麻醉医师比相对最高。手术室外麻醉比例则民营综合医院明显高于公立综合医院。

2. 麻醉科危重患者比例

在本次调查中，仍将美国麻醉医师协会（ASA）分级3级至5级的患者定义为危重患者。各类医院危重患者平均比例见图3-2-2-8，各省份公立综合医院危重患者平均比例见图3-2-2-9。

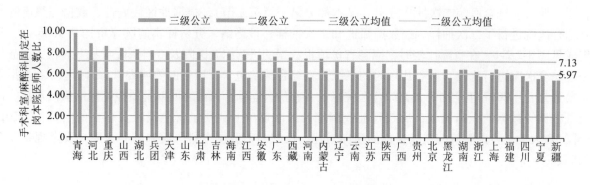

图3-2-2-3　各省份公立综合医院手术科室/麻醉科固定在岗本院医师人数比

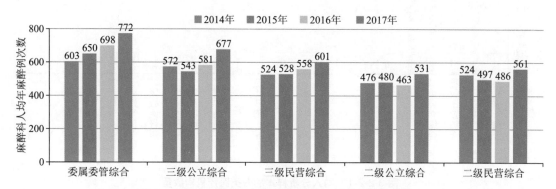

图3-2-2-4　各类综合医院麻醉科人均年麻醉例次数

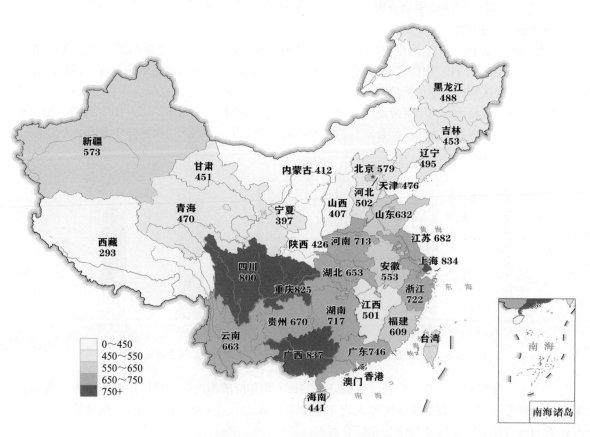

注：图中数据不含我国港、澳、台地区。

图3-2-2-5　各省份公立综合医院麻醉科人均年麻醉例次数

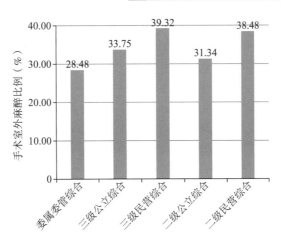

图 3-2-2-6 各类医院手术室外麻醉比例

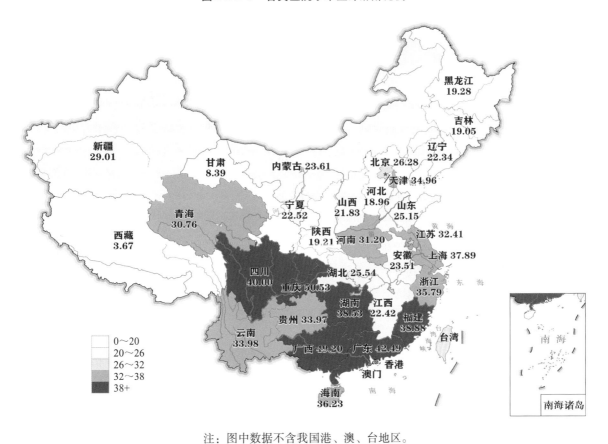

注：图中数据不含我国港、澳、台地区。

图 3-2-2-7 各省份公立综合医院手术室外麻醉比例（%）

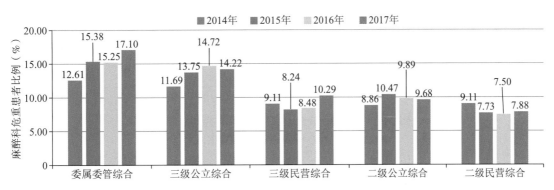

图 3-2-2-8 各类综合医院麻醉科危重患者平均比例

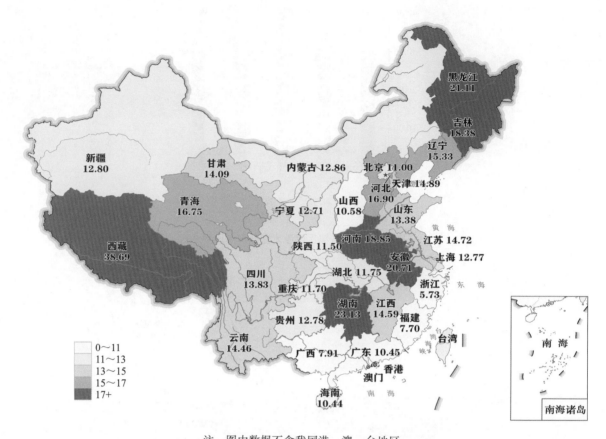

注：图中数据不含我国港、澳、台地区。

图 3-2-2-9　各省（自治区、直辖市）公立综合医院麻醉科危重患者平均比例（%）

各类综合医院的危重患者平均比例与过去 3 年相比变化不大，仍表现为公立综合医院收治了更多接受手术与麻醉的危重症患者，尤其是委属委管综合医院和三级公立综合医院。按省份排序，麻醉科危重患者平均比例最高的为西藏，最低的为浙江，此结果可能与非插管全麻等非危重患者麻醉开展较多且纳入数据采集范围有关。

3. 急诊非择期麻醉比例

各类综合医院急诊非择期麻醉平均占比见图 3-2-2-10，各省份公立综合医院急诊非择期麻醉平均占比见图 3-2-2-11。

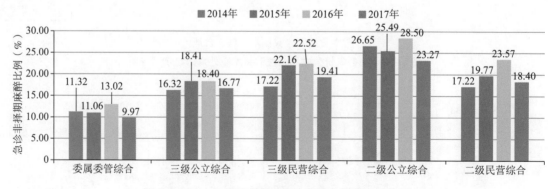

图 3-2-2-10　各类综合医院平均急诊非择期麻醉比例

综合医院急诊平均非择期麻醉比例总体趋势仍表现为随着医院等级下降，急诊非择期麻醉比例逐渐升高。各类综合医院 2017 年度数据均较前 3 年数据有一定程度下降，其中二级综合医院下降最为明显。按省份排序，急诊非择期麻醉比例最高的为西藏，最低的为上海。

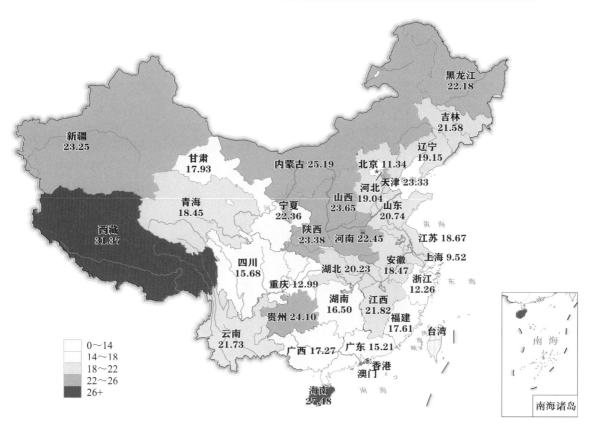

注：图中数据不含我国港、澳、台地区。

图 3-2-2-11　各省（自治区、直辖市）公立综合医院平均急诊非择期麻醉比例（%）

4. 各类麻醉方式比例

2017 年各类综合医院各类麻醉方式平均比例见图 3-2-2-12，各类麻醉方式各省份（自治区、直辖市）平均比例见图 3-2-2-13。

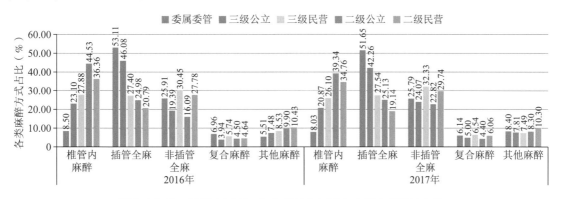

图 3-2-2-12　2016 及 2017 年各类综合医院各麻醉方式平均占比

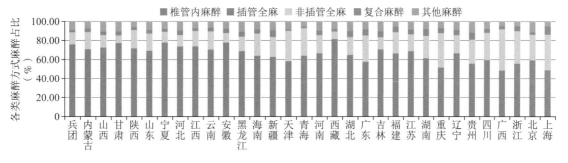

图 3-2-2-13　各省份（自治区、直辖市）公立综合医院各类麻醉方式占比

椎管内麻醉、插管全麻和非插管全麻仍然是排在前3位的麻醉方式，其中，椎管内麻醉各类综合医院占比均有所下降，非插管全麻占比均有所升高，也体现出舒适化的需求在麻醉工作中占比的增加。不同类型综合医院各类麻醉方式的分布特点与前3年基本一致，即随着医院级别的提高，椎管内麻醉比例逐渐下降，插管全麻比例逐渐升高；同级别民营医院与公立医院相比较，非插管全麻比例明显偏高。按省份排序，椎管内麻醉占比最高的为内蒙古，最低的为上海；插管全麻占比最高的为西藏，最低的为广西；非插管全麻占比最高的为广西，最低的为西藏。

5. 术中自体血输注率

各类综合医院平均术中自体血输注率见图3-2-2-14，各省份公立综合医院术中自体血输注率见图3-2-2-15。

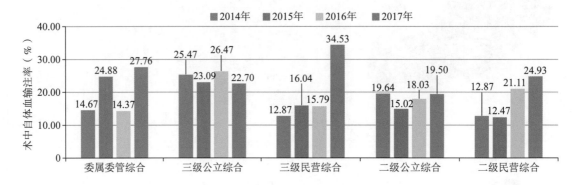

图 3-2-2-14　各类综合医院术中自体血平均输注率

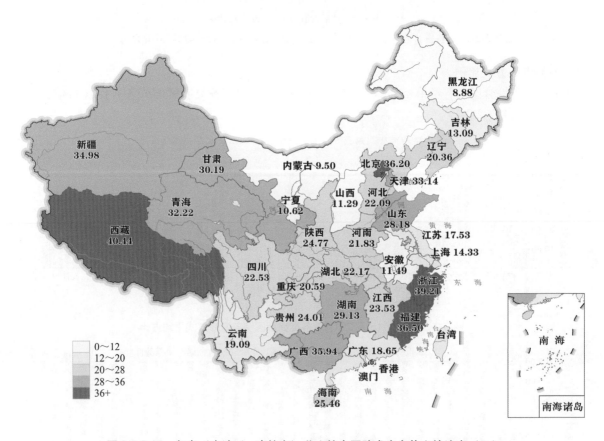

图 3-2-2-15　各省（自治区、直辖市）公立综合医院术中自体血输注率（%）

与2016年抽样数据反映的情况相比，除三级公立综合医院外，其他类型综合医院的术中自体血输注率有了不同程度的升高。按省份排序，术中自体血输注率最高的为西藏，最低的为内蒙古。

（三）综合医院麻醉过程质量分析

1. 麻醉后监测治疗室（post-anesthesia care unit，PACU）相关指标

本年度抽样调查新增了恢复室入室测量体温人数一项，将入室低体温率的分母由全部转入 PACU 患者数改为入室测量体温患者数，可以更真实的反映那些没有 100% 测量患者入室体温医院的低体温发生情况。各类综合医院 PACU 转出平均延迟率及入室平均低体温率见图 3-2-2-16 及图 3-2-2-17。因公立综合医院未填报相关数据的医院较多（30% ~40%），故不进行各省份之间的比较。

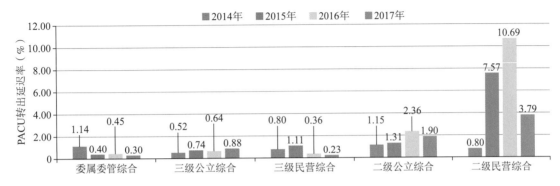

图 3-2-2-16　各类综合医院 PACU 转出平均延迟率

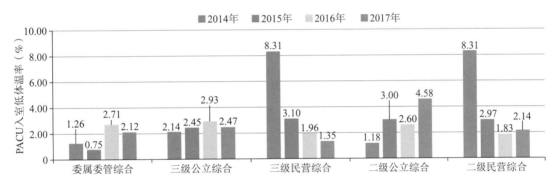

图 3-2-2-17　各类综合医院 PACU 入室平均低体温率

PACU 转出延迟率，除三级公立综合医院略有升高外，其余类型的综合医院均有所下降。二级民营综合医院明显偏高，考虑与部分医院的 PACU 政策要求相关。入室低体温率二级综合医院有不同程度的升高，三级综合医院则有不同程度的下降。

2. 麻醉开始后手术取消率、非计划转入 ICU 率及非计划二次插管率

各类综合医院平均麻醉开始后手术取消率、平均非计划转入 ICU 率、平均非计划二次插管率见图 3-2-2-18 ~ 图 3-2-2-20。各省份公立综合医院平均麻醉开始后手术取消率、平均非计划二次插管率见图 3-2-2-21 及图 3-2-2-22。因超过 40% 的二级公立综合医院未填报平均非计划转入 ICU 率数据，故不进行各省份之间的比较。

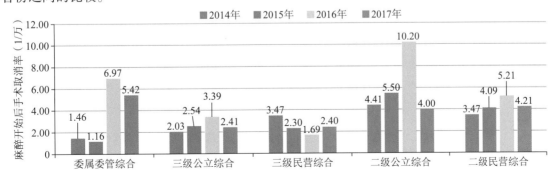

图 3-2-2-18　各类综合医院平均麻醉开始后手术取消率

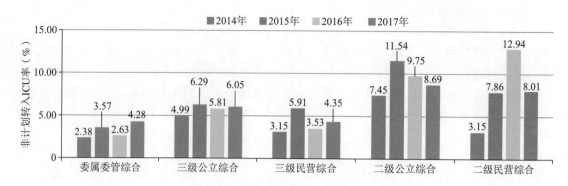

图 3-2-2-19　各类综合医院平均非计划转入 ICU 率

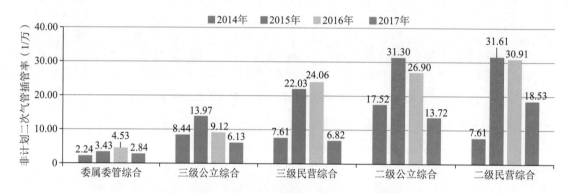

图 3-2-2-20　各类综合医院平均非计划二次气管插管率

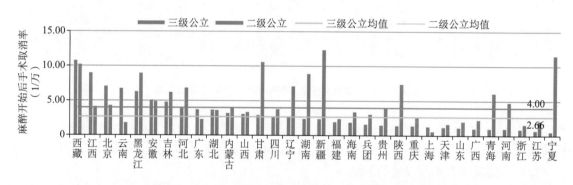

图 3-2-2-21　各省份公立综合医院平均麻醉开始后手术取消率

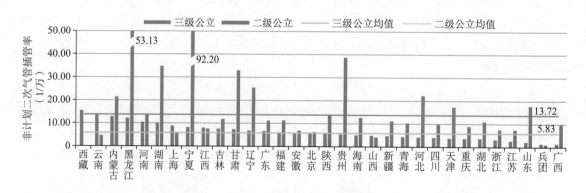

图 3-2-2-22　各省（自治区、直辖市）公立综合医院平均非计划二次插管率

　　除三级民营医院外，其余各类医院平均麻醉开始后手术取消率较 2016 年均有不同程度的下降。按省份排序，三级公立综合医院麻醉开始后手术取消率最高的地区为西藏，最低的为宁夏；二级公立综合

医院麻醉开始后手术取消率最高的地区为新疆，最低的为上海。

与2016年相比，三级综合医院非计划转入ICU率有不同程度的升高，二级综合医院有不同程度的下降，按医院类型从低到高依次为委属委管综合医院、三级民营综合医院、三级公立综合医院、二级民营综合医院和二级公立综合医院。

与2016年相比，非计划二次插管率各类型综合医院均有不同程度的下降，按综合医院类型排序无变化。按省份排序，三级公立综合医院平均非计划二次插管率最高的地区为西藏，最低的为广西；二级公立医院最高的地区为宁夏，最低的为西藏。

（四）综合医院结局质量分析

1. 麻醉开始后24小时内死亡率和麻醉开始后24小时内心跳骤停率

各类综合医院麻醉开始后24小时内平均死亡率和麻醉开始后24小时内平均心跳骤停率见图3-2-2-23及图3-2-2-24；各省份公立综合医院麻醉开始后24小时内平均死亡率和麻醉开始后24小时内平均心跳骤停率见图3-2-2-25及图3-2-2-26。

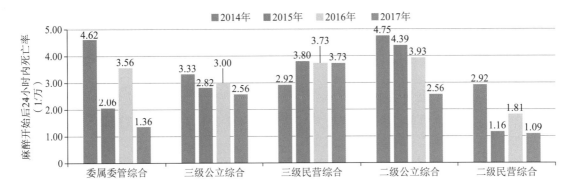

图 3-2-2-23　各类综合医院麻醉开始后24小时内平均死亡率

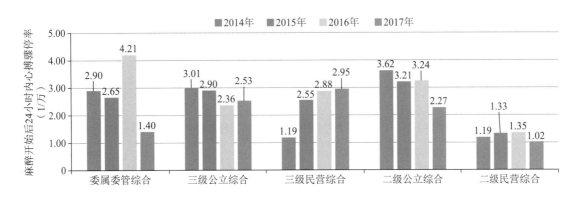

图 3-2-2-24　各类综合医院麻醉开始后24小时内平均心跳骤停率

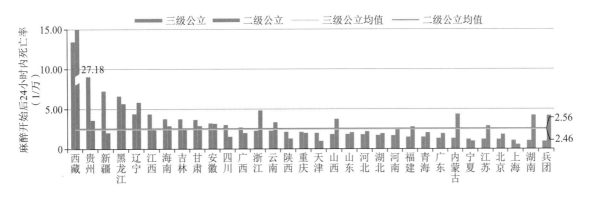

图 3-2-2-25　各省（自治区、直辖市）公立综合医院麻醉开始后24小时内平均死亡率

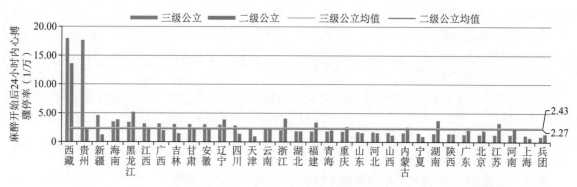

图 3-2-2-26　各省（自治区、直辖市）公立综合医院麻醉开始后 24 小时内平均心跳骤停率

与 2016 年数据相比，三级公立综合医院的心跳骤停率略有升高，三级民营综合医院的死亡率和心跳骤停率基本持平，其他类型综合医院的死亡率和心跳骤停率均呈现不同程度的下降。三级公立综合医院麻醉后 24 小时内平均死亡率最高的为西藏，最低的为新疆兵团；二级公立综合医院麻醉后 24 小时内平均死亡率最高的地区为西藏，最低的为上海；三级公立综合医院麻醉后 24 小时内平均心跳骤停率最高的地区为西藏，最低的为新疆兵团；二级公立综合医院麻醉后 24 小时内平均心跳骤停率最高的地区为西藏，最低的为上海。

2. 麻醉期间严重过敏反应发生率

各类综合医院麻醉期间严重过敏反应平均发生率见图 3-2-2-27，各省份（直辖市、自治区）公立综合医院麻醉期间严重过敏反应平均发生率见图 3-2-2-28。

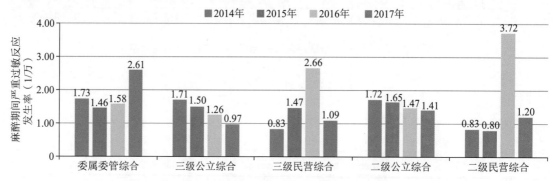

图 3-2-2-27　各类综合医院麻醉期间严重过敏反应平均发生率

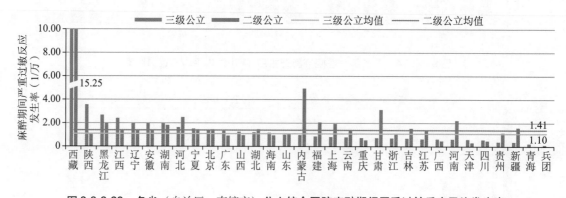

图 3-2-2-28　各省（自治区、直辖市）公立综合医院麻醉期间严重过敏反应平均发生率

与 2016 年的数据相比，民营综合医院的严重过敏率大幅下降，三级公立综合医院与二级公立综合医院的严重过敏率略有下降，委属委管综合医院有较大幅度升高。按省份排序，三级公立综合医院麻醉期间严重过敏反应平均发生率最高的地区为西藏，最低的为新疆兵团；二级公立综合医院麻醉期间严重过敏反应平均发生率最高的地区为西藏，最低的为青海与新疆兵团（均为 0）。

3. 椎管内麻醉后严重神经并发症发生率

各类综合医院椎管内麻醉后严重神经并发症平均发生率见图 3-2-2-29,各省份公立综合医院椎管内麻醉后严重神经并发症平均发生率见图 3-2-2-30。

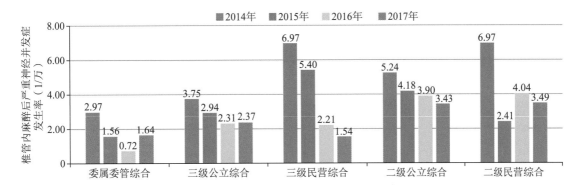

图 3-2-2-29 各类综合医院椎管内麻醉后严重神经并发症平均发生率

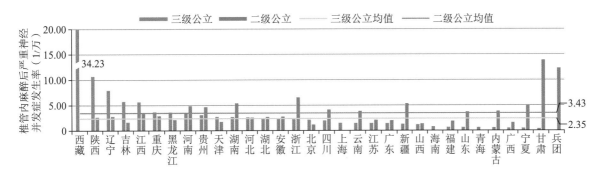

图 3-2-2-30 各省（自治区、直辖市）公立综合医院椎管内麻醉后严重神经并发症平均发生率

与 2016 年相比,委属委管综合医院椎管内麻醉后严重并发症发生率略有升高,三级公立综合医院基本持平,其他类型综合医院出现不同程度的下降。在各类医院之间,三级综合医院低于二级综合医院。三级公立综合医院椎管内麻醉后严重神经并发症发生率最高的地区为西藏,最低的为新疆兵团（为 0）;二级公立综合医院椎管内麻醉后严重神经并发症发生率最高的地区为甘肃,最低的为西藏、上海、青海及海南（均为 0）。

4. 中心静脉穿刺严重并发症发生率

各类综合医院中心静脉穿刺严重并发症平均发生率见图 3-2-2-31,因二级公立综合医院有接近 40% 的医院未有效填报该数据,故不进行各省份之间的比较。

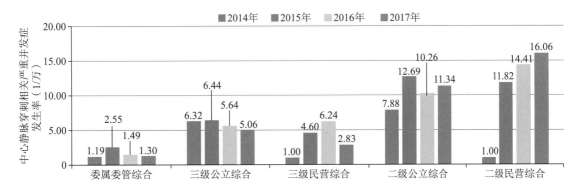

图 3-2-2-31 各类综合医院中心静脉穿刺严重并发症平均发生率

从委属委管综合医院、三级民营综合医院、三级公立综合医院、二级公立综合医院到二级民营综合医院，中心静脉穿刺严重并发症发生率逐渐升高。与2016年数据相比，三级综合医院均有所下降，而二级综合医院均有所升高。

5. 全麻气管插管拔管后声音嘶哑发生率

各类综合医院全麻气管插管拔管后声音嘶哑平均发生率见图3-2-2-32，各省份公立综合医院全麻气管插管拔管后声音嘶哑平均发生率见图3-2-2-33。

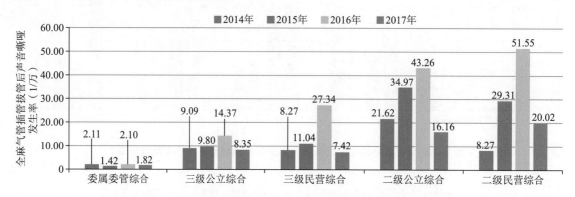

图 3-2-2-32　各类综合医院全麻气管插管拔管后声音嘶哑平均发生率

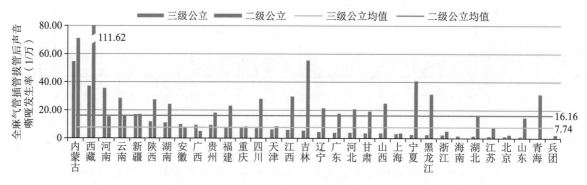

图 3-2-2-33　各省份公立综合医院全麻气管插管拔管后声音嘶哑平均发生率

从委属委管医院、三级民营医院、三级公立医院、二级公立医院到二级民营医院，全麻气管插管拔管后声音嘶哑发生率逐渐升高。与2016年数据相比，各类型综合医院均呈现不同程度的下降。三级公立综合医院全麻气管插管拔管后声音嘶哑发生率最高的地区为内蒙古，最低的为青海及新疆兵团（均为0）；二级公立医院全麻气管插管拔管后声音嘶哑发生率最高的地区为西藏，最低的为海南（为0）。

6. 麻醉后新发昏迷发生率

各类综合医院麻醉后新发昏迷平均发生率见图3-2-2-34，各省份公立综合医院麻醉后新发昏迷平均发生率见图3-2-2-35。

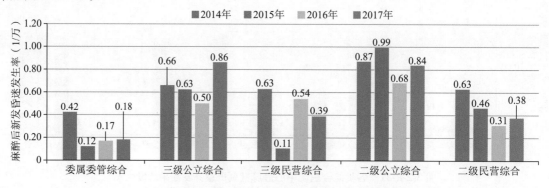

图 3-2-2-34　各类综合医院麻醉后新发昏迷平均发生率

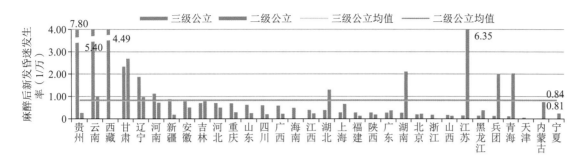

图 3-2-2-35　各省份公立综合医院麻醉后新发昏迷平均发生率

根据近 4 年的抽样调查情况，各类综合医院麻醉后新发昏迷发生率呈现出在较低水平波动的情况。按省份排序，三级公立综合医院（含委属委管医院）麻醉后新发昏迷发生率最高的地区为贵州，最低的为内蒙古及宁夏（均为 0）；二级公立综合医院麻醉后新发昏迷发生率最高的地区为江苏，最低的为西藏、海南、浙江和天津（均为 0）。

（五）专科医院麻醉质量分析

本次调查中，麻醉专业质量指标数据上报首次将专科医院纳入。由于部分类型专科医院数量较少，仅当该类型有数据专科医院数≤1 所时，才不展示该类型专科医院的相关数据。展示各类专科医院数据时，还将列入公立综合医院数据便于对比。

1. 结构质量分析

各类专科医院结构质量相关指标见图 3-2-2-36 ~ 图 3-2-2-44。

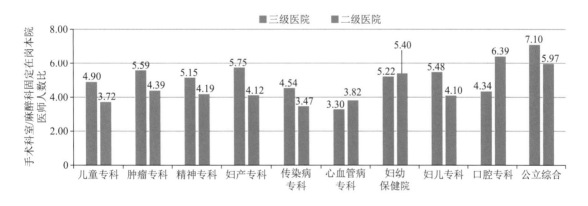

图 3-2-2-36　各类专科医院手术科室/麻醉科固定在岗本院医师人数比

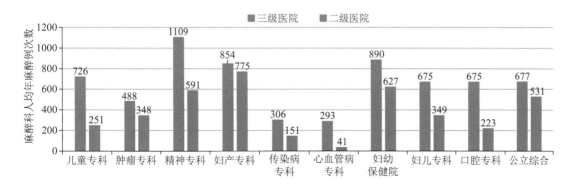

图 3-2-2-37　各类专科医院麻醉科人均年麻醉例次数

299

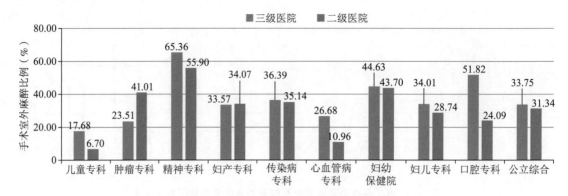

图 3-2-2-38 各类医院手术室外麻醉比例

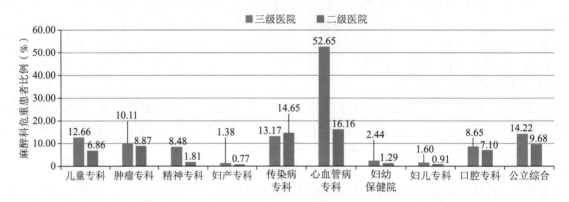

图 3-2-2-39 各类专科医院麻醉科危重患者平均比例

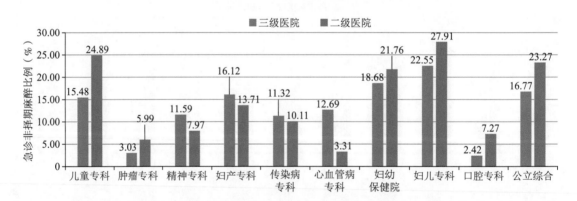

图 3-2-2-40 各类专科医院麻醉科平均急诊非择期麻醉比例

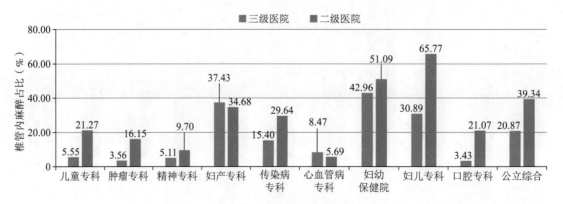

图 3-2-2-41 各类专科医院椎管内麻醉平均占比

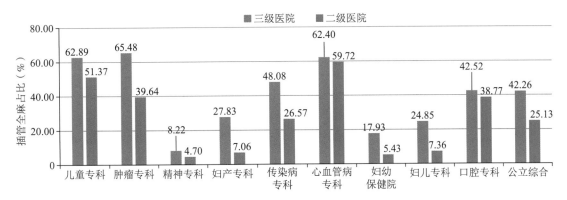

图 3-2-2-42　各类专科医院插管全麻平均占比

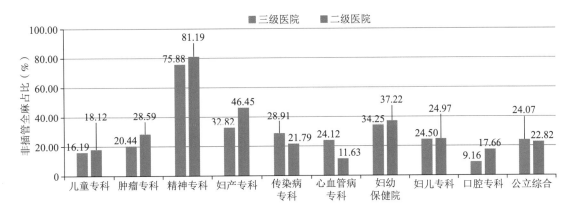

图 3-2-2-43　各类专科医院非插管全麻平均占比

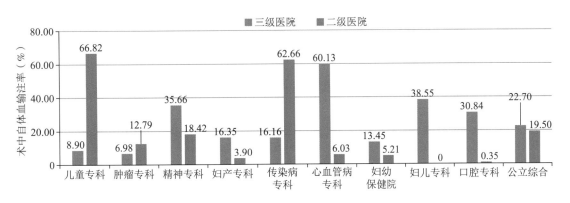

图 3-2-2-44　各类专科医院术中自体血平均输注率

　　纵观各项结构指标并与同级别公立综合医院相比较，儿童专科医院的多数结构指标与同级别公立综合医院类似，麻醉方式上以插管全麻为主；肿瘤专科医院的多数结构指标也与公立综合医院较为类似，但急诊非择期麻醉比例和自体血输注率明显低于同级别公立综合医院；精神专科医院的麻醉主要以手术室外麻醉为主，麻醉方式上以非插管全麻为主，三级精神专科医院的人均年麻醉例次数是各类型医院中最多的；传染病专科医院的多数结构指标与同级别公立综合医院类似，人均年麻醉例次数相对较低；心血管病专科医院，尤其是三级心血管病专科医院的危重患者占比明显高于其他类型综合与专科医院，急诊非择期麻醉占比相对偏低，麻醉方式上也是以插管全麻为主；口腔专科医院中三级和二级有较大差异，麻醉方式上以插管全麻为主；妇产、妇儿以及妇幼保健院的结构指标表现类似，人均年麻醉例次数相对较高，急诊非择期麻醉比例在专科医院中相对较高，麻醉方式上椎管内麻醉和非插管全麻占比较大。

2. 过程质量分析

　　各类专科医院过程质量相关指标见图 3-2-2-45 ~ 图 3-2-2-49。

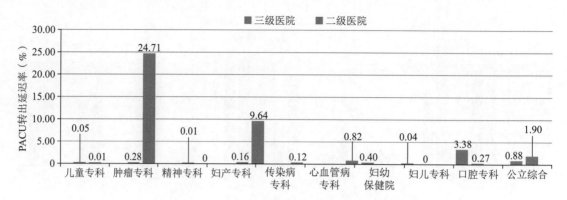

图 3-2-2-45　各类专科医院 PACU 转出平均延迟率

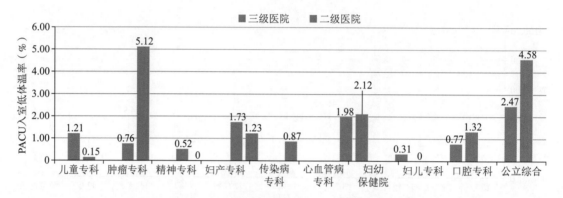

图 3-2-2-46　各类专科医院 PACU 入室平均低体温率

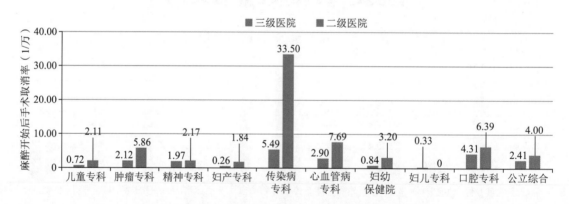

图 3-2-2-47　各类专科医院平均麻醉开始后手术取消率

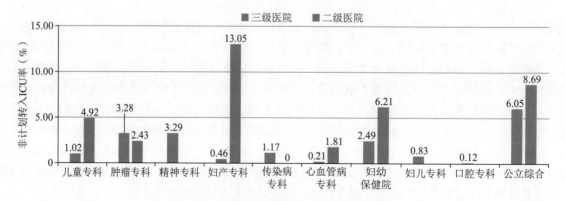

图 3-2-2-48　各类专科医院平均非计划转入 ICU 率

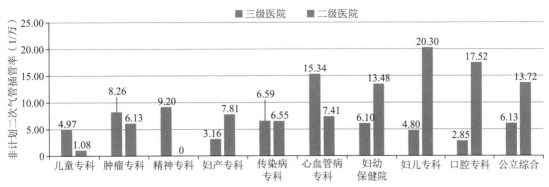

图 3-2-2-49　各类专科医院平均非计划二次气管插管率

过程指标中，二级肿瘤专科医院、二级妇产专科医院的 PACU 转出延迟率明显较高，考虑与二级医院的 PACU 政策相关；PACU 入室低体温率大多数类型专科医院低于同等级公立综合医院；非计划类过程指标部分，二级传染病专科医院的麻醉开始后手术取消率最高，二级妇产专科医院的非计划转入 ICU 率最高，二级妇儿专科医院和二级口腔专科医院排在非计划二次插管率前 2 位。

3. 结局质量分析

各类专科医院结局质量相关指标见图 3-2-2-50 ~ 图 3-2-2-56。

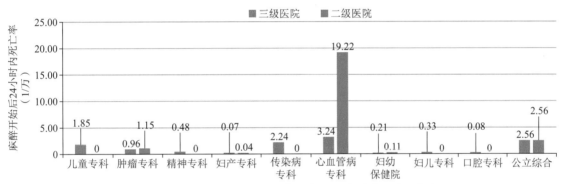

图 3-2-2-50　各类专科医院麻醉开始后 24 小时内平均死亡率

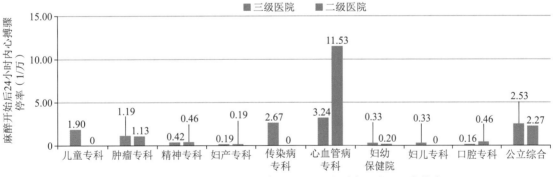

图 3-2-2-51　各类专科医院麻醉开始后 24 小时内平均心跳骤停率

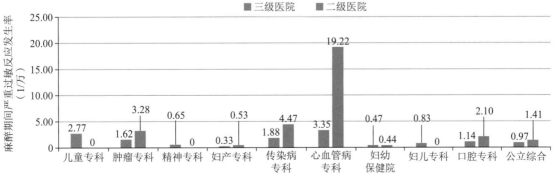

图 3-2-2-52　各类专科医院麻醉期间严重过敏反应平均发生率（1/万）

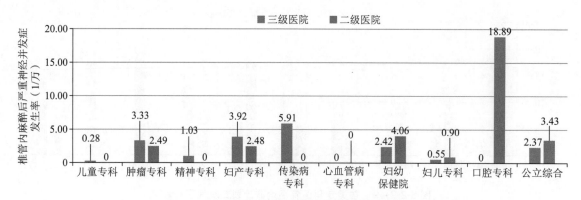

图 3-2-2-53　各类专科医院椎管内麻醉后严重神经并发症平均发生率

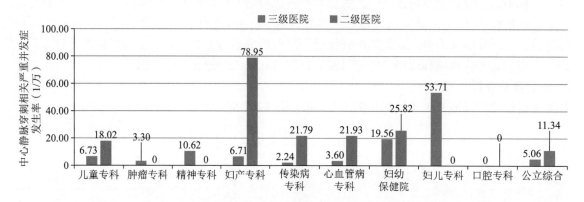

图 3-2-2-54　各类专科医院中心静脉穿刺严重并发症平均发生率

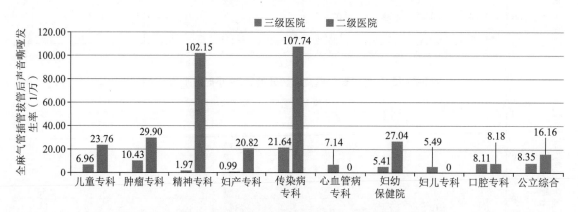

图 3-2-2-55　各类专科医院全麻气管插管拔管后声音嘶哑平均发生率（1/万）

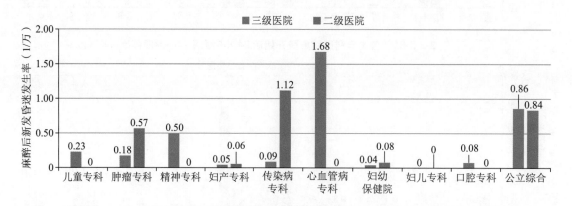

图 3-2-2-56　各类专科医院麻醉后新发昏迷平均发生率

麻醉开始后 24 小时内死亡率以及麻醉开始后 24 小时内心跳骤停率最高的专科医院类型均为二级心血管病专科医院，与患者病种及技术力量相对薄弱相关（与三级心血管病专科医院相比）；麻醉期间严重过敏发生率最高的专科医院类型为二级心血管病专科医院；椎管内麻醉严重神经并发症率最高的为二级口腔专科医院；中心静脉穿刺严重穿刺并发症发生率最高的为二级妇产专科医院；全麻气管插管拔管后声音嘶哑发生率最高的为二级传染病专科医院和二级肿瘤专科医院；麻醉后新发昏迷发生率最高的为三级心血管病专科医院。

三、问题分析及工作重点

（一）问题分析

1. 麻醉质控认知水平逐步提升，专科医院仍有欠缺

2017 年调查的医院首次覆盖了综合医院以及全部种类的专科医院，首次得到了专科医院麻醉科质量安全现状的数据。与之前 3 年的麻醉质控数据相比较，综合医院各项质控指标的反馈情况均有一定程度的改善，在数据填报过程中，对于指标定义的咨询比例也有所下降。新调查的专科医院麻醉质控指标整体反馈率相对较差，部分指标结果难以解释，可能很大程度上由于相关填报人员对麻醉质控指标的定义理解存在一定偏差造成。

2. 麻醉专业结构质控指标反映的问题及分析

2017 年结构指标填报信息显示：

（1）综合医院级别越高，麻醉医师的人均年麻醉例次数越高，手术科室/麻醉科固定在岗本院医师人数比越高，同时疑难危重患者的比例也越高。患者仍更多选择前往委属委管综合医院、三级公立综合医院就医，从而导致了委属委管综合医院、三级公立综合医院的麻醉医师普遍处于过负荷劳动的状态。

（2）儿童专科医院、精神专科医院、妇产专科医院、妇幼保健院以及妇儿专科医院的麻醉医师人均年麻醉例次数高于相应级别的综合医院水平，但手术科室/麻醉科固定在岗本院医师人数比低于相应级别的综合医院，根据这些专科医院的非插管全麻比例高于相应级别的综合医院，提示这些医院的麻醉种类以短小手术麻醉和舒适化医疗操作为主。而肿瘤专科医院和心血管病专科医院的趋势则正好相反，提示这些专科医院的麻醉种类以肿瘤根治性切除术、心脏大血管手术等复杂手术为主。

3. 麻醉专业过程质控指标反映的问题及分析

过程质控指标填报率虽较往年有一定改善，但仍处于较低水平。2017 年过程质控指标主要反映出以下几方面情况：

（1）麻醉开始后手术取消率、非计划转入 ICU 率及非计划二次插管率 3 个过程指标在各类综合医院的分布趋势与 2016 年大致一致，但具体数值有一定程度的波动。

（2）虽然加入了新的数据采集项目，但 PACU 相关的 2 个过程指标填报率仍在本次调查的 17 项指标排名中垫底。因此需要尽快将 PACU 工作纳入麻醉专业质控工作范畴，各级各类医院尤其是基层医院应注意加强 PACU 质控数据的收集。

（3）新纳入调查范围的专科医院此部分数据反馈程度较差，需加强对专科医院麻醉医师 17 项麻醉质控指标的宣贯工作。PACU 的两项过程指标及麻醉后手术取消和非计划转入 ICU 率，均呈现出多数专科医院数据水平低于对应级别综合医院的结果。

必须再次强调的是：麻醉质控工作中对于过程质控指标的关注，不应当止步于指标本身。在获取过程指标后，下一步应当研究导致该事件发生的相关因素是否与麻醉管理相关，从而在制度或流程上进行预防。通过 Plan（计划）、Do（执行）、Check（检查）和 Act（行动）的质控循环，实现对麻醉质量的持续改进。

4. 麻醉专业结局质控指标反映的问题及分析

与前 3 年的调查结果相比，综合医院结局指标整体水平大致相当，结局指标总体仍呈现出从大型中心综合医院向基层综合医院逐步升高的趋势。因手术类型不同，除部分结局指标在个别类型专科医院略高于综合医院，其他结局指标与同等级公立综合医院相比略低或持平，主要存在以下几个方面的问题：

（1）部分结局指标存在随时间波动的情况，需要建立起规范的术后随访制度来保证结局质控指标真实规范收集，避免因随访力度不一造成数据指标不能准确反映临床质量安全情况。

（2）对于麻醉后 24 小时内死亡率、麻醉后 24 小时内心跳骤停率、麻醉后新发昏迷发生率等指标，还需要进一步研究导致该事件发生的原因与麻醉管理的相关程度，通过 PDCA 的质控循环，从而在制度上能够加以预防。

（3）与麻醉管理相关性更强的麻醉期间严重过敏反应发生率、椎管内麻醉后严重神经并发症发生率、中心静脉穿刺严重并发症发生率、全麻气管插管拔管后声音嘶哑发生率等指标，还应继续注意指标采集是否严格遵循相关定义标准，尤其是新纳入调查的医院。

（二）工作重点

1. 继续推动麻醉质控数据的收集，并有针对性的开展质控指标的修订工作

下一步应当注意加强《麻醉专业医疗质量控制指标》在专科医院的宣贯工作。同时，对于已经开始采集指标的综合医院，需要强调《麻醉专业医疗质量控制指标》的意义不仅在指标本身，还需要充分挖掘这些指标背后的影响因素，引入 PDCA 质控循环，提高麻醉质量，保证患者围术期安全。同时，本次调查中新引入手术科室/麻醉科固定在岗本院医师人数比和手术外麻醉占比等指标，调整 PACU 低体温发生率分母为入 PACU 测量体温人数等，都是为了寻找更加全面、真实反映麻醉质量安全现状的质控指标。

2. 规范质控指标采集过程，推动信息化质控指标采集填报

要加强省级麻醉质控中心对基层麻醉质控工作的指导，完善 PACU 患者信息记录系统、不良事件上报和麻醉术后随访机制、规范各基层综合医院的 ASA 分级、麻醉方式分类方法，提高麻醉质控指标填写的准确性。基层综合医院手术麻醉信息系统要留下便于统计质控指标的输出端口，以提高质控数据的准确性、连续性和可溯源性，减少质控数据上报的工作压力。

3. 继续加强省级麻醉质控的麻醉质量管理工作

本次调查结果中，西藏的部分质控指标数据在分省统计中表现较差，提示新成立的西藏麻醉质控中心任重道远。国家麻醉质控中心将进一步组织省级麻醉质控中心的相互调研，切实推进省级麻醉质控中心工作的开展，全面推进麻醉质控工作。

第三节 呼 吸 专 业

2017 年国家呼吸学科医疗质量控制中心（以下简称"中心"）完成了《国家呼吸疾病医疗质量控制中心 2017 年度质控工作报告》，并举办了中心专家组会议，对呼吸内科 5 种代表性疾病（社区获得性肺炎、支气管哮喘、慢性阻塞性肺病、肺血栓栓塞症、急性呼吸窘迫综合征）及 4 种代表性技术（可弯曲支气管镜检查技术、肺功能检查技术、有创机械通气治疗技术、多导睡眠图监测技术）的质控指标及上报数据进行汇报与讨论。并以国家重点研发计划项目"慢阻肺预防、诊断和治疗分级质控体系建设及效果评价研究"为依托，开展慢性阻塞性肺病的全国基线调查及北京地区慢阻肺试点研究。在质控管理方面进一步完善呼吸与危重症医学培训体系，完成了 2 批学员培训及部分基地评选。

一、呼吸内科专业质量安全情况分析

本次调查以呼吸专业质控指标为基础，在国家医疗质量管理与控制信息网（www.ncis.cn），采用网络年度抽样调查的形式进行。共收集 6530 家医院数据，根据纳入标准及数据质量最终共采纳覆盖全国 30 个省（直辖市、自治区）的 1976 家医院数据，其中，委属委管医院 22 家，三级公立医院 830 家（不包括委属委管医院），三级民营医院 59 家，二级公立医院 863 家，二级民营医院 202 家（具体各省分布见图 3-2-3-1）。此次调查覆盖面广，医院类型全面，能较为充分地反映我国呼吸内科专业的基本医疗质量情况。

分析各省数据时，三级综合包括委属委管医院、三级公立医院及三级民营医院；二级综合包括二级公立医院及二级民营医院。

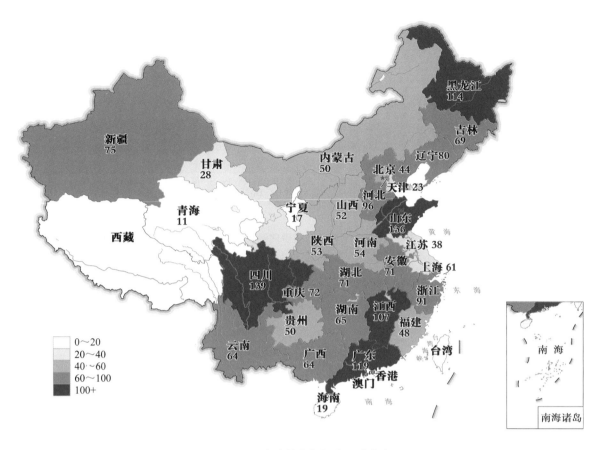

图 3-2-3-1　各省份参与调查医院分布图

（一）医院运行管理类指标

1. 呼吸专业设置床位数

（1）呼吸科床位数

本次纳入抽样的 1976 家医院，共计床位数 107 147 张，院均呼吸科床位数 54.22 张，较 2016 年（53.94 张）略有增加（图 3-2-3-2，图 3-2-3-3）。

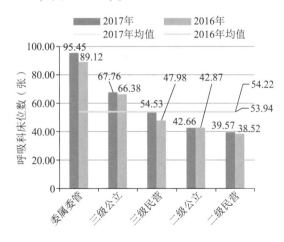

注：三级公立医院数据不包括委属委管医院数据，下同。

图 3-2-3-2　2016—2017 年不同类别医院呼吸科院均床位数

（2）呼吸科 ICU 床位数

本次调查 1976 家医院中 1208 家医院（61.13%）设有呼吸科监护室，院均床位数 4.16 张。其中委属委管 22 家（100%），三级公立 565 家（68.07%），三级民营 33 家（55.93%），二级公立 474 家

（54.92%），二级民营114家（56.44%）（图3-2-3-4，图3-2-3-5）。

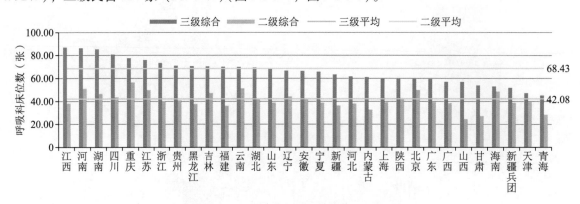

图 3-2-3-3　2017 年各省份医院呼吸科院均床位数

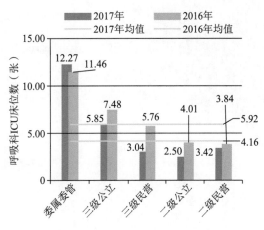

图 3-2-3-4　2016—2017 年不同类别
医院呼吸科 ICU 床位数

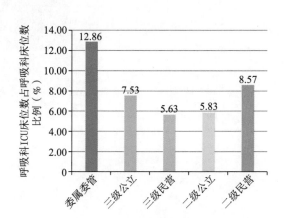

图 3-2-3-5　2017 年不同类别医院呼吸科
ICU 床位数占呼吸科床位数比例

2. 治疗质量

（1）住院死亡率

本次调查中有 1768 家医院填报该项数据，2017 年度呼吸内科总死亡人数 40 938 人，同期住院患者 3 610 711 人，院均住院患者死亡率 1.13%，较 2016 年（1.20%）略有下降（图3-2-3-6，图3-2-3-7）。

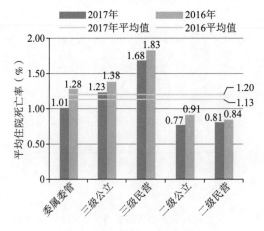

图 3-2-3-6　2016—2017 年不同级别医院呼吸科年平均住院死亡率

（2）平均住院日

本次调查中有 1954 家医院填报该项数据，结果显示呼吸内科患者平均住院日中位数为 9.30 天，较 2016 年（9.80 天）略有下降（图3-2-3-8，图3-2-3-9）。

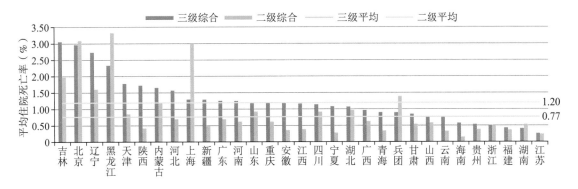

图 3-2-3-7　2017 年各省份医院呼吸科年平均住院死亡率

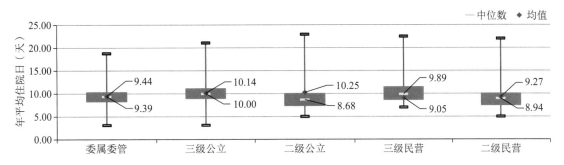

图 3-2-3-8　2017 年不同级别医院呼吸科平均住院日

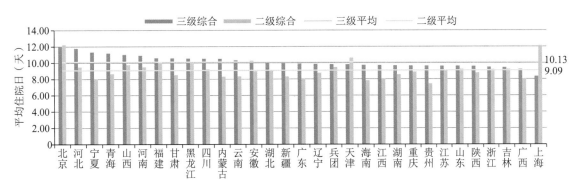

图 3-2-3-9　2017 年各省份综合医院呼吸科平均住院日

（二）呼吸专业指定病种的医疗质量现状分析

本次仅选择其中 4 个病种（社区获得性肺炎、支气管哮喘、慢性阻塞性肺病、肺血栓栓塞症）及支气管镜检查的质控数据进行分析。

1. 社区获得性肺炎医疗质量指标评估

对全国 958 家医院 2017 年收治的共 371 264 名出院第一诊断为社区获得性肺炎（CAP）的成人患者进行统计［ICD-10 编码（北京版临床版 6.01）：J12.0、J12.1、J12.2、J12.9、J13xx、J14xx、J15.0、J15.1、J15.2、J15.3、J15.4、J15.5、J15.6、J15.7、J15.8、J15.9、J16.0、J18.0、J18.1、J18.2、J18.8、J18.9］。

（1）住院期间留取血或呼吸道标本进行病原学检查情况

2017 年全国医院 CAP 住院期间留取血或呼吸道标本进行病原学检查率平均为 87.76%，较 2016 年有所提高。其中三级医院 91.50% 高于二级医院 78.79%，二级医院地区间差别较大（图 3-2-3-10，图 3-2-3-11）。

（2）CAP 住院患者平均 ICU 入住率

受调查的医院中共 588 家设置了 ICU。2017 年全国 CAP 住院患者平均 ICU 入住率为 4.12%，高于 2016 年的 3.82%，其中三级医院为 4.32%，高于二级医院（3.63%）（图 3-2-3-12）。

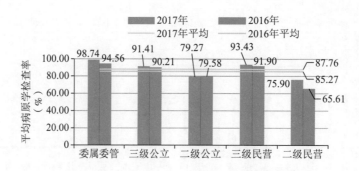

图 3-2-3-10 2016—2017 年 CAP 病原学检查率比较

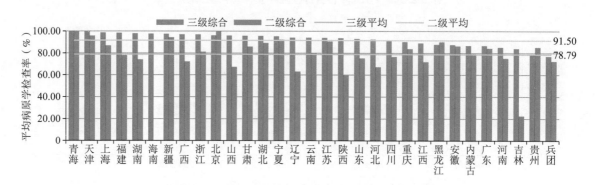

图 3-2-3-11 2017 年各省份 CAP 住院患者病原学检查率

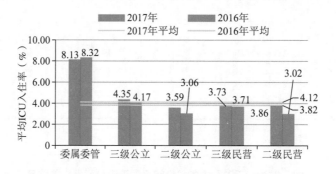

图 3-2-3-12 2016—2017 年 CAP 患者 ICU 入住率比较

（3）CAP 平均住院费用

2017 年全国 CAP 住院患者平均住院费用中位数为 7306.86 元，高于 2016 年的 7000.00 元，其中三级医院 8870.06 元，高于二级医院的 5430.05 元（图 3-2-3-13）。

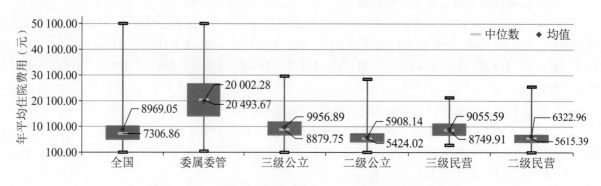

图 3-2-3-13 2017 年不同级别医院 CAP 平均住院费用箱线图

（4）CAP 患者平均住院死亡率

2017 年全国 CAP 住院患者平均住院死亡率为 1.05%，其中三级医院为 1.19%，高于二级医院的 0.72%（图 3-2-3-14，图 3-2-3-15）。

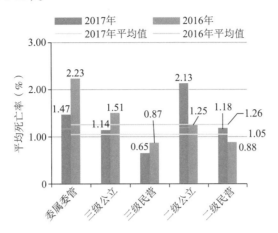

图 3-2-3-14　2016—2017 年 CAP 平均住院死亡率比较

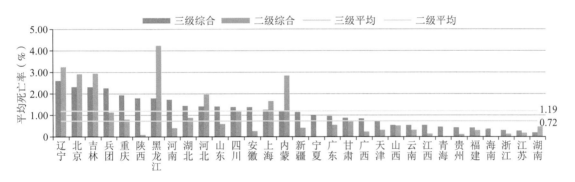

图 3-2-3-15　2017 年各省份 CAP 住院患者死亡率

（5）问题分析

2017 年我国 CAP 住院患者的平均住院花费、平均住院死亡率均呈现三级医院尤其是委属委管医院高于二级医院的趋势，这与三级医院尤其是委属委管医院的 CAP 住院患者平均 ICU 入住率及住院死亡率更高相符，该趋势与 2016 年相符，提示三级综合医院尤其是委属委管医院承担着收治病情较重或较复杂的 CAP 患者的任务，一定程度上是分级诊疗制度推进的体现，同时也需考虑二级医院是否存在收治 CAP 患者时未能严格把握入院指征的可能；此外全国三级综合医院尤其是委属委管医院住院 CAP 病原检查率普遍高于二级医院，且二级地区差异大，提示三级医院尤其是委属委管医院病原学检查技术较完善，临床医师相对更能掌握 CAP 规范的诊疗常规，相应的三级综合医院也承担着收治病情较重或较复杂的 CAP 患者的任务。

2. 慢性阻塞性肺病医疗质量指标评估

（1）我国慢性阻塞性肺病住院患者诊治关键过程质控情况

1）住院慢性阻塞性肺病患者总体分布

全国共抽样调查 1154 家医院 609 130 例出院第一诊断为慢性阻塞性肺病的成人住院患者（ICD10 编码包括：J44.0、J44.1、J44.9），院均 528 例/家，院均慢阻肺住院患者数较 2016 年（460 例/家）有所增加（表 3-2-3-1）。

2）住院慢性阻塞性肺病患者无创机械通气治疗率

2017 年抽样医院慢性阻塞性肺病住院患者出院操作中包含无创机械通气（ICD 编码 93.90001、93.90002、93.90003、93.90004、93.91001）的平均治疗率为 16.70%，较 2016 年（17.76%）有所下降（图 3-2-3-16，图 3-2-3-17）。

表 3-2-3-1　不同级别医院慢阻肺住院患者人数分布

医院级别	医院数（个）	慢阻肺住院总人数（例）	院均慢阻肺住院人数（例）
全国	1154	609 130	528
三级综合	564	366 881	650
委属委管	13	5392	415
三级公立	529	345 903	654
三级民营	35	15 586	445
二级综合	590	242 249	411
二级公立	478	206 349	432
二级民营	112	35 900	321

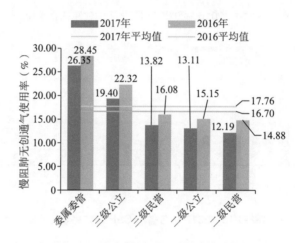

图 3-2-3-16　2016—2017 年不同级别医院慢性阻塞性肺病住院患者无创机械通气使用率

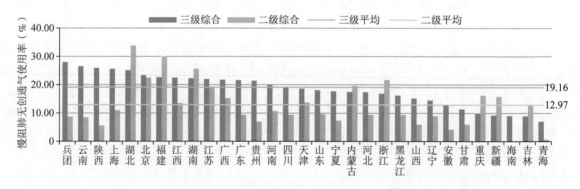

图 3-2-3-17　2017 年各省份慢性阻塞性肺病住院患者无创机械通气使用率

3）住院慢性阻塞性肺病患者有创机械通气治疗率

2017 年抽样医院慢性阻塞性肺病住院患者出院操作包含有创机械通气（ICD 编码包括 96.71001、96.72001）的治疗率平均值为 2.87%，较 2016 年（3.95%）有所下降（图 3-2-3-18，图 3-2-3-19）。

（2）我国慢性阻塞性肺病住院患者诊治关键结局质控情况

1）慢阻肺住院患者有创机械通气死亡率

本次全国范围抽样 1154 家医院数据显示全国慢性阻塞性肺病住院患者有创机械通气平均死亡率为 13.01%；其中三级医院为 12.80%，二级医院为 13.57%（图 3-2-3-20，图 3-2-3-21）。

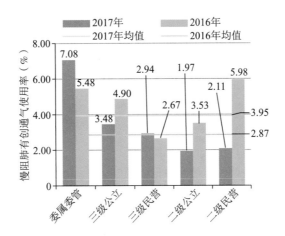

图 3-2-3-18　2016—2017 年不同级别医院慢性阻塞性肺病住院患者有创机械通气使用率

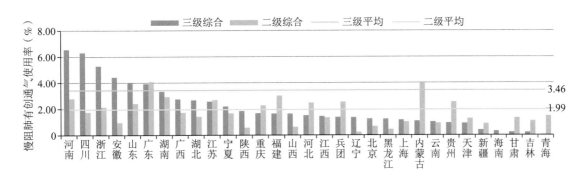

图 3-2-3-19　2017 年各省份慢性阻塞性肺病住院患者有创机械通气使用率

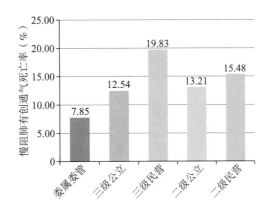

图 3-2-3-20　2017 年不同级别医院慢性阻塞性肺病住院患者有创机械通气死亡率

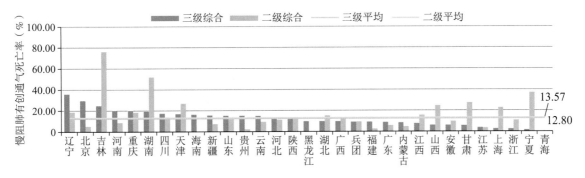

图 3-2-3-21　2017 年各省份慢性阻塞性肺病住院患者有创机械通气死亡率

2）慢性阻塞性肺疾病住院患者死亡人数占呼吸科总死亡人数比例

本次全国范围抽样1154家医院数据显示，全国慢性阻塞性肺病住院患者死亡人数占呼吸科总死亡人数比例的平均值为9.13%；其中三级医院为9.07%，二级医院为9.29%（图3-2-3-22，图3-2-3-23）。

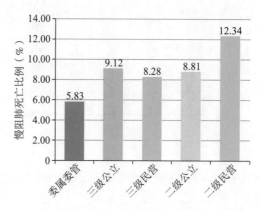

图3-2-3-22 2017年不同级别医院慢性阻塞性肺病住院患者
死亡人数占呼吸科总死亡人数比例

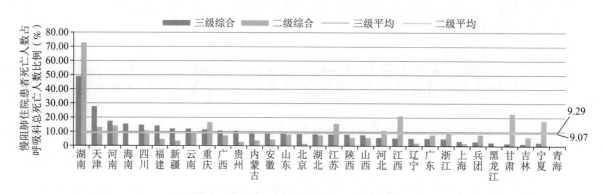

图3-2-3-23 2017年不同省份慢性阻塞性肺病住院患者死亡人数占呼吸科总死亡人数比例

（3）问题分析

整体上来看三级医院高于二级医院，公立医院高于民营医院，符合病情较重的患者集中于公立三级医院的现状。慢性阻塞性肺病住院患者有创机械通气治疗率本年度较上一年度下降，各级别医院中，委属委管医院的有创机械通气慢阻肺比例升高明显，三级医院慢性阻塞性肺疾病患者有创机械通气死亡率低于二级医院，公立医院低于民营医院，委属委管医院最低。提示可能随着分级诊疗的推行，危重患者更多的集中于委属委管医院。另外三级民营医院较上一年度略有升高，提示民营医院接受重症慢阻肺患者的能力稳定。

3. 支气管哮喘医疗质量指标评估

（1）我国支气管哮喘住院患者诊治过程关键环节的质控情况

1）住院支气管哮喘患者例数

共调查全国1135家医院支气管哮喘住院患者102 141例出院第一诊断为支气管哮喘（ICD编码10包含J45.0、J45.1、J45.9、J46xx）的成人住院患者。支气管哮喘年平均出院人数三级医院为117例/家，二级医院为63例/家（表3-2-3-2）。

2）支气管哮喘住院患者应用无创机械通气治疗比例

2017年抽样医院支气管哮喘住院患者出院操作中包含无创机械通气（ICD编码10包括93.90001、93.90002、93.90003、93.90004）治疗的平均比例为8.74%。其中全国三级医院为10.42%，二级医院为8.39%（图3-2-3-24，图3-2-3-25）。

表 3-2-3-2 全国不同级别医院支气管哮喘住院患者人数分布

医院级别	医院数（个）	哮喘住院总人数（例）	哮喘住院平均人数（例）
全国	1135	102 141	757
三级综合	569	66 331	117
委属委管	14	1937	138
三级公立	524	62 200	119
三级民营	31	2194	71
二级综合	566	35 810	63
二级公立	461	29 762	65
二级民营	105	6048	58

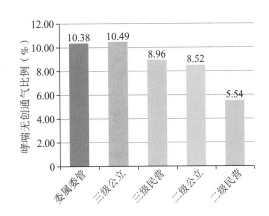

图 3-2-3-24 2017 年不同级别医院支气管哮喘住院患者应用无创机械通气治疗比例

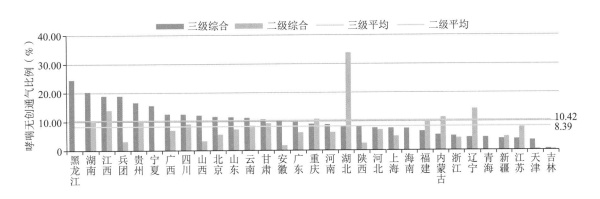

图 3-2-3-25 2017 年各省份支气管哮喘住院患者应用无创机械通气治疗比例

3）支气管哮喘住院患者应用有创机械通气治疗比例

2017 年抽样医院支气管哮喘住院患者出院操作包含有创机械通气（ICD 编码包括 96.71001、96.72001）的治疗平均比例为 2.06%。其中三级医院为 2.32%，二级医院为 2.22%（图 3-2-3-26，图 3-2-3-27）。

4）支气管哮喘住院患者应用雾化糖皮质激素治疗比例

2017 年抽样医院支气管哮喘住院患者应用雾化吸入糖皮质激素治疗平均比例为 86.91% 其中三级医院为 87.76%，二级医院为 85.33%（图 3-2-3-28，图 3-2-3-29）。

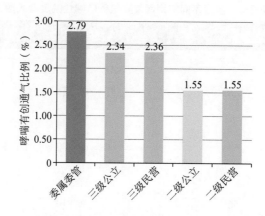

图 3-2-3-26　2017 年不同级别医院支气管哮喘住院患者应用有创机械通气治疗比例

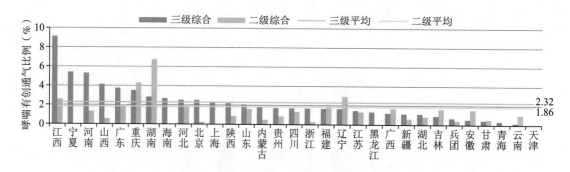

图 3-2-3-27　2017 年各省份支气管哮喘住院患者应用有创机械通气治疗比例

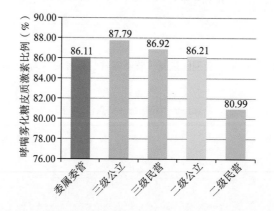

图 3-2-3-28　2017 年不同级别医院支气管哮喘住院患者应用雾化吸入糖皮质激素治疗比例

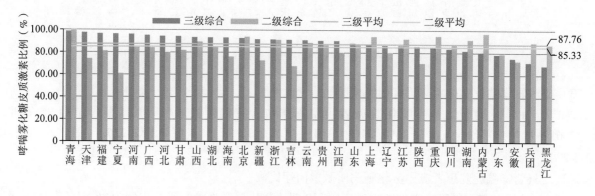

图 3-2-3-29　2017 年各省份支气管哮喘住院患者应用雾化吸入糖皮质激素治疗比例

（2）我国支气管哮喘住院患者诊治关键结果的质控情况

1）平均住院死亡率

全国 1135 家医院支气管哮喘住院患者平均住院死亡率为 0.34%。其中三级医院为 0.31%，二级医院为 0.39%（图 3-2-3-30，图 3-2-3-31）。

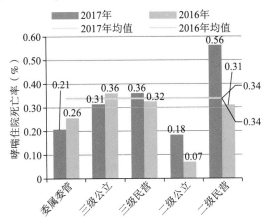

图 3-2-3-30 2017 年不同级别医院哮喘住院患者平均死亡率

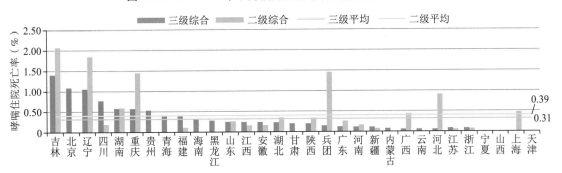

图 3-2-3-31 2017 年各省份支气管哮喘住院患者平均死亡率分布

（3）问题分析

2017 年度支气管哮喘住院患者死亡率较 2016 年度下降；但二级医院升高，所有民营医院均升高，提示二级医院和民营医院对危重哮喘的救治能力尚需进一步提高。过程指标中支气管哮喘住院患者中使用雾化吸入糖皮质激素治疗比例三级医院高于二级医院，公立医院高于民营医院，提示二级医院和民营医院对哮喘的诊治还需进一步规范化。

4. 肺栓塞医疗质量指标评估

本次调查选取全国 920 家医院的 15 590 例出院第一诊断为肺血栓栓塞症（ICD 编码为 I26.9）的成人住院患者数据进行分析（以下均统一简称为肺栓塞），范围覆盖我国 30 个省份二级、三级综合性医院（表 3-2-3-3）。

表 3-2-3-3 2017 年全国各级医院住院肺栓塞患者例数

医院级别	医院数（个）	全年住院肺栓塞患者总数（例）	院均住院肺栓塞患者数（例）
全国	920	15 590	16.95
二级综合	341	2390	7.01
二级公立	283	2035	7.19
二级民营	58	355	6.12
三级综合	579	13 200	22.80
委属委管	15	668	44.53
三级公立	527	12 284	23.31
三级民营	37	248	6.70

（1）CTPA检查率

数据显示，2017年肺栓塞住院患者行CTPA检查的平均比例为80.46%，与2016年（80.62%）基本持平（图3-2-3-32，图3-2-3-33）。

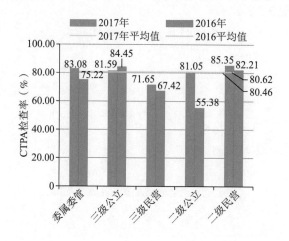

图3-2-3-32　2017年不同级别医院住院肺栓塞CTPA检查率

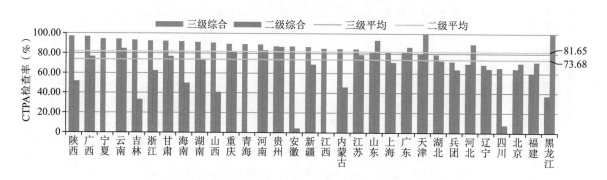

图3-2-3-33　2017年各省份住院肺栓塞CTPA检查率

（2）溶栓治疗率

2017年肺栓塞住院患者溶栓治疗的平均比例为10.86%，低于2016年（12.72%）（图3-2-3-34，图3-2-3-35）。

（3）住院期间抗凝治疗率

住院肺栓塞患者抗凝治疗的平均比例为90.45%（图3-2-3-36，图3-2-3-37）。

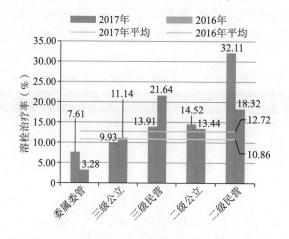

图3-2-3-34　2017年不同级别医院住院肺栓塞溶栓率

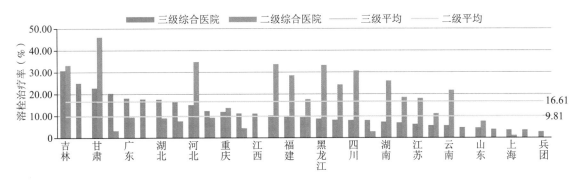

图 3-2-3-35　2017 年各省份住院肺栓塞溶栓率

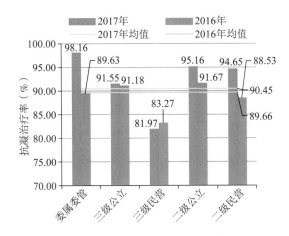

图 3-2-3-36　2017 年不同级别医院住院肺栓塞抗凝治疗率

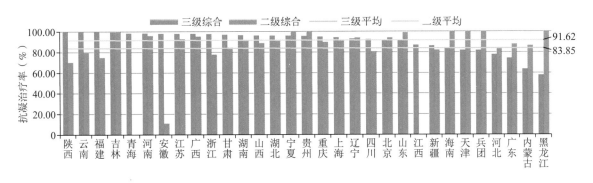

图 3-2-3-37　2017 年各省份医院住院肺栓塞抗凝治疗率

（4）肺栓塞平均住院日

2017 年肺栓塞住院患者平均住院日中位数为 12.00 天，比 2016 年（12.28 天）略缩短（图 3-2-3-38 ~ 图 3-2-3-40）。

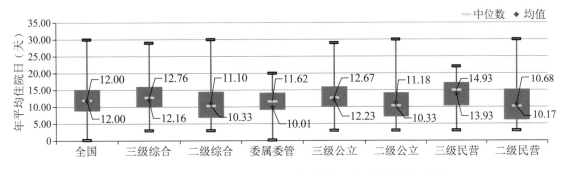

图 3-2-3-38　2017 年不同级别医院肺栓塞平均住院日四分位图

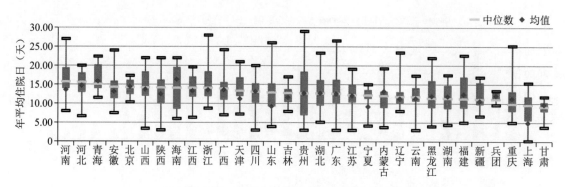

图 3-2-3-39　2017 年各省份三级医院肺栓塞平均住院日四分位图

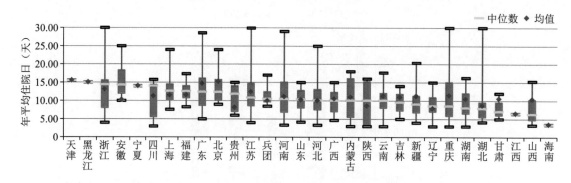

图 3-2-3-40　2017 年各省份二级医院肺栓塞平均住院日四分位图

（5）肺栓塞平均住院死亡率

2017 年肺栓塞住院患者平均住院死亡率为 2.49%，较 2016 年（3.69%）有所下降（图 3-2-3-41）。

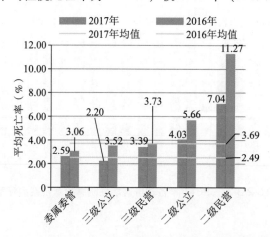

图 3-2-3-41　2017 年不同级别医院肺栓塞平均住院死亡率

（6）肺栓塞抗凝治疗严重出血比例

住院肺栓塞患者抗凝治疗严重出血比例平均为 0.49%（图 3-2-3-42）。

（7）肺栓塞死亡人数占呼吸科总死亡人数的比例

住院肺栓塞死亡人数占呼吸科总死亡人数的比例平均为 1.76%（图 3-2-3-43）。

（8）问题分析

本次调查数据显示肺栓塞年平均住院人数委属委管医院和三级公立医院明显多于三级民营综合和二级综合医院，与往年趋势相同，提示不同地区肺栓塞患者就医时均仍趋向于选择委属委管医院和三级公立医院。肺栓塞住院患者 CTPA 检查率方面，二级公立和三级民营医院较去年增加使得各级医院检查率差异不再显著，提示各级医院诊断能力的差别较以往有所改善。三级综合医院平均住院日、平均住院费用高于二级综合医院，但死亡率明显低于二级综合医院，提示三级综合医院诊治的患者更重、诊治能力更强。肺栓塞死亡人数占呼吸科总死亡人数的比率方面，委属委管医院及二级民营医院比率较其他级别医院偏高，提示危重肺栓塞患者是此级别医院危重患者中较常见的类群。二级公立医院的抗凝治疗比率较其他各级医院偏低，与此同时其抗凝治疗严重出血比率偏高，需进一步调查明确其内在原因。

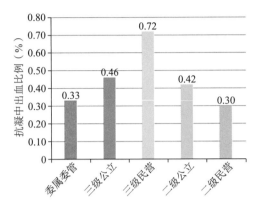

图 3-2-3-42　2017 年不同级别医院抗凝
治疗严重出血比例

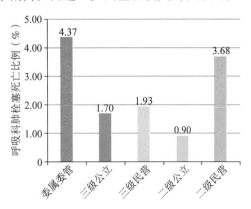

图 3-2-3-43　2017 年不同级别医院肺栓塞死亡
人数占呼吸科死亡人数比例

5. 支气管镜检查医疗质量指标评估

对全国 1123 家医院 2017 年收治的共 579 135 例支气管镜受检患者（包括住院及门诊患者）进行统计（采集依据：门诊患者根据登记本进行采集，住院患者采集出院操作中 ICD10 编码包含 32. 01003、32. 01004、33. 22001、33. 22002、33. 23002、33. 2400001、33. 24001、33. 2400101、33. 27004、33. 71001、33. 71002、33. 73001、33. 73002、33. 7800001、33. 78001、33. 7900001、33. 7900002、33. 7900003、33. 79001、33. 79002 的患者）。

（1）支气管镜检查术中恶性心律失常发生情况

2017 年抽样医院支气管镜检查术中恶性心律失常（ICD10 编码包括：I49. 0、I47. 2、I47. 2、I49. 0）发生率平均为 0.051%，其中三级医院为 0.043%，低于二级医院（0.122%）（图 3-2-3-44）。

（2）支气管镜检查操作相关大出血发生情况

2017 年全国医院支气管镜检查操作相关大出血（定义为由支气管镜诊断或治疗性操作所引起的下呼吸道单次出血量 ≥100ml 的急性大量出血）发生率平均 0.090%，其中三级医院为 0.085%，低于二级医院（0.138%）（图 3-2-3-45）。

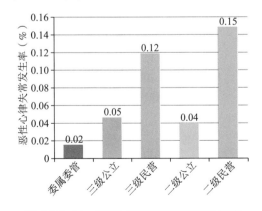

图 3-2-3-44　2017 年不同级别医院支气管
镜恶性心律失常发生率

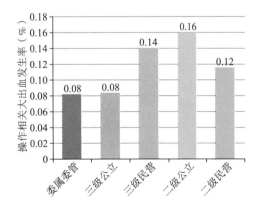

图 3-2-3-45　2017 年不同级别医院
支气管镜大出血发生率

（3）支气管镜检查术中休克发生情况

2017 年全国医院支气管镜检查术中休克（定义为出院诊断中包含操作中休克 T81.1）发生率平均为

0.013%，其中三级医院为0.014%，二级医院为0.009%（图3-2-3-46）。

（4）支气管镜检查操作相关大量气胸发生情况

2017年全国医院支气管镜检查操作相关大量气胸（出院诊断ICD编码包含J95.8、J94.8、J94.2、J93.0，且满足大量气胸标准）发生率平均0.050%，三级医院0.050%低于二级医院0.051%（图3-2-3-47）。

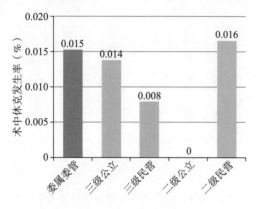

图3-2-3-46　2017年不同级别医院支气管镜休克发生率

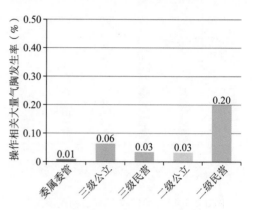

图3-2-3-47　2017年不同级别医院支气管镜大量气胸发生率

（5）支气管镜检查术中麻醉意外发生情况

2017年全国医院支气管镜检查术中麻醉意外（定义为出院诊断包含T88.5）发生率平均为0.011%，其中三级医院为0.011%、二级医院为0.005%（图3-2-3-48）。

（6）支气管镜检查操作相关死亡情况

2017年全国医院支气管镜检查操作相关死亡率平均为0.006%，其中三级医院为0.006%，低于二级医院（0.007%）（图3-2-3-49）。

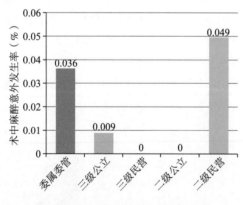

图3-2-3-48　2017年不同级别医院支气管镜麻醉意外发生率

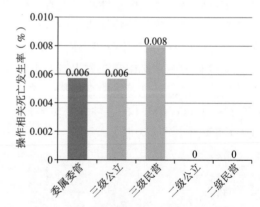

图3-2-3-49　2017年不同级别医院支气管镜相关死亡率

（6）问题分析

三级综合医院尤其是委属委管医院及三级公立医院支气管镜检查的例数多于二级医院，二级医院尤其是民营医院支气管镜相关并发症及死亡的发生率高于三级医院，与三级综合医院具备较完善的支气管镜检查硬件设施及具有较强支气管镜操作能力的技术团队相符。

二、问题分析及工作重点

（一）问题分析

1. 对质控工作认知程度较去年有所提高，但仍需进一步加强

国家呼吸质控中心在2018年进一步加强对呼吸专业涉及的医疗质量和安全的关键指标监测，通过对涉及本专业医疗质量的结构指标、过程指标、结果指标每个环节的监测，尤其是对重点病种诊疗过程质量的监测，发现问题及隐患，规范诊疗行为，进而为政府决策提供依据。

2. 仍存在优质资源及诊疗水平不均衡性强，同质化、标准化差的情况

此次质控数据注重结构化数据采集。通过分析发现优质资源明显集中于三级医院，尤其是委属委管医院，相应的，医院级别越高，医护人员压力越大，人员配备越紧缺的问题突出。整体而言，呼吸监护室设置率整体偏低，即便在委属委管医院，其呼吸监护室床位数与呼吸科床位数的比例仍处于较低的水平。而呼吸科疑难危重症患者较多，导致其救治能力不足的问题凸显；二级医院对于呼吸内科常见疾病的诊疗及常见技术的开展，较之前有所提高，但相对于三级医院仍存在一定差距。

3. 民营医疗机构建设有待加强

数据显示，民营医院的医疗资源未得到充分利用，在慢性呼吸系统病接诊方面还有较大提升空间。

（二）工作重点

1. 加强呼吸监护室建设、提高急危重症疾病的诊治能力

作为国家呼吸质控中心，一方面应进一步加强对医疗机构尤其是三级医院呼吸监护病房建设的引导，使三级医院能够更好的承担呼吸系统疾病急危重症患者的抢救任务。另一方面，应进一步落实转诊制度，督促二级医院的医疗水平的提高，减轻三级医院压力，更好地发挥三级医院在收治病情较重或较复杂呼吸系统疾病方面的优势。

2. 规范呼吸系统疾病诊疗流程，并有针对性的进行培训

制定切实可行的二级医院病原学检查技术标准及社区获得性肺炎、慢性阻塞性肺疾病、支气管哮喘及肺栓塞等疾病的诊治流程，加强对医疗机构尤其是二级医院临床医师 CAP、肺栓塞及慢性气道疾病诊疗常规的培训力度。针对基层医师，可通过信息化建设及规范化培训实现不同区域及不同层级医院对呼吸系统疾病的规范诊治。

3. 配合分级诊疗工作，分级分层指导

国家呼吸质控中心需在各省级呼吸质控中心配合下，进一步提高二级医院呼吸系统疾病整体医疗水平，并配合国家分级诊疗政策，适当引导患者就医转诊，使二级医院逐步承担起呼吸系统常见病的诊疗工作，减轻三级医院压力。民营医院在慢性呼吸系统疾病接诊诊治方面仍有较大提升空间，下一步需进一步整合医疗资源，适时引导并加强其质量监管，提高民营医院在慢性呼吸系统疾病的诊疗水平。

第四节　神经系统疾病专业

2018 年 3 月在原国家神经内科医疗质量控制中心工作基础上，吸纳融合神经外科、神经介入、神经重症、神经影像等多学科，筹建"国家神经系统疾病医疗质量控制中心"，挂靠在首都医科大学附属北京天坛医院。

该中心从国家层面上开展神经系统疾病多学科质控管理工作，包括：明确组织构架（图 3-2-4-1）；拟定质控目标和总体规划，开展全过程医疗质量提升和改进；拟定神经系统疾病和技术的相关制度、技

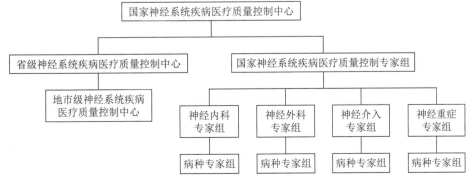

图 3-2-4-1　国家神经系统疾病医疗质量控制中心外部质控管理构架图

术文件、质控指标、标准和质量管理要求；整合和不断完善神经系统疾病的信息化质控工作，收集、分析和反馈相关医疗质量数据，发布全国质控报告；指导各省级质控中心有步骤地开展神经系统疾病的医疗质量控制工作；增加国际间同行、国家级与省级质控中心和其他专业质控中心的多层次工作交流，促进国家神经系统疾病质控工作的全面、深入和持久开展。

一、神经系统疾病专业医疗质量安全情况分析

本部分数据主要来源于医院质量监测系统（Hospital Quality Monitoring System，HQMS）和国家神经系统疾病医疗控制中心质控数据管理平台。

（一）脑梗死医疗质量安全情况分析

《2018 中国脑卒中防治报告》报道了中国卒中疾病负担情况，包括发病率、患病率、死亡率和伤残调整寿命年。"卒中高危人群筛查和干预项目"是国家重大公共卫生项目，由全国各省、自治区、直辖市卫生健康行政部门统筹管理，疾控机构、项目基地医院和基层医疗卫生单位的共同参与。项目已经开展 6 年，共投入财政资金 4 亿多元，覆盖全国 31 个省区市及新疆生产建设兵团的 300 余个项目筛查点，完成了近 800 万例人群的卒中危险因素筛查和干预任务。该项目公布了我国卒中发病率和患病率，结果显示中国 40~74 岁人群首次卒中标化发病率（按照我国 2010 年的人口年龄和性别构成进行标化）由 2002 年的 198/10 万上升到 2013 年的 379/10 万，平均每年增长 8.3%。40 岁及以上人群的卒中标化患病率由 2012 年的 1.89% 上升至 2016 年的 2.19%，并据此推算我国 40 岁及以上人群卒中现患人数达 1242 万。卒中死亡率的数据主要来自于《2017 中国卫生和计划生育统计年鉴》和《2018 中国卫生健康统计提要》，我国 2017 年城市居民卒中死亡率为 126.48/10 万，农村卒中死亡率为 157.00/10 万。2010—2017 年卒中死亡率趋势显示，城市居民卒中死亡率变化不明显，但农村居民卒中死亡率呈波动性上升趋势。根据第六次人口普查数据估算，2017 年我国约 196 万人死于卒中。卒中伤残调整寿命年是反映因卒中死亡损失的健康生命年和卒中伤残损失的健康生命年相结合的指标，是衡量卒中疾病负担的重要指标。GBD（全球疾病负担）数据显示，2005—2016 年我国缺血性卒中与出血性卒中的伤残调整寿命年均高于美英日等一些发达国家，并且缺血性卒中的伤残调整寿命年整体仍呈现明显上升态势。

卒中高危人群筛查和干预项目不仅分析统计人群的发病率和患病率，还对人群进行目标干预。2017 年该项目在全国 32 个省市自治区（含兵团）、201 家项目基地医院、327 个干预项目点，收集干预随访数据 645 621 例。经过清洗后纳入分析的数据共 423 603 例。结果显示，该人群随访时的卒中标准化患病率相比初次筛查时均有不同程度的增长。卒中低危人群占比从 67.58% 减少到 60.43%，高危人群（8 项危险因素中占比 3 项及以上者）从 13.05% 增长到 18.51%，中危人群占比从 16.17% 增长到 17.53%，卒中患者占比从 1.96% 增长到 2.23%，短暂性脑缺血发作（TIA）患者占比从 1.25% 增长到 1.30%。随访人群中已知患有高血压的人群中，用药率在筛查时为 43.42%，随访时用药率上升到 62.44%，有明显的提高；已知患病人群的整体控制率从 28.64% 上升到 49.24%；已知患病人群的用药控制率从 29.75% 上升到 49.29%。随访人群中已知患有糖尿病的人群，用药率在筛查时为 48.70%，随访时用药率上升到 51.46%，用药率有所提高；已知患病人群的整体控制率从 44.32% 上升到 53.06%；已知患病人群的用药控制率从 39.15% 上升到 47.30%。随访人群中已知患有血脂异常的人群，用药率在筛查时为 14.93%，随访时用药率为 13.80%，用药率稍有下降；已知患病人群的整体控制率从 32.22% 上升到 39.30%；已知患病人群的用药控制率从 34.41% 上升到 42.97%。

与既往文献与年鉴统计报道相似，中国脑卒中防治报告指出：我国 70% 卒中患者为脑梗死，且增长趋势与卒中整体趋势相当。因此我们将重点分析脑梗死单病种医疗质量情况。

根据国家卫生健康委员会发布的单病种质控指标内容，对国家神经系统疾病医疗控制中心质控数据平台上 2017 年 1 月 1 日至 2017 年 12 月 31 日期间来自全国 1323 家综合医院的 234 237 例脑梗死患者的医疗质量数据进行分析。所有纳入统计的脑梗死患者基线特征情况如表 3-2-4-1 所示。

急性脑梗死患者接诊时采用美国国立卫生研究院卒中量表（National Institutes of Health Stroke Scale，NIHSS）评估神经功能缺损严重程度（0~42 分，分数越高提示神经功能受损越严重）。通过基线特征

表可以看出，2017 年脑梗死质控医院急性脑梗死发病以老年患者为主，男性患者比例高，神经功能缺损程度以轻型卒中为主。患者住院费用支付方式占比高的前 3 位分别是新型农村合作医疗保险、城镇职工医疗保险和城镇居民医疗保险，以国家基本医疗保险（88.48%）支付方式为主。

表 3-2-4-1　2017 年脑梗死患者基线特征

指标	结果
年龄［岁，P50（P25，P75）］	67.0（58，75）
性别［%（n1/n2）］	
男性	62.37（146 098/234 237）
民族［%（n1/n2）］	
汉族	96.66（226 420/234 237）
医保类型［%（n1/n2）］	
城镇职工医疗保险	29.11（68 184/234 237）
城镇居民医疗保险	15.92（37 300/234 237）
新型农村合作医疗保险	43.45（101 765/234 237）
商业医疗保险	0.26（607/234 237）
公费医疗	0.58（1353/234 237）
自费医疗	7.12（16 666/234 237）
其他	3.57（8362/234 237）
入院时 NIHSS 评分［P50（P25，P75）］	3.0（2，6）

注：P50 中位数，P25 下四分位数，P75 上四分位数。

1. 脑梗死危险因素分析

如图 3-2-4-2 所示，高血压是引发脑梗死最主要的危险因素，有文献报道高血压在可控因素中居首位。糖尿病、脂代谢紊乱、房颤也是脑梗死较为常见的危险因素，这与国内外相关文献一致。吸烟是不良生活方式中较为突出的危险因素，既往研究表明脑梗死危险性与吸烟量及持续时间相关，戒烟是降低脑梗死风险最经济的干预措施之一。

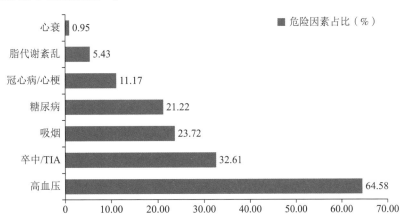

图 3-2-4-2　2017 年全国卒中质控调查医院脑梗死常见危险因素

2. 脑梗死医疗过程质量分析

从国家神经系统疾病医疗控制中心质控数据管理平台中采集的 2017 年度脑梗死单病种的关键性过程指标进行监测，包括：

重组组织型纤溶酶原激活剂（recombinant tissue plasminogen activator，rt-PA）静脉溶栓率；

入院 48 小时内抗血小板药物治疗率；

入院 48 小时内不能自行行走的患者深静脉血栓（deep vein thrombosis，DVT）预防率；

吞咽困难筛查率；

康复评估率；

出院时抗栓治疗率；

出院时合并高血压的患者降压治疗率；

出院时非心源性脑梗死患者他汀类药物治疗率；

出院时合并糖尿病的患者降糖药物治疗率；

出院时合并房颤的脑梗死患者抗凝治疗率。

上述过程指标平均执行率，即脑梗死医疗质量复合指标。该复合指标的取值范围是 0 ~ 1，值越接近 1 提示脑梗死医疗质量指标执行情况越好。2017 年全国质控调查医院的脑梗死医疗质量复合指标平均水平，及各省份的水平差异如图 3-2-4-3 所示。

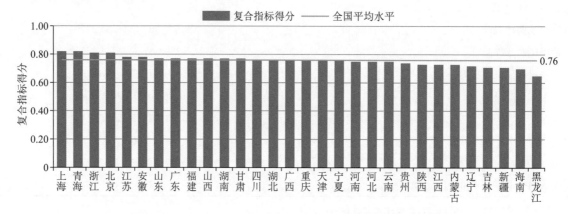

图 3-2-4-3　2017 年全国各省脑梗死医疗质量复合指标情况

2017 年全国医疗质量监测医院脑梗死医疗服务质量过程性指标的执行情况如表 3-2-4-2 所示。

表 3-2-4-2　2017 年脑梗死医疗服务过程指标执行情况

医疗质量过程指标	执行率［%（n1/n2）］*
1）rt-PA 静脉溶栓率	21. 49（10 217/47 537）
2）入院 48 小时内抗血小板药物治疗率	85. 54（195 948/229 064）
3）入院 48 小时内不能自行行走的患者 DVT 预防（抗凝药物使用）率	15. 50（11 652/75 170）
4）吞咽困难筛查率	75. 51（174 973/231 701）
5）康复评估率	73. 32（171 764/234 237）
6）出院时抗栓治疗率	88. 51（201 062/227 158）
7）出院时合并房颤的脑梗死患者抗凝治疗率	46. 61（6728/14 435）
8）出院时非心源性脑梗死患者他汀类药物治疗率	90. 12（208 624/231 508）
9）出院时合并高血压的患者降压治疗率	80. 18（113 568/141 635）
10）出院时合并糖尿病的患者降糖药物治疗率	87. 48（50 299/57 498）

*n1：适合脑梗死医疗质量过程指标并给予执行的患者数量；n2：适合脑梗死医疗质量过程指标的患者数量。

上述指标的评估结果，反映出临床诊疗过程不同阶段诊疗规范化的程度：

rt-PA 静脉溶栓率反映医院开展急性脑梗死静脉溶栓救治的能力；

入院 48 小时内抗血小板药物治疗率反映脑梗死急性期规范化诊疗情况；

入院 48 小时内不能自行行走的患者 DVT 预防率、吞咽困难筛查率反映医院减少住院期间并发症的诊疗措施执行情况；

康复评估率反映医院开展脑梗死患者康复评估的能力;

出院时抗栓治疗率、合并房颤的脑梗死患者抗凝治疗率、非心源性脑梗死患者他汀类药物治疗率、合并高血压患者的降压治疗率和合并糖尿病患者的降糖药物治疗率,反映脑梗死二级预防规范化诊疗情况。

2017 年全国质控监测医院的脑梗死医疗质量过程指标执行率低于 50% 的有 rt-PA 静脉溶栓率、入院48 小时内不能自行行走的患者 DVT 预防率和出院时合并房颤的脑梗死患者抗凝治疗率。提示这些指标是未来脑梗死医疗服务质量持续改进的重点方向。我们根据医院级别进一步分层分析二级医院和三级医院在脑梗死医疗质量过程指标执行的差异(表 3-2-4-3),二级医院在 rt-PA 静脉溶栓率、吞咽困难筛查率、康复评估率、出院时合并房颤的脑梗死患者抗凝治疗率和出院时合并高血压的患者降压治疗率低于三级医院,这为不同级别的医院医疗服务质量改进和分级诊疗政策的实施提供了数据支撑和理论指导。

表 3-2-4-3　2017 年二、三级医院脑梗死医疗服务过程指标执行情况

医疗质量过程指标	二级医院(%)	三级医院(%)	P 值
1)rt-PA 静脉溶栓率	17.19	23.96	<0.0001
2)入院 48 小时内抗血小板药物治疗率	86.49	85.02	<0.0001
3)入院 48 小时内不能自行行走的患者 DVT 预防率	16.16	15.18	0.0005
4)吞咽困难筛查率	72.92	76.96	<0.0001
5)康复评估率	71.42	74.39	<0.0001
6)出院时抗栓治疗率	89.72	87.84	<0.0001
7)出院时合并房颤的脑梗死患者抗凝治疗率	39.21	49.66	<0.0001
8)出院时非心源性脑梗死患者他汀类药物治疗率	91.4	89.4	<0.0001
9)出院时合并高血压的患者降压治疗率	79.89	80.34	0.0422
10)出院时合并糖尿病的患者降糖药物治疗率	88.73	86.9	<0.0001

脑梗死患者在发病时间窗内接受 rt-PA 静脉溶栓治疗是改善致残结局最有效的治疗手段之一。中华医学会神经病学分会脑血管病学组制定的《中国急性缺血性脑卒中诊治指南 2014》、《中国缺血性脑卒中和短暂性脑缺血发作二级预防指南 2014》及 2018 年美国心脏协会(American Heart Association,AHA)/美国卒中协会(American Stroke Association,ASA)发布的《急性缺血性卒中早期管理指南》均推荐,对缺血性脑卒中发病 3 小时内(Ⅰ级推荐,A 级证据)和 3.0~4.5 小时(Ⅰ级推荐,B 级证据)的患者,应按照适应证和禁忌证严格筛选患者,尽快静脉给予 rt-PA 溶栓治疗。用药期间及用药 24 小时内严密监护患者(Ⅰ级推荐,A 级证据)。我国幅员辽阔、各地区医疗资源分布不均衡、卒中救治能力相差很大,2017 年全国各地区医疗机构 rt-PA 静脉溶栓率也表现出较大差异(图 3-2-4-4)。东部省份 rt-PA 静脉溶栓率相对较高,西部地区相对较低。因此各地区因地制宜的开展公众卒中健康教育、提高急救转运效率、规范医院开展卒中中心组织化和规范化诊治模式等十分必要。尽早救治脑梗死患者,提高脑梗死患者的静脉溶栓率,以降低脑梗死患者的死亡率和致残率。

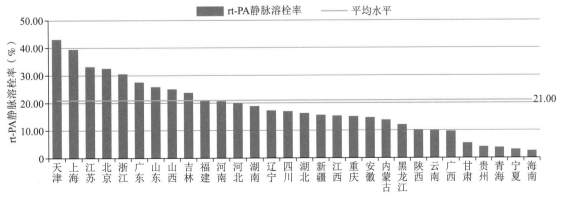

图 3-2-4-4　2017 年全国各省发病 3.5 小时内入院脑梗死患者的 rt-PA 静脉溶栓率

3. 脑梗死医疗结局质量分析

2017年全国质控医院监测的脑梗死结局数据分析如表3-2-4-4所示，脑梗死患者平均住院日为11天，死亡率约4‰，三级医院在住院死亡率、住院总费用、药物费用方面略高于二级医院。

表3-2-4-4　2017年全国质控医院急性脑梗死住院患者结局情况

	二级医院	三级医院	全部
平均住院日［天，P50（P25，P75）］	11（7，14）	11（8，14）	11（8，14）
住院死亡率［n（‰）］	215（3）	737（5）	952（4）
住院总费用［元，P50（P25，P75）］	7117（4871，10 519）	11 894（8123，17 640）	9942（6511，15 335）
药物费用［元，P50（P25，P75）］	2962.5（1748，4842）	5133（3102，8351）	4230（2415，7199）
药占比［P50（P25，P75）］	0.4（0.3，0.5）	0.4（0.3，0.5）	0.4（0.3，0.5）

注：P50中位数，P25下四分位数，P75上四分位数。

4. 脑梗死医疗质量改善情况纵向比较分析

自2007年始开展"国家卒中登记（China Stroke Registry，CNSR）"研究，约每5年开展1次，目前已进行3次，分别在2007—2008年、2012—2013年、2016—2017年进行。这3次国家卒中登记科学而系统地描绘了近10年中国不同阶段的卒中医疗质量现状，并对医疗质量改进情况进行了详细比较（表3-2-4-5）。

表3-2-4-5　国家卒中登记（CNSR1期～3期）基本情况比较

CNSR分期	调查时间	调查医院数	调查病例（例）	随访时间
CNSR 1期	2007—2008年	132	22 160	3个月、6个月、12个月
CNSR 2期	2012—2013年	219	25 014	3个月、6个月、12个月
CNSR 3期	2016—2017年	210	15 204	3个月、6个月、12个月

结果提示，近10余年间国家脑血管病医疗质量逐年提升（图3-2-4-5），脑梗死患者的住院死亡率和卒中复发率明显降低（图3-2-4-6），这得益于10余年间在国家神经系统疾病医疗质量控制中心（原国家神经内科医疗质量控制中心）及各省级质控中心团队建设和质控工作的持续推动下，各省份各级医疗机构完成不同级别卒中中心建设，切实为各省、各医疗机构脑血管病患者带来福祉。

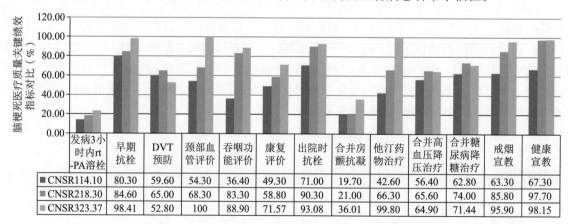

图3-2-4-5　CNSR 1期～3期脑梗死医疗质量关键绩效指标对比

（二）癫痫医疗质量安全情况分析

自2017年启动癫痫医疗质量指标体系工作开始，至2018年8月31日，共有31个省份110家试点综合医院参与癫痫质量控制指标体系示范工作，其中76家医院已陆续上报病例，累计上报癫痫住院患者病例4086例。本部分数据来源于上述全国癫痫医疗质量监测医院。

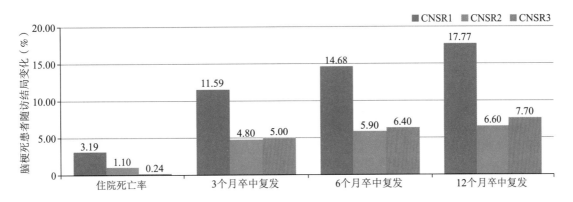

图 3-2-4-6　CNSR 1 期~3 期脑梗死患者随访结局变化

1. 癫痫医疗过程质量分析

全国癫痫医疗质量监测医院上报的癫痫病例基线特征如表 3-2-4-6 显示住院癫痫患者中位年龄 30 岁，以男性患者稍多。87.42% 患者为汉族。患者支付方式的医疗保险结构显示以国家基本医疗保险覆盖程度较高，自费医疗患者比例占 19.93% 左右。

表 3-2-4-6　全国癫痫医疗质量监测医院癫痫患者人口学特征

指标	%（N）	指标	%（N）
年龄（岁，P50）	30	职业	
性别：男	59.06（2413）	国家公务员	1.84（75）
民族		专业技术人员	2.35（96）
汉	87.42（3572）	职员	6.46（264）
少数民族	12.58（514）	企业管理人员	0.34（14）
婚姻状态		工人	3.50（143）
未婚	44.40（1814）	农民	18.87（771）
已婚	52.01（2125）	学生	25.09（1025）
离异	1.76（72）	现役军人	0.86（35）
丧偶	1.03（42）	其他	40.70（1663）
其他	0.81（33）	家庭人均月收入（元）	
教育		<500	2.94（120）
大学本、专科及以上	15.10（617）	500~1000	7.29（298）
高中	18.11（740）	1001~3000	21.95（897）
初中	22.27（910）	3001~5000	19.26（787）
小学	19.48（796）	5001~10 000	9.10（372）
文盲	4.53（185）	>10 000	1.79（73）
不详	20.51（838）	不详	37.67（1539）

注：P50 中位数。

全国参加质控调查医院的癫痫医疗质量服务过程关键指标主要包括：癫痫发作频率记录率；癫痫发作控制率；抗癫痫药物规律服用率；抗癫痫药物不良事件率；癫痫患者神经影像学检查率；癫痫患者脑电图检查率；癫痫患者精神行为共患病筛查率；育龄期女性癫痫患者妊娠宣教执行率；癫痫手术后患者

癫痫发作控制率。本部分将主要围绕这几项过程指标进行数据采集和统计分析（图3-2-4-7）。

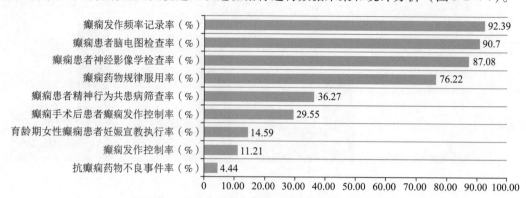

图3-2-4-7　癫痫医疗过程质量指标执行情况

从图3-2-4-7可直观看出，在针对住院癫痫患者的医疗服务中，癫痫患者脑电图及神经影像学检查率执行较好。而对癫痫患者精神行为共患病的筛查、育龄期女性癫痫患者提供宣教等是癫痫医疗服务过程中的短板。

（1）癫痫发作频率记录率

治疗癫痫的主要目标是减少发作频率。癫痫无发作与健康相关生活质量的改善密切相关，这是反映癫痫治疗效果的重要过程指标之一。

绝大多数上报病例对癫痫发作类型及频率进行了详细记录，只有311例患者（7.6%）发作类型未得到记录（图3-2-4-8）。

（2）癫痫发作控制率

可以看到，任意类型的发作，其2年未发作的癫痫控制率均在15%以下（图3-2-4-9）。

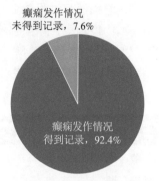

图3-2-4-8　癫痫发作
频率记录率

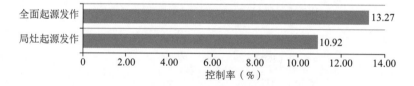

图3-2-4-9　不同类型癫痫发作控制率

（3）抗癫痫药物规律服用率

可以看到，不同种类的常用抗癫痫药物，患者规律服用情况不容乐观，常见抗癫痫药物规律服用率均在80%以下（图3-2-4-10）。

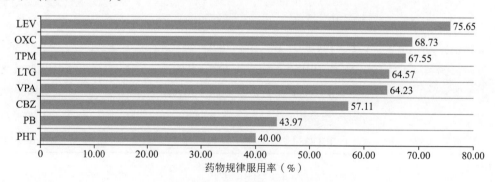

图3-2-4-10　常见抗癫痫药物规律服用率

（4）抗癫痫药物不良事件率

大多数上报病例对癫痫用药情况及用药严重不良反应进行了详细记录（图3-2-4-11）。各种严重不良事件发生率为 4.4%（图 3-2-4-12）。

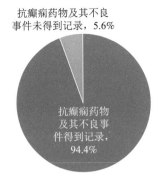

图 3-2-4-11 抗癫痫药物及其不良事件
得到记录癫痫患者占比

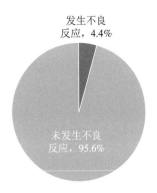

图 3-2-4-12 抗癫痫药物不良
事件发生率

（5）癫痫患者神经影像学检查率

对癫痫质控上报病例，统计完成头颅 CT 和（或）完成 MRI 患者，以计算完成影像学检查患者数目及百分比，大部分患者完成至少一项癫痫病因相关影像学检查。13% 的患者在明确癫痫影像学病因方面仍有提升空间。不同神经影像学辅助检查执行情况数据详见图 3-2-4-13。

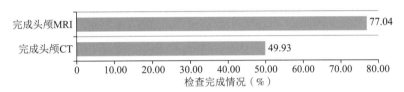

图 3-2-4-13 癫痫患者神经影像学检查完成情况

（6）癫痫患者脑电图检查率

对癫痫质控上报病例，统计完成普通脑电图和（或）完成长程视频脑电图患者数目，以计算完成脑电图学检查患者数目及百分比，大部分患者至少完成一项癫痫病因相关脑电图学检查。少数患者在明确癫痫脑电图学病因方面仍有提升空间。不同脑电图学辅助检查执行情况数据详见图 3-2-4-14。

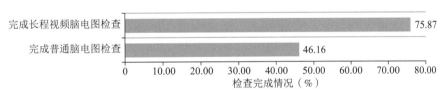

图 3-2-4-14 癫痫患者脑电图学检查完成情况

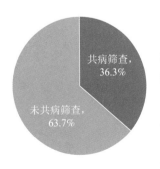

图 3-2-4-15 癫痫患者精神
行为共患病筛查比例

（7）癫痫患者精神行为共患病筛查率

共患病的筛查主要包括①筛查患者是否有情绪、心理方面的主诉或症状；②筛查患者是否曾因情绪或心理问题于心理、精神科就诊或住院治疗；③筛查患者是否服用相关药物三方面。如图 3-2-4-15 所示，仅有不足 40% 的患者在住院期间获得了医务工作者对其心理精神状态或疾病的状态问诊，反映出广大医务工作者对癫痫共患疾病的重视度仍然有所欠缺。

在获得共患病筛查服务的患者中，大多数患者被询问到"是否有情绪、心理方面主诉或症状"（占 93.79%），而其他 2 项筛查服务较少，分别为 65.71% 及 57.42%（图 3-2-4-16）。

（8）育龄期女性癫痫患者妊娠宣教执行率

本次初步统计数据中，有 946 例介于 12～50 岁确定非不孕或处于绝经期的患者（即需要提供生育

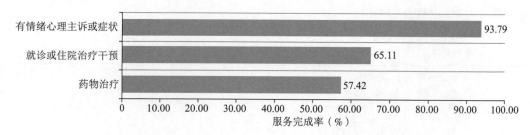

图 3-2-4-16　癫痫患者精神行为共患病筛查服务完成率

咨询的患者人群）。然而仅 14.6% 的患者获得了包含①生殖内分泌情况的评估或相应的药物调整；②避孕教育；③围孕期叶酸增补知识普及；④孕期癫痫及抗癫痫药物潜在风险讨论；⑤妊娠安全教育；⑥哺乳知识普及；⑦针对妊娠需求进行了药物评估或调整七方面的妊娠教育和咨询（图 3-2-4-17）。这为今后的癫痫住院患者医疗服务改进提供了方向，应加强医务工作者对育龄期癫痫女性患者的妊娠教育。

（9）癫痫手术后患者癫痫发作控制率

本次初步统计数据中，有 44 例患者曾行癫痫手术，统计癫痫手术后发作情况，有 13 例患者有至少 2 年各种类型癫痫发作得到控制，癫痫手术后患者癫痫发作控制率仅为 29.55%（图 3-2-4-18）。

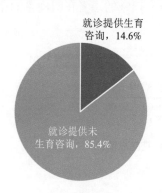

图 3-2-4-17　育龄期女性癫痫患者 妊娠宣教执行率

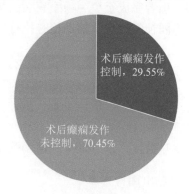

图 3-2-4-18　癫痫手术后患者 癫痫发作控制率

2. 癫痫结局质量分析

癫痫医疗质量结局指标包括癫痫发作频率、出院方式、平均住院日和平均住院费用、住院死亡率等。

根据对癫痫患者住院信息的登记统计显示，上报病例住院天数中位数为 6 天，日均住院费用为 7582.52 元。出院方式以医嘱离院为主（表 3-2-4-7）。

表 3-2-4-7　2017 年 7 月—2018 年 8 月癫痫住院患者医疗质量结局指标

指标	结果
实际住院天数［天，P50（P25，P75）］	6（1，10）
平均住院费用（元，均数）	7282.52
出院方式（%）	
医嘱离院	94.13
医嘱转院	0.47
非医嘱离院	4.23
死亡	0.12
其他	1.05

注：P50 中位数，P25 下四分位数，P75 上四分位数。

（三）胶质瘤医疗质量安全情况分析

胶质瘤是最常见的颅内肿瘤，占全部原发颅内肿瘤的40%和原发颅内恶性肿瘤的70%。WHO将胶质瘤分为Ⅰ～Ⅳ级，在现有医疗条件下，Ⅲ级胶质瘤患者为2～5年，而恶性程度最高的Ⅳ级胶质瘤患者的中位生存期仅有12～15个月。胶质瘤呈侵袭性生长，肿瘤周边浸润水肿带的体积有时可达实体肿瘤的3倍以上。而人脑具有极其复杂和重要的解剖和生理功能，因此脑内生性肿瘤的胶质瘤手术难度甚大，且术后严重神经功能障碍发生率高达30%。胶质瘤是神经外科领域中对生命和神经功能影响最大、最直接的肿瘤性疾病。

对2013—2017年HQMS中全国三级医院收治的胶质瘤住院患者情况进行统计分析（图3-2-4-19）。显示胶质瘤患者出院数量在2015年达到高峰，此后逐渐下降。结合国家癌症中心发布的《全国癌症报告》中脑肿瘤发病数量不断增高的结论，提示胶质瘤诊治集中在三级医院的情况有所缓解，国家分级诊疗制度逐渐发挥作用。

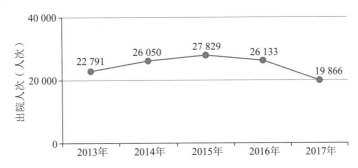

图 3-2-4-19　2013—2017 年全国三级医院胶质瘤出院患者数量

2017年度广东、河南、江苏、山东和四川占据全国收治胶质瘤患者数量前5位，经与本省人口进行标准化后，相对诊疗数量北京、上海、河南列前3位，以北京为1，则后两者分别为0.84与0.61，提示北京和上海为全国胶质瘤诊疗中心。各省区胶质瘤医疗服务能力如图3-2-4-20。

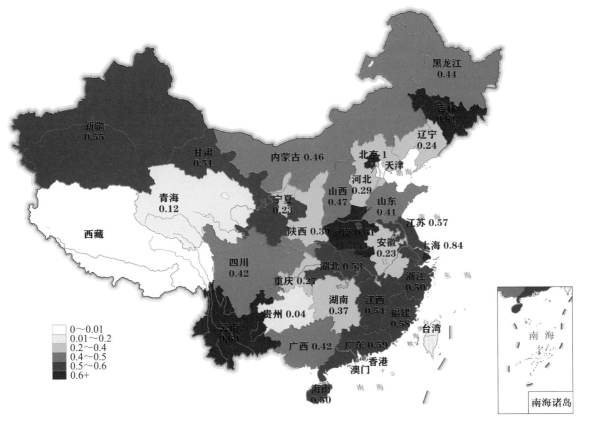

图 3-2-4-20　各省份（自治区、直辖市）三级医院的脑肿瘤医疗服务能力

2017 年全国三级医院出院胶质瘤患者平均年龄为 46 岁，男性占 56.88%。美国国家脑肿瘤登记（CBTRUS）公布的 2011—2015 年数据显示美国胶质瘤患者平均年龄为 57 岁，男性占 57.04%，其中性别分布基本一致。而我国患者平均年龄较低，提示高级别胶质瘤患者（发病年龄和恶性程度均较高）在我国住院诊疗比例较低。

图 3-2-4-21 可见在 2013—2017 年内我国三级医院入院治疗的胶质瘤患者的在院期间死亡率在 2.5% 左右，无较大波动，体现了国内该单病种治疗水平。

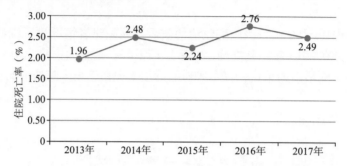

图 3-2-4-21　2013—2017 年度入院治疗胶质瘤患者住院死亡率变化

2013—2017 年度胶质瘤患者平均住院日约为 20～21 天，提示胶质瘤作为脑内肿瘤术后并发症多，且较为严重，导致患者住院时间较长（图 3-2-4-22）。

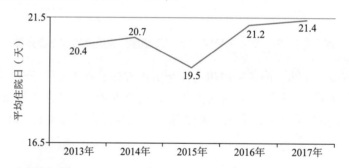

图 3-2-4-22　2013—2017 年度胶质瘤患者平均住院日变化

2013—2017 年度胶质瘤患者抗菌药物人均使用费用呈逐年增加趋势，5 年内增高约 48.48%，排除住院费用上涨因素，抗菌药物在住院总费用的占比也增长了 8.7%，提示相关感染仍是胶质瘤患者的重大临床问题，有必要开展有针对性的质控调查和临床研究（图 3-2-4-23）。

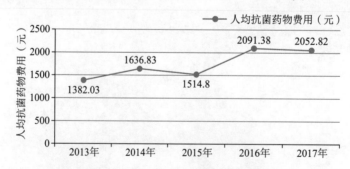

图 3-2-4-23　2013—2017 年度胶质瘤患者人均抗菌药物费用情况

（四）神经重症医疗质量安全情况分析

神经重症作为神经系统疾病与重症医学的交集，神经重症医疗质量相关指标尚不明确，两者虽联系紧密但神经系统疾病却有自身独立的特点。探索神经系统疾病相关医疗质量指标和规范是神经系统疾病专业的重要任务。为此，我们专家经充分讨论，对脑血管病、癫痫、神经变性疾病、神经系统感染性疾病、周围神经病、神经系统肿瘤等 24 种与神经重症密切相关的神经系统疾病重点病种的病案首页信息进行初步分析。2013—2017 年 HQMS 系统中全国三级医院共计 220 027 例重点病种疾病住院患者在院期间曾转入重症医学科，这些患者将作为本部分统计分析的样本人群。

2013—2017 年该样本人群每年出院人次依次为 25 939 人次、43 224 人次、49 890 人次、52 978 人次和 47 996 人次，每年平均住院日为 15.76 天、13.38 天、13.11 天、12.71 天和 12.74 天。每年平均住院日呈缩短趋势如图 3-2-4-24 所示。

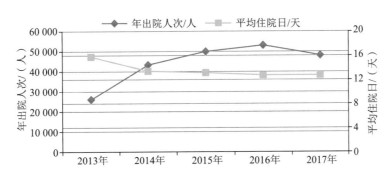

图 3-2-4-24　2013—2017 年样本人群出院人次及平均住院日

表 3-2-4-8 显示统计样本中 2017 年患者基本特点：患者年龄中位数为 60 岁，住院患者中男性患者占比较高。住院费用支出使用国家基本医疗保险（包括城镇职工医疗保险、城镇居民医疗保险和新型农村合作医疗保险）的比例为 63.37%。

表 3-2-4-8　2017 年患者的总体特征

指标	结果
人口学基本特征	
男性 [N，（%）]	28 141（58.63）
年龄（岁）[P50（P25，P75）]	60（40，72）
医保类型 [N，（%）]	
城镇职工基本医疗保险	16 879（35.17）
城镇居民基本医疗保险	6633（13.82）
新型农村合作医疗	6904（14.38）
贫困救助	381（0.79）
商业医疗保险	70（0.15）
全公费	1038（2.16）
全自费	7667（15.97）
其他	8424（17.56）
管理运行类指标	
年出院病例数（人次，N）	47 996
平均住院日（天，N）	12.74
住院患者负担类指标（元）[P50（P25，P75）]	
住院人均费用	48 956（23 264，66 794）

注：P50 中位数，P25 下四分位数，P75 上四分位数。

2013—2017 年样本人群的住院患者死亡率呈下降趋势，31 天非计划重返率小范围内波动，趋势如图 3-2-4-25 所示。

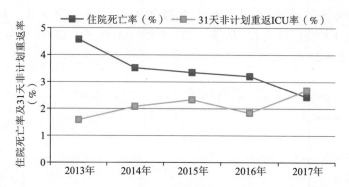

图 3-2-4-25　2013—2017 样本人群住院死亡率及 31 天非计划重返率

（五）神经血管疾病介入技术质量安全情况分析

该部分数据来源于全国三级医院 HQMS 病案首页信息。2013—2017 年全国三级医院神经血管介入诊疗总例数呈上升趋势（图 3-2-4-26），住院死亡率有缓慢增高趋势（图 3-2-4-27）。

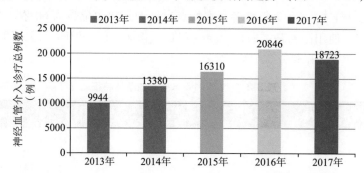

图 3-2-4-26　2013—2017 年全国神经血管介入诊疗总例数

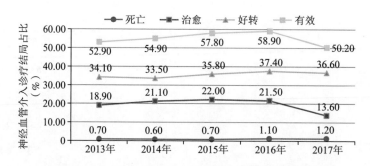

图 3-2-4-27　2013—2017 年神经血管介入诊疗结局变化

2017 年全国 862 家三级医院神经血管介入诊疗平均费用为 74 655.44 元，神经血管介入治疗费用中，材料费与自付费占总费用的 70% 以上，而手术诊疗费用仅占平均总费用的 15.92%（图 3-2-4-28）。

图 3-2-4-29 提示，高血压与需行神经血管介入治疗的相关性最强，这与国内外报道卒中的相关文献一致，提示高血压可能是最主要的危险因素。与此同时，糖尿病、冠心病、肥胖等相关危险因素的干预及二级预防任务仍然很重。

（六）外科治疗自发性脑出血医疗质量安全情况分析

自发性脑出血（intracerebral hemorrhage，ICH）是指非创伤引起的颅内大动脉、小动脉、静脉和毛细血管自发性破裂所致的脑实质内出血。外科治疗适用于内科保守治疗无效的患者，是 ICH 治疗的重要组成部分。而手术适应证的掌握、手术时机及手术方式的选择，是目前该病外科治疗方面存在的问题。通过国家 HQMS 病案首页信息，可以从国家层面了解 ICH 的诊治现状，以及采用神经外科手段干预的

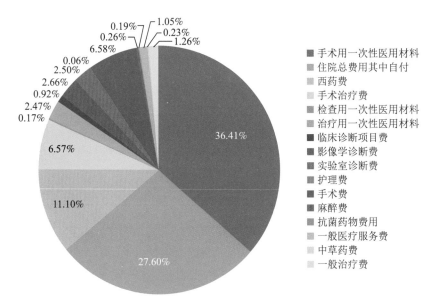

图 3-2-4-28 2017 年全国 862 家三级医院神经血管介入平均费用构成比

图例：
- 手术用一次性医用材料
- 住院总费用其中自付
- 西药费
- 手术治疗费
- 检查用一次性医用材料
- 治疗用一次性医用材料
- 临床诊断项目费
- 影像学诊断费
- 实验室诊断费
- 护理费
- 手术费
- 麻醉费
- 抗菌药物费用
- 一般医疗服务费
- 中草药费
- 一般治疗费

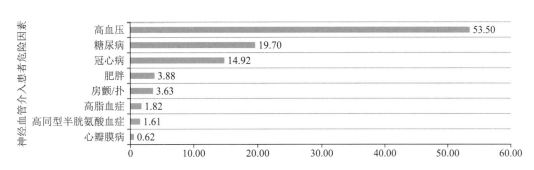

图 3-2-4-29 2017 年全国调查三级医院行神经血管介入患者危险因素

ICH 特点，为规范 ICH 的外科诊治提供努力的方向。

2013—2017 年实施外科治疗的 ICH 出院患者占 ICH 出院患者总数的比例约为 14%，且基本维持稳定（图 3-2-4-30）。

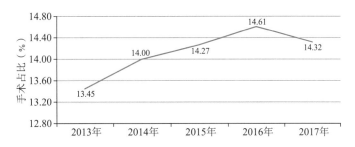

图 3-2-4-30 20132 017 年全国三级医院 ICH 出院患者中行外科治疗的比例

2013—2017 年全国三级医院 ICH 住院患者中行外科治疗的死亡率呈逐年下降趋势（图 3-2-4-31），但与 ICH 出院患者总体住院死亡率相比较仍然偏高。提示外科治疗的 ICH 患者，病情危重，即使外科干预，仍有相对较高的死亡率。

2013—2017 年全国三级医院 ICH 出院患者平均住院日比住院期间曾行外科治疗 ICH 患者的平均住院日少（图 3-2-4-32），这可能主要与外科治疗患者病情危重有关。

2013—2017 年全国三级医院 ICH 出院患者次均费用明显低于行外科治疗 ICH 患者的次均费用（图 3-2-4-33）。这主要与外科治疗的患者病情危重，检测监护手段多，住院时间长以及需要手术等相关费用有关。

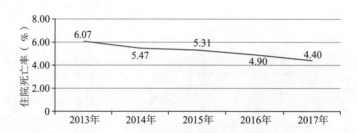

图 3-2-4-31　2013—2017 年全国三级医院 ICH 出院患者住院死亡率

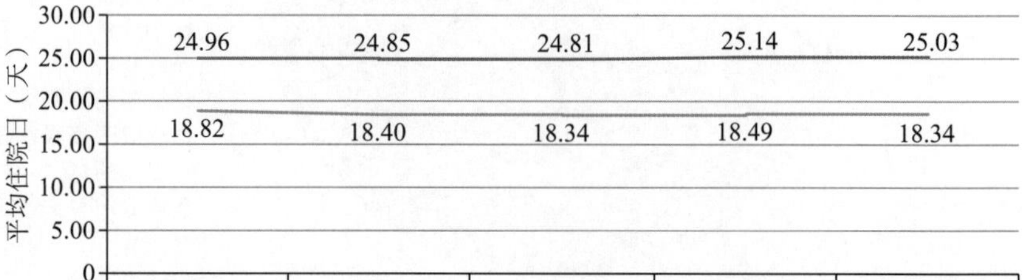

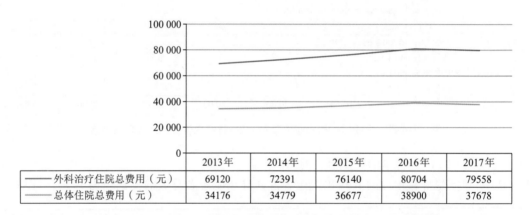

	2013年	2014年	2015年	2016年	2017年
手术平均住院日	24.96	24.85	24.81	25.14	25.03
总平均住院日	18.82	18.40	18.34	18.49	18.34

图 3-2-4-32　2013—2017 年全国三级医院 ICH 出院患者平均住院日

	2013年	2014年	2015年	2016年	2017年
外科治疗住院总费用（元）	69120	72391	76140	80704	79558
总体住院总费用（元）	34176	34779	36677	38900	37678

图 3-2-4-33　2013—2017 年全国三级医院 ICH 出院患者人均住院费用

2013—2017 年全国三级医院 ICH 出院患者人均抗菌药物费用低于行外科治疗 ICH 患者的人均抗菌药物费用，但两者人均抗菌药物费用占人均总住院费用的比例相差不大（图 3-2-4-34）。

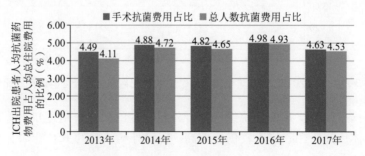

图 3-2-4-34　2013—2017 年全国三级医院 ICH 出院患者人均抗菌药物费用占人均总住院费用的比例

2013—2017 年全国三级医院 ICH 出院患者人均自费金额显著低于行外科治疗 ICH 者的人均自费金额，但人均自费金额占人均总住院费用的比例基本相等，提示外科治疗并未明显增加自费占比（图 3-2-4-35）。

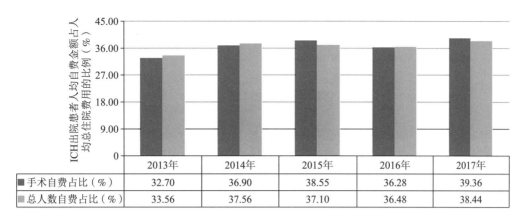

	2013年	2014年	2015年	2016年	2017年
■ 手术自费占比（%）	32.70	36.90	38.55	36.28	39.36
▨ 总人数自费占比（%）	33.56	37.56	37.10	36.48	38.44

图 3-2-4-35　2013—2017 年全国三级医院 ICH 出院患者人均自费金额占人均总住院费用的比例

（七）动脉瘤性蛛网膜下腔出血手术/操作医疗质量安全情况分析

动脉瘤性蛛网膜下腔出血（aneurysmal subarachnoid hemorrhage，aSAH）发病率约 9.1/10 万。文献显示，10%～15%的患者在获得医疗救助之前死亡；10%的患者在最初几天内死亡；77%的患者在 aSAH 发病后 2 小时内发生再出血；92%的患者在 aSAH 发病后 6 小时内发生再出血。本部分通过国家 HQMS 病案首页信息，可以初步了解 aSAH 的诊治现状，以及分析不同神经外科手段干预的 aSAH 的特点。未来将扩大病案收集范围，增加病案收集内容，推广 aSAH 治疗的时间窗观念。

2013—2017 年全国三级医院 aSAH 出院患者中，血管内治疗患者数量与动脉瘤夹闭患者数量逐渐接近，但血管内治疗患者的比例有增加趋势，这与国际上的趋势相同（图 3-2-4-36）。

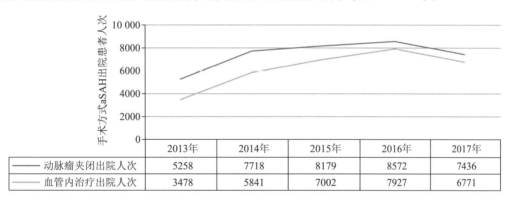

	2013年	2014年	2015年	2016年	2017年
—— 动脉瘤夹闭出院人次	5258	7718	8179	8572	7436
—— 血管内治疗出院人次	3478	5841	7002	7927	6771

图 3-2-4-36　2013—2017 年全国三级医院不同手术方式 aSAH 出院患者人次

如表 3-2-4-9 所示，全国三级医院 aSAH 出院患者，行不同手术方式的患者平均年龄在 55 岁左右，女性患者居多。

表 3-2-4-9　全国三级医院不同手术方式 aSAH 出院患者平均年龄及性别

年份	行动脉瘤夹闭手术方式		行血管内治疗手术方式	
	平均年龄	男性（n，%）	平均年龄	男性（n，%）
2013	53.91（9.90）	2099（40.19）	54.91（10.87）	1314（38.02）
2014	54.12（9.60）	3015（39.13）	55.44（10.18）	2172（37.36）
2015	54.32（9.76）	3308（40.45）	55.39（10.49）	2600（37.14）
2016	54.64（10.17）	3427（39.99）	55.88（10.86）	2900（36.59）
2017	55.59（11.44）	2859（38.46）	56.82（13.03）	2523（37.27）

2013—2017 年全国三级医院 aSAH 出院患者中，行动脉瘤夹闭手术方式与行血管内治疗手术方式的患者住院死亡率相近（图 3-2-4-37）。

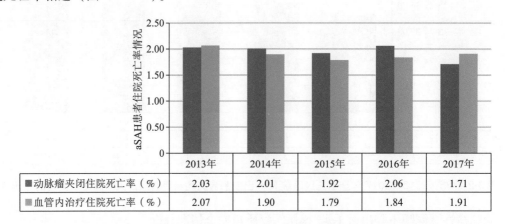

	2013年	2014年	2015年	2016年	2017年
■动脉瘤夹闭住院死亡率（%）	2.03	2.01	1.92	2.06	1.71
■血管内治疗住院死亡率（%）	2.07	1.90	1.79	1.84	1.91

图 3-2-4-37　全国三级医院不同手术方式 aSAH 患者住院死亡率情况

2013—2017 年全国三级医院 aSAH 出院患者中，行动脉瘤夹闭手术方式的患者平均住院日明显多于行血管内治疗手术方式的患者平均住院日（图 3-2-4-38）。

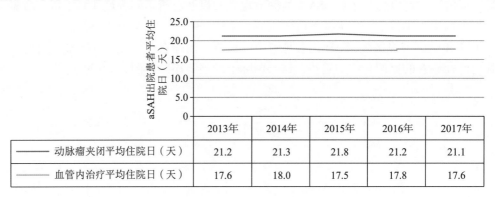

	2013年	2014年	2015年	2016年	2017年
动脉瘤夹闭平均住院日（天）	21.2	21.3	21.8	21.2	21.1
血管内治疗平均住院日（天）	17.6	18.0	17.5	17.8	17.6

图 3-2-4-38　全国三级医院不同手术方式 aSAH 出院患者平均住院日

2013—2017 年全国三级医院 aSAH 出院患者中，行动脉瘤夹闭手术方式的患者人均住院费用明显低于行血管内治疗手术方式的患者人均住院费用（图 3-2-4-39）。

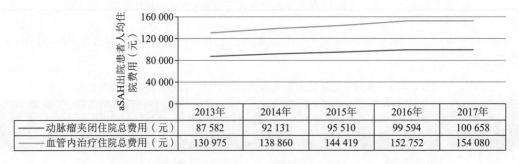

	2013年	2014年	2015年	2016年	2017年
动脉瘤夹闭住院总费用（元）	87 582	92 131	95 510	99 594	100 658
血管内治疗住院总费用（元）	130 975	138 860	144 419	152 752	154 080

图 3-2-4-39　全国三级医院不同手术方式 aSAH 出院患者人均住院费用

2013—2017 年全国三级医院 aSAH 出院患者中，行动脉瘤夹闭手术方式的患者人均抗菌药物费用高于行血管内治疗手术方式患者的人均抗菌药物费用，但两种手术治疗方式的抗菌药物占比变化不大（图 3-2-4-40）。

2013—2017 年全国三级医院 aSAH 出院患者中血管内治疗自费占比高于动脉瘤夹闭患者（图 3-2-4-41）。

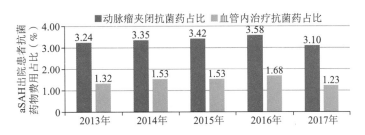

图 3-2-4-40　全国三级医院不同手术方式 aSAH 出院患者抗菌药物费用占比

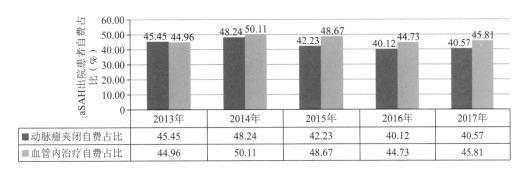

	2013年	2014年	2015年	2016年	2017年
■ 动脉瘤夹闭自费占比	45.45	48.24	42.23	40.12	40.57
■ 血管内治疗自费占比	44.96	50.11	48.67	44.73	45.81

图 3-2-4-41　全国三级医院不同手术方式 aSAH 出院患者自费占比

二、问题分析及工作重点

（一）问题分析

1. 多学科融合制定质控指标。神经系统常见疾病，例如脑血管病、癫痫在全链条医疗服务过程中涉及多学科协作，需要神经内科、神经外科、神经重症、神经介入等不同专业背景的质控专家组协同合作制定质控指标，形成多学科质控指标制定和规范的质量改进策略。

2. 需要在更多病种和治疗技术范围建立质控指标体系。神经血管介入治疗方兴未艾，但介入操作缺乏规范化和质控管理。动脉瘤性脑出血发病后死亡率高，改善预后的手术时间窗较短，因此相应手术治疗亟待规范化。目前神经系统疾病医疗质量指标已经在常见病和多发病内建立、更新和完善，但需要在更多病种和治疗技术上建立医疗质量评价指标，不断完善指标评价体系。

3. 通过对质控数据分析发现，各地区单病种医疗服务质量存在较大差异，对质控指标和治疗技术规范化的培训需要长期坚持和不断强化。

（二）工作重点

根据国家卫生健康委的指导，在国家神经系统疾病质控专家委员会基础上，充分发挥神经内科、神经外科、神经介入和神经重症等各专业组质控专家的作用，为开展全国神经系统疾病医疗质量管理和控制工作奠定组织构架基础。

搭建指标制定/修订网络平台，按照国家卫生健康委医政医管局的疾病质控优先度部署，依据指标制定/修订流程对常见疾病重点技术，如脑血管病、脑肿瘤、神经介入治疗操作等病种和手术操作开展指标制定/修订。

对成熟的质控指标展开全国性的培训工作，提升以基层医疗机构为主的神经系统疾病医疗服务水平，促进神经系统疾病病种及相关手术操作的医疗质量均质化。

第五节　心血管病专业

为加强心血管病专业医疗质量管理，进一步完善适合我国国情的医疗质量管理与控制体系，实现心血管病专业医疗质量和医疗服务水平的持续改进，2017 年中国医学科学院阜外医院受国家卫生健康委医政医管局委托，承担心血管病专业医疗质量管理与控制相关工作。

本部分从心脏外科（冠状动脉旁路移植术（Coronary Artery Bypass Grafting，CABG），瓣膜手术，经外科途径心血管疾病介入）、血管外科专业（胸主动脉腔内修复手术（thoracic endovascular aortic repair，TEVAR），腹主动脉腔内修复手术（endovascular aortic repair，EVAR），带主动脉瓣人工血管升主动脉替换术（Bentall手术），全主动脉弓人工血管置换术，腹主动脉人工血管置换术）、房颤诊疗（一级与二级评价指标，介入诊疗）和心力衰竭治疗4个方面的数据进行分析，报告如下。

一、心血管病专业质量安全情况分析

（一）心脏外科质量安全情况分析

本次心脏外科质控数据来自中国心血管外科注册登记研究（Chinese Cardiac Surgery Registry，CCSR）和2017年中国心脏外科现状调查项目。

中国心血管外科注册登记研究包含70家公立综合医院、9家心血管病专科医院上报数据，主要进行成人心脏外科，包括冠状动脉旁路移植术、瓣膜手术等外科手术的注册登记，在此基础上进行一系列质量指标体系建设和外科质量改善研究。

2017年中国心脏外科现状调查项目调查了2016年全国范围内开展心脏外科手术的776家医院（包括761家公立综合医院，15家心血管病专科医院）的整体情况，包括医院心脏外科科室床位，医护人员情况和各类手术例数等信息，旨在反映我国心脏外科手术整体规模和地区差异。

1. 全国心脏外科诊疗规模

（1）全国心脏外科医院分布

全国心脏外科调查研究收纳全国范围内776家开展心脏外科手术的医院。数据显示：2016年华北、华东和华南地区开展心脏外科手术的医院数量较多，东北、西南和西北地区医院开展数量较少，地区差异较为显著（图3-2-5-1）。

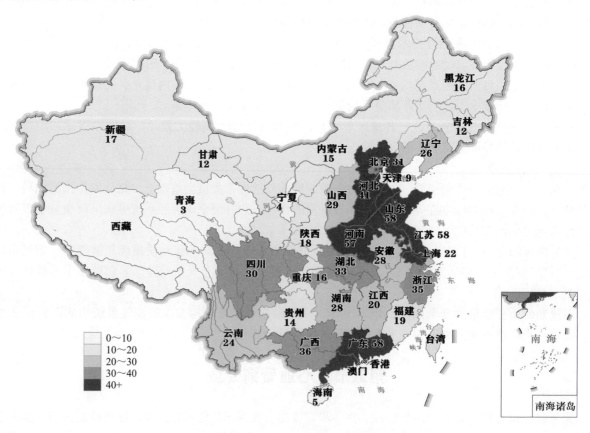

图3-2-5-1 全国开展心脏外科手术医院地区分布

（2）心脏外科年手术量情况

调查显示我国目前共有 10 家年手术量超过 5000 例，有 58 家医院的年手术量超过 1000 例，这 68 家医院共同承担了我国超过一半的心脏外科工作量。同时，有 56% 的医院手术量低于 100 例，这类医院可能由于效益或手术质量的问题而放弃了心脏外科，因此影响了整体的医疗可及性和医疗质量，这应当是下一步需重点关注的问题。

我国仅北京、天津、上海、湖北、陕西和贵州几个省份的年心脏外科手术量超过 200 例/百万人，且不同地域间差异显著，西南和东北地区整体手术可及性较差（图 3-2-5-2）。

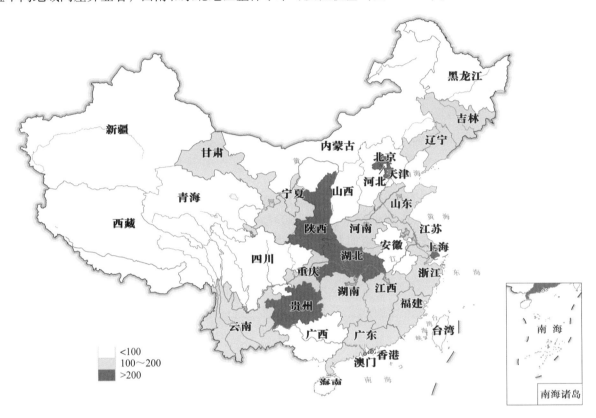

图 3-2-5-2　2017 年我国各省份心脏手术可及性

2. 心脏外科手术质量评价

本次报告分析了 2017 年 CCSR 数据库中登记的冠状动脉旁路移植术（搭桥手术）和瓣膜手术的手术结局指标情况，包括平均住院日，住院患者死亡率和术后并发症发生率等。

2017 年 CCSR 登记冠状动脉旁路移植手术 18 643 例，其中单纯搭桥手术占比 88%。

2017 年 CCSR 登记各类瓣膜手术共 10 884 例，其中二尖瓣手术占比 48.18%，主动脉瓣手术占比 25.61%。瓣膜手术主要病因为风湿性病变，占比 60.56%，其次是退行性病变和瓣环扩张，分别占 11.97% 和 15.00%（图 3-2-5-3，图 3-2-5-4）。既往数据显示，随着风湿性疾病管理的不断进步以及人口老龄化的加剧，风湿性瓣膜病手术占比逐年降低。另外，随着检查手段的普及以及医疗可及性的提升，因先天性瓣膜疾病而手术治疗的患者出现了较为显著的增长。

（1）冠状动脉旁路移植术

CCSR 数据显示 2017 年我国的 CABG 手术平均住院日中位数为 18 天。

（2）瓣膜手术

CCSR 数据显示 2017 年我国瓣膜手术住院患者平均住院日中位数为 10 天。

对于参加 CCSR 的大型医院，观察发现死亡率及并发症发生率等存在明显的地区间差异，且近 5 年全国数据与各地区数据显示各结局指标都出现了较为明显的波动，主要原因为手术对象的老龄化及病情的复杂化。全国瓣膜手术死亡率均值为 2.5%。

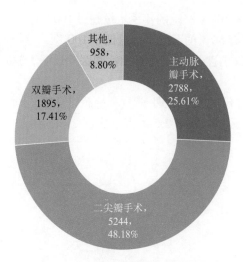

图 3-2-5-3 2017 年瓣膜手术类型构成

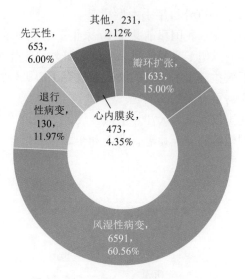

图 3-2-5-4 2017 年瓣膜手术病因构成

3. 经外科途径心血管疾病介入诊疗技术

我国经外科途径心血管疾病介入诊疗专家工作组自 2013 年开始建立数据平台，于 2015 年正式开始全国的病例登记工作。目前 CCSR 数据库平台登记 2017 年医院数量为 51 家，较 2016 年增加 15 家；2017 年登记病例数 9449 例，较 2016 年增加 1826 例（图 3-2-5-5）。

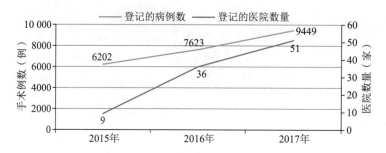

图 3-2-5-5 CCSR 数据库 2015—2017 年登记外科介入的医院数和病例数

术后并发症情况：术后主要的并发症包括封堵器脱落、三度房室传导阻滞、二次开胸、心包积液、感染性心内膜炎、残余分流、新发瓣膜返流、胸腔积液。其中，新发瓣膜返流和残余分流是最常见的并发症，且近两年的发生率均不超过 0.2%（图 3-2-5-6）。与 2016 年相比，2017 年的封堵器脱落、三度房室传导阻滞、感染性心内膜炎、残余分流、新发瓣膜返流以及胸腔积液的发生率呈下降趋势，但心包积液和二次开胸发生率较 2016 年有所增加，可能与手术操作不规范以及术后管理经验不足有关。

室间隔缺损封堵的常见并发症包括残余分流和心包积液，其次是胸腔积液、二次开胸、新发瓣膜返流以及三度房室传导阻滞等；房间隔缺损封堵的常见并发症包括新发三尖瓣返流、残余分流，其次是胸腔积液、二次开胸、封堵器脱落、感染性心内膜炎和心包积液等；动脉导管未闭封堵并发症主要是二次开胸，肺动脉瓣球囊扩张术后出现并发症的概率较低（图 3-2-5-7）。

与 2016 年相比，2017 年室间隔缺损封堵术后发生并发症的例数一共增加 5 例，其中心包积液增加 1 例，二次开胸增加 4 例。2017 年房间隔缺损封堵术后发生并发症的例数一共增加 3 例，其中心包积液增加 1 例，二次开胸增加 2 例。房间隔缺损封堵和室间隔缺损封堵术后发生二次开胸的例数均明显增加，其中原因之一可能是产生心包积液，其他原因不详，可能与手术操作不规范以及术后管理经验不足有关（图 3-2-5-7）。

（二）血管外科安全情况分析

血管外科专业质控数据主要来源于 HQMS 系统，涵盖的三级医院约占全国总体的 47.1%，以血管外科重点术式为切入点，对 2013—2017 年系统中所有符合入选条件病例的病案首页信息进行描述性分

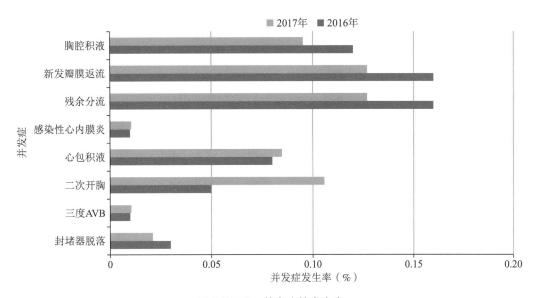

图 3-2-5-6　并发症的发生率

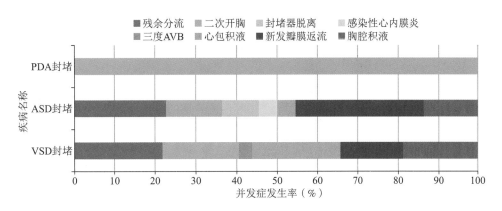

图 3-2-5-7　不同疾病术后出现并发症的情况

析，描述当前我国主动脉疾病的诊疗概况，并为下一步质控工作指导方向。

1. 数据基本情况

本次报告纳入 629 家三级医院临床数据，病例来源科室包括血管外科（普外科）、心血管外科、心血管内科、介入科、胸外科、神经内科、神经外科等。本报告仅研究分析 18 岁以上的成年患者。

2013—2017 年开展主动脉疾病外科手术及其他主动脉诊疗操作的医院呈增多趋势，其中以三级甲等医院为主，约占 70%。在所有纳入医院中，主动脉疾病诊疗操作规模从 2013 年的 2.11 万例上升到 2017 年的 3.62 万例。

本次调查涵盖的所有医院中，2017 年共有 1 家主动脉疾病诊疗操作规模超过 2000 例的大型医疗中心，15 家年诊疗操作规模在 800～2000 例的中心（图 3-2-5-8），16 家医院承担了超过一半的主动脉疾病诊疗操作；但与此同时，超过 75% 的医院年诊疗操作量小于 50 例，这类医院由于开展规模较小、诊疗经验欠丰富、专科医师培训欠完善等，对整体医疗质量指标有影响，需予以关注。

除仅开展单纯主动脉诊断性造影操作的医院外，本次调查所涵盖的医院中共有 576 家三级医院开展主动脉疾病的治疗性操作，包括腔内及开放手术，其中三甲医院比例约占 73%。主动脉疾病手术规模从 2013 年的 1.22 万例上升至 2017 年的 2.14 万例，主动脉腔内及开放手术规模分布如下（图 3-2-5-9）。

2017 年，接受主动脉手术的患者平均年龄为 56.63±14.17 岁，男性比例（76.06%）明显高于女性（23.93%），平均住院日为 14 天，平均住院总费用为 139 610.77 元。

2. 重点术式分布情况

本次报告选取 2015—2017 年连续 3 年均稳定上报详细医疗数据的医院，共计 309 家，以胸主动脉

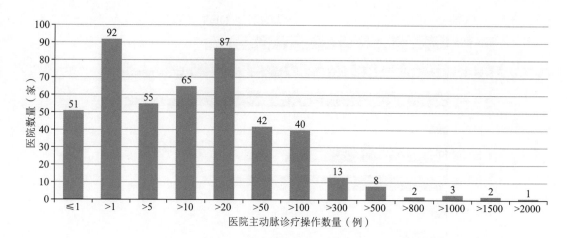

图 3-2-5-8　主动脉疾病诊疗操作规模的医院分布

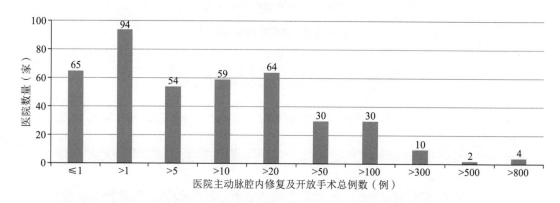

图 3-2-5-9　主动脉腔内及开放手术规模的医院分布

腔内修复手术（TEVAR）、腹主动脉腔内修复手术（EVAR）、Bentall's 手术、全主动脉弓人工血管置换术及腹主动脉人工血管置换术为重点，予以分术式研究分析，以增强研究的科学性和纵向的可比性。每种术式病例纳入标准：患者在住院期间接受该种术式，合并或不合并其他手术或诊疗操作。各术式 3 年间手术量变化趋势如图 3-2-5-10。

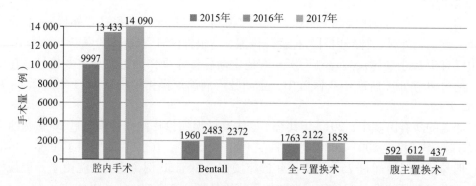

注：腔内手术 = TEVAR + EVAR；全弓置换术 = 全主动脉弓人工血管置换术；腹主置换术 = 腹主动脉人工血管置换术。

图 3-2-5-10　2015—2017 年各术式手术量

（1）主动脉腔内修复术

由于不同医院病案首页的主动脉术式名称及编码表述欠统一等原因，系统收集到的主动脉腔内修复术病例中，存在一定比例无法区分患者接受的是 TEVAR 还是 EVAR 的情况（如手术名称为"主动脉覆膜支架腔内修复术"，而未注明"胸"或"腹"），故合并统计主动脉腔内修复的病例数量，以避免统计误差。系统中纳入的主动脉腔内修复手术由 2015 年的 9997 例上升到 2017 年的 14 090 例（图 3-2-5-10），随着腔内技术不断进步以及传统大中心对地方医院医师进行了大量的培训，该技术开始在地方医院逐步开展和推广，病例数量呈现逐年上升趋势。

1）胸主动脉腔内修复手术（TEVAR）

接受 TEVAR 的患者病因以主动脉夹层为主（69.93%），平均年龄为 55.36±13.52 岁（图 3-2-5-11），男性比例（79.73%）明显高于女性（20.27%），主要开展的科室依次为血管外科、心脏大血管外科、心血管内科。

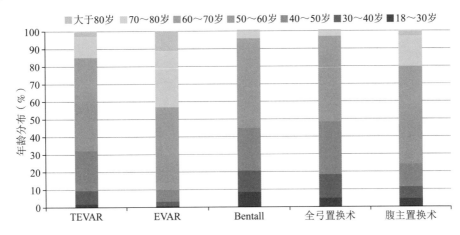

图 3-2-5-11　2017 年各术式手术患者年龄分布情况

2015—2017 年 TEVAR 患者的住院患者死亡率约为 1.25% ~ 1.34%，非康复出院（包括出院时为死亡、未愈及其他的病例）率从 2015 年的 4.23% 上升至 2017 年的 4.97%（图 3-2-5-12），这可能与我国人口老龄化带来的高血压、冠心病及糖尿病等合并症患病率不断升高、近年来腔内技术的快速普及、TEVAR 逐步在基层医院开展等因素有关。术后肾功能不全发生率为 3.63%、脑出血为 0.68%、截瘫为 0.31%，术后 ICU 停留时间中位数为 48 小时。接受输血的病例中血制品以红细胞和血浆为主。国际主动脉夹层注册登记处（International Registry of Acute Aortic Dissection，IRAD）研究显示，TEVAR 手术治疗 B 型主动脉夹层住院患者死亡率为 10.9%。

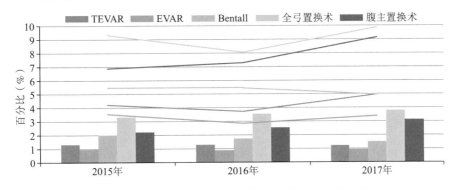

注：1. 图中柱形图代表各术式死亡率，折线图代表各术式非康复出院率。

　　2. 非康复出院率：指患者出院时候出院情况为未愈，死亡或其他等未治愈情况。

图 3-2-5-12　2015—2017 年各术式手术死亡率及非康复出院率

平均住院日和住院费用是体现医疗资源使用效率的重要指标。2017 年我国 TEVAR 手术平均住院日中位数为 14 天，平均住院费用为 15.25 万元（图 3-2-5-13）。

2）腹主动脉腔内修复手术（EVAR）

接受 EVAR 的患者病因以腹主动脉瘤为主，人群平均年龄 65.87±12.34 岁（图 3-2-5-11），男性比例（81.12%）明显高于女性（18.88%），主要开展的科室为血管外科。

2015—2017 年 EVAR 患者的住院患者死亡率约为 0.91% ~ 0.98%，非康复出院率从 2015 年的

3.55%下降至2017年的3.41%（图3-2-5-12），可能与近年来腔内技术的快速发展、EVAR逐步规范成熟等因素有关。但随着我国人口老龄化带来的高血压、冠心病及糖尿病等合并症患病率不断升高，仍应警惕腔内修复术围手术期风险。术后肾功能不全的发生率为2.60%，术后ICU停留时间中位数为24小时。接受输血的病例中血制品以红细胞和血浆为主。2014年欧洲心脏病协会指南报道EVAR术后死亡率为3.3%。

近年来EVAR平均住院日中位数由15天下降至12天，2017年平均住院费用为15.42万元（图3-2-5-13）。

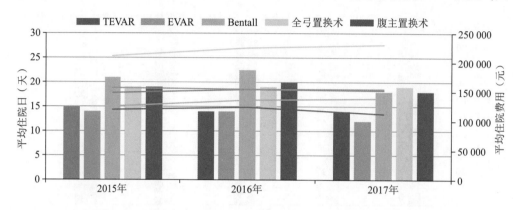

注：图中柱形图代表各术式手术患者平均住院日，折线图代表平均住院费用。

图3-2-5-13　2015—2017年各术式手术患者住院总天数及平均住院费用

（2）带主动脉瓣人工血管升主动脉替换术（Bentall's手术）

Bentall's手术由2015年的1960例增长至2017年的2372例（图3-2-5-10），人群平均年龄为49.91±12.92岁，年龄分层如图3-2-5-11所示，男性比例（79.89%）明显高于女性（20.11%），主要开展的科室为心脏大血管外科。

2015—2017年Bentall's手术患者的住院死亡率由2.03%下降至1.53%，非康复出院率也略有下降，从2015年的5.50%降至2017年的4.96%（图3-2-5-12），可能与近年来手术操作的规范化和围术期医疗质量的提升有关。术后肾功能不全的发生率为2.48%，术后ICU停留时间中位数为41小时。接受输血的病例中血制品以红细胞和血浆为主，自体血液回收技术在该术式中的应用比例逐年上升。国际上，Bentall's手术术后早期死亡率约为6%。

2015—2017年单纯Bentall's手术平均住院日中位数约为21天，平均住院费用为12.10万元（图3-2-5-13）。

（3）全主动脉弓人工血管置换术

在系统对接的三级医院中，全主动脉弓人工血管置换术从2015年的1763例上升到2017年的1858例（图3-2-5-10），其中病因以主动脉夹层为主（约80%）；患者平均年龄为49.53±11.38岁，年龄分层如图3-2-5-11所示。男性比例（74.84%）明显高于女性（25.16%）。主要开展的科室为心脏大血管外科。

2015—2017年全主动脉弓人工血管置换手术患者的住院患者死亡率约为3.34%~3.81%，非康复出院率2015年的9.34%上升至2017年的9.88%（图3-2-5-12，可能与更多的地方医院尝试开展该术式等因素有关。术后肾功能不全的发生率为5.20%，术后ICU停留时间中位数为50.21小时。接受输血的病例中血制品以红细胞和血浆为主，自体血液回收在该术式中的应用逐年增加。国际上，IRAD研究报道的此类手术患者的住院患者死亡率为17.1%。

近年来，全主动脉弓人工血管置换术患者平均住院日中位数约为19天，2017年平均住院费用为23.03万元（图3-2-5-13）。

（4）腹主动脉人工血管置换术

2017年腹主动脉瘤人工血管置换术在系统中为437例，较前几年有所减少，可能与腔内技术不断普及、更多患者接受了微创的腔内治疗有关（图 3-2-5-10）。其病因以腹主动脉瘤为主，人群平均年龄为 57.93 ± 14.06 岁（图 3-2-5-11），男性比例（70.34%）明显高于女性（29.66%），主要开展的科室为血管外科。

近 3 年来，该术式住院患者死亡率约为 2.24% ~ 3.14%，非康复出院率明显上升（图 3-2-5-12），可能原因是随着 EVAR 适应证的扩大，接受开放手术的病例更加复杂。术后肾功能不全发生率为 4.98%，术后 ICU 停留时间中位数为 47.87 小时。接受输血的病例中血制品以红细胞和血浆为主，近年来自体血液回收技术在该术式中的应用增加。国际上，2014 年欧洲心脏病协会指南报道的腹主动脉人工血管置换术术后 30 天死亡率约为 6.5%。

2017 年，我国腹主动脉人工血管置换术患者平均住院日中位数为 18 天，平均住院费用为 11.23 万元（图 3-2-5-13）。

3. 与国际指南及研究比较

本次报告中主动脉开放及腔内手术的住院患者死亡率同国际指南、研究报道的结果相比较低，其可能的原因包括：①我国主动脉疾病患者基数大，近年来主动脉疾病治疗技术发展迅速，医师临床经验迅速积累；②欧美主动脉患者发病年龄较大，如夹层患者平均较国内大 15 ~ 20 岁；③国际指南及研究报道所引用的数据时间跨度较大，早期手术质量欠佳；④我国非康复出院病例中有部分未上报的出院后早期死亡病例。其他深层次原因有待进一步深入研究。

（三）房颤诊疗质量安全情况分析

房颤工作组质控数据分别来源于中国心血管疾病医疗质量改善项目（improving care for cardiovascular disease in China，CCC 项目）以及对部分医院开展的现场调查。

CCC 项目由中华医学会心血管病学分会和美国心脏协会合作开展。该项目自 2015 年 2 月开始，在我国华北、东北、华东、华中、华南、西南以及西北 7 个地区，按每个地区经济发展水平分为低、中低、中高以及高 4 个层级，每个层级按照该层级所有三级公立医院总数的 10% 进行医院遴选，收集房颤住院患者的临床数据。目前全国已入选的三级医院有 150 家，二级医院 42 家。本次房颤诊疗调查汇总该项目数据完成非介入操作部分质控报告。

同时，工作组在我国华北、东北、华东、华中、华南、西南以及西北 7 个地区分别选取 1 个国家区域中心城市，在该市抽取 1 ~ 3 家国家区域中心医院（共 17 家）进行房颤介入治疗现场调查，抽取 2017 年度不少于 10% 的介入操作病历，对介入操作的适应证、并发症等情况进行质量分析。

1. 一般状况

2017 年 1 月 1 日至 2017 年 12 月 31 日，118 家医院共上报住院房颤患者 10 673 例，其中 88 家三级医院上报房颤患者 9611 例，30 家二级医院上报房颤患者 1062 例。三级医院房颤患者平均年龄（68 ± 12 岁）低于二级医院房颤患者（73 ± 11 岁），而女性比例（51.5%）高于二级医院（43.9%）。三级医院和二级医院非瓣膜性房颤患者比例相近（86.2% 比 83.9%）。三级医院阵发性房颤患者比例较高，达到 41.0%；其次为持续性房颤，三级医院占 26.2%。二级医院长期持续性房颤/永久性房颤比例最高，达到 32.6%；其次为首次检出房颤，占 28.6%。二级医院房颤患者合并其他疾病的比例均高于三级医院（图 3-2-5-14，表 3-2-5-1）。三级医院高血栓栓塞风险（男性 ≥2 分或女性 ≥3 分）和高出血风险（HAS-BLED 评分 ≥3 分）的患者比例均低于二级医院（67.5% 比 84.3%，16.7% 比 25.6%），详见图 3-2-5-15。

可见，在纳入统计的范围内，二级医院收住的房颤患者在年龄、房颤种类、合并症和卒中风险等方面，均较三级医院更高龄、更严重和复杂，风险也更高。这样的结果与国家二级和三级医院的定位存在明显的违背，此现象值得注意，未来有必要进一步扩大调查范围并理清造成此种现象的原因。另一方面，二级医院有较高的首次房颤检出率，也体现了其作为基层首诊医院的价值。

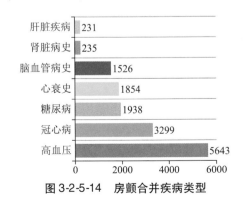

图 3-2-5-14　房颤合并疾病类型

表 3-2-5-1　2017 年房颤住院患者特征

人口学和临床特征	合计 （N = 10 673）	三级医院 （N = 9611）	二级医院 （N = 1062）
年龄（岁）	69 ± 12	68 ± 12	73 ± 11
≤64	3644（34.1%）	3431（35.7%）	213（20.1%）
65 ~ 74	3226（30.2%）	2905（30.2%）	321（30.2%）
≥75	3803（35.6%）	3275（34.1%）	528（49.7%）
女性	4767（44.7%）	4220（43.9%）	547（51.5%）
房颤病因学分类			
瓣膜性房颤	1500（14.0%）	1329（13.8%）	171（16.1%）
非瓣膜性房颤	9173（86.0%）	8282（86.2%）	891（83.9%）
房颤类型			
首次检出房颤	2196（20.6%）	1892（19.7%）	304（28.6%）
阵发性房颤	4126（39.7%）	3936（41.0%）	190（17.9%）
持续性房颤	2736（25.7%）	2514（26.2%）	222（20.9%）
长期持续性房颤/永久性房颤	1340（12.6%）	994（10.4%）	346（32.6%）
合并疾病			
冠心病	3299（30.9%）	2708（28.2%）	591（55.6%）
心肌梗死史	476（4.5%）	419（4.4%）	57（5.4%）
糖尿病	1938（18.2%）	1720（17.9%）	218（20.5%）
高血压	5643（52.9%）	5078（52.8%）	565（53.2%）
心力衰竭史	1854（17.4%）	1481（15.4%）	373（35.1%）
脑血管病史	1526（14.3%）	1317（13.7%）	209（19.7%）
肾脏病史	235（2.2%）	206（2.1%）	29（2.7%）
肝脏疾病	231（2.2%）	1117（17.9%）	199（26.9%）
$CHA_2DS_2\text{-}VASc$ 评分			
男性 0 分女性 1 分	1382（13.0%）	1334（13.4%）	48（4.5%）
男性 1 分女性 2 分	1905（17.8%）	1786（18.6%）	119（11.2%）
男性≥2 分女性≥3 分	7383（69.3%）	6488（67.5%）	895（84.3%）
HAS-BLED 评分			
<3 分	8792（82.4%）	8002（83.3）	790（74.4%）
≥3 分	1881（17.6%）	1609（16.7）	272（25.6%）

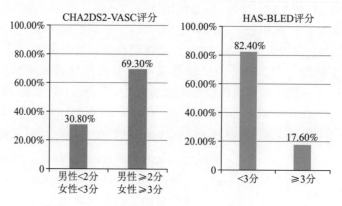

图 3-2-5-15　心房颤动血栓栓塞与出血风险评估

2. 房颤质量评价

（1）一级指标

房颤住院患者的医疗质量评价体系中有 6 个一级评价指标（表 3-2-5-2，图 3-2-5-16）。

表 3-2-5-2　房颤住院患者一级医疗质量评价指标达标率

一级评价指标	合计	三级医院	二级医院	P 值
非瓣膜性房颤接受血栓栓塞风险评估	32.9% (2814/8557)	33.9% (2616/7722)	23.7% (198/835)	<0.01
具有适应证的房颤患者出院处方包括抗凝药物	53.9% (2354/4369)	59.8% (2226/3723)	19.8% (128/646)	<0.01
服用华法林的患者出院处方包括制定 PT/INR 监测计划	79.4% (2715/3421)	79.5% (2537/3192)	77.7% (178/229)	0.55
具有适应证的房颤患者出院处方包括 ACEI/ARB	55.1% (484/879)	55.9% (446/798)	46.9% (38/81)	0.13
具有适应证的房颤患者出院处方包括 β 受体阻断剂	63.2% (782/1238)	63.1% (560/888)	63.4% (222/350)	0.95
具有适应证的房颤患者出院处方包括他汀	66.4% (3511/5292)	64.6% (2942/4553)	77.0% (569/739)	<0.01

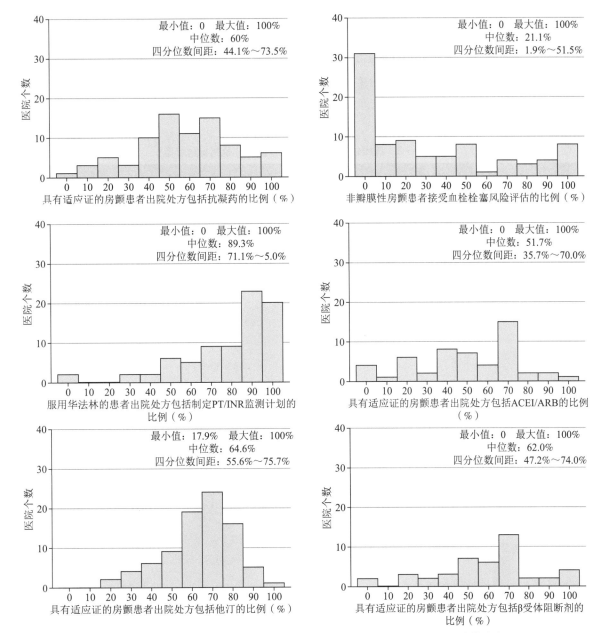

图 3-2-5-16　房颤住院患者一级医疗质量评价指标达标率在各三级医院的分布

从以上数据及分析可以看出，目前我国医院对房颤患者行血栓栓塞风险评估的比例较低，二级医院评分比例低于三级医院，三级医院院间也存在较大差异，即使在三级医院，对房颤患者进行规范的卒中风险评估的比例也仅达1/3，也可能虽进行了评估但未在医疗文书中予以记录。而即使接受了风险评估符合抗凝条件的患者，二级和三级医院的处方抗凝药比例亦不足60%，这就造成了大量患者暴露于缺血性卒中的风险中，如何通过继续教育加强诊疗规范制度的建设乃至借助于信息系统的强制性手段提高患者卒中风险的评估率，是下一步质控工作的重点。工作组建议未来在电子病历系统中强制性加入房颤患者血栓栓塞风险评估的内容，明确患者血栓栓塞风险，进而以此为依据决定患者血栓栓塞预防方案。

在房颤患者抗凝治疗方面，二级医院房颤患者更高龄，具有抗凝适应证的比例更高，因此更需要强化抗凝治疗。但是二级医院抗凝比例较三级医院明显偏低，我们认为导致这一结果的原因是多方面的，除了二级医院医师对于房颤抗凝必要性的认识不足之外，部分就诊于二级医院的患者因为对监测 INR 依从性不良或畏惧出血而拒绝服用华法林，由于经济原因无法接受 NOACs 治疗也是可能的原因之一。未来应该加强针对二级医院医师的房颤抗凝治疗继续教育，提高其对于房颤抗凝适应证和必要性的认识；同时通过媒体或医患沟通科普会等形式开展房颤患者健康教育，提高患者对房颤危害的知晓率和治疗的依从性。

（2）二级评价指标

房颤住院患者的医疗质量评价体系中有15个二级评价指标，包括7个安全性相关指标（表3-2-5-3，图3-2-5-17）。接受房颤导管消融的患者在术中和术后未接受抗凝治疗的比例为16%，由于二级医院上报的患者均未接受房颤导管消融手术，该安全性指标仅在三级医院中评价。其余6个安全性评价指标均在5%以下，并且在二级医院和三级医院间无统计学差异。由于各医院上报样本例数较少，故未对安全性相关指标进行医院水平的分析。

表 3-2-5-3　房颤住院患者二级医疗质量评价指标达标率

二级评价指标	合计	三级医院	二级医院	P 值
非瓣膜性房颤患者报告 CHADS$_2$ 评分	16.9% (1443/8557)	17.0% (1315/7722)	15.3% (128/835)	0.22
非瓣膜性房颤患者报告 CHA$_2$DS$_2$-VASc 评分	29.7% (2545/8557)	31.7% (2445/7722)	12.0% (100/835)	<0.01
房颤患者出院时心率<80bpm	66.4% (2918/4395)	67.5% (2653/3933)	57.4% (265/462)	<0.01
房颤患者接受抗凝治疗指导	86.6% (4869/5624)	86.8% (4662/5372)	82.1% (207/252)	0.04
房颤患者接受常规医疗指导	82.9% (8811/10 625)	82.7% (7912/9568)	85.1% (899/1057)	0.05
具有适应证的房颤患者出院处方包括醛固酮拮抗剂	55.7% (357/641)	53.0% (248/468)	63.0% (109/173)	0.03
瓣膜性房颤患者出院处方包括华法林	57.6% (806/1400)	59.8% (737/1232)	41.1% (69/168)	<0.01
吸烟的房颤患者接受戒烟指导	26.2% (607/2317)	27.0% (574/2127)	17.4% (33/190)	0.01
永久性房颤患者出院时不恰当接受抗心律失常处方	0.7% (10/1353)	0.9% (9/1008)	0.3% (1/345)	0.26

二级评价指标	合计	三级医院	二级医院	P 值
合并终末期肾病或透析的房颤患者出院前不恰当处方多非利特或索他洛尔	0 (0/84)	0 (0/63)	0 (0/21)	—
植入机械瓣的房颤患者出院前不恰当处方直接凝血酶或 Xa 因子抑制剂	1.2% (2/172)	1.4% (2/146)	0 (0/26)	0.55
合并终末期肾病或透析的房颤患者出院前不恰当处方直接凝血酶或 Xa 因子抑制剂	1.2% (1/84)	1.6% (1/29)	0 (0/21)	0.39
无冠心病/血管疾病的患者出院前不恰当处方抗血小板药和抗凝药	3.6% (259/7196)	3.7% (247/6733)	2.6% (12/463)	0.23
射血分数降低性心衰患者出院前不恰当处方非二氢吡啶类钙拮抗剂	1.9% (16/851)	2.1% (16/765)	0 (0/86)	0.18
接受房颤导管消融的患者在术中和术后未接受抗凝治疗	16.0% (297/1862)	16.0% (297/1862)	— (0/0)	—

房颤抗凝治疗存在一定的出血风险，且应用华法林时需频繁监测 INR 以调整药物剂量。因此，对此类患者进行抗凝相关指导是必要的。从上述数据及分析可以看出，无论是三级医院还是二级医院的临床医师对于房颤患者抗凝治疗进行指导的比例均很高，且院间差异小，说明在重视抗凝治疗的医师中对抗凝治疗的出血风险的警惕性普遍较高，且较为重视患者宣教。

与此同时，各级医院不恰当处方药物的比例总体均低，这说明临床医师对于房颤药物治疗适应证的掌握较为严格，对于药物的安全性较为重视。

3. 介入治疗情况

工作组全国抽样调查的 17 家区域中心医院 2017 年共行介入手术 11 247 例，其中房颤射频术 9039 例，房颤冷冻消融 1761 例，左心耳封堵 447 例。17 家区域中心医院房颤消融手术量 83 ~ 2667 例，其中大部分医院（10/17）消融手术量小于 500 例/年，2 家医院手术量大于 2000 例/年。

房颤消融最常见的操作为射频消融（83.7%），其次为冷冻消融（16.3%）。环肺静脉隔离目前仍是射频消融最为主流的术式，冷冻消融因学习曲线短、操作简单等因素也得到了迅速发展，应用比例最高的医院冷冻消融占总消融例数的 85.5%。

消融并发症（穿刺相关并发症、心包填塞、术中/术后卒中、心房食道瘘等）发生率为 0.90%，其中最常见的消融并发症为血管并发症（0.30%），其次为心包填塞（0.22%）和脑卒中（0.22%）（表 3-2-5-4）。本次抽取病历中未见心房食道瘘等罕见并发症，考虑因本次现场调查未对患者进行随访，故存在遗漏罕见、迟发并发症的可能。总体来说，中国房颤导管消融各种并发症发生率均较低，房颤消融治疗相对安全有效。

表 3-2-5-4 全国 17 家区域中心医院 2017 年房颤介入并发症概况

手术名称	病例数
消融并发症发生率	0.90% （12/1347）
严重并发症发生率	0.40% （5/1347）
左心耳封堵并发症发生率	3.10% （5/160）
严重并发症发生率	1.90% （3/160）

17 家区域中心医院总体符合左心耳封堵适应证的比例为 81.30%，其中因患者拒绝长期口服抗凝药

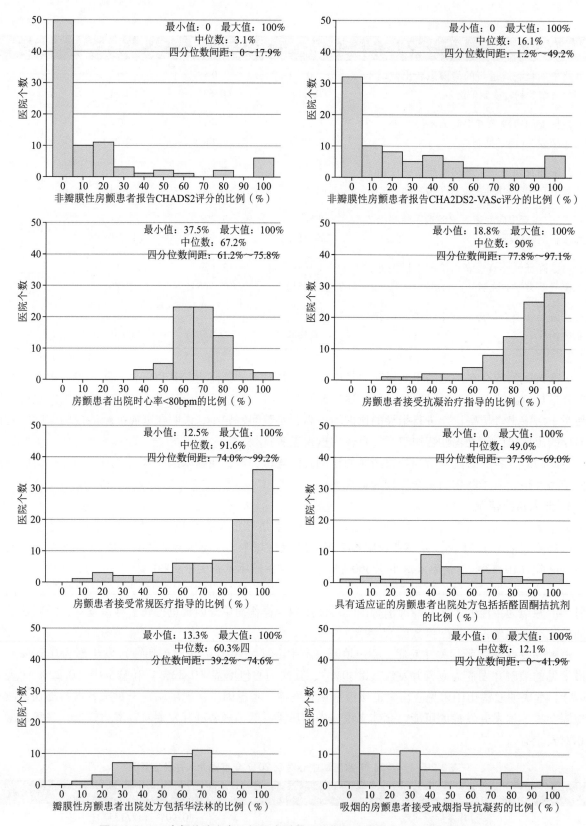

图 3-2-5-17　房颤住院患者二级医疗质量评价指标达标率在三级医院中的分布

而行左心耳封堵的比例为8.80%。主要中心（左心耳封堵术＞20例/年）符合左心耳封堵适应证的比例为84.8%，其中患者本人拒绝长期抗凝占11.20%，非主要中心（左心耳封堵术＜20例/年）符合左心耳封堵适应证的比例为68.60%，其中无因患者本人拒绝长期抗凝行左心耳封堵术的病例。本次抽查的左心耳封堵手术均成功，未见残余分流。左心耳封堵并发症（穿刺相关并发症、心脏压塞、术中/术后卒中、封堵器脱载等）发生率为 3.10%，其中最常见的并发症为穿刺相关并发症（1.25%），其次为阿-斯综合征（0.63%）、术后多发肺栓塞（0.63%）、大面积脑卒中（0.63%）。主要中心并发症发生率（1.60%）明显低于非主要中心（8.60%），严重并发症发生率也较少（0.80% 比 5.70%）。本次现场调查抽取病历中未见封堵器脱载（表 3-2-5-5）。

从上述数据及分析中可以看出，我国左心耳封堵术存在一定程度的超适应证应用，此类病例在手术量偏小的医院更为常见。左心耳封堵术对于具有抗凝禁忌证、出血风险高的患者有其价值，但作为一种昂贵的、永久性改变患者心脏结构的疗法，工作组建议我国相关医师需严格掌握左心耳封堵术适应证。在安全性方面，我国左心耳封堵术并发症相对于国外较低，本次调查未采集出院后并发症以及远期并发症信息，可能遗漏罕见并发症，这需要日后进一步完善随访资料以得到更为准确的并发症数据。同时，本次调查发现手术量较小的医院并发症发生率较高，这与国际相关调查结果相似。

二、问题分析及工作重点

（一）推广和扩大心脏外科质控数据系统，提高质控反馈和质量改善

质控中心需要在全国范围内推广和扩大心脏外科质控数据系统，提高数据采集的效率和质量，并及时向医院反馈质量情况，进一步督促各医院及时发现问题并上报，避免瞒报漏报的发生。同时鼓励更多医院参与注册登记系统的数据采集工作，鼓励相关医院开展心脏外科质量提升项目研究。

（二）主动脉疾病诊疗逐渐扩展至地方医院，质量控制有待加强

本次报告系统涵盖全国 47.1% 的三级医院，整体来看我国主动脉疾病诊疗操作规模增长迅速，5 年间增长幅度超过 1 倍。5 年间，开展主动脉疾病诊疗操作的医院显著增加，其中三级甲等医院的比例由 79% 下降至 74%，提示更多三乙或二级医院逐步开展相关工作。近年来随着 TEVAR、EVAR、Bentall's 手术、全主动脉弓替换手术等主要治疗术式的规模逐步扩大，更多的主动脉疾病患者，尤其是急诊危重患者可以在当地得到及时、有效的治疗，有助于降低患者因诊疗不及时和院前转运带来的死亡和严重并发症的风险。但值得注意的是，非康复出院率也随之升高，规模的快速扩增并未获得优质、均质的治疗结局。

要完善专科医师培养体系和考核标准，可在全国主要的大型血管外科医院建立培养基地，由这类资质健全、经验丰富的医院承担起专科医师培养的主要任务。通过有针对性地培养心血管外科和辅助科室后备人才，可以在稳步扩增手术规模的同时保证手术质量，满足手术需求。

（三）缩小房颤诊疗医院间质量差距，提高房颤诊疗规范性及安全性

我国房颤治疗在过去的数十年中得到了长足的发展，房颤抗凝处方比例较之前有了明显的增高，绝大多数抗凝患者也得到了有效的抗凝指导。介入方面，房颤消融病例数显著增长，左心耳封堵术从无到有发展迅速，介入治疗并发症发生率低，介入治疗总体安全有效。但与此同时，目前房颤诊疗中抗凝比例仍有很大提升空间，左心耳封堵术超适应证使用的情况尚待规范，各医院间医疗质量差异较大，需要优质医疗中心带动医疗、预防和保健服务水平提升，努力实现区域间医疗服务同质化。病历方面，存在患者的血栓栓塞以及出血风险评估记录不完整，病程记录中存在一定程度的机械套用模板情况，部分并发症的记录不翔实以及病案首页漏填并发症指标等情况，这些都需要进一步规范或培训纠正。同时，医院数据上报的过程也存在上报口径不统一、病例多报或漏报等现象。希望进一步统一上报主体以及上报途径，充分利用人工智能技术，最终实现网络自动提取数据，实现准确、迅速评价医疗质量的目标。

第六节 肿 瘤 专 业

一、肿瘤专业质量安全情况分析

本数据源于国家卫生健康委医政医管局医院质量监测系统（HQMS），分析的病例数为三级综合医院和三级肿瘤医院住院病历首页中主要诊断栏 ICD-10 编码以 C 和 D 字母开头的编码以及 Z51 的病例；2015—2017 年分别纳入分析的医院包括：三级综合医院（658 家、666 家和 633 家），三级肿瘤专科医

院（27 家、28 家和 27 家）（图 3-2-6-1，图 3-2-6-2）。

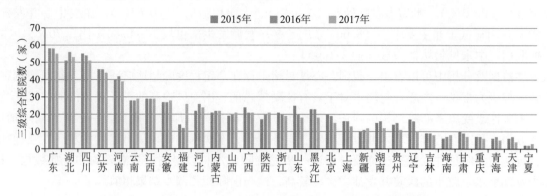

图 3-2-6-1　2015—2017 年提供病例的各省三级综合医院数量情况

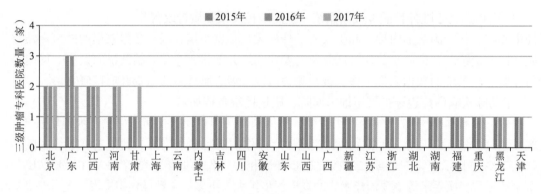

图 3-2-6-2　2015—2017 年提供病例的各省三级肿瘤专科医院数量情况

1. 住院重点病种死亡率

收集的近 3 年病例数中，胰腺癌死亡率均为最高（6.12%、5.38%、4.54%），甲状腺癌死亡率均为最低（0.10%、0.10%、0.08%）；2015—2017 年住院重点病种死亡率均值分别为 1.94%、1.87%、1.70%，大部分重点病种死亡率呈逐渐下降趋势（图 3-2-6-3）。

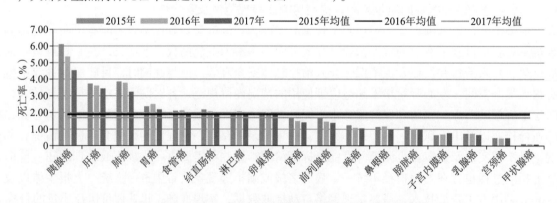

图 3-2-6-3　2015—2017 年住院重点病种死亡率变化趋势

2. 住院重点病种平均住院日

收集的近 3 年病例数中，鼻咽癌平均住院日均最长（21.04 天、20.37 天、18.65 天），甲状腺癌平均住院日均最短（8.95 天、8.81 天、8.69 天）；2015—2017 年住院重点病种平均住院日均值分别为 15.07 天、14.65 天、13.86 天，大部分重点病种平均住院日呈下降趋势（图 3-2-6-4）。

3. 住院重点病种人均住院费用

近 3 年，结直肠癌人均住院费用均为最高（36 664.77 元、38 900.02 元、38 610.89 元），乳腺癌人均住院费用均为最低（17 580.24 元、18 504.04 元、18 291.13 元），2015—2017 年住院重点病种人均住院费用均值分别为 26 613.26 元、28 067.93 元、27 449.82 元，人均住院费用增长趋势有所减缓（图 3-2-6-5）。

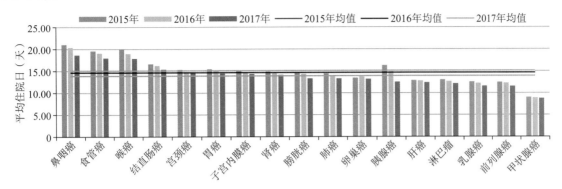

图 3-2-6-4　2015—2017 年住院重点病种平均住院日变化趋势

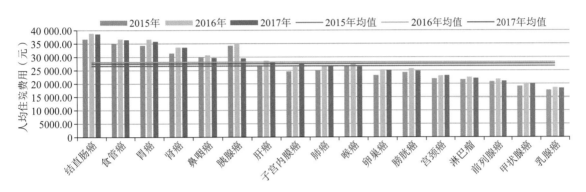

图 3-2-6-5　2015—2017 年住院重点病种人均住院费用变化趋势

4. 住院重点病种出院 31 天非计划再住院率

近 3 年，出院 31 天非计划再住院率均位于前 3 位的有前列腺癌（11.28%、10.94%、10.11%）、淋巴瘤（10.80%、10.23%、9.09%）、胰腺癌（7.87%、7.12%、11.19%），2015—2017 年住院重点病种非计划再住院率均值分别为 5.22%、4.90%、4.72%。住院重点病种出院 31 天非计划再住院率呈下降趋势（图 3-2-6-6）。

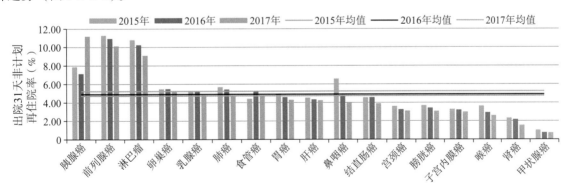

图 3-2-6-6　2015—2017 年住院重点病种非计划再住院率变化趋势

5. 各省住院重点病种死亡率情况

本部分主要分析肺癌、胃癌、肝癌、结直肠癌、乳腺癌的死亡率情况。

（1）各省肺癌死亡率

2015 年死亡率均值为 3.91%（图中未显示），新疆最高（8.77%），湖南最低（0.38%）；2016 年均值为 3.89%（3.90%），新疆最高（8.02%），福建最低（0.32%）；2017 年均值为 3.63%（3.64%），湖北最高（9.28%），湖南最低（0.19%）。

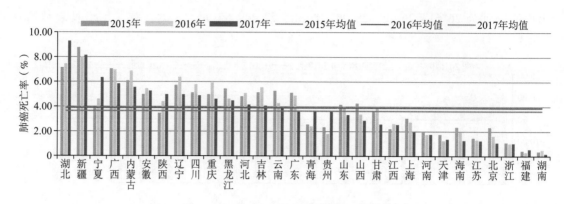

图 3-2-6-7　2015—2017 年各省肺癌死亡率变化趋势

（2）各省胃癌死亡率

2015 年死亡率均值为 2.49%，湖北最高（5.67%），湖南最低（0.21%）；2016 年均值为 2.59%，辽宁最高（6.01%）福建最低（0.29%）；2017 年均值为 2.46%，辽宁最高（4.92%），湖南最低（0.30%）（图 3-2-6-8）。

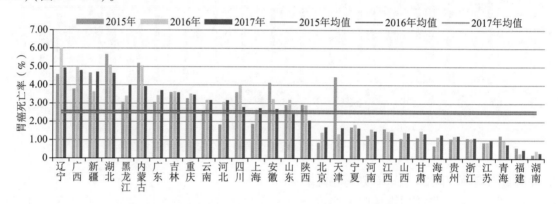

图 3-2-6-8　2015—2017 年各省胃癌死亡率变化趋势

（3）各省肝癌死亡率

2015 年死亡率均值为 3.86%，内蒙古最高（10.34%），天津最低（0.61%）；2016 年均值为 3.75%，辽宁最高（8.55%），福建最低（0.52%）；2017 年均值为 3.69%，湖北最高（8.15%），湖南最低（0.55%）（图 3-2-6-9）。

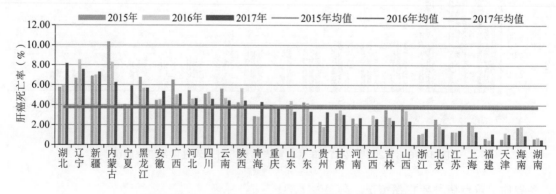

图 3-2-6-9　2015—2017 年各省肝癌死亡率变化趋势

（4）各省结直肠癌死亡率

2015 年死亡率均值为 2.07%，广西最高（4.91%），湖南最低（0.27%）；2016 年均值为 2.08%，广西最高（4.92%），福建最低（0.29%），2017 年均值为 2.10%，新疆最高（5.38%），湖南最低（0.29%）（图 3-2-6-10）。

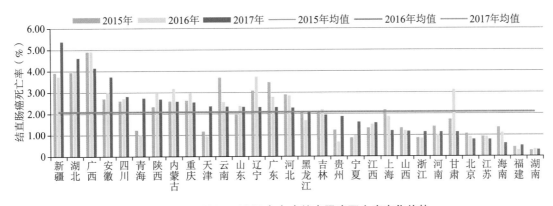

图 3-2-6-10　2015—2017 年各省结直肠癌死亡率变化趋势

（5）各省乳腺癌死亡率

2015 年死亡率均值为 0.72%，广西最高（2.25%），天津最低（0.06%）；2016 年均值为 0.74%，广西最高（2.61%），天津最低（0.08%）；2017 年均值为 0.82%，广西最高（2.44%），湖南最低（0）（图 3-2-6-11）。

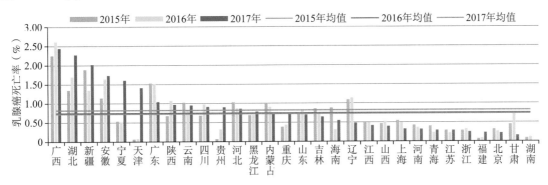

图 3-2-6-11　2015—2017 年各省乳腺癌死亡率变化趋势

6. 各省住院重点病种平均住院日情况

本部分主要分析肺癌、胃癌、肝癌、结直肠癌、乳腺癌平均住院日情况。

（1）各省肺癌平均住院日

2015 年平均住院日均值为 14.41 天，河北最长（18.47 天），上海最短（10.05 天）；2016 年均值为 14.14 天，安徽最长（21.34 天），上海最短（9.56 天）；2017 年均值为 13.79 天，河北最长（17.83 天），上海最短（8.66 天）（图 3-2-6-12）。

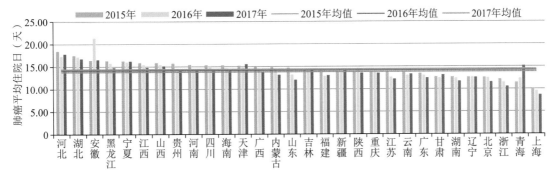

图 3-2-6-12　2015—2017 年各省肺癌平均住院日变化趋势

（2）各省胃癌平均住院日

2015 年平均住院日均值为 15.53 天，安徽最长（19.86 天），青海最短（12.33 天）；2016 年均值为

15.32 天，安徽最长（19.30 天），青海最短（12.47 天）；2017 年均值为 14.81 天，宁夏最长（18.09 天），上海最短（12.28 天）（图 3-2-6-13）。

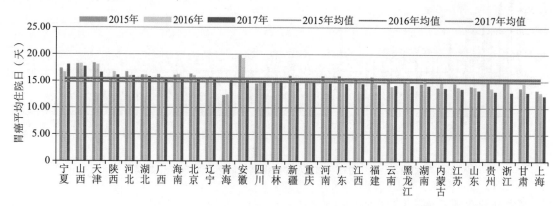

图 3-2-6-13　2015—2017 年各省胃癌平均住院日变化趋势

（3）各省肝癌平均住院日

2015 年平均住院日均值为 12.95 天，安徽最长（16.47 天），上海最短（9.62 天）；2016 年均值为 12.98 天，安徽最长（19.04 天），上海最短（9.69 天）；2017 年均值为 12.61 天，宁夏最长（15.09 天），上海最短（9.64 天）（图 3-2-6-14）。

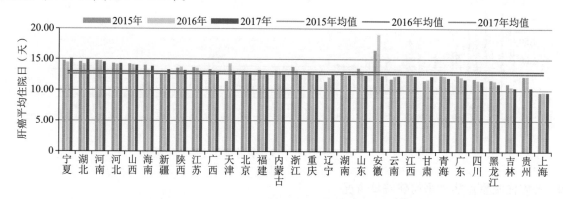

图 3-2-6-14　2015—2017 年各省肝癌平均住院日变化趋势

（4）各省结直肠癌平均住院日

2015 年平均住院日均值为 17.29 天，安徽最长（25.51 天），青海最短（12.21 天）；2016 年均值为 17.03 天，安徽最长（25.27 天），上海最短（12.49 天）；2017 年均值为 16.47 天，宁夏最长（20.60 天），上海最短（10.91 天）（图 3-2-6-15）。

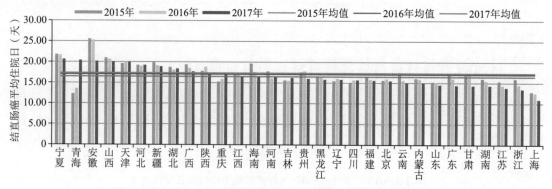

图 3-2-6-15　2015—2017 年各省结直肠癌平均住院日变化趋势

（5）各省乳腺癌平均住院日

2015 年平均住院日均值为 12.98 天，广西最长（18.09 天），上海最短（8.19 天）；2016 年均值为

12.85 天，江西最长（17.10 天），上海最短（7.20 天）；2017 年均值为 12.71 天，天津最长（19.56 天），上海最短（6.39 天）（图 3-2-6-16）。

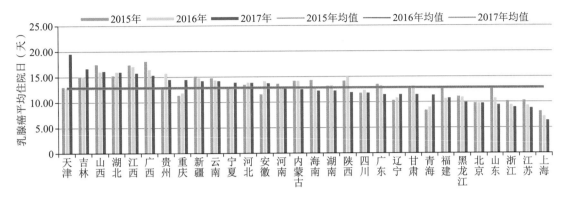

图 3-2-6-16　2015—2017 年各省乳腺癌平均住院日变化趋势

7. 各省住院重点病种人均住院总费用情况

本部分主要分析肺癌、胃癌、肝癌、结直肠癌、乳腺癌人均住院总费用情况。

（1）各省肺癌人均住院总费用

2015 年人均住院总费用均值为 24 367.39 元，北京最高（43 191.52 元），青海最低（16 991.86 元）；2016 年均值为 25 828.80 元，北京最高（47 487.23 元），甘肃最低（17 768.72）；2017 年均值为 25 630.42 元，北京最高（48 692.67 元），甘肃最低（15 583.51 元）（图 3-2-6-17）。

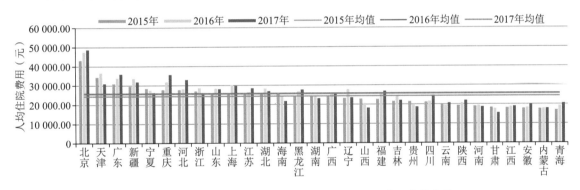

图 3-2-6-17　2015—2017 年各省肺癌人均住院总费用变化趋势

（2）各省胃癌人均住院总费用

2015 年人均住院总费用均值为 35 264.48 元，北京最高（56 085.65 元），青海最低（21 165.85 元）；2016 年均值为 37 140.30 元，北京最高（61 104.71 元），青海最低（22 733.67 元）；2017 年均值为 36 068.14 元，北京最高（66 219.64 元），贵州最低（18 509.30 元）（图 3-2-6-18）。

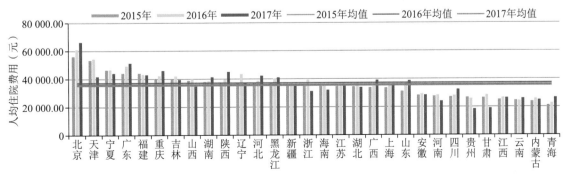

图 3-2-6-18　2015—2017 年各省胃癌人均住院总费用变化趋势

（3）各省肝癌人均住院总费用

2015 年人均住院总费用均值为 25 895.98 元，北京最高（45 101.31 元），甘肃最低（17 644.99 元）；2016 年均值为 27 458.51 元，北京最高（49 960.17 元），云南最低（18 749.79 元）；2017 年均值为 26 545.72 元，北京最高（56 551.86 元），甘肃最低（13 798.19 元）（图3-2-6-19）。

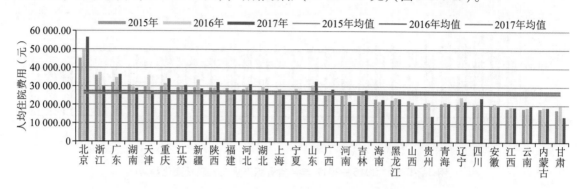

图 3-2-6-19 2015—2017 年各省肝癌人均住院总费用变化趋势

（4）各省结直肠癌人均住院总费用

2015 年人均住院总费用均值为 37 595.56 元，北京最高（55 810.77 元），青海最低（19 952.48 元）；2016 年均值为 39 752.34 元，北京最高（60 572.81 元），青海最低（23 107.59 元）；2017 年均值为 39 196.81 元，北京最高（61 966.09 元），贵州最低（24 068.48 元）（图3-2-6-20）。

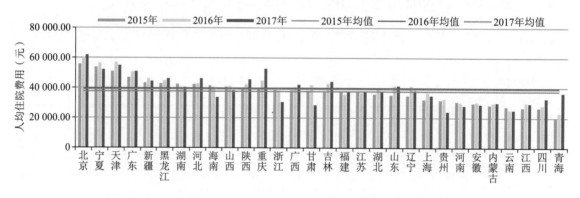

图 3-2-6-20 2015—2017 年各省结直肠癌人均住院总费用变化趋势

（5）各省乳腺癌人均住院总费用

2015 年人均住院总费用均值为 18 081.96 元，广东最高（25 945.70 元），青海最低（10 926.03 元）；2016 年均值为 18 881.76 元，广东最高（28 475.10 元），青海最低（11 156.67 元）；2017 年均值为 19 044.30 天，天津最高（27 398.68 元），甘肃最低（10 961.22 元）（图3-2-6-21）。

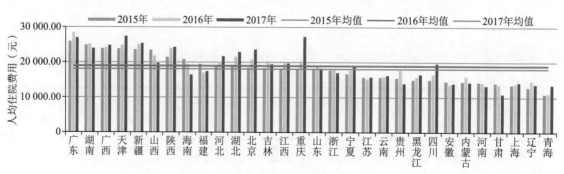

图 3-2-6-21 2015—2017 年各省乳腺癌人均住院总费用变化趋势

8. 各省住院重点病种出院 31 天再住院率情况

本部分主要分析肺癌、胃癌、肝癌、结直肠癌、乳腺癌出院 31 天再住院率情况。

（1）各省肺癌出院 31 天再住院率

2015 年出院 31 天再住院率均值为 5.26%，辽宁最高（13.13%），北京最低（0.82%）；2016 年均值为 4.81%，河南最高（12.79%），北京最低（1.06%）；2017 年均值为 4.24%，辽宁最高（13.26%），宁夏最低（0.20%）(图 3-2-6-22)。

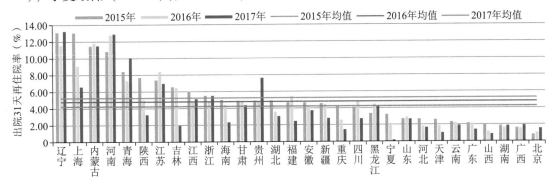

图 3-2-6-22　2015—2017 年各省肺癌出院 31 天再住院率变化趋势

（2）各省胃癌出院 31 天再住院率

2015 年出院 31 天再住院率均值为 4.04%，上海最高（9.93%），山西最低（0.44%）；2016 年均值为 3.74%，河南最高（12.64%），山西最低（0.60%）；2017 年均值为 3.29%，河南最高（11.93%），山西最低（0.68%）(图 3-2-6-23)。

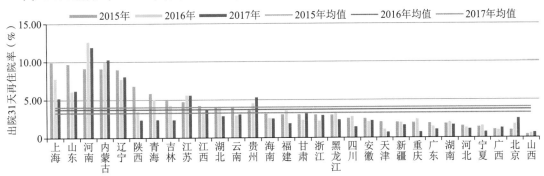

图 3-2-6-23　2015—2017 年各省胃癌出院 31 天再住院率变化趋势

（3）各省肝癌出院 31 天再住院率

2015 年出院 31 天再住院率均值为 4.55%，天津最高（11.85%），北京最低（0.63%）；2016 年均值为 4.12%，吉林最高（9.00%），天津最低（1.19%）；2017 年均值为 4.13%，辽宁最高（9.40%），宁夏最低（1.15%）(图 3-2-6-24)。

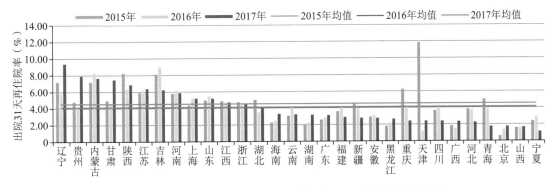

图 3-2-6-24　2015—2017 年各省肝癌出院 31 天再住院率变化趋势

（4）各省结直肠癌出院 31 天再住院率

2015 年出院 31 天再住院率均值为 4.00%，上海最高（10.86%），山西最低（0.40%）；2016 年均值为 3.90%，内蒙古最高（12.44%），宁夏最低（0.49%）；2017 年均值为 3.37%，河南最高（11.67%），河北最低（0.61%）（图 3-2-6-25）。

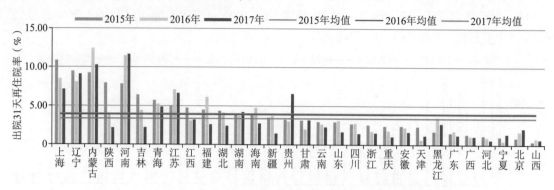

图 3-2-6-25　2015—2017 年各省结直肠癌出院 31 天再住院率变化趋势

（5）各省乳腺癌出院 31 天再住院率

2015 年出院 31 天再住院率均值为 4.14%，河南最高（13.39%），广西最低（0.44%）；2016 年均值为 3.74%，河南最高（18.35%），广西最低（0.36%）；2017 年均值为 3.38%，河南最高（17.46%），宁夏最低（0）（图 3-2-6-26）。

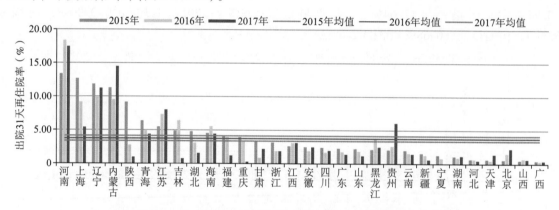

图 3-2-6-26　2015—2017 年各省乳腺癌出院 31 天再住院率变化趋势

二、问题分析及工作重点

（一）问题及分析

1. 肿瘤防治体系不健全，缺乏纵向协作。现有的肿瘤防治资源不足，分配不均，服务提供与群众需求存在突出矛盾，同时各级各类肿瘤医联体和联盟多流于形式，松散有余，紧密不足，缺乏足够的纵向协作能力，未能形成完善的肿瘤专科分级诊疗模式。

2. 肿瘤规范化诊治水平地区差异明显。目前我国不同地区肿瘤诊疗技术水平参差不齐，同质化和均衡化较差，多学科协作诊疗意识不强，层次较低，存在诊治不规范的问题。不同地区医疗机构存在较大差异，尤其是西部地区和地市级以下医疗机构肿瘤诊疗能力普遍较弱，诊疗服务欠规范，大量患者涌入三级医院，导致大医院处于超负荷运转状态。

3. 抗肿瘤药物使用不合理现象普遍存在。在质控督导检查中发现，部分省市抗肿瘤药物使用普遍存在不合理现象，但是由于宏观上缺少全国整体抗肿瘤药物合理使用数据和信息，增加了肿瘤质控工作的难度。

（二）下一步重点工作

1. 进一步完善国家、省、市三级肿瘤质控体系网络建设。推动建立以医院为基础的肿瘤诊疗信息登记系统，以国家肿瘤大数据平台建设为基础，促进质控信息收集和共享，为肿瘤质控工作提供数据支持。

2. 推动建立抗肿瘤药物临床合理使用质量控制体系，建立国家抗肿瘤药物临床应用监测平台，对抗肿瘤药物治疗的全过程（环节）进行质量控制，促进抗肿瘤药物的合理使用。

3. 积极推行单病种和肿瘤多学科诊疗模式（multidisciplinary treatment，MDT），同时促进肿瘤治疗规范化、个体化，从而提高医院医疗质量，保障医疗安全，实现医患共赢。

4. 以乳腺癌单病种为切入点，推动建立全国范围内乳腺癌规范化诊疗和质控体系，以乳腺癌相关质控指标为抓手，以省级肿瘤质控中心为依托，建立质控数据收集监测点，收集相关诊疗信息，推动各省贯彻落实肿瘤分级诊疗政策，整体提升中国乳腺癌诊疗和质控水平。

第七节　感染性疾病专业

感染性疾病专业质量管理主要是针对感染（传染）性疾病病原学诊断和治疗等规范性方面开展，促进医疗质量持续改进，实现医疗质量同质化的目的。

一、感染性疾病专业医疗质量安全情况分析

本次调查工作覆盖全国 30 个省/自治区/直辖市（不含港澳台地区，西藏自治区无感染性疾病专业数据）。采集 2017 年 1 月 1 日至 2017 年 12 月 31 日期间各医院感染（传染）性疾病科医疗质量相关数据。本次调查共收集 6707 家医院的数据，其中上报感染（传染）性疾病科医疗质量数据的医院有 2716家，各省份医院分布见图 3-2-7-1。纳入分析的医院 2668 家，其中，委属委管医院 20 家（0.75%）、院校三级 172 家（6.45%）、省级三级 93 家（3.49%）、地市级三级 480 家（17.99%）、县级三级 259 家（9.71%）、二级公立 1422 家（53.30%）、三级民营 38 家（1.42%）、二级民营 64 家（2.40%）、传染病专科医院 120 家（4.50%，其中三级医院 67 家，二级医院 49 家，未定级 4 家），医院类别构成见图3-2-7-2。

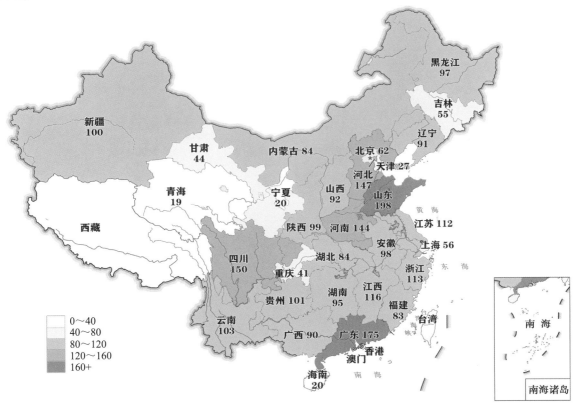

图 3-2-7-1　上报感染（传染）性疾病科质控数据的医院分布

本次分析的感染(传染)性疾病质控指标主要包括：

感染（传染）性疾病科专科建设指标：感染（传染）性疾病科独立设置比例、病房设置比例和开放床位数

感染(传染)性疾病科环节指标和终末指标：感染(传染)性疾病收治比例、出院患者平均住院日

感染（传染）性疾病科抗菌药物管理：住院患者抗菌药物使用率、感染（传染）性疾病科医师参与医院抗菌药物管理委员会比例

单病种质量指标：不明原因发热、流行性感冒（以下简称流感）、结核病和艾滋病并发卡氏肺孢子菌（PCP）实验室确诊率

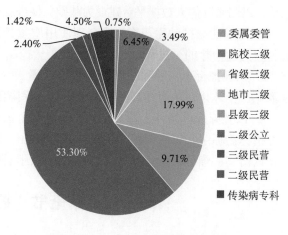

图 3-2-7-2　纳入分析的医院类别构成

（一）感染（传染）性疾病科专科建设指标

上报数据的三级综合医院 1560 家，设置感染（传染）性疾病科的 1069 家（68.53%），二级综合医院 4845 家，设置感染（传染）性疾病科的 1535 家（31.68%）。

1. 感染（传染）性疾病科独立设置比例

除传染病专科医院外，委属委管和三级民营医院感染（传染）性疾病科均独立设置，院校三级、省级三级、地市三级、县级三级、二级公立和二级民营医院感染（传染）性疾病科独立设置比例分别为 94.19%、90.32%、92.08%、94.59%、85.02% 和 79.69%，二级公立和二级民营医院感染（传染）性疾病科独立设置比例偏低（图 3-2-7-3）。

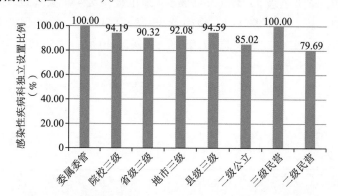

图 3-2-7-3　各类医院感染（传染）性疾病科独立设置比例

2. 感染（传染）性疾病科病房设置比例

除传染病专科医院外，委属委管、院校三级、省级三级、地市三级、县级三级、二级公立、三级民营和二级民营医院感染（传染）性疾病科病房设置比例分别为 89.47%、70.93%、64.52%、72.71%、86.49%、81.36%、71.05% 和 65.63%（图 3-2-7-4）。

3. 感染（传染）性疾病科开放床位数

各类医院感染（传染）性疾病科开放床位数的均值为委属委管 72 张、院校三级 53 张、省级三级 44 张、地市三级 50 张、县级三级 41 张、二级公立 29 张、三级民营 27 张、二级民营 15 张和传染病专科感染（传染）性疾病科 261 张（图 3-2-7-5）。

（二）感染（传染）性疾病科环节指标、终末指标

1. 住院患者平均住院日

委属委管、院校三级、省级三级、地市三级、县级三级、二级公立、三级民营、二级民营、传染病专科医院住院患者平均住院日分别为 11.55 天、11.29 天、11.75 天、11.36 天、10.20 天、9.65 天、9.54 天、9.04 天和 18.27 天（图 3-2-7-6）。

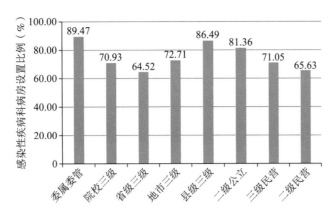

图 3-2-7-4　各类医院感染（传染）性疾病科病房设置比例

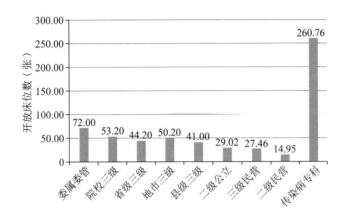

图 3-2-7-5　各类医院感染（传染）性疾病科开放床位数

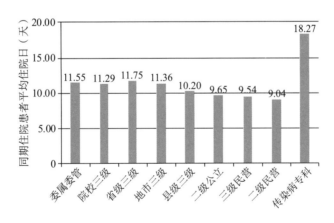

图 3-2-7-6　各类医院同期住院患者平均住院日

与 2016 年同期相比，委属委管、院校三级、省级三级、三级民营住院患者平均住院日降低，而地市三级、县级三级、二级公立、二级民营住院患者平均住院日有所上升（图 3-2-7-7）。

2. 感染（传染）性疾病收治比例

委属委管、院校三级、省级三级、地市三级、县级三级、二级公立、三级民营、二级民营和传染病专科医院收治的感染（传染）性疾病占感染（传染）性疾病科出院总人次比例分别为 69.64%、87.95%、91.20%、76.14%、85.60%、96.04%、81.18%、82.77% 和 90.87%（图 3-2-7-8）。

（三）感染（传染）性疾病科抗菌药物管理

1. 住院患者抗菌药物使用率

各类医院感染（传染）性疾病科抗菌药物使用率分别为委属委管 50.88%、院校三级 75.84%、省级三级 53.47%、地市三级 54.17%、县级三级 55.70%、二级公立 71.72%、三级民营 53.02%、二级民营 74.18%、传染病专科 39.97%（图 3-2-7-9）。

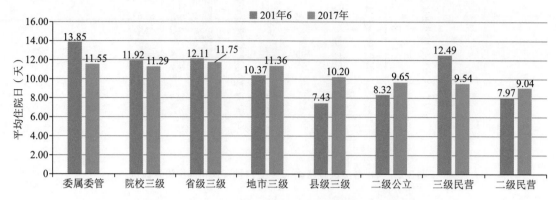

图 3-2-7-7　　各类医院住院患者平均住院日纵向比较

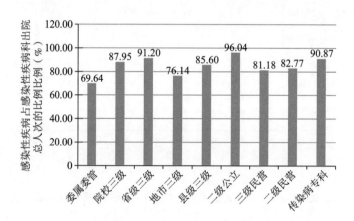

图 3-2-7-8　　各类医院感染（传染）性疾病占感染（传染）性疾病科出院总人次的比例

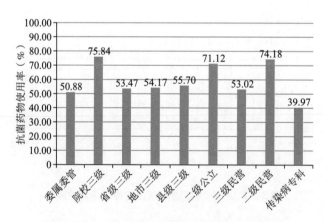

图 3-2-7-9　　各类医院住院患者抗菌药物使用率

2. 感染（传染）性疾病科医师参与医院抗菌药物管理委员会比例

感染（传染）性疾病科医师参与医院抗菌药物管理委员会比例分别为委属委管 100.00%、院校三级 100.00%、省级三级 90.22%、地市三级 89.96%、县级三级 86.67%、二级公立 79.30%、三级民营 94.74%、二级民营 81.25%、传染病专科 87.50%（图 3-2-7-10）。

（四）单病种质量指标

1. 不明原因发热

（1）各类医院不明原因发热患者病因确诊率

各类医院不明原因发热患者病因确诊率分别为委属委管 72.56%、院校三级 66.93%、省级三级

52.52%、地市三级 51.55%、县级三级 51.95%、二级公立 47.01%、三级民营 79.58%、二级民营 58.67%、传染病专科 79.47%（图 3-2-7-11）。

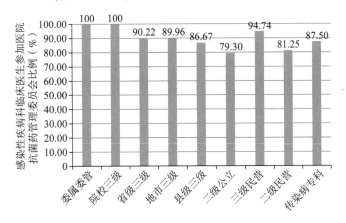

图 3-2-7-10 各类医院感染（传染）性疾病科临床医师参加医院抗菌药物管理委员会比例

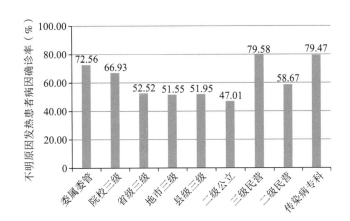

图 3-2-7-11 各类医院不明原因发热患者病因确诊率

（2）各省份不明原因发热患者病因确诊率

全国各省份不明原因发热患者病因平均确诊率为 55.18%，其中北京、河南、福建最高，分别为 68.38%、68.11%、68.11%；山西和湖南最低，分别为 32.60% 和 26.52%（图 3-2-7-12）。

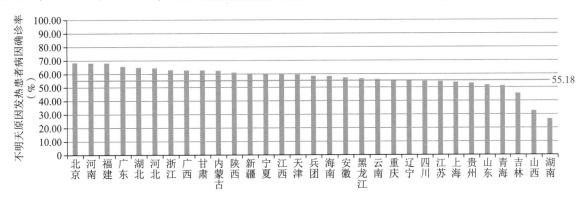

图 3-2-7-12 各省份不明原因发热患者病因确诊率

（3）结论和建议

全国各省份感染（传染）性疾病科对不明原因发热患者的病因平均确诊率不到 60%，各级各类医院差异较大，建议加强感染（传染）性疾病科对不明原因发热诊断能力的建设，提高对不明原因发热患者的病因诊断率。

2. 流感

流感相关质量指标包括：感染（传染）性疾病科门诊流感样病例流感病原学诊断率、感染（传染）性疾病科门诊流感样病例抗流感病毒药物使用率和感染（传染）性疾病科门诊发病 48 小时内抗流感病毒药使用率。

（1）各省份感染（传染）性疾病科门诊流感样病例流感病原学诊断率

各省份感染（传染）性疾病科门诊流感样病例流感病原学平均诊断率为 13.19%，其中天津最高（48.70%），四川最低（0.43%）（图 3-2-7-13）。

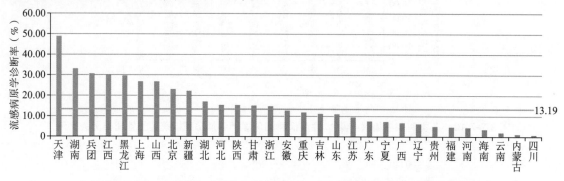

图 3-2-7-13　各省感染（传染）性疾病科门诊流感样病例流感病原学诊断率

（2）各类医院感染（传染）性疾病科门诊流感样病例流感病原学诊断率

各类医院感染（传染）性疾病科门诊流感样病例流感病原学诊断率分别为委属委管 49.76%、院校三级 7.69%、省级三级 9.24%、地市三级 16.56%、县级三级 12.34%、二级公立 10.11%、三级民营 3.30%、二级民营 17.92%、传染病专科 20.69%。和 2016 年比较，委属委管、地市三级、县级三级有所提高（图 3-2-7-14，图 3-2-7-15）。

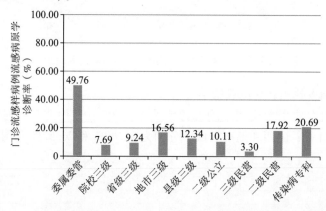

图 3-2-7-14　各类医院感染（传染）性疾病科门诊流感样病例流感病原学诊断率

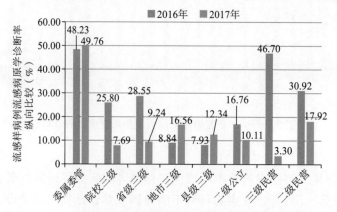

图 3-2-7-15　各类医院各类医院感染（传染）性疾病科门诊流感样病例流感病原学诊断率纵向比较

（3）感染（传染）性疾病科门诊流感样病例抗流感病毒药物使用率

各类医院感染（传染）性疾病科门诊流感样病例抗流感病毒药物使用率分别为委属委管 42.76%、院校三级 28.76%、省级三级 29.79%、地市三级 32.73%、县级三级 43.10%、二级公立 30.03%、三级民营 81.65%、二级民营 20.50%、传染病专科 48.28%（图 3-2-7-16）。

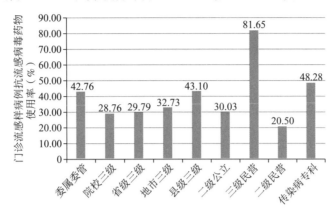

图 3-2-7-16　各类医院感染（传染）性疾病科门诊流感样病例抗流感病毒药物使用率

（4）各省份感染（传染）性疾病科门诊流感发病 48 小时内抗流感病毒药使用率

各省份感染（传染）性疾病科门诊流感发病 48 小时内抗流感病毒药平均使用率为 75.35%，其中天津和甘肃最高，分别为 95.63% 和 95.20%（图 3-2-7-17）。

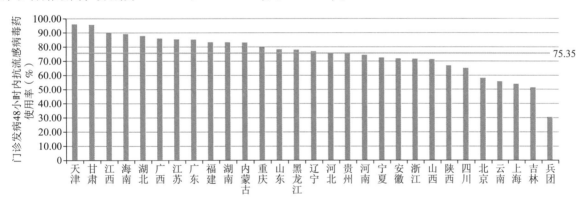

图 3-2-7-17　各省份感染（传染）性疾病科门诊发病 48 小时内抗流感病毒药使用率

（5）各类医院感染（传染）性疾病科门诊流感发病 48 小时内抗流感病毒药使用率

各类医院感染（传染）性疾病科门诊流感发病 48 小时内抗流感病毒药使用率分别为委属委管 71.87%、院校三级 47.67%、省级三级 77.29%、地市三级 72.73%、县级三级 88.83%、二级公立 79.88%、三级民营 89.73%、二级民营 88.68%、传染病专科 73.21%（图 3-2-7-18）。

（6）结论及建议

各省份感染（传染）性疾病科门诊流感样病例流感病原学平均诊断率仅为 13.19%，各类医院感染（传染）性疾病科门诊流感样病例抗流感病毒药物平均使用率不足 40%（39.73%），各省份感染（传染）性疾病科门诊流感发病 48 小时内抗流感病毒药平均使用率为 75.35%。

建议加强培训，提高感染（传染）性疾病科医师对流感样病例和流感疾病负担的认识，尤其是流感流行季节，对有流感重症的高危人群尽早开展抗流感病毒治疗，以减少重症病例、并发症及住院和死亡的发生。

3. 结核病

（1）各省份医院经组织学和/或细菌学证实的肺结核确诊率

各省份医院经组织学和/或细菌学证实的肺结核平均确诊率为 19.76%，其中天津、北京和福建最高，分别为 39.66%、39.09%、35.78%，青海最低（8.34%）（图 3-2-7-19）。

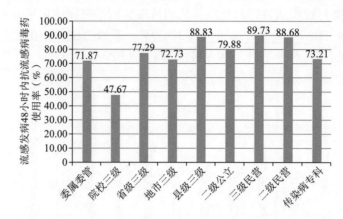

图 3-2-7-18　各类医院感染（传染）性疾病科门诊流感发病 48 小时内抗流感病毒药使用率

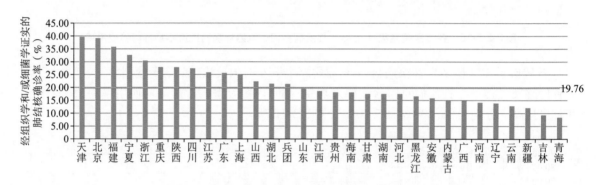

图 3-2-7-19　各省份医院经组织学和/或细菌学证实的肺结核确诊率

（2）各类医院经组织学和/或细菌学证实的肺结核确诊率

各类医院经组织学和/或细菌学证实的肺结核确诊率分别为委属委管 14.86%、院校三级 29.71%、省级三级 25.48%、地市三级 27.67%、县级三级 23.95%、二级公立 29.22%、三级民营 26.50%、二级民营 32.88%、传染病专科 32.40%。与 2016 年相比较，省级三级、地市三级、二级公立经组织学和/或细菌学证实的肺结核确诊率有所提高，但委属委管确诊率有所下降（图 3-2-7-20，图 3-5-7-21）。

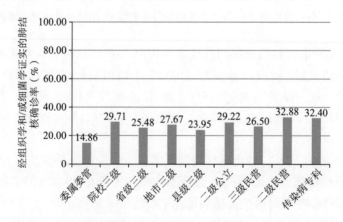

图 3-2-7-20　各类医院经组织学和/或细菌学证实的肺结核确诊率

（3）结论和建议

各类医院经组织学和/或细菌学证实的肺结核确诊率不足 30%，而且各级各类医院之间差异较大，建议加强对肺结核病组织学和/或细菌学诊断能力建设，提高肺结核的病原学诊断率。

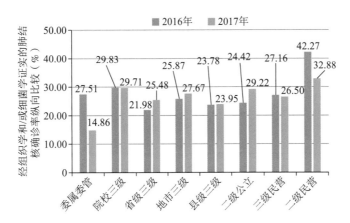

图 3-2-7-21 各类医院经组织学和/或细菌学证实的肺结核确诊率纵向比较

4. 艾滋病并发 PCP

（1）艾滋病并发 PCP 实验室确诊率

各类医院艾滋病并发 PCP 实验室确诊率分别为委属委管 75.00%、院校三级 10.64%、省级三级 36.22%、地市三级 24.31%、县级三级 18.36%、二级公立 25.28%、三级民营 0、二级民营 30.68%、传染病专科 18.01%（图 3-2-7-22）。

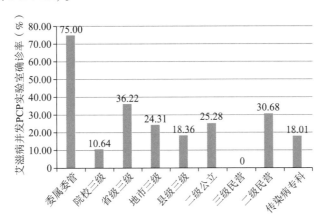

图 3-2-7-22 各类医院艾滋病并发 PCP 实验室确诊率

（2）结论及建议

委属委管艾滋病并发 PCP 实验室确诊率最高（75.00%），其他各类医院实验室确诊率较低，传染病专科医院也较低（18.01%），建议加强对感染（传染）性疾病科 PCP 实验室诊断能力建设，提高 PCP 病原学诊断率。

二、问题分析及工作重点

（一）问题分析

1. 数据上报质量有待提高

本次调查共收集 6707 家医院的数据，其中上报感染（传染）性疾病科医疗质量数据的医院有 2716 家，其中 135 家（4.97%）医院数据报告质量较差，如数据完整度不足 10%，由于缺少内部流程来验证数据，因此，数据准确度较差，数据之间缺乏逻辑性关联，数据缺陷省份分布见图 3-2-7-23。

2. 二级以上综合医院感染（传染）性疾病科设置不达标

2004 年国家发布了《关于二级以上综合医院建立感染（传染）性疾病科建设的通知》（卫医发〔2004〕292 号），但目前全国三级综合医院仍有 31.47% 的未设置感染（传染）性疾病科，二级综合医院有 68.12% 的未设置感染（传染）性疾病科。

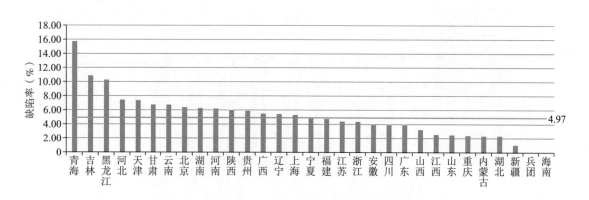

图 3-2-7-23　各省份感染（传染）性疾病科上报数据缺陷率

3. 感染（传染）性疾病的病原学诊断能力不能满足临床诊断需求

各省份各级各类医院感染（传染）性疾病科对不明原因发热、流感、结核病和艾滋病并发 PCP 这 4 个单病种的病原学诊断率普遍偏低。不明原因发热患者病因平均确诊率不到 60%，流感样病例流感病原学平均诊断率仅为 13.19%，肺结核经组织学和/或细菌学证实确诊率不足 30%，艾滋病并发 PCP 实验室平均确诊率仅为 26.50%，而且各级各类医院之间差异较大。

（二）工作重点

1. 加强对感染（传染）性疾病科医疗质量管理

督促各级各类医院按照《医疗质量管理办法》要求，二级以上医院应当建立及完善感染（传染）性疾病科医疗质量管理小组，负责本科医疗质量管理日常工作，落实医疗质量持续改进管理措施。建立医疗质量管理信息数据库，使用内部流程来验证数据，至少每年进行一次数据分析，并与外部数据库比对，用以确定医院内年度优先改进的项目

2. 完善医疗质量质控指标

根据前 4 年全国质量指标调查情况，组织专家进一步完善感染（传染）性疾病医疗质量控制质控指标，建立感染（传染）性疾病科常见疾病环节指标、终末指标，将感染（传染）性疾病病原学诊断能力纳入质量考核指标，促进常见感染（传染）性疾病医疗水平不断提升，提升应对新发和突发感染（传染）性疾病的能力。

3. 提升临床路径病种的覆盖面

临床路径是规范化治疗的重要的保证，通过感染（传染）性疾病临床路径覆盖病种的不断增多，有利于感染（传染）性疾病科整体水平不断提高，促进全国各省份医疗水平同质化。

4. 组织开展对科室质控员培训

通过举办国家级和省级《感染（传染）性疾病科管理规范和质控标准》培训班，对质量指标定义、数据采集方式等质控工作进行培训，提升感染（传染）性疾病科的内部质量控制水平和质控数据的规范化、标准化，从而使质控中心的质量评价工作更加有效。

第八节　重症医学专业

2017 年全国参与重症医学专业调查的医院有 3425 家，包括了三级公立综合医院 1254 家（36.61%），二级公立综合医院 1585 家（46.28%），三级民营综合医院 75 家（2.19%），二级民营综合医院 213 家（6.22%）。另外，此次调查首次纳入了 298 家（8.70%）专科医院数据，包括肿瘤专科、传染病专科、心血管专科、妇产专科、儿童专科及妇幼保健院。与往年相比，除了纳入了专科医院以外，对民营综合医院的分级也进行了区分，使得不同类型医院之间的对比更加准确。

为保持省际数据的可比性，本次调查报告延续了往年采用结构化抽样的方法标化数据。结构化抽样过程中，首先确保该省全部委属委管医院、省医院全部入组，而后各省按照二、三级医院 1∶1 的比例

抽样，另外为了了解专科医院的情况，将专科医院全部入组，最终共抽得1963家医院的数据进一步分析和比较（图3-2-8-1，图3-2-8-2）。

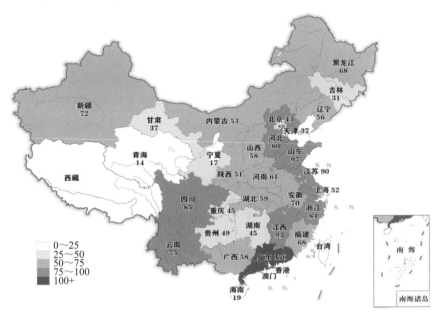

图3-2-8-1　结构化样本全国各省份医院数

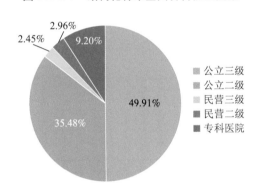

图3-2-8-2　结构化样本不同等级医院占比

一、重症医学专业质量安全情况分析

（一）全国重症医学专业医疗质量与服务结构指标现状

本次调查的3425家公立综合医院共计有床位2 877 734张，其中重症医学科床位68,106张，重症医学科床位占医院总床位平均比例为2.37%，符合2006年卫生部颁发的《中国重症加强治疗病房（ICU）建设与管理指南》（以下简称《指南》）中重症医学科应占医院病床总数2% ~8%的要求（图3-2-8-3）。

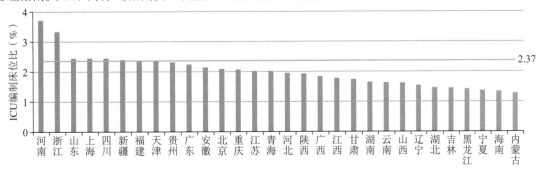

图3-2-8-3　各省份重症医学科编制床位占医院总编制床位数比例

从全国调查数据看，京、津、沪、渝4个直辖市和经济相对发达的省份，重症医学科床位配置的平均水平基本达到或超过《指南》的要求，而在东北三省及宁夏、内蒙古等经济欠发达省份，重症医学科床位配置的水平明显偏低，可以看到重症医学的发展与经济情况有着比较密切的关系。

从医护人员配置来看，人力资源配置不足的问题依然是全国重症医学科的普遍问题。平均全国重症医学科医师人数/重症医学科床位数和重症医学科专科护士人数/重症医学科床位数均偏低，未达《指南》的要求。即使是条件最好的委属委管医院重症医学科医师人数/重症医学科床位数和重症医学科专科护士人数/重症医学科床位数也尚未达到《指南》的要求（图3-2-8-4 ~ 图3-2-8-7）。

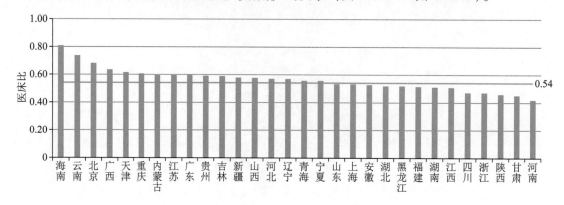

图3-2-8-4　各省份重症医学科医师人数/重症医学科床位数

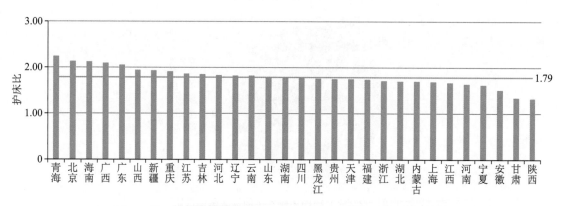

图3-2-8-5　各省份重症医学科专科护士人数/重症医学科床位数

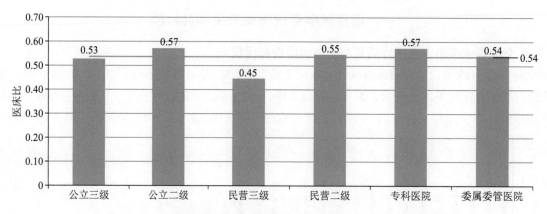

图3-2-8-6　不同等级医院重症医学科医师人数/重症医学科床位数

重症医学科资源配置不足是一个全世界都面临的问题，即使是经济情况较为发达的欧洲，在一项全欧洲的普查中，ICU床位占总床位的平均比例为2.8%，不同国家之间的差异也较大。2018年发表的有关德国ICU运行状况的调查显示，因为护理人员短缺而被迫关闭ICU的现象在德国也常有发生。

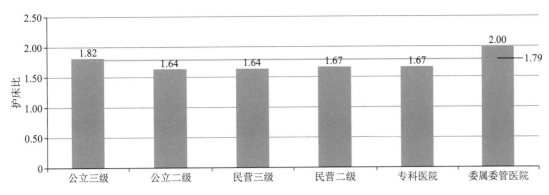

图 3-2-8-7　不同等级医院重症医学科专科护士人数/重症医学科床位数

（二）2017 年全国重症医学专业医疗质量控制指标的总体情况

为了保持重症医学专业医疗质量控制指标各省数据的可比性，也为了保持与往年数据的连贯性，对于 2017 年质控指标的分析，我们依然采用了结构化抽样获得的标化样本进行分析，获得的全国重症医学医疗质量与服务抽样调查数据汇总如下（表 3-2-8-1）。

表 3-2-8-1　全国质控数据总体结果

指标项目	2016 年	2017 年	国际上同类指标值
ICU 患者收治率（%）	1.87	2.22	
ICU 患者收治床日率（%）	1.31	3.13	
APACHE Ⅱ 评分≥15 分患者收治率（%）	50.06	46.33	
3 小时集束化治疗（bundle）完成率（%）	79.10	79.94	
6 小时集束化治疗（bundle）完成率（%）	68.43	68.30	60.10
ICU 抗菌药物治疗前病原学送检率（%）	72.10	82.56	
ICU 深静脉血栓（DVT）预防率（%）	58.77	54.92	94.00
ICU 患者死亡率（%）	8.70	8.09	6.7～17.8
ICU 非计划气管插管拔管率（%）	2.21	2.29	0.7～15.9
ICU 气管插管拔管后 48 小时内再插管率（%）	2.58	2.58	5～25
非计划转入 ICU 率（%）	6.64	8.97	
转出 ICU 后 48 小时内重返率（%）	1.27	1.59	
ICU 呼吸机相关性肺炎发病率（例/千机械通气日）	15.23	10.5	2～16
ICU 血管内导管相关血流感染发病率（例/千导管日）	3.10	2.19	3.0～6.7
ICU 导尿管相关泌尿系感染发病率（例/千导管日）	4.06	2.97	3.9

（三）2017 年全国重症医学专业主要医疗质量控制指标的完成情况分析

为了保持数据的连贯性，我们将 2017 年各省重症医学专业主要医疗质量控制指标的完成情况与 2015 年、2016 年进行了对比，使得指标的趋势显得更加直观。由于今年首次将专科医院纳入了调查，同时也将民营三级医院和二级医院进行划分，所以不同等级医院的比较仅采纳今年的数据。需要注意的是，由于专科医院收治患者的来源和种类与综合医院有着很大的差异，各项质量控制指标的完成情况仅用于了解专科医院的具体运行情况，并不用于与综合医院及委属委管医院的比较。

1. **指标三：APACHE Ⅱ 评分≥15 分患者收治率**（46.33%）

从调查数据看，全国范围内不同省份 APACHE Ⅱ 评分≥15 分患者收治率指标比较接近，均较往年有所下降（图 3-2-8-8）。总体来看，公立医院患者的疾病严重程度即 APACHE Ⅱ 评分略大于民营医院，而专科医院的患者严重程度评分相对较低（图3-2-8-9）。结果显示，病情危重的患者还是主要在公立医院中进行救治。

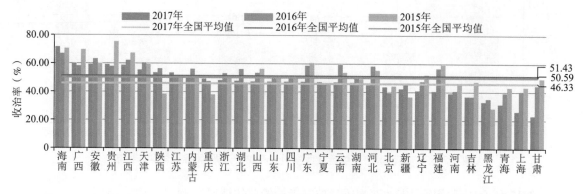

图3-2-8-8 各省医院2015—2017年APACHE II评分≥15分患者收治率（以2017年收治率排序）

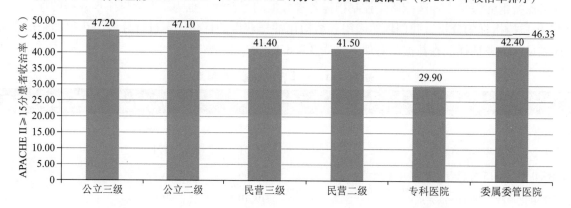

图3-2-8-9 2017年不同等级医院APACHE II评分≥15分患者收治率

2. 指标五：3 小时集束化治疗（bundle）完成率（79.94%）

3. 指标六：6 小时集束化治疗（bundle）完成率（68.3%）

2017年感染性休克3小时、6小时集束化治疗完成率全国平均水平分别高达79.94%和68.3%，与2015年及2016年持平，且不同省份和不同经济发展区域及不同水平医院独立报告的数据均接近这一水平，各省份之间的差异并不明显。而不同级别的医院中，委属委管医院3小时和6小时集束化治疗完成率均远远高于其他医院，显示出其在感染性治疗方面存在着明显的优势（图3-2-8-10～图3-2-8-13）。

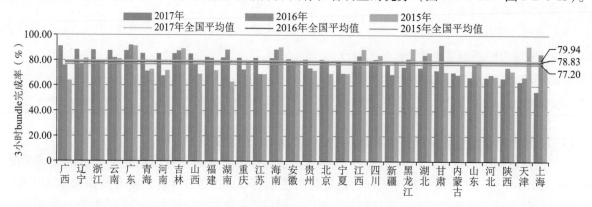

图3-2-8-10 各省医院2015—2017年感染性休克3小时集束化治疗完成率（以2017年完成率排序）

感染性休克集束化治疗完成率与患者存活率有着显著的相关性。美国洛杉矶地区的一项多中心的研究入组了4852例诊断为感染性休克的患者，结果显示完成集束化治疗患者组的死亡率显著低于未完成患者组（17.9% vs. 20.4%）。在这项研究中，总的集束化治疗（6小时）完成率为60.1%，低于我国目前的平均水平。

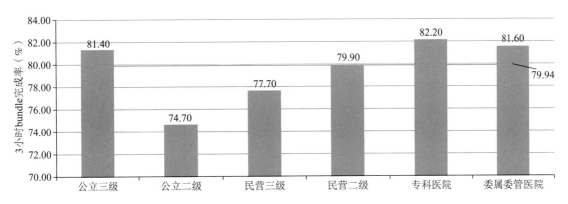

图 3-2-8-11　2017 年不同等级医院感染性休克 3 小时集束化治疗完成率对比

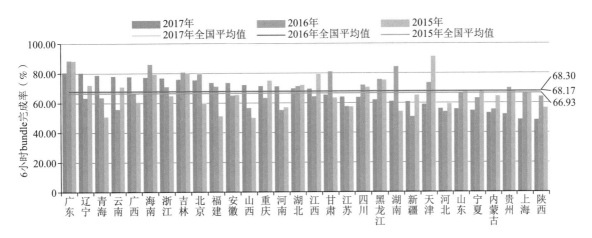

图 3-2-8-12　各省医院 2015—2017 年感染性休克 6 小时集束化治疗完成率（以 2017 年完成率排序）

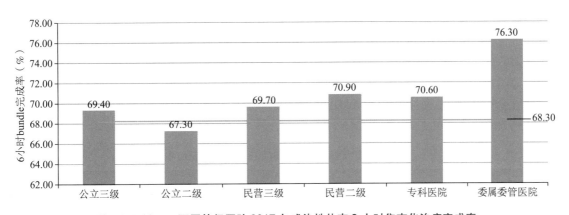

图 3-2-8-13　不同等级医院 2017 年感染性休克 6 小时集束化治疗完成率

4. 指标七：ICU 抗菌药物治疗前病原学送检率（82.56%）

ICU 抗菌药物治疗前病原学送检率反映 ICU 患者抗菌药物使用的规范性，从 2017 年数据看全国平均水平升高至 82.56%，较往年有明显的提高，表明 ICU 患者抗菌药物规范化使用有了显著的改善。从不同等级医院看，公立三级综合医院、民营三级医院及委属委管医院的 ICU 抗菌药物治疗前病原学送检率要明显高于二级医院，提示抗菌药物的规范化使用需要向基层医院进一步推广（图 3-2-8-14，图 3-2-8-15）。

5. 指标八：ICU 深静脉血栓（DVT）预防率（54.92%）

ICU 中的深静脉血栓与重症患者的死亡率明确相关，这已经得到了一些大规模研究的证实。澳大利亚和新西兰的一项入选了 175 665 例重症患者的研究显示，进入 ICU 24 小时内未进行深静脉预防患者的

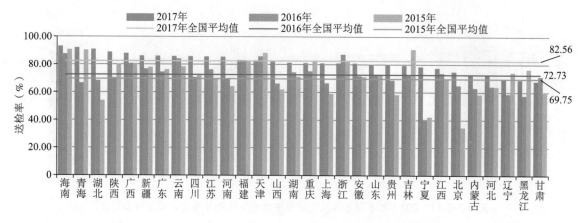

图 3-2-8-14　各省份医院 2015—2017 年 ICU 抗菌药物治疗前病原学送检率（以 2017 年送检率排序）

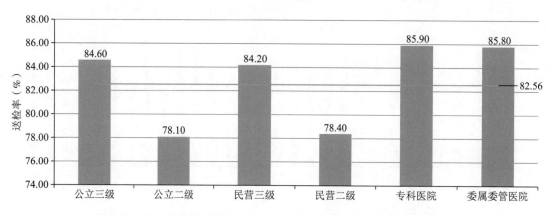

图 3-2-8-15　不同等级医院 2017 年 ICU 抗菌药物治疗前病原学送检率

死亡率有显著增加。而最近美国的一项纳入了 294 896 例重症患者的研究表明，接受抗凝预防组患者的死亡率较未进行预防组有显著降低。欧美国家对于 ICU 深静脉血栓的预防非常重视，近期的一系列研究显示（表 3-2-8-2），其 DVT 的预防率均在 80% 以上，亚洲国家的预防率明显偏低，而就我国的数据而言，国内的 DVT 预防还有很大的提升空间，目前仅委属委管医院勉强接近 70%，而全国平均水平仅为54.92%，要逐渐提高各级医院 ICU 对于 DVT 预防重要性的认识，依然是质控中心工作的一个要点（图 3-2-8-16，图 3-2-8-17）。

表 3-2-8-2　国际上有关 DVT 预防率的研究结果

研究发表时间	国家	患者人群	DVT 预防率（%）
2010	澳大利亚和新西兰	502 例 ICU 患者	86.00
2014	西班牙	777 例 ICU 患者	81.00
2014	美国	294 896 例 ICU 患者	93.00
2017	欧洲	68 个 ICU 中心	94.00
2012	亚洲	2969 例内科 ICU 患者	80.60
2010	中国	1247 例 ICU 患者	20.20

6. 指标九：ICU 患者实际死亡率（8.09%）

2017 年调查数据显示，全国平均 ICU 患者实际死亡率为 8.09%，较 2016 年平均水平略有下降。民营医院的死亡率高于三级公立综合医院，委属委管医院 ICU 实际死亡率最低，为 5.37%（图 3-2-8-18，图 3-2-8-19）。这一数据与欧洲的整体水平相近，欧洲发达国家的 ICU 死亡率在 6.7%～17.8%。但用实

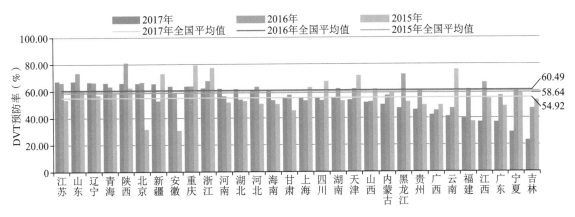

图 3-2-8-16　各省医院 2015—2017 年 ICU 深静脉血栓（DVT）预防率（以 2017 年预防率排序）

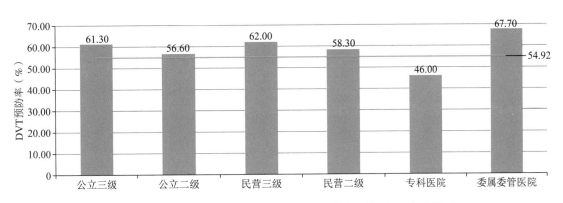

图 3-2-8-17　不同类型医院 2017 年 ICU 深静脉血栓（DVT）预防率

际死亡率作为 ICU 的质量指标一直受到人们质疑。2018 年发表的一项有关波兰的纳入 48 282 例 ICU 患者的研究显示，其 ICU 的死亡率高达 42%，而这部分患者入室的平均 APACHE Ⅱ 评分高达 26 分。重症患者病情越危重，其死亡率越高这是普遍的常识，因此为了能够使不同医院甚至地区的死亡率可比，推动标准化死亡率也许是以后工作的一个方向。

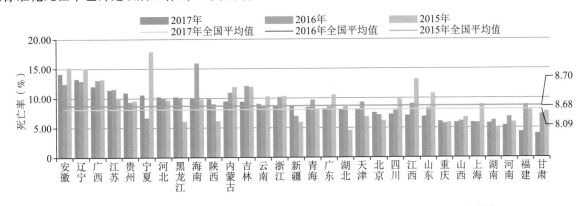

图 3-2-8-18　各省份医院 2015—2017 年 ICU 患者死亡率（以 2017 年死亡率排序）

7. 指标十：ICU 非计划气管插管拔管率（2.29%）

ICU 非计划气管插管拔管率是 ICU 医疗护理质量的重要评价指标，涉及到 ICU 患者镇静镇痛、谵妄管理及心理护理和保护性约束等多个 ICU 亚专业管理领域。2017 年全国 ICU 非计划气管插管拔管率（成人）平均在 2.29%，与往年无明显区别。不同级别医院之间，委属委管医院 ICU 非计划气管插管拔管率最低，仅为 0.53%；公立三级综合医院明显优于公立二级综合医院和民营医院（1.68% vs 5.43% vs. 3.02%）（图 3-2-8-20，图 3-2-8-21）。最新国际上的报道 ICU 非计划气管插管拔管率在 0.7% ~ 15.9%，我国目前在这一指标上基本能处在国际上较为先进的水平，尤其是公立三级综合医院。民营二级医院和公立二级医院 ICU 非计划气管插管拔管率则相对较高，体现了在综合医疗护理水平上依然还有较大的进步空间。

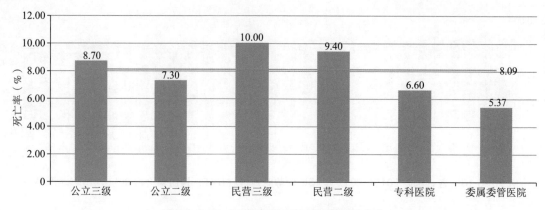

图 3-2-8-19　不同类型医院 ICU 患者死亡率

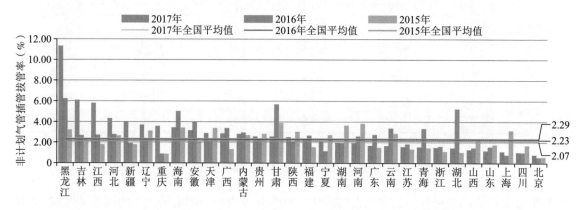

图 3-2-8-20　各省医院 2015—2017 年 ICU 非计划气管插管拔管率（以 2017 年插管拔管率排序）

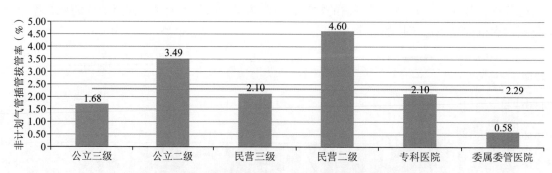

图 3-2-8-21　不同类型医院 ICU 非计划气管插管拔管率

8. 指标十一：ICU 气管插管拔管后 48 小时内再插管率（2.58%）

从调查数据看，2017 年 ICU 气管插管拔管后 48 小时内再插管率与 2016 年度基本一致。ICU 气管插管拔管后 48 小时内再插管率全国平均水平为 2.58%，其中，委属委管医院 ICU 气管插管拔管后 48 小时内再插管率最低，仅为 2.30%（图 3-2-8-22，图 3-2-8-23）。

2017 年 CCM 发表了美国 IMPACT 数据库的资料，包含了 185 个 ICU 的 98 367 例机械通气患者，48 小时内再插管率为 10%。发表在 2017 年 9 月 ICM 的西班牙一项随机对照研究显示自主呼吸试验后再次带机能够将 48 小时内再插管率从 14% 降至 5%。总体国际上 ICU 气管插管拔管后再插管率在 5%～25%。我国重症医学在这一指标上总体能够达到国际先进水平。

但对于 ICU 气管插管拔管后 48 小时内再插管率的解读学术上依然存在着争议，有人认为，这项指标过低可能是由于拔管的时机选择过晚所致。因此，可能将这个指标与 ICU 机械通气时间联合起来应用会更加科学，国家重症医学质控中心将就此做进一步的工作。

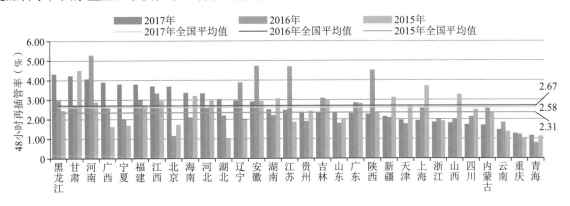

图 3-2-8-22　各省医院 2015—2017 年 ICU 气管插管拔管后 48 小时内再插管率（以 2017 年再插管率排序）

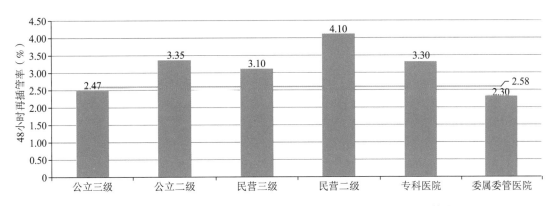

图 3-2-8-23　不同类型医院 ICU 气管插管拔管后 48 小时内再插管率

9. 指标十二：非计划转入 ICU 率（8.97%）

非计划转入 ICU 率体现了医疗机构是否合理配置 ICU 资源，以及急危重症患者管理流程是否合理等。2017 年非计划转入 ICU 率全国平均为 8.97%。民营二级医院非计划转入 ICU 率最高（11.52%），三级医院和二级医院的非计划转入 ICU 率无明显区别（图 3-2-8-24，图 3-2-8-25）。

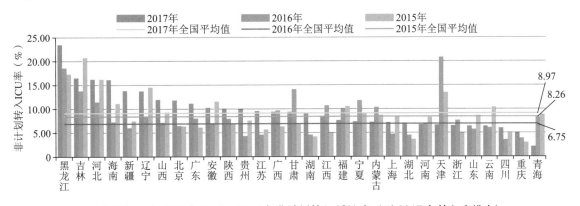

图 3-2-8-24　各省医院 2015—2017 年非计划转入 ICU 率（以 2017 年转入率排序）

10. 指标十三：转出 ICU 后 48 小时内重返率（1.59%）

2017 年转出 ICU 后 48 小时内重返率为 1.59%，其中委属委管医院和民营医院均略高，原因可能并不相同，造成转出后 48 小时内重返的原因既可能是转出的指征把握，也可能有病房周转压力过大的因素（图 3-2-8-26，图 3-2-8-27）。

11. 指标十四：ICU 呼吸机相关性肺炎（VAP）发病率（10.5 例/千机械通气日）

从 2017 年调查数据看，全国 ICU 呼吸机相关性肺炎（VAP）发病率平均在 10.5 例/千机械通气日，

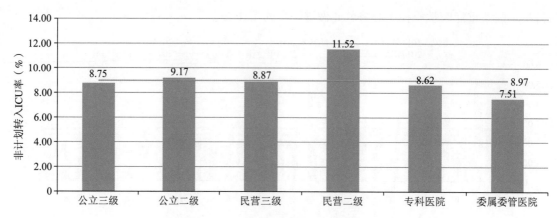

图 3-2-8-25 不同类型医院非计划转入 ICU 率

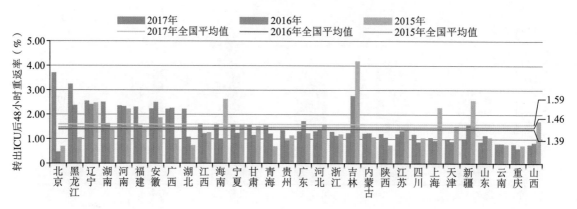

图 3-2-8-26 各省医院 2015—2017 年转出 ICU 后 48 小时内重返率（以 2017 年重返率排序）

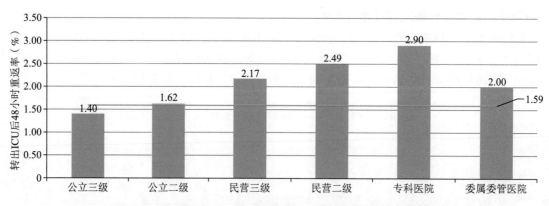

图 3-2-8-27 2017 年不同类型医院转出 ICU 后 48 小时内重返率

在 2016 年下降的基础上又有了明显的下降。其中，委属委管医院 ICU 呼吸机相关性肺炎（VAP）发病率平均水平最低，仅为 6.86 例/千机械通气日，三级医院显著优于二级医院和民营医院（9.90 例/千机械通气日 vs. 15.25 例/千机械通气日 vs. 13.76 例/千机械通气日）（图 3-2-8-28，图 3-2-8-29）。

呼吸机相关性肺炎（VAP）是 ICU 获得性感染，反映 ICU 感控、有创机械通气及管理能力。患者一旦罹患 VAP，则其预后明显恶化，同时导致抗菌药物大量使用（占 ICU 抗菌药物 50%），并诱导耐药菌的产生，进而导致医疗费用大幅上升。2017 年发布的欧洲 HAP 与 VAP 防治指南报道 VAP 的发生率在 2~16 例/千机械通气日，并有报道随着机械通气时间的延长，VAP 的发生率还会增加。

我国 ICU 呼吸机相关性肺炎（VAP）发生率在委属委管医院和三级医院能够基本达到国际先进水平，而如何让二级医院和民营医院的（VAP）发病率得到进一步控制，仍任重而道远。

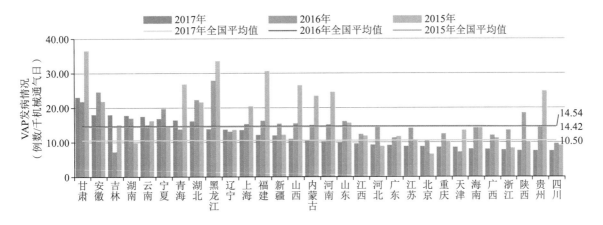

图 3-2-8-28　各省医院 2015—2017 年 ICU 呼吸机相关性肺炎（VAP）发病情况（以 2017 年发病率排序）

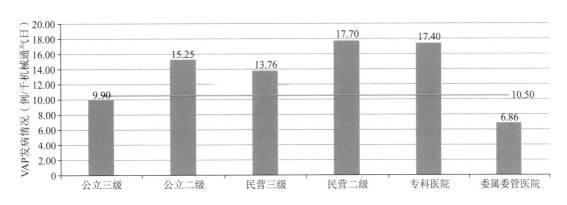

图 3-2-8-29　不同类型医院 ICU 呼吸机相关性肺炎（VAP）发病情况

12. 指标十五：ICU 血管内导管相关血流感染（CRBSI）发病率（2.19 例/千导管日）

从 2017 年调查数据看，ICU 血管内导管相关血流感染（CRBSI）发病率全国平均水平为 2.19 例/千导管日。值得一提的是青海省有了明显的变化，从 2015 年的近 25 例/千导管日下降到了 2017 年的全国最低水平。另外，委属委管医院 ICU 的 CRBSI 发病率平均水平最低，仅为 1.59 例/千导管日，三级医院优于二级医院和民营医院（图 3-2-8-30，图 3-2-8-31）。

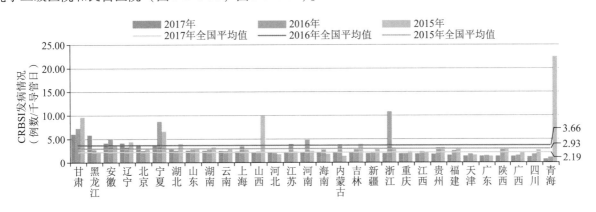

图 3-2-8-30　各省医院 2015—2017 年 ICU 血管内导管相关血流感染（CRBSI）发病情况（以 2017 年发病率排序）

最近有关 CRBSI 的发病率的数据主要来自于意大利的 2 项研究，结果显示经过集束化的治疗，CRBSI 的发病率可有明显下降，可低至 3.0~6.7 例/千导管日，而在有关儿科 ICU 的研究中，发病率可降低至 1.5 例/千导管日。虽然我国总体 ICU 血管内导管相关血流感染（CRBSI）发病率似乎与国际水平接近，但部分省份 ICU 血管内导管相关血流感染（CRBSI）发病率还是远高于国际水平，在加强 ICU

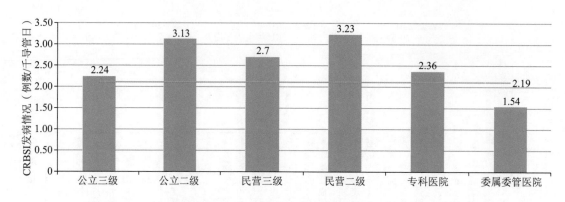

图 3-2-8-31　不同类型医院 ICU 血管内导管相关血流感染（CRBSI）发病情况

感染控制，预防和减少 CRBSI 方面仍有大量工作要做。这也是下一步国家质控中心和各省市质控中心需要结合不同省市的现状，进行针对性质量干预的关键节点之一。

13.　**指标十六：ICU 导尿管相关泌尿系感染（CAUTI）发病率（2.97 例/千导管日）**

从 2017 年调查数据看，CAUTI 发病率较 2016 年（4.06 例/千导管日）仍有一定的下降。其中，委属委管医院 ICU 导尿管相关泌尿系感染（CAUTI）发病率平均水平最低，仅为 1.84 例/千导管日，三级医院显著优于二级医院，在公立医院和民营医院都是如此。西北地区 CAUTI 防控形势依然较为严峻，宁夏、甘肃仍连续 2 年排在全国 CAUTI 发病率的前 2 位。其中宁夏尽管较 2016 年已经有了显著的下降，从 16.00 例/千导管日下降至 12.15 例/千导管日，但仍为全国 CRBSI 最为严重的省份（图 3-2-8-32，图 3-2-8-33）。

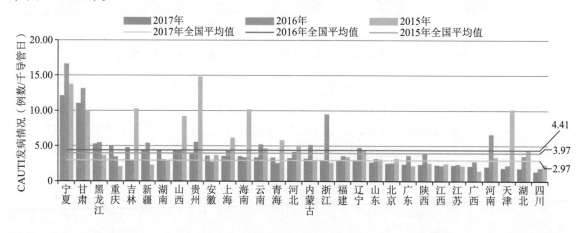

图 3-2-8-32　各省医院 2015—2017 年 ICU 导尿管相关泌尿系感染（CAUTI）发病情况（以 2017 年发病率排序）

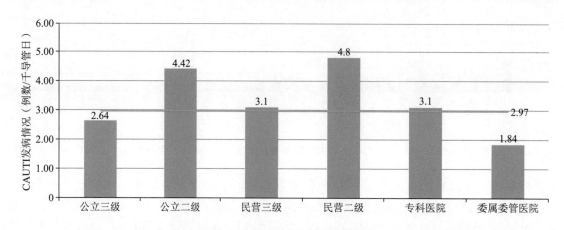

图 3-2-8-33　不同类型医院 ICU 导尿管相关泌尿系感染（CAUTI）发病情况

美国 2016 年报告的一个包含了 11 117 例 ICU 患者的导尿管相关泌尿系感染（CAUTI）发病率约为 3.9 例/千导管日，经过干预最终降至 1.2 例/千导管日。我国目前 ICU 导尿管相关泌尿系感染（CAUTI）发病率水平与干预前美国水平相近，但是美国同行在尝试努力改进过程中已经能够将其降低 66% 以上。这样的进步表明我国在努力降低 ICU 导尿管相关泌尿系感染（CAUTI）发病率上还是有很大的空间。

二、问题分析及工作重点

（一）我国目前重症医学专业质量安全问题及分析

1. 不同层级医院的重症医学质量现状仍值得关注

从 2017 年开始，重症医学专业调查数据的分层分析更加细致，尤其将民营医院也进行了分层，更能清晰地显示不同层次医院的重症医学质量现状。2017 年的调查数据显示，不同级别医院的重症医学质量指标仍存在很大的差异，但同时也出现了一些新的特点。

（1）委属委管医院

在调查的重症医学质量指标中，委属委管医院的 ICU 患者实际死亡率及 ICU 非计划气管插管拔管率、VAP 发病率、CRBSI 发病率、CAUTI 发病率等反映管理及医疗护理综合水平的一些指标在全国确实处于领先地位，并已经达到了发达国家的先进水平，体现了国家队应有的水平。但是，资源配置问题依然是困扰这类医院的重要问题，如尽管委属委管医院的护理床位比相对较好，但医师床位比较其他医院相比并没有任何优势。而这部分医院作为国内疑难重症患者治疗的中心，承担着最复杂、最繁重的全国重症医学省际紧急医疗支持的任务。因此，建议委属委管医院适度增加人力资源的应急贮备。

（2）省级医院和大学附属医院（不含委属委管医院）

调查数据显示，绝大部分公立三级甲等医院均为省级医院或者大学附属医院，基本上可以反映省内的最高医疗水平。2017 年的数据显示，三级医院重症医学质量控制指标较前有了进步，几乎仅次于委属委管医院，甚至某些指标，如 ICU 抗菌药物治疗前病原菌送检率已经略高于委属委管医院。一方面表明省级医院重症患者的诊疗已经较为规范，能肩负起其作为区域中心的作用，另一方面也表明，随着各省对重症医学专业建设的重视，其与委属委管医院的差距在逐渐缩小。

（3）民营医院

本次研究首次将民营医院按照级别进行分类比较，还是能比较明显的显示出不同级别医院之间的差异。整体来看，在 ICU 非计划气管插管拔管率、ICU 气管插管拔管后 48 小时内再插管率、转出 ICU 后 48 小时内重返率、ICU 呼吸机相关性肺炎（VAP）发病率、ICU 血管内导管相关血流感染（CRBSI）发病率及 ICU 导尿管相关泌尿系感染（CAUTI）发病率等反映诊疗过程质量的重要指标方面，民营三级医院要略低于公立三级医院，但较民营二级医院甚至公立二级医院均有明显的优势。这与设有重症医学专业的民营三级医院大多位于经济条件较好的省份有关，其医疗质量能得到一定的保证。但民营二级医院的诸多指标均明显排在最后，提示对于这些民营二级医院的监管仍需要加强。

（4）专科医院

本次研究首次纳入了专科医院的数据。由于专科医院与综合医院收治的病种区别很大，并且各个专科（包括肿瘤专科、传染病专科、心血管专科、儿童专科及妇幼保健院）患者的严重程度也不同，故本次调查仅将各个专科的数据进行了展示，并未进行比较。随着调查专科医院的数量越来越多，不同级别乃至不同类型专科医院的比较也会对其重症医学的质量管理起到促进作用。

2. 重症医学科资源配置还存在不足

无论是重症医学科床位在医院占比，还是重症医学科专科医师/床位，重症医学科专科护士/床位，我国大部分地区都未能达到《指南》的要求，情况不容乐观，这也是进一步提高重症医学医疗护理质量的关键措施之一。

3. 重症医学指标反映的国内重症医学专业质量安全问题

（1）ICU 深静脉血栓（DVT）预防仍明显不足，亟待提高

ICU 的患者几乎都具有深静脉血栓的高危因素。目前国际上的主流观点及大规模的研究均表明，所

有的 ICU 患者都应该进行 DVT 的预防。但是，目前国内的重症医学科医师对这方面的认识仍显不足，2017 年的 DVT 预防率仅为 54.92%，较 2016 年无明显改善，均尚不到 60%，需引起高度重视，仍需进一步加强这方面的宣传与教育。

（2）院内感染的控制得到显著改善

本次调查显示，ICU 呼吸机相关性肺炎（VAP）发病率、ICU 血管内导管相关血流感染（CRBSI）发病率和 ICU 导尿管相关泌尿系感染（CAUTI）发病率均较 2016 年有了显著下降，达到国际的先进水平。这体现了随着质量管理理念越来越深入，各 ICU 对于控制院内感染的重视程度也越来越高，并且能采取切实有效的措施来降低院内感染的发病率。

（3）抗菌药物的合理应用任重而道远

合理应用抗菌药物的重要前提是判断患者是否存在感染，如果是感染，病原菌的筛查应早于抗菌药物的应用，并且在使用抗菌药物前应送检病原学一直也是感染性休克指南推广过程中所强调的重点。2017 年的调查数据显示，我国各省份的 ICU 抗菌药物治疗前病原学送检率已经达到了 82.56%，较 2016 年有了显著进步。但仍然应该认识到，治疗前送检病原学的理念还需要进一步的推广和加强，要实现合理应用抗生素的目标，依然任重而道远。

（4）国内 ICU 主要质控的不良事件发生率未再有明显改善

全国不同经济发展区域及不同等级医院 ICU 非计划气管插管拔管率、ICU 气管插管拔管后 48 小时内再插管率、转出 ICU 后 48 小时内重返率等平均水平虽达到国际水平，但较 2016 年未再有明显改善，且不同省市差异较大，需进行相应重点质控干预与监测。

（二）下一步工作重点

1. 进一步推动和促进国家《重症医学专业医疗质量控制指标》的临床应用

国家重症医学质控中心将协调并会同各省级重症医学质控中心有序、切实开展国家《重症医学专业医疗质量控制指标》的培训教育。

2. 继续强化 ICU 院感防控

从本次调查数据看，我国 ICU 院感防控形势已有了一定改善，下一阶段 ICU 进行干预、监测与评估的质控重点对象仍是 CRBSI 及 CAUTI。

3. 推进具体指标的进一步的修订

根据反馈的意见及几年来的调查结果，对重症医学专业医疗质量控制指标进行修订，逐步完善医疗质量的动态评估体系以获得持续的质量改进，如将目前"ICU 实际死亡率"修改为"预计死亡率和标化病死指数"更贴近国际 ICU 的质量评价指标，又如"ICU 气管插管拔管后 48 小时内再插管率和转出 ICU 后 48 小时内重返率"可能与机械通气的时长及 ICU 住院时间有一定的关系，今后再分析时可加入相关的数据。

第九节　医院感染管理专业

一、医院感染管理专业质量安全情况分析

（一）基本情况

2017 年全国共有来自除西藏外其他 30 个省份和新疆生产建设兵团的 6946 所医疗机构参与国家医疗质量抽样调查感染管理专业数据填报，参加填报医疗机构的数量较 2016 年的 3518 所增加 87.98%。各省份报送数据医疗机构的数量见图 3-2-9-1（新疆 176 所医疗机构中包括新疆生产建设兵团所属 19 所医疗机构）。

将各医疗机构的上报数据，按照每个指标的数据填写要求分别对各医疗机构的上报数据进行审核和筛选，最终有 6613 所医疗机构上报的数据最终被纳入分析报告。

医院感染管理质量控制指标（2015 年版）共 13 项，本年度选择其中 7 项指标进行数据分析。现报告如下：

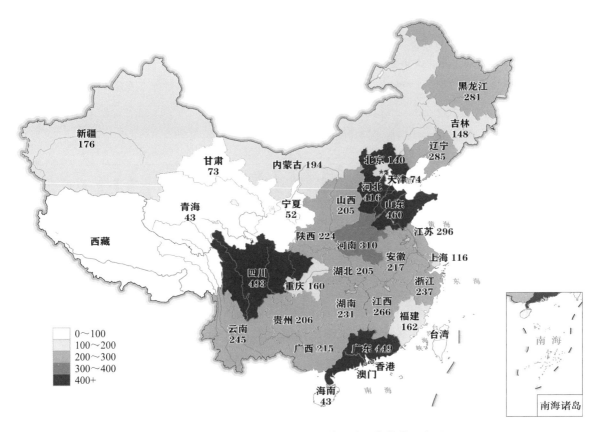

图 3-2-9-1　全国各省份报送数据的医疗机构数量示意图

指标一：医院感染例次发病率

指标二：医院感染例次现患率

指标四：多重耐药菌感染例次发生率

指标五：多重耐药菌感染检出率

指标十一：血管内导管相关血流感染发病率

指标十二：呼吸机相关肺炎发病率

指标十三：导尿管相关泌尿系感染发病率

（二）数据分析

1. 指标一：医院感染例次发病率

数据分析结果显示，2017 年参加数据填报的二级综合医院的医院感染例次发病率为 0.70%，其中二级民营医院为 0.64%，与 2016 年一致；二级公立医院为 0.70%，较 2016 年的 0.77% 下降了 0.07%；三级综合医院的医院感染例次发病率为 1.36%，其中三级民营医院为 1.06%，三级公立医院为 1.37%，分别较 2016 年下降 0.02% 和上升 0.07%。国家卫生健康委委属委管综合医院的医院感染例次发病率为 1.23%，较 2016 年下降 0.19%（图 3-2-9-2）。

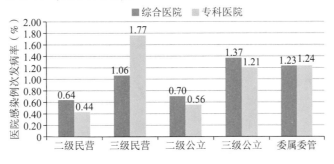

图 3-2-9-2　2017 年各类医疗机构医院感染例次发病率

2017 年各省份抽样数据显示，三级公立综合医院的医院感染例次发病率为 0.79%（黑龙江）~ 2.65%（福建），均值为 1.37%；二级公立综合医院的医院感染例次发病率为 0.27%（青海）~ 1.43%（上海），均值为 0.70%（图 3-2-9-3）。

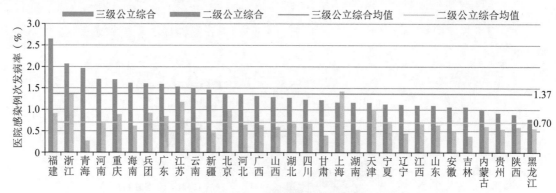

图 3-2-9-3　2017 年各省份二、三级公立综合医院感染例次发病率

数据分析显示，2017 年各省份三级民营综合医院的医院感染例次发病率为 0.12%（云南）~ 2.34%（浙江），均值为 1.06%；二级民营综合医院的医院感染例次发病率为 0.12%（新疆）~ 1.66%（甘肃），均值为 0.64%（图 3-2-9-4）。

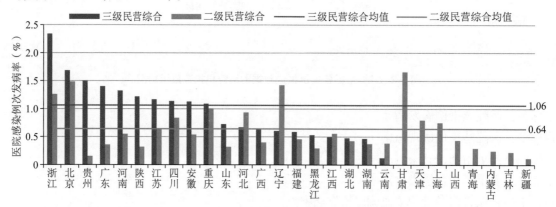

注：甘肃、天津、上海、山西、青海、内蒙古、吉林、新疆未有纳入三级民营
综合医院医院感染例次发病率分析的数据。

图 3-2-9-4　2017 年各省份二、三级民营综合医院感染例次发病率

2017 年各省份三级公立专科医院的医院感染例次发病率为 0.29%（吉林）~ 3.42%（天津），均值为 1.21%；各省份二级公立专科医院的医院感染例次发病率为 0.18%（云南）~ 1.85%（安徽），均值为 0.56%（图 3-2-9-5）。

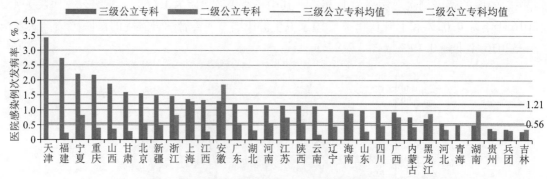

注：天津、青海未有纳入二级公立专科医院的医院感染例次发病率分析数据。

图 3-2-9-5　2017 年各省份二、三级公立专科医院感染例次发病率

2017年各省份二级民营专科医院的医院感染例次发病率为0.03%～4.50%，均值为0.44%；三级民营专科医院的医院感染例次发病率为0.11%～2.23%，均值为1.77%。由于二级、三级民营专科医疗机构上报此数据的较少，数据分析可能存在偏差，甚至出现个别医院数据"代表"所在省份数据的情况（图3-2-9-6）。

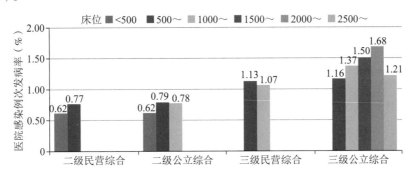

图3-2-9-6　各类不同床位规模的综合医院医院感染例次发病率比较

2017年各综合医院实际开放床位数与医院感染例次发病率相关性分析结果显示随着实际开放床位数增加，医院感染例次发病率呈上升趋势，特别是三级公立综合医院呈现明显的正相关性（图3-2-9-6），但只有床位数在2500张以上的三级公立综合医院的医院感染例次发病率略低于床位数在2000～2500张的三级公立综合医院的发病率。

2. 指标二：医院感染例次现患率

2017年二级综合医院的医院感染例次现患率为1.07%，其中二级民营医院为0.55%，较2016年下降0.11%；二级公立医院为1.22%，较2016年下降0.11%。三级综合医院的医院感染例次现患率为2.52%，其中三级民营医院为2.00%，较2016年下降0.48%；三级公立医院为2.55%，较2016年下降0.72%。委属委管综合医院的医院感染例次现患率为3.73%，较2016年上升0.09%（图3-2-9-7）。分析结果显示，委属委管综合医院的医院感染例次现患率明显高于其他三级综合医院且较2016年呈现上升趋势，但并不代表其医院感染防控工作相对薄弱。究其原因，一方面与委属委管综合医院收治患者病情的严重、复杂程度相对更大，导致感染风险相对更高有关，另一方面，也与委属委管综合医院整体诊断水平较高，且普遍采用医院感染信息化监测手段，发现医院感染病例的能力相对更强直接相关。

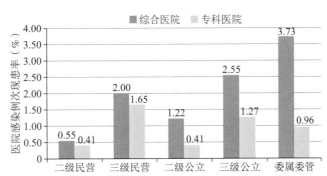

图3-2-9-7　各类医疗机构医院感染例次现患率

2017年各省份抽样数据显示，三级公立综合医院的医院感染例次现患率为1.30%（黑龙江）～4.64%（海南），均值为2.55%；二级公立综合医院的医院感染例次现患率为0.36%（辽宁）～2.82%（浙江），均值为1.22%（图3-2-9-8）。

2017年各省份三级民营综合医院的医院感染例次现患率为0.31%（福建）～4.06%（浙江），均值为2.00%；二级民营综合医院的医院感染例次现患率为0.03%（贵州）～1.83%（甘肃），均值为0.55%（图3-2-9-9）。

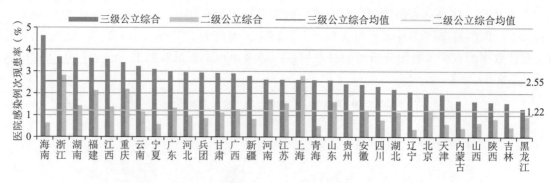

图 3-2-9-8　2017 年各省份二、三级公立综合医院的医院感染例次现患率

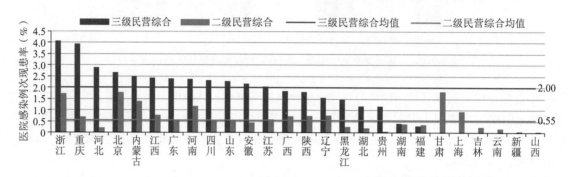

注：甘肃、上海、吉林、云南、新疆、山西未有纳入三级民营综合医院医院感染例次现患率分析的数据。

图 3-2-9-9　2017 年各省份二、三级民营综合医院的医院感染例次现患率

　　2017 年各省份三级公立专科医院的医院感染例次现患率为 0.18%（新疆兵团）~ 3.11%（宁夏），均值为 1.27%；各省份二级公立专科医院的医院感染例次现患率为 0.02%（辽宁）~ 1.59%（上海），均值为 0.41%（图 3-2-9-10）。

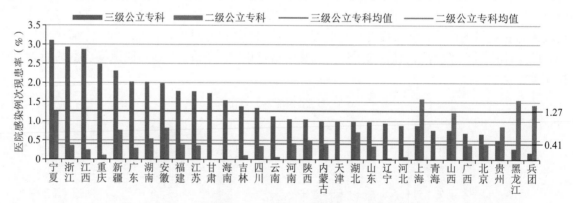

注：甘肃、海南、天津、青海未有纳入二级公立专科医院医院感染例次现患率分析的数据。

图 3-2-9-10　2017 年各省份二、三级公立专科医院的医院感染例次现患率

　　2017 年各省份三级民营专科医院的医院感染例次现患率为 0.09% ~ 3.65%，均值为 1.65%；各省份二级民营专科医院的医院感染例次现患率为 0.06% ~ 6.44%，均值为 0.41%。由于二级、三级民营专科医院上报此数据的较少，数据分析结果可能存在偏差（图 3-2-9-11）。

　　2017 年各综合医院实际开放床位数与医院感染例次现患率相关性分析结果显示，随着实际开放床位数增加，各类综合医疗机构医院感染例次现患率都相应增高，呈现出明显的正相关性（图 3-2-9-12），但床位数超过 2500 张的三级公立综合医院的医院感染例次现患率略低于床位数在 2000 ~ 2500 张的三级公立综合医院的医院感染例次现患率的现象。

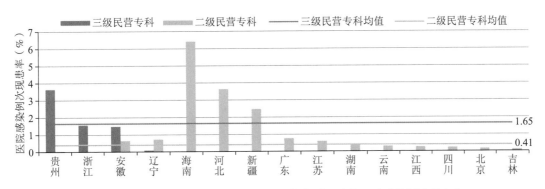

图 3-2-9-11　2017 年各省份二、三级民营专科医院的医院感染例次现患率

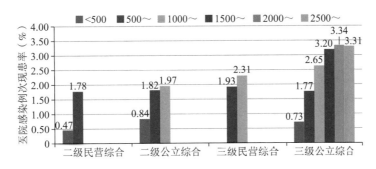

图 3-2-9-12　2017 年各类不同床位规模的综合医院的医院感染例次现患率

3. 指标四：多重耐药菌（MDROs）医院感染例次发生率

2017 年二级综合医院 MDROs 医院感染例次发生率为 0.10%，其中二级民营综合医院为 0.11%，较 2016 年下降 0.05%；二级公立综合医院为 0.10%，较 2016 年下降 0.03%。三级综合医院 MDROs 医院感染例次发生率为 0.18%，其中三级民营综合医院为 0.17%，与 2016 年基本持平；三级公立综合医院为 0.18%，较 2016 年下降 0.04%；委属委管综合医院为 0.39%，较 2016 年上升 0.11%（图 3-2-9-13）。对委属委管综合医院 MDROs 医院感染例次发生率明显高于其他三级综合医院的原因进行分析，结论与指标二的分析结果基本相同。

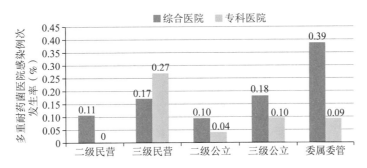

图 3-2-9-13　各类医院 MDROs 医院感染例次发生率

2017 年各省份抽样数据显示，三级公立综合医院 MDROs 医院感染例次发生率为 0.05%（内蒙古）~ 0.38%（上海），均值为 0.18%；二级公立综合医院 MDROs 医院感染例次发生率为 0.01%（天津、甘肃）~ 0.20%（山西），均值为 0.10%（图 3-2-9-14）。

2017 年各省份三级民营综合医院 MDROs 医院感染例次发生率为 0.03%（湖南、辽宁）~ 0.51%（河北），均值为 0.17%；二级民营综合医院 MDROs 医院感染例次发生率为 0.01%（辽宁、贵州）~ 0.38%（天津），均值为 0.11%（图 3-2-9-15），部分省份的医疗机构未报告此数据。

2017 年各省份三级公立专科医院 MDROs 医院感染例次发生率为 0.01%（贵州、黑龙江）~ 0.66%（天津），均值为 0.10%；二级公立专科医院 MDROs 医院感染例次发生率为 0.01%（河北）~ 0.15%（浙江），均值为 0.04%（图 3-2-9-16）。

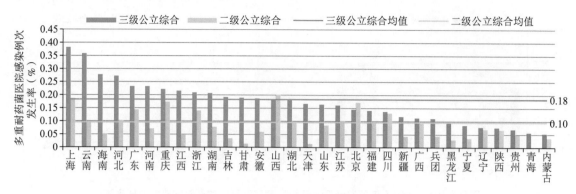

图 3-2-9-14　2017 年各省份二、三级公立综合 MDROs 医院感染例次发生率

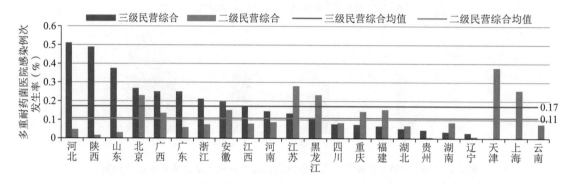

图 3-2-9-15　2017 年各省份二、三级民营综合医院 MDROs 医院感染例次发生率

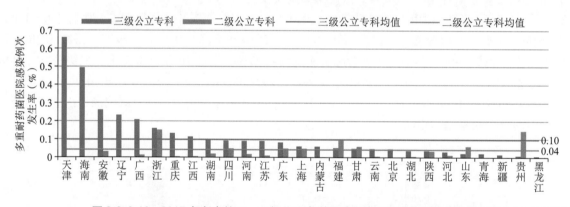

图 3-2-9-16　2017 年各省份二、三级公立专科医院 MDROs 感染例次发生率

由于各省份民营专科医院上报此数据的较少，因此，不具备统计分析条件。只有浙江、贵州两省报告了三级民营专科医院 MDROs 多重耐药菌医院感染例次发生率，浙江为 0.42%，贵州为 0.05%；只有北京、四川、辽宁和广东等 4 个省份报告了二级民营专科医院 MDROs 医院感染例次发生率（0.01%～0.06%），均值为 0.02%。

针对综合医院 MDROs 感染发生风险的分析显示，鲍曼不动杆菌感染例次报告数最多（51 862 例），其后依次为金黄色葡萄球菌感染（29 752 例）和铜绿假单胞菌感染（25 300 例）（表 3-2-9-1）。

针对专科医院 MDROs 感染发生风险的分析显示，金黄色葡萄球菌感染例次报告数最多（2446 例），其后依次为大肠埃希菌感染（1734 例）和肺炎克雷伯菌感染（1704 例）（表 3-2-9-2）。

数据显示，公立医院报告的 MDROs 感染例数远大于民营医院，主要原因与公立医院数量多、收治患者病情复杂，且医院微生物检验设备配置较好、检测技术能力强等因素有关。

针对不同种类 MDROs 感染例次发生率分析的结果显示，综合医院中鲍曼不动杆菌感染发生率最高，其后依次为金黄色葡萄球菌、铜绿假单胞菌、肺炎克雷伯菌、大肠埃希菌、屎肠球菌和粪肠球菌（图 3-2-9-17）；专科中医院金黄色葡萄球菌感染发生率最高，其后依次为大肠埃希菌、肺炎克雷伯菌、鲍曼不动杆菌、铜绿假单胞菌、屎肠球菌和粪肠球菌（图3-2-9-18）。

表 3-2-9-1　不同类型综合医院 MDROs 感染例次数

	二级公立综合	三级公立综合	二级民营综合	三级民营综合	小计
金黄色葡萄球菌	7545	20 716	774	717	29 752
粪肠球菌	635	710	73	15	1433
屎肠球菌	474	992	50	13	1529
大肠埃希菌	6616	8170	721	384	15 891
肺炎克雷伯菌	6049	16 867	663	478	24 057
鲍曼不动杆菌	8198	41 971	602	1091	51 862
铜绿假单胞菌	5686	18 571	532	511	25 300
合计	35 203	107 997	3415	3209	149 824

表 3-2-9-2　不同类型专科医院 MDROs 感染例次数

	二级公立专科	三级公立专科	二级民营专科	三级民营专科	小计
金黄色葡萄球菌	616	1735	34	61	2446
粪肠球菌	50	29	1	6	86
屎肠球菌	34	53	0	9	96
大肠埃希菌	459	1148	28	99	1734
肺炎克雷伯菌	351	1260	12	81	1704
鲍曼不动杆菌	212	1250	17	37	1516
铜绿假单胞菌	234	1176	13	37	1460
合计	1956	6651	105	330	9042

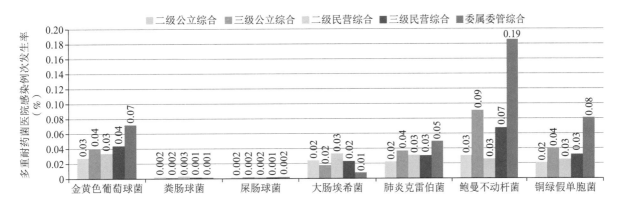

图 3-2-9-17　2017 年综合医院各类 MDROs 医院感染例次发生率

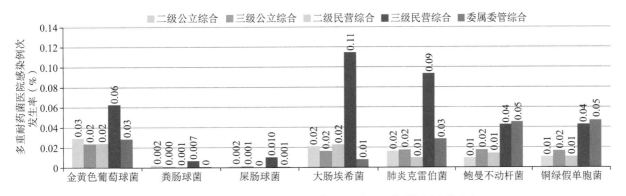

图 3-2-9-18　2017 年专科医院各类 MDROs 医院感染例次发生率

2017 年 MDROs 医院感染例次发生率与医疗机构实际开放床位数的相关性分析显示，随着实际开放床位数增加，综合医疗机构，特别是三级公立综合医院的 MDROs 医院感染例次现患率都相应增高，呈现出明显的正相关性（图 3-2-9-19）。

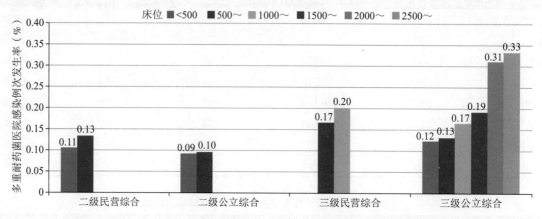

图 3-2-9-19　2017 年不同床位规模的综合医院 MDROs 医院感染例次发生率

4. 指标五：多重耐药菌（MDROs）检出率

2017 年二级综合医院 MDROs 检出率为 13.11%，其中二级民营综合医院为 17.93%，较 2016 年的上升 0.89%；二级公立综合医院为 12.83%，较 2016 年下降 0.95%。三级综合医院 MDROs 检出率为 18.16%，其中三级民营综合医院为 17.53%，较 2016 年上升 0.47%；三级公立综合医院为 18.18%，较 2016 年上升 1.47%。委属委管综合医院 MDROs 检出率为 24.51%，较 2016 年下降 0.65%（图 3-2-9-20）。

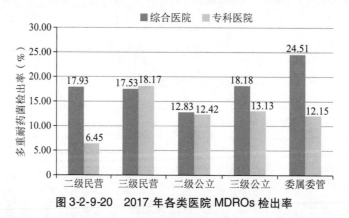

图 3-2-9-20　2017 年各类医院 MDROs 检出率

2017 年各省份抽样数据显示，三级公立综合医院 MDROs 检出率为 9.21%（内蒙古）~28.75%（上海），均值为 18.18%；二级公立综合医院 MDROs 检出率为 4.37%（青海）~22.31%（上海），均值为 12.83%（图 3-2-9-21）。

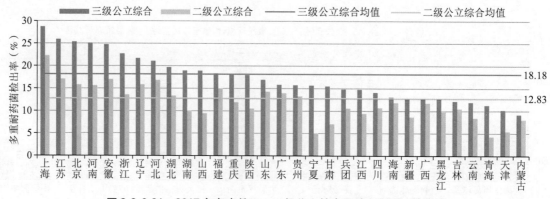

图 3-2-9-21　2017 年各省份二、三级公立综合医院 MDROs 检出率

2017 年各省份三级民营综合医院 MDROs 检出率为 1.48%（辽宁）~28.10%（湖北），均值为 17.53%；二级民营综合医院 MDROs 检出率为 5.56%（吉林）~32.26%（陕西），均值为 17.93%（图 3-2-9-22）。

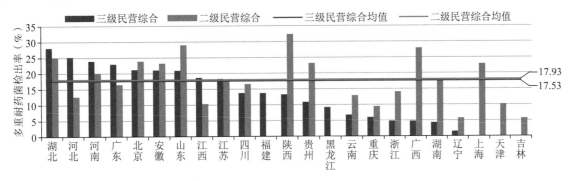

注：上海、天津、吉林未有纳入三级民营综合医院多重耐药菌检出率分析的数据。

图 3-2-9-22　2017 年各省份二、三级民营综合医院 MDROs 检出率

2017 年各省份三级公立专科医院 MDROs 检出率为 1.47%（宁夏）~24.04%（河北），均值为 13.13%；各省份二级公立专科医院 MDROs 检出率为 1.08%（宁夏）~21.18%（安徽），均值为 12.42%（图 3-2-9-23）。

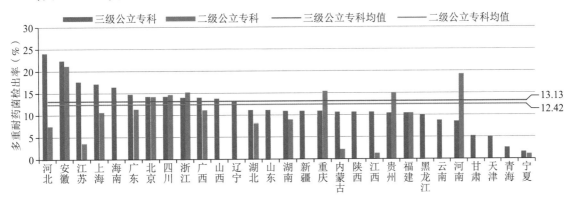

图 3-2-9-23　2017 年各省份二、三级公立专科医院 MDROs 检出率

2017 年只有山西等 5 个省份报告了三级民营专科医院的 MDROs 检出数据；只有北京和江西 2 个省份报告了二级民营专科医院的 MDROs 检出数据。上报数据分析结果显示，三级民营专科医院 MDROs 检出率为 1.15%（山东）~34.38%（浙江），均值为 18.17%；二级公立专科医院 MDROs 检出率为 5.48%（江西）~7.08%（北京），均值为 6.45%（图 3-2-9-24）。

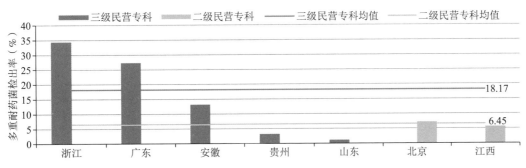

图 3-2-9-24　各省份二、三级民营专科医院 MDROs 检出率

针对综合医院 MDROs 检出例数的分析结果显示，鲍曼不动杆菌检出报告例数最多（253 518 例），其后为金黄色葡萄球菌（146 767 例）和铜绿假单胞菌（146 376 例）(表 3-2-9-3)；专科医院 MDROs 检出数的分析结果显示，金黄色葡萄球菌检出报告例数最多（19 498 例），其后依次为鲍曼不动杆菌（7044 例）和肺炎克雷伯菌（7030 例）（表3-2-9-4）。

表3-2-9-3 不同类型综合医院 MDROs 检出数

	二级公立综合	三级公立综合	二级民营综合	三级民营综合	小计
金黄色葡萄球菌	29 524	109 201	4136	3906	146 767
粪肠球菌	736	1171	113	30	2050
屎肠球菌	887	2232	120	35	3274
大肠埃希菌	18 024	30 344	2350	1062	51 780
肺炎克雷伯菌	18 064	80 343	1875	2400	102 682
鲍曼不动杆菌	39 103	207 674	2101	4640	253 518
铜绿假单胞菌	23 212	115 101	4287	3776	146 376
合计	129 550	546 066	14 982	15 849	706 447

表3-2-9-4 不同类型专科医院 MDROs 检出数

	二级公立专科	三级公立专科	二级民营专科	三级民营专科	小计
金黄色葡萄球菌	2403	16 875	81	139	19 498
粪肠球菌	16	72	1	12	101
屎肠球菌	12	191	0	10	213
大肠埃希菌	1065	3219	51	271	4606
肺炎克雷伯菌	568	6293	19	150	7030
鲍曼不动杆菌	272	6587	18	167	7044
铜绿假单胞菌	183	6253	13	99	6548
合计	4519	39 490	183	848	45 040

针对不同种类 MDROs 检出率的分析结果显示，综合医院鲍曼不动杆菌检出率最高，其后依次为金黄色葡萄球菌、铜绿假单胞菌、肺炎克雷伯菌、大肠埃希菌、屎肠球菌和粪肠球菌（图3-2-9-25）；专科医院金黄色葡萄球菌检出率最高，其后依次为鲍曼不动杆菌、铜绿假单胞菌、大肠埃希菌、肺炎克雷伯菌、屎肠球菌和粪肠球菌（图3-2-9-26）。

2017 年 MDROs 检出率与医疗机构实际开放床位数的相关性分析结果显示，随着实际开放床位数增加，各类综合医疗机构 MDROs 检出率都相应增高，呈现出明显的正相关性（图3-2-9-27）。

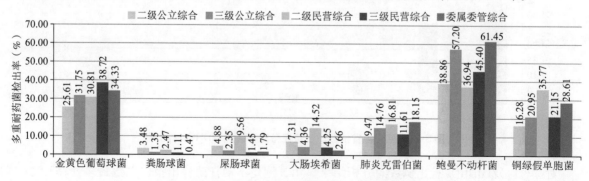

图 3-2-9-25 2017 年各类综合医院 MDROs 检出率

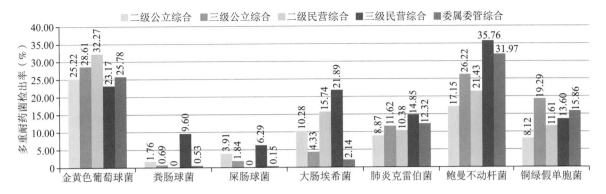

图 3-2-9-26　2017 年各类专科医院 MDROs 检出率

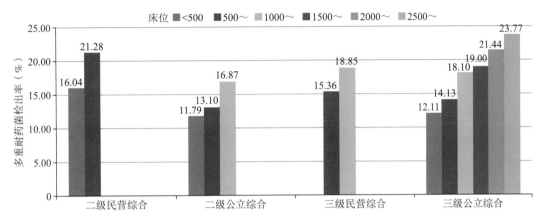

图 3-2-9-27　各类不同床位规模的综合医院 MDROs 检出率

5. 指标十一：中央血管导管相关血流感染（CLABSI）发病率（‰）

2017 年二级综合医院 CLABSI 发病率为 0.96‰，其中二级民营综合医院为 1.10‰，较 2016 年上升 0.30‰；二级公立综合医院为 0.95‰，较 2016 年下降 0.16‰。三级综合医院 CLABSI 发病率为 1.01‰，其中三级民营综合为 1.51‰，较 2016 年上升 0.21‰；三级公立综合医院为 1.00‰，较 2016 年下降 0.57‰。委属委管综合医院 CLABSI 发病率为 0.57‰，较 2016 年下降 0.30‰（图 3-2-9-28）。

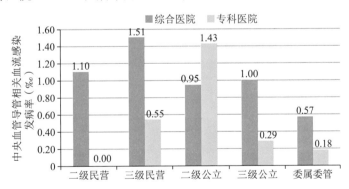

图 3-2-9-28　2017 年各类医院 CLABSI 发病率

2017 年各省份抽样数据显示，三级公立综合医院 CLABSI 发病率为 0.20‰（吉林）～2.49‰（新疆兵团），均值为 1.00‰；二级公立综合医院 CLABSI 发病率为 0.09‰（吉林）～3.04‰（黑龙江），均值为 0.95‰（图 3-2-9-29）。

2017 年各省份三级民营医院 CLABSI 发病率为 0.57‰（河南）～6.55‰（重庆），均值为 1.51‰；二级民营医院 CLABSI 发病率为 0.32‰（福建）～8.47‰（天津），均值为 1.10‰（图 3-2-9-30）。

2017 年各综合医院实际开放床位数与 CLABSI 发病率相关性分析结果见图 3-2-9-31。

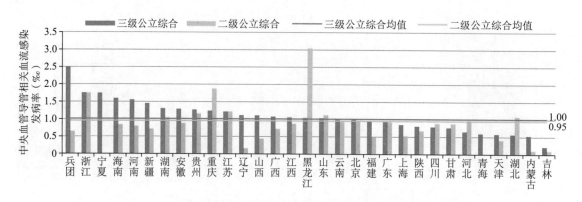

注：宁夏、青海未有纳入二级公立综合医院 CLABSI 发病率分析的数据。

图 3-2-9-29 2017 年各省份二、三级公立综合医院 CLABSI 发病率

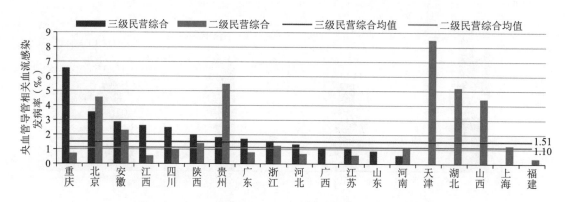

注：天津、湖北、山西、上海、福建未有纳入三级民营综合医院 CLABSI 发病率分析的数据。

图 3-2-9-30 2017 年各省份二、三级民营综合医院 CLABSI 发病率

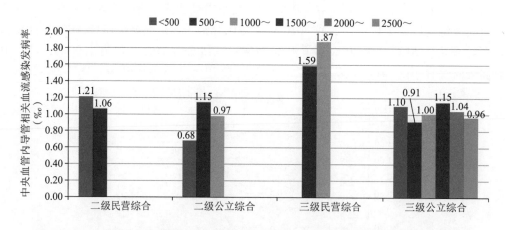

图 3-2-9-31 2017 年各类不同床位规模的综合医院中央血管导管相关血流感染发病率

6. 指标十二：呼吸机相关性肺炎（VAP）发病率（‰）

2017 年二级综合医院 VAP 发病率为 9.83‰，其中二级民营综合医院为 10.22‰，较 2016 年上升 0.71‰；二级公立综合医院为 9.80‰，较 2016 年下降 0.86‰。三级综合医院 VAP 发病率为 8.47‰，其中三级民营综合医院为 9.29‰，较 2016 年下降 0.70‰；三级公立综合医院为 8.44‰，较 2016 年下降 1.93‰。委属委管综合医院 VAP 发病率为 5.21‰，较 2016 年下降 0.71‰（图 3-2-9-32）。

2017 年抽样数据显示，各省份三级公立综合医院 VAP 发病率为 2.86‰（天津）~16.45‰（青海），均值为 8.44‰；各省份二级公立综合医院 VAP 发病率为 1.86‰（甘肃）~15.00‰（安徽），均值为 9.80‰（图 3-2-9-33）。

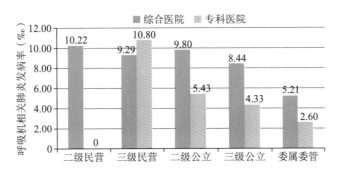

图 3-2-9-32　各类医院 VAP 发病率

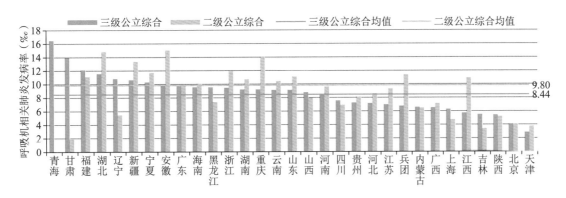

注：青海未有纳入二级公立综合医院 VAP 发病率分析的数据。

图 3-2-9-33　2017 年各省份二、三级公立综合医院 VAP 发病率

2017 年抽样数据显示，各省份三级民营医院 VAP 发病率为 3.95‰（贵州）~26.77‰（浙江），均值为 9.29‰；各省份二级民营医院 VAP 发病率为 1.44‰（河北）~28.67‰（上海），均值为 10.22‰（图 3-2-9-34）。

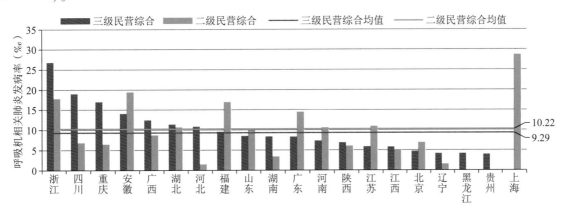

图 3-2-9-34　2017 年各省份二、三级民营综合医院 VAP 发病率

2017 年，各综合医院实际开放床位数与 VAP 发病率相关性分析的结果显示，随着实际开放床位数增加，二级医院和三级民营综合医院均呈现正相关性，而三级公立综合医院总体上呈现正相关趋势（图 3-2-9-35）。

7. 指标十三：导尿管相关尿路感染（CAUTI）发病率（‰）

2017 年，二级综合医院 CAUTI 发病率为 1.89‰，其中二级民营综合医院为 1.64‰，较 2016 年下降 0.19‰；二级公立综合医院为 1.91‰，较 2016 年下降 0.15‰。三级综合医院 CAUTI 发病率为 1.68‰，其中三级民营综合医院为 2.03‰，较 2016 年上升 0.27‰；三级公立综合医院为 1.67‰，较 2016 年下降 0.45‰。委属委管综合医院 CAUTI 发病率为 0.87‰，较 2016 年下降 0.22‰（图 3-2-9-36）。

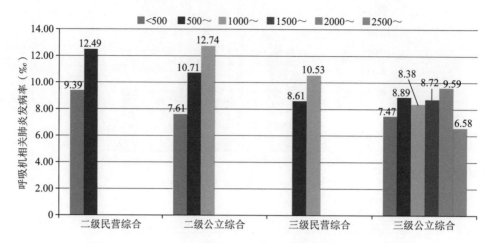

图 3-2-9-35　2017 年各类不同床位规模的综合医院 VAP 发病率

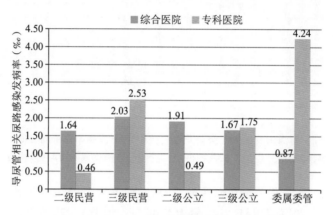

图 3-2-9-36　2017 年各类医院 CAUTI 发病率

2017 年抽样数据显示，各省份三级公立综合医院 CAUTI 发病率为 0.56‰（江西）~ 3.47‰（海南），均值为 1.67‰；各省份二级公立综合医院 CAUTI 发病率为 0.62‰（青海）~ 3.82‰（上海），均值为 1.91‰（图 3-2-9-37）。

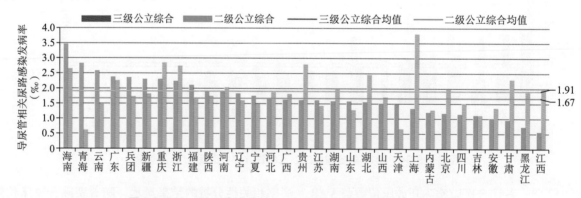

图 3-2-9-37　2017 年各省份二、三级公立综合医院 CAUTI 发病率

2017 年抽样数据显示，各省份三级民营综合医院 CAUTI 发病率为 0.60‰（黑龙江）~ 4.34‰（广东），均值为 2.03‰；各省份二级民营综合医院 CAUTI 发病率为 0.54‰（陕西）~ 9.15‰（广西），均值为 1.64‰（图 3-2-9-38）。

2017 年，各综合医院实际开放床位数与 CAUTI 发病率相关性分析结果显示，随着实际开放床位数增加，民营综合医院 CAUTI 发病率呈现随之增长的正相关性（图 3-2-9-39），公立综合医院 CAUTI 发病率则无明显相关性。

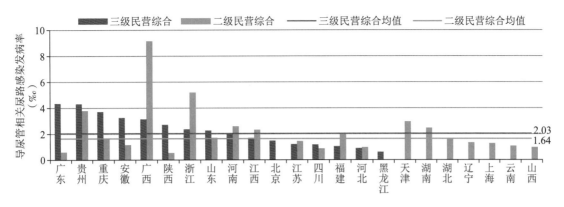

注：天津、湖南、湖北、辽宁、上海、云南、山西未有纳入三级民营综合医院CAUTI发病率分析的数据；
北京、黑龙江未有纳入二级民营综合医院CAUTI发病率分析的数据。

图3-2-9-38 2017年各省份二、三级民营综合医院CAUTI发病率

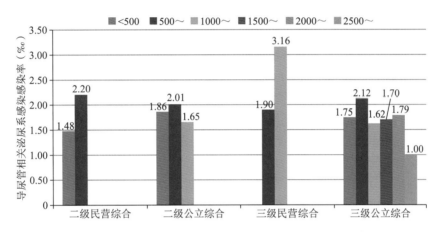

图3-2-9-39 2017年各类不同床位规模的综合医院CAUTI发病率

二、问题分析及工作重点

（一）存在的主要问题

1. 民营医院和专科医院填报数据完整度不高，部分填报人员对指标理解有误

本次调查数据分析发现，部分医疗机构，特别是民营和专科医疗机构，在填报抽样调查数据时，不能准确把握和理解医院感染监测指标的含义，不仅填报数据逻辑关系出现问题，而且许多指标没有数据，导致填报数据质量差，数据无法使用，给数据统计分析造成困难。

2. 医疗机构感染信息化监测水平差距较大

当前医疗机构感染信息化监测水平普遍不高，监测工作开展情况参差不齐，特别是二级公立综合医院和民营医院，大部分未开展全年医院感染病例监测，不能及时发现医院感染风险和医院感染聚集性事件，无法开展有效的干预和控制，制约医院感染防控水平的提高。

3. 部分医院管理者和临床医务人员感染防控意识缺失

部分医疗机构的各级管理者、执业者和其他诊疗活动参与者，没有将切实落实医院感染防控和质量管理与控制要求纳入自身依法管理、依法执业的实践活动之中。这是造成当前医院感染发病率偏低、漏报率偏高和一些目标性监测指标"失真"的基础性原因。

4. 综合监测和目标监测的能力有待提高

主要表现在许多医疗机构未开展全年性综合监测，造成填报数据不完整。更有一些医疗机构对重点部门、重点环节和重点人群的目标性监测也未全面开展，表现在呼吸机相关肺炎（VAP）、导尿管相关尿路感染（CAUTI）发病率、中央血管内导管相关血流感染（CLABSI）发病率和多重耐药菌（MDROs）发生率的监测，只有部分科室或部分时段的数据。

5. 多重耐药菌的监测和防控有待强化

在 MDROs 防控中存在的主要问题包括：部分医院不具备检测 MDROs 的能力，这在二级民营综合医院最为突出；病原学检测标本送检率低，很多 MDROs 感染不能及时发现；专业人员对 MDROs 的定义认识不一致，MDROs 医院感染判定标准不统一；医务人员落实 MDROs 防控措施的依从性不高；医疗机构缺乏 MDROs 监测能力，未采用信息化监测技术，难以提供准确的监测数据。

（二）工作建议及安排

1. 加强医院感染实时监测和区域监测平台建设

构建全国医院感染监测与控制平台和各省份医院感染监控信息平台，进一步完善医院感染监测平台的系统对接，建立《医院感染监测基本数据集》国家标准，积极完善《医院感染监测基本数据集及质量控制指标集实施指南》，促进医院感染监测信息标准化、同质化和可比性。

2. 加强基层和民营医疗机构的感染防控能力

二级医院和民营医院普遍存在的医院感染防控能力弱的实际问题，积极开展"感·动中国" – 基层医院感染质量管理培训，充分发挥各级医院感染质量管理与控制中心的作用，利用督导调研等形式，加强对基层和民营医疗机构重点部门和重点环节的医院感染防控。

3. 加强医院感染重点部门、重点环节的防控工作

以专项行动、督导调研、培训等形式推动医疗机构医院感染重点部门和重点环节的感染防控，特别是针对本次医院感染防控重点质控指标中暴露出来的问题进行进一步的改进。

4. 加强针对填报工作的培训和宣传，编写填报手册

结合填报数据情况，撰写填报手册，对各项指标的定义、公式、标准、提取方式、逻辑设定等进行详细说明。各级医院感染管理质控中心应加强对填报指标的培训，使指标填报明确化、规范化。

此外，各级医院感染管理质控中心应逐步提高监测能力，积极推动信息化监测工作的开展。一方面，应加强对填报工作的宣传，公开相关网站及信息，使填报过程透明化，从而提高该项工作的权威性和知名度；另一方面，在填报过程中，应引导三级医院发挥其导向作用，积极上报。

第十节 护 理 专 业

一、护理专业质量安全情况分析

（一）数据来源

1. 国家护理质量数据平台收集的 2017 年全国 30 个省份（不含西藏及港澳台地区）944 家综合医院上报的护理质量指标原始数据集，其中三级医院 818 家。

2. 护理专业质量指标（试行）

（1）结构指标

指标 1：床护比

指标 2：护患比

指标 3：每住院患者 24 小时护理时数

指标 4：不同级别护士配置

指标 5：护士离职率

指标 6：护士执业环境

（2）过程指标

指标 7：住院患者身体约束率

（3）结果指标

指标 8：跌倒发生率

指标 9：院内压力性损伤发生率

指标10：非计划拔管率

3. 2015—2017年490家三级医院各指标数据完整率变化如图3-2-10-1所示。2017年各类质控指标的数据完整率均超过了98%，相比2016年进一步提高。

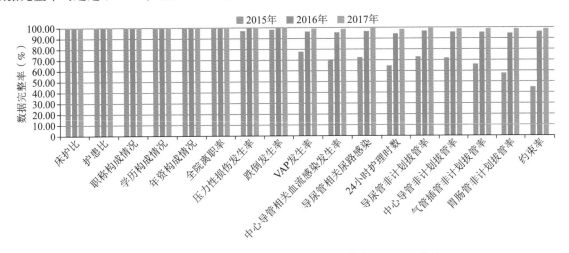

图3-2-10-1 2015—2017年各护感质量指标数据上报完整率

（二）2017年护理敏感质量指标结果

本部分利用国家护理质量数据平台2017年指标数据和执业环境测评数据及2017年时点调查数据进行分析。

1. 结构指标

（1）床护比

床护比包含2个指标：医院床护比和病区床护比。医院床护比（1：X）指医院实际开放床位数与医院所有执业护士人数的比值，病区床护比指医院实际开放床位数与医院病区执业护士人数（排除门急诊、手术室等非住院病区的护士）的比值。如图3-2-10-2所示，2017年三级医院床护比（1：X）的中位数为1：0.61，二级为1：0.55，2017年三级医院病区床护比（1：X）的中位数为1：0.47，二级为1：0.39（图3-2-10-3）。三级医院床护比与病区床护比均要高于二级医院，但与《中国护理事业发展规划纲要（2016—2020）》提出的到2020年全国三级综合医院床护比不低于1：0.8和病区床护比不低于1：0.6的约束性要求尚有差距。2017年各省份医院床护比和病区床护比情况见图3-2-10-4与图3-2-10-5。

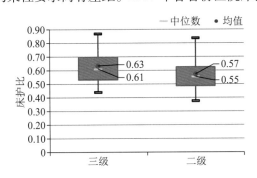

图3-2-10-2 2017年三级与二级医院
床护比（1：X）情况

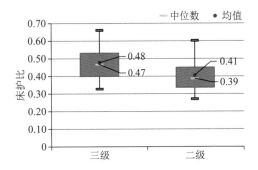

图3-2-10-3 2017年三级与二级医院
病区床护比（1：X）情况

（2）护患比

2017年三级医院护患比中位数为1：10.54，二级医院为1：10.04，三级医院稍高于二级医院（图3-2-10-6）。时点调查结果显示，三级医院白班护患比中位数为1：7.76，夜班护患比中位数为1：20.21；二级医院白班护患比中位数为1：7.85，夜班护患比中位数为1：19.40（图3-2-10-7）。各省份2017年护患比情况见图3-2-10-8。

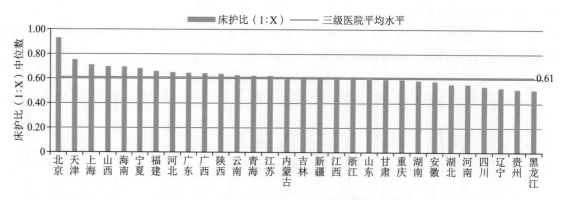

图 3-2-10-4　2017 年各省份三级医院床护比情况

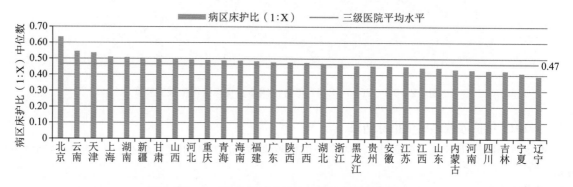

图 3-2-10-5　2017 年各省份三级医院病区床护比情况

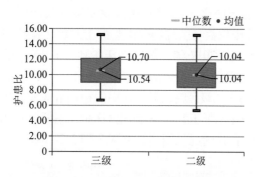

图 3-2-10-6　2017 年三级与二级医院
护患比（1∶X）情况

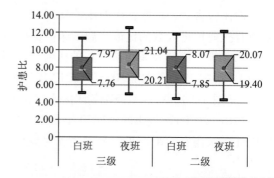

图 3-2-10-7　2017 年三级与二级医院
时点护患比（1∶X）情况

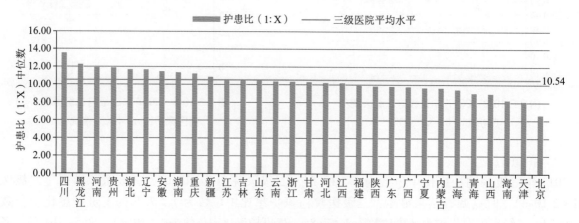

图 3-2-10-8　2017 年各省份三级医院护患比情况

（3）每住院患者 24 小时护理时数

2017 年三级医院每住院患者 24 小时护理时数中位数为 2.34 小时，二级医院为 2.39 小时（图 3-2-10-9）。各省份每住院患者 24 小时护理时数见图 3-2-10-10。

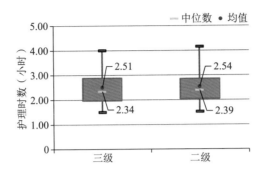

图 3-2-10-9　2017 年三级与二级医院每住院患者 24 小时护理时数情况

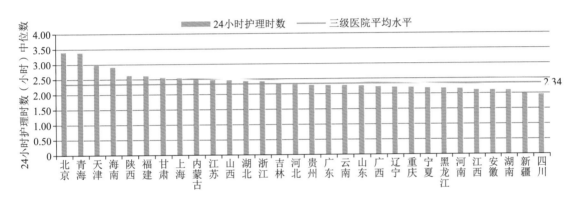

图 3-2-10-10　2017 年各省份三级医院每住院 24 小时护理时数情况

（4）不同级别护士配置

1）职称结构

2017 年三级医院主管护师及以上占比中位数为 24.65%，二级医院为 26.06%（图 3-2-10-11）。各省份三级医院主管护师及以上占比见图 3-2-10-12。

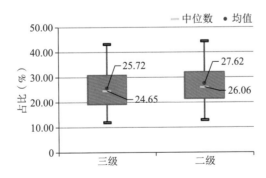

图 3-2-10-11　2017 年三级与二级医院主管护师及以上占比情况

2）学历结构

2017 年三级医院本科及以上护士占比中位数为 49.62%，二级医院为 39.98%，三级医院显著高于二级医院（图 3-2-10-13）。各省份三级医院本科及以上护士占比见图 3-2-10-14。

3）年资结构

2017 年三级医院 5 年及以上年资护士占比中位数为 62.04%，二级医院为 64.68%（图 3-2-10-15）。各省份三级医院 5 年及以上护士占比见图 3-2-10-16。

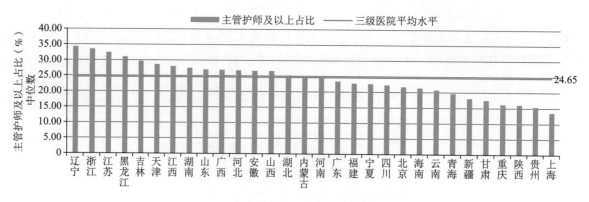

图 3-2-10-12　2017 年各省份三级医院主管护师及以上占比情况

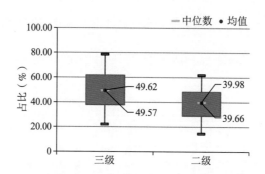

图 3-2-10-13　2017 年三级与二级医院本科及以上护士占比情况

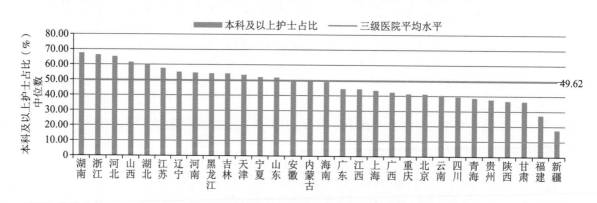

图 3-2-10-14　2017 年各省份三级医院本科及以上护士占比情况

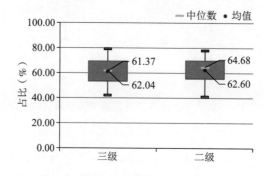

图 3-2-10-15　2017 年三级与二级医院 5 年及以上年资护士占比情况

（5）护士离职率

2017 年三级医院护士离职率中位数为 1.66%，二级医院为 1.93%（图 3-2-10-17）。各省份三级医院护士离职率见图 3-2-10-18。

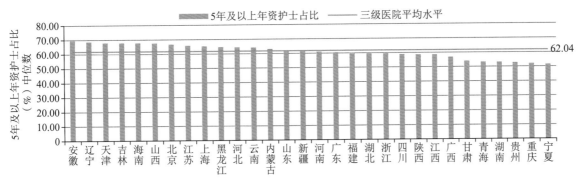

图 3-2-10-16　2017 年各省份三级医院 5 年及以上年资护士占比情况

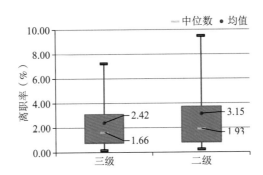

图 3-2-10-17　2017 年三级与二级医院护士离职率情况

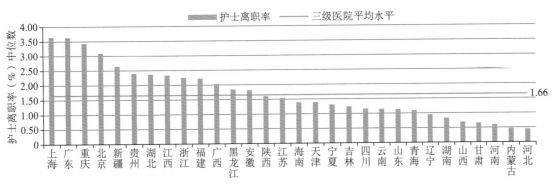

图 3-2-10-18　2017 年各省份三级医院护士离职率情况

（6）护士执业环境

2017 年三级医院护士执业环境平均得分为 74.32 分，二级医院为 75.30 分（图 3-2-10-19）。从执业环境各维度得分来看，三级医院在"医护合作""质量管理""临床护理专业性"等维度上得分较高，而在"医院管理参与度""薪酬待遇""社会地位"等维度得分较低（图 3-2-10-20）。各省份三级医院护士执业环境平均得分见图 3-2-10-21。

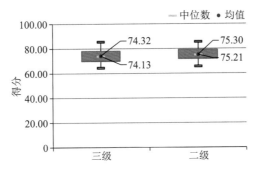

图 3-2-10-19　2017 年三级与二级医院护士执业环境平均得分情况

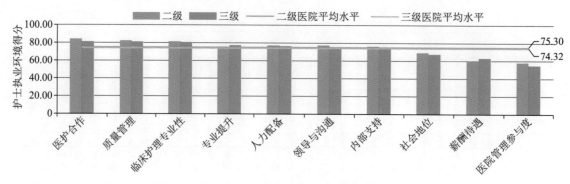

图 3-2-10-20　2017 年三级与二级医院护士执业环境各维度平均得分情况

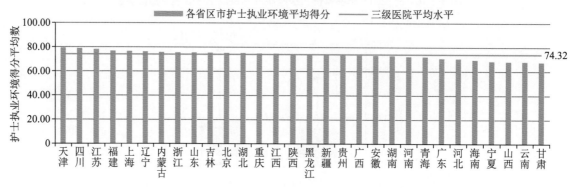

图 3-2-10-21　2017 年各省份三级医院护士执业环境得分情况

2. 过程指标

住院患者身体约束率

2017 年三级医院住院患者身体约束率中位数为 1.40%，二级医院为 0.83%（图 3-2-10-22）。2017 年时点调查显示，三级医院住院患者时点身体约束现患率为 1.76%，二级医院为 1.06%（图 3-2-10-23）。各省份三级医院住院患者身体约束率情况见图 3-2-10-24。

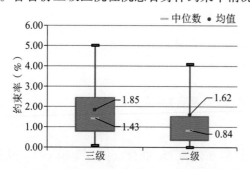

图 3-2-10-22　2017 年三级与二级医院住院
患者身体约束率情况

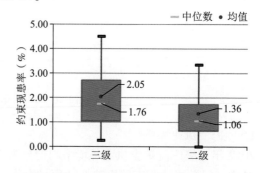

图 3-2-10-23　2017 年三级与二级医院住院
患者时点身体约束现患率情况

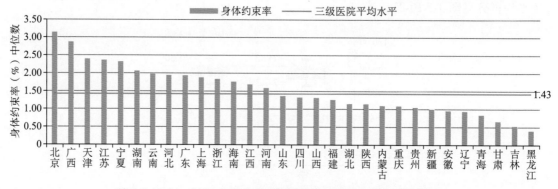

图 3-2-10-24　2017 年各省份三级医院住院患者身体约束率情况

3. 结果指标

（1）跌倒发生率

2017 年三级医院住院患者跌倒发生率中位数为 0.054‰，二级医院为 0.048‰（图 3-2-10-25）。而如图 3-2-10-26 所示，2017 年三级医院跌倒伤害率中位数为 72.73%，二级为 76.47%。各省份三级医院住院患者跌倒发生率和伤害率见图 3-2-10-27 与图 3-2-10-28。

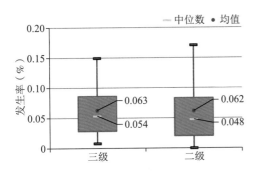

图 3-2-10-25　2017 年三级与二级医院住院患者跌倒发生率情况

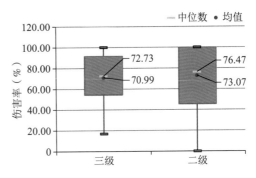

图 3-2-10-26　2017 年三级与二级医院住院患者跌倒伤害率情况

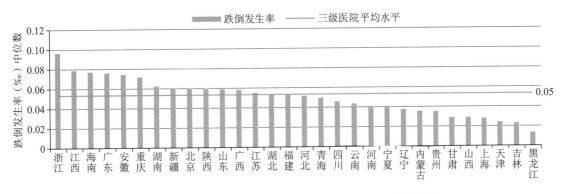

图 3-2-10-27　2017 年各省份三级医院住院患者跌倒发生率情况

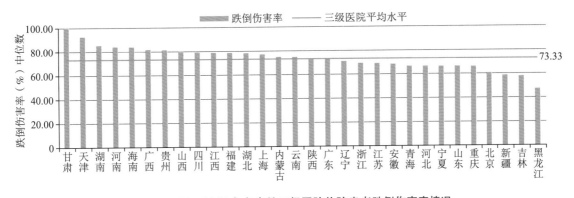

图 3-2-10-28　2017 年各省份三级医院住院患者跌倒伤害率情况

（2）院内压力性损伤发生率

院内压力性损伤发生率是指统计周期内住院患者院内压力性损伤新发病例数与住院患者总数的比值；院内新发压力性损伤指入院 24 小时后新发生的压力性损伤。2017 年三级医院住院患者院内压力性损伤（pressure injury）发生率中位数为 0.03%，二级医院为 0.02%（图 3-2-10-29）。如图 3-2-10-30 所示，2017 年时点调查显示三级医院住院患者压力性损伤现患率中位数为 0.99%，其中院外带入压力性损伤现患率中位数为 0.90%，院内新发压力性损伤现患率中位数为 0.05%；二级医院住院患者压力性损伤现患率中位数为 0.78%，其中院外带入压力性损伤现患率中位数为 0.69%，院内新发压力性损伤现患率中位数为0。各省份三级医院院内压力性损伤发生率见图3-2-10-31。

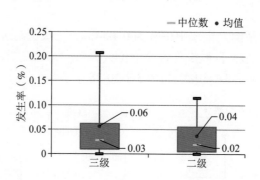

图3-2-10-29　2017年三级与二级医院住院患者院内压力性损伤发生率情况

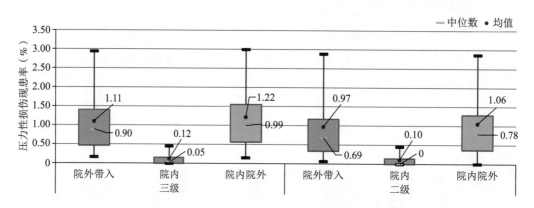

图3-2-10-30　2017年三级与二级医院住院患者压力性损伤现患率情况

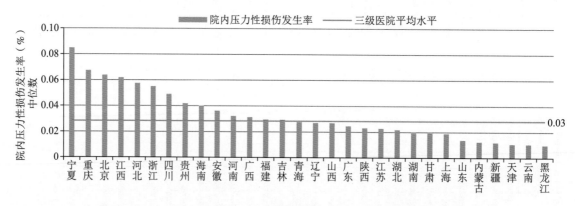

图3-2-10-31　2017年各省份三级医院住院患者院内压力性损伤发生率情况

（3）非计划拔管率

国家护理质量数据平台目前收集的是导尿管、胃肠管（经口、鼻）、中心血管导管和气管导管这四类管路的非计划拔管发生率。2017年三级医院住院患者导尿管非计划拔管率中位数为0.17‰，二级医院为0.33‰；三级医院住院患者胃肠管非计划拔管率中位数为0.65‰，二级医院为1.11‰；三级医院住院患者中心血管导管非计划拔管率中位数为0.15‰，二级医院为0；三级医院住院患者气管导管非计划拔管率中位数为0.26‰，二级医院为0；其中，导尿管和胃肠管的非计划拔管率变异度相对较小（图3-2-10-32～图3-2-10-35）。各省区三级医院四类导管的非计划拔管率情况见图3-2-10-36～图3-2-10-39。

（三）2015—2017年护理质量指标变化情况

本部分利用2015—2017年均在国家护理质量数据平台上报的490家医院数据进行分析。各省符合要求的医院个数如图3-2-10-40所示。

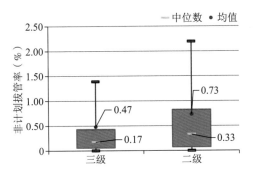

图 3-2-10-32　2017 年三级与二级医院住院
患者导尿管非计划拔管率情况

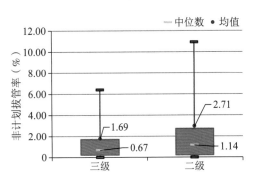

图 3-2-10-33　2017 年三级与二级医院住院
患者胃肠管非计划拔管率情况

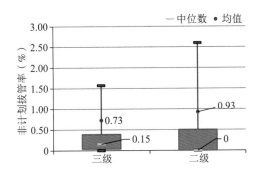

图 3-2-10-34　2017 年三级与二级医院住院患者
中心血管导管非计划拔管率情况

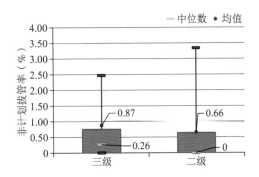

图 3-2-10-35　2017 年三级与二级医院住院
患者气管导管非计划拔管率情况

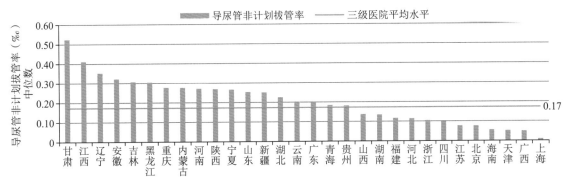

图 3-2-10-36　2017 年各省份三级医院住院患者导尿管非计划拔管率情况

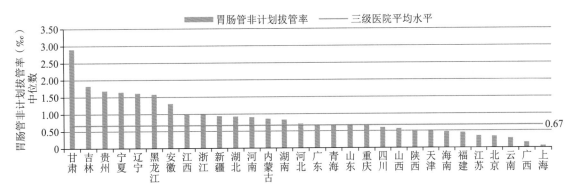

图 3-2-10-37　2017 年各省份三级医院住院患者胃肠管非计划拔管率情况

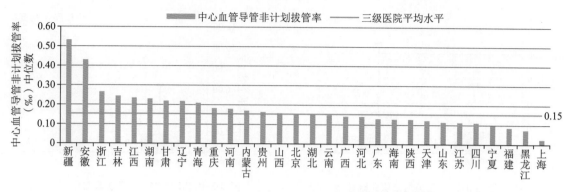

图 3-2-10-38 2017 年各省份三级医院住院患者中心血管导管非计划拔管率情况

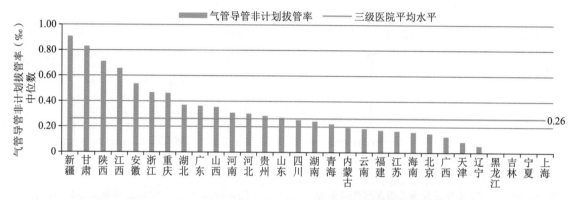

图 3-2-10-39 2017 年各省份三级医院住院患者气管导管非计划拔管率情况

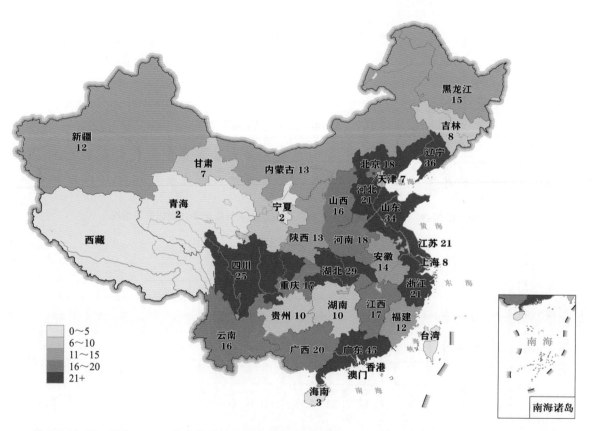

图 3-2-10-40 2015—2017 年各省份均上报护理敏感质量数据的医院数目（未包含西藏、港澳台数据）

1. 结构指标

（1）床护比

2015—2017 年床护比指标处于相对稳定的状态，中位数仅增长 0.01，与 1：0.8 的约束性要求还有较大差距（图 3-2-10-41）。而从病区床护比来看，2017 年三级医院病区床护比不增反降，但整体变异度减小（图 3-2-10-42）。从区域层面看，各省份床护比与病区床护比均相对保持稳定（图 3-2-10-43，图 3-2-10-44）。

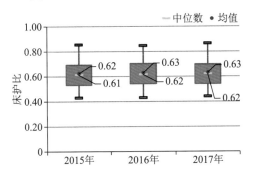

图 3-2-10-41　2015—2017 年度三级
医院床护比（1：X）变化情况

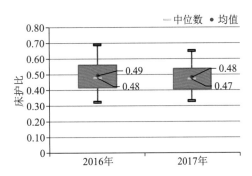

图 3-2-10-42　2016—2017 年度三级医院病区
床护比（1：X）变化情况

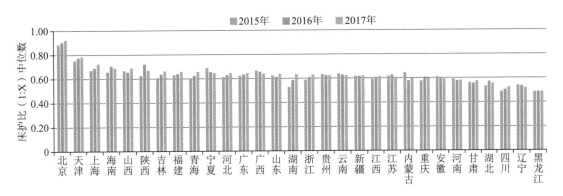

图 3-2-10-43　2015—2017 年度各省份三级医院床护比变化情况

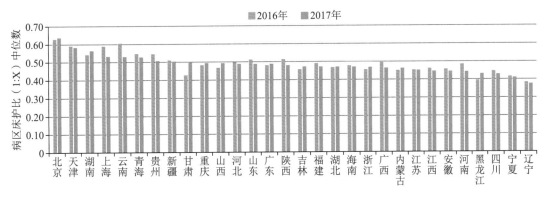

图 3-2-10-44　2016—2017 年度各省份三级医院病区床护比变化情况

（2）护患比

2015—2017 年护患比指标处于相对稳定的状态（图 3-2-10-45）。从区域层面看，各省份护患比均相对保持稳定（图 3-2-10-46）。

（3）每住院患者 24 小时护理时数

2015—2017 年每住院患者 24 小时护理时数变异度逐渐减小，指标中位数在 2015—2016 年期间相对稳定，而在 2017 年出现比较大的下降（图 3-2-10-47，图 3-2-10-48）。但此项指标与床护比和护患比的变化趋势不相符，数据值仅供参考。

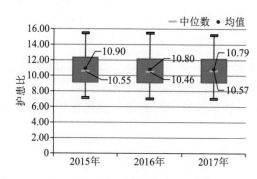

图 3-2-10-45　2015—2017 年度三级医院护患比（1∶X）变化情况

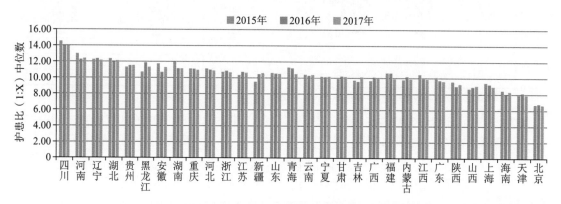

图 3-2-10-46　2015—2017 年度各省份三级医院护患比变化情况

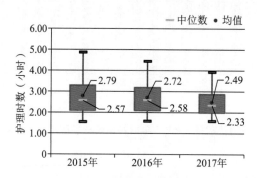

图 3-2-10-47　2015—2017 年度三级医院每住院患者 24 小时护理时数变化情况

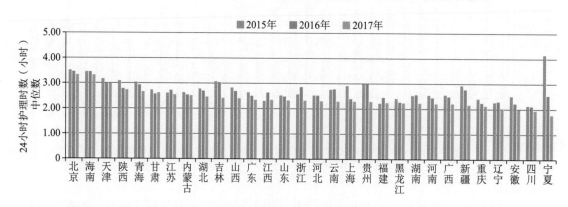

图 3-2-10-48　2015—2017 年度各省份三级医院每住院患者 24 小时护理时数变化情况

（4）不同级别护士配置

1）职称结构

2015—2017 年三级医院主管护师及以上占比处于相对稳定的状态（图 3-2-10-49）。从区域层面看，各省份护患比均相对保持稳定，无明显变化（图 3-2-10-50）。

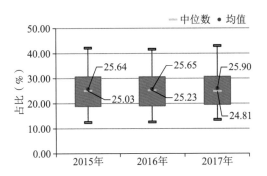

图 3-2-10-49 2015—2017 年度三级医院主管护师及以上占比变化情况

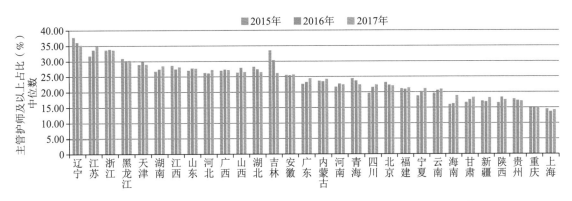

图 3-2-10-50 2015—2017 年度各省份三级医院主管护师及以上占比变化情况

2）学历结构

2015—2017 年三级医院本科及以上护士占比增长明显，3 年增加 8.12%（图 3-2-10-51）。从区域层面看，各省份本科及以上护士占比也稳步增长（图 3-2-10-52）。

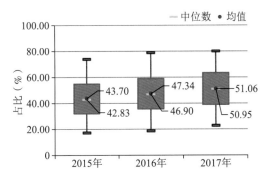

图 3-2-10-51 2015—2017 年度三级医院本科及以上护士占比变化情况

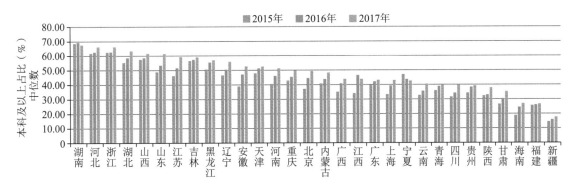

图 3-2-10-52 2015—2017 年度各省份三级医院本科及以上护士占比变化情况

3）年资结构

2015—2017 年三级医院 5 年及以上年资护士占比稳步提升，3 年增加 5.36%，且变异度逐渐减小，不同机构间的差距在缩小（图 3-2-10-53）。从区域层面看，各省份 5 年及以上年资护士占比均有所增加，变异度逐渐减小（图 3-2-10-54）。

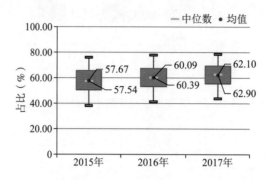

图 3-2-10-53　2015—2017 年度三级医院 5 年及以上年资护士占比变化情况

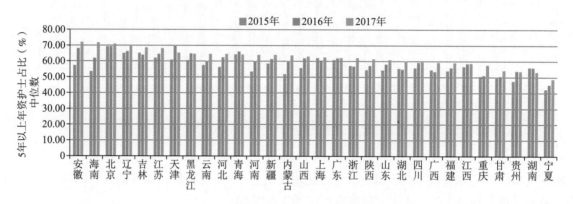

图 3-2-10-54　2015—2017 年度各省份三级医院 5 年及以上年资护士占比变化情况

（5）护士离职率

2015—2017 年三级医院护士离职率稳步下降，3 年下降 0.24%（图 3-2-10-55）。各省份三级医院离职率的变化情况详见图 3-2-10-56。

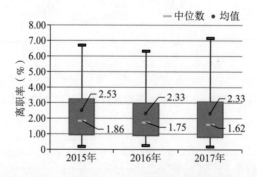

图 3-2-10-55　2015—2017 年度三级医院离职率变化情况

2. 过程指标

住院患者身体约束率

2015—2017 年三级医院住院患者身体约束率呈现波动变化，2017 年增长较为明显（图 3-2-10-57）。从区域层面看，除华中和华南外，其他区域三级医院住院患者身体约束率均在 2017 年有明显增加，提示该项指标的收集与上报率可能增加（图 3-2-10-58）。

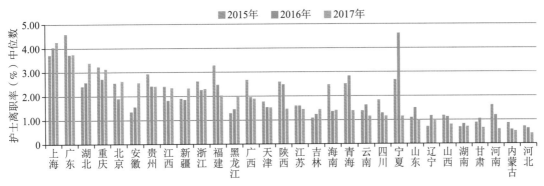

图 3-2-10-56　2015—2017 年度各省份三级医院离职率变化情况

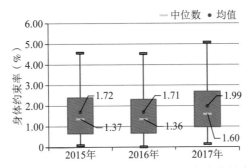

图 3-2-10-57　2015—2017 年度三级医院住院患者身体约束率变化情况

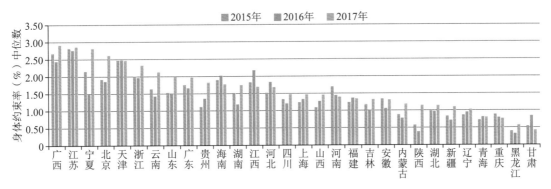

图 3-2-10-58　2015—2017 年度各省份三级医院住院患者身体约束率变化情况

3. 结果指标

（1）跌倒发生率

2015—2017 年三级医院住院患者跌倒发生率缓慢增加，而跌倒伤害率变异度逐渐减小，提示越来越多的医院开始重视非伤害类跌倒事件的收集与上报（图 3-2-10-59，图 3-2-10-60）。从区域层面看，各省份三级医院住院患者跌倒发生率均有不同程度的增加，且跌倒伤害率的变异度在逐渐减小（图 3-2-10-61，图 3-2-10-62）。

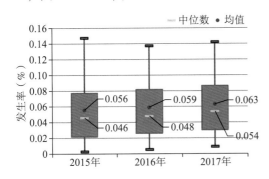

图 3-2-10-59　2015—2017 年度三级医院住院患者跌倒发生率变化情况

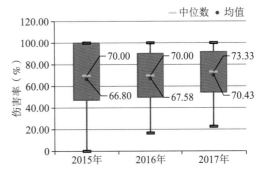

图 3-2-10-60　2015—2017 年度三级医院住院患者跌倒伤害率变化情况

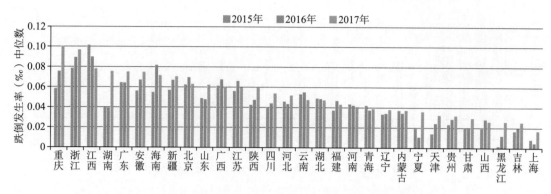

图 3-2-10-61　2015—2017 年度各省份三级医院住院患者跌倒发生率变化情况

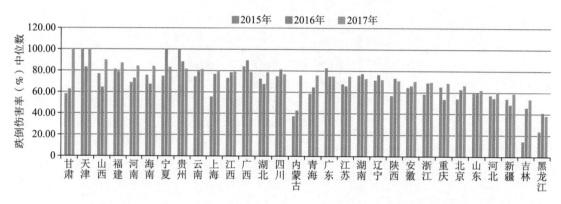

图 3-2-10-62　2015—2017 年度各省份三级医院住院患者跌倒伤害率变化情况

（2）院内压力性损伤发生率

2015—2017 年三级医院住院患者院内压力性损伤发生率中位数保持不变，但变异度减小，不同医院之间的差异变小（图 3-2-10-63）。从区域层面看，各省份三级医院住院患者院内压力性损伤发生率相对保持稳定（图 3-2-10-64）。

（3）非计划拔管率

2015—2017 年三级医院住院患者导尿管非计划拔管率中位数保持稳定；胃肠管非计划拔管率中位数有所增加；中心血管导管非计划拔管率中位数有所下降；气管导管非计划拔管率中位数逐渐下降，但这 4 类导管非计划拔管率变异度减小，不同医院之间的差异变小（图 3-

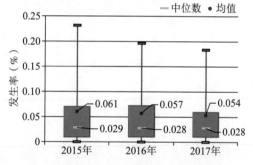

图 3-2-10-63　2015—2017 年度三级医院住院患者院内压力性损伤发生率变化情况

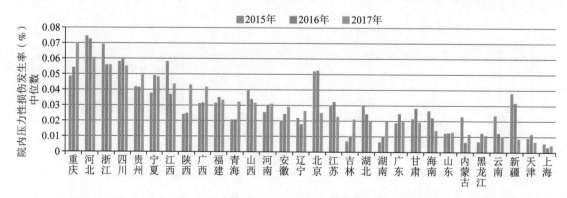

图 3-2-10-64　2015—2017 年度各省份三级医院住院患者院内压力性损伤发生率变化情况

2-10-65~图3-2-10-68)。各省份情况见图3-2-10-69~图3-2-10-72。

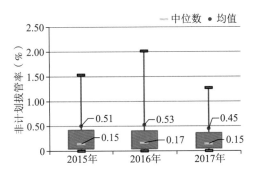

图 3-2-10-65　2015—2017 年度三级医院住院
患者导尿管非计划拔管率变化情况

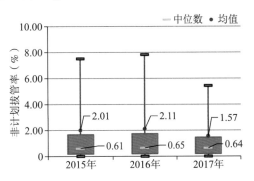

图 3-2-10-66　2015—2017 年度三级医院住院
患者胃肠管非计划拔管率变化情况

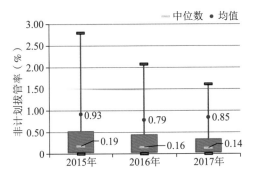

图 3-2-10-67　2015—2017 年度三级医院住院
患者中心血管导管非计划拔管率变化情况

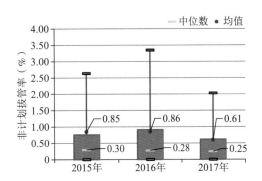

图 3-2-10-68　2015—2017 年度三级医院住院
患者气管导管非计划拔管率变化情况

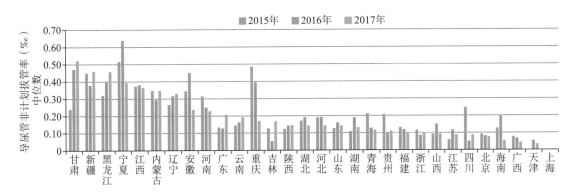

图 3-2-10-69　2015—2017 年度各省份三级医院住院患者导尿管非计划拔管率变化情况

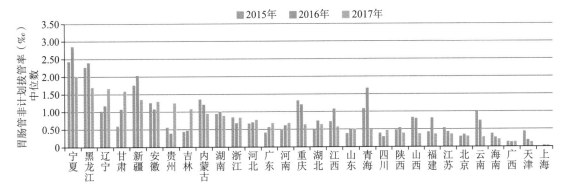

图 3-2-10-70　2015—2017 年度各省份三级医院住院患者胃肠管非计划拔管率变化情况

421

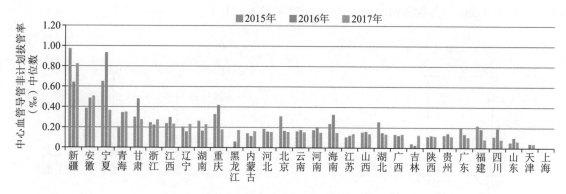

图 3-2-10-71　2015—2017 年度各省份三级医院住院患者中心血管导管非计划拔管率变化情况

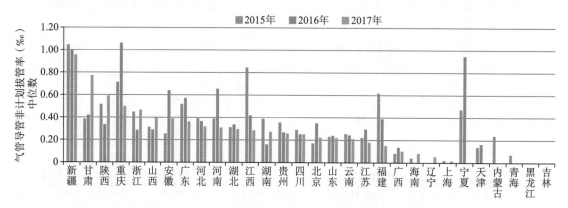

图 3-2-10-72　2015—2017 年度各省份三级医院住院患者气管导管非计划拔管率变化情况

二、问题分析及工作重点

（一）主要问题及分析

1. 指标数据变异度减小，完整性与可靠性得到提升

经过 2 年护理敏感质量指标理念与数据收集的培训，大部分医院已经能够收集到各类指标，所有指标的完整性均超过 98%。此外，结果显示，除跌倒发生率、床护比、护患比、护理人员结构外的指标变异度均逐年减小，说明各医院之间的差距逐渐变小，数据逐渐趋于稳定与可靠。国家护理质量数据平台数据的价值逐渐开始显现。

另外，时点调查结果与国家护理质量数据平台数据结果相近，如时点调查的白班护患比、夜班护患比与数据平台平均护患比比较接近，时点调查的院内新发压疮发生率、约束率与数据平台压力性损伤发生率、约束率差距不大，表明数据平台这几项指标相对可靠准确。

2. 护理人员数量增长缓慢，结构相对优化，队伍稳定性增加

2017 年卫生健康事业发展统计公报中显示，2017 年末我国注册护士已经达到 380.4 万人，相比 2016 年增加 29.7 万，数量上有大幅增加。但本调查结果发现，床护比、护患比与 24 小时护理人数 3 项指标均保持相对稳定，说明护理人员绝对数量的增加其实并未改善护理人员不足的现状。原因是医院床位数也在增加，2017 年卫生健康事业发展统计公报中显示 2017 年全国医疗卫生机构床位 794.0 万张，相比 2016 年增加 53 万张。因此，护理人员数量的增长不仅要关注绝对数量的变化，更要关注相对数量的变化。而从目前的变化趋势上看，要想达到《中国护理事业发展规划纲要（2016—2020 年）》提出的到 2020 年全国三级综合医院床护比不低于 1 : 0.8 的约束性要求，还需要进一步努力。

护理人员结构相对优化，本科及以上护士占比与 5 年及以上年资护士占比逐年增长，表明护理队伍的整体素质得到提升，而诸多经验表明，护理队伍的整体素质可以影响护理结局。此外，结果发现，护

士离职率逐年降低，而护士离职率的高低与护理队伍的稳定性息息相关，表明我国三级医院护理队伍的稳定性增加，而稳定的护理队伍也是高质量护理服务的重要保证。

3. 跌倒、约束等指标"升高"

结果发现，跌倒发生率和约束率指标逐年升高。但我们需要正确看待"升高"。虽然跌倒发生率指标在逐渐升高，但跌倒伤害率变异度逐渐变小，表明越来越多的医院开始重视非伤害类跌倒事件的收集与上报，更说明跌倒发生率的数值逐渐趋于真实可靠。同样，约束率指标升高也可能是医院普遍增加了约束上报率，进而呈现逐年上升的趋势，另外从时点调查的结果看，国家护理质量数据平台上的约束率与时点调查约束率相近，也侧面印证了数据逐渐趋于真实与可靠。

4. 薪酬待遇及社会地位是制约护理行业的关键因素

构建良好的护士执业环境对优化护士队伍建设非常重要。结果发现，护士执业环境中的"医院管理参与度"、"薪酬待遇"与"社会地位"等维度得分较低，可知这几个方面制约着护理行业的吸引力，要提高护理服务质量，需要着重从这几个方面调整改善。

5. 数据的利用有待挖掘

应用护理质量指标数据监测护理质量状况，分析质量现状和影响因素，确定改善目标和对策，是数据收集的初衷。但目前多数医院的质量数据还仅停留在收集提报层面，未能充分利用已获得数据。

（二）下一步工作重点

1. 进一步完善护理质控指标体系建设。在3年的指标数据收集工作中，持续积累经验和问题，在此基础上组织制（修）订《护理专业质量评价指标》和《护理敏感质量指标监测基本数据集实施指南》，完善指标采集方法和标准。

2. 提高护理质量数据的完整性和可靠性。通过质控数据收集工作的不断推进，数据的完整性和可靠性得到提升。但部分地区和新申请加入的医院数据依然存在数据质量较差的问题。下一步计划以问题为导向开展数据收集指导工作，加强新加入医院的培训，同时筛选问题地区和问题医院开展数据收集现场督查和指导，促进同质化进步。

3. 促进数据的利用。通过一系列工作开展促进数据提报医院及省级护理质控中心利用已获得的质量数据，分析临床问题，指导临床改善。

第十一节　康复医学专业

一、康复医学专业质量安全情况分析

本年度抽样调查共有6533家综合医院参与康复医学专业数据填报，选取具有康复专业病房的医院为2057家，剔除关键指标（选取项为"年出院人数"及"康复医学科实有床位数"）缺失、不符合逻辑、完整度过低的样本医院，实际纳入1810家医院数据，较去年增加390家。样本覆盖除西藏自治区外所有省、自治区、直辖市（图3-2-11-1）。其中三级公立医院947家，二级公立医院754家，三级民营医院46家，二级民营医院63家。鉴于民营医院数量相对较少，本部分不对民营医院进行分级分析，仅分析民营综合医院总体情况。

（一）结构质量分析

1. 床位数

卫生部《综合医院康复医学科基本标准（试行）》（以下简称《标准》）要求，三级综合医院康复医学科床位数应为医院总床位数的2%～5%，二级医院则应高于2.5%。本次调查中康复医学科院均床位数为39.14张（2016年为38.33张），占全院床位数的3.10%（2016年为3.64%），不同级别类别医院院均康复医学科床位数及占全院总床位数的百分比见图3-2-11-2及图3-2-11-3。统计发现，51.33%的三级综合医院（包括民营）康复医学科床位数为医院总床位数的2%～5%，80.87%的二级综合医院（包括民营）康复医学科床位数大于医院总床位数的2.5%，符合《标准》要求。

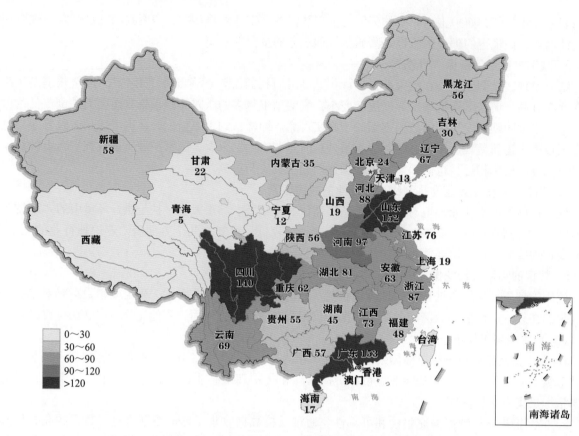

图 3-2-11-1　各省份参与 2017 年数据抽查医院分布情况

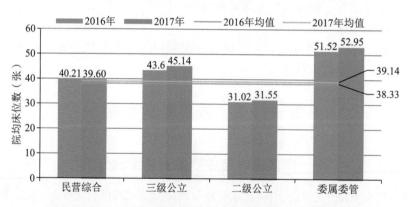

图 3-2-11-2　不同级别类别医院院均康复医学科床位数的比较

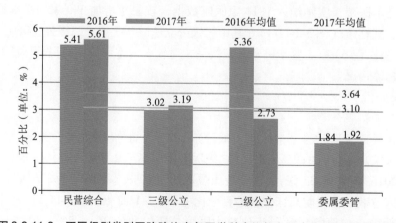

图 3-2-11-3　不同级别类别医院院均康复医学科床位数占总床位数百分比的比较

2. 专业人员构成

本次调查中，康复医学科平均拥有执业医师 8.63 名，康复治疗师 10.55 名，注册护士 10.93 名。57.58% 的综合医院康复医学科有执业注册为康复医学专业的执业医师，91.37% 的综合医院康复医学科有毕业于康复治疗专业的治疗师。综合医院康复医学科专业人员构成情况见表 3-2-11-2。

表 3-2-11-1　综合医院康复医学科专业人员构成情况表

		2016 年	2017 年
	院均执业医师人数（人）	8.63	9.02
	院均康复治疗师人数（人）	10.55	10.60
	院均注册护士人数（人）	10.93	10.76
执业医师	注册为康复医学专业百分比（%）	22.83	24.68
	注册为中医类别百分比（%）	56.54	51.45
康复治疗师	毕业于康复专业百分比（%）	69.63	66.62
	毕业于中医专业百分比（%）	16.43	18.18
注册为康复医学专业的 医师构成比（%）	三级公立	27.04	28.92
	二级公立	15.11	17.24
	民营综合	19.49	23.98
	委属委管	66.67	72.28
毕业于康复治疗专业的 治疗师构成比（%）	三级公立	71.79	69.77
	二级公立	62.46	56.91
	民营综合	76.34	72.32
	委属委管	71.59	79.87

3. 康复专业人员工作负荷

《标准》要求，综合医院康复医学科每床至少配备 0.25 名医师、0.5 名康复治疗师及 0.3 名护士。本次调查的康复医学科中，平均每床配置医师 0.22 名（2016 年为 0.23 名），46.80% 的综合医院康复医学科每床配置医师达到《标准》要求，平均每床配置康复治疗师 0.27 名（2016 年为 0.28 名），18.88% 的综合医院康复医学科每床配置康复治疗师达到《标准》要求，平均每床配置护士 0.28 名（2016 年为 0.28 名），46.82% 的综合医院康复医学科每床配置康复治疗师达到《标准》要求（图 3-2-11-4 ~ 图 3-2-11-6，表 3-2-11-2）。

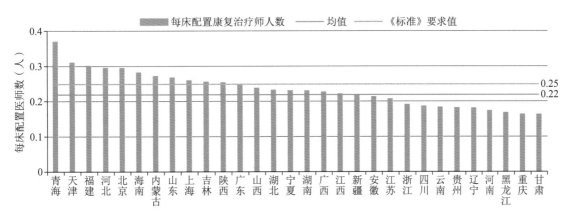

图 3-2-11-4　各省份公立综合医院康复医学科平均每床配置医师数的比较

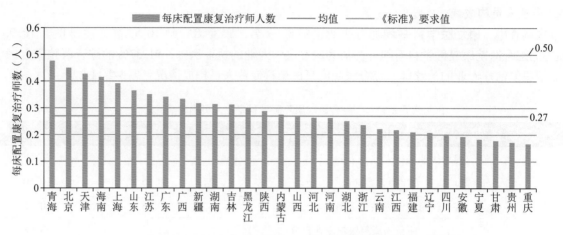

图 3-2-11-5　各省份公立综合医院康复医学科平均每床配置康复治疗师数的比较

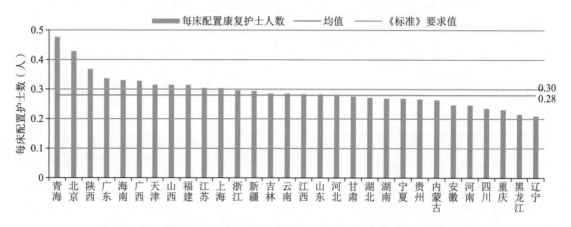

图 3-2-11-6　各省份公立综合医院康复医学科平均每床配置护士数的比较

表 3-2-11-2　不同级别类别医院康复医学科平均每床配置康复专业人员比较（单位：人）

		2017 年	2016 年
每床配置康复医师	三级公立	0.23	0.26
	二级公立	0.21	0.21
	民营综合	0.18	0.17
	委属委管	0.28	0.28
每床配置康复治疗师	三级公立	0.30	0.31
	二级公立	0.21	0.22
	民营综合	0.30	0.27
	委属委管	0.58	0.56
每床配置护士	三级公立	0.29	0.30
	二级公立	0.26	0.25
	民营综合	0.29	0.23
	委属委管	0.39	0.42

康复医师年人均承担住院患者 79.17 人次（2016 年为 73.30 人次），门诊患者 884.47 人次（2016 年为 1081.60 人次），康复治疗师年人均承担住院患者 64.91 人次（2016 年为 62.30 人次），门诊患者 721.53 人次（2016 年为 913.63 人次）。

（二）过程质量分析

1. 康复病房主要收治病种及住院患者人次

2017 年全国综合医院康复医学科平均出院患者 682.99 人次（2016 年为 659.47 人次），平均每床位出院 18.73 人次（2016 年为 17.21 人次），各省份及不同级别类别综合医院康复医学科 2017 年平均出院人次及每床位出院人次见图 3-2-11-7 ～ 图 3-2-11-10。

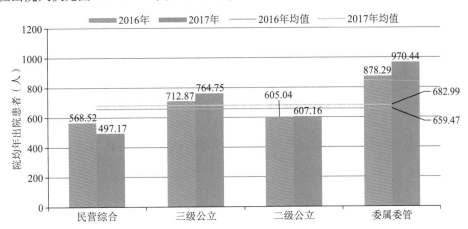

图 3-2-11-7　不同级别类别综合医院康复医学科院均年出院患者人次比较

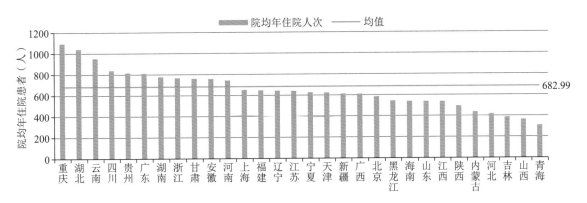

图 3-2-11-8　各省份公立综合医院康复医学科院均年出院患者人次比较

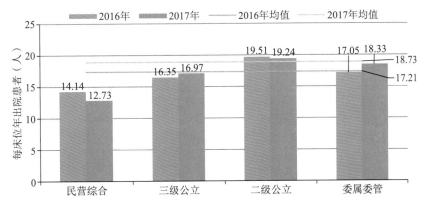

图 3-2-11-9　不同级别类别综合医院康复医学科每床位年出院患者人次比较

主要收治病种中，骨折及运动损伤术后患者 2017 年平均出院 42.17 人次（2016 年为 55.5 人次），脊髓损伤患者 53.00 人次（2016 年为 104.89 人次），占同期骨科脊髓损伤术后出院患者数的 71.92%，脑卒中患者 220.14 人次（2016 年为 267.23 人次），占同期神经内科急性脑梗死出院患者数的 33.78%，人工关节置换术后患者 5.75 人次（2016 年 8.92 人次），占同期骨科全髋关节、全膝关节置换术出院患者数的 6.65% ，脑外伤患者 20.94 人次（2016 年 8.21 人次）（图 3-2-11-11）。

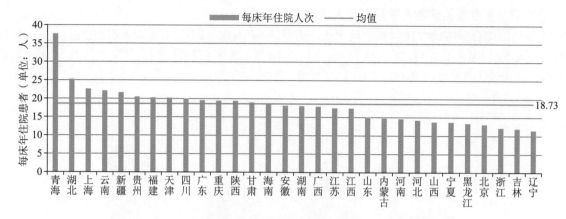

图 3-2-11-10　各省份综合医院康复医学科每床位年出院患者人次比较

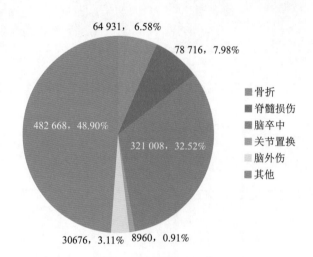

图 3-2-11-11　康复医学科住院患者主要病种占比结构图

2. 早期康复开展率

本次被调查的综合医院中 2017 年骨科病房开展早期（术后 24～48 小时，下同）康复介入服务率院均为 10.33% ，髋、膝关节置换手术后开展早期康复介入服务率院均为 32.92% ，脊髓损伤术后开展早期康复介入服务率院均为 19.03% ，神经内科病房开展早期（住院 24～48 小时，下同）康复介入服务率院均为 13.37% ，急性脑梗死开展早期康复介入服务率为 23.88% 。其中二、三级综合医院相关术后早期康复开展情况详见图 3-2-11-12。

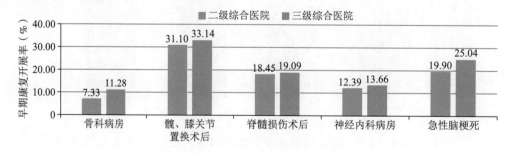

图 3-2-11-12　综合医院早期康复开展率

3. 平均住院日

本次调查的康复医学科中 2017 年住院患者的平均住院日为 19.31 天（2016 年为 20.1 天），不同级别类别及各省综合医院康复医学科 2017 年平均住院日见图 3-2-11-13 及图 3-2-11-14。

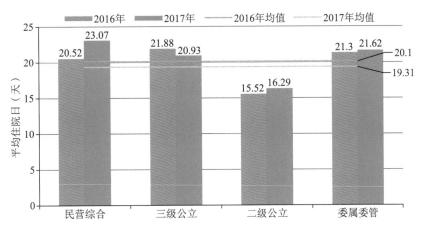

图 3-2-11-13　不同级别类别综合医院康复医学科平均住院日比较

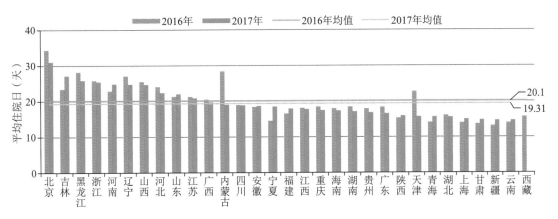

图 3-2-11-14　各省份综合医院康复医学科平均住院日比较

4. 住院费用

本次调查医院康复医学科 2017 年的患者人均住院费用为 11 288.9 元，药占比为 23.94%，较 2016 年的 27.43% 略有下降（表 3-2-11-3）。

表 3-2-11-3　综合医院康复医学科人均住院费及药占比

	人均住院费（元）		药占比（%）	
	2017 年	2016 年	2017 年	2016 年
三级公立	13 911.66	15 487.35	24.83	26.54
二级公立	6218.45	5981.47	21.76	28.45
民营综合	10 110.13	9946.74	21.86	30.24
委属委管	23 110.37	20 638.19	22.65	27.15
全国均值	11 288.90	11 417.80	23.94	27.43

（三）结果质量指标分析

1. 死亡率

2017 年调查的康复医学科院均死亡率为 0.13%，其中三级公立为 0.16%，二级公立为 0.09%，民营综合为 0.15%，委属委管为 0.08%。

2. 并发症发病率

本次调查的康复医学科 2017 年住院患者的呼吸道并发症院均发生率为 3.47%，发病率中位数为

1.11%，泌尿系感染院均发病率为 2.13%，发病率中位数为 0.69%，下肢静脉血栓院均发病率为 1.00%，发病率中位数为 0，肺栓塞院均发病率为 0.09%，发病率中位数为 0，压疮院均发病率为 0.58%，发病率中位数为 0，肩手综合征院均发病率为 2.75%，发病率中位数为 0.28%。

二、问题分析及工作重点

一是康复医学医疗资源供给不足。目前，我国康复医疗正面临巨大机遇：神经系统疾病、骨科疾病及心肺疾病对康复医疗的需求不断增加，社会老龄化对康复医疗提出更高的要求，带来新的挑战，工业、交通、文体等活动的增加使活动受限及参与受限人士进一步增多，也在一定程度上加大了康复医疗的需求。在本次调查中，康复医学科年平均出院患者较上年增长 3.5%。与人民群众日益增长的康复需求相比，康复资源总量并没有明显提升，医务人员负荷增加。与《标准》相比，此次调查中，68.5% 的医院未设立康复医学科病房，近半数三级医院和两成二级医院康复医学科不满足床位数要求，全部省份的每床配置治疗师数、三分之二省份每床配置医师数、三分之一省份每床配置护士数不满足要求。医师、治疗师、护理人员负荷较上年均有所增加。

下一步，各级综合医院应进一步加强康复医学科建设，规范并加快康复治疗师、康复医师等从业人员的培养及人才梯队建设，增加各级综合医院康复医师、康复治疗师、护理人员的配备，增加康复治疗专业设备投入，以适应广大人民的需求。

二是要进一步加强康复医联体建设。在本次调查中，三级医院在每床位配置医务人员数、病种收治种类、重点操作例数等方面均高于二级医院，尤其是委属委管医院，其康复医学科的优势更加明显。在资源总体供给不足、优质医疗资源分布不均的背景下，应进一步加强以三级医院，特别是委属委管医院为中心的康复医学专业医联体建设，增加区域内康复资源纵向整合，以三级医院为抓手，二级医院为重点，以康复技术同质化、双向转诊常规化、资源利用最大化为目标合理配置医疗资源。

三是积极推广早期康复介入理念。本年度被调查的综合医院中，骨科、神经内科病房开展早期康复介入服务率均不足 20%，脊髓损伤术后、急性脑梗死开展早期康复介入服务率为均不足 25%。下一步应在各级综合医院大力推广早期康复理念，康复医学专业人员应积极介入患者早期功能恢复，这对患者早日回归家庭和工作岗位、降低家庭和社会经济负担有很大裨益。

第十二节 产 科 专 业

国家产科质控中心自 2017 年 10 月接受国家卫生健康委员会委托承担产科专业质量管理及控制工作，完成了以下几方面的工作：

（一）组建国家—省级—地市级（医疗机构）产科质控体系

2018 年全国共有 27 个省级产科质控中心在各省开展产科专业质量控制工作。并通过组织全国和区域性的产科质控工作会议，对产科专业质量管理和控制的观念进一步宣贯，搭建质量管理的平台，初步形成产科质量管理的氛围。

（二）制定产科专业质控指标

查阅相关文献，结合我国产科专业实际情况，设立指标库，组织专家通过 Delphi 专家咨询法确定质控指标，制定包括初次剖宫产率，足月人工干预终止妊娠率在内的 15 个质控指标，并在进一步的修订中。

（三）以问题为导向的质量管理

通过 2017 年产科专业质控报告，以全国抽样调查的数据为基础，发现各省份存在的质量问题。如东北地区某省的剖宫产率过高，巨大儿发生率过高，孕产妇死亡原因与常见死亡原因差异较大。以问题为导向进行调研，了解产生问题的原因与孕期的宣教缺乏，转诊流程的不够通畅，助产技术推广不足等有关，并帮助相关地区提出质量改进的措施，达到质量改进的目的。

一、产科专业质量安全情况分析

（一）全国医疗质量抽样调查数据分析

国家医疗质量管理与控制信息网（NCIS）的全国医疗质量数据抽样调查采集了 2017 年度全国 30 个省、直辖市、自治区（西藏无医院上报）共 5566 家医疗机构的产科专业医疗质量控制指标相关数据。剔除不合格数据后余 4333 家，为保持各省间抽样分析样本相对均衡，通过结构化进行二次抽样，具体抽样方法见表 3-2-12-1，最终纳入 3547 家医疗机构进行数据分析，纳入分析的医疗机构较 2016 年度增加 321 家，共 7 079 454 例的活产数。各省不同类型医院抽样的比例与 2016 年度基本保持一致，以保持两年数据的可比性。

表 3-2-12-1　全国各级医院按省份抽样情况

第一级分类：所有制形式	第二级分类：机构类别	第二级分类：医院隶属关系	第三级分类	纳入标准	三级医院抽样分析样本量	二级医院抽样分析样本量	抽样分析总样本量
公立医院	综合	委属委管医院	—	数据合格全部纳入	20	0	20
		省级医院	—	大学附属医院全部纳入、非大学附属医院各省 1～5 家	180	54	234
		地市级医院	—	各市 1～2 家	414	162	576
		县级医院	三级医院	以各省实有地市级和县级医院数量为依据，根据抽样调查数据中地市级抽样分析样本量等比测算县级抽样分析样本量	223	—	1277
			二级医院	各市 4～5 家	—	1054	
	专科			全部纳入	116	604	720
	抽样分析样本合计				955	1874	2829
民营医院	综合/专科	抽样分析样本合计		全部纳入	67	653	720
	抽样分析样本合计				1020	2527	3547

参与本次调查的医院有三级公立综合医院、二级公立综合医院、三级公立专科医院、二级公立专科医院、民营医院 5 类，通过如下指标的分析反映目前我国产科质控现状及存在问题，包括：

1. 调查对象人口学特征（分娩人群特点：高龄产妇，经产妇，双胎产妇）；
2. 效率指标：平均住院日及床位使用率；
3. 过程指标：剖宫产率，初次剖宫产率，剖宫产指征（在其他章节阐述），会阴切开率，分娩镇痛实施率，产检测血压率，子痫前期硫酸镁使用率，34 周前有早产风险糖皮质激素使用率，胎膜早破预防性抗生素使用率；
4. 结局指标：早产率，足月新生儿窒息率，死胎率，巨大儿及低出生体重儿的发生率，产后出血（≥1000ml）率，非胎盘因素子宫切除率，孕产妇死亡率。

1. 调查对象人口学特征

从 2016 年我国实施全面二孩政策后，高龄产妇比例逐年上升，2018 年度 NCIS 抽样调查中 2017 年全国高龄产妇的比例为 13.57%。在各省份中，山东、北京高龄产妇的比例最高（图 3-2-12-1）。从医院类别看，三级医院的高龄产妇比例最高（图 3-2-12-2）。高龄产妇中经产妇占比为 83.96%，各省份高龄产妇的构成见图 3-2-12-3。以上数据提示高龄产妇在分娩人群中比例明显增加，且以经产妇的增加为主。

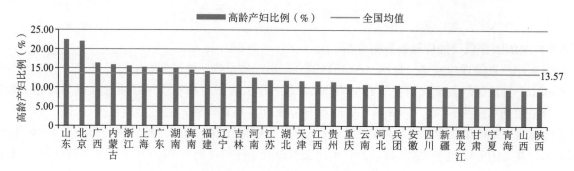

图 3-2-12-1　各省份高龄产妇比例

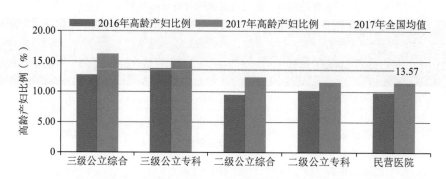

图 3-2-12-2　2016 年、2017 年各类别医疗机构高龄产妇比例

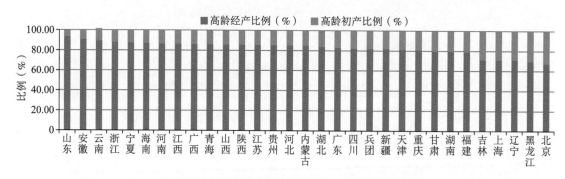

图 3-2-12-3　各省份高龄经产妇和高龄初产妇的比例

　　2017 年经产妇在分娩人群中占比为 54.07%，首次超过了初产妇的比例，较去年亦有明显升高（2016 年为 48.02%），其中二级医院及民营医院的经产妇高于三级医院（图 3-2-12-4）。

　　2017 年双胎妊娠的产妇占分娩人群比例为 1.18%，较 2016 年的 1.6% 有所下降，三级医院的双胎产妇明显高于二级及民营医院（图 3-2-12-5）。

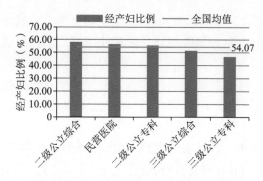

图 3-2-12-4　各类别医疗机构经产妇比例

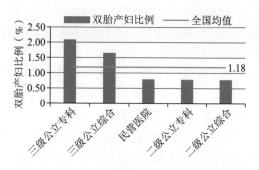

图 3-2-12-5　各类别医疗机构双胎产妇比例

由此可见，2017 年高龄、经产妇在分娩人群中明显增高，是 2017 年分娩人群的显著特点，在三级医院中，高龄产妇，双胎妊娠比例高于二级医院，而二级医院中接收经产妇更多。

2. 效率指标

平均住院日及床位使用率：2017 年各类医院的平均住院日与 2016 年比较变化不大，床位使用率在各类医院中均较 2016 年有所下降（表 3-2-12-2）。

表 3-2-12-2　各类别医疗机构平均住院日及床位使用率

	平均住院日（天）		床位使用率（%）	
	2016 年	2017 年	2016 年	2017 年
三级公立综合	5.18	5.14	98.24	89.00
二级公立综合	4.80	4.80	76.32	73.16
民营医院	4.94	4.90	58.24	56.10
三级公立专科	4.91	4.83	92.78	87.67
二级公立专科	4.58	4.55	65.86	64.27

3. 过程指标

（1）住院孕产妇剖宫产率

住院孕产妇的剖宫产术的使用是产科质量的重要指标。2017 年全国住院孕产妇平均剖宫产率为 43.56%，与 2016 年（43.02%）基本持平。各省份剖宫产率分布如图 3-2-12-6 所示，大部分省份剖宫产比例水平与 2016 年持平，其中新疆兵团、宁夏、安徽、吉林、河南及广东的剖宫产率有所下降。而黑龙江、辽宁、吉林、湖北 4 个剖宫产比例较高的省份，除吉林有所下降外，黑龙江、辽宁、湖北均高于 2016 年水平。剖宫产率的控制仍存在较大问题，具体分析见第三部分第七章第三节剖宫产术部分。

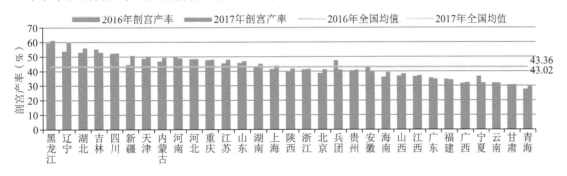

图 3-2-12-6　2016 年、2017 年各省份剖宫产比例

（2）会阴切开率

限制性会阴切开术的使用是产科质量的重要指标。随着助产技术的提高，2017 年全国总体的会阴切开率在 28.78%，较 2016 年的 32.17% 有所降低。但各省份会阴切开的实施情况仍差异较大，大部分省份的会阴切开率均有明显下降（图 3-2-12-7），其中新疆及新疆兵团的会阴切开率下降明显，进一步调研新疆医疗机构，与孕期严格体重控制有一定关系，也与抽样医院总体数量与去年相比减少，抽样存在差异相关。而辽宁会阴切开率为 41.63%，已处于较高水平，较 2016 年 36.86% 有所上升，该指标的控制存在明显问题，需要积极控制会阴切开术的实施。

（3）麻醉分娩镇痛的实施率

麻醉分娩镇痛可以缓解分娩疼痛，是优质产科医疗服务的重要指标。2014 年美国调查了 2004—2009 年 30 家医院的分娩数据，麻醉分娩镇痛开展率为 76.00%，2017 年中华医学会产科麻醉学组通过分析 2014—2016 年全国妇产专科医院 148 万名产妇基本情况，撰写的中国产科麻醉调研报告显示，我国麻醉分娩镇痛开展率接近 30.00%。而通过 2018 年度全国抽样调查所得出的麻醉分娩镇痛的开展率为

16.45%，其覆盖的医疗机构的类别、级别、所有制形式、人群范围更具有代表性。在不同机构中麻醉分娩镇痛的开展情况见图3-2-12-8，可见专科医院及民营医院的麻醉分娩镇痛开展率高于综合医院。

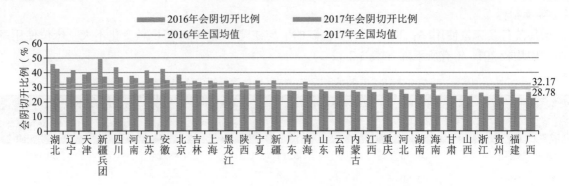

图 3-2-12-7　2016 年、2017 年各省份会阴切开比例

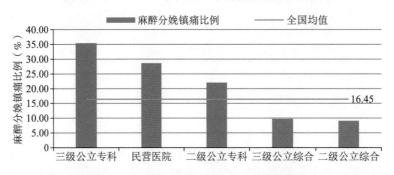

图 3-2-12-8　各类别医疗机构麻醉分娩镇痛比例

三级公立专科医院的麻醉分娩镇痛为35.46%，二级公立综合医院仅为9.13%。分析原因为专科医院及民营医院的麻醉人员安排及配置较综合医院更充足，分娩镇痛的流程实施更通畅。

（4）产科循证医学实践的实施率

本次对产科质量分析的过程中，纳入了部分过程指标，该部分指标是有循证医学证据，并证实与产科质量密切相关的。

1）产检每次测血压

产检每次测血压是保障妊娠期高血压疾病及时发现及干预的重要措施。目前全国范围内实施率为98.5%～100%，总体实施率较好，全国共11家医疗机构未能实施产检每次测血压，主要集中在二级医院及民营医院。

2）子痫前期硫酸镁的使用率

子痫前期患者合理使用硫酸镁可以有效解痉，预防子痫发作，避免产妇严重并发症的发生，改善临床结局。各省份使用率的分布见图3-2-12-9，目前云南、贵州、黑龙江的使用率较差，在不同类别的医疗机构中，民营医院的使用率不足（图3-2-12-10）。需要进一步加强妊娠期高血压疾病患者的管理，并规范治疗。

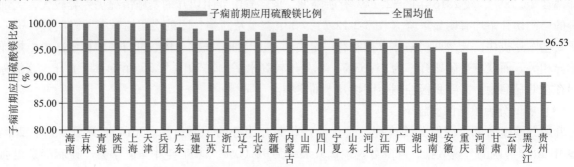

图 3-2-12-9　各省份子痫前期应用硫酸镁比例

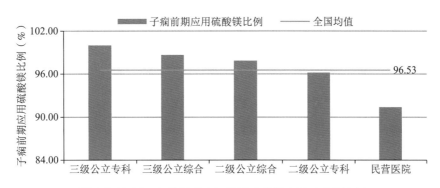

图 3-2-12-10　各类别医疗机构子痫前期应用硫酸镁比例

3）34 周前有早产风险糖皮质激素使用率

34 周前有早产风险，糖皮质激素的使用可以促进胎肺发育成熟，降低早产儿肺透明膜病，呼吸窘迫综合征的发生，是有循证医学证据可以改善早产儿结局的措施。目前在全国的使用率分布如图 3-2-12-11 所示，贵州、宁夏、新疆兵团的使用率仍较低，存在部分诊疗过程未能按照规范实施临床医疗措施的情况，需要进一步改善。

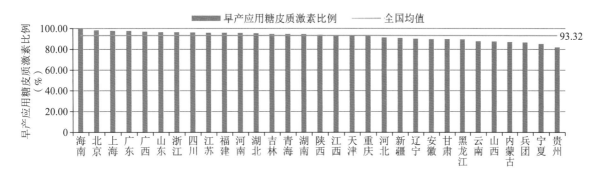

图 3-2-12-11　各省份早产应用糖皮质激素比例

4）胎膜早破患者预防性抗生素使用率

胎膜早破是产妇感染的高危因素，若无明确感染征象，应对足月胎膜早破 > 18 小时，早产胎膜早破的患者即刻预防性给予抗菌药物，以有效预防感染的发生。全国预防性抗生素的使用率如图 3-2-12-12 所示，其中，贵州、甘肃及云南的使用率仍较低，需要进一步提高。

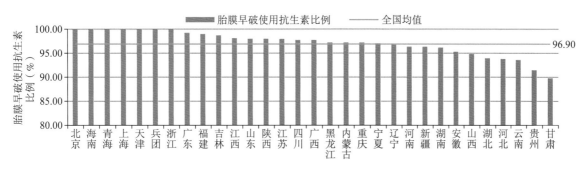

图 3-2-12-12　各省份胎膜早破使用抗生素比例

4. 结局指标

（1）早产率

指标意义：早产是影响新生儿死亡率和致残率的重要因素，由于早产率受多种因素影响，如医源性早产率，因而对部分疾病行干预性早产，可避免严重母体疾病发生。

早产率作为质控指标应考虑多方面原因。NCIS 数据显示 2017 年早产的发生率为 5.13%，低于 2016 年 6.02%，全国各省份早产率的分布如图 3-2-12-13。对于早产率明显高于平均水平的地区，应对早产原因、孕周等进行进一步分层分析。

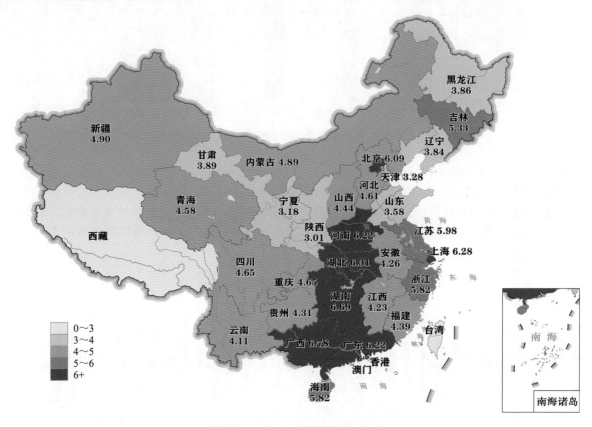

图 3-2-12-13　各省份早产率（%）

（2）足月新生儿窒息率

指标意义：新生儿 5 分钟 Apgar 评分 <7 分与新生儿不良结局密切相关，反映了胎儿缺氧的识别及分娩后新生儿窒息复苏技术的实施情况，是产科质量的监测指标。由于早产儿的胎龄会直接影响新生儿 Apgar 评分，因此仅对足月儿窒息发生率进行分析。

2017 年全国足月新生儿窒息发生率为 1.33%，全国各地区分布见图 3-2-12-14。结合高危儿分娩时配备儿科医师协助的数据分析结果，新疆兵团、新疆、云南及青海的足月新生儿窒息率高于全国平均水平，其高危儿的儿科医师在场协助比例也明显低于全国平均水平（图 3-2-12-15），提示在这些省份，儿科医师的人员配置不足，新生儿窒息复苏技术的欠缺是造成窒息率增高的原因，需要从此方面进行改进。而湖北、甘肃、海南的人员配置尚可，但仍有较高的窒息率，考虑与缺氧的早期识别，窒息复苏技术水平的欠缺有关，需进行相应专业技术的培训，以改善该指标，提高产科质量。不同类别医疗机构

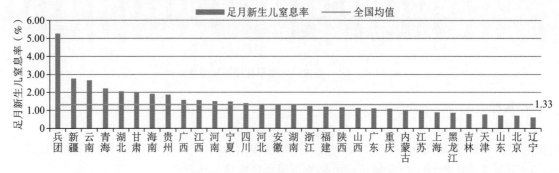

图 3-2-12-14　各省份足月新生儿窒息率

中，二级公立综合医院的儿科医师协助复苏的比例较低，为87.22%，而足月新生儿窒息率最高，为1.46%（图3-2-12-16，图3-2-12-17），因此，此类医院需重点督导产儿科合作，提升新生儿窒息复苏技术，这是其质量改进的关键。

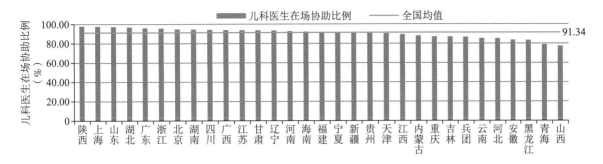

图3-2-12-15　各省份高危儿分娩时儿科医师在场协助比例

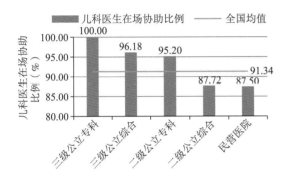

图3-2-12-16　各类别医疗机构高危儿分娩时
儿科医师在场协助比例

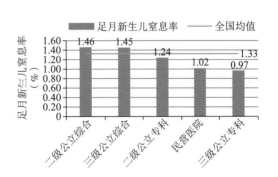

图3-2-12-17　各类别医疗机构足月
新生儿窒息率

（3）≥28周死胎率

指标意义：在我国，≥28周的胎儿及新生儿称为围产儿，因此，≥28周的死胎率是围产儿死亡率的重要部分，是产科质量的结局指标之一。

2017年全国28周以上死胎率为0.36%，低于2016年的0.50%，全国各省份死胎发生率如图3-2-12-18，与2016年死胎发生率相比，大部分省份均明显降低，但在青海出现了死胎率的小幅度升高，进一步分析数据后青海省2018年纳入分析的抽样医院减少，分娩基数减少，故出现了死胎率的波动。死胎的发生应进一步分析原因，探究与母体疾病相关亦或与出生缺陷相关，以明确质控的关键点。

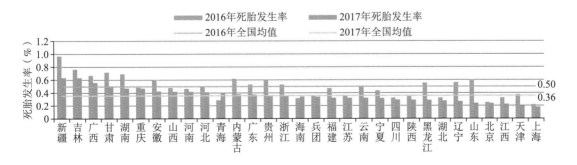

图3-2-12-18　2016年、2017年各省份死胎发生率

（4）巨大儿发生率

指标意义：孕期体重管理是质量管理的重要指标，胎儿体重异常与新生儿产伤、产后出血、神经系统发育的延缓有一定的关系。

此次调查显示，2017年度我国总体的巨大儿发生率为5.71%，较2016年的5.93%略有下降，吉林、辽宁及新疆兵团的巨大儿发生率仍处于较高的水平（图3-2-12-19）。而足月低出生体重儿的发生率为1.88%，较2016年的1.61%有小幅度升高，其中吉林、青海的足月低出生体重儿发生率较高，尤其以吉林较2016年增加明显（图3-2-12-20）。上述省份部分医疗机构足月低出生体重儿的发生率明显高于平均值，需进一步针对性调研明确原因。吉林省的新生儿体重呈现两极分布，孕期体重管理存在较大的问题，是质量控制需要重点关注的问题。民营医院的巨大儿发生率仍在较高水平（图3-2-12-21），如何有针对性地提高民营医院的孕期体重管理水平，是质控管理工作的一个重点方向。

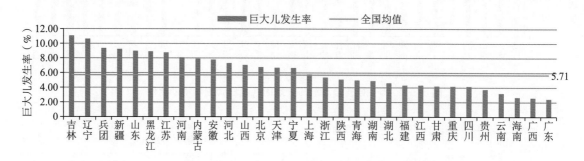

图 3-2-12-19　各省份巨大儿发生率

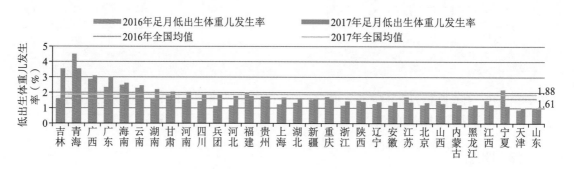

图 3-2-12-20　各省份足月低出生体重儿发生率

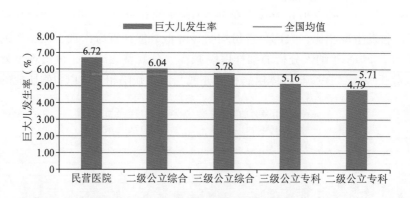

图 3-2-12-21　各类别医疗机构巨大儿发生率

（5）产后出血≥1000ml 发生率与非胎盘因素的子宫切除率

指标意义：产后出血≥1000ml 的发生率是产科质量重要的结局指标之一。国家产科质控中心在2017年全国医疗质量抽样调查时，将产后24小时出血≥500ml 定义为产后出血，由于受出血量估计准确性及医疗保险政策的影响，各省份的数据分布差异明显。

2017年 ACOG（美国妇产科医师学会）将产后出血定义为产后24小时内失血≥1000mL，或伴有低血容量的症状及体征。鉴于此，2018年抽样调查对产后出血定义进行调整，收集产后出血≥1000ml 的数据，各省份分布如图3-2-12-22所示。其中，北京、云南、宁夏等省的产后出血率较高。严重产后出血是导致育龄期女性子宫切除及孕产妇发病率、死亡率的重要原因,为了更客观分析各省份对产后出血的处理,在排除胎盘植入等因素所导致的子宫切除后,对产后出血与非胎盘因素子宫切除率的关系进行分析(图3-2-12-23)。在线性相关线上方的省份,如甘肃、海南、吉林及新疆兵团,在同比例的产后出血发生率下,子宫切除的发生率较高,亟待提高对产后出血的处理能力,避免孕产妇不良结局的发生。

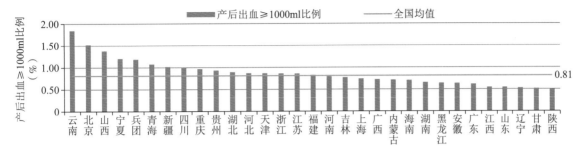

图 3-2-12-22 各省份产后出血≥1000ml 比例

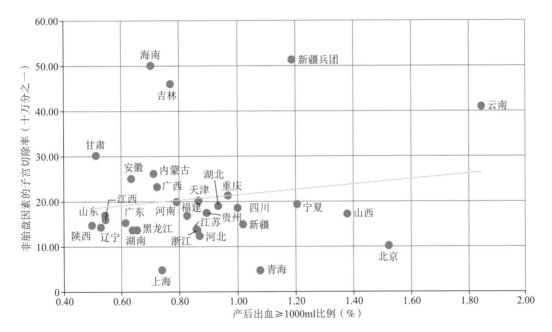

图 3-2-12-23 各省份产后出血≥1000ml 比例与非胎盘因素子宫切除的关系

(6)住院孕产妇死亡率

指标意义:孕产妇死亡率是衡量一个国家、地区产科水平的重要指标。

2017 年全国总体的孕产妇死亡率为 19.6/10 万,而此次抽样调查仅针对住院分娩的孕产妇死亡进行分析。2018 年 NCIS 抽样调查的数据显示,住院分娩的孕产妇死亡原因中,直接产科因素占 54.87%,高于间接产科因素,见图 3-2-12-24。在不同类别的医疗机构中,孕产妇死亡的发生有较大的差异(图 3-2-12-25)。三级公立综合医院的孕产妇死亡率最高,其死亡原因构成如图 3-2-12-26 所示,间接产科原因高于直接产科原因,与三级综合医院接收妊娠合并内外科疾病的患者更多,病情更重相关。而其他医院均是直接产科原因高于间接产科原因,因此针对二级医院、民营医院及专科医院,提高产科专科合并症及并发症的管理尤为重要,是降低孕产妇死亡率的一个关键。

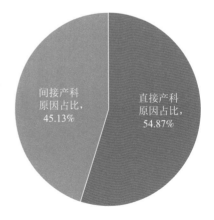

图 3-2-12-24 孕产妇死亡率直接和间接产科原因占比

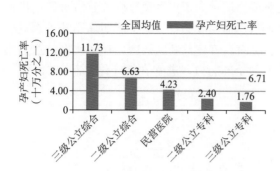

图 3-2-12-25　各类别医疗机构孕产妇死亡率

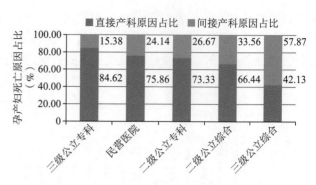

图 3-2-12-26　各类别医疗机构孕产妇死亡直接
和间接产科原因占比

（二）医院质量监测系统（HQMS）数据分析

该部分分析了医院质量监测系统（简称 HQMS）2017 年度全国 30 个省、直辖市、自治区（西藏无医院上报）677 家三级医院的首页数据。

1. 孕产妇妊娠风险评估分层管理

指标意义：实施孕产妇妊娠风险评估分层管理的模式，可对孕产妇潜在不良结局的风险进行积极处理，避免造成不良产科结局。

此部分数据分析以 2017 年 9 月国家卫生计生委员会妇幼健康司印发的《孕产妇妊娠风险评估与管理工作规范》为依据，按住院病历首页的出院诊断的 ICD-10 编码及名称，将分娩人群分为高、中、低危三组，其中：

- 高危组包含：重度子痫前期、妊娠期高血压疾病伴严重并发症，各系统器官功能不全，功能衰竭等，休克栓塞，完全性前置胎盘伴或不伴胎盘植入等。
- 中危组包含：妊娠期高血压疾病不伴严重并发症，常见的妊娠合并症及并发症。
- 低危组除外上述两组的诊断。

高危组主要是妊娠合并症及并发症的严重发病阶段，高危组的患者占比过高，孕产妇潜在的死亡率升高，通过对中危组的患者积极干预，避免转向高危组的不良结局亦是反映产科质量管理的重要内容。各省低、中、高危孕产妇的占比如图 3-2-12-27 所示，部分省份由于纳入分析的医疗机构绝对数较少，故比例仅供参考。各省份中危孕产妇与高危孕产妇的关系如图 3-2-12-28 所示，北京、上海、浙江、重庆的中危孕产妇占比较高，高危组产妇占比控制在较低的水平。而辽宁、山西、吉林等地的中危孕产妇占比相对低，高危组产妇占比较高，孕产妇潜在的不良结局的风险更高，需要积极处理中危组孕产妇，避免病情向高危组进展，造成不良产科结局。

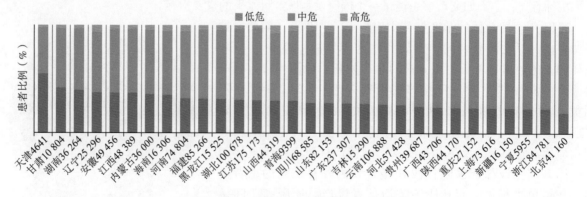

图 3-2-12-27　各省份低、中、高危孕产妇比例

2. 中高危产妇比例与其早产率的关系

指标意义：中高危孕产妇的早产率反映在有妊娠合并症及并发症的人群中早产率的控制情况，是对

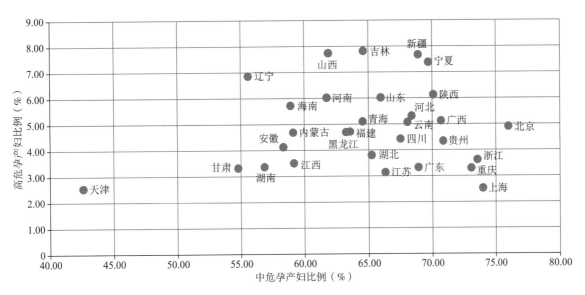

图 3-2-12-28 各省份中危、高危孕产妇比例

早产率的进一步分层分析，更能反映早产干预的合理性。

各省中高危产妇比例与其早产率的关系如图 3-2-12-29 所示。可见中高危人群的比例与早产率近似正相关，线性关系之上的省份，则提示在同等的中高危比例下，早产率较其他省份偏高，需要进一步对医源性早产及自发性早产进行分层分析，以明确医疗质量存在的问题。

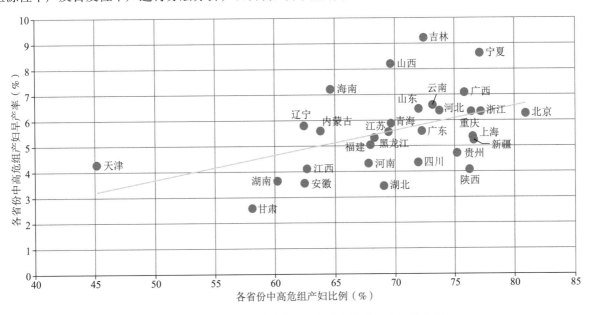

图 3-2-12-29 各省份中高危组产妇比例与其早产率的关系

二、问题分析及工作重点

（一）产科专业质量管理与控制观念缺乏，质控管理人才梯队尚未建立。目前，省级质控中心的工作流程尚不够通畅，各地质控工作的开展程度差异较大。在搭建国家产科质控体系的过程中，国家产科质控中心的工作重点一方面要从管理的角度对各级质控工作人员进行培训，将质量安全管理与控制的观念深入人心，进而深入临床工作；另一方面要积极帮助省级质控中心梳理工作流程，建立省级质控中心的建设标准，工作规范，工作模式及评估标准，并在各省通过建立哨点医院，逐步推进质控工作的开展。

（二）2018 抽样调查数据上报的完整度有明显的改善，但仍存在医疗机构填报人员对指标理解的偏差。质控中心需总结此次数据填报的问题，明确指标的定义，制定更严格的逻辑关系标准，并根据此次抽样调查的数据结果，对质控指标的有效性、准确性进一步评估，调整产科专业的质控指标。与病案专业相关人员积极沟通，制定产科专科病案首页填写规范，并对医疗机构进行相应的培训，改进产科专业数据填报的质量。

（三）数据分析中反映的问题及工作重点。

1. 产科质量在地域上仍存在明显的差异，东北地区孕期体重管理存在问题，巨大儿发生率高，规范的产科实践实施率低于全国平均水平，早产率控制不佳，剖宫产率居高不下，在产科医疗质量上存在较大的问题。而云南、贵州地处内陆，规范的产科实践实施率有明显欠缺，新疆、甘肃、青海等地，部分与母体及胎儿不良结局相关的指标发生率偏高，均是质控下一步的工作重点。国家质控中心将从上述地区所在省份的省级质控中心着手，从此次数据反映的质量问题出发，帮助各省份明确其存在的质量问题，提出改进的方法和措施，促进质量的改进，逐步缩小地域间质量的差异。

2. 2018 年的调查保留了部分 2017 年抽样调查的质控指标，纵向的对比过程中发现，2018 年早产率、巨大儿发生率、死胎率、会阴切开率等较 2017 年均有所下降，产科质量稳中有进。但对于新增加的、有循证医学证据的过程指标，贵州、云南、黑龙江、甘肃等省份在实施上有较大的欠缺，需要进行调研，督导临床实践的规范，以保障患者的安全，提高产科质量。

3. 随着生育政策的变化，使得产科的服务人群特点逐年发生改变，在分娩的关键节点进行安全核查，按照清单完成临床实践，是保证分娩安全的重要步骤。基于 2015 年 WHO 的《安全分娩核查清单》制定我国的分娩安全核查表并推行亦是产科质控中心下一步的工作重点。

第三章

医技科室质量管理与控制

第一节 临床检验专业

自从国家卫生健康委临床检验中心成立以后，陆续成立的各省级临床检验中心共 32 家。各级临床检验质控中心主要承担临床检验质量控制工作，其主要工作形式为组织临床检验室间质量评价、室内质量控制活动。参与本次抽样调查的医疗机构共计 8345 家，其中综合医院 5689 家，专科医院 2656 家（未纳入分析）。按照完整性、有效性对综合医院数据进行整理，数据有效的医疗机构数量为 4723 家，其中公立综合医院 3885 家，民营综合医院 838 家。通过对各省份公立综合医院进行结构化抽样，最终有 2075 家公立综合医院纳入二次抽样分析，其中包含三级公立综合医院（含委属委管医院）906 家，二级公立综合医院 1169 家（图 3-3-1-1）。由于西藏地区回报结果实验室数量较少，且回报信息完整性相对较低，此次质量指标分析未将其纳入。

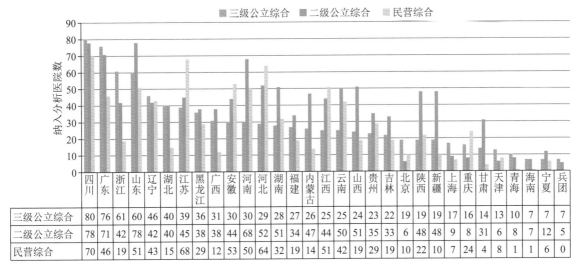

	四川	广东	浙江	山东	辽宁	湖北	江苏	黑龙江	广西	安徽	河南	河北	湖南	福建	内蒙古	江西	云南	山西	贵州	吉林	北京	陕西	新疆	上海	重庆	甘肃	天津	青海	海南	宁夏	兵团
三级公立综合	80	76	61	60	46	40	39	36	31	30	30	29	28	27	26	25	25	24	23	22	19	19	19	17	16	14	13	10	7	7	7
二级公立综合	78	71	42	78	42	40	45	38	38	44	68	52	51	34	47	44	50	51	35	33	6	48	48	9	8	31	6	8	7	12	5
民营综合	70	46	19	51	43	15	68	29	12	53	50	64	32	19	14	51	42	19	29	19	10	22	10	7	24	4	8	1	1	6	0

图 3-3-1-1 纳入 2017 年度全国临床检验专业医疗质量控制指标分析的医院分布

一、临床检验专业质量安全情况分析

《国家卫生计生委办公厅关于印发麻醉等 6 个专业质控指标（2015 年版）的通知》（国卫办医函〔2015〕252 号）发布临床检验专业医疗质量控制指标共 15 项，2017 年度对该 15 项质量指标进行调查，由国家临床检验专业质量控制中心提供数据，选择其中指标 4 ~ 12、14、15 项分析结果，现报告如下：

指标 4：血培养污染率

指标 5：抗凝标本凝集率

指标 6：检验前周转时间中位数

指标7：实验室内周转时间中位数

指标8：室内质控项目开展率

指标9：室内质控项目变异系数不合格率

指标10：室间质评项目参加率

指标11：室间质评项目不合格率

指标12：实验室间比对率（用于无室间质评计划的检验项目）

指标14：危急值通报率

指标15：危急值通报及时率

1. 指标4：血培养污染率

（1）本次调查中，三级公立综合医院（含委属委管医院）中位数为0.95%，其中，吉林省的血培养污染率中位数最低；二级公立综合医院全国中位数为0.81%，其中江苏省的血培养污染率中位数最低（图3-3-1-2）。民营综合医院的血培养污染率全国中位数为0.81%（图3-3-1-3）。

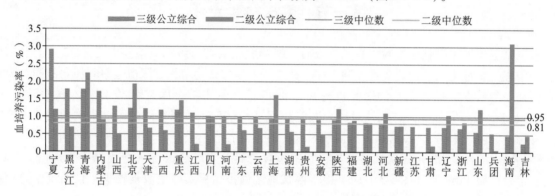

图3-3-1-2 公立综合医院纳入分析实验室血培养污染率分布

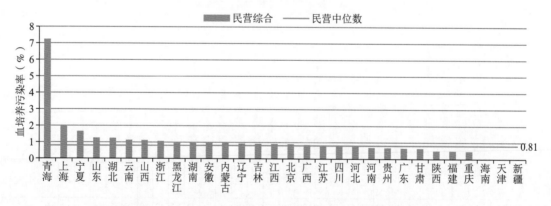

图3-3-1-3 民营综合医院纳入分析实验室血培养污染率分布

（2）不同等级和所有制类型的医院纳入分析实验室血培养污染率：二级公立综合医院和民营综合医院血培养污染率整体水平低于三级公立综合医院（含委属委管医院）（表3-3-1-1）。

表3-3-1-1 实验室血培养污染率分布情况

医院类别	实验室数	最小值	第5百分位数（%）	第25百分位数（%）	中位数（%）	第75百分位数（%）	第95百分位数（%）	最大值（%）
三级公立综合	707	0	0	0.21	0.95	2.22	7.99	75.00
二级公立综合	831	0	0	0.10	0.81	1.93	5.85	60.00
民营综合	766	0	0	0.26	0.81	1.95	6.18	72.73

2. 指标5：抗凝标本凝集率

（1）本次调查中以生化专业为例，三级公立综合医院（含委属委管医院）抗凝标本凝集率中位数为0.07%，其中海南省的抗凝标本凝集率中位数最低；二级公立综合医院全国中位数为0.06%，其中，海南省的抗凝标本凝集率中位数最低（图3-3-1-4）。民营综合医院全国中位数为0.09%（图3-3-1-5）。

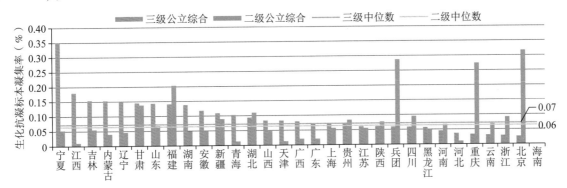

图3-3-1-4 公立综合医院纳入分析实验室抗凝标本凝集率分布（生化）

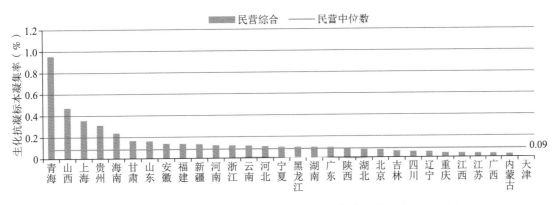

图3-3-1-5 民营综合医院纳入分析实验室抗凝标本凝集率分布（生化）

（2）不同等级和所有制类型的医院纳入分析实验室抗凝标本凝集率：生化专业三级公立综合医院（含委属委管医院）和二级公立综合医院抗凝标本凝集率整体水平低于民营综合医院（表3-3-1-2）。

表3-3-1-2 生化专业实验室抗凝标本凝集率分布情况

医院类别	实验室数	最小值	第5百分位数（%）	第25百分位数（%）	中位数（%）	第75百分位数（%）	第95百分位数（%）	最大值（%）
三级公立综合	651	0	0	0	0.07	0.33	2.68	65.45
二级公立综合	802	0	0	0	0.06	0.30	2.50	75.00
民营综合	652	0	0	0.01	0.09	0.34	2.04	50.00

3. 指标6：检验前周转时间中位数

（1）以急诊生化专业为例，三级公立综合医院（含委属委管医院）检验前周转时间中位数为20分钟，其中海南省、宁夏回族自治区和新疆生产建设兵团的检验前周转时间中位数最小；二级公立综合医院中位数20分钟（图3-3-1-6）。民营综合医院检验前周转时间中位数21分钟（图3-3-1-7）。

（2）不同等级和所有制类型的医院纳入分析实验室检验前周转时间中位数：不同等级和所有制类型医院实验室内周转时间中位数相差不大，三级公立综合医院（含委属委管医院）和二级公立综合医院检验前周转时间中位数小于民营综合医院（表3-3-1-3）。

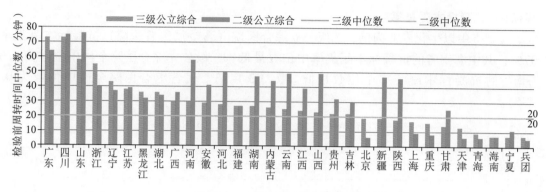

图 3-3-1-6　公立综合医院纳入分析实验室急诊生化检验前周转时间中位数

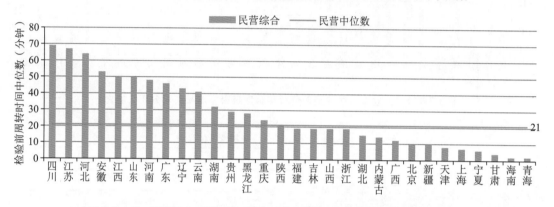

图 3-3-1-7　民营综合医院纳入分析实验室急诊生化检验前周转时间中位数

表 3-3-1-3　实验室急诊生化检验前周转时间中位数（分钟）

医院类别	实验室数	最小值	第 5 百分位数	第 25 百分位数	中位数	第 75 百分位数	第 95 百分位数	最大值
三级公立综合	871	1.00	5.00	12.00	20.00	30.00	60.00	360.00
二级公立综合	1075	1.00	5.00	10.00	20.00	30.00	60.00	456.00
民营综合	829	1.00	9.00	15.00	21.00	30.00	60.00	480.00

4. 指标 7：实验室内周转时间中位数

（1）以急诊生化专业为例，三级公立综合医院（含委属委管医院）实验室内周转时间中位数为 49 分钟；二级公立综合医院中位数为 45 分钟（图3-3-1-8）。民营综合医院中位数为 50 分钟（图3-3-1-9）。

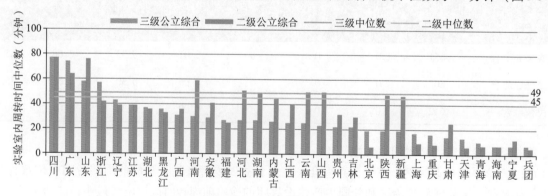

图 3-3-1-8　公立综合医院纳入分析实验室急诊生化实验室内周转时间中位数

（2）不同等级和所有制类型的医院纳入分析实验室内周转时间中位数：二级公立综合医院急诊生化实验室内周转时间中位数小于三级公立综合医院（含委属委管医院）和民营综合医院（表3-3-1-4）。

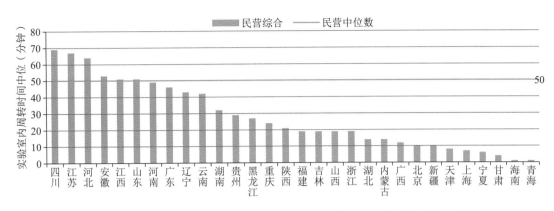

图 3-3-1-9　民营综合医院纳入分析实验室急诊生化实验室内周转时间中位数

表 3-3-1-4　实验室急诊生化实验室内周转时间中位数（分钟）

医院类别	实验室数	最小值	第5百分位数	第25百分位数	中位数	第75百分位数	第95百分位数	最大值
三级公立综合	883	1.00	18.00	30.00	49.00	60.00	120.00	3650.00
二级公立综合	1094	1.00	15.00	30.00	45.00	60.00	120.00	2513.00
民营综合	831	1.00	20.00	32.00	50.00	60.00	114.00	3600.00

5. 指标8：室内质控项目开展率

（1）三级公立综合医院（含委属委管医院）室内质控开展率中位数为 52.40%；二级公立综合医院中位数为 55.56%（图 3-3-1-10）；民营综合医院中位数为 49.64%（图 3-3-1-11）。质控开展率不高，可能与很多项目无可获取的质控品有关，各医院还需进一步加强教育培训，继续提高室内质控项目开展率。在没有可获得的质控品时，实验室可通过其他方法开展室内质控，例如患者数据室内质控等。

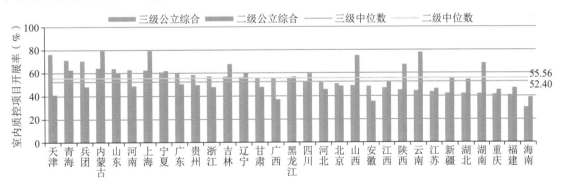

图 3-3-1-10　公立综合医院纳入分析实验室室内质控项目开展率

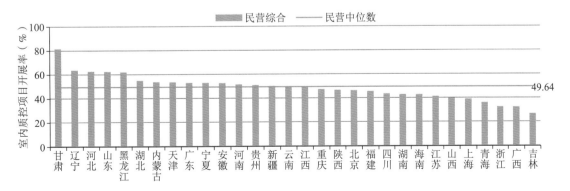

图 3-3-1-11　民营综合医院纳入分析实验室室内质控项目开展率

（2）不同等级和所有制类型的医院实验室室内质控项目开展率：三级公立综合医院（含委属委管医院）和二级公立综合医院室内质控项目开展率高于民营综合医院（表3-3-1-5）。

表3-3-1-5　实验室室内质控项目开展率分布情况

医院类别	实验室数	最小值	第5百分位数（%）	第25百分位数（%）	中位数（%）	第75百分位数（%）	第95百分位数（%）	最大值（%）
三级公立综合	899	0	14.23	33.33	52.40	79.27	100.00	100.00
二级公立综合	1154	0	11.39	34.52	55.56	82.18	100.00	100.00
民营综合	837	0	17.79	32.52	49.64	75.00	97.78	100.00

6. 指标9：室内质控项目变异系数不合格率

（1）纳入分析的实验室中，三级公立综合医院（含委属委管医院）中安徽省和云南省不合格率较低；二级公立综合医院中不合格率在部分省份存在极值，北京市、广西壮族自治区、河南省、江苏省和辽宁省的室内质控项目变异系数不合格率相对较低（图3-3-1-12）。民营综合医院中，北京市、吉林省、上海市和天津市等省份室内质控项目变异系数不合格率相对较低（图3-3-1-13）。由于各个实验室项目不精密度评价标准不同，室内质控变异系数不合格率不具有直接可比性。目前没有可获取的统一允许不精密度质量规范，因此实验室需参考国家及行业标准，根据自身情况制定合适的允许不精密度质量规范，也可基于生物学变异制定。

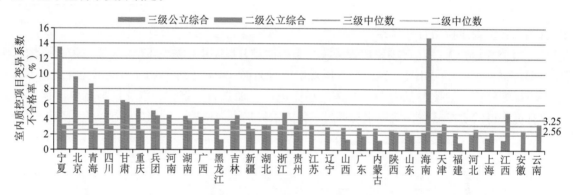

图3-3-1-12　公立综合医院纳入分析实验室室内质控项目变异系数不合格率

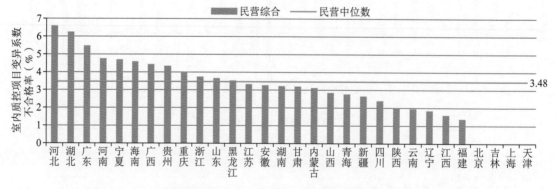

图3-3-1-13　民营综合医院纳入分析实验室室内质控项目变异系数不合格率

（2）不同等级和所有制类型的医院纳入分析实验室室内质控项目变异系数不合格率：纳入分析的医院中，二级公立综合医院室内质控变异系数不合格率低于三级公立综合医院（含委属委管医院）和民营综合医院（表3-3-1-6）。检验项目精密度与很多方面相关，包括仪器设备，试剂材料，人员操作和环境等等，可从这些方面采取措施进行改进。

表 3-3-1-6　实验室室内质控项目变异系数不合格率分布情况

医院类别	实验室数	最小值	第5百分位数（%）	第25百分位数（%）	中位数（%）	第75百分位数（%）	第95百分位数（%）	最大值（%）
三级公立综合	744	0	0	0	3.25	9.56	32.03	78.64
二级公立综合	939	0	0	0	2.56	8.09	33.33	78.43
民营综合	763	0	0	0	3.48	9.56	30.00	76.74

7. 指标10：室间质评项目参加率

（1）参加室间质评项目对实现检验结果互认至关重要，大部分省份室间质评项目参加率的中位数达到100%（图 3-3-1-14，图 3-3-1-15）。

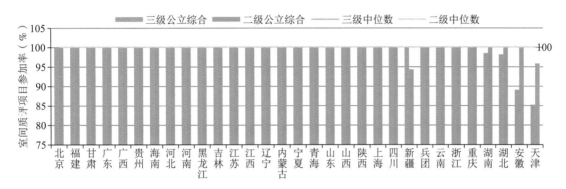

图 3-3-1-14　公立综合医院（含委属委管医院）纳入分析实验室室间质评项目参加率

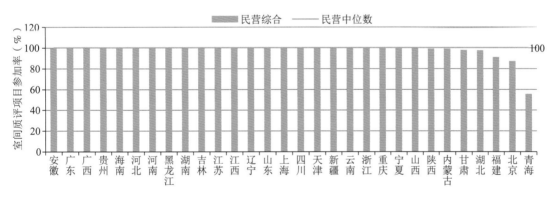

图 3-3-1-15　民营综合医院纳入分析实验室室间质评项目参加率

（2）不同等级和所有制类型的医院纳入分析实验室室间质评项目参加率：室间质评参加率与实验室开展项目数直接相关，二级公立综合医院开展项目数大于其他类型医院（表 3-3-1-7）。

表 3-3-1-7　实验室室间质评项目参加率分布情况

医院类别	实验室数	最小值	第5百分位数（%）	第25百分位数（%）	中位数（%）	第75百分位数（%）	第95百分位数（%）	最大值（%）
三级公立综合	765	0	12.47	84.62	100.00	100.00	100.00	100.00
二级公立综合	989	0	38.49	91.67	100.00	100.00	100.00	100.00
民营综合	755	0	22.40	84.50	100.00	100.00	100.00	100.00

8. 指标11：室间质评项目不合格率

（1）三级公立综合医院（含委属委管医院）中，大多数省份室间质评项目不合格率小于2%（图3-3-1-16）。二级公立综合医院和民营综合医院中，个别省份存在极值（图3-3-1-16，图3-3-1-17）。出现不满意的室间质评成绩时，实验室应系统地评价检测过程的每一方面，包括：①书写差错的检查；②质控记录，校准状况及仪器性能的检查；③在可能时，重新分析原来的样品和计算结果；④评价该分析物实验室的历史检测性能。应审核来源于不满意室间质评成绩的时间内的患者数据，调查问题是否已经影响到患者的临床结果。努力寻找导致不满意室间质评成绩的原因，制定改进实验室质量体系的措施，降低问题再现的风险，从而改进室间质评项目不合格率。

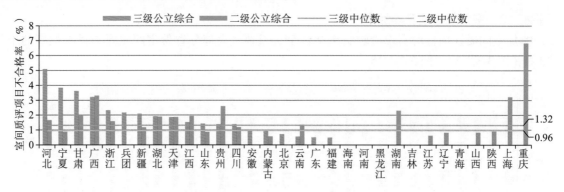

图3-3-1-16　公立综合医院纳入分析实验室室间质评项目不合格率分布

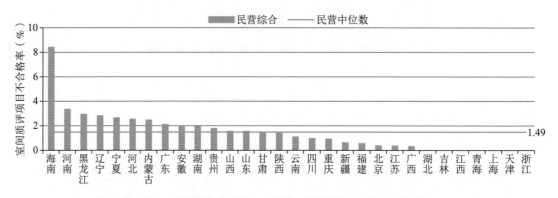

图3-3-1-17　民营综合医院纳入分析实验室室间质评项目不合格率分布

（2）不同等级和所有制类型的医院纳入分析实验室室间质评项目不合格率：二级公立综合医院实验室室间质评项目的不合格率中位数低于三级公立综合医院（含委属委管医院）及民营综合医院（表3-3-1-8）。

表3-3-1-8　实验室室间质评项目不合格率分布情况

医院类别	实验室数	最小值	第5百分位数（%）	第25百分位数（%）	中位数（%）	第75百分位数（%）	第95百分位数（%）	最大值（%）
三级公立综合	724	0	0	0	1.32	4.76	13.15	75.00
二级公立综合	894	0	0	0	0.96	4.15	13.33	66.67
民营综合	755	0	0	0	1.49	4.96	13.31	55.04

9. 指标12：实验室间比对率（用于无室间质评计划的检验项目）

（1）三级和二级公立综合医院纳入分析的实验室中，新疆兵团的比对率较高（图3-3-1-18）。民营综合医院中，海南省比对率较高（图3-3-1-19）。临床实验室应当将尚未开展室间质量评价的临床检验项目与其他临床实验室的同类项目进行比对，或者用其他方法验证其结果的可靠性。

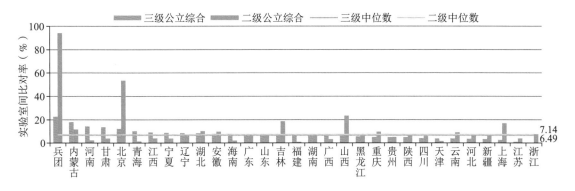

图 3-3-1-18　公立综合医院纳入分析实验室室间比对率

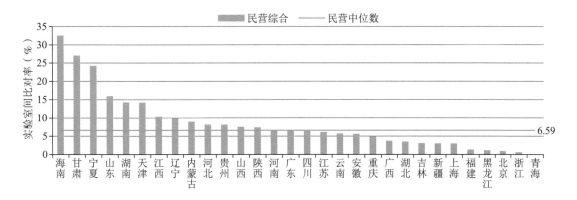

图 3-3-1-19　民营综合医院纳入分析实验室室间比对率分布

（2）不同等级和所有制类型的医院纳入分析实验室室间比对率：二级公立综合医院实验室室间比对率明显高于三级公立综合医院（含委属委管医院）和民营综合医院（表3-3-1-9）。

表 3-3-1-9　实验室室间比对率分布情况

医院类别	实验室数	最小值	第5百分位数（%）	第25百分位数（%）	中位数（%）	第75百分位数（%）	第95百分位数（%）	最大值（%）
三级公立综合	797	0	0	0	6.49	25.00	96.74	100.00
二级公立综合	993	0	0	0	7.14	25.18	96.63	100.00
民营综合	785	0	0	1.09	6.59	20.87	91.52	100.00

10. 指标 14 和指标 15：危急值通报率和危急值通报及时率

（1）全国和各省份纳入分析实验室危急值通报率和危急值通报及时率：以生化专业为例，危急值通报率第25百分位数、中位数、第75百分位数和全国中位数均为100%，第5百分位数接近95%；危急值通报及时率中位数、第75百分位数和全国中位数均为100%，第25百分位数也基本接近99%（表3-3-1-10）。一方面说明危急值报告受到实验室重视，另一方面也可能是对危急值通报率的监管不够，无法识别出差错。实验室应该加强对危急值报告的监管，增强识别差错的能力。另外，由于各个医院的危急值报告规定时间不同，因此危急值通报及时率不直接可比。实验室需与临床共同商议，设定适合自身的危急值报告规定时间，并对危急值通报的及时性进行监测。

（2）不同等级和所有制类型的医院纳入分析实验室危急值通报率和危急值通报及时率：三级公立综合医院（含委属委管医院）和二级公立综合医院的通报及时率的第5百分位数和第25百分位数高于民营综合医院。

表3-3-1-10　生化专业实验室危急值通报率和危急值通报及时率

医院类别	危急值通报率					危急值通报及时率				
	实验室数	最小值（%）	第5百分位数（%）	第25百分位数（%）	中位数（%）	实验室数	最小值（%）	第5百分位数（%）	第25百分位数（%）	中位数（%）
三级公立综合	895	0.37	94.44	100.00	100.00	877	0.06	74.38	100.00	100.00
二级公立综合	1123	0.41	95.02	100.00	100.00	1087	0.04	82.13	100.00	100.00
民营综合	837	2.95	95.52	100.00	100.00	814	0.09	46.91	99.73	100.00

二、问题分析及工作重点

（一）问题分析

按照完整性、有效性对数据进行整理，纳入分析医院总数、三级公立医院、二级公立医院和民营医院的数量如图3-3-1-20所示，2017年纳入统计的医院数量与2016年基本持平。

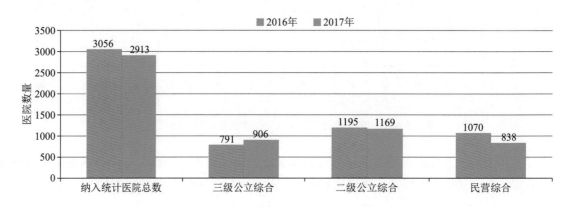

图3-3-1-20　2016年和2017年纳入全国检验专业医疗质量控制指标分析的医院数量比较

进一步对检验前、中、后各阶段质量指标进行分析，结果显示，在检验前阶段，标本可接受性相关指标以及检验前周转时间的中位数较2016年相比略有浮动，但整体水平基本持平。与室内质控和室间质评相关的5项检验阶段质量指标中，我国实验室室间质评项目参加率较高，各类医院的中位数均可达到100%，但室内质控项目开展率较低，实验室间比对率相当低，说明我国临床实验室在内部质量控制和外部质量评价方面还有着很大的提升空间，尤其需要更加重视室内质控项目的开展。实验室应积极开展内部质控活动，同时积极参加室间质评计划，对无室间质评计划的项目应进行实验室间比对，这样才能为患者提供更加准确可靠的结果，促进患者安全，提升实验室服务质量。检验后阶段质量指标，如危急值通报率和危急值通报及时率，多数实验室的危急值通报率和危急值通报及时率都达到100%，说明危急值报告的重要性已引起广泛的关注，实验室应继续保持对检验报告和危急值的监控，使检验结果更加及时、准确、有效地应用于临床。

（二）工作重点

一是在15项临床检验质量指标基础上，继续进行临床检验质控指标研究，并于2019年对其他新制定的质控指标（包括申请单标识错误率、标本标识错误率、标本检验前储存不适当率等）征求意见，开展指标试点填报工作，并于指标成熟后，进行全国推广；二是各级临床检验质控中心应广泛开展临床检验质控指标的宣贯，通过临床检验质控指标培训班、室间质评活动等形式，使行业内尽快掌握指标内涵；三是各医疗机构临床实验室应继续加强实验室信息化建设，将质控指标融入到医院信息系统中，实现实验室信息系统（LIS）与医院信息系统（HIS）的无缝连接。

第二节 病 理 专 业

2018 年全国医疗质量抽样调查对全国 8325 家医疗机构进行质量抽查, 其中约 4369 家无病理科设置或未开展病理业务, 约占参与抽样医疗机构总数的 52.5%; 资料完整、数据可分析的医疗机构共 3419 家, 资料有效率为 86.42%。其中三级公立医院 1236 家 (含委属委管医院 25 家), 二级公立医院 1872 家, 三级民营医院 67 家, 二级民营医院 244 家。各省有效抽样医院的数量及分布情况见图 3-3-2-1。

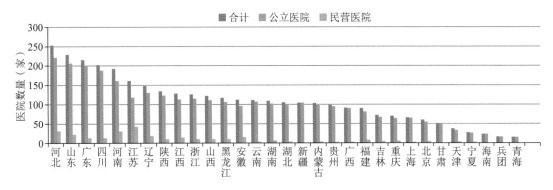

图 3-3-2-1　各省份不同级别医院有效数据统计

与往年相比, 2018 年参与抽样及填报有效数据医疗机构的数量均显著增加, 有效医疗机构数量由 2015 年的 691 家上升到 2018 年的 3419 家, 样本数量增加了 394.79%。此次数据分析未从机构类别层面进行分层, 仅从医院类别、所有制形式层面进行分层, 如三级公立医院除包含综合医院外, 还包括病理科业务工作量较大的肿瘤专科医院及妇幼保健院/妇儿医院。三级民营医院由于数量较少, 故仅进行民营医院的统计分析。三级公立医院与往年情况相同, 三级医院数据的质量明显高于二级医院和民营医院。新疆生产建设兵团和青海省抽样医院的数量小于 20 家, 分析结果可能存在一定的抽样误差。

一、病理专业质量安全情况分析

（一）结构性质量分析

1. 每百张床位病理医师数

（1）各省份统计情况

各省份百床病理医师数量排名情况见图 3-3-2-2, 病理医师最少的 3 个省份分别是重庆、云南和湖南。

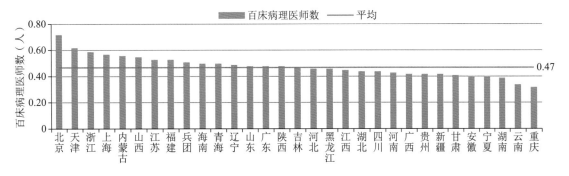

图 3-3-2-2　各省份每医院平均百床病理医师数情况

病理医师数量短缺的状况没有得到改善, 各省份均未达到 2009 年《病理科建设与管理指南（试行）》（以下简称《指南》）每百张病床 1~2 人的最低要求。全国平均每百张病床病理医师数为 0.47。排名靠前的 5 位的省份分别为北京、天津、浙江、上海和内蒙古。

（2）各省份委属委管医院平均百张床位病理医师数

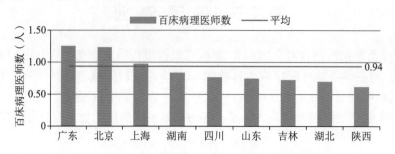

图3-3-2-3 各省份委属委管医院平均百床病理医师数情况

（3）各类医疗机构百张床位病理医师数

各类医疗机构平均每百张床位病理医师数情况详见图3-3-2-4。委属委管医院百张床位病理医师数量最高（0.94），其次为二级民营医院（0.57），可能是与二级民营医院平均床位数较低有关。

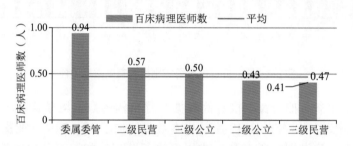

注：图中三级公立医院数据包含委属委管医院，下同。

图3-3-2-4 各级医院百张床位病理医师比较

2. 每百张床位病理技术人员数量

（1）各省份统计情况

病理技术人员缺乏程度较病理医师情况更为严重，全国平均百张病床病理技术人员为0.46名，各省均未达到2009年《指南》的最低要求（图3-3-2-5）。病理技术人员短缺，病理科工作量大，人员超负荷运转，不仅导致病理科质控和诊断水平难以提高，同时也存在极大的医疗安全隐患。委属委管、三级、二级公立医院及民营全国平均百张病床病理技术人员数量情况见图3-3-2-6。

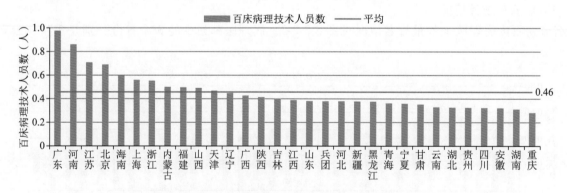

图3-3-2-5 各省份医疗机构每百张病床病理技术人员数量

（2）各类医疗机构百张床位技术人员数比较

各类医疗机构每百张床病理技术人员数以委属委管医院最高，其次为民营医院、三级公立及二级公立医院，平均数分别为0.78、0.69、0.58及0.38名（图3-3-2-6）。统计学分析结果显示，总体各级各类医院百张床位病理技术人员差异有统计学意义（Kruskal-Wallis 检验，$\chi^2 = 112.075$，$P < 0.001$）；以上各级各类医疗机构两两比较，百张床位病理技术人员数差异均有统计学意义（Mann-Whitney U 检验，

均 $P < 0.05$）。

（二）过程及结果性质量分析

过程质量控制是病理科质控工作的关键，本次报告从国家卫生健康委已经发布的"病理专业质量控制指标"中选择其中 7 项质量指标进行分析，具体如下：

指标 4：术中快速病理诊断及时率

指标 5：组织病理诊断及时率

指标 6：细胞病理诊断及时率

指标 8：免疫组化室间质控合格率

指标 9：分子病理室间质评合格率

指标 10：细胞病理诊断质控符合率

指标 11：术中快速诊断与石蜡诊断符合率

鉴于大多数二级医院缺乏规范化的质控管理体系，故本年度仅统计三级公立医院的过程性和结果性质量指标。

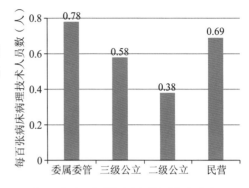

图 3-3-2-6　各类医疗机构百张病床病理
技术人员数量比较

1. 术中快速病理诊断及时率

各省三级公立医院术中快速病理诊断及时率见图 3-3-2-7。数据显示，全国平均及时率达到 96.65%。

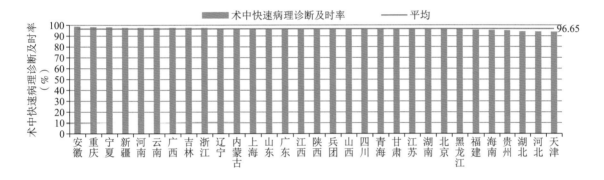

图 3-3-2-7　各省三级公立医院术中快速病理诊断及时率

2. 组织病理诊断及时率

小活检标本及其他组织标本诊断及时率见图 3-3-2-8 及图 3-3-2-9。两者及时率平均值分别为 96.65% 和 97.18%。与去年相比，总体诊断及时率无明显变化。

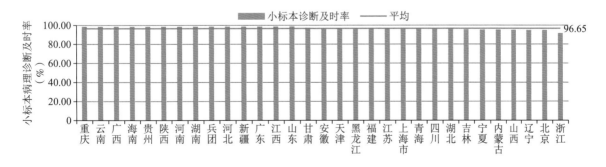

图 3-3-2-8　三级公立医院小活检标本病理诊断及时率

3. 细胞病理诊断及时率

各省三级公立医院细胞病理诊断及时率见图 3-3-2-10。统计显示细胞病理诊断及时率较高，平均达到 97.52%。与去年相比，总体诊断及时率无明显变化。

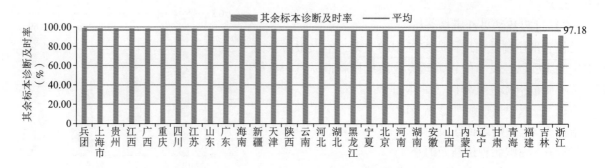

图 3-3-2-9 三级公立医院其他标本病理诊断及时率

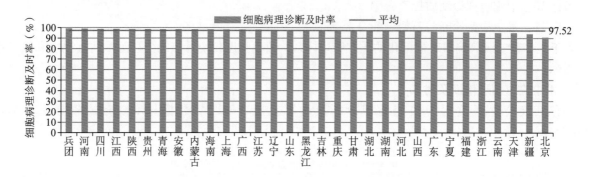

图 3-3-2-10 三级公立医院细胞病理诊断及时率

诊断及时率应从病理信息管理系统中自动计算得出。由于多数病理科的信息系统没有统计功能，而且相当比例二级公立医院病理科没有使用病理信息系统，使得"诊断及时率"指标自动统计比较困难。规模较小的医院因为术中冰冻诊断量较少，常规诊断较少开展免疫组化、分子病理检测等，诊断及时率反而较高。三级医院由于标本量大、冰冻诊断多且人员相对缺乏，收治患者病情复杂及疑难病例较多，工作中需要多次进行免疫组化染色及分子病理检测，可能出现延迟报告的现象。

4. 免疫组化室间质控合格率

各省三级公立医院免疫组化室间质控合格率见图 3-3-2-11。三级公立医院免疫组化室间质控平均合格率 97.39%。

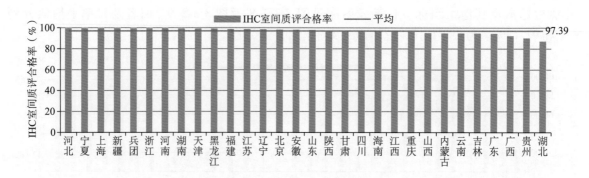

图 3-3-2-11 各省三级公立医院免疫组化室间质控合格率

5. 分子病理室间质评合格率

各省三级公立医院分子病理室间质评合格率见图 3-3-2-12。统计显示平均合格率为 99%。

2017 年全国省级病理质控中心举办了 100 余次常规技术、免疫组化和分子病理室间质控活动，各级医疗机构病理科对于室间质控项目的可及性得到了提高。已经开展免疫组化工作的医疗机构中，三级公立医院、二级公立医院及民营医院病理科未参加过免疫组化室间质评的比例分别为 15%、67% 及 56%

（图 3-3-2-13）；已经开展分子病理检测的医疗机构中，70% 的病理科未参加过室间质评（图 3-3-2-14）；参加室间质评病理科的比例低于去年，可能是由于抽样范围的扩大及有效数据医院数量增加所致。

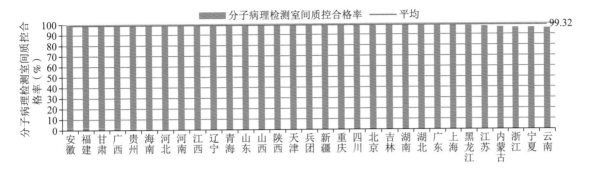

图 3-3-2-12　各省三级公立医院分子病理室间质评合格率

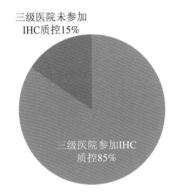

图 3-3-2-13　三级公立免疫组化室间
质评参加情况

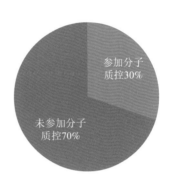

图 3-3-2-14　分子病理室间
质评参加情况

6. 细胞病理诊断质控符合率

各省三级公立医院细胞病理诊断质控符合率见图 3-3-2-15，三级公立医院细胞病理诊断质控合格率平均为 97.12%。

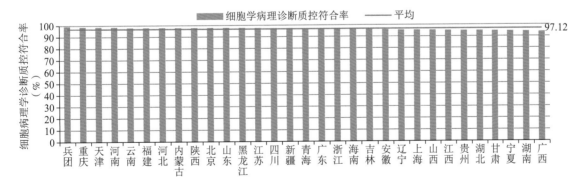

图 3-3-2-15　各省三级公立医院细胞病理诊断质控符合率

7. 术中快速诊断与石蜡诊断符合率

各省三级公立医院术中诊断与石蜡诊断符合率见图 3-3-2-16。三级公立医院术中快速诊断与石蜡诊断符合率平均为 98.58%。

统计显示术中冰冻诊断目前在国内开展相对比较普遍（图 3-3-2-17）。各级各类医疗机构冰冻切片例数见图 3-3-2-18。无论是开展率，还是冰冻诊断数量，从高到低排序依次是委属委管医院、三级公立医院、民营医院和二级公立医院，差异有统计学意义（$P < 0.05$）。

457

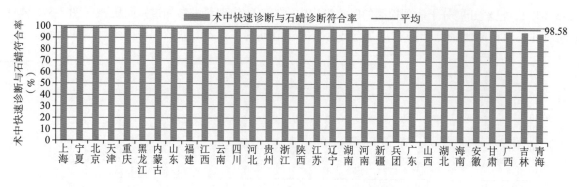

图 3-3-2-16　各省三级公立医院术中诊断与石蜡诊断符合率

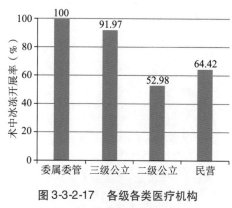

图 3-3-2-17　各级各类医疗机构
术中冰冻开展率

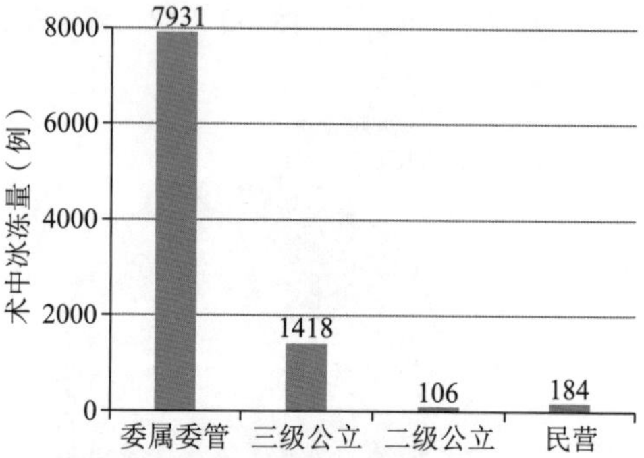

图 3-3-2-18　各级各类医疗机构
术中冰冻数量比较

二、问题分析及工作重点

（一）主要问题及分析

1. 病理从业人员短缺的现状未得到改善

本次统计分析的 3419 家医疗机构病理科中，27% 的病理科仅有 1 名病理医师；51.5% 的病理科病理医师数量为 2 名及以下。在二级公立医院及二级民营医院中，1 名及以下病理医师的病理科约占39.6%，2 名及以下病理医师的病理科占 73% 左右。可能是抽样医院数量增加的缘故，1 名及 2 名病理医师的病理科所占比例与去年相比有所增高。由于病理科规模小，科室人员少，加上经济效益差，长期处于低水平维持状态，尤其是二级及以下医院的医疗安全存在较大的隐患，可能会影响政府提出的"大病不出县"健康目标。

2. 不同级别医疗机构的病理质量差异大

从标本量、病理专业人员数量、术中冰冻病理诊断、免疫组化及分子病理诊断等各个层面的质量指标来看，委属委管医院质量显著高于其它级别医院，三级公立医院显著高于民营医院和二级公立医院，民营医院高于二级公立医院。服务基层群众的二级公立医院病理科质量指标最不理想，是病理科建设和医疗安全中"短板中的短板"。

3. 病理科质量控制体系的建设有待加强

三级医院已经逐步建立了较完善的质量体系，但大多数二级医院缺乏规范化的质控管理体系、常效的运行机制和自我完善提高的能力，故本年度报告仅统计更有参考价值的三级公立医院的过程性和结果性质量指标。

4. 二级公立医院免疫组化开展率显著增高

与去年相比，今年二级公立医院免疫组化开展率显著增加，由 22% 升至 46%，但参加室间质评的比例有所下降，需加强对二级公立医院免疫组化室间质评的覆盖。据了解，一部分二级医院的免疫组化和常规病理检查由外包的第三方检验中心/病理诊断中心承担，而对于提供病理服务的第三方检验中心/病理诊断中心的质量监管，是目前卫生健康行政部门管理及病理质控监管的薄弱环节或真空地带，需引起相关部门重视。

（二）下一步重点工作和建议

一是建议逐步停止医院评审中关于"二级以上医院需设病理科"的要求，代之以与区域医疗中心或其他高层次医疗机构病理科或病理诊断中心签约服务的方式进行规范。各地卫生健康行政部门、病理质控中心应加强对当地第三方病理诊断中心的监管，以保证病理服务质量。二是制定统一的病理质控规范，建立质控体系。依靠省级病理质控中心，将已经颁布的 13 个病理质量控制指标落实到质控体系中，建立定期的报表制度。三是使用信息技术手段，建立全国统一的质控数据上报网站，由省级质控中心定期对质控指标进行审核，以进一步提高基层医院的质控水平，提高病理质控数据的质量。四是各级病理质控中心广泛开展室间质评活动，建立国家级、省级室间质控网络，逐步使省级室间质评全覆盖。建立病理科各项技术的负面清单制度，对于室间质评不合格的病理科限期整改。五是应用数字病理技术，开展远程病理会诊，促进一线城市和中心地区优质病理医疗资源下沉，增加基层病人对优质专家资源的可及性。应用网络信息技术开展远程读片会、远程教育和远程病理质控活动。六是医疗机构及卫生健康行政部门应加强对病理科建设和病理质控中心的支持力度，在人力资源配置、个人待遇、进修学习等方面向病理人员倾斜。

第三节　超声医学专业

为加强我国超声医学专业医疗质量管理，完善符合我国国情的医疗质量管理与控制体系，实现超声医学专业医疗质量和服务水平的持续改进，国家卫生健康委员会超声医学专业质量控制中心（筹）〔以下简称国家超声医学质控中心（筹）〕于 2017 年起开展超声医学专业的质量控制相关工作。目前，国家超声医学质控中心（筹）与全国 22 个省级质控中心建立了密切联系，共同在指标体系、规范诊疗体系、监测督导及评估认证体系建设等各个方面开展质控工作。2017 年首次确定了 9 项指标（试行）作为全国超声医学专业质量控制指标，并开展了基线调研工作。

一、超声医学专业质量安全情况分析

（一）概况

全国共有 6431 家设有超声医学专业的医疗机构参与本次数据上报，数据完整率达到 97.3%。除西藏自治区外，其他省份均有数据上报，分布情况见图 3-3-3-1。其中公立医院中，三级综合医院 1298 家（20%），二级综合医院 2798 家（44%），三级专科医院 268 家（4%），二级专科医院 791 家（12%），民营医院 1276 家（20%）。各省详细数据见表 3-3-3-1。

本部分将综合医院与专科医院分开分析，原因是，超声医学在综合医院与专科医院（如妇产医院）中在疾病种类、工作数量等方面有较大差异，将综合与专科医院分开分析更有助于质控工作的精细化，保证数据结果的准确性。

2017 年超声医学专业质量指标：

结构指标

指标 1：超声医师配置情况

指标 2：超声诊室配置情况

指标 3：超声仪器配置情况

指标 4：工作量

过程指标

指标 5：超声人均检查频次

指标 6：超声检查预约时间

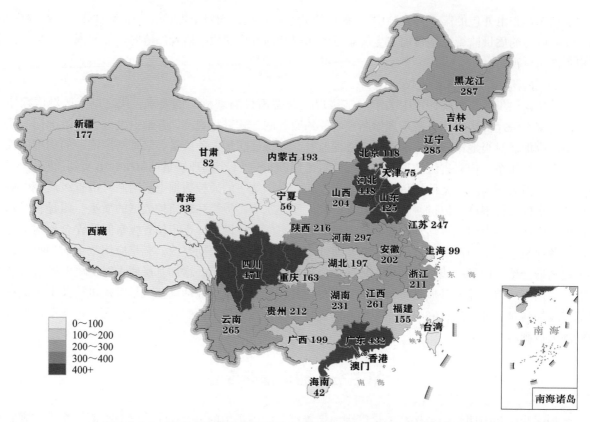

图 3-3-3-1　2017 年超声医学专业医疗质量控制指标抽样医疗机构分布情况

结果指标

指标 7：阳性率

指标 8：超声 – 病理诊断符合率

指标 9：危急值上报数

（二）结构指标分析

1. 指标 1：超声医师配置情况

在我国，超声检查几乎全部都是由超声专业医师进行检查操作并完成诊断报告。相较其他影像学科，超声检查对医师的依赖性更大，检查质量直接与检查者的操作及诊疗水平相关。因此，人力资源的分布情况对超声检查及报告的质量尤为重要。

超声医患比：超声医患比指的是 2017 年每万人次就诊患者平均拥有的超声医师数。经济及医疗较发达的地区，如北京、上海、广东、浙江等，每万人次患者拥有更少的超声医师，最少的上海平均每万人次患者仅有 0.12 名超声医师。拥有超声医师相对较多的省份有青海、内蒙古、吉林、黑龙江等，最多的青海省平均每万人次患者拥有 0.54 名超声医师（图 3-3-3-2）。

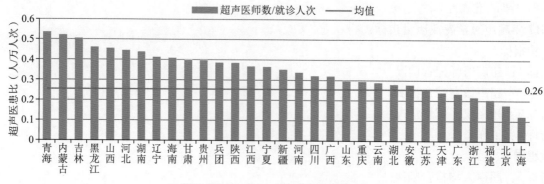

图 3-3-3-2　2017 年各省超声医患比

2. 指标2：超声诊室配置情况

超声诊室直接反映了医疗机构超声科的工作承载容量。我国平均每万人次患者拥有诊室数为0.16个（图3-3-3-3）。

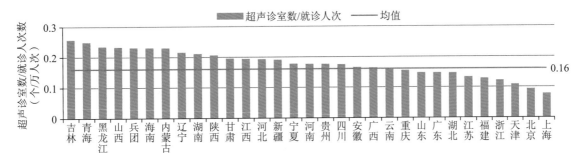

图3-3-3-3　各省医疗机构超声诊室数/就诊人次数

3. 指标3：超声仪器配置情况

超声仪器的数量和完好率是超声检查的基础，是超声质量控制的基本要求。图3-3-3-4反映了每万名就诊人次拥有的超声仪器数量，平均每万人次患者拥有超声仪器0.18台。

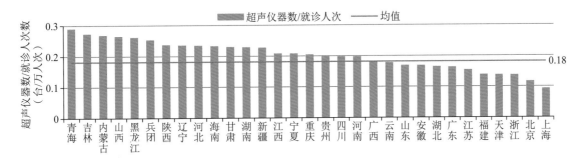

图3-3-3-4　各省医疗机构超声仪器数/就诊人次数

4. 指标4：工作量

超声检查需要超声医师对相应部位进行全面的扫查评估，若工作数量巨大，必然影响每位患者的检查时间，从而直接影响检查质量。平均每日门诊、急诊、体检、住院超声检查人次，超声医师人均工作量等是反映医疗机构超声医学专业医疗质量的重要结构性指标，反映该医疗机构超声科的工作负荷水平。适宜的工作量，合理分配工作时间，才能更好地满足医疗服务需要。

（1）门诊工作量

门诊超声工作量大的省份主要集中在人口及经济大省，如浙江、上海、广东、江苏、北京等。按医疗机构类型来看，三级专科及三级综合的超声门诊工作量明显高于二级医院及民营医院，这一方面与医疗机构规模有关；另一方面也反映了三级医院仍承担了大量的门诊超声检查工作（图3-3-3-5，图3-3-3-6）。

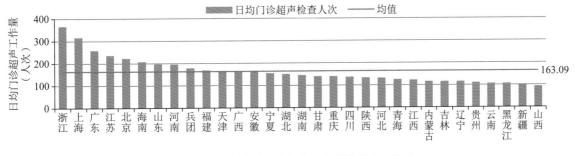

图3-3-3-5　各省份医疗机构日均门诊超声工作量

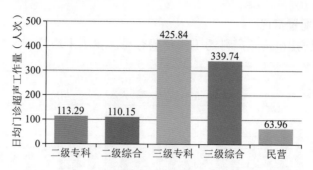

图 3-3-3-6 不同类型医疗机构日均门诊超声工作量

（2）住院工作量

与门诊类似，住院超声工作量大的省份仍多见于人口及经济大省，如浙江、上海、河南等，同时青海、新疆等地区也有较多的住院工作量。按医疗机构类型来看，三级医院的超声住院工作量明显高于二级医院及民营医院；另外，与门诊超声不同，综合医院比专科医院的住院超声工作量明显提升，这可能是由于专科医院多为妇产医院，检查多在门诊完成的缘故（图3-3-3-7，图3-3-3-8）。

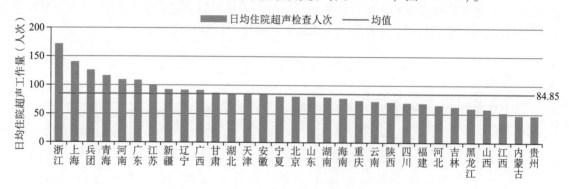

图 3-3-3-7 各省份医疗机构日均住院超声工作量

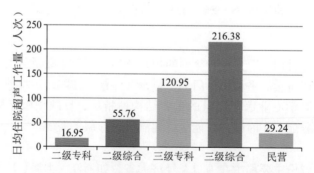

图 3-3-3-8 不同类型医疗机构日均住院超声工作量

（3）急诊工作量

抽样的医疗机构中，共有5826家医疗机构设有急诊超声，占全部抽样医疗机构的90.6%。急诊超声工作量大的省份有浙江、天津、上海、广东、江苏、海南、青海等。按医疗机构类型来看，三级医院的超声急诊工作量明显高于二级医院及民营医院，综合医院高于专科医院，反映了三级综合性医院承担了大量的急诊超声检查工作（图3-3-3-9，图3-3-3-10）。

（4）体检工作量

除了患病人群外，超声还承担了大量的体检工作。抽样的医疗机构中，共有5945家医疗机构设有专门的体检超声，占全部抽样医疗机构的92.4%。体检超声工作量大的省份主要集中在人口及经济大省，如浙江、上海、江苏、广东等。按医疗机构类型来看，三级综合医院的体检门诊工作量明显高于其他类型医疗机构，这体现了三级综合医院在体检方面的优势（图3-3-3-11，图3-3-3-12）。

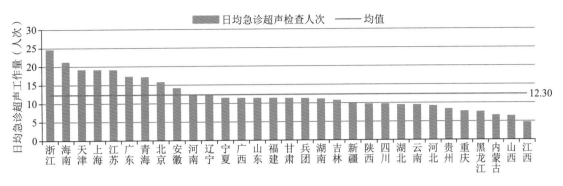

图 3-3-3-9　各省份医疗机构日均急诊超声工作量

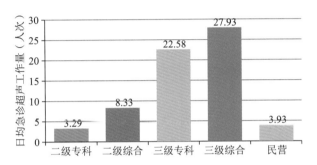

图 3-3-3-10　不同类型医疗机构日均急诊超声工作量

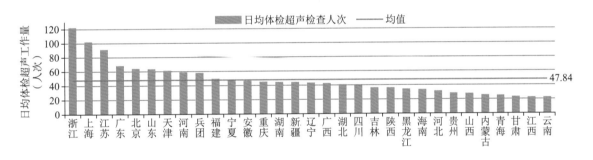

图 3-3-3-11　各省份医疗机构日均体检超声工作量

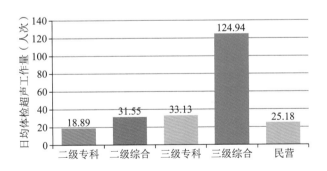

图 3-3-3-12　不同类型医疗机构日均体检超声工作量

　　总体来看，在不同类型工作量的构成上，门诊超声工作量占比最高，约占50%，其次为住院超声，体检和急诊占比较低，各省情况基本相同。从不同类型医疗机构来看，专科医院的门诊工作量比例高，而民营医院体检工作量占比较高（图3-3-3-13，图3-3-3-14）。

　　（5）人均工作量

　　人均工作量反映了超声医师的工作负荷，也从一定程度上反映出超声科工作的精细程度。数据显

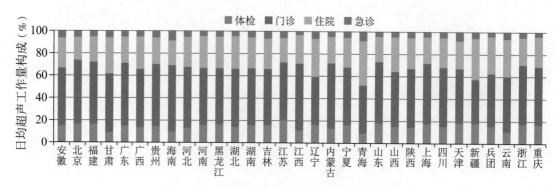

图 3-3-3-13　各省份医疗机构日均超声工作量构成

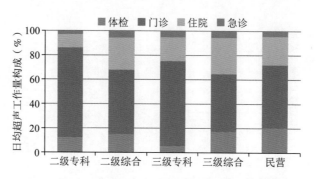

图 3-3-3-14　不同类型医疗机构日均超声工作量构成

示，超声医师人均每日工作量为 30.22 人次。上海、宁夏、浙江、河北、江苏等地区人均每日工作量较大。各类型医疗机构工作量差距不大，其中民营医院工作负担略小于公立医院（图 3-3-3-15，图 3-3-3-16）。

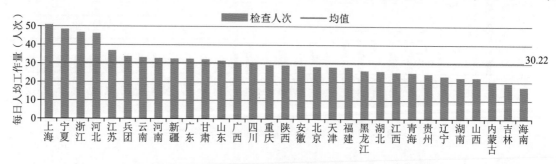

图 3-3-3-15　各省份医疗机构超声医学科每日人均工作量

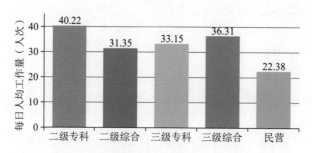

图 3-3-3-16　不同类型医疗机构超声医学科每日人均工作量

（6）单位诊间工作量

单位诊间工作量为单位诊间每日进行超声检查的次数，反映了诊室的使用效率。平均每天单位诊间进行的超声检查工作量为 45.43 人次。浙江、上海、江苏单位诊间工作量较高，反映了诊室的利用率较高。就各类型医疗机构来说，三级综合医院的诊室利用率最高，民营医院则较低（图 3-3-3-17，图 3-3-3-18）。

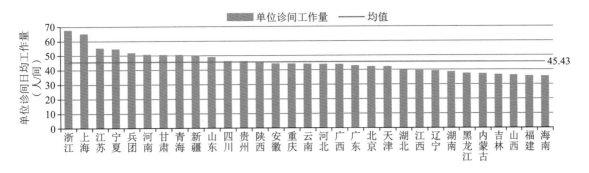

图 3-3-3-17　各省份医疗机构超声医学科单位诊间日均工作量

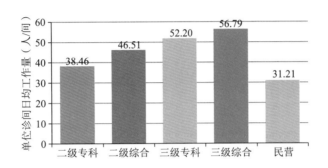

图 3-3-3-18　不同类型医疗机构超声医学科单位诊间日均工作量

（7）单位超声仪器工作量

单位超声仪器工作量为每台超声仪器平均每日进行超声检查的次数，反映了超声仪器的使用效率。平均每天每台超声仪器进行的超声检查的工作量为 39 人次。上海、新疆兵团、江苏、宁夏等地区工作量较高，反映了超声仪器的利用率较高。就各类型医疗机构来说，三级综合医院的超声仪器利用率最高，民营医院则较低（图 3-3-3-19，图 3-3-3-20）。

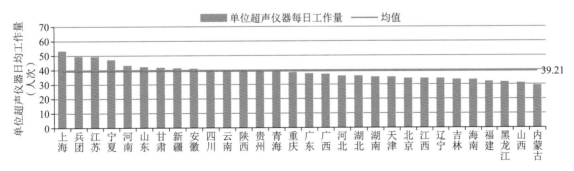

图 3-3-3-19　各省份医疗机构单位超声仪器日均工作量

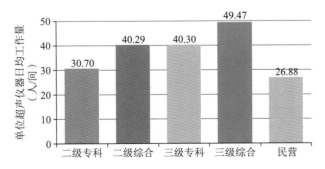

图 3-3-3-20　不同类型医疗机构单位超声仪器日均工作量

（三）过程指标分析

1. 指标5：超声人均检查频次

超声人均检查频次为就诊患者进行超声检查的平均次数。

（1）门诊超声检查人均频次

门诊患者进行超声检查的平均频次为 0.15 次/人。经济水平较高的地区，如北京、上海、天津等，人均超声检查频次较低，约为 0.075~0.082 次/人。而经济水平欠发达地区，如贵州、吉林、宁夏、青海等，超声检查频次较高，为 0.20~0.21 次/人。而从医疗机构类型上看，民营医院的人均超声检查频次远远高于公立医院。这可能是由于民营医院的门诊一部分是疾病筛查或体检患者，需要进行更多的超声检查项目（图3-3-3-21，图3-3-3-22）。

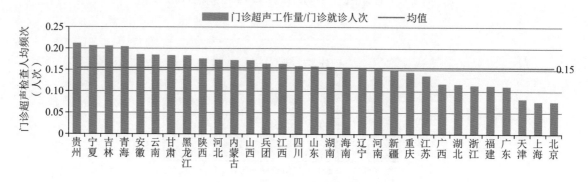

图 3-3-3-21　各省医疗机构门诊超声检查人均频次

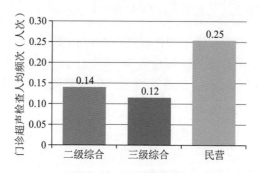

图 3-3-3-22　不同类型医疗机构门诊超声检查人均频次

（2）住院超声检查人均频次

住院患者进行超声检查的平均频次为 1.05 次/人。青海、宁夏、上海、北京的住院人均超声检查频次均较高。从医疗机构类型上看，民营医院、二级医院与三级医院的差别不大。住院患者要求更全面的超声检查，因此人均频次比门诊明显提高（图3-3-3-23，图3-3-3-24）。

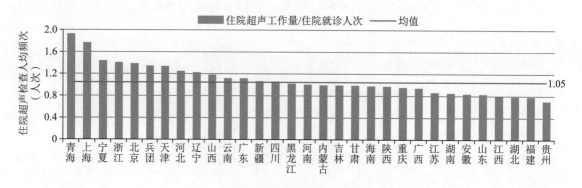

图 3-3-3-23　各省医疗机构住院超声检查人均频次

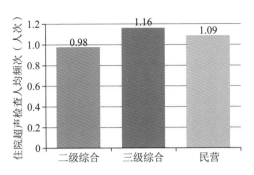

图 3-3-3-24 不同类型医疗机构住院超声检查人均频次

2. 指标 6：超声检查预约时间

超声检查预约时间为患者从预约检查到检查完成的时间，直接影响患者的等待时间和医院的诊疗效率，因此，预约时间长短反映了医院超声科是否有良好的管理方式。若预约时间较长，患者可能无法进行及时的医疗诊治。本次调查主要统计了住院患者超声检查的预约时间。

住院超声检查预约时间：住院超声预约时间范围不大，各省在 0.6 ~ 1.9 天，平均 1.06 天；各类医疗机构在 0.5 ~ 1.4 天，平均 0.94 天。这些数据体现了住院超声基本可做到即时性，为患者的及时诊断提供了保障（图 3-3-3-25，图 3-3-3-26）。

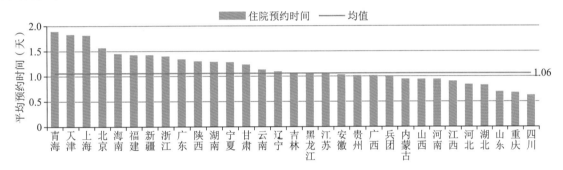

图 3-3-3-25 各省份医疗机构住院超声检查平均预约时间

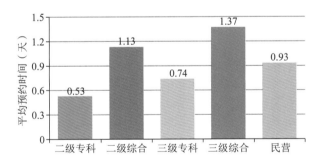

图 3-3-3-26 不同类型医疗机构住院超声检查平均预约时间

（四）结果指标分析

1. 指标 7：阳性率

超声报告阳性率反映疾病检出情况，体现了超声检查的价值。本次调查要求上报医疗机构随机抽取 300 份超声报告，其中包括门诊、急诊及住院超声报告各 100 份，统计阳性结果的报告比率。在图 3-3-3-27 和图 3-3-3-28 中，全国超声阳性率均值约为 53%，即约一半的报告有阳性结果。各地区医疗机构的阳性率无明显的差异。各类型医疗机构中，三级综合医院的阳性率最高，为 67%；二级专科医院阳性率最低，可能是由于承担了较多正常产检或妇科筛查的缘故。

2. 指标 8：超声 – 病理诊断符合率

超声 – 病理诊断符合率是反映超声诊断质量最重要的指标，基本上能反映一定时期内超声科室诊断

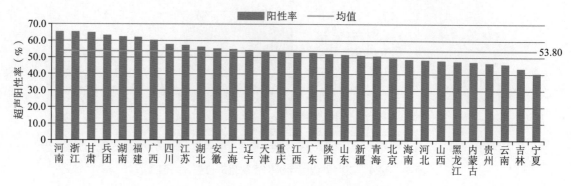

图 3-3-3-27 各省份医疗机构超声阳性率

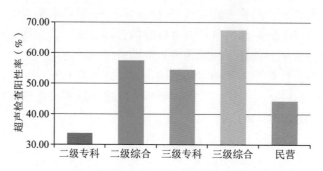

图 3-3-3-28 不同类型医疗机构超声阳性率

水平，对临床也有非常大的诊疗价值。要求上报医疗机构随机抽查 2017 年获得病理随访结果的超声报告，每位超声医师抽查的报告份数人均不少于 20 份。统计超声 – 病理诊断符合的份数。本调查共获得 5075 家医疗机构的上报。

数据显示，各省医疗机构的超声 – 病理诊断符合率平均值约为 81.08%，分布范围为 73.26% ~ 85.49%，均在可以接受的水平。不同类型医疗机构之间的超声 – 病理诊断符合率没有显著差异，其中三级专科以及三级综合医院略高于二级及民营医院（图 3-3-3-29，图 3-3-3-30）。

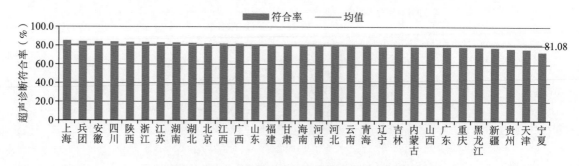

图 3-3-3-29 各省份医疗机构超声诊断符合率

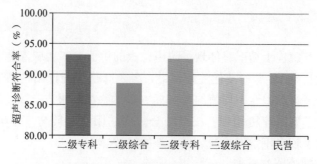

图 3-3-3-30 不同类型医疗机构超声诊断符合率

3. 指标 9：危急值上报数

超声的危急值上报数反映了超声对临床危重症疾病的检出以及及时上报的情况。危急值数量反映了超声对危重症疾病的检出价值，亦体现超声与临床沟通的及时性，帮助临床医师更快速且有效地进行诊断并及时处置，减少医疗纠纷，确保患者的医疗安全，提高患者预后。

超声检查危急值包含：①外伤见腹腔积液，疑似肝脏、脾脏、肾脏等内脏器官破裂出血的危重患者；②急性胆囊炎考虑胆囊化脓并急性穿孔；③考虑急性坏死性胰腺炎；④怀疑宫外孕破裂并腹腔内出血；⑤晚期妊娠出现羊水过少并胎儿心率过快或过慢，心率每分钟大于 160 次或每分钟小于 110 次；⑥子宫破裂；⑦胎盘早剥、前置胎盘并活动性出血；⑧心脏普大合并急性心衰；⑨首次发现心功能减退小于 45%；⑩大量心包积液合并心包填塞；⑪急性动脉夹层；⑫心脏破裂；⑬室间隔穿孔；⑭心脏游离血栓；⑮急性上下肢动脉栓塞；⑯瓣膜换瓣后卡瓣。

图 3-3-3-31 及图 3-3-3-32 显示，一些省份，如甘肃、河南、浙江、青海等有较高的危急值上报数，较低的省份有海南、黑龙江、内蒙、山西省等。三级公立医院有明显更多的危急值上报数，这体现了三级公立医院承担了更多的危重症患者，也一定程度上反映了危急值上报的及时性。

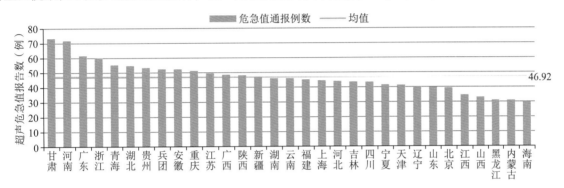

图 3-3-3-31　各省份医疗机构超声危急值报告数

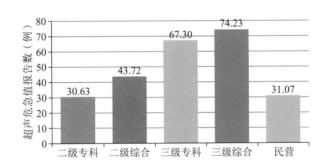

图 3-3-3-32　不同类型医疗机构超声危急值报告数平均值

二、问题分析及工作重点

（一）存在的主要问题

1. 超声医学科临床需求高，并向三级医院集中

超声检查无创、经济、安全，疾病适用范围广，且方便复查随访，因此超声检查人数、检查频次非常高。从数据来看，所有省份医疗机构的年门诊超声检查数均超过 1 万次，三级专科医院平均检查数超过 10 万次，这是非常庞大的需求量。三级医院承担了较多超声检查，大部分急诊和体检超声都集中在三级综合医院。这体现了三级医院的重要性和导向性。

2. 超声医学科人才短缺、分布不均

一次完整的超声检查包括病史询问、部位扫查、报告写作等过程，均需要超声医师（有或无记录人员）亲自完成，因此一次高质量的超声检查耗时很长，一些较为复杂的检查如产检更是需要 30 分钟甚

至以上的时间才能完成。因此，虽然我国现有的超声医师绝对数量高于放射科，但相对患者的数量仍然远远不足。更重要的是，由于人力的不足，对每人单位时间的工作量提出了高要求，必然会导致工作负荷过重并影响诊断质量。针对这样的现状，国家超声医学质控中心拟通过制定标准化、科学化的工作流程，保证超声检查的质量和效率。

3. 超声诊断质量有待进一步提高

超声检查的阳性率和诊断正确率反映了超声检查的临床应用价值。目前，超声检查的阳性率和诊断正确率有待提升，国家超声医学质控中心拟通过加强各级各类医疗机构对质控工作的重视，规范化培训，提高超声医师的诊断水平。

（二）下一步重点工作

1. 进一步完善超声医学专业质控体系建设

加强超声质量控制体系建设，组建更加完善的全国超声质控网络，进一步优化和细化质控指标，并通过多种形式鼓励和规范质控工作。

2. 加强三级医院对二级医院超声学科的业务指导

建立良好的转会诊及远程会诊机制，切实提高二级医院的超声诊疗水平。

第四章

药事管理与临床药学质量管理与控制

第一节 全国合理用药监测与分析

一、全国合理用药监测网概况

全国合理用药监测网已覆盖了 30 个省份 1505 家监测点医院，占全国公立医院总数的 18.52%。其中三级监测点医院 1063 家，占全国三级公立医院总数的 51.60%；二级监测点医院 442 家，占全国二级公立医院总数的 7.29%。包括中央、省、市、区县、行业、军队的综合与专科医院（图 3-4-1-1 ~ 图 3-4-1-3）。

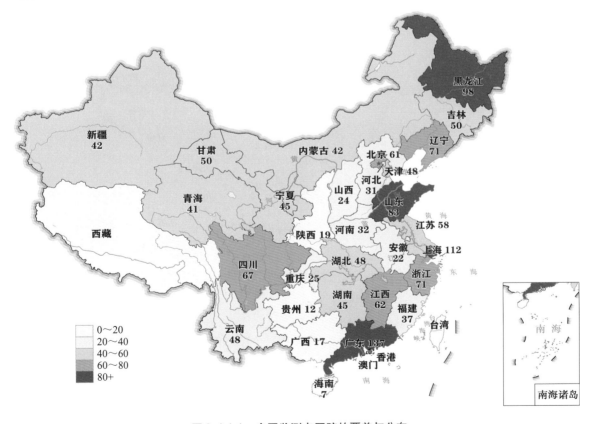

图 3-4-1-1 全国监测点医院的覆盖与分布

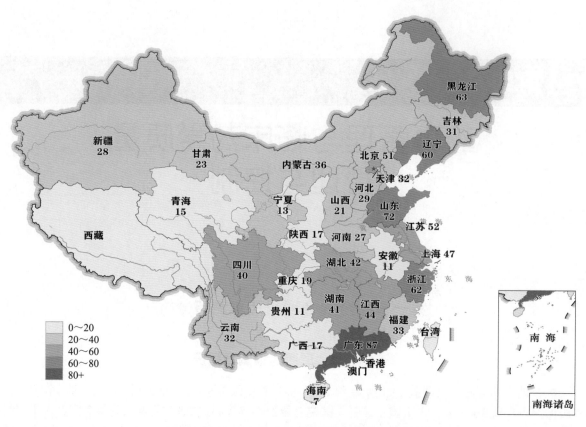

图 3-4-1-2　全国三级监测点医院的覆盖与分布

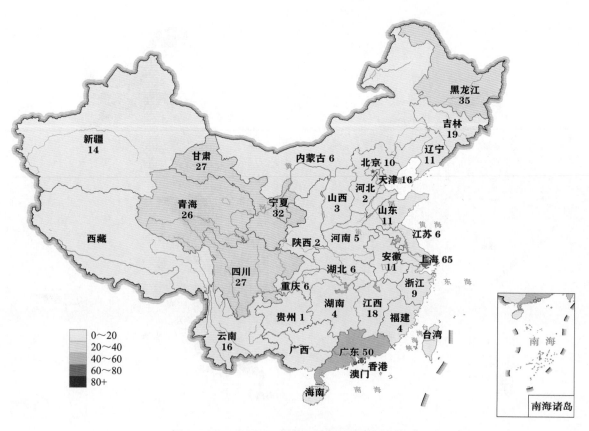

图 3-4-1-3　全国二级监测点医院的覆盖与分布

二、全国样本医院临床用药规模与趋势

（一）全国相同样本医院临床用药情况

为了客观、真实地反映临床用药的规模与变化，汇总了2015—2017年全国相同样本1319家医院的有效数据。

数据显示，中西药用药金额，3年分别为3437.33亿元、3739.20亿元、3839.20亿元，每年均有所增长；增长率分别为8.78%、2.67%，增长速度明显下降；年均复合增长率5.68%。

西药用药金额，3年分别为2867.09亿元、3137.75亿元、3265.64亿元，每年均有所增长；增长率分别为9.44%、4.08%，增长速度明显下降；年均复合增长率6.72%。品种数有增有减。

中成药用药金额，3年分别为570.24亿元、601.45亿元、573.57亿元，每年有所波动；增长率分别为5.47%、−4.64%，增长速度明显下降；年均复合增长率0.29%。品种数逐年减少（图3-4-1-4）。

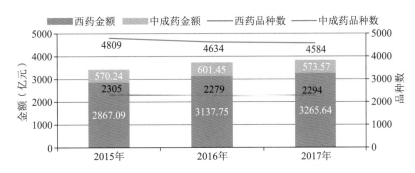

图3-4-1-4　3年全国相同样本医院中西药用药情况

（二）全国不同级别医院临床用药状况

1. 中西药三级医院用药

2015—2017年全国三级医院，西药临床用药金额逐年递增，占三级医院总金额的83.96%~85.60%；年均复合增长率6.64%。品种数有增有减。

中成药临床用药金额有所波动，占三级医院总金额的14.40%~16.04%；年均复合增长率0.04%。品种数有所减少。

西药用药金额是中成药的5.23~5.95倍（图3-4-1-5）。

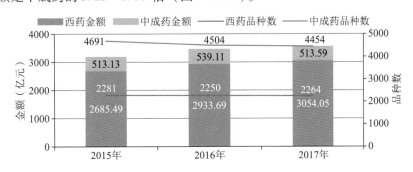

图3-4-1-5　3年全国三级样本医院中西药用药情况

2. 中西药二级医院用药

2015—2017年全国二级医院，西药临床用药金额逐年递增，占二级医院总金额的76.08%~77.91%；年均复合增长率7.94%。品种数有所减少。

中成药临床用药金额有所波动，占二级医院总金额的22.09%~23.92%；年均复合增长率2.48%。品种数有所减少。

西药用药金额是中成药的3.18~3.53倍（图3-4-1-6）。

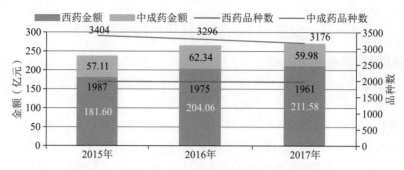

图 3-4-1-6　3 年全国二级样本医院中西药用药情况

3. 三级、二级医院平均每家医院用药

2015—2017 年数据显示，全国三级医院平均每家医院西药用药金额分别为 2.75 亿元、3.00 亿元、3.13 亿元；中成药分别为 0.53 亿元、0.55 亿元、0.53 亿元。

全国二级医院平均每家医院西药用药金额分别为 0.53 亿元、0.60 亿元、0.62 亿元；中成药分别为 0.17 亿元、0.18 亿元、0.18 亿元（图 3-4-1-7）。

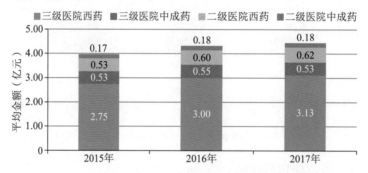

图 3-4-1-7　3 年全国不同级别平均每家医院中西药用药规模

三、全国各疾病系统临床用药分布与趋势

（一）全国各疾病系统临床用药分布

2015—2017 年按 WHO-ATC 药物分类共分为十四大类疾病系统用药，数据显示六大疾病系统用药始终排序在前 6 位，其占西药总金额 3 年分别为 84.56%、84.18%、83.69%；其他八个疾病系统用药分别为 15.44%、15.82%、16.31%（图 3-4-1-8）。

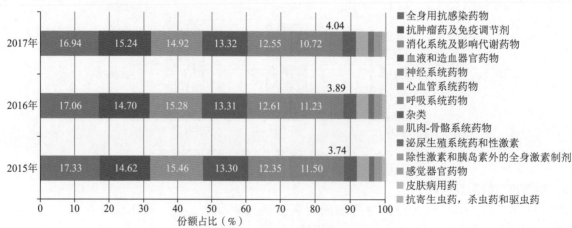

图 3-4-1-8　3 年全国各疾病系统用药分布与份额

1. 各疾病系统用药金额排序与占比

2015—2017 年数据显示，全身用抗感染药物用药金额 3 年均排序第 1 位，占西药总金额的

16.94% ~17.33%；抗肿瘤药及免疫调节剂排序第3、第3、第2位，占14.62% ~15.24%；消化系统及影响代谢药物排序第2、第2、第3位，占14.92% ~15.46%；血液和造血器官药物3年均排序第4位，占13.30% ~13.32%；神经系统药物3年均排序第5位，占12.35% ~12.61%；心血管系统药物3年均排序第6位，占10.72% ~11.50%（其他八个疾病系统用药不再详细列出）（图3-4-1-8，图3-4-1-9）。

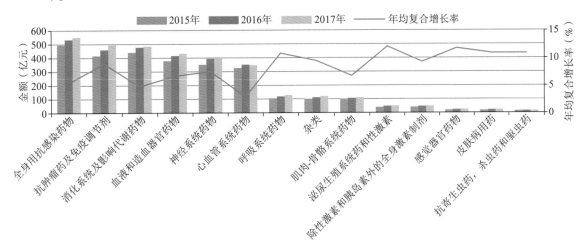

图3-4-1-9　3年全国各疾病系统用药金额与年均复合增长率

2. 各疾病系统用药金额年均复合增长率

2015—2017年数据显示，在十四个疾病系统用药中，年均复合增长率排序前3位的是：泌尿生殖系统药和性激素（12.12%）、感觉器官药物（11.81%）、皮肤病用药（10.92%）；排序后3位的是：全身用抗感染药物（5.52%）、消化系统及影响代谢药物（4.87%）、心血管系统药物（3.02%）。

其余的呼吸系统药物、抗寄生虫药与杀虫药和驱虫药、杂类药物、除性激素和胰岛素外的全身激素制剂、抗肿瘤药及免疫调节剂、神经系统药物、血液和造血器官药物、肌肉－骨骼系统药物，分别为10.89%、10.72%、9.53%、9.35%、8.98%、7.56%、6.81%和6.80%（图3-4-1-9）。

（二）全国不同级别医院六大疾病系统用药情况

1. 三级医院六大疾病系统用药

2015—2017年数据显示，三级医院六大疾病系统用药金额排序与全国排序一致，其占西药总金额的83.64% ~84.52%；其他八个疾病系统用药共占15.48% ~16.36%（图3-4-1-10）。

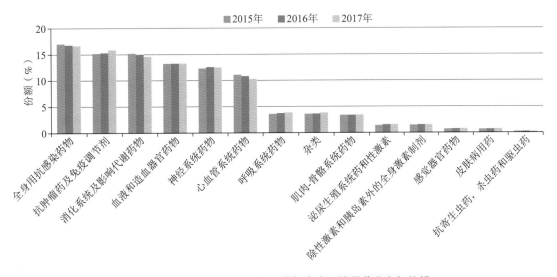

图3-4-1-10　3年全国三级医院各疾病系统用药分布与份额

2. 二级医院六大疾病系统用药

2015—2017年数据显示，二级医院也由六大疾病系统用药占主导地位，其占西药总金额的84.39% ~ 85.10%，排序分别为全身用抗感染药物、消化系统及影响代谢药物、心血管系统药物、血液和造血器官药物、神经系统药物、抗肿瘤药及免疫调节剂；其他八个疾病系统用药共占14.90% ~ 15.61%（图3-4-1-11）。

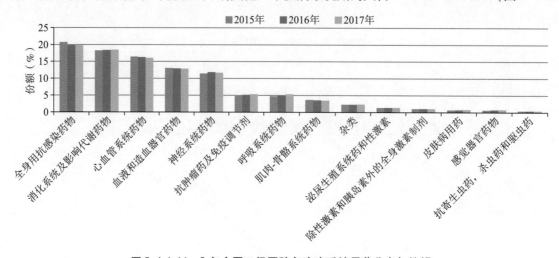

图3-4-1-11　3年全国二级医院各疾病系统用药分布与份额

四、全国抗菌药物用药监测与分析

自2011年开展全国抗菌药物临床应用专项整治活动以来，遏制了抗菌药物的不合理使用，取得了较为显著的成果。汇总了2010—2017年连续相同样本医院的数据，可更清楚地看到全国抗菌药物应用的变化。同时简要介绍全身用抗感染药临床应用情况。

（一）全国全身用抗感染药用药规模与趋势

1. 全身用抗感染药临床用药趋势

2015—2017年数据显示，全身用抗感染药用药金额逐年递增，占西药总金额比例分别为17.33%、17.06%、16.94%；增长率分别为7.71%、3.37%，年均复合增长率5.52%（图3-4-1-12，图3-4-1-13）。

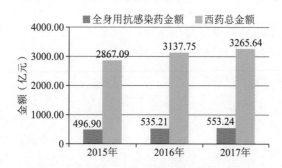

图3-4-1-12　3年全身用抗感染药用药规模

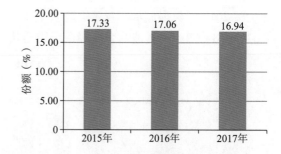

图3-4-1-13　3年全身用抗感染药用药份额

2. 全身用抗感染药各亚类临床用药情况

2015—2017年全身用抗感染药分为6个亚类，其中全身用抗菌药物临床用药份额总体下降，用药金额年均复合增长率4.19%；全身用抗真菌药临床用药份额总体上升，年均复合增长率11.52%；免疫血清及免疫球蛋白、抗分枝杆菌药、疫苗类药物，用药金额年均复合增长率较高；全身用抗病毒药用药金额增长平稳（图3-4-1-14，图3-4-1-15）。

（二）全国抗菌药物临床用药监测与分析

1. 抗菌药物临床用药整体趋势变化

为了全面反映临床应用抗菌药物情况,本书汇总了2010—2017年相同样本医院数据。8年抗菌药物用药金额在234.88亿元~304.83亿元,占西药总金额比例由2010年的24.50%,至2017年的13.76%,共下降了10.74个百分点;年均复合增长率1.64%。用药总品种数控制较好(图3-4-1-16,图3-4-1-17)。

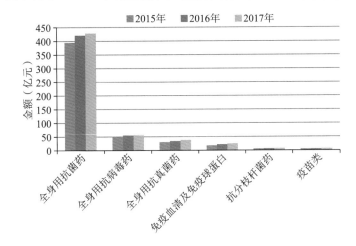

图3-4-1-14　3年全身用抗感染药各亚类用药规模

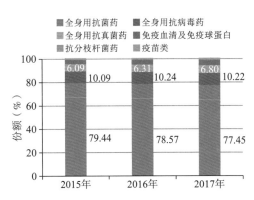

图3-4-1-15　3年全身用抗感染药
各亚类用药分布与份额

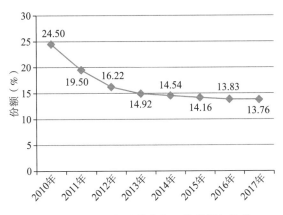

图3-4-1-16　8年抗菌药物用药份额与趋势

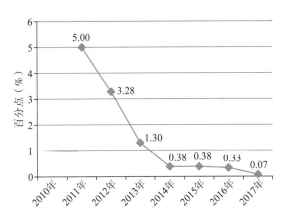

图3-4-1-17　8年抗菌药物用药份额下降百分点

2. 三级、二级医院抗菌药物用药分析

2015—2017年数据显示,全国三级医院,抗菌药物用药金额逐年递增,占其西药总金额比例分别为14.54%、14.21%、14.03%;增长率分别为6.78%、2.79%,年均复合增长率4.76%。三级医院承担着主要的医疗卫生服务工作,就诊人群庞大,病症相对复杂,临床用药量大,而抗菌药物用药份额稳定,控制较好。

全国二级医院,抗菌药物用药金额逐年递增,占其西药总金额比例分别为19.00%、18.31%、17.76%;增长率分别为8.25%、0.58%,年均复合增长率4.35%。二级医院疾病治疗范围,基本以常见病、多发病、慢性病为主,3年用药份额虽有所下降,但相对三级医院总体比例依然偏高(图3-4-1-18)。

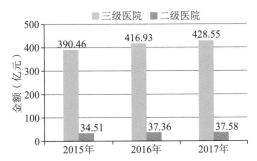

图3-4-1-18　三级、二级医院抗菌
药物用药规模

3. 抗菌药物临床用药集中度高的类别

2015—2017年按WHO-ATC药物分类,抗菌药物共10个次亚类,其中头孢菌素及其他β-内酰胺类药物(包括头孢菌素、碳青霉烯类和单酰胺类药物)用药金额排序第1位,增长率分别为6.41%、0.38%,年均复合增长率3.35%;青霉素类药物排序第2位,增长率分别为0.92%、

2.13%，年均复合增长率1.52%；喹诺酮类抗菌药排序第3位，增长率分别为13.46%、7.82%，年均复合增长率10.61%；全身用抗真菌药物排序第4位，增长率分别为11.68%、11.36%，年均复合增长率11.52%。以上4个次亚类占抗菌药物总金额近90%，其余6个次亚类仅占10%左右（图3-4-1-19，图3-4-1-20）。

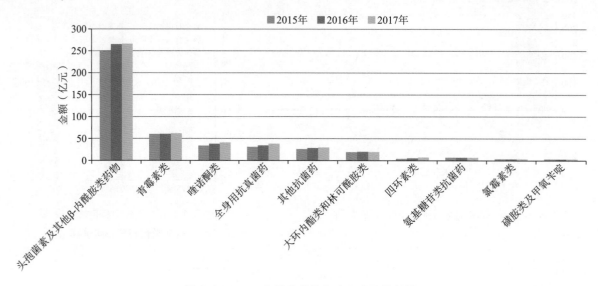

图3-4-1-19　3年抗菌药物各次亚类用药规模

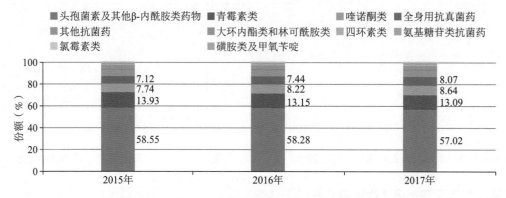

图3-4-1-20　3年抗菌药物各次亚类用药分布与份额

4. 抗菌药物重点药品监测与分析

2015—2017年抗菌药物临床用药金额排序前20位的重点药品，主要分布在4个次亚类中，均为消耗量大、金额高的药品。3年其用药金额占抗菌药物总金额，分别为59.59%、60.54%、61.34%。

（1）头孢菌素及其他β-内酰胺类药物

该次亚类涉及15个药品。第1代头孢菌素类有头孢唑林、头孢硫脒；第2代头孢菌素类有头孢呋辛、头孢西丁、头孢替安、头孢美唑、头孢孟多；第3代头孢菌素类有头孢哌酮/舒巴坦、拉氧头孢、头孢他啶、头孢哌酮/他唑巴坦、头孢唑肟、头孢地尼；碳青霉烯类有美罗培南、亚胺培南/西司他丁。

（2）青霉素类

该次亚类涉及3个药品。分别为哌拉西林/他唑巴坦、美洛西林/舒巴坦、哌拉西林/舒巴坦。

（3）喹诺酮类药物

该次亚类涉及2个药品。其中左氧氟沙星3年用药金额分别排序第3、第6、第6位；莫西沙星排序第6、第4、第4位。多年来，该类药物临床使用频度一直较高。

美国FDA多次发布警告，该类药物有严重不良反应/事件，可造成不可逆转的周围神经病变、加重重症肌无力、全身性损害、神经/精神系统损害、运动系统损害、视网膜脱落、严重心律失常及严重肝损害等，此类药物应重点监控。

（4）抗真菌药物

该次亚类有 1 个药品。伏立康唑用药金额大幅上升，是否说明临床上侵袭性真菌感染病例增多。侵袭性真菌感染与广谱抗菌药物、类固醇激素与免疫抑制剂的广泛应用，及临床上侵袭性操作等治疗手段的广泛应用等多种因素有关。因此如何预防、降低侵袭性真菌感染病例的发生是很重要的问题（图 3-4-1-21 ~ 图 3-4-1-23）。

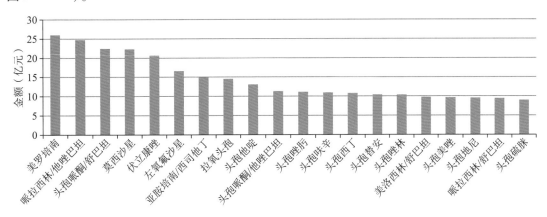

图 3-4-1-21　2017 年抗菌药物用药金额排序前 20 位的重点药品

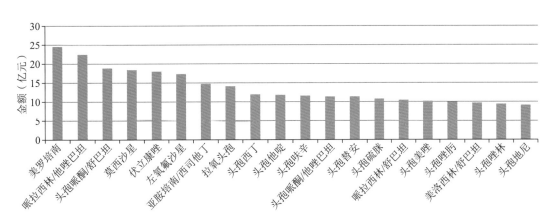

图 3-4-1-22　2016 年抗菌药物用药金额排序前 20 位的重点药品

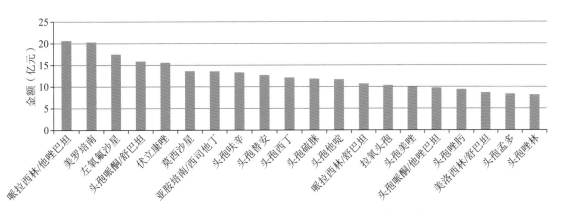

图 3-4-1-23　2015 年抗菌药物用药金额排序前 20 位的重点药品

5. 抗菌药物重点药品使用频度综合分析

（1）重点药品各类别药物使用频度排序

2015—2017 年数据显示，药物使用频度（DDDs/万人次）排序前 3 位的分别为氟喹诺酮类、第 2 代头孢菌素、第 3 代头孢菌素；最低的为三唑类抗真菌药（图 3-4-1-24）。

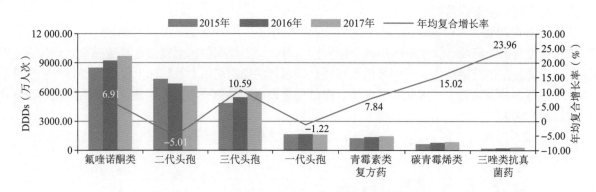

图 3-4-1-24　3 年抗菌药物重点药品各类别药物使用频度比较

（2）重点药品各类别药物使用频度年均复合增长率

2015—2017 年数据显示，药物使用频度（DDDs/万人次）三唑类抗真菌药年均复合增长率最高，为 23.96%，排序第 1 位，碳青霉烯类排序第 2 位，第三代头孢菌素排序第 3 位；第 1、第 2 代头孢菌素最低，呈负增长趋势（图 3-4-1-24）。

（3）重点药品口服与注射剂药物使用频度分析

2017 年抗菌药物用药金额排序前 20 位的重点药品中，既有口服又有注射剂的 4 个药品，药物使用频度（DDDs/万人次）左氧氟沙星第 1 位、头孢呋辛第 2 位、莫西沙星第 3 位、伏立康唑第 4 位。

注射剂有 19 个品种，药物使用频度（DDDs/万人次）左氧氟沙星第 1 位、头孢呋辛第 2 位、头孢哌酮/舒巴坦第 3 位、头孢唑林第 4 位、头孢他啶第 5 位、莫西沙星第 6 位、DDDs 共计 7742.10 万人次；其他 13 个药品为 6261.92 万人次。

口服制剂有 5 个品种，药物使用频度（DDDs/万人次）左氧氟沙星第 1 位、头孢呋辛第 2 位、头孢地尼第 3 位、莫西沙星第 4 位、伏立康唑第 5 位（图 3-4-1-25）。

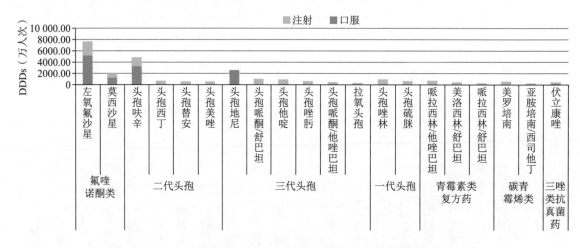

图 3-4-1-25　2017 年抗菌药物重点药品口服与注射剂药物使用频度分析

五、全国抗肿瘤药及免疫调节剂监测与分析

恶性肿瘤发病率在全球呈增长趋势，近年来，随着我国人口老龄化的加剧和社会经济飞速发展，工业化、城市化引发的环境变化，生活方式的改变，肿瘤防控的形势变得十分严峻。

（一）全国抗肿瘤药及免疫调节剂用药规模与趋势

1. 抗肿瘤药及免疫调节剂临床用药趋势

2015—2017 年数据显示，抗肿瘤药及免疫调节剂用药金额逐年递增，占西药总金额比例分别为 14.62%、14.70%、15.24%；增长率分别为 10.05%、7.92%，年均复合增长率 8.98%（图 3-4-1-26）。

2. 三级、二级医院抗肿瘤药及免疫调节剂用药

2015—2017 年数据显示，全国三级医院抗肿瘤药及免疫调节剂用药金额逐年递增，其占西药总金额比例分别为 15.26%、15.36%、15.93%；增长率分别为 9.93%、7.93%，年均复合增长率 8.93%。

全国二级医院用药金额逐年递增，其占西药总金额分别为 5.06%、5.19%、5.39%；增长率分别为 15.27%、7.58%，年均复合增长率 11.36%。

三级医院用药份额是二级医院的 2.96~3.01 倍（图 3-4-1-27）。

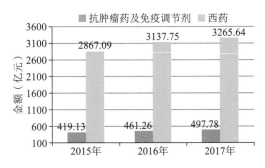

图 3-4-1-26　3 年抗肿瘤药及免疫
调节剂用药规模

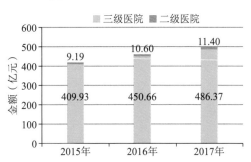

图 3-4-1-27　三级、二级医院抗肿瘤药及
免疫调节剂用药规模

3. 抗肿瘤药及免疫调节剂各亚类临床用药情况

2015—2017 年按 WHO-ATC 药物分类，抗肿瘤药及免疫调节剂共 4 个亚类。其中抗肿瘤药用药金额排序第 1 位，增长率分别为 13.36%、14.38%，年均复合增长率 13.87%；免疫增强剂排序第 2 位，增长率分别为 2.24%、−8.66%，年均复合增长率 −3.36%。以上 2 个亚类占本大类总金额 80% 以上，其余 2 个亚类占 20% 左右（图 3-4-1-28，图 3-4-1-29）。

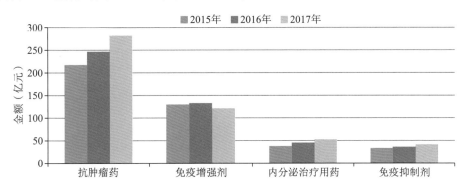

图 3-4-1-28　3 年抗肿瘤药及免疫调节剂各亚类用药规模

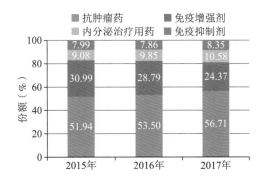

图 3-4-1-29　3 年抗肿瘤药及免疫调节剂各亚类用药分布与份额

（二）全国抗肿瘤重点药品监测

1. 细胞毒类抗肿瘤药物排序与份额

2015—2017 年细胞毒类抗肿瘤药物治疗恶性肿瘤方案成熟，药物疗效确切，临床用量一直较高。

其中紫杉醇3年均排序第1位；培美曲塞排序第4、第4、第2位；多西他赛排序第3、第2、第3位；替吉奥排序第6、第6、第5位；卡培他滨3年始终排序第8位；奥沙利铂排序第9、第9、第10位；吉西他滨排序第11、第11、第14位；替莫唑胺排序第19、第19、第18位；其8个药品用药金额共占本大类总金额，3年分别为27.24%、27.49%、27.76%（图3-4-1-30）。

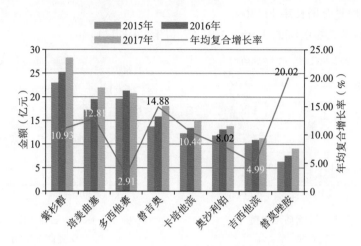

图 3-4-1-30　3 年细胞毒类重点药品用药情况

2. 靶向抗肿瘤药物用药趋势

2015—2017 年靶向抗肿瘤药物中，单克隆抗体类的利妥昔单抗、曲妥珠单抗、贝伐珠单抗及酪氨酸激酶抑制剂伊马替尼，4种药品用药金额占本大类总金额，3 年分别为 7.29%、7.78%、9.02%；以上品种增长迅速，其年均复合增长率分别为 19.40%、21.64%、34.73%、15.53%（图3-4-1-31）。

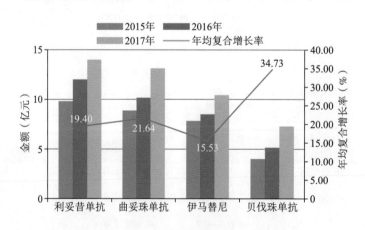

图 3-4-1-31　3 年靶向抗肿瘤重点药品用药情况

（三）全国免疫增强剂重点药品监测

免疫增强剂在抗肿瘤用药时，主要是通过增强机体免疫功能，提高抗肿瘤治疗效果，降低肿瘤治疗药的毒副作用，为辅助治疗药物。

2015—2017 年免疫增强剂用药金额总体偏高，其中胸腺肽 α1 用药金额在抗肿瘤药及免疫调节剂中，分别排序第5、第5、第6位，年均复合增长率2.44%；胸腺五肽分别排序第2、第3、第7位，年均复合增长率－14.83%；脾多肽分别排序第16、第16、第23位，年均复合增长率－5.53%。如香菇多糖、甘露聚糖肽、脾氨肽、薄芝糖肽、胸腺肽、胎盘多肽、小牛脾提取物等，近年来被列入相关省市重点监测的辅助治疗药品的目录中，因此有些药品在临床上已显现出下降趋势（图3-4-1-32）。

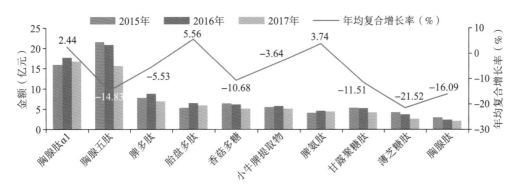

图 3-4-1-32　3 年免疫增强剂重点药品用药情况

六、消化系统及影响代谢药物监测与分析

消化系统及影响代谢药物日益增多，要正确选择与使用。不合理用药将危害患者的健康与生命。

（一）全国消化系统及影响代谢药物用药规模与趋势

1. 消化系统及影响代谢药物临床用药趋势

2015—2017 年数据显示，消化系统及影响代谢药物用药金额逐年递增，占西药总金额分别为 15.46%、15.28%、14.92%；增长率分别为 8.18%、1.65%，年均复合增长率 4.87%（图 3-4-1-33）。

2. 三级、二级医院消化系统及影响代谢药物用药

2015—2017 年数据显示，全国三级医院消化系统及影响代谢药物用药金额逐年递增，占其西药总金额分别为 15.27%、15.06%、14.67%；增长率分别为 7.77%、1.42%，年均复合增长率 4.55%。

全国二级医院用药金额逐年递增，占西药总金额分别为 18.26%、18.42%、18.53%；增长率分别为 13.31%、4.32%，年均复合增长率 8.72%。

二级医院用药份额是三级医院的 1.20～1.26 倍（图 3-4-1-34）。

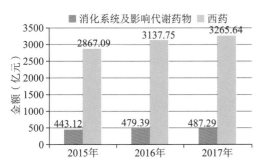

图 3-4-1-33　3 年消化系统及影响代谢药物用药规模

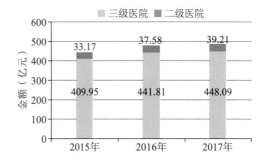

图 3-4-1-34　三级、二级医院消化系统及影响代谢药物用药规模

3. 消化系统及影响代谢药物各亚类临床用药情况

2015—2017 年按 WHO-ATC 药物分类，消化系统及影响代谢药物共 14 个亚类。其中治疗胃酸相关疾病的药物用药金额排序第 1 位，增长率分别为 6.87%、−0.19%，年均复合增长率 3.28%；糖尿病用药排序第 2 位，增长率分别为 8.79%、7.62%，年均复合增长率 8.21%；肝胆疾病治疗用药排序第 3 位，增长率分别为 5.74%、0.01%，年均复合增长率 2.84%。以上 3 个亚类占本大类总金额近 70%，其余 11 个亚类占 30% 左右（图 3-4-1-35、图 3-4-1-36）。

（二）质子泵抑制剂使用频度分析

质子泵抑制剂（PPIs）能强力抑制胃酸分泌，阻断胃酸分泌的最后通道，比其他抑酸药作用都强。目前，此类药物在临床上用于治疗胃酸相关疾病，如消化性溃疡病、幽门螺杆菌（Hp）感染、胃食管反流病、上消化道出血、应激性溃疡等。

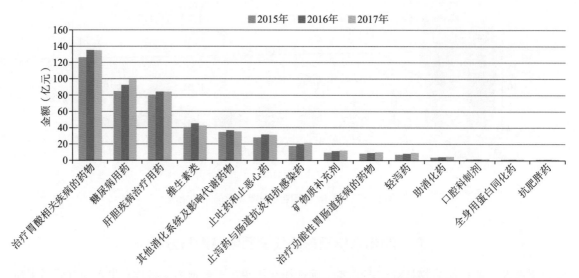

图 3-4-1-35　3 年消化系统及影响代谢各亚类用药规模

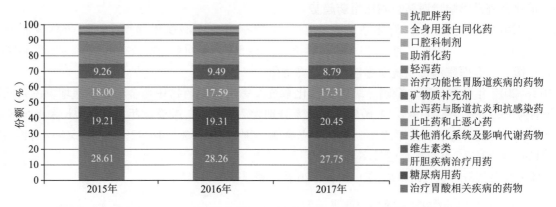

图 3-4-1-36　3 年消化系统及影响代谢药物各亚类用药分布与份额

　　近年临床大量使用 PPIs，存在超适应证、超疗程的情况。对 PPIs 用药应加强监控，严格管理。

　　2015—2017 年数据显示，临床常用的 PPIs 为 6 个药品：泮托拉唑、兰索拉唑、奥美拉唑、艾司奥美拉唑、雷贝拉唑、艾普拉唑。注射用药金额较大，3 年分别是口服制剂的 2.55 倍、2.46 倍、2.26 倍。一般外科、急诊、ICU 病房用量较多，注射剂 DDDs 总体呈上升趋势，分别占总 DDDs 的 27.41%、26.94%、25.90%（图 3-4-1-37，图 3-4-1-38）。

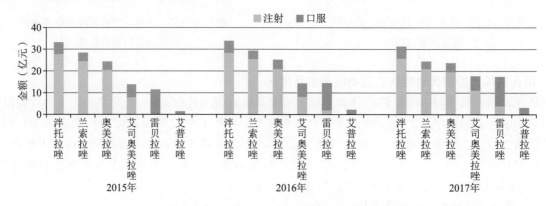

图 3-4-1-37　3 年 PPIs 口服与注射剂用药规模

　　目前，国内有 180 余家企业，生产约 350 个不同剂型、不同规格、不同包装的 PPIs 产品。厂家众多，造成了此类药品无序竞争、过度使用的局面。

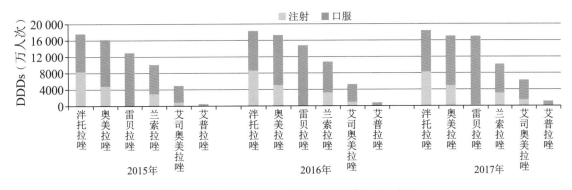

图 3-4-1-38　3 年 PPIs 口服与注射剂药物使用频度

自 2015 年以来，安徽省、四川省、内蒙古自治区、苏州市等省市卫健委，已将此类药品作为重点监控与管理的药品。

七、血液和造血器官药物监测与分析

血液病是严重危害人类健康和生命的疾病之一，随着工业的发展、环境污染的加重，发病率呈逐年增高的趋势。现代医学概念中的血液病，主要包括各类良性、恶性贫血；各类白细胞疾病，如急、慢性白血病；各类紫癜、出血和血栓性疾病；骨髓增殖性疾病及恶性淋巴瘤、多发性骨髓瘤、恶性组织细胞病等。

按 WHO-ATC 药物分类，血液和造血器官药物包括腹膜透析液、静脉注射液添加剂等。

（一）全国血液和造血器官药物用药规模与趋势

1. 血液和造血器官药物临床用药趋势

2015—2017 年数据显示，血液和造血器官药物用药金额逐年递增，占西药总金额分别为 13.30%、13.31%、13.32%；增长率分别为 9.52%、4.16%，年均复合增长率 6.81%（图 3-4-1-39）。

2. 三级、二级医院血液和造血器官药物用药

2015—2017 年数据显示，全国三级医院血液和造血器官药物用药金额逐年递增，占西药总金额分别为 13.31%、13.33%、13.35%；增长率分别为 9.40%、4.24%，年均复合增长率 6.79%。

全国二级医院用药金额逐年递增，占西药总金额分别为 13.07%、12.97%、12.87%；增长率分别为 11.45%、2.89%，年均复合增长率 7.08%。

三级医院用药份额是二级医院的 1.02～1.04 倍（图 3-4-1-40）。

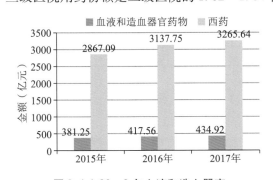

图 3-4-1-39　3 年血液和造血器官
药物用药规模

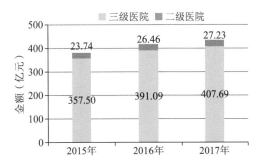

图 3-4-1-40　三级、二级医院血液和
造血器官药物用药规模

3. 血液和造血器官药物各亚类临床用药情况

2015—2017 年按 WHO-ATC 药物分类，血液和造血器官药物共 5 个亚类。其中血液代用品和灌注液用药金额排序第 1 位，增长率分别为 7.12%、0.77%，年均复合增长率 3.90%；抗血栓形成药排序第 2 位，增长率分别为 13.19%、11.06%，年均复合增长率 12.12%；抗出血药排序第 3 位，增长率分别为 17.33%、13.22%，年均复合增长率 15.26%。以上 3 个亚类占本大类总金额 90% 以上，其余 2 个亚类

占10%左右（图3-4-1-41、图3-4-1-42）。

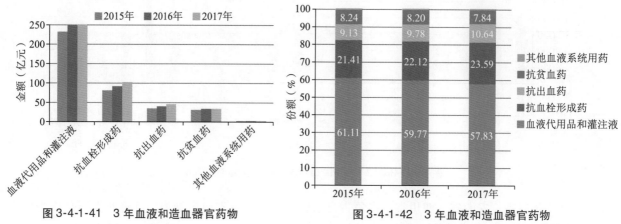

图3-4-1-41　3年血液和造血器官药物
各亚类用药规模

图3-4-1-42　3年血液和造血器官药物
各亚类用药分布与份额

（二）血液和造血器官重点药品监测

2017年数据显示，氯化钠用药金额在血液和造血器官药物中排序第1位，显示了我国静脉输液的普遍使用。如抗菌药物多使用氯化钠作为溶媒，根据3年抗菌药物注射制剂、口服制剂及其他剂型的使用情况统计显示，我国注射用的药物剂量比例是发达国家的12～25倍。静脉输液给药易发生不良反应，治疗风险大、成本高。WHO制定的基本用药原则"能口服给药不注射给药，能肌内注射用药不静脉注射用药"是全世界医务人员的用药共识。静脉输液过度使用，会造成公共健康的隐性损害及卫生资源的巨大浪费。近年我国已加强了对临床不合理使用静脉输液的管理，并取得了一定的成果。

人血白蛋白排序第2位，该药品价格昂贵，应用广泛，应制定统一、规范、详细的使用指征标准及应用限制条件，要严格控制此药的使用。

转化糖电解质排序第8位，临床适应证与葡萄糖注射液、葡萄糖氯化钠注射液、复方电解质注射液类似，但该药品价格远远高于后者，有必要对其使用的合理性、必要性、成本效益比，进行认真的分析评估（图3-4-1-43）。

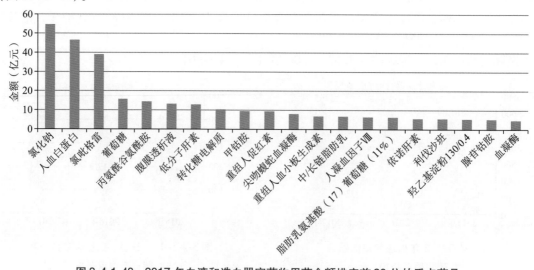

图3-4-1-43　2017年血液和造血器官药物用药金额排序前20位的重点药品

八、神经系统药物监测与分析

神经系统疾病是常见的高病死率和高致残率疾病，是老年人多发疾病，如脑血管病、阿尔茨海默病和帕金森病等，也是我国老龄化社会的公共卫生问题。当前治疗神经系统疾病的药物很多，因此，监测和杜绝不合理用药尤为重要。

（一）全国神经系统药物用药规模与趋势

1. 神经系统药物临床用药趋势

2015—2017 年数据显示，神经系统药物用药金额逐年递增，占西药总金额分别为 12.35%、12.61%、12.55%；增长率分别为 11.69%、3.59%，年均复合增长率 7.56%（图 3-4-1-44）。

2. 三级、二级医院神经系统药物用药

2015—2017 年数据显示，全国三级医院神经系统药物用药金额逐年递增，占西药总金额分别为 12.41%、12.66%、12.60%；增长率分别为 11.40%、3.68%，年均复合增长率 7.47%。

全国二级医院用药金额逐年递增，占西药总金额分别为 11.47%、11.88%、11.72%；增长率分别为 16.40%、2.28%，年均复合增长率 9.11%。

三级医院用药份额是二级医院的 1.07~1.08 倍（图 3-4-1-45）。

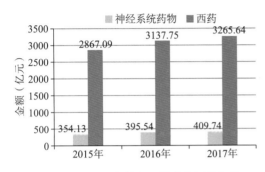

图 3-4-1-44　3 年神经系统药物用药规模

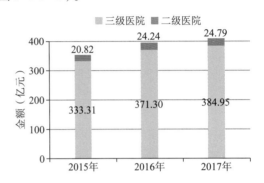

图 3-4-1-45　三级、二级医院神经系统药物用药规模

3. 神经系统药物各亚类临床用药情况

2015—2017 年按 WHO-ATC 药物分类，神经系统药物共 7 个亚类。其中其他神经系统药物用药金额排序第 1 位，增长率分别为 6.57%、-7.46%，年均复合增长率 -0.69%；精神兴奋药排序第 2 位，增长率分别为 11.63%、5.89%，年均复合增长率 8.72%；麻醉剂排序第 3 位，增长率分别为 12.69%、11.95%，年均复合增长率 12.32%。以上 3 个亚类占本大类总金额 80% 左右，其余 4 个亚类占 20% 左右（图 3-4-1-46，图 3-4-1-47）。

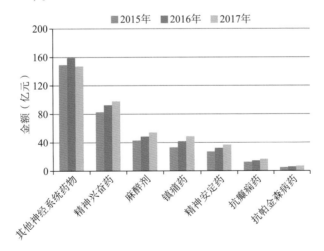

图 3-4-1-46　3 年神经系统药物各亚类用药规模

（二）神经系统重点药品监测

2017 年数据显示，神经节苷脂用药金额在神经系统药物中排序第 1 位，属于神经保护剂，于 20 世纪 80 年代在国外上市，但发达国家自 2000 年后基本不再使用该药品。奥拉西坦排序第 2 位，且国内使用增长迅速，但没有获得 FDA 的批准，疗效存在争议。依达拉奉、鼠神经生长因子与小牛血去蛋白提取物分别排序第 4、第 5、第 6 位。

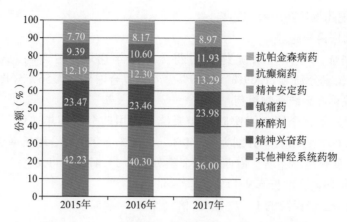

图 3-4-1-47　3 年神经系统药物各亚类用药分布与份额

以上药品金额高，使用广泛，耗用了大量的卫生资源，应借鉴相关国家的药品监管与使用原则，进行严格的临床评价，慎重使用（图 3-4-1-48）。

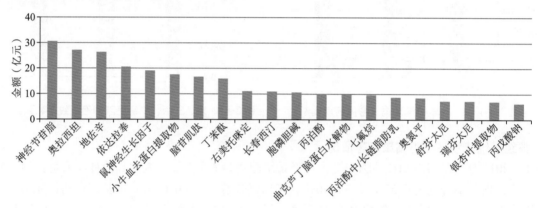

图 3-4-1-48　2017 年神经系统用药金额排序前 20 位的重点药品

九、心血管系统药物监测与分析

2018 年 1 月《中国心血管病报告 2017》发布：目前我国心血管疾病患者人数约 2.9 亿人，其中脑卒中 1300 万人，冠心病 1100 万人，心力衰竭 450 万人，肺源性心脏病 500 万人，风湿性心脏病 250 万人，先天性心脏病 200 万人，高血压 2.7 亿人。心血管疾病导致的死亡占城乡居民总死亡原因的 40% 以上，农村为 45.01%，城市为 42.61%。

今后 10 年心血管疾病人数仍将快速增长，治疗心血管疾病的药物众多，严格按照适应证选择疗效可靠的药物至关重要。

（一）全国心血管系统药物用药规模与趋势

1. 心血管系统药物临床用药趋势

2015—2017 年数据显示，心血管系统药物用药金额有所波动，占西药总金额分别为 11.50%、11.23%、10.72%；增长率分别为 6.88%、−0.70%，年均复合增长率 3.02%（图 3-4-1-49）。

2. 三级、二级医院心血管系统药物用药

2015—2017 年数据显示，全国三级医院心血管系统药物用药金额有所波动，占西药总金额分别为 11.17%、10.88%、10.35%；增长率分别为 6.46%、−1.03%，年均复合增长率 2.65%。

全国二级医院用药金额逐年递增，占西药总金额分别为 16.45%、16.27%、16.07%；增长率分别为 11.13%、2.39%，年均复合增长率 6.67%。

二级医院用药份额是三级医院的 1.47 ~ 1.55 倍（图 3-4-1-50）。

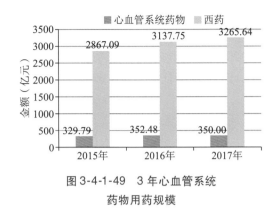

图 3-4-1-49 3 年心血管系统
药物用药规模

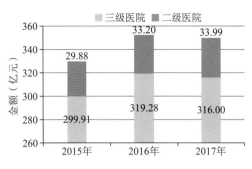

图 3-4-1-50 三级、二级医院心血管
系统药物用药规模

3. 心血管系统药物各亚类临床用药情况

2015—2017 年按 WHO-ATC 药物分类，心血管系统药物共 9 个亚类。其中心脏治疗药用药金额排序第 1 位，增长率分别为 3.93%、-9.45%，年均复合增长率 -2.99%；调节血脂药排序第 2 位，增长率分别为 13.96%、9.10%，年均复合增长率 11.50%；作用于肾素 - 血管紧张素系统的药物排序第 3 位，增长率分别为 5.61%、4.58%，年均复合增长率 5.09%。以上 3 个亚类占本大类总金额 70% 以上，其余 6 个亚类占 30% 左右（图 3-4-1-51，图 3-4-1-52）。

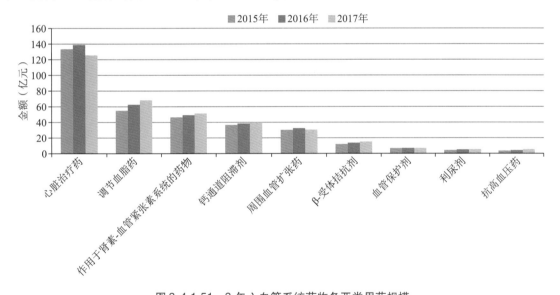

图 3-4-1-51 3 年心血管系统药物各亚类用药规模

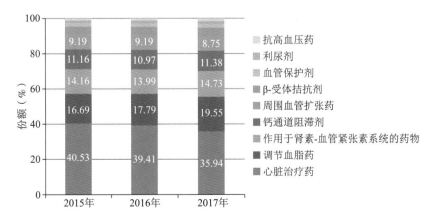

图 3-4-1-52 3 年心血管系统药物各亚类用药分布与份额

（二）心血管系统重点药品监测

1. 抗高血压重点药品监测

2015—2017 年数据显示，抗高血压药物用药金额排序前 20 位的重点药品中，钙通道阻滞剂涉及 5 个药品，用药金额分别为 33.41 亿元、34.85 亿元、35.67 亿元，年均复合增长率 3.33%；DDDs 分别为 1 099 254.61 万人次、1 004 973.36 万人次、967 447.92 万人次，年均复合增长率 –6.19%。作用于肾素 – 血管紧张素系统涉及 12 个药品，用药金额分别为 43.10 亿元、45.26 亿元、47.12 亿元，年均复合增长率 4.56%。DDDs 分别为 113 298.86 万人次、119 946.81 万人次、129 882.13 万人次，其年均复合增长率 7.07%。β – 受体拮抗剂及利尿剂位居第 3、第 4 位，共涉及 3 个药品（图 3-4-1-53，图 3-4-1-54）。

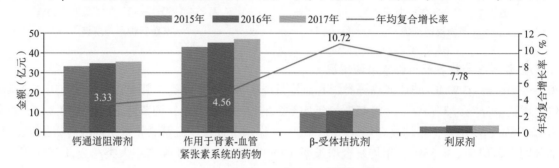

图 3-4-1-53　3 年抗高血压药重点药品各类别用药金额情况

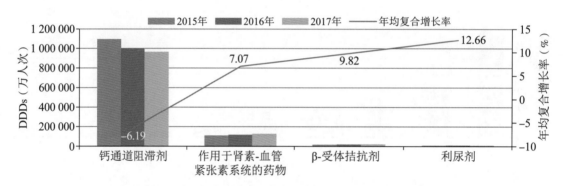

图 3-4-1-54　3 年抗高血压药重点药品各类别药物使用频度情况

2. 心血管系统其他重点药品监测

2017 年数据显示，前列地尔用药金额在心血管系统药物中排序第 2 位；磷酸肌酸钠排序第 3 位；注射用复合辅酶排序第 5 位。

以上药品用药金额高，耗用大量卫生资源，已被相关省份列入重点监控药品，对临床用药的必要性、安全性、经济性，要加强常态监测与管理（图 3-4-1-55）。

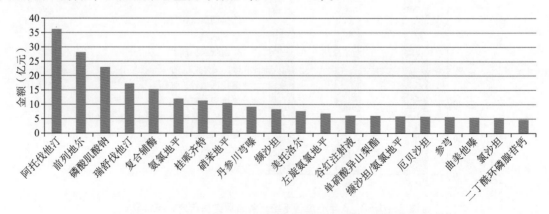

图 3-4-1-55　2017 年心血管系统用药金额排序前 20 位的重点药品

第二节　药事管理与药学服务质量管理与控制

2017年年底，全国已有29个省份相继成立了医疗机构药事管理相关的质量控制中心（以下简称"质控中心"）。2017年抽样调查指标在2014—2016年全国医院药事管理质控数据上报工作的基础上进一步完善，从药学人员配置及工作负荷量、药学服务质量、用药安全、药物临床应用质量4个方面选取。

一、药事管理专业质量安全情况分析

根据本年度数据上报情况，选择未填写项和无法统计项占比≤30%的医院作为样本医院，全国共计3988家综合医院纳入统计，其中，三级公立综合医院1212家（包括委属委管医院24家），二级公立综合医院2132家，民营综合医院644家（其中三级民营综合医院75家，二级民营综合医院569家）。为提高数据结果的指导作用，全国均值分别由三级公立综合医院（包括委属委管综合医院）和二级公立综合医院的均值表示。

2017年抽样调查指标：

1. 药学人员配置及工作负荷量（每百张床位临床药师人数、门诊药学技术人员日均调剂处方数）

2. 药学服务质量分析（处方审核率、住院患者药学监护率）

3. 用药安全分析（用药错误报告率、严重或新发药品不良反应占比）

4. 药物临床应用质量分析（药占比、住院患者静脉输液使用率、住院患者中药注射剂静脉输液使用率、住院患者平均每床日静脉输液使用数量、特殊使用级抗菌药物使用量占比、抗菌药物临床应用情况分析）

现将四方面的指标分析结果报告如下。

（一）药学人员配置及工作负荷量

1. 每百张床位临床药师人数

委属委管、三级公立综合、二级公立综合、民营综合每百张床位临床药师人数分别为0.66、0.55、0.59和0.75，委属委管高于三级公立综合和二级公立综合（图3-4-2-1）。全国各省份二、三级公立综合医院每百张床位临床药师人数见图3-4-2-2。各级医院每百张床位临床药师人数较往年均有明显增加，与近年来医院药学转型，加大临床药师培养力度有关，但与发达国家相比，仍有很大的差距。美国卫生系统药师协会（ASHP）调查结果显示，2016年美国医院≥600床位的医院每百张床位药师数为16.3人，其中20.2%的药师获得药学专业委员会（BPS）的认证（相当于临床药师）。

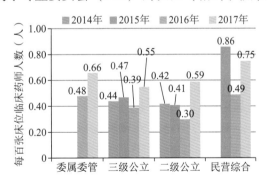

图3-4-2-1　全国不同类别医院每百张床位临床药师人数

2. 门诊药学技术人员日均调剂处方数

委属委管、三级公立综合、二级公立综合、民营综合门诊药学技术人员日均调剂处方数量分别为189.40、145.14、100.74和63.46，与往年相比稍有下降，委属委管最高，民营综合最低（图3-4-2-3）。全国各省份二、三级公立综合医院门诊药学技术人员日均调剂处方数见图3-4-2-4。门诊药学技术人员工作负荷量委属委管最高，三级公立综合高于二级公立综合。

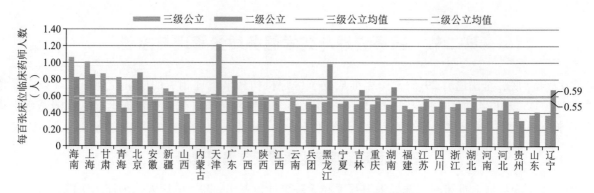

图 3-4-2-2　2017 年全国各省份二、三级公立综合医院每百张床位临床药师人数

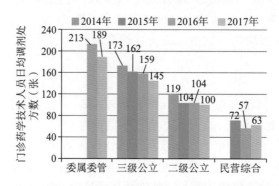

图 3-4-2-3　全国不同类别医院门诊药学技术人员日均调剂处方数

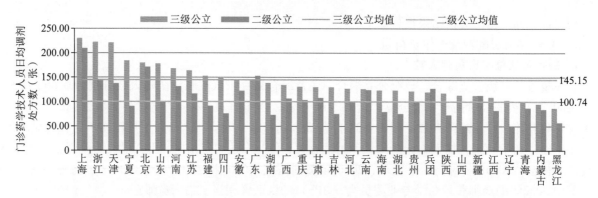

图 3-4-2-4　2017 年全国各省份二、三级公立综合医院门诊药学技术人员日均调剂处方数

（二）药学服务质量分析

1. 处方审核率

处方审核是指药学专业技术人员运用专业知识与实践技能，根据相关法律法规、规章制度与技术规范等，对医师在诊疗活动中为患者开具的处方进行合法性、规范性和适宜性审核，并作出是否同意调配发药决定的药学技术服务。对处方的适宜性审核是规范临床合理用药、预防药害事件发生的重要手段。

（1）门诊处方审核率

委属委管、三级公立综合、二级公立综合、民营综合的门诊处方审核率分别为 35.86%、35.39%、44.06% 和 62.15%，民营综合高于公立医院（图 3-4-2-5）。全国各省份二、三级公立综合医院门诊处方审核率见图 3-4-2-6。门诊处方审核率较往年有大幅提高，但是距离《医疗机构处方审核规范》要求的所有处方均应当经审核通过后方可进入划价收费和调配环节，仍有很大差距。

（2）急诊处方审核率

委属委管、三级公立综合、二级公立综合、民营综合的急诊处方审核率分别为 47.20%、36.69%、44.06% 和 61.54%（图 3-4-2-7）。全国各省份二、三级公立综合医院急诊处方审核率见图 3-4-2-8。

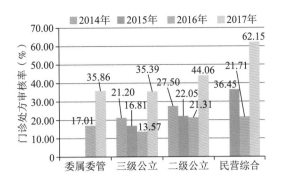

图 3-4-2-5　全国不同类别医院门诊处方审核率

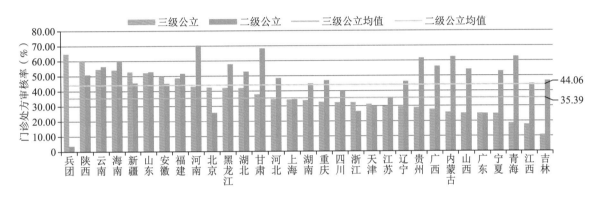

图 3-4-2-6　2017 年全国各省份二、三级公立综合医院门诊处方审核率

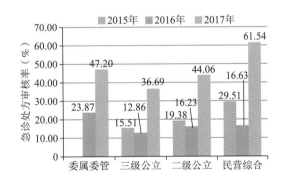

图 3-4-2-7　全国不同类别医院急诊处方审核率

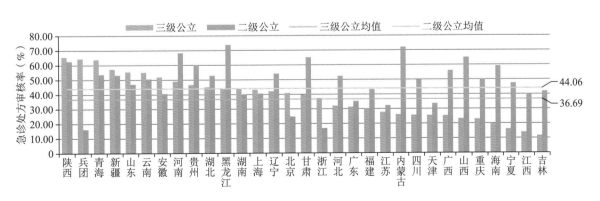

图 3-4-2-8　2017 年全国各省份二、三级公立综合医院急诊处方审核率

2. 住院患者药学监护率

药学监护主要内容包括药学查房、制订监护计划、患者用药教育、药学会诊等在病历中记录的工

作。委属委管、三级公立综合、二级公立综合、民营综合的住院患者药学监护率分别为 6.12%、5.62%、4.54%、5.08%，委属委管最高，二级公立综合最低（图3-4-2-9）。全国各省份二、三级公立综合医院住院患者药学监护率见图3-4-2-10。2018 年调查指标与往年不同，为 2017 年全院住院患者药学监护率，反映住院患者接受临床药学服务的整体情况。

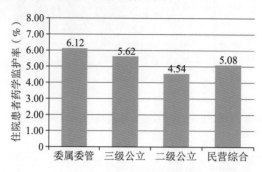

图 3-4-2-9 2017 年全国不同类别医院住院患者药学监护率

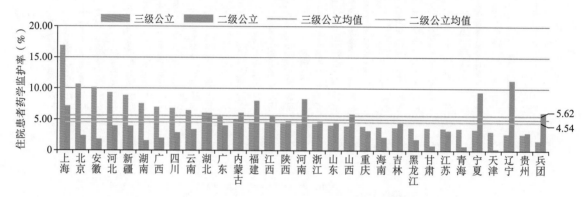

图 3-4-2-10 2017 年全国各省份二、三级公立综合医院住院患者药学监护率

（三）用药安全分析

1. 用药错误报告率

该项调查共纳入 2815 家医院数据，其中委属委管 14 家，三级公立综合 846 家，二级公立综合 1541 家和民营综合 428 家，2017 年共提交 561 518 例用药错误报告。与 2016 年比较，医院数和用药错误报告例数分别提高了 97.54% 和 37.86%。

（1）用药错误报告率

委属委管、三级公立综合、二级公立综合、民营综合用药错误报告率分别为 0.06‰、0.72‰、0.33‰和 0.56‰（图3-4-2-11）。与 2016 年相比，2017 年用药错误报告医院的数量显著增加，其中二级公立综合医院尤为显著，但其用药错误报告率出现了大幅降低。

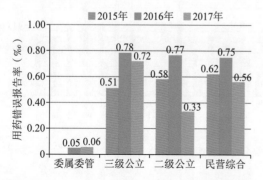

图 3-4-2-11 全国不同类别医院用药错误报告情况

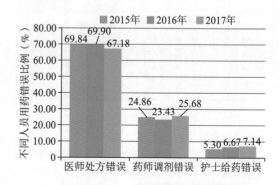

图 3-4-2-12 用药错误人员分类

（2）用药错误人员分类

用药错误报告中，医师处方用药错误报告率依然为最高，占所有错误的67.18%，较2016年的69.90%有所下降；药师处方调剂错误报告率和护士给药错误报告率均有小幅上升，分别为25.68%和7.14%（图3-4-2-12）。委属委管、三级公立综合、二级公立综合、民营综合的医师处方用药错误率分别为64.01%、70.94%、56.95%和52.32%；药师处方调剂错误率分别为32.23%、22.75%、33.64%和37.33%（表3-4-2-1）。各类别医院中医师处方用药错误导致的用药错误率最高，建议医院应进一步加强医师处方过程中的审核，增设药师处方审核岗位，最大限度降低处方错误的发生，保证患者用药安全。

表3-4-2-1 各类别医院用药错误发生情况

医院类别	用药错误总发生率(‰)			药师处方调剂错误比例(%)			医师处方用药错误比例(%)			护士给药错误比例(%)		
	2015	2016	2017	2015	2016	2017	2015	2016	2017	2015	2016	2017
委属委管	—	0.05	0.06	—	79.72	32.23	—	19.41	64.01	—	0.87	3.76
三级公立综合	0.51	0.78	0.72	26.07	20.22	22.75	70.48	74.72	70.94	3.45	5.06	6.31
二级公立综合	0.58	0.77	0.33	19.60	25.77	33.64	72.17	66.29	56.95	8.23	7.95	9.41
民营综合	0.62	0.75	0.56	42.33	33.29	37.33	45.74	54.68	52.32	11.93	12.04	10.36

（3）全国各省份用药错误上报数据分析

全国三级公立综合、二级公立综合用药错误报告率均值分别为0.72‰和0.33‰（图3-4-2-13）。不同省份上报的医院数量存在一定差异，部分省份上报医院较少，数据是否具有代表性有待商榷。

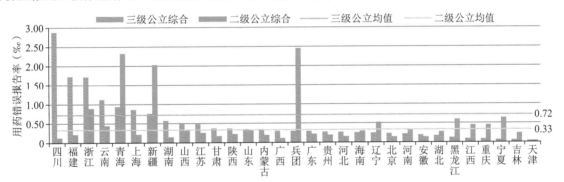

图3-4-2-13 全国各省份二、三级公立综合医院用药错误报告率

2. 严重或新发药品不良反应占比

委属委管、三级公立综合、二级公立综合、民营综合严重或新发药品不良反应占比分别为23.70%、25.97%、18.02%、15.76%（图3-4-2-14）。全国1179家三级公立综合医院上报药品不良反应271 990例，其中严重或新发药品不良反应70 630例，严重或新发药品不良反应占比为25.97%。全国1934家二级公立综合医院上报药品不良反应158 448例，其中严重或新发药品不良反应28 552例，严重或新发药品不良反应占比为18.02%（图3-4-2-15）。此次调研中，3555家医院提供了457 058例不良反应，其中严重或新发药品不良反应103 377例，占总不良反应例数的22.62%，较2016年增加1.10个百分点。

（四）药物临床应用质量分析

1. 药占比

委属委管、三级公立综合、二级公立综合、民营综合药占比分别为37.05%、33.72%、35.43%、36.83%（图3-4-2-16）。全国各省份二、三级公立综合医院药占比见图3-4-2-17。

2. 住院患者静脉输液使用率

委属委管、三级公立综合、二级公立综合、民营综合住院患者静脉输液使用率分别为84.07%、89.00%、90.11%和88.21%，委属委管低于其他类别医院（图3-4-2-18）。全国各省份二、三级公立综合医院住院患者静脉输液使用率见图3-4-2-19。

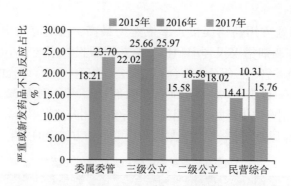

图 3-4-2-14　全国不同类别医院严重或新发药品不良反应占比

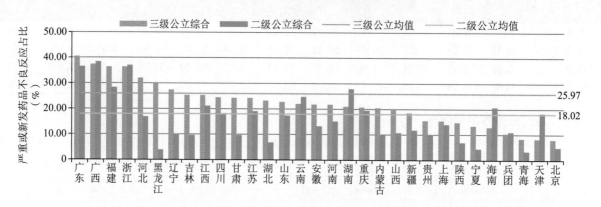

图 3-4-2-15　2017 年全国各省份二、三级公立综合医院严重或新发药品不良反应占比

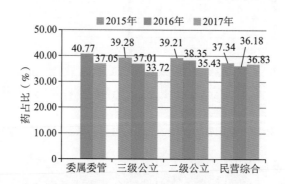

图 3-4-2-16　全国不同类别医院药占比

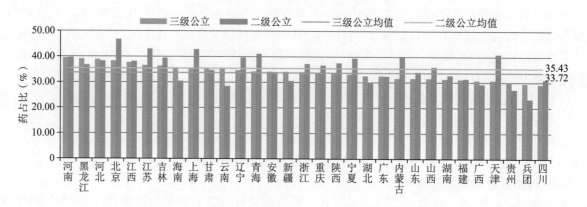

图 3-4-2-17　2017 年全国各省份二、三级公立综合医院药占比

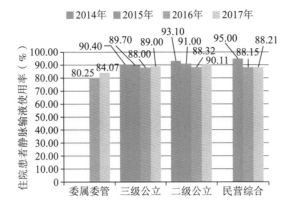

图 3-4-2-18　全国不同类别医院住院患者静脉输液使用率

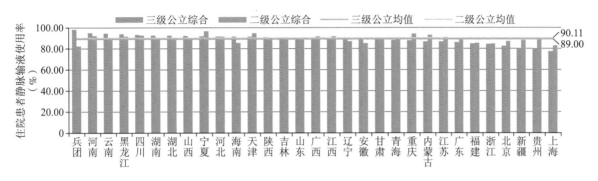

图 3-4-2-19　2017 年全国各省份二、三级公立综合医院住院患者静脉输液使用率

3. 住院患者中药注射剂静脉输液使用率

委属委管、三级公立综合、二级公立综合、民营综合住院患者中药注射剂静脉输液使用率分别为 16.69%、29.06%、33.40% 和 31.33%，委属委管显著低于其他三类医院，二级公立综合最高（图 3-4-2-20）。全国各省份二、三级公立综合医院住院患者中药注射剂静脉输液使用率见图 3-4-2-21。

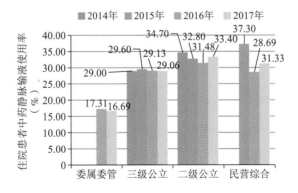

图 3-4-2-20　全国不同类别医院住院患者中药注射剂静脉输液使用率

4. 住院患者平均每床日静脉输液使用数量

委属委管、三级公立综合、二级公立综合、民营综合住院患者平均每床日静脉输液使用数量分别为 2.73、2.51、1.81 和 1.31（瓶/袋），均较 2016 年的使用量有所下降。从连续 4 年的数据可以看出，在住院患者平均每床日静脉输液使用数量方面，全国各级医院都得到有效的控制（图 3-4-2-22）。全国各省份二、三级公立综合医院住院患者平均每床日静脉输液使用数量见图 3-4-2-23。

5. 特殊使用级抗菌药物使用量占比

委属委管、三级公立综合、二级公立综合、民营综合特殊使用级抗菌药物使用量占比分别为 14.28%、5.57%、3.15% 和 5.16%，委属委管明显高于其他类别医院，与 2016 年相比，委属委管和三

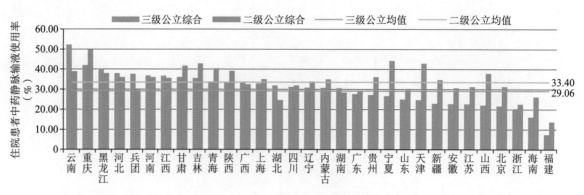

图 3-4-2-21　2017 年全国各省份二、三级公立综合医院住院患者中药注射剂静脉输液使用率

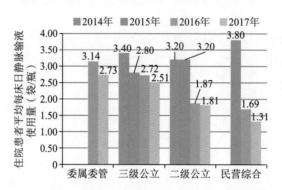

图 3-4-2-22　全国不同类别医院住院患者平均每床日静脉输液使用数量

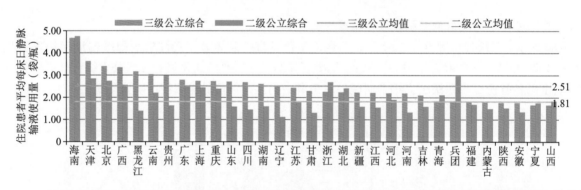

图 3-4-2-23　2017 年全国各省份二、三级公立综合医院住院患者平均每床日静脉输液使用数量

级公立综合占比有所下降，二级公立综合和民营综合变化不大（图 3-4-2-24）。全国各省份二、三级公立综合医院特殊使用级抗菌药物使用量占比见图 3-4-2-25。

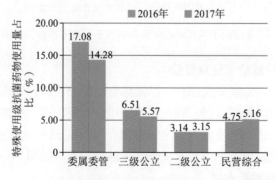

图 3-4-2-24　全国不同类别医院特殊使用级抗菌药物使用量占比

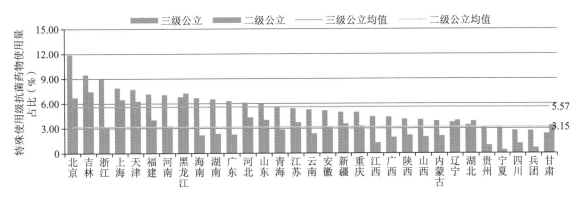

图 3-4-2-25　2017 年全国各省份二、三级公立综合医院特殊使用级抗菌药物使用量占比

6. 抗菌药物临床应用情况分析

本部分围绕国家卫生健康委抗菌药物临床应用监测网 2017 年注册入网的 2860 所医疗机构进行分析。监测网中心成员医院 192 所，均为三级公立医院，其中综合医院 181 所，专科医院 11 所，2017 年共上报并统计 64 791 例住院病例（非手术组 33 340 例，手术组 31 451 例）、222 667 张门诊处方，基本反映医院抗菌药物应用情况。

（1）监测网中心成员医院抗菌药物费用情况

药品费用统计调查有效的监测网中心成员医院 102 所，其中平均药占比为 35.80%，抗菌药物使用金额占药品总收入的比例为 11.10%，与 2016 年基本持平。

（2）住院患者抗菌药物使用情况

1）住院患者医疗和抗菌药物费用情况

2017 年监测网中心成员医院人均住院费用 20 285.77 元、人均总药费 4941.92 元、人均抗菌药物费用 500.58 元，均高于 2016 年（表 3-4-2-2）。

表 3-4-2-2　2014—2017 年监测网中心成员医院住院患者人均医疗费用

项目	2014 年	2015 年	2016 年	2017 年
人均住院费用（元）	18 677.10	12 361.90	14 973.84	20 285.77
人均总药费（元）	4917.80	4070.80	4944.57	4941.92
人均总药费占住院费用比例（%）	26.33	32.93	33.02	24.36
人均抗菌药物费用（元）	526.70	422.90	500.57	500.58

2）住院患者抗菌药物使用率

本调查中住院患者抗菌药物使用率为抽样病例中使用抗菌药物病例占抽样病例的百分比。2017 年监测网中心成员医院住院患者抗菌药物使用率为 36.86%，比 2016 年下降 0.61 个百分点（图 3-4-2-26）。非手术组抗菌药物使用率 22.73%，手术组抗菌药物使用率为 62.38%，其中 I 类切口为 42.38%，II 类切口为 82.65%，III 类切口为 86.62%（表 3-4-2-3）。全国各省份监测网全部入网综合医院住院患者抗菌药物使用率均值为 37.76%（图 3-4-2-27）。全国各省份监测网中心成员医院 I 类切口手术患者抗菌药物使用率均值为 38.63%（图 3-4-2-28）。

3）住院患者抗菌药物联合用药率

住院患者抗菌药物联合用药率为联合使用抗菌药物病例占总使用抗菌药物病例的百分比。联合用药系指在同一个时间内同时使用 2 种或 2 种以上抗菌药物。2017 年监测网中心成员医院住院患者抗菌药物平均联合用药率为 16.50%，较 2016 年下降 3.80 个百分点，手术组的抗菌药物联合使用率有明显下降（图 3-4-2-29、表 3-4-2-4）。全国各省份监测网全部入网综合医院住院患者抗菌药物联合用药率均值为 16.64%（图 3-4-2-30）。

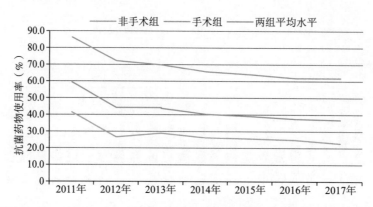

图 3-4-2-26　2011—2017 年监测网中心成员医院住院患者抗菌药物使用率

表 3-4-2-3　2014—2017 年监测网中心成员医院手术组不同切口抗菌药物使用率（%）

切口类别	2014 年	2015 年	2016 年	2017 年
Ⅰ类切口	49.20	45.00	42.35	42.38
Ⅱ类切口	83.90	79.20	84.25	82.65
Ⅲ类切口	96.40	100.00	91.19	86.62

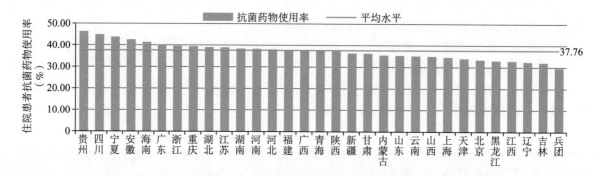

图 3-4-2-27　2017 年全国各省份监测网全部入网综合医院住院患者抗菌药物使用率

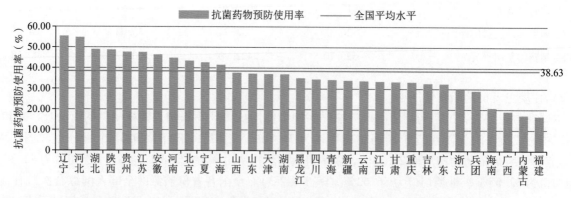

图 3-4-2-28　2017 年全国各省份监测网中心成员医院 Ⅰ 类切口手术患者抗菌药物使用率

表 3-4-2-4　2014—2017 年监测网中心成员医院住院患者抗菌药物联合用药率

项目		2014 年	2015 年	2016 年	2017 年
联合用药率（%）	非手术组	19.72	21.74	24.24	19.26
	手术组	15.47	17.81	12.72	11.50
平均联合用药率（%）		18.20	20.37	20.30	16.50

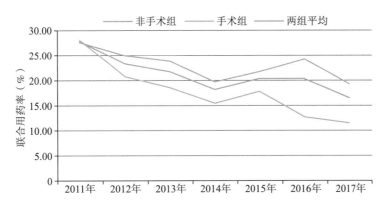

图 3-4-2-29 2011—2017 年监测网中心成员医院住院患者抗菌药物联合用药率

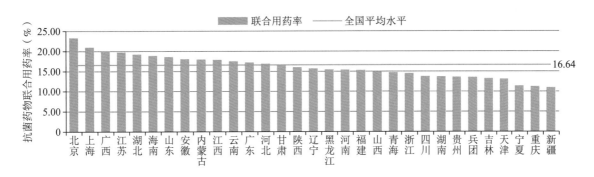

图 3-4-2-30 2017 年全国各省份监测网全部入网综合医院住院患者抗菌药物联合用药率

4）住院患者抗菌药物使用强度分析

2010 年以来，各监测网中心成员医院抗菌药物使用强度呈下降趋势，2014 年开始处于一个较为稳定的水平，2014—2017 年基本持平，说明监测网中心成员医院抗菌药物使用强度的变化不明显（图 3-4-2-31，表 3-4-2-5）。

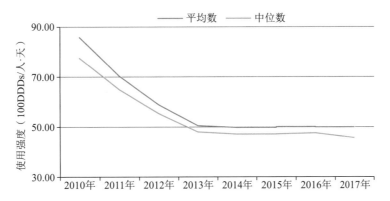

图 3-4-2-31 2010—2017 年监测网中心成员医院抗菌药物使用强度

表 3-4-2-5 2007—2017 年监测网中心成员医院抗菌药物使用强度均值和中位值的变化（100DDDs/人·天）

使用强度	年度										
	2007	2008	2009	2010	2011	2012	2013	2014	2015	2016	2017
均值	78.4	81.8	85.4	85.9	70.4	58.9	50.6	49.85	50.14	50.03	49.66
中位数	76.0	74.8	80.1	77.6	65.0	55.4	48.1	47.21	47.25	47.65	45.73

（3）住院患者抗菌药物不合理用药情况

抗菌药物不合理用药主要表现为无适应证用药；在有用药适应证病例中，存在药物选择错误、单次剂量错误、用药频次不符合规定、溶剂选择和剂量不符合规定、治疗用药疗程过长（短）、无依据频繁更换药品和不适宜联合用药。

1）非手术组使用抗菌药物合理性评价情况

2016年抽查并评价非手术组有效病例1461例，合理用药病例占有效病例的47.84%，不合理用药病例占52.16%，其中无适应证用药占17.11%（表3-4-2-6）。在有适应证用药病例中（按例次计）药物选择不合理（选择起点高）占28.17%；单次剂量错误（主要是过大）占9.91%；每日给药次数不符合规定的占26.63%；不适宜联合用药的占9.91%，此外还有治疗用药疗程过长、无依据频繁更换药品等（表3-4-2-7）。

表3-4-2-6　2014—2017年监测网中心成员医院非手术组使用抗菌药物合理性评价情况

项目		2014年		2015年		2016年		2017年	
		例数	%	例数	%	例数	%	例数	%
用药不合理	无适应证用药	216	16.19	419	21.63	260	23.59	250	17.11
	单项不合理	317	23.76	372	19.20	126	11.43	323	22.11
	多项不合理	209	15.67	295	15.23	87	7.89	189	12.94
	合计	742	55.62	1086	56.07	473	42.92	762	52.16
用药合理		592	44.38	851	43.93	629	57.08	699	47.84
总计		1334	100.00	1937	99.99	1102	99.99	1461	100.00

表3-4-2-7　2014—2017年监测网中心成员医院非手术组使用抗菌药物不合理表现构成比

不合理表现	2014年		2015年		2016年		2017年	
	例次	%	例次	%	例次	%	例次	%
药物选择	157	20.10	214	19.60	76	21.97	91	28.17
单次剂量	126	16.13	176	16.12	46	13.29	32	9.91
每日给药次数	177	22.66	242	22.16	76	21.97	86	26.63
溶媒	44	5.63	70	6.41	19	5.49	13	4.02
用药途径	12	1.54	18	1.65	7	2.02	0	0
治疗用药疗程	125	16.01	176	16.12	58	16.76	52	16.10
更换药品	62	7.94	92	8.42	27	7.80	17	5.26
联合用药	78	9.99	104	9.52	37	10.70	32	9.91
合计（例次）	781	100.00	1092	100.00	346	100.00	323	100.00

2）手术组使用抗菌药物合理性评价情况

2017年抽查并评价手术组有效病例3708例，合理用药病例占有效病例的15.05%，远低于非手术组（表3-4-2-8）。在有适应证用药病例中（按例次计），药物选择不合理（选择起点高）占17.63%；单次剂量不合理占8.42%；每日给药次数不符合规定占9.31%；不适宜联合用药占2.67%，围手术期预防用药不合理占55.66%。此外还有治疗用药疗程过长、无依据频繁更换药品等（表3-4-2-9）。

表 3-4-2-8 2014—2017 年监测网中心成员医院手术组使用抗菌药物合理性评价情况

项目		2014 年		2015 年		2016 年		2017 年	
		例数	%	例数	%	例数	%	例数	%
用药不合理	无适应证用药	558	17. 31	288	9. 57	189	10. 19	421	11. 35
	单项不合理	668	20. 73	693	23. 02	358	19. 31	711	19. 17
	多项不合理	1555	48. 25	1578	52. 43	1074	57. 93	2018	54. 42
	合计	2781	86. 29	2559	85. 02	1621	87. 43	3150	84. 95
用药合理		442	13. 71	451	14. 98	233	12. 57	558	15. 05
总计		3223	100. 00	3010	100. 00	1854	100. 00	3708	100. 00

表 3-4-2-9 2014—2017 年监测网中心成员医院手术组使用抗菌药物不合理表现构成比

不合理表现	2014 年		2015 年		2016 年		2017 年	
	例次	%	例次	%	例次	%	例次	%
药物选择	1029	21. 71	1069	19. 94	704	19. 66	1110	17. 63
单次剂量	529	11. 16	572	10. 67	311	8. 69	530	8. 42
每日给药次数	520	10. 97	468	8. 73	326	9. 11	586	9. 31
溶媒	212	4. 47	239	4. 46	135	3. 77	198	3. 15
用药途径	29	0. 61	46	0. 86	35	0. 98	31	0. 49
更换药品	147	3. 10	134	2. 50	94	2. 63	168	2. 67
联合用药	175	3. 69	142	2. 65	77	2. 15	168	2. 67
围手术期	2098	44. 27	2691	50. 20	1898	53. 01	3504	55. 66
合计（例次）	4739	100. 00	5361	100. 00	3580	100. 00	6295	100. 00

3）手术组患者首次预防用药时机情况

2017 年监测网中心成员医院术前用药时机符合《抗菌药物临床应用指导原则》的要求，即在切皮前 0.5～1.0 小时内用药的占 66.24%，比 2016 年（62.61%）提高 3.63 个百分点，仍有多数病例提前预防用药或术后用药（图 3-4-2-32，表 3-4-2-10）。

（4）门诊处方调查统计情况

2017 年 185 家监测网中心成员医院上报了门诊处方调查数据，共计调查处方 222 667 张。医院平均每张处方用药约 2.10 个品种；每张处方的平均金额和每张含抗菌药物的处方平均金额分别为 259.23 元和 102.47 元（表 3-4-2-11）。全国各省份监测网中心成员医院门诊处方抗菌药物使用率均值为 7.70%（图 3-4-2-33）。

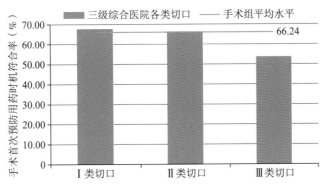

图 3-4-2-32 2017 年监测网中心成员医院手术组不同切口手术首次预防用药情况

表 3-4-2-10　2014—2017 年监测网中心成员医院手术组不同切口手术首次预防用药情况

年份	首次用药时间	I 类切口		II 类切口		III 类切口		合计	
		例数	%	例数	%	例数	%	例数	%
2014 年	0.5~2 小时	6191	68.21	7985	68.20	775	50.06	14 951	67.05
	大于 2 小时	1253	13.80	1180	10.08	165	10.66	2598	11.63
	术后用	1633	17.99	2543	21.72	608	39.28	4784	21.42
	合计	9077		11 708		1548		22 333	
2015 年	0.5~2 小时	5683	68.50	7253	68.13	660	55.05	13 596	67.50
	大于 2 小时	1309	15.78	1319	12.39	177	14.76	2805	13.93
	术后用	1304	15.72	2074	19.48	362	30.19	3740	18.57
	合计	8296		10 646		1199		20 141	
2016 年	0.5~2 小时	5140	62.54	7155	63.25	410	53.81	12 705	62.61
	大于 2 小时	1107	13.47	1252	11.07	102	13.39	2461	12.13
	术后用	1972	23.99	2905	25.68	250	32.81	5127	25.26
	合计	8219		11 312		762		20 293	
2017 年	0.5~2 小时	4451	67.94	7749	66.56	648	53.87	12 848	66.24
	大于 2 小时	747	11.40	1474	12.66	278	23.11	2499	12.88
	术后用	1353	20.65	2419	20.78	277	23.03	4049	20.88
	合计	6551		11 642		1203		19 398	

表 3-4-2-11　2014—2017 年监测网中心成员医院门诊处方调查

时间	医院数（所）	平均每张处方用药品种数	门诊处方抗菌药物使用率（%）	门诊处方针剂使用率（%）	处方平均金额（元）	抗菌药物处方平均金额（元）
2014 年	190	2.08	9.49	11.16	260.13	218.65
2015 年	191	2.07	9.41	10.33	228.42	105.90
2016 年	177	2.07	8.70	4.94	255.05	106.75
2017 年	185	2.10	7.70	3.91	259.23	102.47

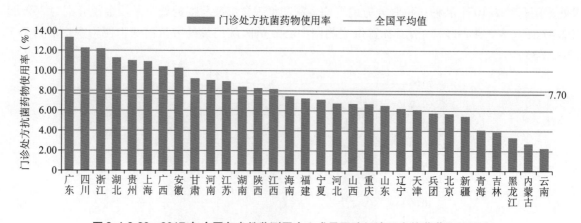

图 3-4-2-33　2017 年全国各省份监测网中心成员医院门诊处方抗菌药物使用率

二、问题分析及工作重点

（一）存在的主要问题

1. 部分医院对药事管理重视程度不够。一些医院管理者认为取消药品加成后，医院药学部门从以前的"利润部门"变成现在的"成本部门"，减少了对药学部门人力、物力的投入，药师数量不足，限制了医院药学学科的发展。

2. 药学服务模式亟待转变，药学服务内涵需要丰富拓展，药师能力水平有待进一步提高。《医疗机构处方审核规范》规定，所有处方均应当经审核通过后方可进入划价收费和调配环节。2017 年调查数据表明，门诊处方审核率达到100%的医院比率低于40%，距离国家要求还有很大差距。药师作为处方审核工作的第一责任人，自身专业技术能力有待提高。

（二）下一步工作重点

进一步贯彻落实国家卫生健康委、国家中医药管理局联合印发《关于加强药事管理转变药学服务模式的通知》的各项要求，重点要做好以下 2 项工作：

1. 建立医院药事管理质控指标体系。加强合理用药的监管，规范诊疗和用药行为，重点关注抗菌药物、抗肿瘤药物临床应用和静脉用药集中调配的管理。

2. 促进药学服务规范化、标准化、同质化。促进药学服务模式和服务重心的转变，从"以保障药品供应为中心"转变为"在保障药品供应的基础上，以重点加强药学专业技术服务、参与临床用药为中心"，从"以药品为中心"转变为"以病人为中心"，提升药学服务的内涵和质量。加强药师队伍的建设，提升药学服务能力，落实药师的权利和责任，充分发挥药师在合理用药方面的作用。

全国 31 个省份（含新疆生产建设兵团，不含西藏自治区、港澳台地区）的 2453 家医疗机构纳入 2017 年医疗服务与质量安全数据口腔门诊相关质控指标分析，其中 2453 家医疗机构纳入口腔门诊重点病种、重点技术、常见并发症指标分析，340 家医疗机构纳入口腔门诊管理类指标分析；872 家医疗机构纳入口腔住院相关质控指标分析，其中 872 家医疗机构纳入口腔住院重点病种、重点手术及操作指标分析，172 家医疗机构纳入口腔住院管理类指标分析（表 3-5-0-1）。各省份纳入口腔门诊相关质控指标统计医疗机构数量分布如图 3-5-0-1 及图 3-5-0-2 所示，各省份纳入口腔住院相关质控指标统计医疗机构数量分布如图 3-5-0-3 及图 3-5-0-4 所示。

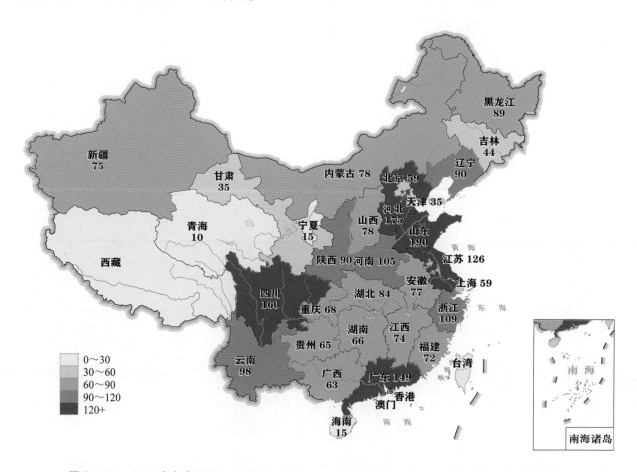

图 3-5-0-1　2017 年各省份纳入口腔门诊重点病种、重点技术、常见并发症指标统计医疗机构数量

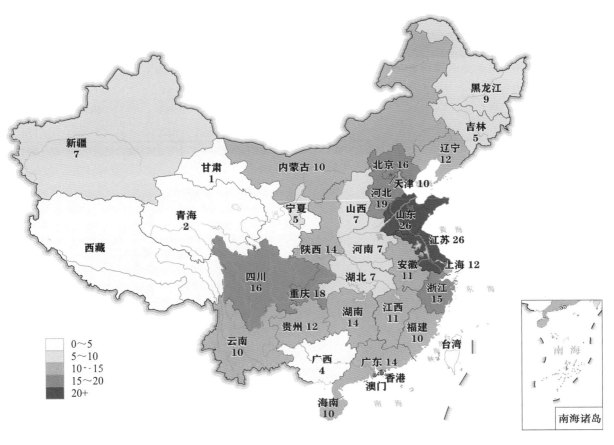

图 3-5-0-2　2017 年各省份纳入口腔门诊管理类指标统计医疗机构数量

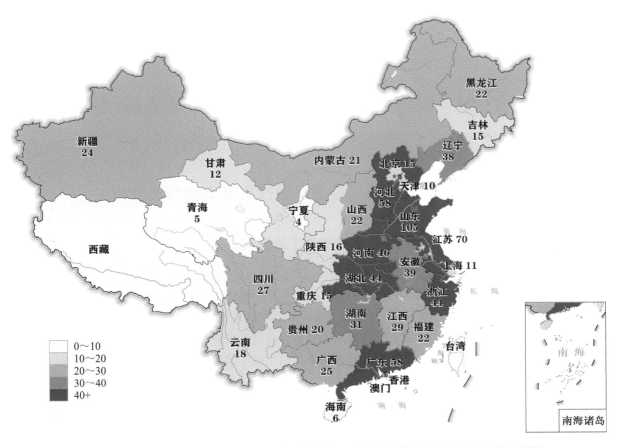

图 3-5-0-3　2017 年各省份纳入口腔住院重点病种、重点手术及操作指标统计医疗机构数量

表 3-5-0-1　2017 年医疗服务与质量安全数据纳入口腔相关质控指标统计的医疗机构分类及数量

分类	质控指标	三级公立	三级民营	二级公立	二级民营	合计
门诊	重点病种、重点技术、常见并发症指标	855	47	1289	262	2453
	管理类指标*	158	5	64	113	340
住院	重点病种、重点手术及操作指标	531	18	283	40	872
	管理类指标*	141	—	22	9	172

*注：由于部分综合医疗机构的数据无法分清是否仅来源于口腔专业，在管理类指标分析时筛选国家级口腔医疗质控哨点医院和口腔专科医疗机构进行分析。

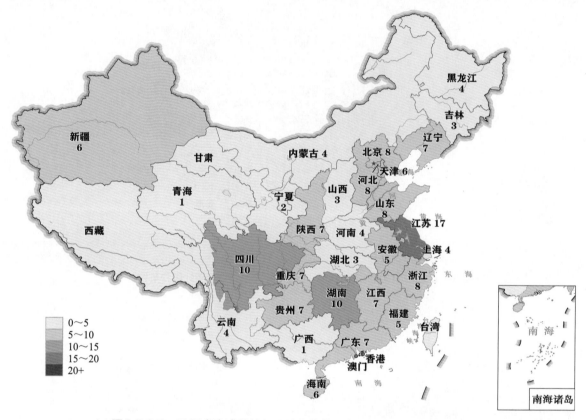

图 3-5-0-4　2017 年各省份纳入口腔住院管理类指标统计医疗机构数量

第一节　口腔专业门诊患者医疗质量安全情况分析

一、重点病种工作量统计

在 31 个省份的 2453 家医疗机构中，2017 年门诊共治疗 10 个重点病种患者 26 257 457 人次。按照平均就诊人次排序，排名前 5 位的病种依次为慢性根尖周炎、慢性牙周炎、急性牙髓炎、牙列缺损、下颌阻生第三磨牙（表 3-5-1-1）。各省份 10 个重点病种平均就诊人次构成情况如图 3-5-1-1 所示，其中慢性根尖周炎患者构成比最高的是广西，慢性牙周炎患者构成比最高的是天津，急性牙髓炎患者构成比最高的是青海，牙列缺损患者构成比最高的是北京，下颌阻生第三磨牙患者构成比最高的是重庆。

表 3-5-1-1　2017 年口腔门诊 10 个重点病种平均就诊人次比较

重点病种	三级公立	三级民营	二级公立	二级民营	平均值
慢性根尖周炎	3688.99	2169.26	1223.38	779.65	2053.50
慢性牙周炎	3857.39	1570.11	923.82	857.82	1951.66

续表

重点病种	三级公立	三级民营	二级公立	二级民营	平均值
急性牙髓炎	2757.82	1640.32	1186.22	833.78	1705.07
牙列缺损	2832.96	1523.19	762.76	780.99	1500.85
下颌阻生第三磨牙	2977.06	1617.19	667.58	496.48	1472.47
错颌畸形	2604.71	712.11	346.82	719.16	1180.58
牙列缺失	513.96	411.09	227.40	301.34	338.70
颞下颌关节紊乱病	436.74	124.94	79.79	43.68	201.22
口腔扁平苔藓	450.83	46.49	42.28	18.88	182.26
年轻恒牙牙外伤	217.90	107.49	63.98	58.79	117.91
合计	20 338.37	9922.17	5524.03	4890.56	10 704.22

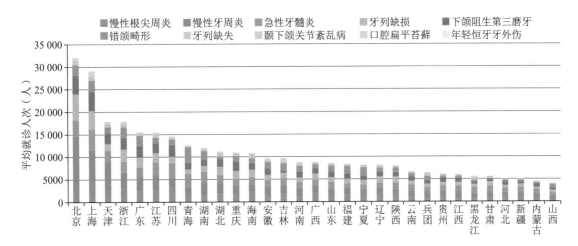

图 3-5-1-1 2017 年口腔门诊 10 个重点病种平均就诊人次构成情况省际比较

二、重点技术工作量统计

在 31 个省份的 2453 家医疗机构中，2017 年门诊 9 个重点技术患者服务总量为 23 328 280 人次。按平均就诊人次排序，排名前 5 位的技术依次为根管治疗术、牙周洁治术、阻生牙拔除术、烤瓷冠修复技术、错颌畸形矫治术（表 3-5-1-2）。各省份 9 个重点技术平均就诊人次构成情况如图 3-5-1-2 所示，其中根管治疗术构成比最高的是甘肃，牙周洁治术构成比最高的是新疆，阻生牙拔除术构成比最高的是福建，烤瓷冠修复技术构成比最高的是吉林，错颌畸形矫治术构成比最高的是青海。

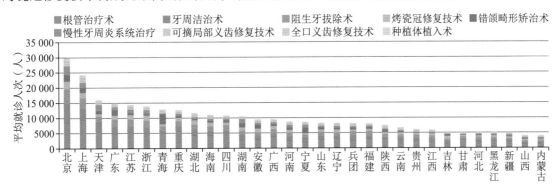

图 3-5-1-2 口腔门诊 9 个重点技术平均就诊人次构成情况省际比较

表 3-5-1-2　2017 年口腔门诊 9 个重点技术平均就诊人次比较

重点技术	三级公立	三级民营	二级公立	二级民营	平均值
根管治疗术	6135.04	2942.30	2087.44	1598.71	3462.42
牙周洁治术	2948.98	1863.81	651.88	1077.70	1521.24
阻生牙拔除术	2629.58	1129.40	663.78	517.24	1342.24
烤瓷冠修复技术	1653.11	1710.36	592.09	610.55	985.31
错颌畸形矫治术	1703.62	506.51	234.24	449.13	774.57
慢性牙周炎系统治疗	1305.39	638.96	237.47	300.80	624.15
可摘局部义齿修复技术	934.27	339.55	338.70	265.11	538.45
全口义齿修复技术	216.25	120.47	99.92	98.88	140.75
种植体植入术	247.43	220.13	27.17	152.04	120.98
合计	17 773.67	9471.49	4932.70	5070.17	9510.10

三、患者安全类数据统计

在 31 个省份的 2453 家医疗机构中，2017 年门诊 7 类常见并发症共发生 103 901 例次。按平均发生数量排序，排名前 5 位的并发症依次为：口腔软组织损伤、门诊手术并发症、根管内器械分离（根管治疗断针）、种植体脱落、治疗牙位错误（表 3-5-1-3）；口腔门诊 7 类常见并发症构成比如图 3-5-1-3 所示。

表 3-5-1-3　2017 年口腔门诊 7 类常见并发症平均发生人次比较

常见并发症	三级公立	三级民营	二级公立	二级民营	平均值
口腔软组织损伤	51.69	2.55	14.29	2.90	25.88
门诊手术并发症	15.01	14.66	5.13	1.76	8.40
根管内器械分离（根管治疗断针）	10.71	5.87	3.74	2.01	6.02
种植体脱落	2.78	4.68	0.51	1.11	1.44
治疗牙位错误	0.22	0.36	0.67	0.05	0.44
误吞或误吸异物	0.10	0.06	0.12	0.11	0.11
拔牙错误	0.09	0.15	0.03	0	0.05
合计	80.60	28.34	24.49	7.95	42.36

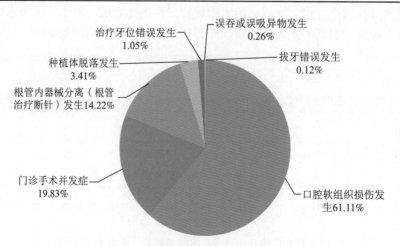

图 3-5-1-3　口腔门诊 7 类常见并发症构成比例

第二节 口腔专业住院患者医疗质量安全情况分析

一、住院死亡类数据统计

在 30 个省份的 172 家医疗机构中，2017 年出院患者总数 195 504 例，其中住院患者死亡 42 例，其中 41 例发生在三级公立医疗机构，1 例发生在二级公立医疗机构，11 例发生在口腔颌面部间隙感染患者，4 例发生在舌癌患者，总体住院死亡率为 0.21‰；非医嘱离院患者 3244 例，非医嘱离院率为 1.66%（表 3-5-2-1）。

表 3-5-2-1　2017 年口腔住院患者住院死亡类指标简表

质控指标	三级公立	二级公立	二级民营	平均值
平均出院患者例数	1227.19	954.64	163.11	1136.65
住院死亡率（‰）	0.24	0.05	0	0.21
非医嘱离院率（%）	1.84	0.31	0	1.66
平均出院患者手术例数	1044.52	413.14	82.89	913.45
手术患者住院死亡率（‰）	0.16	0.11	0	0.16
手术患者非医嘱离院率（%）	1.06	0.12	0	1.00
住院择期手术患者死亡率（‰）	0.09	0.12	0	0.09

二、住院重返类数据统计

在 30 个省份的 172 家医疗机构中，2017 年出院患者总数 195 504 例。住院患者出院后 31 天内非预期再住院患者 1111 例，其中出院当天非预期再住院患者 10 例，出院 2~15 天非预期再住院患者 716 例，出院 16~31 天非预期再住院患者 385 例。出院手术患者总数 157 113 例，其中非计划重返手术室再次手术患者 839 例（舌癌扩大切除术 + 颈淋巴清扫术 87 例、口腔颌面部肿瘤切除整复术 84 例、游离腓骨复合组织瓣移植术 56 例），非计划重返手术室再次手术率 0.53%（表 3-5-2-2）；住院患者出院后 31 天内非预期再住院构成比及非计划重返手术室再次手术构成比如图 3-5-2-1 和图 3-5-2-2 所示。

表 3-5-2-2　2017 年口腔住院患者重返类指标

质控指标	三级公立	二级公立	二级民营	平均值
住院患者出院后 31 天内非预期再住院率（%）	0.41	1.92	0	0.57
住院患者出院当天非预期再住院率（%）	0.01	0	0	0.01
住院患者出院 2~15 天非预期再住院率（%）	0.18	1.89	0	0.37
住院患者出院 16~31 天非预期再住院率（%）	0.22	0.03	0	0.20
平均非计划重返手术室再次手术人数	5.90	0.32	0	4.88
非计划重返手术室再次手术率（%）	0.56	0.08	0	0.53
术后 48 小时以内非计划重返手术室再次手术率（%）	0.17	0.02	0	0.16
术后 3~31 天非计划重返手术室再次手术率（%）	0.39	0.06	0	0.37

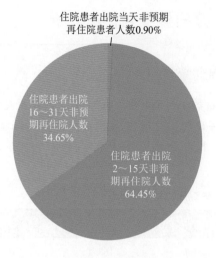

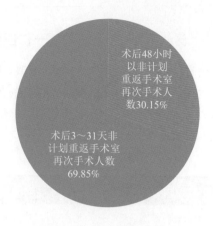

图 3-5-2-1　2017 年住院患者出院后
31 天内非预期再住院构成比例

图 3-5-2-2　2017 年非计划重返
手术室再次手术构成比例

三、患者安全类数据统计

在 30 个省份的 172 家医疗机构中，2017 年住院患者围手术期 17 类常见并发症共发生 3311 例，总体发生率为 2.11%，发生数量排名前 5 位的并发症依次为：手术术中并发症、与手术/操作相关感染、手术患者手术后出血或血肿、各系统术后并发症、手术患者手术后呼吸道并发症（图 3-5-2-3）。

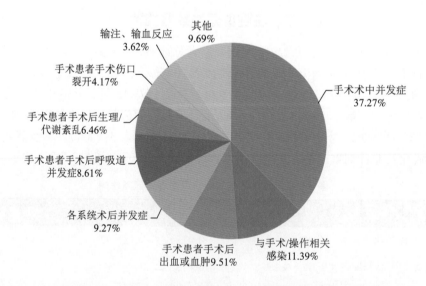

图 3-5-2-3　2017 年口腔住院患者围手术期常见并发症构成比例

四、重点病种数据统计

在 31 个省份的 872 家医疗机构中，2017 年住院共治疗 6 个重点病种患者 78 255 例；按照平均出院患者例数排序，排名前 3 位的病种依次为腮腺良性肿瘤、口腔颌面部间隙感染、上颌骨骨折；舌癌平均住院日最长，先天性唇裂平均住院日最短；舌癌平均住院费用最高，先天性唇裂平均住院费用最低（表 3-5-2-3 ~ 表 3-5-2-5）。

表 3-5-2-3 2017 年口腔住院 6 个重点病种相关指标比较

质控指标	医疗机构级别	腮腺良性肿瘤	口腔颌面部间隙感染	上颌骨骨折	牙颌面畸形	先天性唇裂	舌癌
平均出院患者例数	三级	41.29	25.19	18.07	13.66	11.95	11.27
	二级	9.33	17.62	5.50	1.10	1.21	1.12
	平均值	29.45	22.39	13.41	9.01	7.97	7.51
平均住院日（天）	三级	9.31	9.68	11.89	8.68	7.46	15.25
	二级	8.76	7.45	11.02	6.74	6.09	12.35
	平均值	9.24	9.04	11.76	8.60	7.38	15.09
平均住院费用（元）	三级	12 725.50	9368.60	24 060.65	33 031.82	7835.49	37 099.60
	二级	8058.53	4058.68	10 744.18	5191.72	3906.33	21 467.28
	平均值	12 190.80	7839.81	22 123.01	31 839.44	7607.98	36 241.05

表 3-5-2-4 2017 年口腔住院 6 个重点病种平均住院日省际比较（单位：天）

省份	腮腺良性肿瘤	口腔颌面部间隙感染	上颌骨骨折	牙颌面畸形	先天性唇裂	舌癌
安徽	10.06	8.69	11.51	9.93	9.48	20.31
北京	7.15	7.63	10.59	10.75	8.14	12.63
福建	8.63	8.14	13.44	8.91	5.82	15.31
甘肃	10.09	11.21	13.54	10.75	7.75	15.10
广东	9.24	7.90	11.74	8.11	6.21	16.41
广西	9.17	8.45	11.88	18.20	6.72	14.64
贵州	9.17	7.80	12.47	9.46	8.51	12.88
海南	10.95	8.77	12.08	19.57	5.87	16.17
河北	9.33	9.08	14.57	8.24	7.71	18.26
河南	11.17	10.99	12.13	8.43	7.47	14.02
黑龙江	7.78	14.37	12.24	10.02	6.87	13.16
湖北	9.75	7.99	13.96	10.32	7.96	15.03
湖南	8.85	8.15	13.28	6.00	5.12	15.39
吉林	7.80	8.60	10.47	8.27	7.73	14.08
江苏	8.55	8.23	10.62	9.13	7.65	14.36
江西	8.50	7.65	10.75	12.82	7.76	15.11
辽宁	10.09	10.04	12.29	10.52	7.23	15.48
内蒙古	9.79	9.92	15.50	19.74	11.15	21.50
宁夏	11.29	11.38	11.98	12.67	8.71	15.00
青海	12.51	12.41	14.19	12.61	10.22	13.66
山东	8.77	8.89	10.78	8.65	6.43	13.90
山西	9.70	11.80	12.97	11.03	7.37	23.75
陕西	10.33	11.20	14.67	12.53	9.68	22.36
上海	7.34	7.70	6.63	6.25	7.11	13.19
四川	8.95	8.91	11.94	10.58	7.20	14.78
天津	9.51	8.55	12.38	12.00	7.00	13.72
新疆	9.85	8.04	11.56	8.94	6.26	20.08

续表

省份	腮腺良性肿瘤	口腔颌面部间隙感染	上颌骨骨折	牙颌面畸形	先天性唇裂	舌癌
新疆兵团	9.14	9.46	7.59	4.00	—	18.10
云南	15.41	8.89	10.65	9.13	6.84	11.73
浙江	7.93	9.11	9.08	7.13	7.10	15.49
重庆	9.17	7.51	11.12	8.41	7.94	12.57

表3-5-2-5 2017年口腔住院6个重点病种平均住院费用省际比较（单位：元）

省份	腮腺良性肿瘤	口腔颌面部间隙感染	上颌骨骨折	牙颌面畸形	先天性唇裂	舌癌
安徽	10 035.35	5953.64	16 482.86	11 414.60	5278.50	34 698.23
北京	10 912.84	7867.28	27 712.20	44 923.37	9379.70	31 055.68
福建	10 160.01	15 154.65	24 300.93	24 493.78	5268.90	33 027.72
甘肃	11 571.00	11 503.38	35 040.16	29 550.87	9950.99	29 428.30
广东	12 493.86	6561.15	22 383.01	28 276.61	7238.16	36 545.56
广西	8715.74	7977.58	16 676.62	25 465.83	6425.14	26 759.01
贵州	9126.20	5285.43	15 986.60	18 766.80	6639.49	12 752.22
海南	15 631.25	10 343.30	27 367.28	49 358.00	4984.45	41 771.36
河北	9616.97	6787.60	26 036.80	7207.70	6205.04	32 739.91
河南	12 322.35	9612.28	17 952.81	13 586.91	4740.37	25 115.36
黑龙江	12 656.44	17 042.23	28 021.60	39 247.97	4335.81	26 308.17
湖北	12 529.17	7373.32	19 744.92	27 417.01	9425.50	40 500.42
湖南	11 577.22	5022.84	22 050.70	7130.39	7515.17	56 801.37
吉林	8500.95	6492.14	18 929.56	33 565.77	5909.81	18 140.40
江苏	13 253.06	8621.47	22 401.47	32 608.80	7956.04	25 932.25
江西	11 278.24	6499.35	16 922.06	26 075.14	6647.35	29 765.67
辽宁	12 158.46	6858.69	24 196.83	28 372.29	6436.61	29 624.11
内蒙古	10 206.95	9227.00	20 349.47	32 141.53	16 102.01	28 665.37
宁夏	8777.32	5547.30	19 682.51	3388.64	5639.81	10 000.00
青海	13 916.33	15 176.47	43 926.07	13 730.99	6754.41	13 745.03
山东	14 376.90	7049.72	17 549.73	26 071.45	7488.28	27 669.33
山西	10 081.38	9169.98	24 085.06	10 086.63	5195.36	28 761.36
陕西	9797.54	8024.84	20 884.81	30 389.27	9099.72	23 333.94
上海	19 847.95	13 946.74	28 573.98	41 310.87	14 826.42	71 749.71
四川	14 650.40	8847.63	32 654.03	43 475.11	7725.07	36 669.39
天津	16 931.03	7648.49	35 053.78	32 357.67	8743.39	20 442.83
新疆	13 193.77	7314.34	26 799.13	15 752.21	5412.92	38 766.12
新疆兵团	12 781.55	7906.97	17 571.52	7171.97	—	36 343.60
云南	8229.17	7215.81	16 486.75	14 142.59	6538.87	14 925.78
浙江	10 840.43	9977.40	17 554.13	14 851.20	8455.26	32 816.71
重庆	16 400.72	6074.82	25 974.01	40 348.86	7512.19	26 761.90

五、重点手术及操作数据统计

在 31 个省份的 872 家医疗机构中，2017 年住院共治疗 7 个重点手术及操作患者 54 650 例；按照平均手术例数排序，排名前 3 位的重点手术及操作依次为腮腺肿块切除＋面神经解剖术、口腔颌面部肿瘤切除整复术、唇裂修复术；游离腓骨复合组织瓣移植术平均住院日最长，唇裂修复术平均住院日最短；游离腓骨复合组织瓣移植术平均住院费用最高，唇裂修复术平均住院费用最低（表 3-5-2-6 ~ 表 3-5-2-8）。

表 3-5-2-6　2017 年口腔住院 7 个重点手术及操作相关指标比较

质控指标	医疗机构级别	腮腺肿块切除＋面神经解剖术	口腔颌面部肿瘤切除整复术	唇裂修复术	舌癌扩大切除术＋颈淋巴清扫术	牙颌面畸形矫正术：上颌 Le Fort I 型截骨术＋双侧下颌升支劈开截骨术	游离腓骨复合组织瓣移植术	放射性粒子组织间植入术
平均手术例数	三级	45.83	19.54	11.13	7.36	3.98	3.83	1.26
	二级	8.68	0.86	0.93	0.61	0.10	0.07	—
	平均值	32.07	12.62	7.35	4.86	2.54	2.44	0.79
平均住院日（天）	三级	9.30	12.91	7.71	17.58	9.89	19.05	9.02
	二级	8.92	10.23	7.58	12.07	11.10	10.75	—
	平均值	9.27	12.85	7.71	17.32	9.90	18.94	9.02
平均住院费用（元）	三级	14 091.78	32 063.05	8253.14	47 689.84	57 280.32	63 256.48	34 765.96
	二级	10 360.81	13 614.19	4091.47	30 514.38	18 299.72	8571.95	—
	平均值	13 727.33	31 605.07	8055.35	46 885.97	56 766.49	62 470.68	34 765.96

表 3-5-2-7　2017 年口腔住院 7 个重点手术及操作平均住院日省际比较（单位：天）

省份	腮腺肿块切除＋面神经解剖术	口腔颌面部肿瘤切除整复术	唇裂修复术	舌癌扩大切除术＋颈淋巴清扫术	牙颌面畸形矫正术：上颌 Le Fort I 型截骨术＋双侧下颌升支劈开截骨术	游离腓骨复合组织瓣移植术	放射性粒子组织间植入术
安徽	10.35	15.83	9.06	22.27	11.45	22.52	1.50
北京	7.05	16.06	8.07	14.70	11.37	17.60	5.90
福建	8.79	14.18	6.18	16.63	11.33	20.87	—
甘肃	10.96	13.79	7.36	16.00	—	15.00	17.56
广东	9.36	18.36	6.19	19.40	10.80	24.98	—
广西	11.34	16.26	7.43	24.51	—	27.86	—
贵州	10.00	16.41	8.87	20.27	10.00	—	—
海南	11.92	21.44	7.56	18.55	10.00	20.30	—
河北	9.31	13.85	7.98	18.19	12.50	16.92	15.35
河南	9.61	13.81	7.85	14.75	11.84	19.39	4.91
黑龙江	8.15	10.63	6.69	14.51	11.58	17.32	7.00

省份	腮腺肿块切除＋面神经解剖术	口腔颌面部肿瘤切除整复术	唇裂修复术	舌癌扩大切除术＋颈淋巴清扫术	牙颌面畸形矫正术：上颌Le Fort I型截骨术＋双侧下颌升支劈开截骨术	游离腓骨复合组织瓣移植术	放射性粒子组织间植入术
湖北	10.15	14.49	8.13	16.64	11.78	17.34	17.76
湖南	9.07	12.09	5.03	15.70	11.00	13.58	5.00
吉林	8.71	20.19	10.07	23.13	13.64	21.33	—
江苏	9.29	16.94	8.36	16.88	9.69	23.69	10.27
江西	9.60	9.23	7.88	16.57	13.25	19.12	21.00
辽宁	10.36	12.29	7.53	14.58	15.22	21.38	26.77
内蒙古	10.17	16.80	10.40	20.85	—	—	—
宁夏	10.55	17.00	8.87	—	6.50	—	—
青海	11.41	14.82	11.24	17.33	—	21.00	—
山东	9.02	10.46	7.20	14.90	10.87	16.38	5.72
山西	10.10	13.02	9.11	26.50	—	29.00	26.00
陕西	11.06	13.63	9.81	22.04	17.00	28.00	—
上海	7.76	13.65	8.04	15.09	7.32	17.83	—
四川	9.76	13.40	7.68	17.81	10.34	14.21	11.80
天津	9.56	20.94	9.00	20.29	—	—	8.70
新疆	10.06	20.63	7.02	35.55	19.00	13.45	10.00
新疆兵团	10.16	17.21	17.30	13.20	—	30.75	—
云南	8.35	10.79	6.90	12.76	10.45	15.03	—
浙江	8.37	9.31	6.83	16.55	11.37	20.73	—
重庆	10.41	14.34	8.79	19.82	8.61	23.88	10.67

表3-5-2-8 2017年口腔住院7个重点手术及操作平均住院费用省际比较（单位：元）

省份	腮腺肿块切除＋面神经解剖术	口腔颌面部肿瘤切除整复术	唇裂修复术	舌癌扩大切除术＋颈淋巴清扫术	牙颌面畸形矫正术：上颌Le Fort I型截骨术＋双侧下颌升支劈开截骨术	游离腓骨复合组织瓣移植术	放射性粒子组织间植入术
安徽	10 094.53	30 477.77	5201.56	37 874.75	13 527.64	43 723.77	43 687.24
北京	11 569.03	55 370.54	9633.35	41 902.81	53 023.45	64 215.41	30 661.20
福建	10 470.33	26 409.43	6016.19	39 155.77	94 508.32	89 108.79	—
甘肃	13 627.01	37 703.57	9918.50	45 000.00	—	55 000.00	41 179.34
广东	13 376.29	46 435.32	7704.14	51 310.50	59 035.18	67 395.96	—
广西	11 295.18	27 200.37	7592.29	42 992.91	—	49 328.67	—

省份	腮腺肿块切除+面神经解剖术	口腔颌面部肿瘤切除整复术	唇裂修复术	舌癌扩大切除术+颈淋巴清扫术	牙颌面畸形矫正术：上颌Le Fort I 型截骨术+双侧下颌升支劈开截骨术	游离腓骨复合组织瓣移植术	放射性粒子组织间植入术
贵州	12 205.88	288 42.83	7663.85	40 228.58	33 558.45	—	—
海南	15 470.10	58 485.33	6749.87	48 051.97	73 025.50	61 318.58	—
河北	12 649.09	18 897.24	5675.53	32 281.92	17 501.50	22 755.25	53 029.35
河南	13 688.63	23 176.66	4403.79	34 901.00	36 301.53	100 190.51	26 611.90
黑龙江	12 770.73	16 907.77	3380.46	27 136.31	45 600.00	47 978.58	42 112.60
湖北	13 650.31	40 062.91	9667.32	52 245.09	52 729.04	67 214.73	46 846.32
湖南	16 151.83	27 411.32	7014.83	62 086.15	33 819.40	75 125.77	32 000.00
吉林	10 833.50	41 851.41	8134.54	42 849.35	44 028.24	33 940.98	
江苏	15 076.14	39 265.79	8919.11	41 991.03	56 561.16	70 361.91	34 253.28
江西	13 768.78	16 536.63	6534.99	32 581.11	35 336.25	57 320.08	59 632.00
辽宁	13 057.55	39 381.32	6570.21	33 070.12	45 786.13	55 249.26	40 909.27
内蒙古	9864.63	26 620.60	14 036.10	27 668.02	—	—	—
宁夏	6870.45	24 500.00	5395.17	—	2530.98		
青海	14 473.88	19 640.38	6827.82	18 542.79	—	42 000.00	
山东	15 056.83	30 033.24	7850.04	33 737.32	56 244.21	63 464.42	29 216.56
山西	11 424.63	16 431.36	8206.05	49 308.41		36 097.58	27 254.00
陕西	11 728.99	31 644.92	9529.33	29 820.43	47 789.18	67 610.00	
上海	25 324.85	75 133.07	16 223.83	88 345.06	64 432.75	110 880.82	
四川	13 910.44	35 503.75	8700.75	53 530.04	59 998.60	42 969.14	28 675.30
天津	14 133.05	36 271.52	12 356.38	39 819.07	—	—	33 630.00
新疆	12 390.92	34 616.56	6246.72	63 764.11	62 987.68	22 903.59	29 553.23
新疆兵团	18 886.79	28 137.42	50 606.89	12 928.27	—	46 232.21	
云南	8398.39	14 584.23	6659.90	19 904.02	16 235.69	19 158.71	
浙江	11 760.54	17 530.73	7971.15	40 188.07	39 933.92	50 561.15	—
重庆	19 838.74	31 512.48	8735.58	35 922.55	62 099.62	38 523.50	33 976.10

六、口腔住院临床路径数据统计

在30个省份的172家医疗机构195 504例出院患者中，2017年口腔住院临床路径入径率16.76%，完成路径比率91.49%，完成路径出院比率15.34%（表3-5-2-9）。

表3-5-2-9 2017年口腔住院临床路径实施情况比较

质控指标	三级公立	二级公立	二级民营	平均值
临床路径入径率（%）	14.33	36.01	27.93	16.76
完成路径比率（%）	89.83	96.67	96.34	91.49
完成路径出院比率（%）	12.88	34.81	26.91	15.34

第三节 口腔医疗机构运行管理类指标基本情况分析

一、资源配置数据统计

1. 医疗机构开放床位数统计

在 30 个省份的 172 家医疗机构中，2017 年口腔住院实际开放床位（包括加床）平均 35.41 张。其中三级公立为 37.32 张，二级公立为 30.27 张，二级民营为 18.22 张。

2. 医疗机构实际开放牙椅数统计

在 31 个省份的 340 家医疗机构中，2017 年口腔门诊实际开放牙椅总数平均 55.90 台。其中三级公立为 78.37 台，三级民营为 127.60 台，二级公立为 50.41 台，二级民营为 24.42 台。

3. 人力配置数据统计

在 31 个省份的 339 家医疗机构中，卫生技术人员占全院员工总数的 78.03%（表 3-5-3-1）。

表 3-5-3-1　2017 年不同医疗机构员工数量情况

质控指标	三级公立	三级民营	二级公立	二级民营	平均值
全院员工数平均值	224.46	280.20	128.47	56.94	151.32
卫生技术人员数平均值	176.60	199.00	102.59	41.93	118.07
卫生技术人员占全院员工比（%）	78.68	71.02	79.86	73.64	78.03

4. 优质护理单元数据统计

在 31 个省份的 253 家医疗机构中，2017 年全院护理单元总数 2570 个，全院优质护理单元总数 2103 个，占全院护理单元总数的 81.83%。

二、工作负荷数据统计

1. 门急诊人次数据统计

在 31 个省份的 340 家医疗机构中，2017 年门急诊患者共 35 921 381 人次，平均 105 651.10 人次，其中年急诊人次占门急诊人次 2.38%。年门诊手术例数占门诊人次 4.97%（表 3-5-3-2）。

表 3-5-3-2　2017 年不同医疗机构门急诊诊疗情况

质控指标	三级公立	三级民营	二级公立	二级民营	平均值
年门诊人次平均值	166 658.83	119 644.40	85 321.33	23 693.43	103 141.88
年急诊人次平均值	3811.09	1244.60	3530.88	166.27	2509.24
年门急诊人次平均值	170 469.92	120 889.00	88 852.20	23 859.71	105 651.12
年急诊人次占门急诊人次比例（%）	2.24	1.03	3.97	0.70	2.38
年门诊手术例数平均值	9268.78	4466.40	2643.41	759.95	5123.09
年门诊手术例数占门诊人次比例（%）	5.56	3.73	3.10	3.21	4.97

2. 入院人次数据统计

在 30 个省份的 172 家医疗机构中，2017 年入院患者总数 189 012 人次，平均 1098.91 人次，占门急诊总人次 0.67%（表 3-5-3-3）。

表 3-5-3-3　2017 年不同医疗机构门急诊患者入院情况

质控指标	三级公立	二级公立	二级民营	平均值
年入院人次平均值	1231.80	631.45	159.56	1098.91
门急诊住院率（%）	0.69	0.55	0.75	0.67

三、工 作 效 率

在 31 个省份的 340 家医疗机构中，每椅位日均接诊 5.42 人次。在 30 个省份的 164 家医疗机构中，出院患者平均住院日 7.78 天，床位使用率 72.43%，床位周转次数 32.37 次，平均每张床位工作日 251.68 天（表 3-5-3-4）。

表 3-5-3-4　2017 年不同医院工作效率类指标简表

质控指标	三级公立	三级民营	二级公立	二级民营	平均值
每椅位日均接诊人次	6.37	2.57	4.90	2.72	5.42
出院患者平均住院日（天）	8.18	—	4.59	6.27	7.78
床位使用率（%）	77.59	—	43.79	12.54	72.43
床位周转次数	33.09	—	31.85	7.28	32.37
平均每张床位工作日（天）	270.67	—	146.07	45.69	251.68

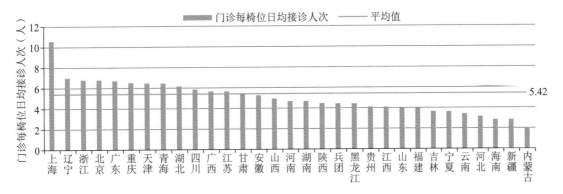

图 3-5-3-1　2017 年抽样医院每椅位日均接诊人次省际比较

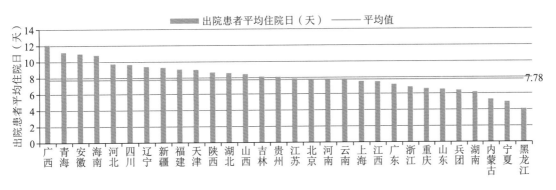

图 3-5-3-2　2017 年抽样医院出院患者平均住院日省际比较

四、患 者 负 担

在 31 个省份的 295 家医疗机构中，每门诊（含急诊）人次费用 476.68 元，其中药费 14.55 元，药占比 3.05%。在 30 个省份的 156 家医疗机构中，每住院人次费用 14 064.37 元，其中药费 2966.80 元，药占比 21.09%（表 3-5-3-5）。

表 3-5-3-5　2017 年不同医院患者负担类指标简表

质控指标	三级公立	三级民营	二级公立	二级民营	平均值
每门诊（含急诊）人次费用（元）	476.72	1574.42	317.82	549.70	476.68
其中的药费（元）	15.37	15.58	11.24	11.94	14.55

质控指标	三级公立	三级民营	二级公立	二级民营	平均值
门急诊药占比（%）	3.23	0.99	3.54	2.17	3.05
每住院人次费用（元）	14 785.87	—	6348.50	4209.10	14 064.37
其中的药费（元）	3084.13	—	1772.09	546.28	2966.80
住院药占比（%）	20.86	—	27.91	12.98	21.09

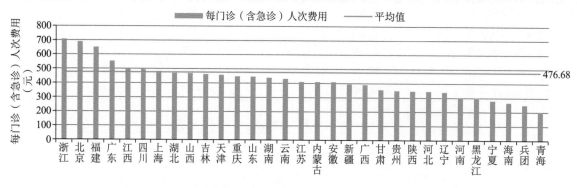

图 3-5-3-3 2017 年抽样医院每门诊（含急诊）人次费用省际比较

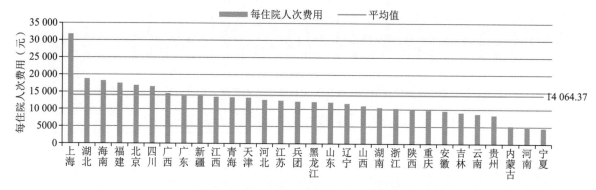

图 3-5-3-4 2017 年抽样医院每住院人次费用省际比较

第四节 2016—2017 年口腔专科医院质量安全情况分析

为了增强 2016 年和 2017 年数据可比性，对 2 年数据进行筛选，保留同一医疗机构数据，最终 110 家口腔专科医院纳入 2016—2017 年口腔门诊质控数据的比较分析，48 家口腔专科医院纳入 2016—2017 年口腔住院质控数据的比较分析。

一、口腔门诊治疗相关指标比较

1. 门诊重点病种相关指标比较

与 2016 年相比，2017 年 110 家医院口腔门诊 10 个重点病种中，除年轻恒牙牙外伤外，其余 9 个重点病种平均就诊人次均有上升（图 3-5-4-1）；慢性牙周炎就诊人次占比明显上升（图 3-5-4-2）。

2. 门诊重点技术相关指标比较

与 2016 年相比，2017 年 110 家医院口腔门诊 9 个重点技术中，除慢性牙周炎系统治疗、错颌畸形矫治术外，其余 7 个重点技术平均就诊人次均有上升（图 3-5-4-3）；牙周洁治术就诊人次占比明显上升（图 3-5-4-4）。

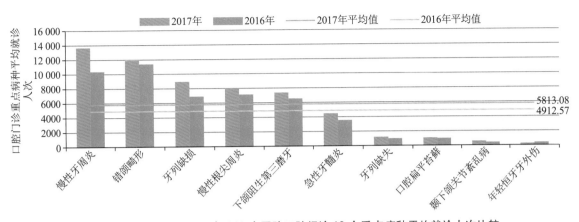

图 3-5-4-1 2016—2017 年 110 家医院口腔门诊 10 个重点病种平均就诊人次比较

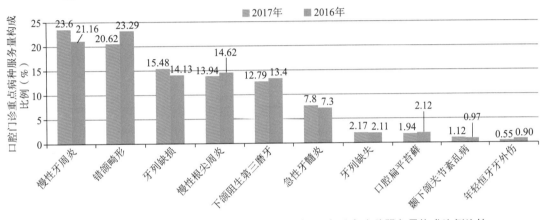

图 3-5-4-2 2016—2017 年 110 家医院口腔门诊 10 个重点病种服务量构成比例比较

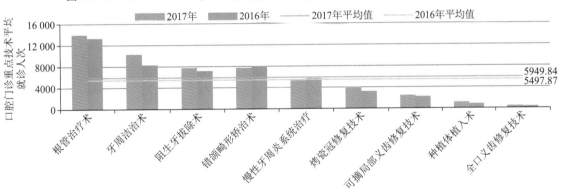

图 3-5-4-3 2016—2017 年 110 家医院口腔门诊 9 个重点技术平均就诊人次比较

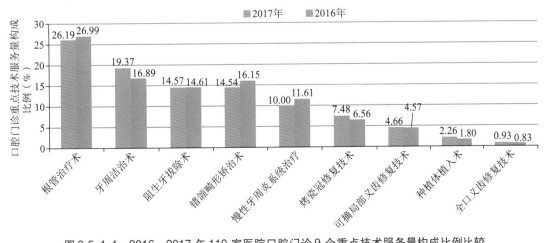

图 3-5-4-4 2016—2017 年 110 家医院口腔门诊 9 个重点技术服务量构成比例比较

3. 门诊患者安全类指标比较

与 2016 年相比，2017 年 110 家医院年门诊人次平均值由 178 584.27 人次上升至 194 371.29 人次，口腔门诊 7 类常见并发症平均发生人次由 63.63 人次上升至 65.06 人次（表 3-5-4-1），7 类常见并发症发生率由 0.36‰下降至 0.33‰。

表 3-5-4-1　2016—2017 年 110 家医院口腔门诊常见并发症平均发生人次比较

分类	质控指标	2017 年	2016 年	增量	增长比例（%）	变化趋势
门诊患者安全类指标	根管内器械分离（根管治疗断针）	29.39	20.51	8.88	43.31	↑
	门诊手术并发症	17.45	22.89	−5.44	−23.75	↓
	种植体脱落	13.46	12.70	0.76	6.01	↑
	口腔软组织损伤	4.12	6.83	−2.71	−39.68	↓
	误吞或误吸异物	0.36	0.43	−0.06	−14.89	↓
	拔牙错误	0.20	0.17	0.03	15.79	↑
	治疗牙位错误	0.07	0.10	−0.03	−27.27	↓
	合计	65.06	63.63	1.44	2.26	↑

二、口腔住院诊疗数据比较

1. 住院死亡类、重返类指标比较

与 2016 年相比，2017 年 48 家医院口腔住院患者住院死亡率、非医嘱离院率略有上升，非预期再住院率、非计划重返手术室再次手术率略有下降（表 3-5-4-2）。

表 3-5-4-2　2016—2017 年 48 家医院住院死亡类、重返类指标比较

分类	质控指标	2017 年	2016 年	增量	增长比例（%）	变化趋势
住院死亡类指标	年出院患者人数平均值	1505.10	1285.23	219.88	17.11	↑
	住院死亡率(‰)	0.07	0.06	0	—	↑
	非医嘱离院率(%)	2.45	1.62	0.83	—	↑
	出院手术患者人数平均值	1228.23	1145.19	83.04	7.25	↑
	手术患者住院死亡率(‰)	0.08	0.07	0.01	—	↑
	手术患者非医嘱离院率(%)	1.78	1.72	0.06	—	↑
	住院择期手术患者死亡率(‰)	0.09	0.08	0.01	—	↑
重返类指标	住院患者出院后 31 天内非预期再住院率(‰)	5.47	12.89	−7.42	—	↓
	其中出院当天非预期再住院率(‰)	0.06	0.45	−0.40	—	↓
	其中出院 2~15 天非预期再住院率(‰)	2.56	5.88	−3.32	—	↓
	其中出院 16~31 天非预期再住院率(‰)	2.85	6.55	−3.70	—	↓
	非计划重返手术室再次手术率(‰)	4.26	4.97	−0.71	—	↓
	其中术后 48 小时以内非计划重返手术室再次手术率(‰)	2.24	2.35	−0.11	—	↓
	其中术后 3~31 天非计划重返手术室再次手术率(‰)	2.02	1.89	0.13	—	↑

2. 住院患者安全类指标比较

与 2016 年相比，2017 年 48 家医院出院手术患者人数平均值由 1145.19 人次上升至 1228.23 人次，

口腔住院手术患者围手术期常见并发症平均发生人次由 19.50 人次上升至 20.38 人次（表 3-5-4-3），17 类围手术期常见并发症发生率由 1.70% 下降至 1.66%。

表 3-5-4-3　2016—2017 年 48 家医院口腔住院患者围手术期常见并发症平均发生人次比较

分类	质控指标	2017 年	2016 年	增量	变化趋势
患者安全类指标	手术术中并发症	8.15	1.90	6.25	↑
	与手术/操作相关感染	3.69	5.33	-1.65	↓
	手术患者手术后出血或血肿	2.58	9.58	-7.00	↓
	手术患者手术后生理/代谢紊乱	2.42	0.15	2.27	↑
	手术患者手术后呼吸道并发症	1.13	0.44	0.69	↑
	植入物的并发症（不包括脓毒症）	0.63	0.13	0.50	↑
	手术患者手术后败血症	0.42	0	0.42	↑
	手术患者手术伤口裂开	0.29	0.83	-0.54	↓
	其他	1.08	1.15	-0.06	↓
	合计	20.38	19.50	0.88	↑

3. 住院重点手术及操作相关指标比较

与 2016 年相比，2017 年 48 家医院口腔住院 7 个重点手术及操作中，除唇裂修复术外，其余 6 个重点手术及操作平均手术例数均有上升（图 3-5-4-5）；腮腺肿块切除 + 面神经解剖术患者例数占比明显上升（图 3-5-4-6）；口腔颌面部肿瘤切除整复术平均住院日明显下降（图 3-5-4-7）；除放射性粒子组织间植入术外，其余 6 个重点手术及操作平均住院费用均略有上升（图 3-5-4-8）。

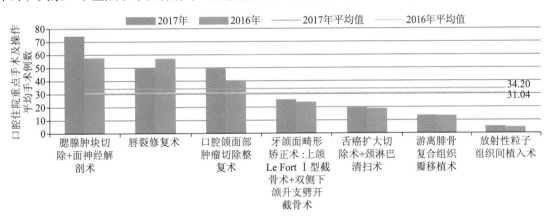

图 3-5-4-5　2016—2017 年 48 家医院口腔住院 7 个重点手术及操作平均手术例数比较

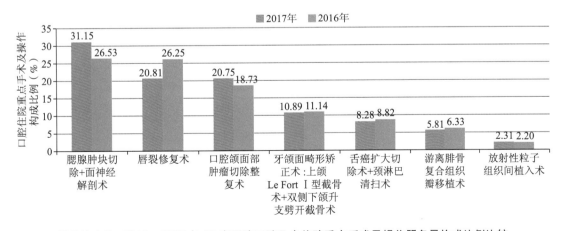

图 3-5-4-6　2016—2017 年 48 家医院口腔 7 个住院重点手术及操作服务量构成比例比较

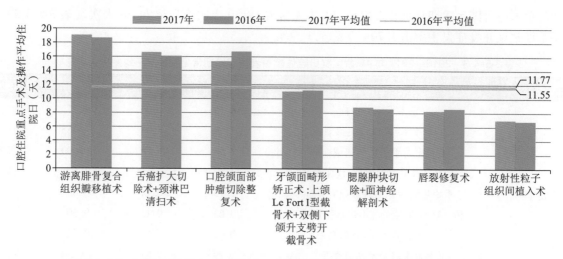

图 3-5-4-7　2016—2017 年 48 家医院口腔住院 7 个重点手术及操作平均住院日比较

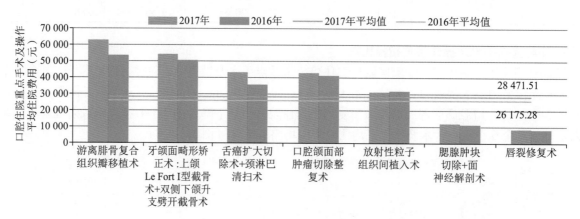

图 3-5-4-8　2016—2017 年 48 家医院口腔住院 7 个重点手术及操作平均住院费用比较

三、医院运行管理类指标比较

与 2016 年相比，2017 年口腔门诊 110 家医院中，实际开放牙椅（口腔综合治疗台）数、卫生技术人员占全院员工比例、全院开展优质护理单元比例均有上升，年门急诊人次、年门诊手术例数上升，每门诊（含急诊）人次费用上升，每门诊（含急诊）人次药费、门急诊药占比下降；口腔住院 48 家医院中，实际开放床位（包括加床数据）上升，年入院人次上升，每住院人次费用、每住院人次药费、住院药占比下降（表 3-5-4-4）。

表 3-5-4-4　2016—2017 年门诊 110 家（住院 48 家）医院运行管理类指标比较

分类	质控指标	2017 年	2016 年	增量	增长比例（%）	变化趋势
	实际开放床位（包括加床数据）平均值	44.13	43.02	1.11	2.58	↑
	实际开放牙椅（口腔综合治疗台）数平均值	95.68	92.13	3.55	3.86	↑
	全院员工总数平均值	259.85	253.62	6.24	2.46	↑
资源配置	卫生技术人员数平均值	206.24	199.62	6.62	3.32	↑
	卫生技术人员占全院员工比（%）	79.37	78.71	0.66	—	↑
	全院护理单元设置个数平均值	8.68	8.87	−0.18	−2.06	↓
	全院开展优质护理单元个数平均值	7.65	7.70	−0.05	−0.63	↓
	全院开展优质护理单元比例（%）	88.06	86.80	1.27	—	↑

续表

分类	质控指标	2017 年	2016 年	增量	增长比例 （%）	变化 趋势
工作 负荷	年门诊人次平均值	194 371.29	178 584.27	15 787.02	8.84	↑
	年急诊人次平均值	3827.28	3374.56	452.72	13.42	↑
	年门急诊人次平均值	198 198.57	181 958.84	16 239.74	8.92	↑
	年急诊人次占门急诊人次比例（%）	1.93	1.85	0.08	—	↑
	年门诊手术例数平均值	10 686.25	10 473.35	212.90	2.03	↑
	年门诊手术例数占门诊人次比例（%）	5.50	5.86	− 0.37	—	↓
	年入院人次平均值	1378.46	1290.46	88.00	6.82	↑
患者 负担	每门诊（含急诊）人次费用（元）	484.70	439.69	45.01	10.24	↑
	其中的药费（元）	10.18	11.90	− 1.71	− 14.41	↓
	门急诊药占比（%）	2.10	2.71	− 0.60	—	↓
	每住院人次费用（元）	10 596.81	10 754.77	− 157.96	− 1.47	↓
	其中的药费（元）	2000.11	2080.05	− 79.94	− 3.84	↓
	住院药占比（%）	18.87	19.34	− 0.47	—	↓

第五节　问题分析与工作重点

本次抽样调查涉及了全国范围内 32 个省份（含新疆生产建设兵团，不含港澳台地区）的共 6933 家医疗机构，根据口腔医学"大门诊、小病房"的特点及只有部分口腔相关医疗机构设有口腔住院病床的实际情况，将门诊数据和住院数据按照不同医院总量分别统计分析，经过严格筛选，最终确立了 2453 家医疗机构纳入口腔门诊相关质控分析，872 家医疗机构纳入口腔住院相关质控指标分析，是迄今为止，我国开展口腔医学专业医疗质量控制指标调查范围最为广泛、数据量最大的一次。

但是，从抽样调查的过程、数据填报情况和数据结果分析来看，虽较去年有较大改进，仍有如下问题，需要今后进一步改进。

其一，国家级口腔医疗哨点医院建设需要不断更新和加强。吸取往年经验，在今年数据填报之前，我中心在全国范围内确立了 288 家国家级口腔医疗质控哨点医院，希望这些医院能在数据填报的完整性、准确性上为其省内医疗机构做出表率。但实际情况显示，这 288 家哨点医院中，由于各种原因数据被全部剔除的有 52 家，说明哨点医院的遴选、自身的能力建设以及医疗机构对此次填报工作的主观重视程度都有待提高。

其二，对目前所用的 189 项质控指标需进一步明确定义，并加强宣贯。虽然在本次数据填报之前，我中心专门召集了全国 288 所哨点医院和省级质控中心的填报人员，并进行了指标填报的集体培训，同时编辑印发了质控指标定义集。但各个省份口腔质控中心对省内口腔医疗机构的指标宣贯力度仍然不够。今后需进一步督促各省级质控中心努力做好相关指标的宣贯工作。

其三，各级口腔医学相关医疗机构自身的电子病历建设、信息化建设需要大力加强。由于部分医疗机构信息化建设薄弱，一部分质控指标，尤其是门诊相关指标的采集需依靠人工翻查、手动整理得出，难免出现丢、落、虚、错等现象，不利于质控指标的采集。为提高信息采集的完整性、准确性，真正达到利用数据进行质量控制的目的，信息化建设迫在眉睫。

其四，促进综合医院口腔医疗中心（科）与综合医院其他医疗工作数据分列统计工作的开展。本次调查涉及大量的综合医院口腔中心或口腔科，但部分医疗机构上报数据无法分清是否仅仅来源于口腔医疗相关，对于综合医院口腔中心（科）上报数据的准确性、可靠性有较大影响。

其五，口腔医学在医学科学的 I 级学科，所涉及的亚专业非常丰富。目前我们所用的质控指标还不能对口腔亚专业的医疗质量能力和水平做出细致的评价，提出并完善口腔医学亚专业的质控指标和体系建设，将是我中心今后相当长的时间内的工作重点。

第六章

重点病种/手术过程质量指标管理与控制

中华人民共和国国家卫生和计划生育委员会令第 10 号《医疗质量管理办法》第二十八条要求，医疗机构应当加强单病种质量管理与控制工作，建立本机构单病种管理的指标体系，制订单病种医疗质量参考标准，促进医疗质量精细化管理。

本章主要目的是为设置"医院临床质量管理目标"，实施重点病种/手术关键环节质量保障措施的管理与控制。分别引用国家医疗质量管理与控制信息网（www. ncis. cn）"单病种质量监测系统"及"2018 年度全国医疗质量抽样调查系统"2 个系统的数据，现将分析结果展示如下。

第一节 特定（单）病种/手术 – 质量安全情况分析

2017 年（1～5 月）数据引自国家卫生健康委医政医管局主管的国家医疗质量管理与控制信息网（www. ncis. cn）单病种质量监测系统。

依据：卫办医政函〔2009〕425 号、〔2009〕757 号、〔2010〕909 号、〔2012〕376 号

由于受到 2017 年 6 月 1 日起网络暂停，监测系统全面升级改造工作的影响，故系统中仅为全国 514家医院 2017 年 1 月 1 日至 6 月 1 日共 5 个月的数据，上报符合统计学要求的有效病例为 379 608 例，数据分析结果如下。

一、全国参加上报病历信息的医院数量

2017 年 1～5 月全国参加上报病例信息的医院为 514 家，与 2016 年相比减少 25 家，与 2009 年相比增加 394 家（图 3-6-1-1）。

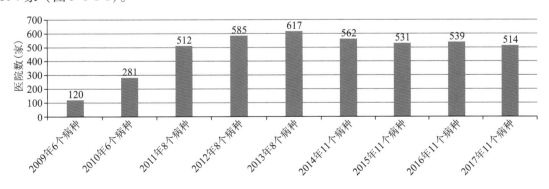

图 3-6-1-1　2009—2017 年 1～5 月全国参加上报病例信息的医院数

二、全国各省份医疗机构上报有效合格病例总例数及分布情况

2017 年 1 ~ 5 月全国 514 家医院共上报符合统计学要求的有效病例为 379 608 例，其中，上报有效病例数大于 10 000 例的省份，依次为广东（91 053 例）、浙江（51 435 例）、山东（42 237 例）、湖北（22 762 例）、广西（22 455 例）、江苏（21 557 例）、四川（20 773 例）、江西（13 630 例）、云南（10 801 例）、陕西（10 343 例）10 个省份。2017 年（1 ~ 5 月）0 报告的为吉林和宁夏 2 个省份（图 3-6-1-2，表 3-6-1-1）。

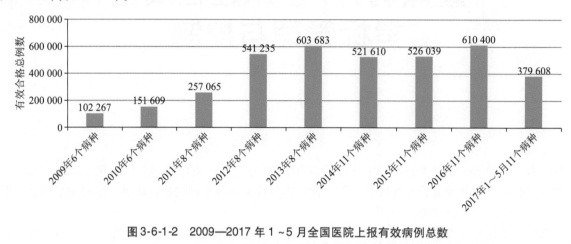

图 3-6-1-2　2009—2017 年 1 ~ 5 月全国医院上报有效病例总数

表 3-6-1-1　2017 年 1 ~ 5 月全国各省份病种上报病例总数情况

省份	AMI	CABG	CAP	CAP2	COPD	CS	DVT	HF	H/K	PIP	STK	合计
广东	3865	38	7057	20 241	3799	29 540	910	3606	3862	12 042	6093	91 053
浙江	1393	76	2780	7603	2583	14 489	775	1602	1918	13 055	5161	51 435
山东	1451	40	1784	5217	2055	18 536	132	3199	1249	3304	5270	42 237
湖北	770	223	1757	3017	1916	7241	233	1666	968	2503	2468	22 762
广西	630	21	2688	3769	1860	6344	78	1148	513	2205	3199	22 455
江苏	1076	407	1615	2314	583	4801	984	1643	1265	2407	4462	21 557
四川	992	64	914	2735	2220	3473	341	995	3388	3777	1874	20 773
江西	428	3	1026	1399	1280	6214	2	330	178	1311	1459	13 630
云南	364	52	1105	1311	728	4294	32	580	187	842	1306	10 801
陕西	654	3	685	1908	384	2954	3	750	535	967	1500	10 343
山西	441	5	663	1308	1058	2761	39	237	443	777	2108	9840
安徽	178	34	466	1232	113	1429	774	427	1355	2564	1145	9717
福建	294	15	437	1880	719	2297	58	387	172	1493	213	7965
北京	691	209	1040	284	381	2211	1	648	404	715	875	7459
重庆	146	124	236	1062	301	2198	0	196	229	1067	1010	6569
甘肃	200	5	266	394	701	1380	237	30	217	1610	1203	6243
河北	189	53	302	1352	184	2236	107	217	160	500	732	6032
上海	131	0	473	462	240	387	7	77	427	330	416	2950
湖南	197	11	136	469	0	1074	0	87	89	366	440	2869
黑龙江	102	0	344	749	70	444	0	395	0	93	396	2593
河南	32	87	107	213	58	595	13	16	55	299	1073	2548
天津	432	0	75	28	0	1041	0	413	36	11	165	2201

续表

省份	AMI	CABG	CAP	CAP2	COPD	CS	DVT	HF	H/K	PIP	STK	合计
海南	60	5	243	190	333	378	14	38	57	29	316	1663
贵州	55	0	58	287	212	364	0	26	40	157	316	1515
新疆	0	12	50	20	34	283	0	10	85	10	25	529
辽宁	0	0	90	41	0	0	0	0	0	0	74	205
青海	0	0	0	0	0	0	0	0	0	0	165	165
内蒙古	0	0	22	0	0	0	0	0	0	0	3	25
西藏	0	0	1	7	0	0	0	0	0	0	2	10
吉林	0	0	0	0	0	0	0	0	0	0	0	0
宁夏	0	0	0	0	0	0	0	0	0	0	0	0

注：AMI 急性心肌梗死，CABG 冠状动脉旁路移植术，CAP 肺炎（成人－住院），CAP2 肺炎（儿童－住院），COPD 慢性阻塞性肺疾病，CS 剖宫产，DVT 围手术期预防深静脉血栓，HF 心力衰竭，H/K 髋、膝关节置换术，PIP 围手术期预防感染，STK 脑梗死。

三、全国 11 个病种质控指标完成情况

2017 年 1～5 月全国 514 家医院、11 个病种、379 608 份病例、111 项质量指标总完成率为 68.42%，与 2016 年度的 71.00% 相比降低 1.58 个百分点，与 2009 年的 51.35% 相比增加 17.07 个百分点（图 3-6-1-3）。

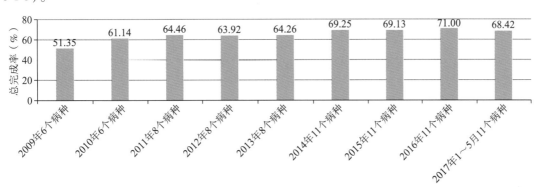

图 3-6-1-3　2009—2017 年 1～5 月全国 11 个病种质量指标完成情况

2017 年度（1～5 月）病种质控指标组合完成≥70% 的 7 个病种依次为：围手术期预防感染（PIP）质控 7 项指标组合完成率为 83.35%，社区获得性肺炎（成人－住院）（CAP）质控 10 项指标组合完成率为 77.45%，髋、膝关节置换术（H/K）质控 12 项指标组合完成率为 75.79%，冠状动脉旁路移植术（CABG）质控 12 项指标组合完成率为 74.80%，围手术期预防深静脉血栓（DVT）质控 7 项指标组合完成率为 72.67%，剖宫产（CS）质控 14 项指标组合完成率为 73.04%，ST 段抬高心肌梗死（STEMI）质控 10 项指标组合完成率为 71.80%（图 3-6-1-4）。

每个特定（单）病种/手术质量安全情况分析如下。

（一）ST 段抬高型心肌梗死（STEMI）

2017 年度（1～5 月）298 家医疗机构上报 STEMI 有效数据 14 417 例。

1. 10 项质量指标完成情况

2017 年 1～5 月 25 个省份 298 家医疗机构，14 417 例 STEMI 的 10 项质量指标合计完成率为 71.80%，与 2016 年的 58.16% 相比，提高 13.64 个百分点，与 2009 年的 45.11% 相比，提高 26.69 个百分点（图 3-6-1-5）。

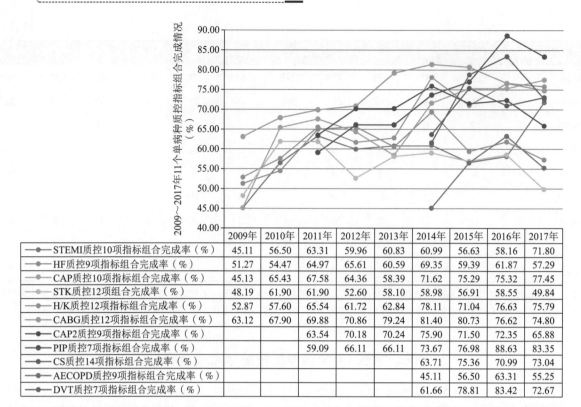

	2009年	2010年	2011年	2012年	2013年	2014年	2015年	2016年	2017年
STEMI质控10项指标组合完成率（%）	45.11	56.50	63.31	59.96	60.83	60.99	56.63	58.16	71.80
HF质控9项指标组合完成率（%）	51.27	54.47	64.97	65.61	60.59	69.35	59.39	61.87	57.29
CAP质控10项指标组合完成率（%）	45.13	65.43	67.58	64.36	58.39	71.62	75.29	75.32	77.45
STK质控12项组合完成率（%）	48.19	61.90	61.90	52.60	58.10	58.98	56.91	58.55	49.84
H/K质控12项指标组合完成率（%）	52.87	57.60	65.54	61.72	62.84	78.11	71.04	76.63	75.79
CABG质控12项指标组合完成率（%）	63.12	67.90	69.88	70.86	79.24	81.40	80.73	76.62	74.80
CAP2质控9项指标组合完成率（%）			63.54	70.18	70.24	75.90	71.50	72.35	65.88
PIP质控7项指标组合完成率（%）			59.09	66.11	66.11	73.67	76.98	88.63	83.35
CS质控14项指标组合完成率（%）						63.71	75.36	70.99	73.04
AECOPD质控9项指标组合完成率（%）						45.11	56.50	63.31	55.25
DVT质控7项指标组合完成率（%）						61.66	78.81	83.42	72.67

注：STEMI ST 段抬高心肌梗死，HF 心力衰竭，CAP 肺炎（成人 - 住院），STK 脑梗死，H/K 髋、膝关节置换术，CABG 冠状动脉旁路移植术，CAP2 肺炎（儿童 - 住院），PIP 围手术期预防感染，CS 剖宫产，AECOPD 慢性阻塞性肺疾病（急性加重期 - 住院），DVT 围手术期预防深静脉血栓。

图 3-6-1-4　2009—2017 年 1~5 月全国 11 个病种 111 项质量指标组合完成情况

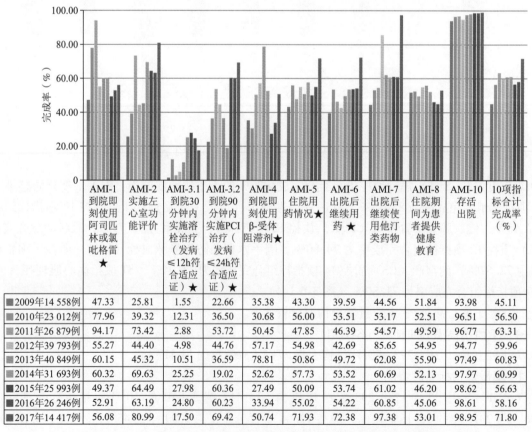

	AMI-1 到院即刻使用阿司匹林或氯吡格雷 ★	AMI-2 实施左心室功能评价	AMI-3.1 到院30分钟内实施溶栓治疗（发病≤12h符合适应证）★	AMI-3.2 到院90分钟内实施PCI治疗（发病≤24h符合适应证）★	AMI-4 到院即刻使用β-受体阻滞剂★	AMI-5 住院用药情况★	AMI-6 出院后继续用药 ★	AMI-7 出院后继续使用他汀类药物	AMI-8 住院期间为患者提供健康教育	AMI-10 存活出院	10项指标合计完成率（%）
2009年14 558例	47.33	25.81	1.55	22.66	35.38	43.30	39.59	44.56	51.84	93.98	45.11
2010年23 012例	77.96	39.32	12.31	36.50	30.68	56.00	53.51	53.17	52.51	96.51	56.50
2011年26 879例	94.17	73.42	2.88	53.72	50.45	47.85	46.39	54.57	49.59	96.77	63.31
2012年39 793例	55.27	44.40	4.98	44.76	57.17	54.98	42.69	85.65	54.95	94.77	59.96
2013年40 849例	60.15	45.32	10.51	36.59	78.81	50.86	49.72	62.08	55.90	97.49	60.83
2014年31 693例	60.32	69.63	25.25	19.02	52.62	57.73	53.52	60.69	52.13	97.97	60.99
2015年25 993例	49.37	64.49	27.98	60.36	27.49	50.09	53.74	61.02	46.20	98.62	56.63
2016年26 246例	52.91	63.19	24.80	60.23	33.94	55.02	54.22	60.85	45.06	98.61	58.16
2017年14 417例	56.08	80.99	17.50	69.42	50.74	71.93	72.38	97.38	53.01	98.95	71.80

图 3-6-1-5　2009—2017 年医疗机构 STEMI 10 项质量指标完成情况

2. 医疗资源消耗情况

2017 年 1~5 月平均住院日为 9.88 天，与 2016 年相比升高 0.09 天，与 2011 年相比降低 1.57 天；平均住院费用为 41 364.94 元，与 2016 年相比降低 1153.22 元，与 2011 年相比降低 25 522.79 元。其中药费为 5787.21 元，与 2016 年相比降低 545.03 元，与 2011 年相比降低 6879.79 元（图 3-6-1-6）。

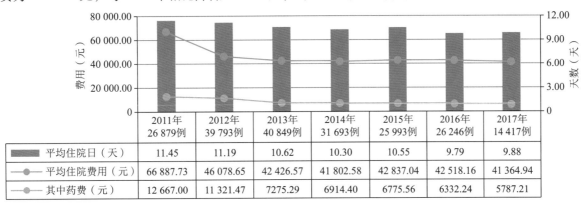

	2011 年 26 879例	2012 年 39 793例	2013 年 40 849例	2014 年 31 693例	2015 年 25 993例	2016 年 26 246例	2017 年 14 417例
平均住院日（天）	11.45	11.19	10.62	10.30	10.55	9.79	9.88
平均住院费用（元）	66 887.73	46 078.65	42 426.57	41 802.58	42 837.04	42 518.16	41 364.94
其中药费（元）	12 667.00	11 321.47	7275.29	6914.40	6775.56	6332.24	5787.21

图 3-6-1-6　2011—2017 年 1~5 月 STEMI 医疗资源消耗情况

3. 10 项质控指标组合完成率情况

2017 年 1~5 月质控 10 项指标组合完成率在全国平均水平之上的省份是北京、广东、广西、贵州、海南、河北、湖北、江苏、江西、陕西、新疆、云南、重庆 13 个省份（图 3-6-1-7）。

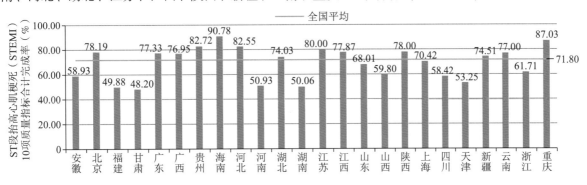

图 3-6-1-7　　2017 年 1—5 月各省份 STEMI 10 项质控指标组合完成率

4. 住院天数与住院费用四分位值

2017 年 1~5 月 STEMI 住院天数的中位数为 9 天，平均住院费用的中位数为 41 364.94 元（图 3-6-1-8）。

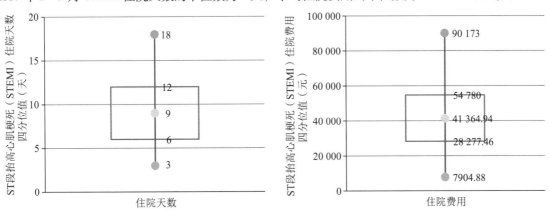

图 3-6-1-8　2017 年 1~5 月 STEMI 住院天数与住院费用四分位值

5. 10 项质量指标完成率与平均住院费用关联性

2017 年 1~5 月纳入 10 项质量指标完成率与平均住院费用相关性分析的有 21 个省份（仅列入 2017

年1~5月上报≥100例的省份），在确保质量的前提下，数据显示两者呈正相关关系（图3-6-1-9）。

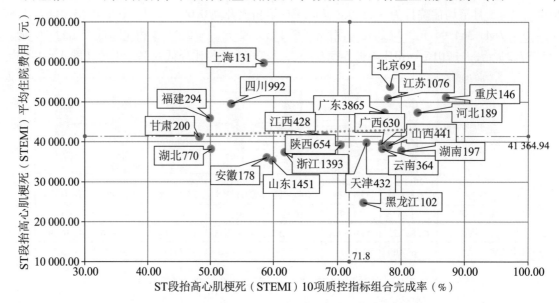

图3-6-1-9　2017年1~5月STEMI 10项质量指标完成率与平均住院费用的散布图

（二）心力衰竭（HF）

2017年1~5月25个省份261家医疗机构上报HF有效数据18 861例。

1.9项质量指标完成情况

2017年1~5月9项质量指标组合完成率为57.29%，与2016年的61.87%相比，降低4.58个百分点，与2009年的51.27%相比，提高6.02个百分点（图3-6-1-10）。

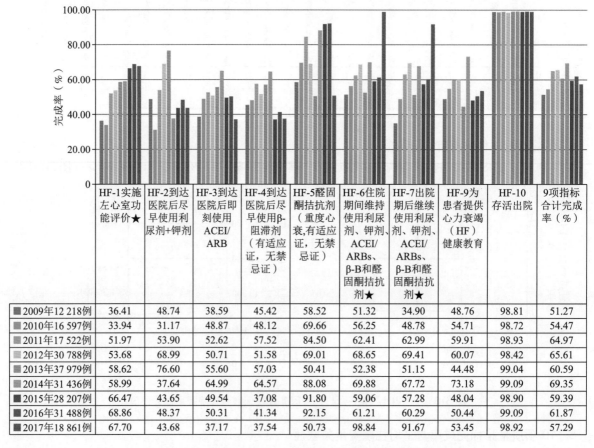

	HF-1实施左心室功能评价★	HF-2到达医院后尽早使用利尿剂+钾剂	HF-3到达医院后即刻使用ACEI/ARB	HF-4到达医院后尽早使用β-阻滞剂（有适应证，无禁忌证）	HF-5醛固酮拮抗剂（重度心衰,有适应证,无禁忌证）	HF-6住院期间维持使用利尿剂、钾剂、ACEI/ARBs、β-B和醛固酮拮抗剂★	HF-7出院期后继续使用利尿剂、钾剂、ACEI/ARBs、β-B和醛固酮拮抗剂★	HF-9为患者提供心力衰竭（HF）健康教育	HF-10存活出院	9项指标合计完成率（%）
■2009年12 218例	36.41	48.74	38.59	45.42	58.52	51.32	34.90	48.76	98.81	51.27
■2010年16 597例	33.94	31.17	48.87	48.12	69.66	56.25	48.78	54.71	98.72	54.47
■2011年17 522例	51.97	53.90	52.62	57.52	84.50	62.41	62.99	59.91	98.93	64.97
■2012年30 788例	53.68	68.99	50.71	51.58	69.01	68.65	69.41	60.07	98.42	65.61
■2013年37 979例	58.62	76.60	55.60	57.03	50.41	52.38	51.15	44.48	99.04	60.59
■2014年31 436例	58.99	37.64	64.99	64.57	88.08	69.88	67.72	73.18	99.09	69.35
■2015年28 207例	66.47	43.65	49.54	37.08	91.80	59.06	57.28	48.04	98.90	59.39
■2016年31 488例	68.86	48.37	50.31	41.34	92.15	61.21	60.29	50.44	99.09	61.87
■2017年18 861例	67.70	43.68	37.17	37.54	50.73	98.84	91.67	53.45	98.92	57.29

图3-6-1-10　2009—2017年1~5月HF 9项质量指标完成情况

2. 医疗资源消耗情况

2017 年 1 ~ 5 月平均住院日为 10.61 天，与 2016 年相比升高 0.54 天，与 2011 年相比降低 2.39 天；平均住院费用为 14 967.39 元，与 2016 年相比增加 840.99 元，与 2011 年相比降低 13 507.86 元，其中药品费用为 4197.17 元，与 2016 年相比降低 124.66 元，与 2011 年相比降低 1335.76 元（图 3-6-1-11）。

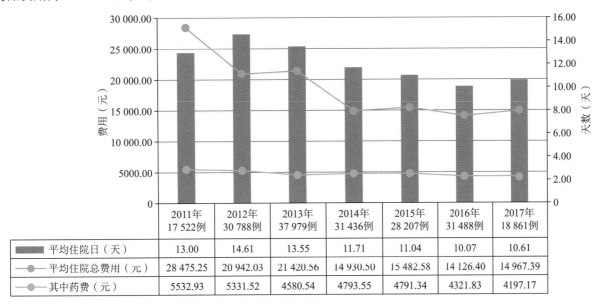

	2011年 17 522例	2012年 30 788例	2013年 37 979例	2014年 31 436例	2015年 28 207例	2016年 31 488例	2017年 18 861例
平均住院日（天）	13.00	14.61	13.55	11.71	11.04	10.07	10.61
平均住院总费用（元）	28 475.25	20 942.03	21 420.56	14 930.50	15 482.58	14 126.40	14 967.39
其中药费（元）	5532.93	5331.52	4580.54	4793.55	4791.34	4321.83	4197.17

图 3-6-1-11　2011—2017 年 1 ~ 5 月 HF 医疗资源消耗情况

3. 9 项质控指标组合完成率情况

2017 年 1 ~ 5 月 9 项质控指标组合完成率在全国平均水平之上的省份是北京、安徽、广东、贵州、海南、河北、河南、江西、陕西、上海、四川、云南、浙江、重庆 14 个省份（图 3-6-1-12）。

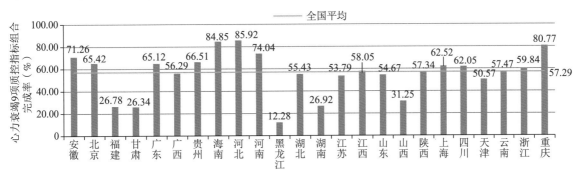

图 3-6-1-12　2017 年 1 ~ 5 月各省份 HF 9 项质控指标组合完成率

4. 住院天数与住院费用四分位值

2017 年 1 ~ 5 月 HF 住院天数的中位数为 8 天，平均住院费用的中位数为 8880 元（图 3-6-1-13）。

5. 9 项质量指标完成率与平均住院费用关联性

2017 年 1 ~ 5 月 9 项质量指标完成率与平均住院费用相关性分析的有 18 个省份（仅列入上报≥150 例的省份），在确保质量的前提下，数据显示两者呈正相关关系（图 3-6-1-14）。

（三）社区获得性肺炎（成人 - 住院）（CAP）

2017 年 1 ~ 5 月 27 个省份 324 家医疗机构上报 CAP 有效数据 26 420 例。

1. 10 项质量指标完成情况

2017 年 1 ~ 5 月 10 项质量指标组合完成率为 77.45%，与 2016 年的 75.32% 相比，提高 2.13 个百分点，与 2009 年的 45.13% 相比，提高 32.32 个百分点，为 2009 年以来的上报质量最好的年份，总体呈现逐年提高趋势（图 3-6-1-15）。

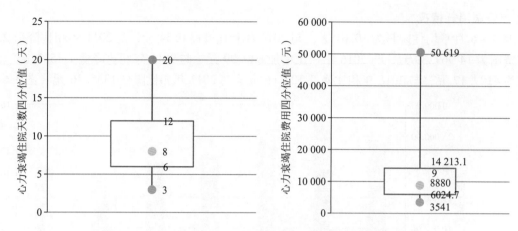

图 3-6-1-13　2017 年 1~5 月 HF 住院天数与住院费用四分位值

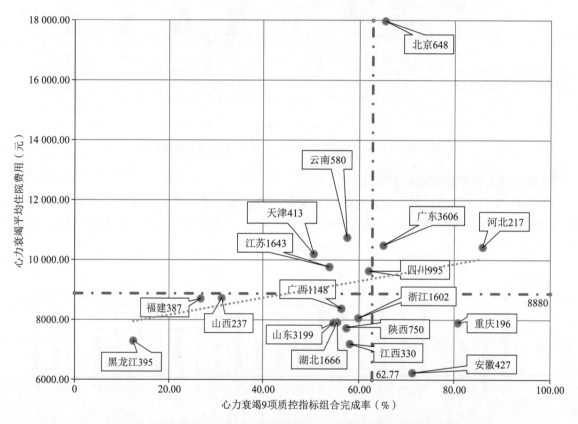

图 3-6-1-14　2017 年 1~5 月 HF 9 项质量指标完成率与平均住院费用的散布情况

2. 医疗资源消耗情况

2017 年 1~5 月平均住院日为 9.97 天，与 2016 年相比降低 0.03 天，与 2011 年相比降低 1.24 天；平均住院费用 2017 年 1~5 月为 10 672.13 元，与 2016 年相比增加 650.64 元，与 2011 年相比增加 1859.90 元，其中药品费用为 4189.06 元，与 2016 年相比降低 119.49 元，与 2011 年相比降低 488.90 元；平均抗菌药疗程 2017 年为 8.97 天，与 2016 年相比降低 0.13 天，与 2011 年相比降低 1.71 天（图 3-6-1-16）。

3. 10 项质控指标组合完成率情况

2017 年 1~5 月 10 项质控指标组合完成率在全国平均水平之上的有广东、海南、江苏、山东、四川、新疆、云南 7 个省份（图 3-6-1-17）。

4. 住院天数与住院费用四分位值

2017 年 1~5 月 CAP 住院天数的中位数为 9 天，平均住院费用的中位数为 7487.23 元（图 3-6-1-18）。

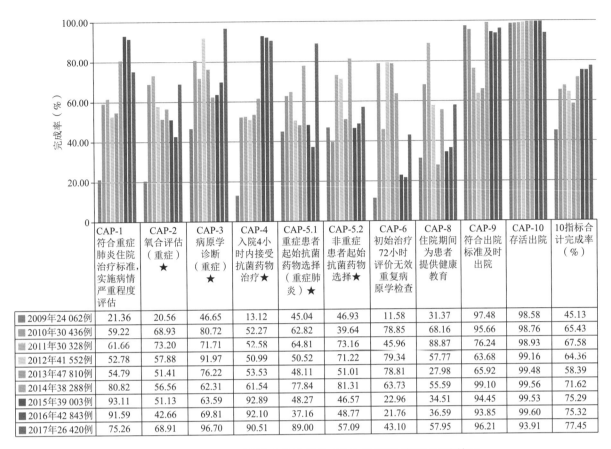

图 3-6-1-15　2009—2017 年医疗机构 CAP 10 项质控指标完成情况

	CAP-1 符合重症肺炎住院治疗标准，实施病情严重程度评估	CAP-2 氧合评估（重症）★	CAP-3 病原学诊断（重症）★	CAP-4 入院4小时内接受抗菌药物治疗★	CAP-5.1 重症患者起始抗菌药物选择（重症肺炎）★	CAP-5.2 非重症患者起始抗菌药物选择★	CAP-6 初始治疗72小时评价无效重复病原学检查	CAP-8 住院期间为患者提供健康教育	CAP-9 符合出院标准及时出院	CAP-10 存活出院	10指标合计完成率（%）
2009年24 062例	21.36	20.56	46.65	13.12	45.04	46.93	11.58	31.37	97.48	98.58	45.13
2010年30 436例	59.22	68.93	80.72	52.27	62.82	39.64	78.85	68.16	95.66	98.76	65.43
2011年30 328例	61.66	73.20	71.71	52.58	64.81	73.16	45.96	88.87	76.24	98.93	67.58
2012年41 552例	52.78	57.88	91.97	50.99	50.52	71.22	79.34	57.77	63.68	99.16	64.36
2013年47 810例	54.79	51.41	76.22	53.53	48.11	51.01	78.81	27.98	65.92	99.48	58.39
2014年38 288例	80.82	56.56	62.31	61.54	77.84	81.31	63.73	55.59	99.10	99.56	71.62
2015年39 003例	93.11	51.13	63.59	92.89	48.27	46.57	22.96	34.51	94.45	99.53	75.29
2016年42 843例	91.59	42.66	69.81	92.10	37.16	48.77	21.76	36.59	93.85	99.60	75.32
2017年26 420例	75.26	68.91	96.70	90.51	89.00	57.09	43.10	57.95	96.21	93.91	77.45

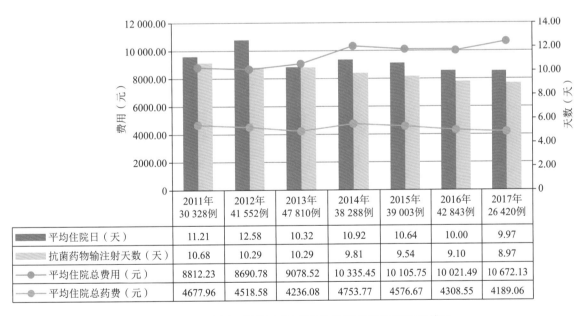

	2011年 30 328例	2012年 41 552例	2013年 47 810例	2014年 38 288例	2015年 39 003例	2016年 42 843例	2017年 26 420例
平均住院日（天）	11.21	12.58	10.32	10.92	10.64	10.00	9.97
抗菌药物输注射天数（天）	10.68	10.29	10.29	9.81	9.54	9.10	8.97
平均住院总费用（元）	8812.23	8690.78	9078.52	10 335.45	10 105.75	10 021.49	10 672.13
平均住院总药费（元）	4677.96	4518.58	4236.08	4753.77	4576.67	4308.55	4189.06

图 3-6-1-16　2011—2017 年医疗机构 CAP 医疗资源消耗情况

5. 10 项质量指标完成率与平均住院费用关联性

2017 年 1～5 月纳入的 10 项质量指标完成率与平均住院费用相关性分析的有 22 个省份（仅列入上报 ≥100 例的省份），在确保质量的前提下，数据显示两者无明显相关关系（图 3-6-1-19）。

（四）急性脑梗死（STK）

2017 年 1～5 月 29 个省份 359 家医疗机构上报 STK 有效数据 43 687 例。

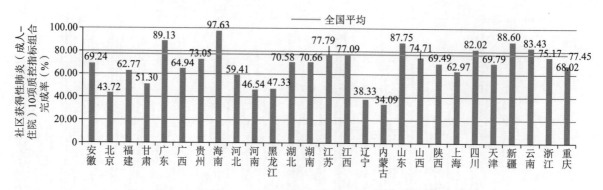

图 3-6-1-17　2017 年 1～5 月各省份 CAP 10 项质控指标组合完成率

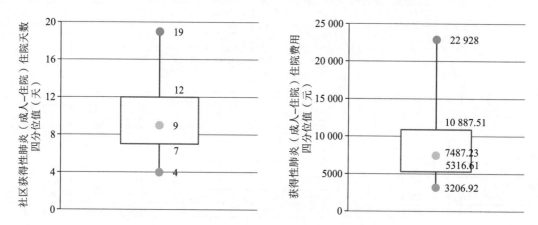

图 3-6-1-18　2017 年 1～5 月 CAP 住院天数与住院费用四分位值

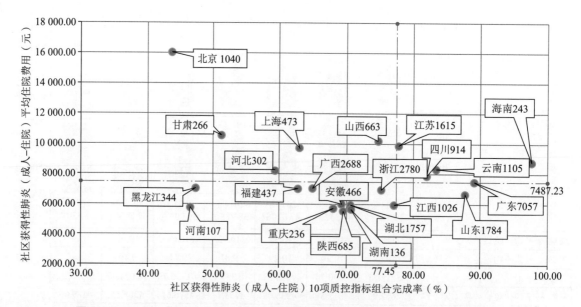

图 3-6-1-19　2017 年 1～5 月 CAP 10 项质量指标完成率与平均住院费用的散布情况

1. 12 项质量监控指标完成情况

2017 年 1～5 月 STK 12 项质量指标组合完成率为 49.84%，与 2016 年的 58.55% 相比降低 8.71 个百分点，与 2009 年的 48.19% 相比提高 1.65 个百分点（图 3-6-1-20）。

2. 医疗资源消耗情况

2017 年 1～5 月平均住院日为 11.78 天，与 2016 年相比降低 0.26 天，与 2009 年相比降低 2.33 天；平均住院费用为 14 918.79 元，与 2016 年相比降低 70.76 元，与 2011 年相比增加 2113.95 元，其中药品费用为 7118.57 元，与 2016 年相比增加 257.51 元，与 2011 年相比降低 1429.33 元（图 3-6-1-21）。

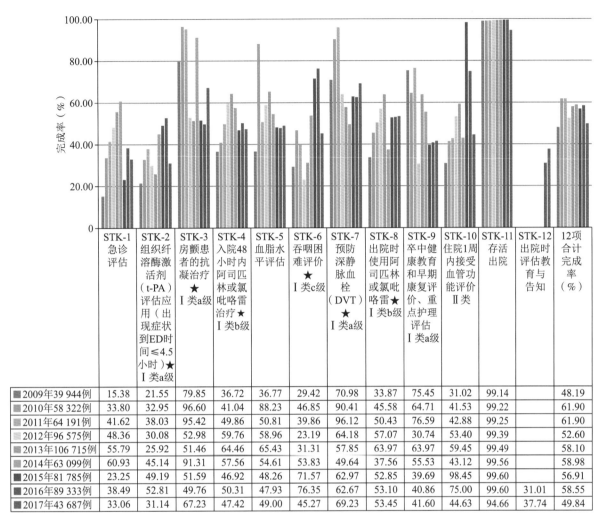

	STK-1 急诊评估	STK-2 组织纤溶酶激活剂（t-PA）评估应用（出现症状到ED时间≤4.5小时）★ Ⅰ类a级	STK-3 房颤患者的抗凝治疗★ Ⅰ类a级	STK-4 入院48小时内阿司匹林或氯吡咯雷治疗★ Ⅰ类b级	STK-5 血脂水平评估	STK-6 吞咽困难评价★ Ⅰ类c级	STK-7 预防深静脉血栓（DVT）★ Ⅰ类a级	STK-8 出院时使用阿司匹林或氯吡咯雷★ Ⅰ类b级	STK-9 卒中健康教育和早期康复评价、重点护理评估 Ⅰ类a级	STK-10 住院1周内接受血管功能评价 Ⅱ类	STK-11 存活出院	STK-12 出院时评估教育与告知	12项合计完成率（%）
■2009年39 944例	15.38	21.55	79.85	36.72	36.77	29.42	70.98	33.87	75.45	31.02	99.14		48.19
■2010年58 322例	33.80	32.95	96.60	41.04	88.23	46.85	90.41	45.58	64.71	41.53	99.22		61.90
□2011年64 191例	41.62	38.03	95.42	49.86	50.81	39.86	96.12	50.43	76.59	42.88	99.25		61.90
□2012年96 575例	48.36	30.08	52.98	59.76	58.96	23.19	64.18	57.07	30.74	53.40	99.39		52.60
■2013年106 715例	55.79	25.92	51.46	64.46	65.43	31.31	57.85	63.97	63.97	59.45	99.49		58.10
■2014年63 099例	60.93	45.14	91.31	57.56	54.61	53.83	49.64	37.56	55.53	43.12	99.56		58.98
■2015年81 785例	23.25	49.19	51.59	46.92	48.26	71.57	62.97	52.85	39.69	98.45	99.60		56.91
■2016年89 333例	38.49	52.81	49.76	50.31	47.93	76.35	62.67	53.10	40.86	75.00	99.60	31.01	58.55
■2017年43 687例	33.06	31.14	67.23	47.42	49.00	45.27	69.23	53.45	41.60	44.63	94.66	37.74	49.84

图 3-6-1-20　2009—2017 年 1~5 月 STK 12 项质量指标完成情况

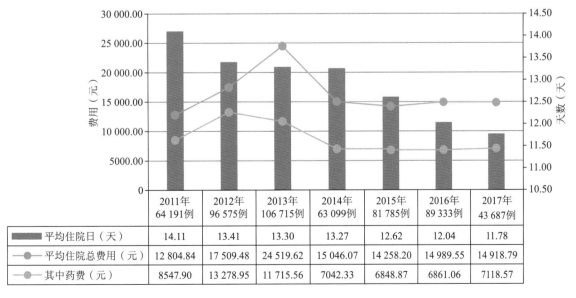

	2011年 64 191例	2012年 96 575例	2013年 106 715例	2014年 63 099例	2015年 81 785例	2016年 89 333例	2017年 43 687例
平均住院日（天）	14.11	13.41	13.30	13.27	12.62	12.04	11.78
平均住院总费用（元）	12 804.84	17 509.48	24 519.62	15 046.07	14 258.20	14 989.55	14 918.79
其中药费（元）	8547.90	13 278.95	11 715.56	7042.33	6848.87	6861.06	7118.57

图 3-6-1-21　2011—2017 年 1~5 月 STK 医疗资源消耗情况

3. 12 项质控指标组合完成率情况

2017 年 1~5 月 12 项质控指标组合完成率在全国平均水平之上的有安徽、福建、广东、海南、湖北、湖南、青海、山东、四川、新疆、浙江、重庆 12 个省份（图 3-6-1-22）。

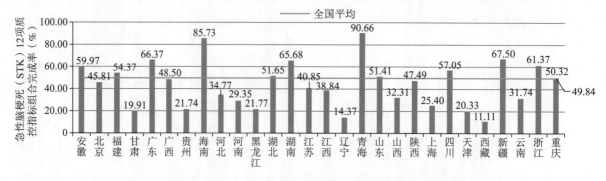

图 3-6-1-22　2017 年 1~5 月各省份 STK 12 项质控指标组合完成率

4. 住院天数与住院费用四分位值

2017 年 1~5 月 STK 住院天数的中位数为 10 天，住院费用的中位数为 11 461.02 元（图 3-6-1-23）。

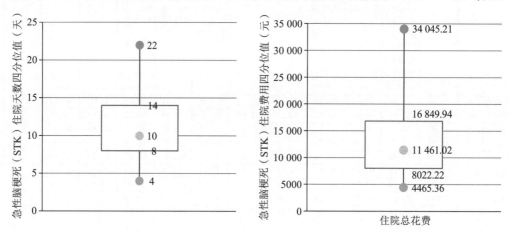

图 3-6-1-23　2017 年 1~5 月 STK 住院天数与住院费用四分位值

5. 12 项质量指标完成率与平均住院费用关联性

2017 年 1~5 月纳入 12 项质量指标完成率与平均住院费用相关性分析的有 23 个省份（仅列入上报≥200 例的省份），在确保质量的前提下，数据显示两者无明显相关关系（图 3-6-1-24）。

（五）髋关节、膝关节置换术（H/K）

2017 年 1~5 月 24 个省份 289 家医疗机构上报髋关节、膝关节置换术有效数据 17 835 例。

1. 14 项质量监控指标完成情况

2017 年 1~5 月髋关节、膝关节置换术 12 项质量控制指标合计完成率为 77.18%，与 2016 年的 76.63% 相比，提高 0.55 个百分点，与 2009 年的 52.87% 相比，提高 24.31 个百分点，为 2009 年以来上报质量较好的年份，总体呈现上升趋势（图 3-6-1-25）。

2. 医疗资源消耗情况

2017 年 1~5 月平均住院日为 14.78 天，与 2016 年相比降低 0.73 天，与 2012 年相比降低 4.17 天；平均住院费用为 55 323.13 元，与 2016 年相比降低 3958.74 元，与 2012 年相比降低 2912.15 元，其中，药费为 5382.86 元，与 2016 年相比降低 1962.30 元，与 2012 年相比降低 3520.10 元；其中，人工关节假体费用为 32 029.51 元，与 2016 年相比降低 4338.21 元，与 2012 年相比降低 10 783.78 元。

3. 12 项质控指标组合完成率情况

2017 年 1~5 月 12 项质控指标组合完成率在全国平均水平之上的有福建、广东、贵州、海南、河北、湖北、江苏、江西、陕西、四川、新疆、云南、浙江、重庆 14 个省份（图 3-6-1-27）。

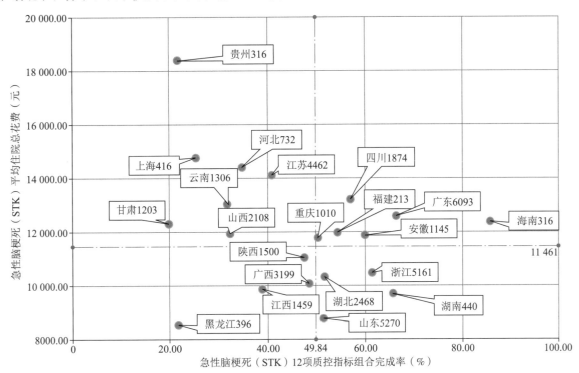

图 3-6-1-24　2017 年 1～5 月 STK 12 项质量指标完成率与平均住院费用的散布情况

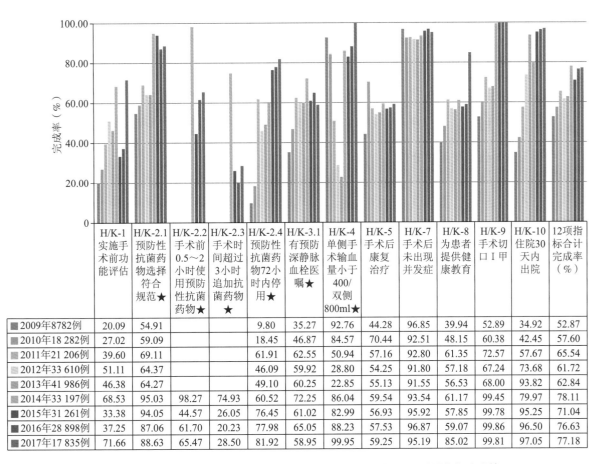

	H/K-1 实施手术前功能评估	H/K-2.1 预防性抗菌药物选择符合规范★	H/K-2.2 手术前0.5～2小时使用预防性抗菌药物★	H/K-2.3 手术时间超过3小时追加抗菌药物★	H/K-2.4 预防性抗菌药物72小时内停用★	H/K-3.1 有预防深静脉血栓医嘱★	H/K-4 单侧手术输血量小于400/双侧800ml★	H/K-5 手术后康复治疗	H/K-7 手术后未出现并发症	H/K-8 为患者提供健康教育	H/K-9 手术切口Ⅰ甲	H/K-10 住院30天内出院	12项指标合计完成率（%）
■2009年8782例	20.09	54.91			9.80	35.27	92.76	44.28	96.85	39.94	52.89	34.92	52.87
■2010年18 282例	27.02	59.09			18.45	46.87	84.57	70.44	92.51	48.15	60.38	42.45	57.60
■2011年21 206例	39.60	69.11			61.91	62.55	50.94	57.16	92.80	61.35	72.57	57.67	65.54
■2012年33 610例	51.11	64.37			46.09	59.92	28.80	54.25	91.80	57.18	67.24	73.68	61.72
■2013年41 986例	46.38	64.27			49.10	60.25	22.85	55.13	91.55	56.53	68.00	93.82	62.84
■2014年33 197例	68.53	95.03	98.27	74.93	60.52	72.25	86.04	59.54	93.54	61.17	99.45	79.97	78.11
■2015年31 261例	33.38	94.05	44.57	26.05	76.45	61.02	82.99	56.93	95.92	57.85	99.78	95.25	71.04
■2016年28 898例	37.25	87.06	61.70	20.23	77.98	65.05	88.23	57.53	96.87	59.07	99.86	96.50	76.63
■2017年17 835例	71.66	88.63	65.47	28.50	81.92	58.95	99.95	59.25	95.19	85.02	99.81	97.05	77.18

图 3-6-1-25　2009—2017 年 1～5 月髋关节、膝关节置换术 12 项质量指标完成情况

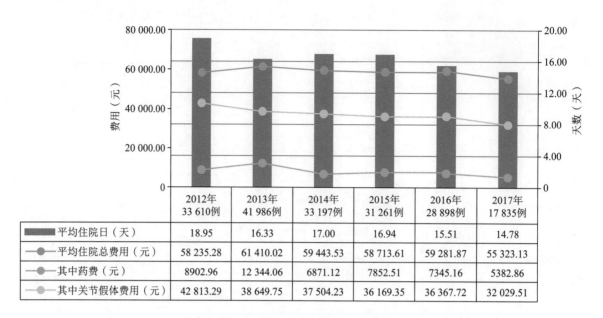

	2012年 33 610例	2013年 41 986例	2014年 33 197例	2015年 31 261例	2016年 28 898例	2017年 17 835例
■ 平均住院日（天）	18.95	16.33	17.00	16.94	15.51	14.78
● 平均住院总费用（元）	58 235.28	61 410.02	59 443.53	58 713.61	59 281.87	55 323.13
● 其中药费（元）	8902.96	12 344.06	6871.12	7852.51	7345.16	5382.86
● 其中关节假体费用（元）	42 813.29	38 649.75	37 504.23	36 169.35	36 367.72	32 029.51

图 3-6-1-26　2012—2017 年 1～5 月髋关节、膝关节置换术医疗资源消耗情况

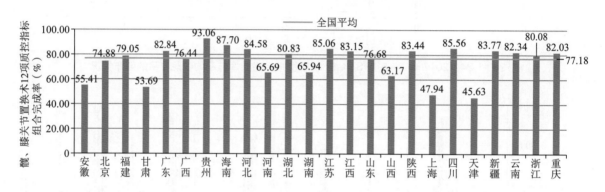

图 3-6-1-27　2017 年 1～5 月各省份髋关节、膝关节置换术 12 项质控指标组合完成率

4. 住院天数与住院费用四分位值

2017 年 1～5 月髋关节置换术（Hip）12 项质控指标组合完成率的中位数为 76.91%，住院费用的中数为 55 602 元。膝关节置换术（Knee）12 项质控指标组合完成率的中位数为 75.00%，平均住院费用的中位数为 50 013 元（图 3-6-1-28）。

5. 12 项质量指标完成率与平均住院费用关联性

2017 年 1～5 月纳入髋关节置换 12 项质量指标完成率与平均住院费用相关性分析的有 23 个省份（仅列入上报≥50 例的省份），在确保质量的前提下，两者呈正相关关系（图 3-6-1-29）。纳入膝关节置换术 12 项质量指标完成率与平均住院费用相关性分析的有 19 个省份（仅列入上报≥50 例的省份），在确保质量的前提下，两者无明显相关关系（图 3-6-1-30）。

（六）冠状动脉旁路移植术（CABG）

2017 年 1～5 月 21 个省份 74 家医疗机构上报 CABG 有效数据 1487 例。

1. 12 项质量指标完成情况

2017 年 1～5 月 CABG 12 项质控指标完成率为 74.80%，与 2016 年的 76.62% 相比，降低 1.82 个百分点，与 2009 年的 63.12% 相比，提高 11.69 个百分点。但自 2014 年上报质量达到最高峰值之后，呈逐年下降的趋势（图 3-6-1-31）。

2. 医疗资源消耗情况

2017 年 1～5 月平均住院日为 25.86 天，与 2016 年相比增加 2.93 天，比 2011 年相比降低 0.56 天；

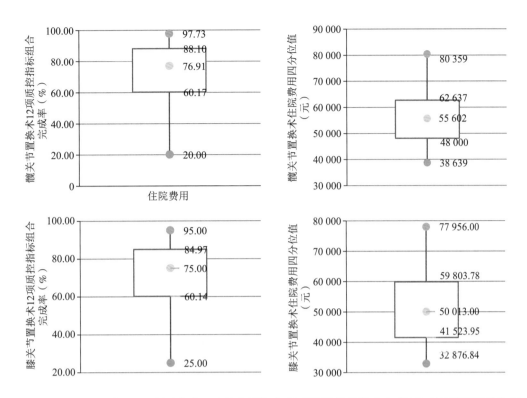

图 3-6-1-28　2017 年 1 ~ 5 月髋关节、膝关节置换术 12 项质控指标组合完成率与住院费用四分位值

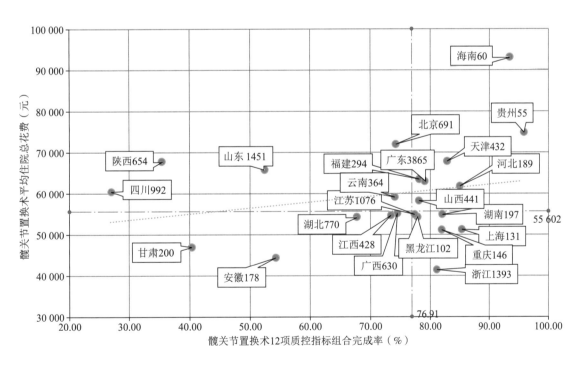

图 3-6-1-29　2017 年 1 ~ 5 月髋关节置换术 12 项质量指标完成率与平均住院费用的散布情况

平均住院费用为 110 882.07 元，与 2016 年相比增加 4414.33 元，与 2011 年相比增加 26 132.54 元；其中药费为 28 808.24 元，与 2016 年相比增加 834.09 元，与 2011 年相比增加 5321.04 元（图 3-6-1-32）。

3. 12 项质控指标组合完成率情况

2017 年 1 ~ 5 月 12 项质控指标组合完成率在全国平均水平之上的有安徽、福建、甘肃、河北、湖南、山东、山西、新疆、云南、浙江、重庆 11 个省份（图 3-6-1-33）。

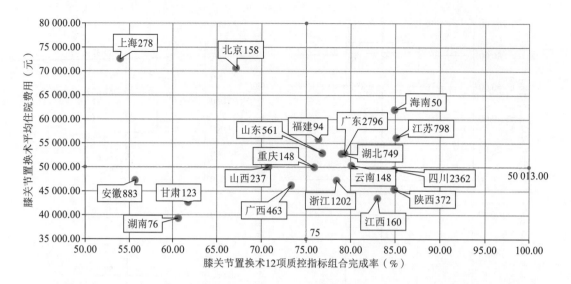

图 3-6-1-30　2017 年 1～5 月膝关节置换术 12 项质量指标完成率与平均住院费用的散布情况

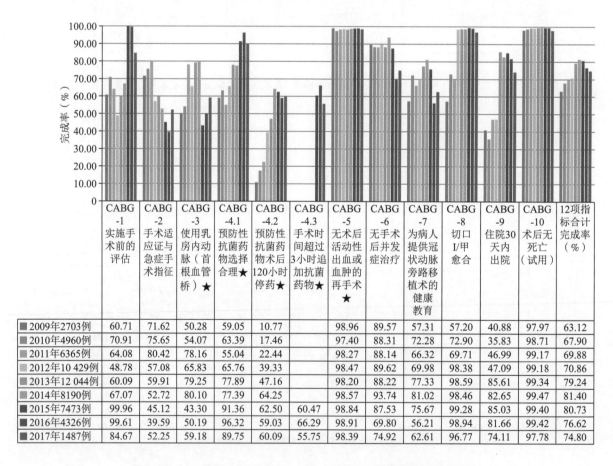

	CABG-1 实施手术前的评估	CABG-2 手术适应证与急症手术指征	CABG-3 使用乳房内动脉（首根血管桥）★	CABG-4.1 预防性抗菌药物选择合理★	CABG-4.2 预防性抗菌药物术后120小时停药★	CABG-4.3 手术时间超过3小时追加抗菌药物★	CABG-5 无术后活动性出血或血肿的再手术	CABG-6 无手术后并发症治疗	CABG-7 为病人提供冠状动脉旁路移植术的健康教育	CABG-8 切口I/甲愈合	CABG-9 住院30天内出院	CABG-10 术后无死亡（试用）	12项指标合计完成率（%）
2009年2703例	60.71	71.62	50.28	59.05	10.77		98.96	89.57	57.31	57.20	40.88	97.97	63.12
2010年4960例	70.91	75.65	54.07	63.39	17.46		97.40	88.31	72.28	72.90	35.83	98.71	67.90
2011年6365例	64.08	80.42	78.16	55.04	22.44		98.27	88.14	66.32	69.71	46.99	99.17	69.88
2012年10 429例	48.78	57.08	65.83	65.76	39.33		98.47	89.62	69.98	98.38	47.09	99.18	70.86
2013年12 044例	60.09	59.91	79.25	77.89	47.16		98.20	88.22	77.33	98.59	85.61	99.34	79.24
2014年8190例	67.07	52.72	80.10	77.39	64.25		98.57	93.74	81.02	98.46	82.65	99.47	81.40
2015年7473例	99.96	45.12	43.30	91.36	62.50	60.47	98.84	87.53	75.67	99.28	85.03	99.40	80.73
2016年4326例	99.61	39.59	50.19	96.32	59.03	66.29	98.91	69.80	56.21	98.94	81.66	99.42	76.62
2017年1487例	84.67	52.25	59.18	89.75	60.09	55.75	98.39	74.92	62.61	96.77	74.11	97.78	74.80

图 3-6-1-31　2009—2017 年 1～5 月 CABG 12 项质量指标完成情况

4. 住院天数与住院费用四分位值

2017 年 1～5 月 CABG 住院天数的中位数为 24 天，住院费用中位数为 110 882.07 元（图 3-6-1-34）。

5. 12 项质量指标完成率与平均住院费用关联性

2017 年 1～5 月纳入 12 项质量指标完成率与平均住院费用相关性分析的有 13 个省份（仅列入上报 ≥20 例的省份），在确保质量的前提下，数据显示两者无明显相关性（图 3-6-1-35）。

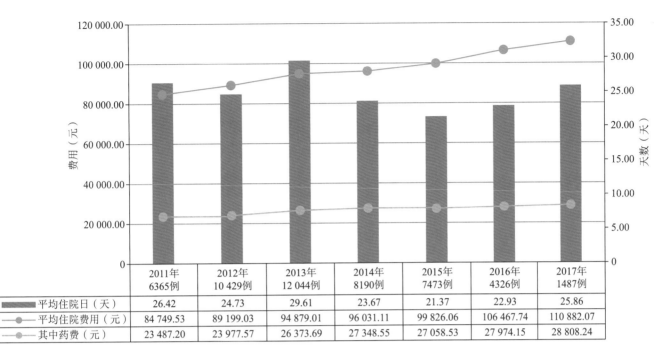

图 3-6-1-32　2011—2017 年 1～5 月 CABG 医疗资源消耗情况

	2011年 6365例	2012年 10 429例	2013年 12 044例	2014年 8190例	2015年 7473例	2016年 4326例	2017年 1487例
平均住院日（天）	26.42	24.73	29.61	23.67	21.37	22.93	25.86
平均住院费用（元）	84 749.53	89 199.03	94 879.01	96 031.11	99 826.06	106 467.74	110 882.07
其中药费（元）	23 487.20	23 977.57	26 373.69	27 348.55	27 058.53	27 974.15	28 808.24

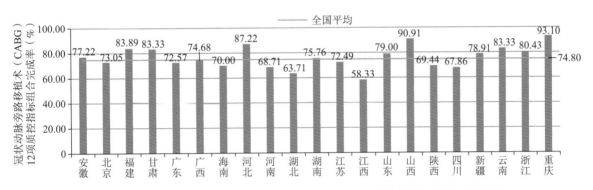

图 3-6-1-33　2017 年 1～5 月各省份上报 CABG 12 项质控指标组合完成率情况

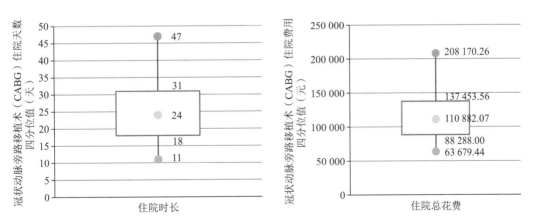

图 3-6-1-34　2017 年 1～5 月 CABG 住院天数与住院费用四分位值

（七）社区获得性肺炎（儿童 - 住院）（CAP2）

2017 年 1～5 月 27 个省份 291 家医疗机构上报 CAP2 有效数据 59 492 例。

1. 9 项质量监控指标总体完成情况

2017 年 1～5 月 9 项质控指标合计完成率为 65.88%，与 2016 年的 72.35% 相比，降低 6.47 个百分点，与 2011 年的 63.54% 相比，提高 2.34 个百分点（图 3-6-1-36）。

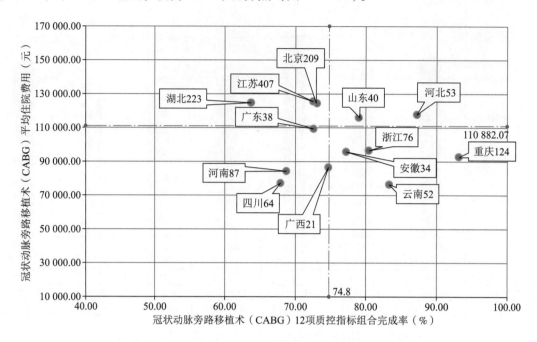

图 3-6-1-35　2017 年 1～5 月 CABG 12 项质量指标完成率与平均住院费用的散布情况

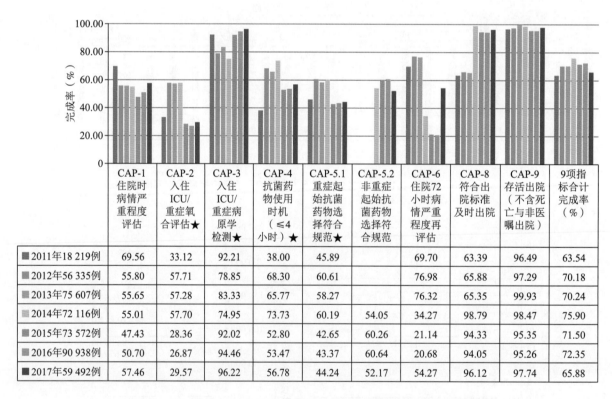

	CAP-1 住院时病情严重程度评估	CAP-2 入住ICU/重症氧合评估★	CAP-3 入住ICU/重症病原学检测★	CAP-4 抗菌药物使用时机（≤4小时）★	CAP-5.1 重症起始抗菌药物选择符合规范★	CAP-5.2 非重症起始抗菌药物选择符合规范	CAP-6 住院72小时病情严重程度再评估	CAP-8 符合出院标准及时出院	CAP-9 存活出院（不含死亡与非医嘱出院）	9项指标合计完成率（%）
■2011年18 219例	69.56	33.12	92.21	38.00	45.89		69.70	63.39	96.49	63.54
■2012年56 335例	55.80	57.71	78.85	68.30	60.61		76.98	65.88	97.29	70.18
■2013年75 607例	55.65	57.28	83.33	65.77	58.27		76.32	65.35	99.93	70.24
■2014年72 116例	55.01	57.70	74.95	73.73	60.19	54.05	34.27	98.79	98.47	75.90
■2015年73 572例	47.43	28.36	92.02	52.80	42.65	60.26	21.14	94.33	95.35	71.50
■2016年90 938例	50.70	26.87	94.46	53.47	43.37	60.64	20.68	94.05	95.26	72.35
■2017年59 492例	57.46	29.57	96.22	56.78	44.24	52.17	54.27	96.12	97.74	65.88

图 3-6-1-36　2011—2016 年医疗机构 CAP2 9 项质量监控指标完成情况

2. 医疗资源消耗情况

2017 年 1～5 月平均住院日为 6.89 天，与 2016 年相比降低 0.27 天，与 2011 年相比降低 0.49 天；平均住院费用为 3761.93 元，与 2016 年相比降低 20.01 元，与 2011 年相比增加 310.93 元，其中药品费用为 1274.22 元，与 2016 年相比降低 155.81 元，与 2011 年相比降低 424.51 元；平均抗菌药疗程为 6.44 天，与 2016 年相比降低 0.4 天，与 2011 年相比降低 0.82 天（图 3-6-1-37）。

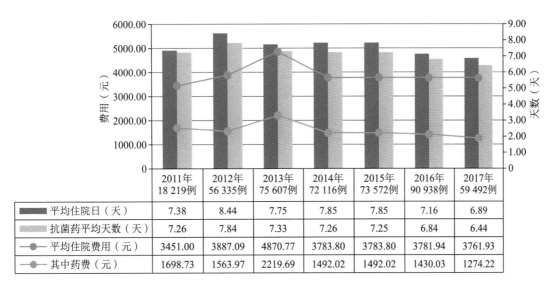

	2011年 18 219例	2012年 56 335例	2013年 75 607例	2014年 72 116例	2015年 73 572例	2016年 90 938例	2017年 59 492例
▇ 平均住院日（天）	7.38	8.44	7.75	7.85	7.85	7.16	6.89
▨ 抗菌药平均天数（天）	7.26	7.84	7.33	7.26	7.25	6.84	6.44
─●─ 平均住院费用（元）	3451.00	3887.09	4870.77	3783.80	3783.80	3781.94	3761.93
─●─ 其中药费（元）	1698.73	1563.97	2219.69	1492.02	1492.02	1430.03	1274.22

图 3-6-1-37 2011—2017 年 1~5 月社区获得性肺炎（儿童 – 住院）（CAP2）医疗资源消耗情况

3. 9 项质控指标组合完成率情况

2017 年 1~5 月 9 项质控指标组合完成率在全国平均水平之上的有北京、广东、湖北、上海、浙江、西藏 6 个省（市）（图 3-6-1-38）。

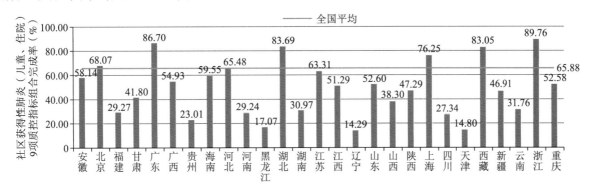

图 3-6-1-38 2017 年 1~5 月各省份社区获得性肺炎（儿童 – 住院）（CAP2）9 项质控指标组合完成率

4. 住院天数与住院费用四分位值

2017 年 1~5 月 CAP2 住院天数的中位数为 7 天，住院费用的中位数为 1044.75 元（图 3-6-1-39）。

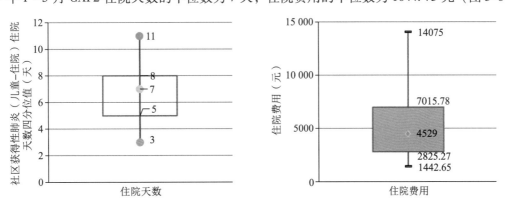

图 3-6-1-39 2017 年 1~5 月社区获得性肺炎（儿童 – 住院）（CAP2）住院天数与住院费用四分位值

5. 9 项质量指标完成率与平均住院费用关联性

2017 年 1~5 月纳入 9 项质量指标完成率与平均住院费用相关性分析的有 23 个省份（仅列入上报 ≥ 150 例的省份），在确保质量的前提下，两者无明显相关性（图 3-6-1-40）。

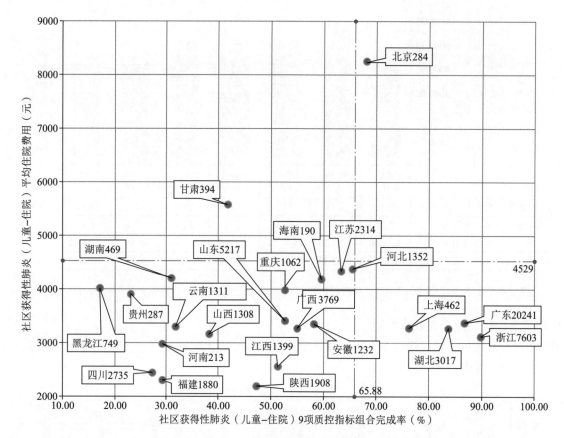

图 3-6-1-40 2017 年 1~5 月 CAP2 9 项项质量指标完成率与平均住院费用的散布情况

（八）围手术期预防感染（11 类手术，PIP）

2017 年 1~5 月 25 个省份 239 家医疗机构上报 11 类手术 PIP 有效数据 52 434 例。

1. 11 类手术

① 单侧甲状腺叶切除术 ICD-9-CM-3：06.2

② 膝半月板切除术 ICD-9-CM-3：80.6

③ 经腹子宫次全切除术 ICD-9-CM-3：68.3

④ 腹股沟疝单侧/双侧修补术 ICD-9-CM-3：53.0，53.1

⑤ 乳房组织切除术 ICD-9-CM-3：85.21 至 85.48

⑥ 腹腔镜下胆囊切除术 ICD-9-CM-3：51.23

⑦ 闭合性心脏瓣膜切开术 ICD-9-CM-3：35.00 至 35.04

⑧ 动脉内膜切除术 ICD-9-CM-3：38.1

⑨ 足和踝关节固定术 ICD-9-CM-3：81.11 至 81.18

⑩ 开颅术 ICD-9-CM-3：01.24

⑪ 椎间盘切除术或破坏术 ICD 9-CM-3：80.50

2. 7 项质量监控指标完成情况

2017 年 1~5 月 7 项质控指标合计完成率为 83.35%，与 2016 年的 88.63% 相比，降低 5.28 个百分点，与 2011 年的 59.09% 相比，提高 24.26 个百分点（图 3-6-1-41，图 3-6-1-42）。

3. 7 项质控指标组合完成率情况

2017 年 1~5 月 7 项质控指标组合完成率在全国平均水平之上的有甘肃、广东、河北、河南、湖南、江苏、山东、上海、四川、天津 10 个省份（图 3-6-1-43）。

4. 住院天数与住院费用四分位值

2017 年 1~5 月住院天数的中位数为 6 天，住院费用的中位数为 11 117.93 元（图 3-6-1-44）。

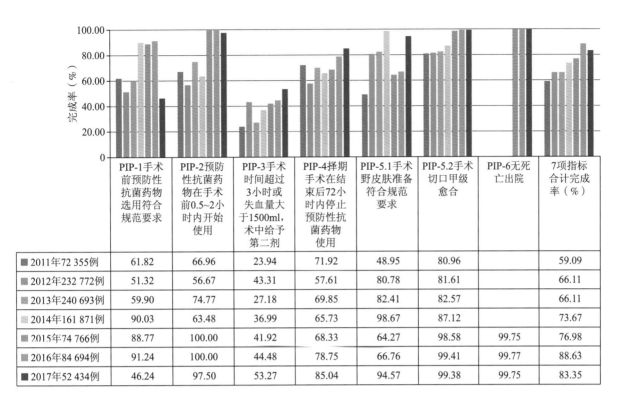

	PIP-1手术前预防性抗菌药物选用符合规范要求	PIP-2预防性抗菌药物在手术前0.5~2小时内开始使用	PIP-3手术时间超过3小时或失血量大于1500ml,术中给予第二剂	PIP-4择期手术在结束后72小时内停止预防性抗菌药物使用	PIP-5.1手术野皮肤准备符合规范要求	PIP-5.2手术切口甲级愈合	PIP-6无死亡出院	7项指标合计完成率(%)
■ 2011年72 355例	61.82	66.96	23.94	71.92	48.95	80.96		59.09
■ 2012年232 772例	51.32	56.67	43.31	57.61	80.78	81.61		66.11
■ 2013年240 693例	59.90	74.77	27.18	69.85	82.41	82.57		66.11
■ 2014年161 871例	90.03	63.48	36.99	65.73	98.67	87.12		73.67
■ 2015年74 766例	88.77	100.00	41.92	68.33	64.27	98.58	99.75	76.98
■ 2016年84 694例	91.24	100.00	44.48	78.75	66.76	99.41	99.77	88.63
■ 2017年52 434例	46.24	97.50	53.27	85.04	94.57	99.38	99.75	83.35

图 3-6-1-41　2011—2017 年医疗机构 11 类手术 PIP 的 7 项质量监控指标完成情况

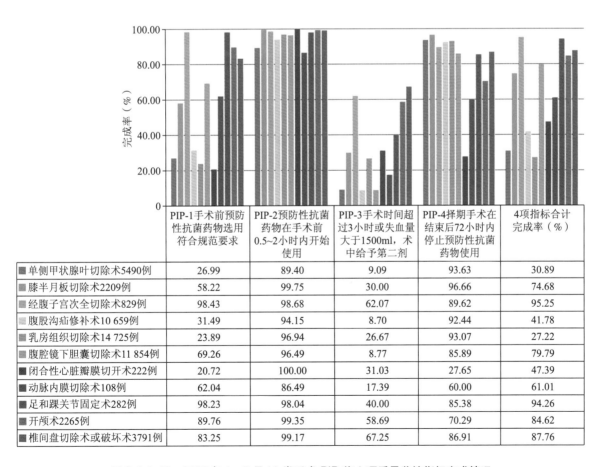

	PIP-1手术前预防性抗菌药物选用符合规范要求	PIP-2预防性抗菌药物在手术前0.5~2小时内开始使用	PIP-3手术时间超过3小时或失血量大于1500ml,术中给予第二剂	PIP-4择期手术在结束后72小时内停止预防性抗菌药物使用	4项指标合计完成率(%)
■ 单侧甲状腺叶切除术5490例	26.99	89.40	9.09	93.63	30.89
■ 膝半月板切除术2209例	58.22	99.75	30.00	96.66	74.68
■ 经腹子宫次全切除术829例	98.43	98.68	62.07	89.62	95.25
■ 腹股沟疝修补术10 659例	31.49	94.15	8.70	92.44	41.78
■ 乳房组织切除术14 725例	23.89	96.94	26.67	93.07	27.22
■ 腹腔镜下胆囊切除术11 854例	69.26	96.49	8.77	85.89	79.79
■ 闭合性心脏瓣膜切开术222例	20.72	100.00	31.03	27.65	47.39
■ 动脉内膜切除术108例	62.04	86.49	17.39	60.00	61.01
■ 足和踝关节固定术282例	98.23	98.04	40.00	85.38	94.26
■ 开颅术2265例	89.76	99.35	58.69	70.29	84.62
■ 椎间盘切除术或破坏术3791例	83.25	99.17	67.25	86.91	87.76

图 3-6-1-42　2017 年 1~5 月 11 类手术 PIP 前 4 项质量监控指标完成情况

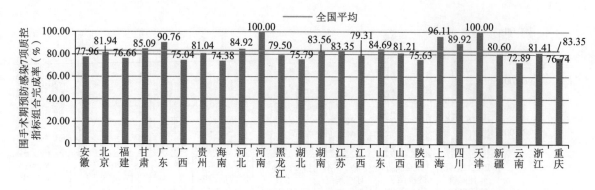

图 3-6-1-43　2017 年 1～5 月各省份 11 类手术 PIP 的 7 项质控指标组合完成率

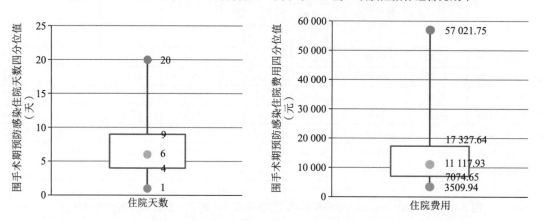

图 3-6-1-44　2017 年 1～5 月 11 类手术 PIP 住院天数与住院费用四分位值

5. 7 项质量指标完成率与平均住院费用关联性

2017 年 1～5 月纳入 7 项质量指标完成率与平均住院费用相关性分析的有 21 个省份（仅列入上报≥150 例的省份），在确保质量的前提下，数据显示两者呈正相关关系（图 3-6-1-45）。

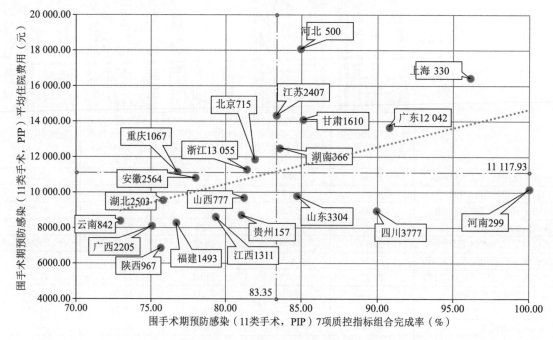

图 3-6-1-45　2017 年 1～5 月 11 类手术 PIP 的 7 项质量指标完成率与平均住院费用的散布情况

（九）剖宫产（CS）

2017 年 1～5 月 26 个省份 264 家医疗机构上报 CS 有效数据 118 423 例。

1. 14 项质量监控指标完成情况

2017 年 1～5 月 CS 14 项质控指标组合完成率为 73.04%，与 2016 年 70.99% 相比升高 2.05 个百分点，与 2014 年 63.71% 相比增加 9.33 个百分点（图 3-6-1-46）。

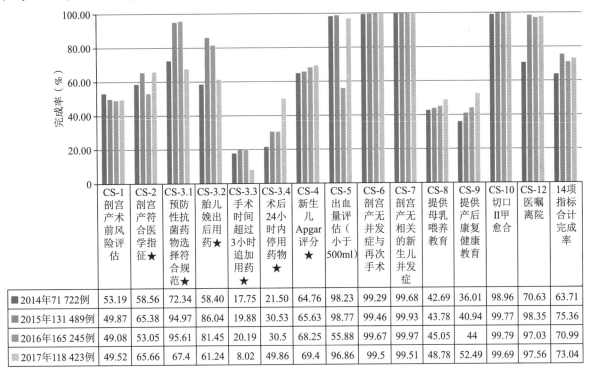

	CS-1 剖宫产术前风险评估	CS-2 剖宫产符合医学指征★	CS-3.1 预防性抗菌药物选择符合规范★	CS-3.2 胎儿娩出后用药★	CS-3.3 手术时间超过3小时追加用药★	CS-3.4 术后24小时内停用药物★	CS-4 新生儿Apgar评分★	CS-5 出血量评估（小于500ml）	CS-6 剖宫产无并发症与再次手术	CS-7 剖宫产无相关的新生儿并发症	CS-8 提供母乳喂养教育	CS-9 提供产后康复健康教育	CS-10 切口II甲愈合	CS-12 医嘱离院	14项指标合计完成率
2014年71 722例	53.19	58.56	72.34	58.40	17.75	21.50	64.76	98.23	99.29	99.68	42.69	36.01	98.96	70.63	63.71
2015年131 489例	49.87	65.38	94.97	86.04	19.88	30.53	65.63	98.77	99.46	99.93	43.78	40.94	99.77	98.35	75.36
2016年165 245例	49.08	53.05	95.61	81.45	20.19	30.5	68.25	55.88	99.67	99.97	45.05	44	99.79	97.03	70.99
2017年118 423例	49.52	65.66	67.4	61.24	8.02	49.86	69.4	96.86	99.5	99.51	48.78	52.49	99.69	97.56	73.04

图 3-6-1-46　2014—2017 年 1～5 月医疗机构 CS 14 项质量指标总体完成情况

2. 医疗资源消耗情况

2017 年 1～5 月平均住院日为 6.06 天，与 2016 年相比降低 0.41 天，与 2011 年相比降低 1.14 天；平均住院费用为 8910.36 元，与 2016 年相比增加 481.19 元，与 2011 年相比增加 1112.44 元，其中药品费用为 1627.37 元，与 2016 年相比降低 38.99 元，与 2011 年相比增加 98.73 元，手术费用为 1846.29 元，与 2016 年相比增加 164.53 元，与 2011 年相比增加 303.08 元（图 3-6-1-47）。

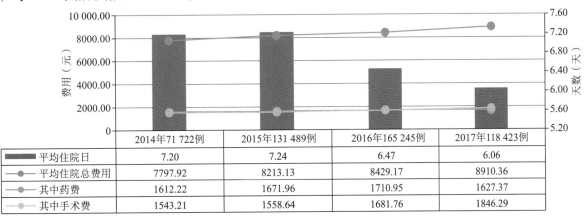

	2014年71 722例	2015年131 489例	2016年165 245例	2017年118 423例
平均住院日	7.20	7.24	6.47	6.06
平均住院总费用	7797.92	8213.13	8429.17	8910.36
其中药费	1612.22	1671.96	1710.95	1627.37
其中手术费	1543.21	1558.64	1681.76	1846.29

图 3-6-1-47　2014—2017 年 1～5 月 CS 医疗资源消耗情况

3. 14 项质控指标组合完成率情况

2017 年 1～5 月 14 项质控指标组合完成率在全国平均水平之的有广东、福建、广西、海南、河北、湖北、山东、陕西、新疆 9 个省份（图 3-6-1-48）。

4. 住院天数与住院费用四分位值

2017 年 1～5 月 CS 住院天数的中位数为 5 天，住院费用的中位数为 8229.03 元（图 3-6-1-49）。

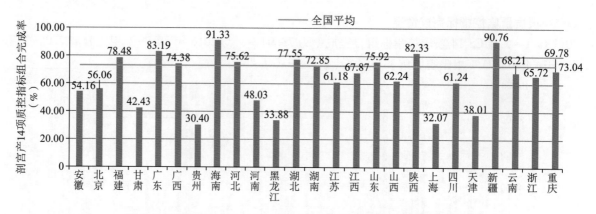

图 3-6-1-48　2017 年 1~5 月各省份 CS 14 项质控指标组合完成率

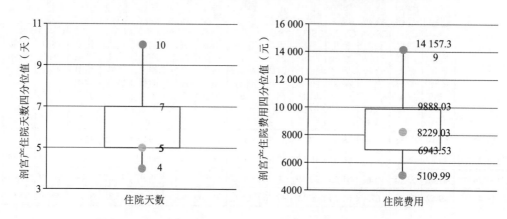

图 3-6-1-49　2017 年 1~5 月 CS 住院天数与住院费用四分位值

5. 14 项质量指标完成率与平均住院费用关联性

2017 年 1~5 月纳入 14 项质量指标完成率与平均住院费用相关性分析的有 22 个省份（仅列入上报 ≥300 例的省份），在确保质量的前提下，数据显示两者呈正相关关系（图 3-6-1-50）。

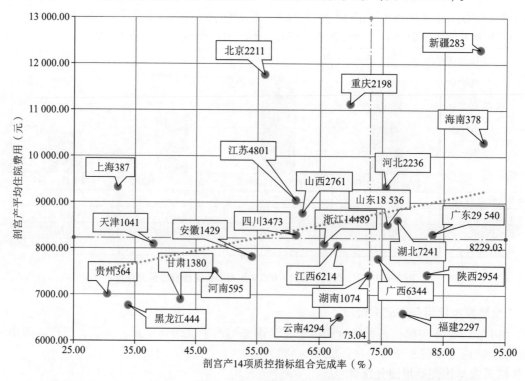

图 3-6-1-50　2017 年 1~5 月 CS 14 项质量指标完成率与平均住院费用的散布情况

（十）慢性阻塞性肺疾病（急性发作 – 住院）（AECOPD）

2017 年 1～5 月 23 省份 187 家医疗机构上报 AECOPD 有效数据 21 812 例。

1. 9 项质量指标完成情况

2017 年 1～5 月 9 项质控指标合计完成率为 55.25%，与 2016 年 63.31% 相比降低 8.06 个百分点，与 2014 年 45.11% 相比升高 10.14 个百分点（图 3-6-1-51）。

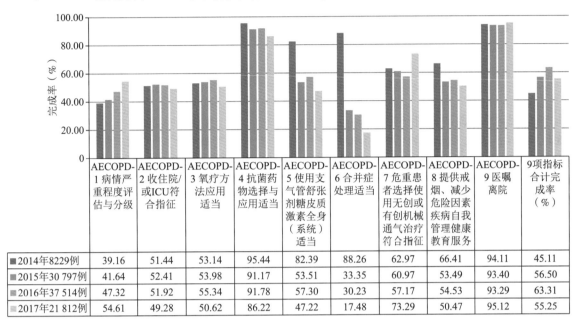

	AECOPD-1 病情严重程度评估与分级	AECOPD-2 收住院/或ICU符合指征	AECOPD-3 氧疗方法应用适当	AECOPD-4 抗菌药物选择与应用适当	AECOPD-5 使用支气管舒张剂糖皮质激素全身（系统）适当	AECOPD-6 合并症处理适当	AECOPD-7 危重患者选择使用无创或有创机械通气治疗符合指征	AECOPD-8 提供戒烟、减少危险因素疾病自我管理健康教育服务	AECOPD-9 医嘱离院	9项指标合计完成率（%）
■2014年8229例	39.16	51.44	53.14	95.44	82.39	88.26	62.97	66.41	94.11	45.11
■2015年30 797例	41.64	52.41	53.98	91.17	53.51	33.35	60.97	53.49	93.40	56.50
■2016年37 514例	47.32	51.92	55.34	91.78	57.30	30.23	57.17	54.53	93.29	63.31
■2017年21 812例	54.61	49.28	50.62	86.22	47.22	17.48	73.29	50.47	95.12	55.25

图 3-6-1-51　2014—2017 年 1～5 月医疗机构 AECOPD 9 项质量指标总体完成情况

2. 医疗资源消耗情况

2017 年 1～5 月平均住院日为 10.6 天，与 2016 年相比降低 0.01 天，与 2011 年相比降低 1.31 天；平均住院费用为 11 617.53 元，与 2016 年相比升高 30.67 元，与 2011 年相比增加 154.63 元，其中药品费用为 4970.25 元，与 2016 年相比降低 160.61 元，与 2011 年相比降低 288.85 元（图 3-6-1-52）。

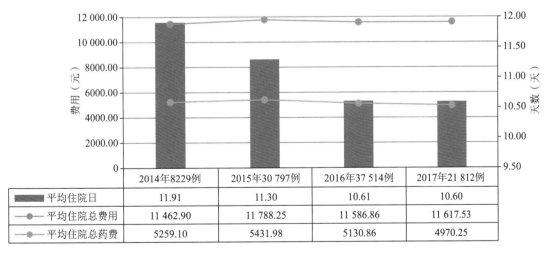

	2014年8229例	2015年30 797例	2016年37 514例	2017年21 812例
■平均住院日	11.91	11.30	10.61	10.60
平均住院总费用	11 462.90	11 788.25	11 586.86	11 617.53
平均住院总药费	5259.10	5431.98	5130.86	4970.25

图 3-6-1-52　2014—2017 年 1～5 月 AECOPD 医疗资源消耗情况

3. 9 项质控指标组合完成率情况

2017 年 1～5 月 9 项质控指标组合完成率高于全国平均水平的有北京、福建、广东、海南、河北、河南、山东、上海、新疆、浙江 10 个省份（图 3-6-1-53）。

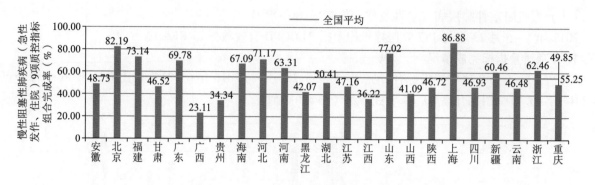

图 3-6-1-53　2017 年 1～5 月各省份 AECOPD 9 项质控指标组合完成率

4. 住院天数与住院费用四分位值

2017 年 1～5 月 AECOPD 住院天数的中位数为 9 天，住院费用的中位数为 9018.56 元（图 3-6-1-54）。

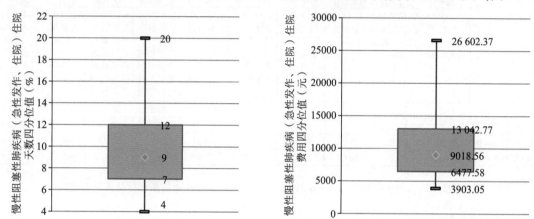

图 3-6-1-54　2017 年 1～5 月 AECOPD 住院天数与住院费用四分位值

5. 9 项质量指标完成率与平均住院费用关联性

2017 年 1～5 月纳入 9 项质量指标完成率与平均住院费用相关性分析的有 20 个省份（仅列入上报≥100 例的省份），在确保质量的前提下，数据显示两者呈正相关关系（图 3-6-1-55）。

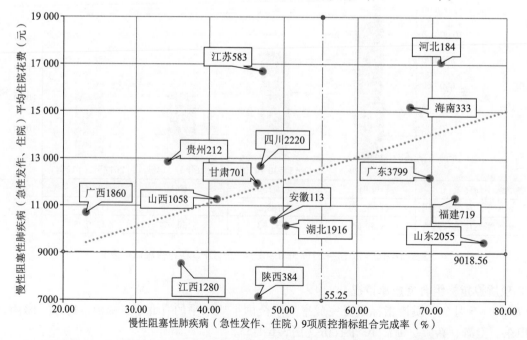

图 3-6-1-55　2017 年 1～5 月 AECOPD 9 项质量指标完成率与平均住院费用的散布图

（十一）围手术期预防深静脉栓塞（2 类手术，DVT）

2017 年 1～5 月 19 个省份 69 家医疗机构上报 2 类手术 DVT 的有效数据 4740 例。

1. 2 类手术

① 心脏瓣膜置换术 ICD-9-3M-3 35.20～28

② 脊柱融合术 ICD-9-3M-3 81.0、81.3、81.5

2. 7 项质量指标完成情况

2017 年 1～5 月 7 项质控指标合计完成率为 72.67%，与 2016 年的 83.42% 相比降低 10.75 个百分点，与 2014 年的 61.66% 相比增加 11.01 个百分点（图 3-6-1-56）。

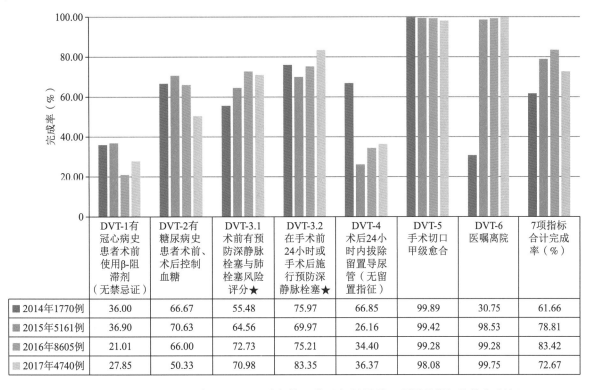

	DVT-1有冠心病史患者术前使用β-阻滞剂（无禁忌证）	DVT-2有糖尿病史患者术前、术后控制血糖	DVT-3.1术前有预防深静脉栓塞与肺栓塞风险评分★	DVT-3.2在手术前24小时或手术后施行预防深静脉栓塞★	DVT-4术后24小时内拔除留置导尿管（无留置指征）	DVT-5手术切口甲级愈合	DVT-6医嘱离院	7项指标合计完成率（%）
2014年1770例	36.00	66.67	55.48	75.97	66.85	99.89	30.75	61.66
2015年5161例	36.90	70.63	64.56	69.97	26.16	99.42	98.53	78.81
2016年8605例	21.01	66.00	72.73	75.21	34.40	99.28	99.28	83.42
2017年4740例	27.85	50.33	70.98	83.35	36.37	98.08	99.75	72.67

图 3-6-1-56　2014—2017 年 1～5 月医疗机构 2 类手术 DVT 的 7 项质量指标总体完成情况

3. 医疗资源消耗情况

2017 年 1～5 月平均住院日为 19.58 天，与 2016 年相比增加 0.03 天；平均住院费用为 85 045.41 元，与 2016 年相比降低 1749.69 元，其中药费为 13 977.18 元，与 2016 年相比降低 1024.61 元，手术费用为 10 983.63 元，与 2016 年相比升高 243.31 元（图 3-6-1-57）。

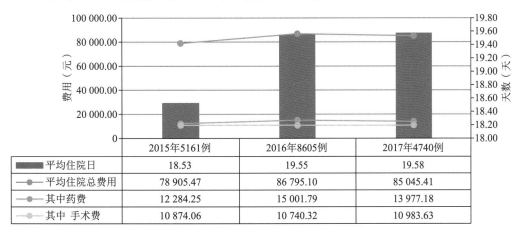

	2015年5161例	2016年8605例	2017年4740例
平均住院日	18.53	19.55	19.58
平均住院总费用	78 905.47	86 795.10	85 045.41
其中药费	12 284.25	15 001.79	13 977.18
其中 手术费	10 874.06	10 740.32	10 983.63

图 3-6-1-57　2015—2017 年 1～5 月 2 类手术 DVT 医疗资源消耗情况

4. 7项质控指标组合完成率情况

2017年1~5月7项质控指标组合完成率高于全国平均水平的有北京、广东、广西、海南、河北、湖北、江西、山东、山西、陕西、四川、云南12个省份（图3-6-1-58）。

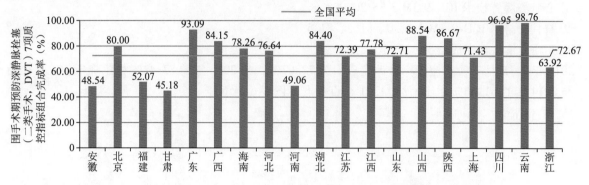

图3-6-1-58　2017年1~5月各省份2类手术DVT的7项质控指标组合完成率

5. 住院天数与住院费用四分位值

2017年1~5月2类手术DVT住院天数的中位数为17天，住院费用的中位数为71 980.68元（图3-6-1-59）。

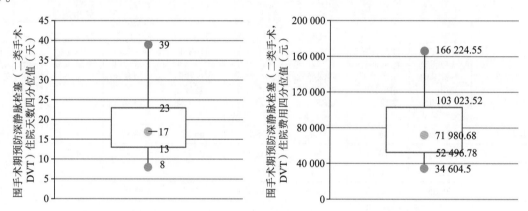

图3-6-1-59　2017年1~5月2类手术DVT住院天数与住院费用四分位值

6. 7项质控指标组合完成率与平均住院费用关联性

2017年1~5月纳入7项质量指标完成率与平均住院费用相关性分析的有11个省份（仅列入上报≥50例的省份），在确保质量的前提下，数据显示两者呈正相关关系（图3-6-1-60）。

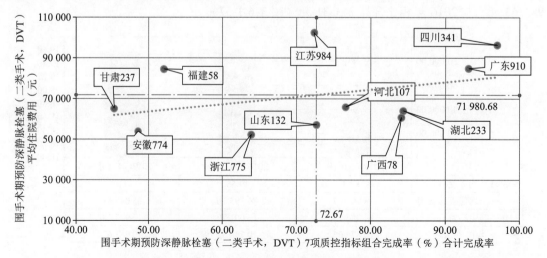

图3-6-1-60　2017年1~5月2类手术DVT的7项质量指标完成率与平均住院费用的散布情况

7. 2 类手术 DVT 指标（图 3-6-1-61）

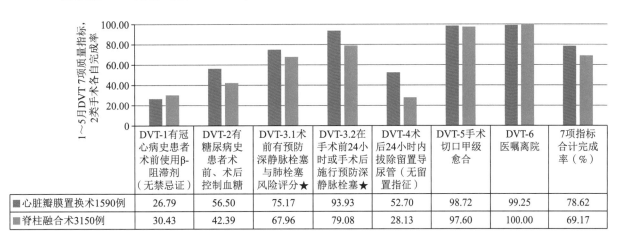

	DVT-1有冠心病史患者术前使用β-阻滞剂（无禁忌证）	DVT-2有糖尿病史患者术前、术后控制血糖	DVT-3.1术前有预防深静脉栓塞与肺栓塞风险评分★	DVT-3.2在手术前24小时或手术后24小时内施行预防深静脉栓塞★	DVT-4术后24小时内拔除留置导尿管（无留置指征）	DVT-5手术切口甲级愈合	DVT-6医嘱离院	7项指标合计完成率（%）
■ 心脏瓣膜置换术1590例	26.79	56.50	75.17	93.93	52.70	98.72	99.25	78.62
■ 脊柱融合术3150例	30.43	42.39	67.96	79.08	28.13	97.60	100.00	69.17

图 3-6-1-61 2017 年 1~5 月 DVT 7 项质量指标、2 类手术各自完成率

四、下一步工作重点与建议

"质量安全管理"是医院工作的核心和永恒主题，而医疗质量管理是一个不断完善和持续改进的过程，要以质量监测指标数据来指导与促进未来医疗质量的发展。2016 年 9 月 25 日国家卫生和计划生育委员会以主任令的形式颁布了《医疗质量管理办法》，自 2016 年 11 月 1 日起施行，进一步明确了医疗质量管理的关键性和工作点。

（一）病种质量管理终于跨过"70%"的门槛，奔向下一个质量管理的新高度

特定（单）病种质量报告是依据国家卫生健康委发布的第 1、第 2、第 3 批 11 个病种质量指标，从 2009 年至 2017 年 327 万例数据变化趋势表明，随着时间的推移，医院对质量指标的执行力或质量绩效管理已有明显提升，但是，与全国医疗机构所处地位与功能任务相比、与国际先进水平相比，提升有限，可持续改进的空间较大，必须要加大临床质量管理力度，向下一个质量管理的新高度努力。

（二）建立本地区、本医院的医疗质量数据库，作为临床质量持续改进的依据

《医疗质量管理办法》第二十八条要求，医疗机构应当加强单病种质量管理与控制工作，建立本机构单病种管理的指标体系，制订单病种医疗质量参考标准，促进医疗质量精细化管理。

医院要进一步强化特定（单）病种质量管理工作，建立本地区本医院的质量数据库，作为临床质量持续改进的依据

根据这一要求，医院应进一步加强质量数据的管理，建议：

1. 建议医院院长或主要负责人将特定（单）病种质量监控与对应的临床路径组合管理，指定相关部门收集和分析相关信息，信息数据集中归口管理，方便质量管理人员调阅使用。

2. 建议医院院长或主要负责人确定主要监测数据，包括基础质量、环节质量和终末质量，确定每项监测数据的范围、方法和频率。

3. 建议医院院长或主要负责人确定由专门人员进行数据分析，包括自身对比、与其他医院、与科学标准、与更好的做法进行比较。

4. 建议医院实施"问责制管理"，将内部监测数据验证，纳入科室/部门负责人岗位职责中，对数据质量和可靠性承担责任。

5. 建议医院院长或主要负责人确定由专门人员运用 PDCA 原理及质量管理工具展示管理成效的变化趋势，有季度通报、半年小结、年度总结报告，并对公开的数据质量和结果的可靠性承担责任。

（三）将指标转化为工作制度、工作流程和诊疗常规

减少临床差异，就是用正确的途径，在正确的时间，提供正确的治疗，实现同质化服务。

要将特定（单）病种质量指标转化为工作制度、工作流程和诊疗常规，以单病种的过程（环节）质量监控与对应的临床路径组合管理为中心，实施医疗质量的追踪评价，以问题为导向，促进医院医疗服务质量和医院管理水平的持续改进。

（四）建立临床多学科工作团队

《医疗质量管理办法》第二十七条要求，医疗机构应当加强临床专科服务能力建设，重视专科协同发展，制订专科建设发展规划并组织实施，推行"以患者为中心、以疾病为链条"的多学科诊疗模式。

特定（单）病种质量监控与对应的临床路径组合管理是以多学科、多科室、多专业团队协同 MDT 的模式完成的诊疗过程，任何一个诊疗环节受阻，都会影响单病种质量管理的顺利完成。

如 ST 段抬高型心肌梗死（STEMI）、急性脑梗死（STK），自 2011 年以来"ST 段抬高型心肌梗死"（STEMI）"急性脑梗死"（STK）2 个病种质量指标完成率一直徘徊在 55%～60%，难以突破，就是因为没有形成真正的"绿色"通道，科室、部门之间存在壁垒及与监管机制未衔接的结果。

各科室、部门加强协调与沟通，特别是加强医疗、护理、医技及行政后勤的跨部门合作。打破科室、部门壁垒，建立和完善"接口"，衔接监管机制，保证所有环节和人员都能按照规定时间和要求完成服务。

MDT 为患者提供整合的医疗服务，提供适合病情、规范化、个体化、连续性的治疗方案，从而在保证医疗安全的前提下使患者获得最佳疗效。

（五）设置特定（单）病种 31 项"核心指标"，实施"医院临床质量管理目标"

参照国际医院质量管理先进经验，实施以"特定（单）病种质量"为基点的"临床诊疗质量评价"活动，体现优质医院的内涵质量层次与服务能力。

在国家卫生和计划生育委员会已经发布的特定（单）病种质量监测指标中，设置"核心指标"，实施"医院临床质量管理目标"并长期监测，作为医院质量管理重要手段之一。

第二节　重点病种/手术过程质量指标（保障措施）
质量安全情况分析

本节是重点病种/手术过程质量指标（保障措施）质量安全情况分析的宏观调查部分，主要是对全国 2622 家二级、三级医院 11 个病种/手术关键环节的 30 项质量保障措施落实情况进行分析。

一、概　　况

2017 年度首次对全国二级、三级综合与专科医院 11 个病种/手术的关键环节 30 项质量保障措施执行力的情况进行宏观调查和分析，为拟设置的"医院临床质量管理目标"，试行重点病种/手术关键环节的质量保障措施管理与控制工作的可行性提供信息支持，详见下文。

填报范围：所有诊疗下列病种与实施下列手术的二级、三级综合与专科医院

调查依据：卫办医政函〔2009〕425 号、〔2009〕757 号、〔2010〕909 号、〔2012〕376 号

全国各省份参加医疗服务与质量安全数据抽样调查的医院中，剔除部分完整度较低、斜杠率较高的机构，有 2622 家医疗机构纳入病种过程质量指标分析，其中综合医院 2325 家（三级公立综合 790 家，三级民营综合 40 家，二级公立综合 1246 家，二级民营综合 249 家），儿童专科医院 29 家，妇产、妇儿专科 28 家，妇幼保健院 219 家，心血管病专科医院 21 家。各省纳入分析的机构数量详见图 3-6-2-1。

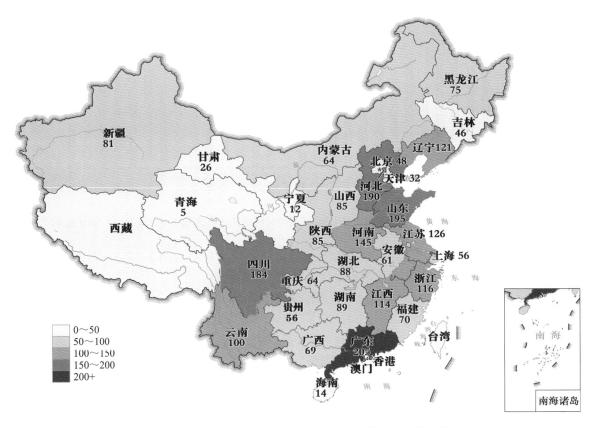

图 3-6-2-1　各省份纳入重点病种/手术过程质量指标分析的机构数量

二、11 个病种/手术关键环节的 30 项质量保障措施执行力分析

（一）急性 ST 段抬高心肌梗死（STEMI）（首次发病住院）

适用范围：三级、二级综合医院，三级、二级心血管医院

分析范围：2346 所医院 STEMI 的出院患者 279 086 例

1. STEMI.1 到院即刻使用阿司匹林或氯吡格雷 Ia 级（图 3-6-2-2 ～ 图 3-6-2-4）

［分子］ 同期，到院即刻使用阿司匹林或氯吡格雷（无禁忌）的例数

［分母］ 同期，STEMI 的出院例数

注释：主要诊断 ICD-10 四位亚目 I21.0、I21.1、I21.2、I21.3、I21.9。

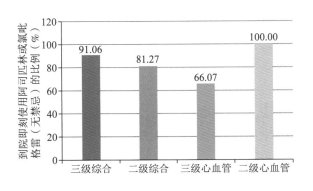

图 3-6-2-2　抽样医院 STEMI 到院即刻使用
阿司匹林或氯吡格雷（无禁忌）的比例

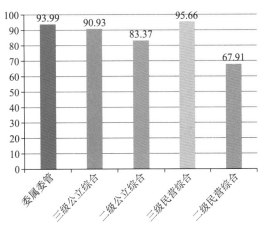

图 3-6-2-3　抽样综合医院 STEMI 到院即刻使用
阿司匹林或氯吡格雷（无禁忌）的比例

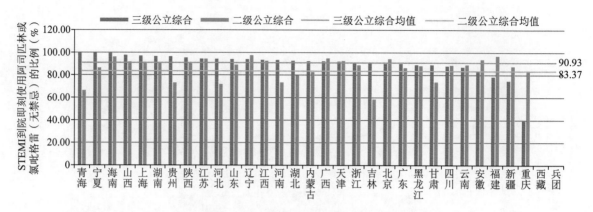

图 3-6-2-4　各省公立综合医院 STEMI 到院即刻使用阿司匹林或氯吡格雷（无禁忌）的比例

2. STEMI. 3. 1 到院 30 分钟内实施溶栓治疗（发病≤12 小时）Ia 级（图 3-6-2-5 ~ 图 3-6-2-7）

［分子］同期，到院 30 分钟内实施溶栓治疗（无禁忌）的例数

［分母］同期，STEMI（发病≤12 小时）的出院例数

注释：主要诊断 ICD-10：I21.0、I21.1、I21.2、I21.3、I21.9，限发病≤12 小时。

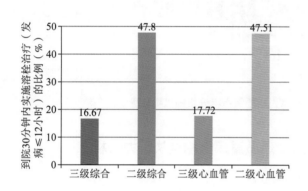

图 3-6-2-5　抽样医院 STEMI 到院 30 分钟内实施溶栓治疗（发病≤12 小时）的比例

图 3-6-2-6　抽样综合医院 STEMI 到院 30 分钟内实施溶栓治疗（发病≤12 小时）的比例

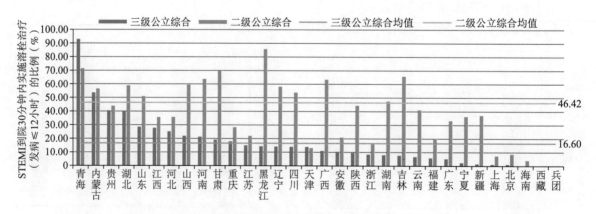

图 3-6-2-7　各省公立综合医院 STEMI 到院 30 分钟内实施溶栓治疗（发病≤12 小时）的比例

3. STEMI. 3. 2 到院 90 分钟内实施 PCI 治疗（发病≤24 小时）Ia 级（图 3-6-2-8 ~ 图 3-6-2-10）

［分子］同期，到院 90 分钟内实施 PCI 治疗

［分母］同期，STEMI（发病≤24 小时）的出院例数

注释：主要诊断 ICD-10：I21.0、I21.1、I21.2、I21.3、I21.9，限发病≤24 小时。

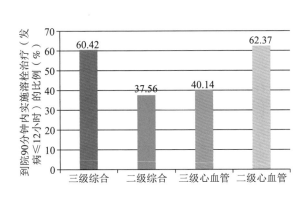

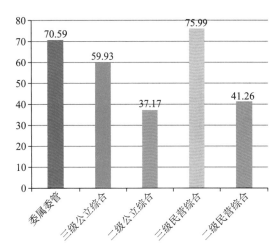

图 3-6-2-8　抽样医院 STEMI 到院 90 分钟内
实施溶栓治疗（发病≤12 小时）的比例

图 3-6-2-9　抽样综合医院 STEMI 到院 90 分钟内
实施溶栓治疗（发病≤12 小时）的比例

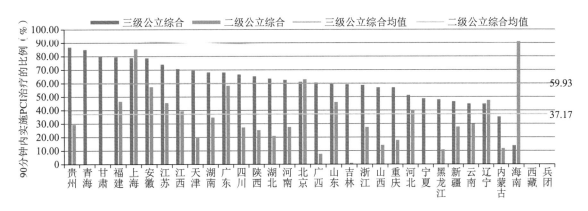

图 3-6-2-10　各省公立综合医院到院 90 分钟内实施 PCI 治疗的比例

4. STEMI. 4 到达医院即刻使用 β 受体阻滞剂 Ia 级（图 3-6-2-11 ~ 图 3-6-2-13）

［分子］同期，到院即刻使用 β 受体阻滞剂（无禁忌）的例数

［分母］同期，STEMI 的出院例数

注释：主要诊断 ICD-10：I21.0、I21.1、I21.2、I21.3、I21.9。

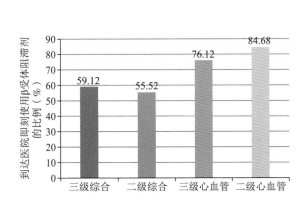

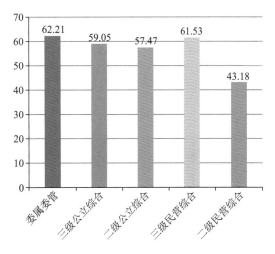

图 3-6-2-11　抽样医院 STEMI 到达医院即刻
使用 β 受体阻滞剂的比例

图 3-6-2-12　抽样综合医院 STEMI 到达医院
即刻使用 β 受体阻滞剂的比例

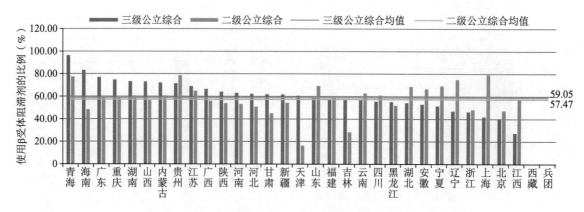

图 3-6-2-13　各省公立综合医院到院即刻使用 β 受体阻滞剂的比例

5. STEMI. 5 住院期间用阿司匹林、β-阻滞剂、ACEI/ARB、他汀类药物有明示（无禁忌证者）Ia 级

[分子1] 同期，住院期间使用阿司匹林（无禁忌）的例数

[分子2] 同期，住院期间使用 β-阻滞剂（无禁忌）的例数

[分子3] 同期，住院期间使用 ACEI/ARB（无禁忌）的例数

[分子4] 同期，住院期间使用他汀类药物有明示（无禁忌）的例数

[分母] 同期，急性 ST 段抬高心肌梗死（STEMI）的出院例数

注释：主要诊断 ICD-10 四位亚目 I21.0、I21.1、I21.2、I21.3、I21.9。

5.1　同期，住院期间使用阿司匹林（无禁忌）的例数（图 3-6-2-14 ~ 图 3-6-2-16）

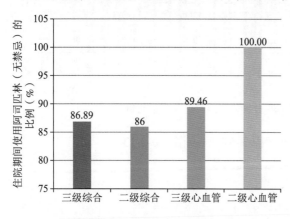

图 3-6-2-14　抽样医院住院期间使用
阿司匹林（无禁忌）的比例

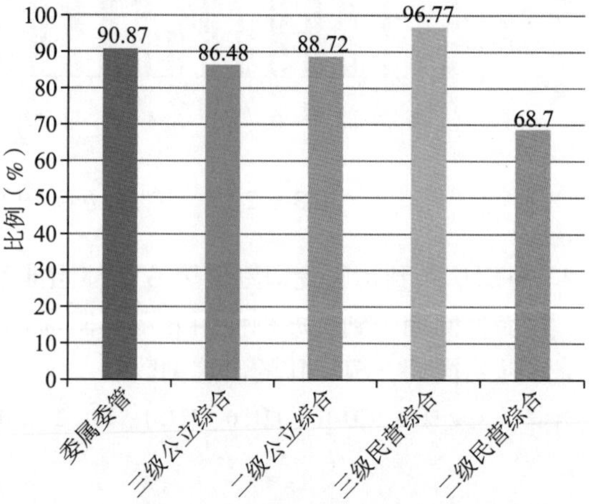

图 3-6-2-15　抽样综合医院住院期间使用
阿司匹林（无禁忌）的比例

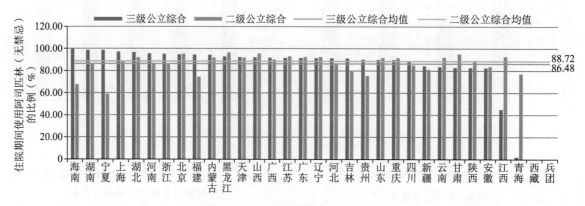

图 3-6-2-16　各省公立综合医院住院期间使用阿司匹林（无禁忌）的比例

医疗质量管理与控制数据分析 / 第三部分

5.2 同期，住院期间使用 β-阻滞剂（无禁忌）的例数（图 3-6-2-17 ~ 图 3-6-2-19）

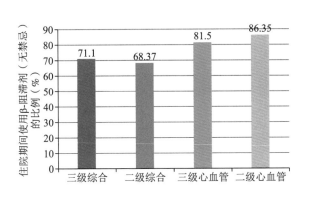

图 3-6-2-17 抽样医院住院期间使用 β-阻滞剂（无禁忌）的比例

图 3-6-2-18 抽样综合医院住院期间使用 β-阻滞剂（无禁忌）的比例

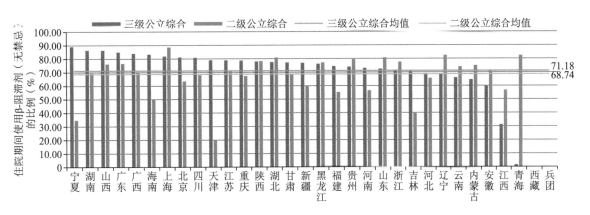

图 3-6-2-19 各省公立综合医院住院期间使用 β-阻滞剂（无禁忌）的比例

5.3 同期，住院期间使用 ACEI/ARB（无禁忌）的例数（图 3-6-2-20 ~ 图 3-6-2-22）

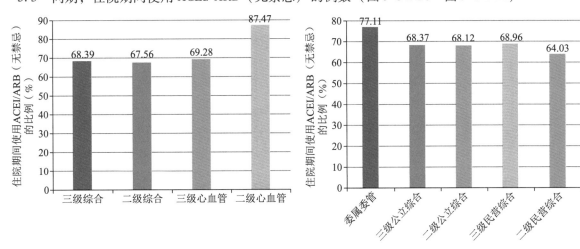

图 3-6-2-20 抽样医院住院期间使用 ACEI/ARB（无禁忌）的比例

图 3-6-2-21 抽样综合医院住院期间使用 ACEI/ARB（无禁忌）的比例

5.4 同期，住院期间使用他汀类药物有明示（无禁忌）的例数（图 3-6-2-23 ~ 图 3-6-2-25）

6. STEMI.6 出院带药使用阿司匹林、β-阻滞剂、ACEI/ARB、他汀类药物有明示（无禁忌证者）Ia 级

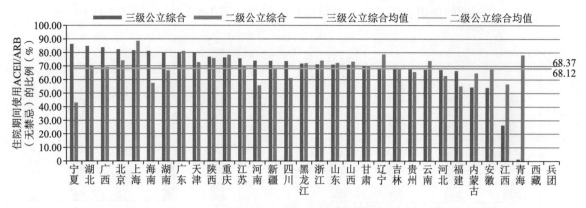

图 3-6-2-22　各省公立综合医院同期，住院期间使用 ACEI/ARB（无禁忌）的比例

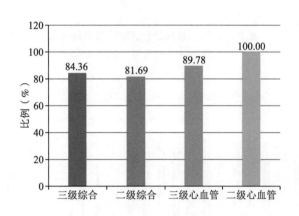

图 3-6-2-23　抽样医院住院期间使用他汀类
药物有明示（无禁忌）的比例

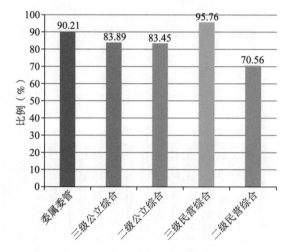

图 3-6-2-24　抽样综合医院住院期间使用他汀类
药物有明示（无禁忌）的比例

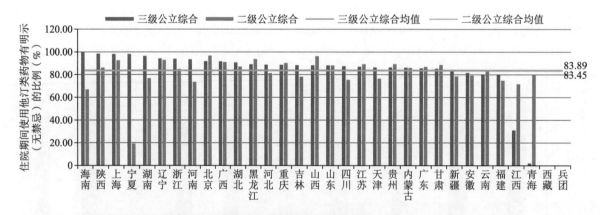

图 3-6-2-25　各省公立综合医院住院期间使用他汀类药物有明示（无禁忌）的比例

［分子1］同期，出院带药使用阿司匹林（无禁忌）的例数

［分子2］同期，出院带药使用 β-阻滞剂（无禁忌）的例数

［分子3］同期，出院带药使用 ACEI/ARB（无禁忌）的例数

［分子4］同期，出院带药使用他汀类药物有明示（无禁忌）的例数

［分母］同期，STEMI 的出院例数

注释：主要诊断 ICD-10 四位亚目 I21.0、I21.1、I21.2、I21.3、I21.9。

6.1　同期，出院带药使用阿司匹林（无禁忌）的例数（图 3-6-2-26 ~ 图 3-6-2-28）

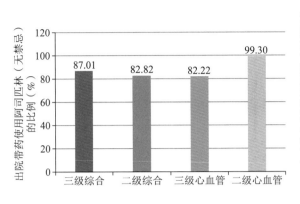

图 3-6-2-26　抽样医院出院带药使用
阿司匹林（无禁忌）的比例

图 3-6-2-27　抽样综合医院出院带药
使用阿司匹林（无禁忌）的比例

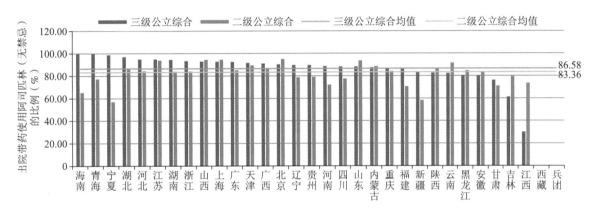

图 3-6-2-28　各省公立综合医院出院带药使用阿司匹林（无禁忌）的比例

6.2　同期，出院带药使用 β-阻滞剂（无禁忌）的例数（图 3-6-2-29 ~ 图 3-6-2-31）

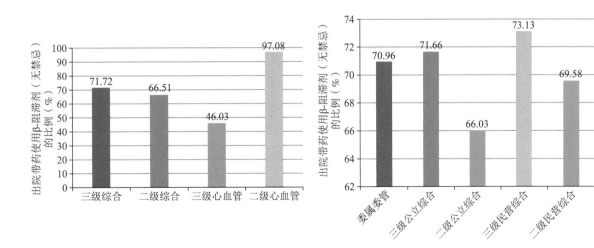

图 3-6-2-29　抽样医院出院带药使用 β-阻滞剂
（无禁忌）的比例

图 3-6-2-30　抽样综合医院出院带药使用
β-阻滞剂（无禁忌）的比例

6.3　同期，出院带药使用 ACEI/ARB（无禁忌）的例数（图 3-6-2-32 ~ 图 3-6-2-34）

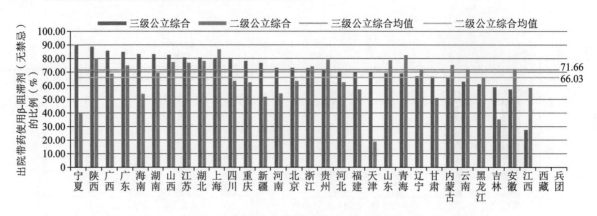

图 3-6-2-31　各省公立综合医院出院带药使用 β-阻滞剂（无禁忌）的比例

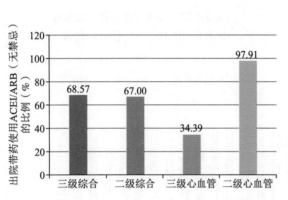

图 3-6-2-32　抽样医院出院带药使用
ACEI/ARB（无禁忌）的比例

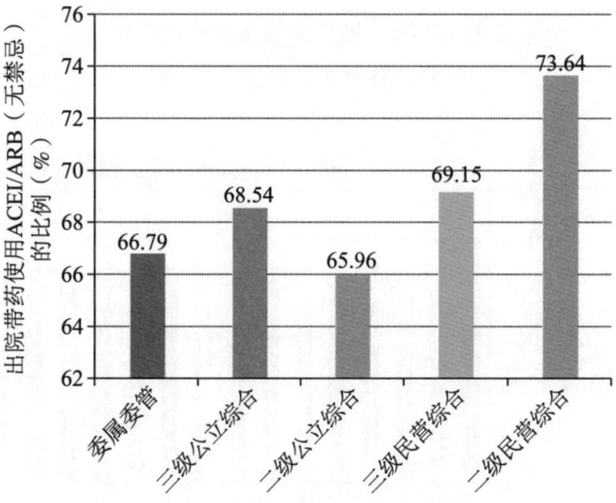

图 3-6-2-33　抽样综合医院出院带药使用
ACEI/ARB（无禁忌）的比例

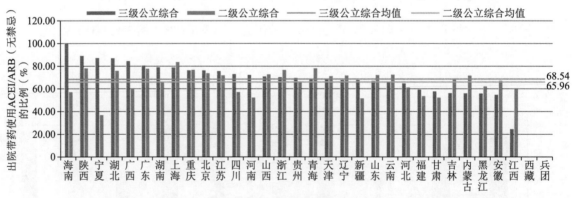

图 3-6-2-34　各省公立综合医院出院带药使用 ACEI/ARB（无禁忌）的比例

6.4　同期，出院带药使用他汀类药物有明示（无禁忌）的例数（图 3-6-2-35 ~ 图 3-6-2-37）

（二）心力衰竭（HF）

适用范围：三级、二级综合医院、三级、二级心血管医院

分析范围：2346 所医院住院治疗的 HF 成人患者的出院患者 1 125 345 例

7. HF.1 实施左心室功能评价 I c 级（图 3-6-2-38 ~ 图 3-6-2-40）

［分子］同期，实施左心室功能评价（LVEF）的例数

［分母］同期，住院治疗的 HF 成人患者的出院例数

注释：原发病 ICD-10I05 至 I09、或 I11 至 I13、或 I20、或 I21 伴 I50。

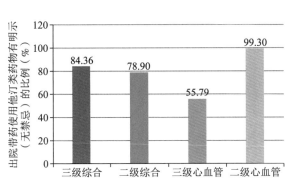

图 3-6-2-35　抽样医院出院带药使用他汀类
药物有明示（无禁忌）的比例

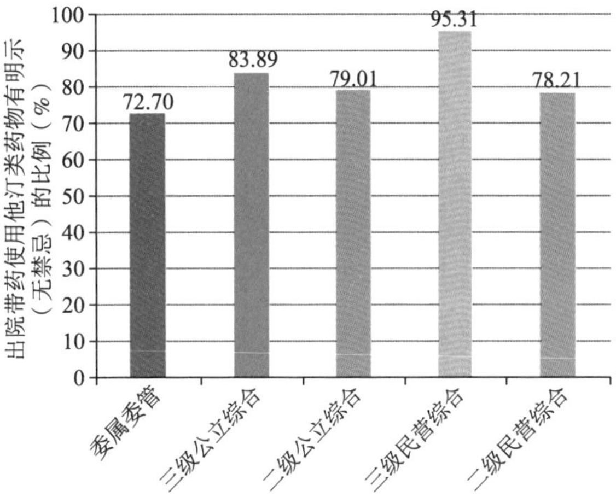

图 3-6-2-36　抽样综合医院出院带药使用
他汀类药物有明示（无禁忌）的比例

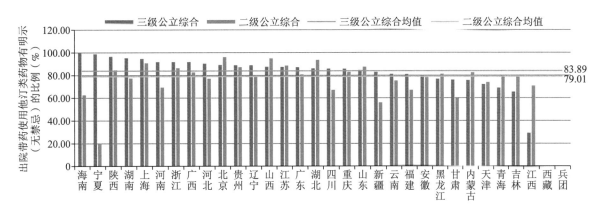

图 3-6-2-37　各省公立综合医院出院带药使用他汀类药物有明示（无禁忌）的比例

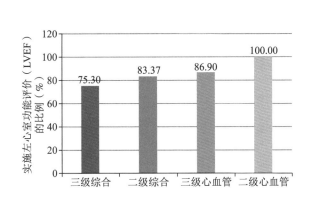

图 3-6-2-38　抽样医院实施左心室功能
评价（LVEF）的比例

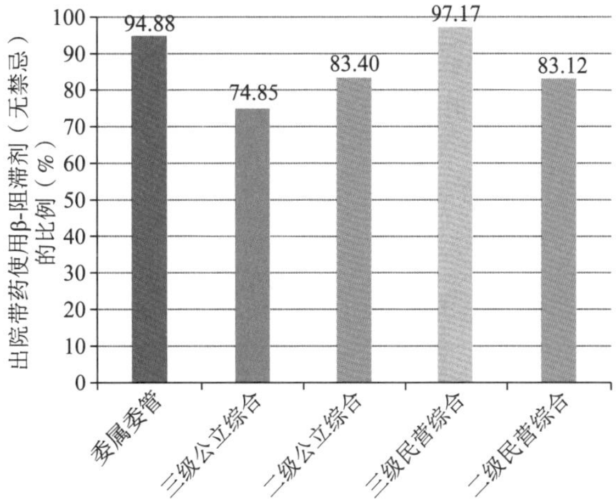

图 3-6-2-39　抽样综合医院实施左心室功能
评价（LVEF）的比例

8. HF. 6. 住院期间使用利尿剂、钾剂、ACEI/ARBs、β-B 和醛固酮拮抗剂 Ia 级

［分子1］同期，住院期间使用利尿剂＋钾剂（无禁忌证者）的例数

［分子2］同期，住院期间使用 β-B（无禁忌证者）的例数

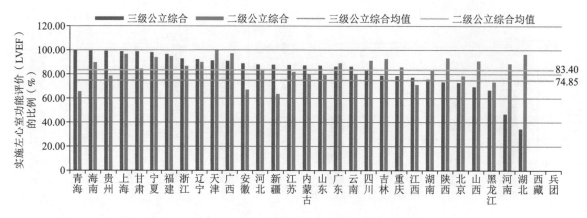

图 3-6-2-40　各省公立综合医院实施左心室功能评价（LVEF）的比例

［分子3］同期，住院期间使用醛固酮拮抗剂（无禁忌证者）的例数

［分母］同期，住院治疗的 HF 成人患者的出院例数

注释：原发病 ICD-10 I05 至 I09、或 I11 至 I13、或 I20、或 I21 伴 I50。

8.1　同期，住院期间使用利尿剂 + 钾剂（无禁忌证者）的例数（图 3-6-2-41 ~ 图 3-6-2-43）

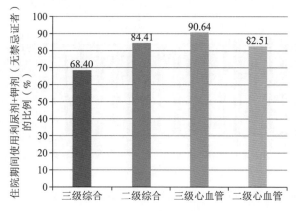

图 3-6-2-41　抽样医院住院期间使用
利尿剂 + 钾剂（无禁忌证者）的比例

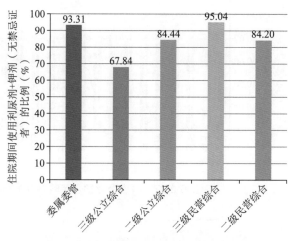

图 3-6-2-42　抽样综合医院住院期间使用
利尿剂 + 钾剂（无禁忌证者）的比例

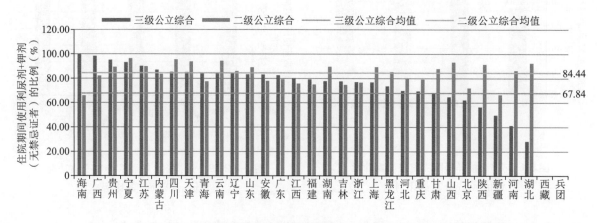

图 3-6-2-43　各省公立综合医院住院期间使用利尿剂 + 钾剂（无禁忌证者）的比例

8.2　同期，住院期间使用 β-B（无禁忌证者）的例数（图 3-6-2-44 ~ 图 3-6-2-46）

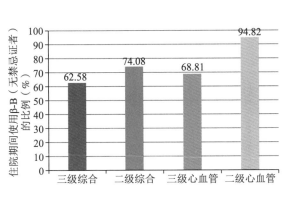

图 3-6-2-44 抽样医院住院期间使用
β-B（无禁忌证者）的比例

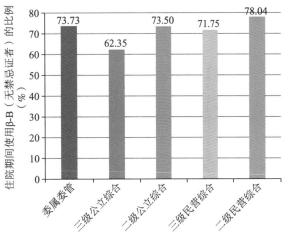

图 3-6-2-45 抽样综合医院住院期间使用
β-B（无禁忌证者）的比例

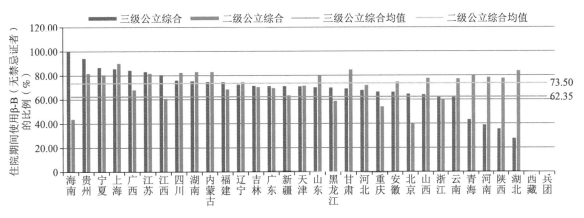

图 3-6-2-46 各省公立综合医院住院期间使用 β-B（无禁忌证者）的比例

8.3 同期，住院期间使用醛固酮拮抗剂（无禁忌证者）的例数（图 3-6-2-47 ~ 图 3-6-2-49）

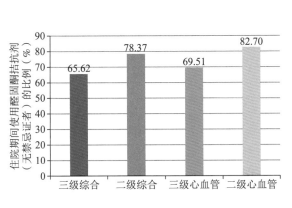

图 3-6-2-47 抽样医院住院期间使用醛固酮
拮抗剂（无禁忌证者）的比例

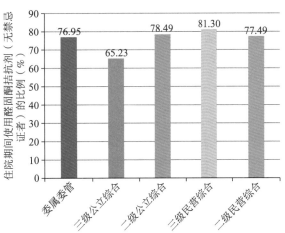

图 3-6-2-48 抽样综合医院住院期间使用醛固酮
拮抗剂（无禁忌证者）的比例

9. HF. 7. 出院带药使用利尿剂、钾剂、ACEI/ARBs、β-B 和醛固酮拮抗剂 Ia 级

［分子 1］ 同期，出院带药使用利尿剂 + 钾剂（无禁忌证者）的例数

［分子 2］ 同期，出院带药使用 β-B（无禁忌证者）的例数

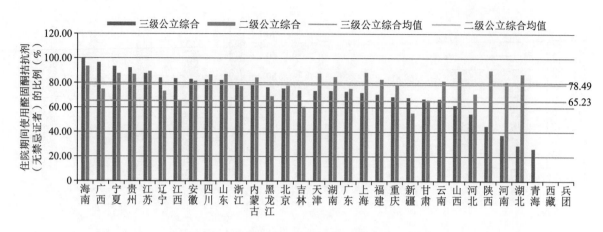

图 3-6-2-49　各省公立综合医院住院期间使用醛固酮拮抗剂（无禁忌证者）的比例

［分子 3］同期，出院带药间使用醛固酮拮抗剂（无禁忌证者）的例数

［分母］同期，住院治疗的 HF 成人患者的出院例数

注释：原发病 ICD-10I05 至 I09、或 I11 至 I13、或 I20、或 I21 伴 I50。

9.1　同期，出院带药使用利尿剂 + 钾剂（无禁忌证者）的例数（图 3-6-2-50 ~ 图 3-6-2-52）

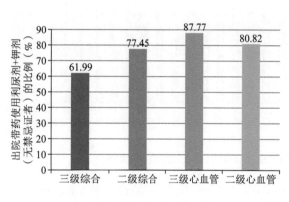

图 3-6-2-50　抽样医院出院带药使用利尿剂 + 钾剂（无禁忌证者）的比例

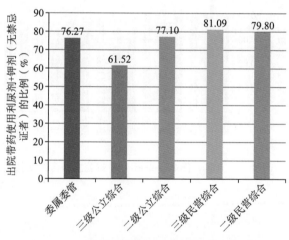

图 3-6-2-51　抽样综合医院出院带药使用利尿剂 + 钾剂（无禁忌证者）的比例

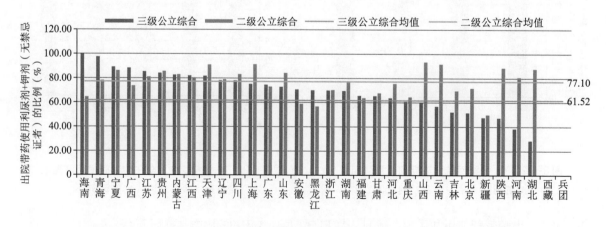

图 3-6-2-52　各省公立综合医院出院带药使用利尿剂 + 钾剂（无禁忌证者）的比例

9.2 同期，出院带药使用 β-B（无禁忌证者）的例数（图 3-6-2-53～图 3-6-2-55）

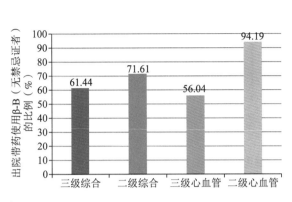

图 3-6-2-53 抽样医院出院带药使用 β-B
（无禁忌证者）的比例

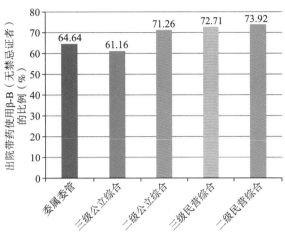

图 3-6-2-54 抽样综合医院出院带药使用 β-B
（无禁忌证者）的比例

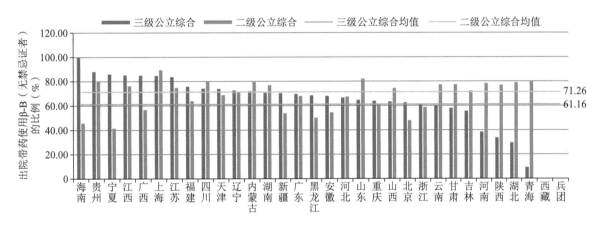

图 3-6-2-55 各省公立综合医院出院带药使用 β-B（无禁忌证者）的比例

9.3 同期，出院带药间使用醛固酮拮抗剂（无禁忌证者）的例数（图 3-6-2-56～图 3-6-2-58）

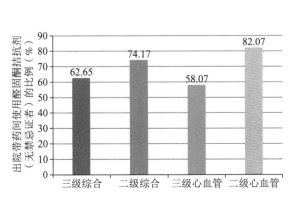

图 3-6-2-56 抽样医院出院带药间使用醛固
酮拮抗剂（无禁忌证者）的比例

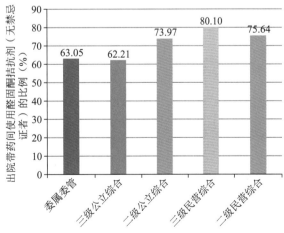

图 3-6-2-57 抽样综合医院出院带药间使用醛固
酮拮抗剂（无禁忌证者）的比例

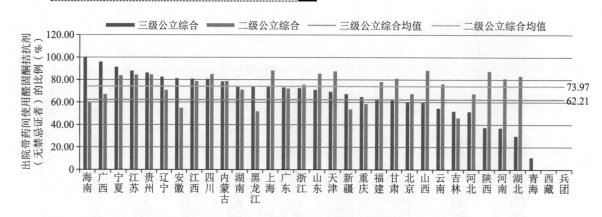

图 3-6-2-58   各省公立综合医院出院带药间使用醛固酮拮抗剂（无禁忌证者）的比例

（三）社区获得性肺炎（成人首次住院）（CAP）

适用范围：综合医院

分析范围：2325 所医院 CAP 的出院患者 825 397 例

10. CAP.2 氧合评估（图 3-6-2-59，图 3-6-2-60）

［分子］同期，急诊或住院 24 小时内首次动脉血气分析/脉搏血氧饱和度测定的例数

［分母］同期，全部 CAP 住院的出院例数

注释：主要诊断 ICD-10 编码类目为 J13，J14，J15，J16，J18；成人≥18 岁。

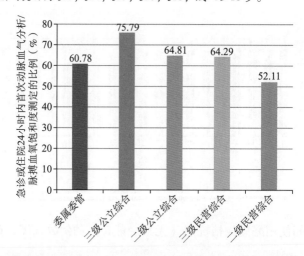

图 3-6-2-59   抽样医院急诊或住院 24 小时内首次动脉血气分析/脉搏血氧饱和度测定的比例

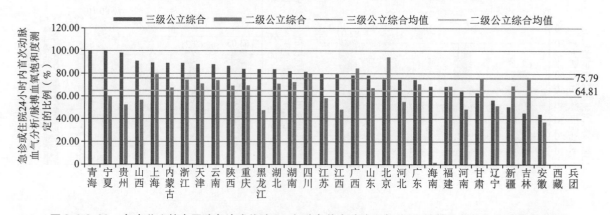

图 3-6-2-60   各省公立综合医院急诊或住院 24 小时内首次动脉血气分析/脉搏血氧饱和度测定的比例

11. CAP.3 病原学诊断（重症）Ⅰb 级（图 3-6-2-61，图 3-6-2-62）

［分子］同期，重症肺炎住院后，首次采集血、痰培养标本例数

［分母］同期，全部重症肺炎 CAP 住院的出院例数

注释：主要诊断 ICD-10 编码类目为 J13，J14，J15，J16，J18 之一，重症肺炎是还应符合重症肺炎诊断标准、或入住 ICU 标准、或 CURB-65 评分 ≥3 分；或 PSI 评分 ≥91 分，任意之一的病例；成人 ≥18 岁。

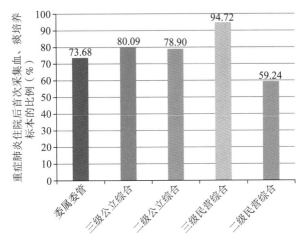

图 3-6-2-61　抽样医院重症肺炎住院后首次采集血、痰培养标本的比例

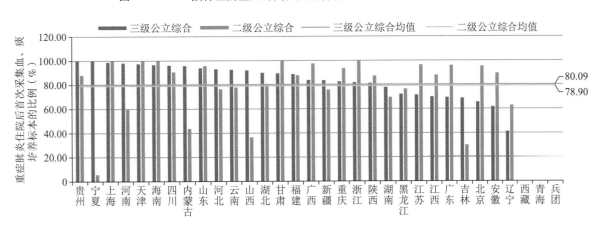

图 3-6-2-62　各省公立综合医院重症肺炎住院后首次采集血、痰培养标本的比例

12. CAP. 4 入院 4 小时内接受抗菌药物治疗（图 3-6-2-63，图 3-6-2-64）

［分子］同期，入院 4 小时内接受抗菌药物治疗

［分母］同期，全部 CAP 住院的出院例数

注释：主要诊断 ICD-10 编码类目为 J13，J14，J15，J16，J18；成人 ≥18 岁。

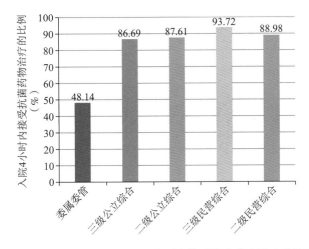

图 3-6-2-63　抽样医院入院 4 小时内接受抗菌药物治疗的比例

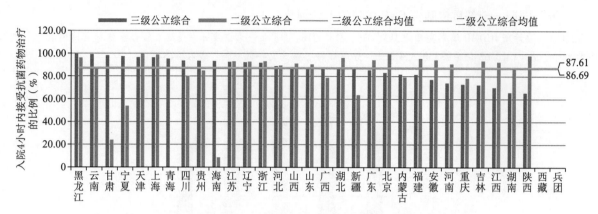

图 3-6-2-64　各省公立综合医院入院 4 小时内接受抗菌药物治疗的比例

（四）儿童社区获得性肺炎（首次住院）（CAP2）

适用范围：综合医院、儿童医院、妇产、妇儿医院、妇幼保健院

分析范围：2601 所医院 CAP2 的出院患者 1 707 641 例

13. CAP. 2 氧合评估（首次）（图 3-6-2-65，图 3-6-2-66）

［分子］同期，急诊或住院 24 小时内首次动脉血气分析/脉搏血氧饱和度测定的例数

［分母］同期，全部 CAP2 住院的出院例数

注释：主要诊断 ICD-10 编码类目为 J13，J14，J15，J16，J18。

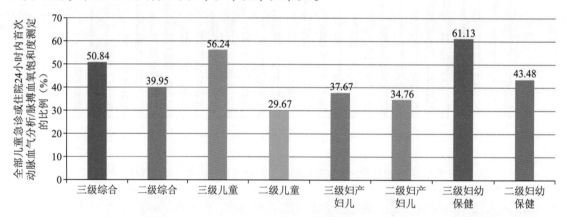

图 3-6-2-65　抽样医院全部儿童急诊或住院 24 小时内首次动脉血气分析/脉搏血氧饱和度测定的比例

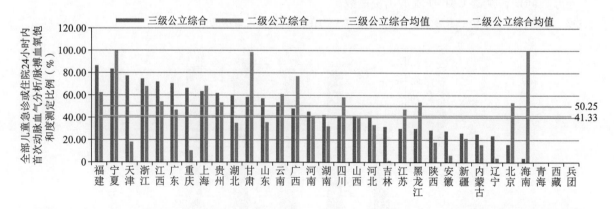

图 3-6-2-66　各省公立综合医院全部儿童急诊或住院 24 小时内首次动脉血气分析/脉搏血氧饱和度测定比例

14. CAP. 3 病源学诊断（重症）Ⅰb（图 3-6-2-67，图 3-6-2-68）

［分子］同期，重症肺炎住院后，首次采集血、痰培养标本例数

[分母] 同期，全部重症肺炎 CAP 住院的出院例数

注释：主要诊断 ICD-10 编码类目为 J13，J14，J15，J16，J18 之一，重症肺炎是还应符合重症肺炎诊断标准或入住 ICU 标准的病例。

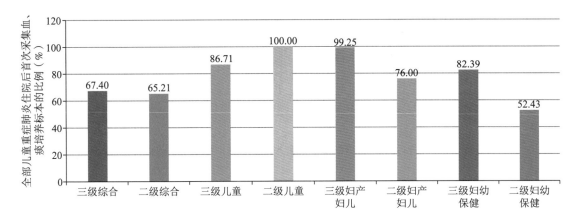

图 3-6-2-67　抽样医院全部儿童重症肺炎住院后首次采集血、痰培养标本的比例

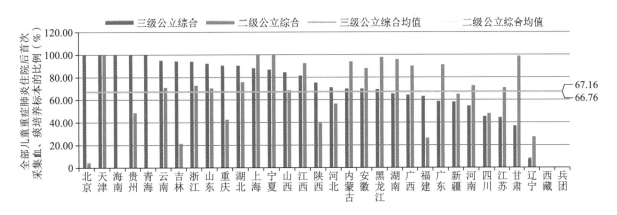

图 3-6-2-68　各省公立综合医院全部儿童重症肺炎住院后首次采集血、痰培养标本的比例

15. CAP.4 儿童入院 4 小时内接受抗菌药物治疗（图 3-6-2-69，图 3-6-2-70）

[分子] 同期，儿童入院 4 小时内接受抗菌药物治疗

[分母] 同期，全部 CAP2 住院的出院例数

注释：主要诊断 ICD-10 编码类目为 J13，J14，J15，J16，J18。

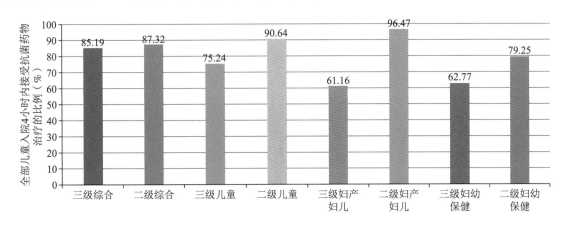

图 3-6-2-69　抽样医院全部儿童入院 4 小时内接受抗菌药物治疗的比例

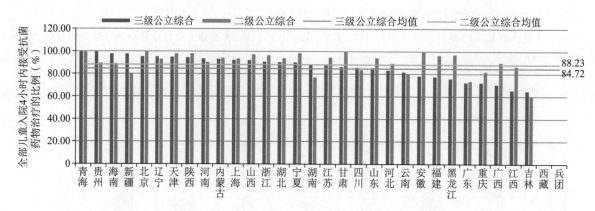

图 3-6-2-70　各省公立综合医院全部儿童入院 4 小时内接受抗菌药物治疗的比例

（五）急性脑梗死（STK）（首次发病住院）

适用范围：综合医院

分析范围：2325 所医院 STK 住院（首次）的出院患者 1 404 716 例

16. STK. 3 房颤患者的抗凝（无禁忌）治疗 Ia 级（图 3-6-2-71，图 3-6-2-72）

［分子］同期，房颤患者的抗凝治疗的例数

［分母］同期，STK 住院（首次）（入院前有房颤/房扑史，或者入院时经心电图 3-6-2-诊断房颤或新发 LBBB）的出院例数

注释：主要诊断 ICD-10 编码类目为 I63.0 至 I63.9，且入院前有房颤/房扑史，或者入院时经心电图 3-6-2-诊断房颤或新发 LBBB。

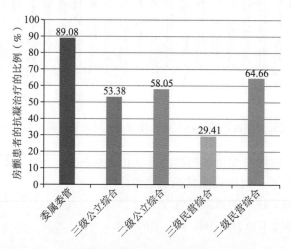

图 3-6-2-71　抽样综合医院房颤患者的抗凝治疗的比例

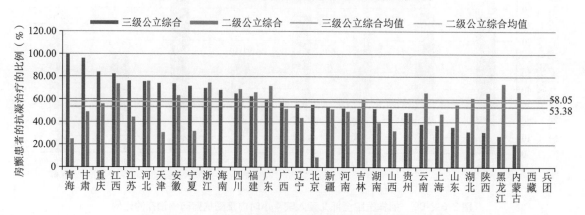

图 3-6-2-72　各省公立综合医院房颤患者的抗凝治疗的比例

17. STK. 4 入院 48 小时内及出院时带药阿司匹林（无禁忌）或氯吡格雷治疗 Ib 级

［分子1］同期，入院 48 小时内阿司匹林（无禁忌）或氯吡格雷的例数

［分子2］同期，出院带药使用阿司匹林（无禁忌）或氯吡格雷的例数

［分母］同期，STK 住院（首次）的出院例数

注释：主要诊断 ICD-10 编码类目为 I63.0 至 I63.9。

17.1 同期，入院 48 小时内阿司匹林（无禁忌）或氯吡格雷的例数（图 3-6-2-73，图 3-6-2-74）

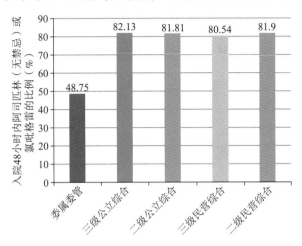

图 3-6-2-73 抽样综合医院入院 48 小时内阿司匹林（无禁忌）或氯吡格雷的比例

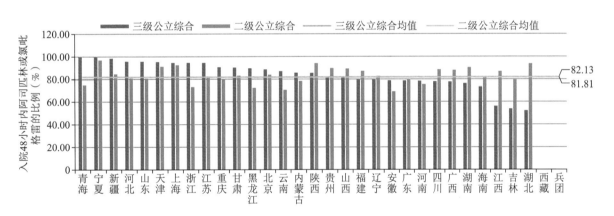

图 3-6-2-74 各省公立综合医院入院 48 小时内阿司匹林或氯吡格雷的比例

17.2 同期，出院带药使用阿司匹林（无禁忌）或氯吡格雷的例数（图 3-6-2-75，图 3-6-2-76）

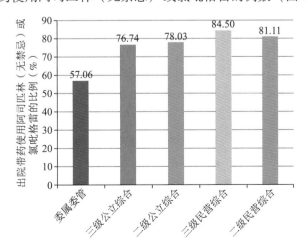

图 3-6-2-75 抽样综合医院出院带药使用阿司匹林（无禁忌）或氯吡格雷的比例

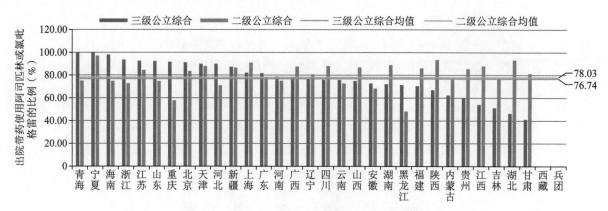

图 3-6-2-76　各省公立综合医院出院带药使用阿司匹林或氯吡格雷的比例

18. STK.6 吞咽困难评价 Ic 级（图 3-6-2-77，图 3-6-2-78）

[分子] 同期，吞咽困难评价的例数

[分母] 同期，STK 住院（首次）（限于"入院后 24 小时内，伴吞咽困难、不能正常进食饮水"的患者）的出院例数

注释：主要诊断 ICD-10 编码类目为 I63.0 至 I63.9。

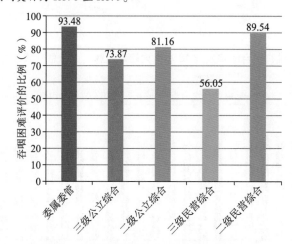

图 3-6-2-77　抽样综合医院吞咽困难评价的比例

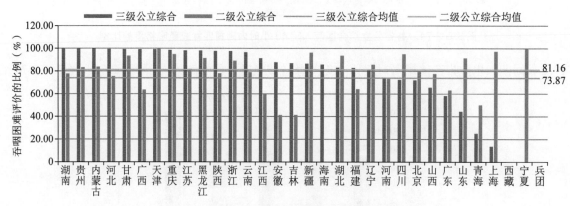

图 3-6-2-78　各省公立综合医院吞咽困难评价的比例

19. STK.7 预防深静脉血栓（DVT）Ia 级（图 3-6-2-79，图 3-6-2-80）

[分子] 同期，预防深静脉血栓（含药物预防、物理治疗、肢体活动）的例数

[分母] 同期，急性脑梗死住院（首次）（限于"入院第二天未患者不能下地行走，或者下肢肌力小于 3 级"的患者）的出院例数

注释：主要诊断 ICD-10 编码类目为 I63.0 至 I63.9 之一，有预防深静脉血栓医嘱，包含药物预防、物理治疗、肢体主被动活动的医嘱之一。

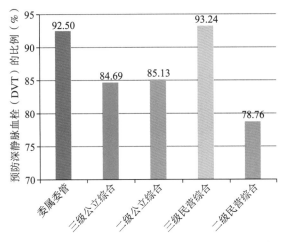

图 3-6-2-79　抽样综合医院预防深静脉血栓（DVT）的比例

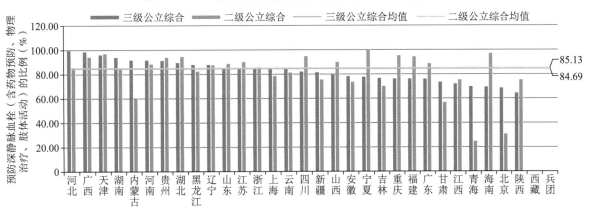

图 3-6-2-80　各省公立综合医院预防深静脉血栓的比例

（六）全髋关节、全膝关节置换手术

适用范围：综合医院

分析范围：2325 所医院实施全髋关节、全膝关节置换手术的出院患者 184 983 例数

20. Hip/Knee. 2. 预防性抗菌药物应用时机

［分子 1］同期，手术前 0.5 ~ 2 小时使用预防性抗菌药物的例数

［分子 2］同期，预防性抗菌药物 72 小时内停用的例数

［分母］同期，实施全髋关节、全膝关节置换手术的出院例数

注释：主要手术 ICD-9-CM-3 编码 81.51、81.52、81.53、81.54、81.55。

20.1　同期，手术前 0.5 ~ 2 小时使用预防性抗菌药物的例数（图 3-6-2-81，图 3-6-2-82）

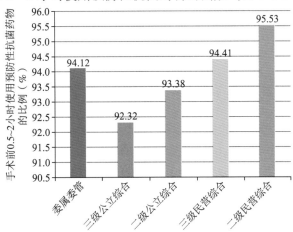

图 3-6-2-81　抽样综合医院手术前 0.5 ~ 2 小时使用预防性抗菌药物的比例

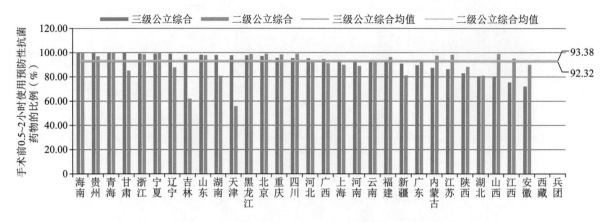

图 3-6-2-82　各省公立综合医院手术前 0.5～2 小时使用预防性抗菌药物的比例

20.2　同期，预防性抗菌药物 72 小时内停用的例数（图 3-6-2-83，图 3-6-2-84）

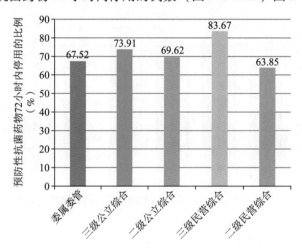

图 3-6-2-83　抽样综合医院预防性抗菌药物 72 小时内停用的比例

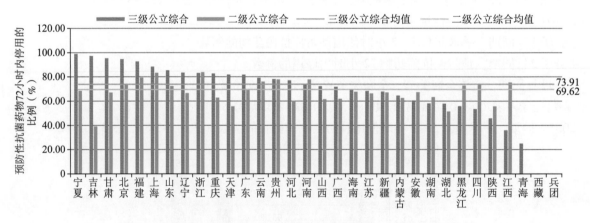

图 3-6-2-84　各省公立综合医院预防性抗菌药物 72 小时内停用的比例

21. Hip/Knee. 3. 有预防深静脉血栓医嘱（图 3-6-2-85，图 3-6-2-86）

［分子］同期，有预防深静脉血栓（含药物预防、物理治疗）的例数

［分母］同期，实施全髋关节、全膝关节置换手术的出院例数

注释：主要手术 ICD-9-CM-3 编码 81.51、81.52、81.53、81.54、81.55，有预防深静脉血栓医嘱，指含药物预防、物理治疗、肢体主被动活动的医嘱之一。

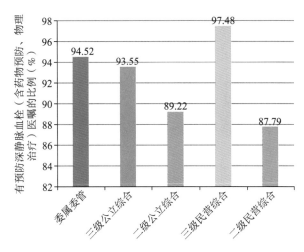

图 3-6-2-85　抽样综合医院有预防深静脉血栓（含药物预防、物理治疗）医嘱的比例

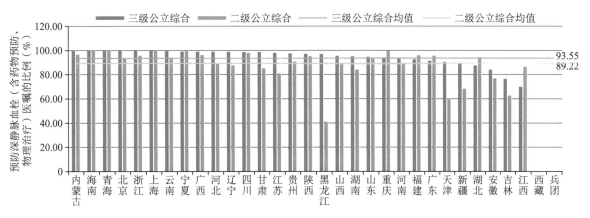

图 3-6-2-86　各省公立综合医院预防深静脉血栓（含药物预防、物理治疗）医嘱的比例

（七）冠状动脉搭桥术（CABG）

适用范围：综合医院、心血管医院

分析范围：2346 所医院 – 实施 CABG 的出院患者 31 827 例数

22. CABG. 3. 使用乳房内动脉（首根血管桥）

［分子1］同期，首根血管桥使用乳房内（胸廓内）动脉的例数

［分子2］同期，血管桥远端吻口≥2 个的例数

［分母］同期，实施 CABG 的出院例数

注释：主要手术 ICD-9-CM-3 编码 36.1。

22.1　首根血管桥使用乳房内（胸廓内）动脉的例数（图 3-6-2-87 ~ 图 3-6-2-89）

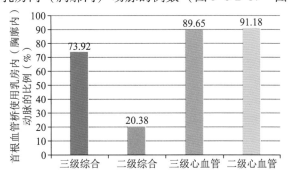

图 3-6-2-87　抽样医院首根血管桥使用乳房内（胸廓内）动脉的比例

579

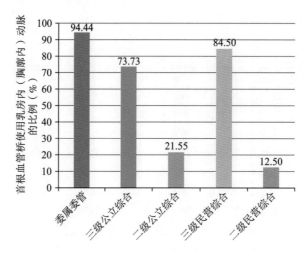

图 3-6-2-88　抽样综合医院首根血管桥使用乳房内（胸廓内）动脉的比例

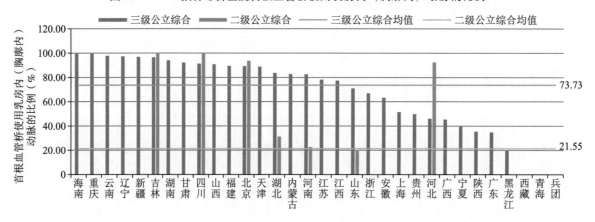

图 3-6-2-89　各省公立综合医院首根血管桥使用乳房内（胸廓内）动脉的比例

22.2 CABG. 4 血管桥远端吻口 ≥2 个的例数（图 3-6-2-90 ~ 图 3-6-2-92）

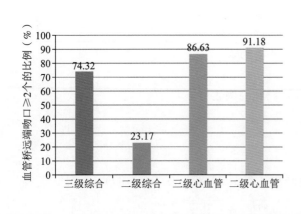

图 3-6-2-90　抽样医院血管桥远端
吻口 ≥2 个的比例

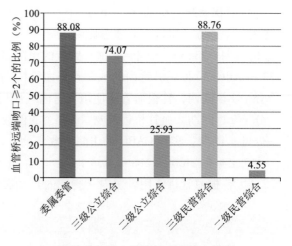

图 3-6-2-91　抽样综合医院血管桥
远端吻口 ≥2 个的比例

23. CABG. 4. 预防性抗菌药物应用时机

［分子1］同期，手术前 0.5 ~ 2 小时使用预防性抗菌药物的例数

［分子2］同期，预防性抗菌药物 120 小时内停用的例数

［分母］同期，实施 CABG 的出院例数

注释：主要手术 ICD-9-CM-3 编码 36.1。

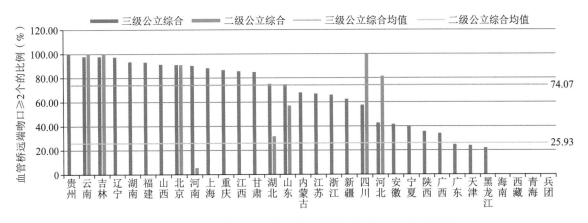

图 3-6-2-92　各省公立综合医院血管桥远端吻口 ≥2 个的比例

23.1　手术前 0.5～2 小时使用预防性抗菌药物的例数（图 3-6-2-93，图 3-6-2-94）

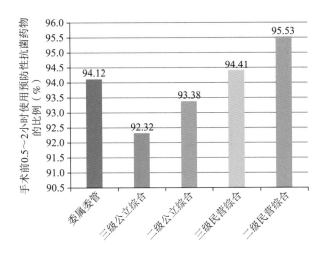

图 3-6-2-93　抽样综合医院手术前 0.5～2 小时使用预防性抗菌药物的比例

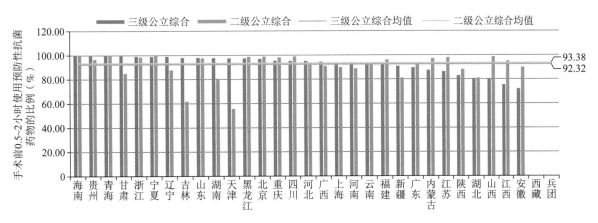

图 3-6-2-94　各省公立综合医院手术前 0.5～2 小时使用预防性抗菌药物的比例

23.2　预防性抗菌药物 120 小时内停用的例数（图 3-6-2-95～图 3-6-2-97）

24. CABG. 5. 术后活动性出血或血肿的再手术（图 3-6-2-98～图 3-6-2-100）

［分子］同期无术后活动性出血或血肿的再手术

［分母］同期，实施 CABG 的出院例数

注释：主要手术 ICD-9-CM-3 编码 36.1。

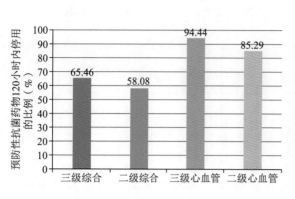

图 3-6-2-95 抽样医院预防性抗菌
药物 120 小时内停用的比例

图 3-6-2-96 抽样综合医预防性
抗菌药物 120 小时内停用的比例

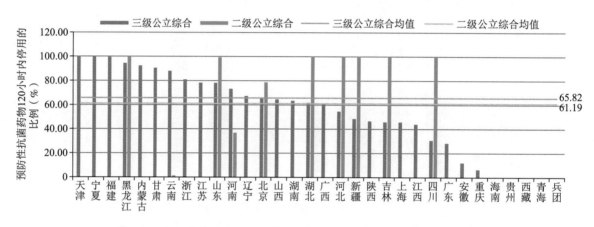

图 3-6-2-97 各省公立综合医院预防性抗菌药物 120 小时内停用的比例

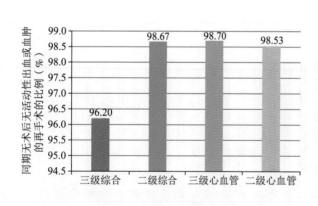

图 3-6-2-98 抽样医院术后无活动性
出血或血肿的再手术的比例

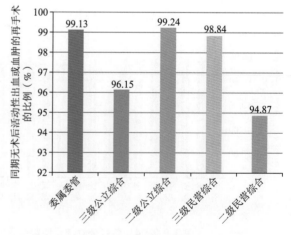

图 3-6-2-99 抽样综合医院术后无活动性
出血或血肿的再手术的比例

（八）儿童哮喘

适用范围：综合医院、儿童医院

分析范围：2354 所医院 – 儿童哮喘（住院）的出院患儿 84 093 例数（2 ~ 18 岁）

25. CAC-3 儿童哮喘住院期间接受全身类固醇(口服或静脉注射)治疗(图 3-6-2-101 ~ 图 3-6-2-103)

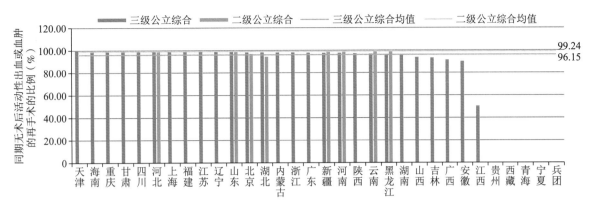

图 3-6-2-100　各省公立综合医院同期无术后活动性出血或血肿的再手术的比例

[分子] 同期，住院期间接受全身类固醇（口服或静脉注射）治疗患儿的例数

[分母] 同期，儿童哮喘住院患儿例数（2~18 岁）

注释：主要诊断 ICD.10 编码与名称：J45~J46 哮喘（2~18 岁）。

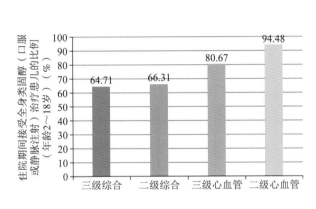

图 3-6-2-101　抽样医院住院期间接受全身类固醇（口服或静脉注射）治疗患儿的比例

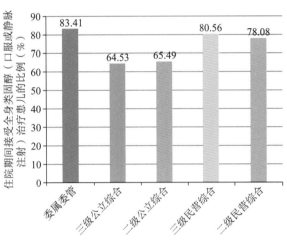

图 3-6-2-102　抽样综合医预住院期间接受全身类固醇（口服或静脉注射）治疗患儿的比例

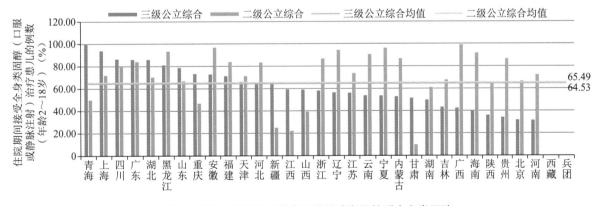

图 3-6-2-103　各省公立综合医院住院期间接受全身类固醇

（九）急性胰腺炎

适用范围：综合医院

分析范围：2325 所医院 – 急性胰腺炎的出院患者 201 412 例数 （≥18 岁，非产妇）

26. 急性胰腺炎入院 2 日以内接受 CT 检查（图 3-6-2-104，图 3-6-2-105）

[分子] 同期，入院 2 日以内接受 CT 检查的例数

[分母] 同期，急性胰腺炎住院患者例数（≥18 岁，非产妇）

注释：1. 主要诊断 ICD.10 编码与名称：K85. 急性胰腺炎；2. [分子] 操作编码 ICD-9-CM-3 以 "88.01" 腹部 CT 检查。

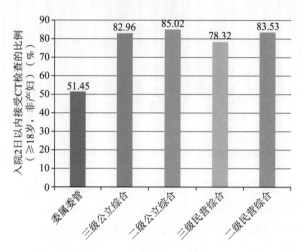

图 3-6-2-104　抽样综合医院急性胰腺炎入院 2 日以内接受 CT 检查的比例

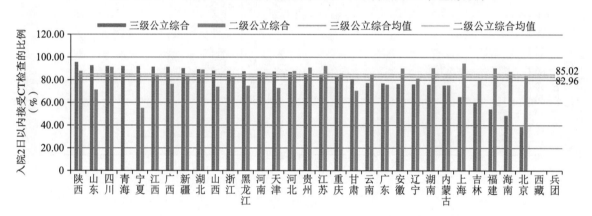

图 3-6-2-105　各省公立综合医院入院 2 日以内接受 CT 检查的比例

（十）乳腺癌

适用范围：综合医院

分析范围：2572 所医院 $T_{1\sim2}$，N0M0 住院乳腺癌手术的出院患者 82 771 例数

27. BC. 1. $T_{1\sim2}N_0M_0$ 乳癌术前接受乳房前哨淋巴结活检（图 3-6-2-106，图 3-6-2-107）

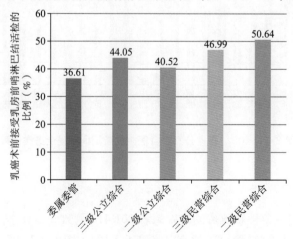

图 3-6-2-106　抽样综合医院 $T_{1\sim2}N_0M_0$ 乳癌术前接受乳房前哨淋巴结活检的比例

［分子］同期，乳腺癌术前接受乳房前哨淋巴结活检的例数

［分母］同期，$T_{1\sim2}N_0M_0$ 住院乳癌手术出院患者的例数

注释：主要诊断 ICD-10："C50"乳癌，伴 ICD-9-CM-3 "85.4"的病例总数。

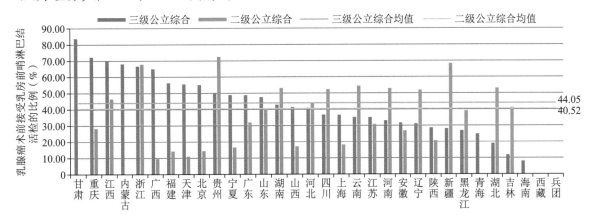

图 3-6-2-107　各省公立综合医院乳腺癌术前接受乳房前哨淋巴结活检的比例

28. BC. 2. $T_{1\sim2}N_0M_0$ 乳腺癌术中接受腋窝淋巴结清扫（图 3-6-2-108，图 3-6-2-109）

［分子］同期，乳腺癌术中接受腋窝淋巴结清扫的例数

［分母］同期，$T_{1\sim2}N_0M_0$ 住院乳腺癌手术出院患者的例数

注释：主要诊断 ICD-10："C50"乳腺癌，伴 ICD-9-CM-3 "85.4"的病例总数。

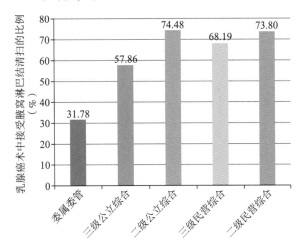

图 3-6-2-108　抽样综合医院乳腺癌术中接受腋窝淋巴结清扫的比例

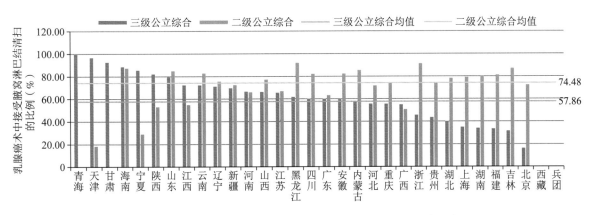

图 3-6-2-109　各省公立综合医院乳腺癌术中接受腋窝淋巴结清扫的比例

29. BC. 3. 乳腺癌肿瘤直径≤2cm，实施保乳根治术根治（图3-6-2-110，图3-6-2-111）

［分子］同期，乳腺癌实施保乳根治术根治的例数

［分母］同期，$T_{1\sim2}N_0M_0$ 住院乳腺癌手术出院患者的例数

注释：主要诊断 ICD-10："C50" 乳腺癌，伴 ICD-9-CM-3 "85.4" 的病例总数。

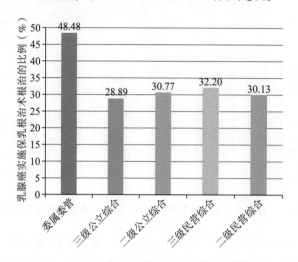

图3-6-2-110　抽样综合医院乳腺癌实施保乳根治术根治的比例

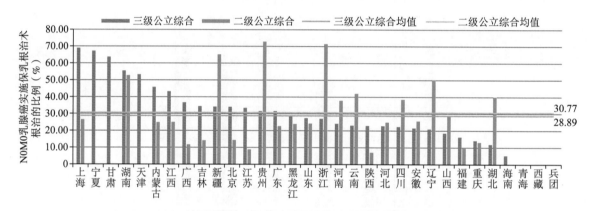

图3-6-2-111　各省公立综合医院 N0M0 乳腺癌实施保乳根治术根治的比例

30. BC-4 乳腺癌术后实施激素受体或 HER-2 检查（图3-6-2-112，图3-6-2-113）

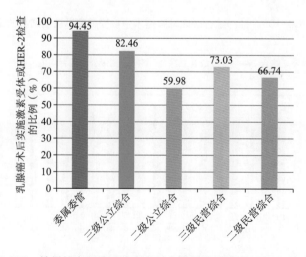

图3-6-2-112　抽样综合医院乳腺癌术后实施激素受体或 HER-2 检查的比例

［分子］同期，乳腺癌术后实施激素受体或 HER-2 检查的例数

［分母］同期，$T_{1\sim2}N_0M_0$ 住院乳腺癌手术出院患者的例数

注释：主要诊断 ICD-10："C50" 乳腺癌，伴 ICD-9-CM-3 "85.4" 的病例总数。

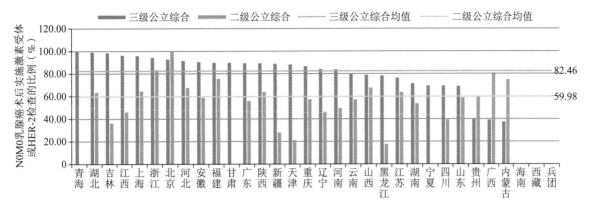

图 3-6-2-113　各省公立综合医院 N0M0 乳腺癌术后实施激素受体或 HER-2 检查的比例

第七章

重点医疗技术医疗质量管理与控制

第一节　器官移植技术

一、2017 年人体器官分配与共享系统质量安全情况分析

截至 2017 年年底，中国公民逝世后器官捐献（China Donation after the Citizen's Death，CDCD）累计完成 15 142 例。其中，2017 年完成器官捐献 5146 例，器官移植手术 16 687 例。每百万人口器官捐献例数（Donate Per Million Population，PMP）从 2010 年的 0.03 上升至 2017 年的 3.72，全球排名第 51 位。

中国人体器官捐献和移植的五大工作体系包括：人体器官捐献体系，人体器官获取与分配体系，人体器官移植临床服务体系，人体器官移植科学注册体系，人体器官捐献与移植监管体系。实现了公平、公正、公开的器官分配。

（一）器官捐献与移植医疗资源配置

1. 全国 OPO 分布情况

截至 2018 年 3 月 2 日，全国共有 191 家登记在册的院级器官获取组织（Organ Procurement Organization，OPO）。数量排名前 5 位的省份为北京（19 家）、广东（18 家）、上海（17 家）、山东（13 家）和湖北（10 家）（图 3-7-1-1）。

2. 全国移植中心分布情况

截至 2018 年 3 月 2 日，全国具有器官移植资质的医院达到 178 家。数量排名前 5 位的省份为北京（23 家）、广东（17 家）、山东（13 家）、上海（11 家）和湖南（9 家）（图 3-7-1-2）。

（二）器官捐献与移植一览

1. 2017 年中国器官捐献发展情况

2017 年，CDCD 数量和 PMP 分别达到 5146 例和 3.72，CDCD 数量仅次于美国，全球排名第 2 位（图 3-7-1-3）。

2. 2017 年各省器官捐献进展

2017 年全国人体器官捐献数量排名前 5 位的省份为：广东（663 例），山东（632 例），湖北（510 例），北京（463 例）和湖南（455 例）。2017 年全国人体器官捐献数量较 2016 年增长 26.13%，23 个省份的捐献数量均有所上涨，其中贵州、海南、甘肃和安徽 4 个省份的增幅大于 100%（图 3-7-1-4）。10 个省份 PMP 超过全国水平（3.72），其中排名前 5 位省份分别为北京（21.31），天津（11.40），湖北（8.67），上海（7.69）和湖南（6.67）（图 3-7-1-5）。

2017 年全国 135 家院级 OPO 开展了人体器官捐献，其中完成捐献 100 例以上的院级 OPO 有 12 家（表 3-7-1-1），完成 50～100 例的有 21 家，其余为完成 50 家以下（图 3-7-1-6）。

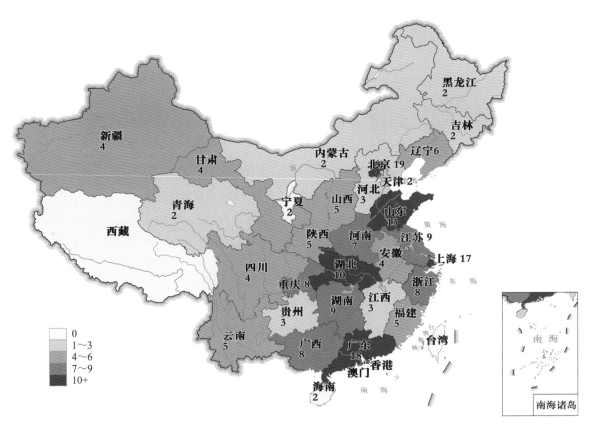

图 3-7-1-1　2017 年全国各省 OPO 分布情况

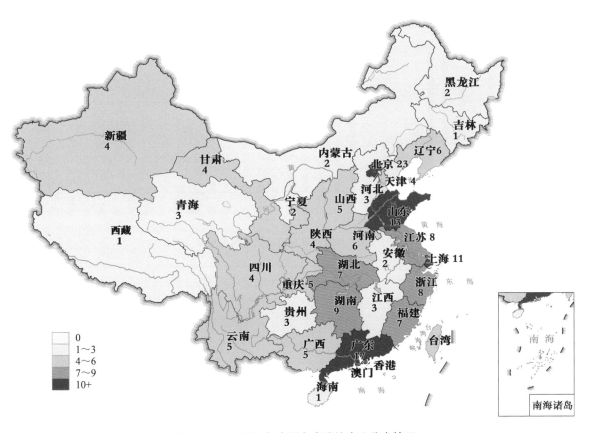

图 3-7-1-2　2017 年全国各省移植中心分布情况

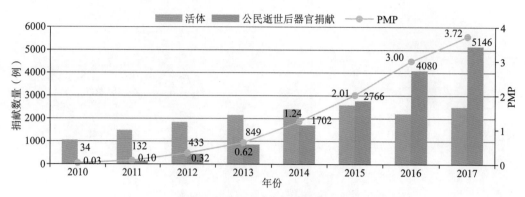

图 3-7-1-3 2010—2017 年中国人体器官捐献数量发展趋势

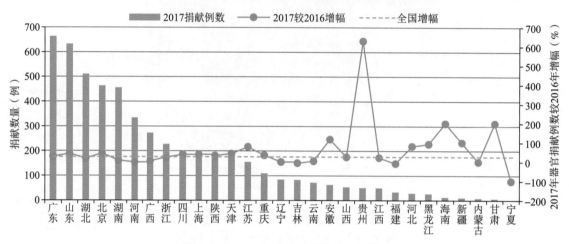

图 3-7-1-4 2017 年各省器官捐献数量

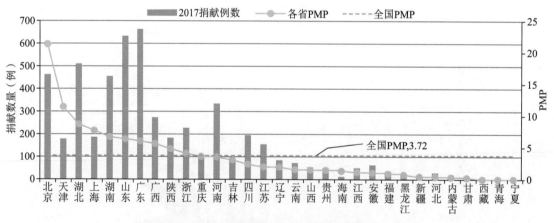

图 3-7-1-5 2017 年各省每百万人口器官捐献率（PMP）

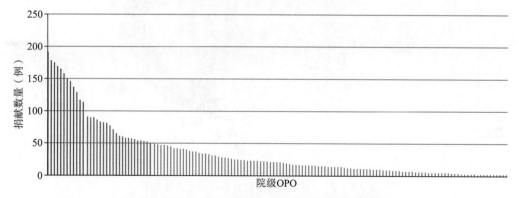

图 3-7-1-6 2017 年各院级 OPO 器官捐献数量

表 3-7-1-1 2017 年全国器官捐献数量排名前 12 位的院级 OPO

省份	医院名称	捐献数量（例）
北京	武警总医院	191
天津	天津市第一中心医院	178
山东	吉岛大学医学院附属医院	175
湖北	华中科枝大学同济医学院附属同济医院	169
广东	中山大学附属第一医院	165
浙江	浙江大学医学院附属第一医院	158
广西	中国人民解放军第 303 医院	150
河南	郑州大学第一附属医院	146
陕西	西交通大学医学院第一附属医院	137
湖南	中南大学湘雅二医院	129
四川	四川大学华西医院	117
广东	广州医学院第二附属医院	114

（三）器官移植等待名单概况

1. 总体概况

2017 年年末仍在等待名单共有 34 753 例，其中 30 502 例在等待肾脏器官，4251 例在等待肝脏器官，分别较 2016 年年末等待例数上升 17.14% 和 47.09%。

肾脏移植等待者数量最多的前 5 位省份为：广东（4130 例），浙江（3450 例），湖南（3363 例），上海（2573 例）和湖北（2541 例）（图 3-7-1-7）。

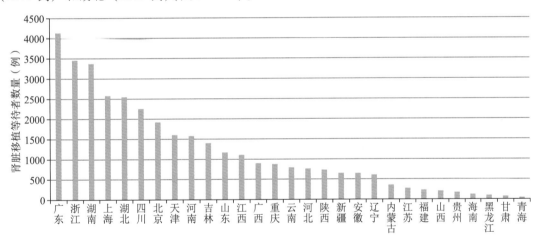

图 3-7-1-7 2017 年年末各省肾脏移植等待者数量

肝脏移植等待者数量最多的前 5 位省份为：上海（1126 例），四川（761 例），天津（611 例），广东（544 例）和北京（384 例）（图 3-7-1-8）。

2. 器官移植医疗迁徙

（1）全国肝肾移植等待者总体异地等待情况

2017 年全国 25.50%（8862 例）的患者选择异地等待移植，其中异地等待者流入最多的前 5 位省份为：上海（2339 例）、天津（1517 例）、北京（1432 例）、广东（1388 例）和湖北（982 例）（图 3-7-1-9）。

（2）各省份肝肾移植等待者流失率

从各省份肝肾移植等待者流失率结果可以看出，全国医疗资源配置、器官移植区域发展不均匀，12 个省份患者流失率达 50% 以上（图 3-7-1-10）。

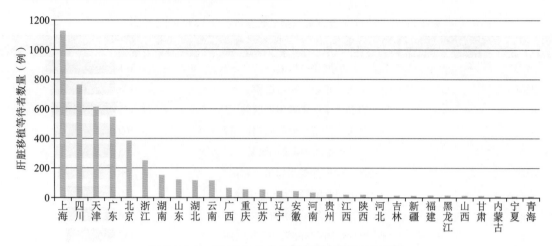

图 3-7-1-8　2017 年年末各省肝脏移植等待者数量

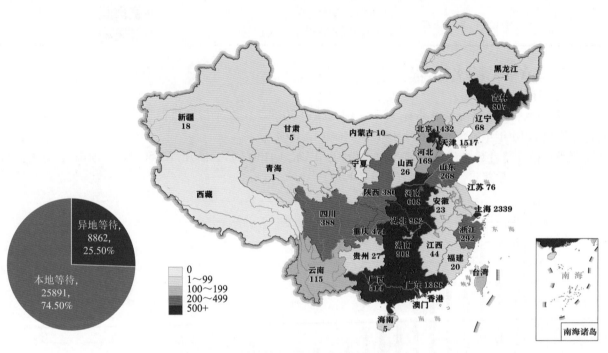

图 3-7-1-9　2017 年全国异地肝肾移植等待者分布

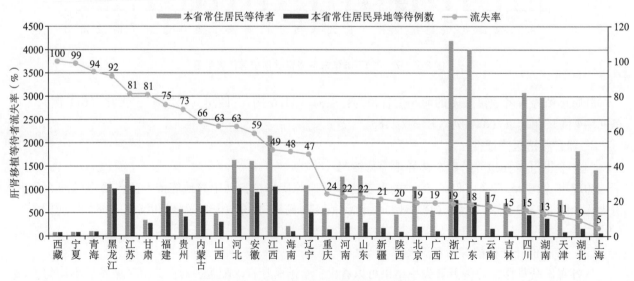

图 3-7-1-10　2017 年各省肝肾移植等待者流失率

（四）人体器官分配与共享

1. 器官利用情况

从各器官获取结果来看，2017 年全国 OPO 每个供体产出肾脏器官数为 1.89 个，各院级 OPO 每个供体产出肾脏器官数如图 3-7-1-11 所示，其中 91 家 OPO 高于全国平均水平。

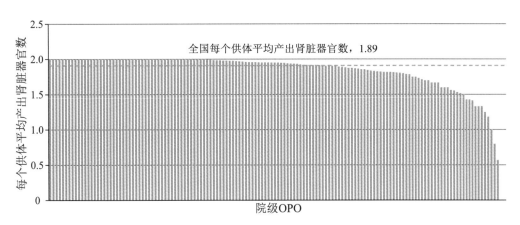

图 3-7-1-11　全国 143 家院级 OPO 每个供体产出肾脏器官数

2017 年全国 OPO 每个供体产出肝脏器官数为 0.90 个，各省 OPO 每个供体产出肝脏器官数如图 3-7-1-12 所示，其中 79 家 OPO 高于全国平均水平。

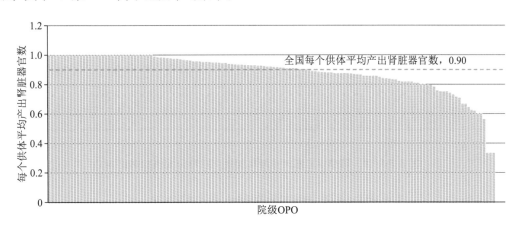

图 3-7-1-12　全国 143 家院级 OPO 每个供体产出肝脏器官数

2. 移植中心超时响应

分析发现，存在移植中心不及时查看和回复预分配通知书的情况，导致器官缺血时间延长，造成器官质量下降和产生器官浪费的风险，应督促其提高响应效率。

全国肾脏和肝脏分配超时比例分别为 21.68% 和 33.11%，各移植中心超时查看和回复肾脏、肝脏预分配通知书情况如图 3-7-1-13 及图 3-7-1-14。

3. 器官共享情况

国家卫计委、公安部、交通运输部、中国民用航空局、中国铁路总公司、中国红十字会总会于 2016 年 5 月 6 日联合印发了《关于建立人体捐献器官转运绿色通道的通知》（以下简称《通知》），建立人体捐献器官转运绿色通道。

比较人体捐献器官转运绿色通道政策实施前后全国人体器官共享情况，政策实施后，总体肝肾器官全国共享比例上升 6.70 个百分点，其中肾脏全国共享比例上升了 6.14 个百分点，肝脏全国共享比例上升了 7.68 个百分点（表 3-7-1-2）。

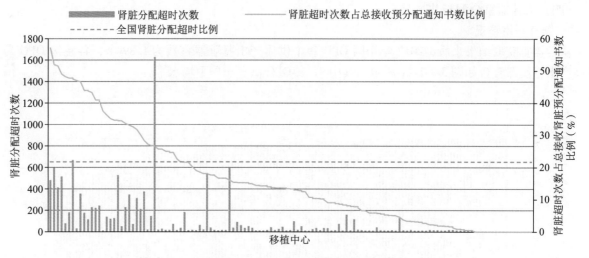

图 3-7-1-13　移植中心超时查看和回复肾脏预分配通知书比例

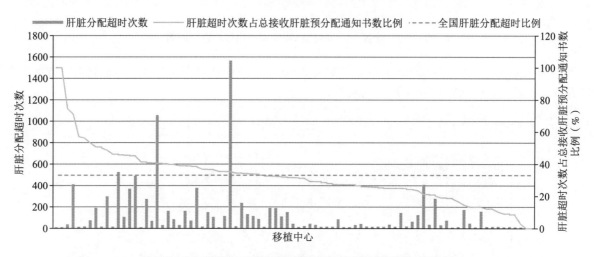

图 3-7-1-14　移植中心超时查看和回复肝脏预分配通知书比例

表 3-7-1-2　政策实施前后全国器官共享情况

时间段	总体			肾脏			肝脏		
	政策前	政策后	变化	政策前	政策后	变化	政策前	政策后	变化
中心自用	75.04%	68.45%	−6.59%	84.58%	78.08%	−6.50%	53.20%	46.78%	−6.42%
省内共享	12.58%	12.46%	−0.12%	10.52%	10.88%	0.36%	17.28%	16.02%	−1.26%
全国共享	12.38%	19.08%	6.70% ▲	4.90%	11.04%	6.14% ▲	29.52%	37.20%	7.68% ▲

（五）总结

1. 器官捐献成果突出，但供需缺口仍然较大

由于医疗技术的不断改进，人类对器官捐献与移植的认识逐渐增强，器官移植的需求也随之不断增长。2017 年，中国完成器官捐献 5146 例，器官移植手术 16 687 例，捐献与移植数量较 2016 年均提升 26%。目前，在我国平均每月有 1390 例患者接受移植，但与此同时，平均每月有 1728 例患者加入移植等待名单。全球器官移植领域普遍面临着供需差距不断扩大的局面。据世界卫生组织公布的数据，2015 年全球共实施器官移植 126 670 例，较 2014 年增长了 5.80%，仅满足不到 10% 器官移植需求。即便是器官捐献数量第 1 位的美国，近年来其器官捐献与器官移植供需差距也在持续扩大。仅 2018 年前 7 个

月（数据库截至 2018 年 9 月 3 日），美国已记录器官捐献 10 120 例，完成器官移植 21 043 例，但仍有 11.4 万余人在等待移植。

由于我国人口众多，等待器官移植患者数量庞大，器官短缺依旧是制约器官移植事业发展的主要原因之一。另一方面，从全国器官移植资源来看，全国只有几百名器官移植医师，开展的移植手术在 1 万例左右。全国具有器官移植资质的医院仅 178 家，其中肾移植 132 家，肝移植 90 家，心脏移植的 42 家，肺移植 30 家。

2. 面临器官短缺现状，每个捐献器官理应得到珍惜

2017 年全国共完成器官捐献 5146 例，按平均每例捐献 3 个器官计算，约有 1.5 万公民逝世后捐献器官可供移植，最后仅 14 190 个器官用于移植。

3. 全国器官移植跨地区等待情况突出

全国超过 25% 的患者选择异地等待移植，其中 12 个省份的器官移植等待者跨地区等待的比例大于 50%，加重了国家和器官移植者的疾病负担。

4. 移植中心超时响应预分配通知书情况普遍

普遍存在移植中心不及时查看和回复预分配通知书的情况，导致器官缺血时间延长，造成器官质量下降和产生器官浪费的风险。

5. 规范转运流程，减少器官浪费

随着我国器官捐献工作的进一步推进，捐献器官全国匹配共享的数量及比例将逐渐提升。目前我国大多通过民航班机、高速铁路及公路运输的形式转运捐献器官，转运过程中面临较多不确定因素，转运时间较长，容易对器官质量造成不利影响，因转运因素导致的器官浪费也时有发生。器官转运绿色通道政策实施后，器官转运过程中根据实际情况启动不同流程，实现人体捐献器官转运的快速通关与优先承运，提高转运效率，保障转运安全，减少因运输原因造成的器官浪费，将因器官转运环节对器官移植患者的质量安全影响减少到最低程度。

二、肝脏移植技术质量安全情况分析

（一）肝脏移植医疗资源分布

截至 2017 年，全国共有 90 所具有肝脏移植资质的医院（以下简称肝脏移植医院），主要分布在东部地区 55 所、中部地区 19 所和西部地区 16 所。其中，肝脏移植医院数量排名前 4 位的省份依次为北京（13 所）、上海（8 所）、山东（8 所）和广东（8 所）（图 3-7-1-15）。2017 年共实施 5149 例肝脏移植手术，包括公民逝世后器官捐献肝脏移植手术 4405 例（85.56%），活体肝脏移植手术 744 例（14.45%）（同期美国共实施肝脏移植手术 8082 例，包括公民逝世后器官捐献肝脏移植手术 7715 例，活体肝脏移植手术 367 例），2017 年有 19 家肝脏移植中心完成肝脏移植手术少于 10 例，13 家肝脏移植中心未开展肝脏移植手术，25 个省份开展了肝脏移植手术（图 3-7-1-16）。

（二）中国公民逝世后器官捐献肝脏移植质量安全分析

本部分分析将主要围绕以下内容进行：公民逝世后器官捐献肝脏移植受者术中情况、受者术后情况和生存分析。

1. 受者术中情况

（1）无肝期时间

截至 2017 年年底，CDCD 肝脏移植无肝期时间中位数始终保持在 50～60 分钟之间，总体中位数为 55 分钟。

（2）热、冷缺血时间

截至 2017 年年底，CDCD 肝脏移植热缺血时间中位数 5 分钟。CDCD 肝脏移植冷缺血时间近 5 年来保持在 6.0～6.5 小时之间，总体中位数为 6.17 小时。

2017 年热缺血时间均值 6.12 分钟，中位数 4.00 分钟；冷缺血时间均值 6.61 小时，中位数 6.10 小时。

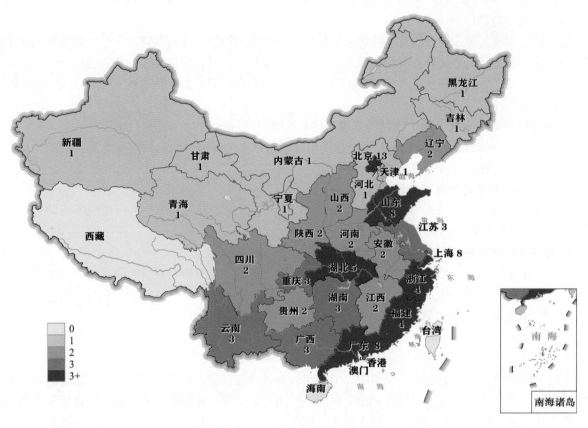

图 3-7-1-15 肝脏移植医疗资源分布

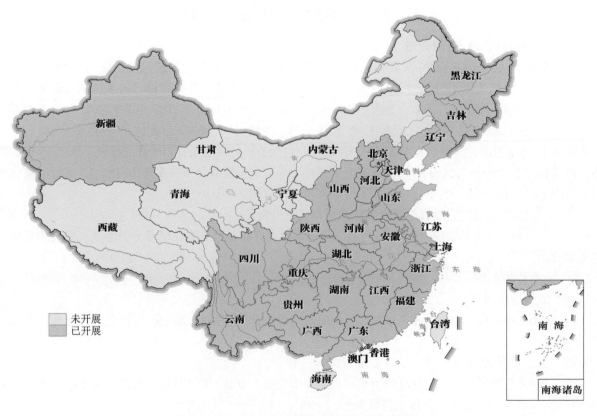

图 3-7-1-16 2017 年全国肝脏移植手术开展情况

（3）胆道支架植入情况

截至 2017 年年底，18.09% 的 CDCD 肝脏移植手术使用胆道支架。2017 年 CDCD 肝脏移植手术使用胆道支架的比例为 11.53%，植入胆道支架的比例呈逐年下降趋势。

（4）术中出血量

截至 2017 年年底，CDCD 肝脏移植受者术中出血量中位数为 1200ml，77.04% 手术出血量低于 3000ml。2017 年术中出血量最大值 30 500ml，最小值小于 100ml，中位数 1000ml。

（5）术中输血量

截至 2017 年年底，CDCD 肝脏移植受者术中输血量中位数为 2460ml。2017 年术中输血量最大值 34 500ml，最小值小于 100ml，中位数 2150ml。

（6）手术时间

截至 2017 年年底，CDCD 肝脏移植总手术时间均值为 7.47 小时。2017 年总手术时间均值 7.41 小时。

（7）术中并发症

截至 2017 年年底，CDCD 肝脏移植受者术中并发症发生率为 8.13%，其中术中大出血发生率较高（图 3-7-1-17）。2017 年术中并发症发生率为 6.88%。

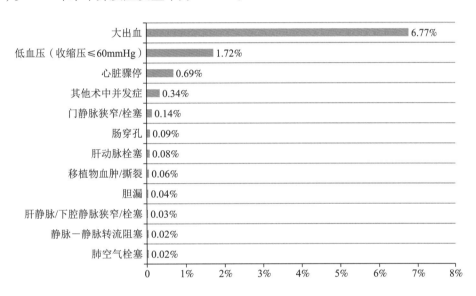

图 3-7-1-17 CDCD 肝脏移植受者术中并发症发生率

2. 受者术后情况

（1）术后早期并发症

截至 2017 年年底，CDCD 肝脏移植受者术后早期并发症（<30 天）发生率为 41.90%，主要为胸腔积液（25.70%）、术后感染（16.25%）、腹腔内积液/脓肿（14.58%）（图 3-7-1-18）。2017 年 CDCD 肝脏移植受者术后早期并发症（< 30 天）发生率为 38.50%，其中发生率最高的为胸腔积液（25.70%），较高的还有术后感染（16.25%）、腹腔内积液/脓肿（14.58%）、糖尿病（13.52%）。

（2）术后晚期并发症

截至 2017 年年底，CDCD 肝脏移植受者术后晚期并发症（≥30 天）的发生率为 14.81%，2017 年 CDCD 肝脏移植受者术后晚期并发症的发生率为 11.35%，较为常见的是糖尿病（4.71%）、机会性感染（3.50%）（图 3-7-1-19）。

（3）肝癌复发率

截至 2017 年年底，CDCD 肝癌肝脏移植受者 1 年、3 年、5 年肝癌累计复发率为 10.87%、16.93%、19.87%（图 3-7-1-20）。2017 年 CDCD 肝癌肝脏移植受者 6 个月、1 年肝癌累计复发率为 3.66%、8.23%。

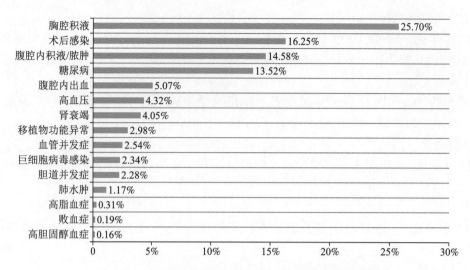

图 3-7-1-18　CDCD 肝脏移植受者术后早期并发症发生率

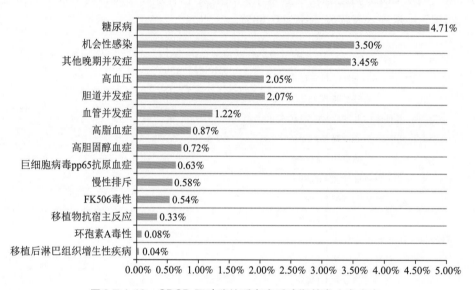

图 3-7-1-19　CDCD 肝脏移植受者术后晚期并发症发生率

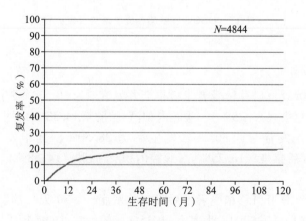

图 3-7-1-20　CDCD 肝癌肝脏移植受者肝癌复发率

3. 生存分析

（1）术后随访

截至 2017 年年底，CDCD 肝脏移植受者术后随访时长中位数为 10.07 个月，最长为 207.50 个月。2017 年肝脏移植受者术后随访时长中位数为 4.17 个月，最长为 15.93 个月。

（2）移植物生存率

截至 2017 年年底，CDCD 肝脏移植移植物术后 1 年、3 年、5 年累计生存率分别为 81.85%、70.59%、65.07%（图 3-7-1-21）。2017 年 CDCD 肝脏移植移植物术后 6 个月和 1 年的生存率分别为 86.57% 和 83.30%。

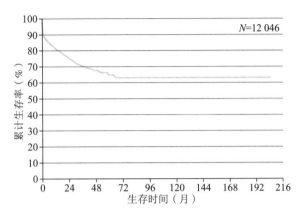

注：剔除移植物生存情况不完整（包括生存状态缺失、随访日期缺失或不明）的病例（n = 5）。

图 3-7-1-21　CDCD 肝脏移植总体生存率

截至 2017 年年底，成人 CDCD 肝脏移植移植物术后累积 1 年、3 年、5 年生存率分别为 81.75%、69.88%、64.15%，与儿童 CDCD 肝脏移植移植物术后累计生存率（83.31%、79.94%、78.43%）有显著差异（P = 0.030）（图 3-7-1-22）。2017 年成人 CDCD 肝脏移植移植物术后 6 个月和 1 年生存率分别为 86.25%、82.62%；儿童 CDCD 肝脏移植移植物术后 6 个月和 1 年生存率分别为 88.73%、73.94%。

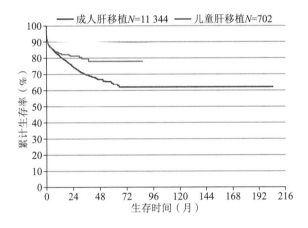

注：1. 成人受者 ≥18 岁；儿童受者 <18 岁，下同。

　　2. 剔除生存情况不完整（包括生存状态缺失、随访日期缺失或不明）的病例（n = 5）。

图 3-7-1-22　成人与儿童 CDCD 肝脏移植术后移植物生存率

截至 2017 年年底，成人急性/暴发性肝衰竭受者行 CDCD 肝脏移植 1049 例，术后 6 个月、1 年、3 年移植物累计生存率分别为 79.11%、76.74%、72.91%。

截至 2017 年年底，成人恶性肿瘤 CDCD 肝脏移植受者术后 1 年、3 年、5 年移植物累计生存率分别为 81.14%、61.11%、53.45%，与良性疾病 CDCD 肝脏移植移植物累计生存率（82.16%、76.55%、72.31%）有显著差异（P < 0.001）。

截至 2017 年年底，不同类型移植物生存率无显著差异。全肝 CDCD 肝脏移植、减体积 CDCD 肝脏移植、劈离式 CDCD 肝脏移植术后 1 年移植物生存率分别为 82.11%、77.39%、85.62%。

（3）受者生存率

截至 2017 年年底，CDCD 肝脏移植受者术后 1 年、3 年、5 年累计生存率分别为 82.66%、

72.08%、66.63%。2017年CDCD肝脏移植受者术后6个月和1年的生存率分别为86.78%，83.57%。

截至2017年年底，成人CDCD肝脏移植移受者术后1年、3年、5年累计生存率分别为82.51%、71.24%、65.56%，与儿童CDCD肝脏移植受者累计生存率（85.00%、83.26%、81.77%）有显著差异（$P = 0.003$）（图3-7-1-23）。2017年成人CDCD肝脏移植受者6个月和1年生存率分别为86.45%、82.90%；儿童CDCD肝脏移植受者6个月和1年生存率分别为89.26%、74.38%。

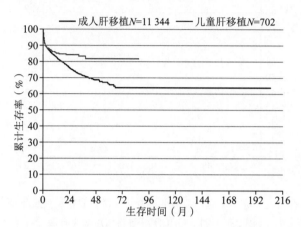

注：剔除年龄缺失、生存情况不完整（包括生存状态缺失、随访日期缺失或不明）的病例（$n = 7$）。

图3-7-1-23　成人与儿童CDCD肝脏移植术后受者生存率

截至2017年年底，良性疾病CDCD肝脏移植受者1年、3年、5年累计生存率分别为83.21%、78.61%、74.83%，与恶性疾病受者累计生存率（81.78%、62.40%、54.50%）存在显著差异（$P < 0.001$）（图3-7-1-24）。符合Milan标准的肝癌CDCD肝脏移植受者术后生存率显著高于超出标准者（图3-7-1-25）（$P < 0.001$）。2017年肝癌CDCD肝脏移植受者6个月和1年生存率分别为88.21%、82.77%。

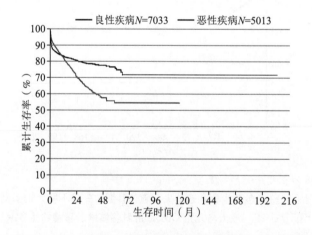

图3-7-1-24　CDCD肝癌肝脏移植与良性疾病受者生存率

（4）死亡率

截至2017年年底，CDCD肝脏移植受者总死亡率为13.62%。2017年CDCD肝脏移植受者总死亡率为10.45%。

（5）死亡原因

2017年成人CDCD肝脏移植受者死亡原因以多器官功能衰竭（41.77%）、出血（11.06%）、呼吸系统并发症（8.60%）为主（图3-7-1-26），而儿童CDCD肝脏移植受者死亡原因则以多功能器官衰竭（50.00%）、移植肝衰竭（16.67%）、再移植后死亡（16.67%）为主（图3-7-1-27）。

截至2017年年底，成人CDCD肝脏移植受者术后1个月内死亡原因包括多器官功能衰竭

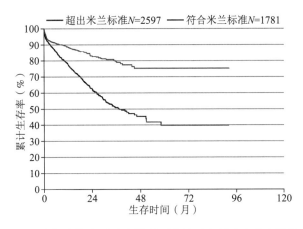

注：剔除 Milan 判断标准缺失及生存情况不完整（包括生存状态缺失、随访日期缺失或不明）的病例（n = 635）。

图 3-7-1-25 CDCD 肝癌肝脏移植受者符合 Milan 标准与超出 Milan 标准生存率比较

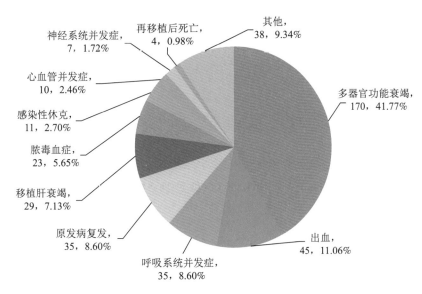

注：成人受者 ≥ 18 岁。

图 3-7-1-26 2017 年度 CDCD 肝脏移植成人受者死亡原因

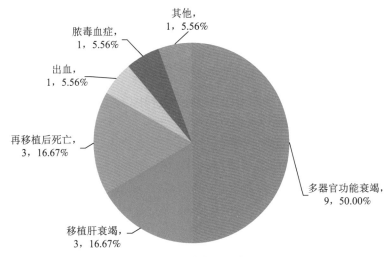

注：儿童受者 < 18 岁。

图 3-7-1-27 2017 年度 CDCD 肝脏移植儿童受者死亡原因

（42.63%）、出血（14.49%）、移植肝衰竭（8.98%）、呼吸系统并发症（7.07%）、脓毒血症（6.11%）、心血管并发症（4.91%）、再移植后死亡（2.63%）、神经系统并发症（2.28%）、原发病复发（2.28%）、感染（1.32%）、其他（7.31%）。儿童 CDCD 肝脏移植受者术后 1 个月内死亡原因包括多器官功能衰竭（31.75%）、移植肝衰竭（25.40%）、呼吸系统并发症（9.52%）、出血（6.35%）、脓毒血症（6.35%）、再移植后死亡（4.76%）、神经系统并发症（1.59%）、原发病复发（1.59%）、其他（12.70%）。

截至 2017 年年底，成人 CDCD 肝脏移植受者术后 1～6 个月内死亡原因包括多器官功能衰竭（35.32%）、原发病复发（17.18%）、呼吸系统并发症（10.74%）、移植肝衰竭（8.11%）、出血（5.97%）、脓毒血症（5.25%）、GVHD（2.15%）、感染（1.91%）、心血管并发症（1.67%）、再移植后死亡（0.95%）、神经系统并发症（0.72%）、其他（10.02%）。儿童 CDCD 肝脏移植受者术后 1～6 个月内死亡原因包括多器官功能衰竭（33.33%）、呼吸系统并发症（19.05%）、原发病复发（14.29%）、出血（9.52%）、感染（9.52%）、再移植后死亡（9.52%）、移植肝衰竭（4.76%）。

截至 2017 年年底，成人 CDCD 肝脏移植受者术后 6 个月以上死亡原因包括原发病复发（56.03%）、多器官功能衰竭（18.32%）、呼吸系统并发症（6.25%）、移植肝衰竭（4.74%）、出血（2.16%）、心血管并发症（1.94%）、再移植后死亡（1.51%）、脓毒血症（1.08%）、感染（1.08）、神经系统并发症（0.43%）、其他（7.54%）。儿童 CDCD 肝脏移植受者术后 6 个月以上死亡原因包括移植肝衰竭（45.45%）、呼吸系统并发症（18.18%）、原发病复发（18.18%）、多器官功能衰竭（9.09%）、其他（9.09%）。

（三）活体肝脏移植质量安全分析

本部分分析将主要围绕受者术中情况、受者术后情况和生存分析进行。

1. 受者术中情况

（1）无肝期时间

截至 2017 年年底，活体肝脏移植无肝期时间中位数为 51.5 分钟，自 2010 年以来呈下降趋势，2017 年为 38 分钟。

（2）冷缺血时间

截至 2017 年年底，活体肝脏移植冷缺血时间中位数为 2.30 小时。2017 年度，冷缺血时间最大值为 11.08 小时，最小值 2 小时，中位数为 2 小时。

（3）胆道支架植入情况

截至 2017 年年底，18.58% 的活体肝脏移植手术使用胆道支架。2017 年占比为 4.45%。

（4）术中出血量

截至 2017 年年底，活体肝脏移植受者术中出血量中位数为 475ml，85.56% 受者术中出血量低于 3000ml，6.57% 受者术中出血量高于 5000ml。2017 年术中出血量最大值 18 000ml，最小值 0，中位数为 100ml。

（5）术中输血量

截至 2017 年年底，活体肝脏移植受者术中输血量总体中位数 1155ml。2017 年术中输血量最大值 18 800ml，最小值 100ml，中位数 200ml。

（6）活体肝脏移植时间

截至 2017 年年底，活体肝脏移植总手术时间中位数为 9.3 小时。2017 年总手术时间最大值为 22.85 小时，最小值为 3.67 小时，中位数为 7.17 小时。

（7）术中并发症发生率

截至 2017 年年底，活体肝脏移植受者术中并发症发生率为 5.22%。2017 年术中并发症发生率为 0.77%。

2. 受者术后情况

（1）术后早期并发症发生率

截至 2017 年年底，活体肝脏移植受者术后早期并发症（<30 天）发生率为 35.92%，主要为胸腔积液（31.28%）、腹腔积液/脓肿（25.38%）、术后感染（23.34%）。2017 年活体肝脏移植受者术后早期并发症发生率为 17.83%，主要为腹腔内积液/脓肿（30.77%）、胸腔积液（30.77%）、术后感染（28.57%）、胆道并发症（12.09%）（图 3-7-1-28）。

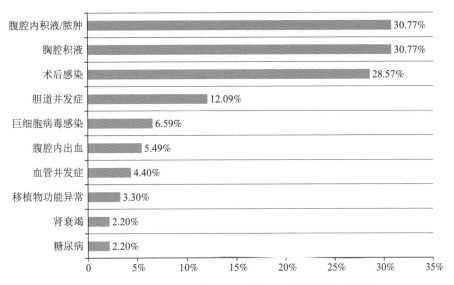

图 3-7-1-28　2017 年活体肝脏移植术后早期并发症发生率

（2）术后晚期并发症发生率

截至 2017 年年底，活体肝脏移植受者术后晚期并发症（≥30 天）发生率为 21.44%，主要为胆道并发症（12.73%）、术后感染（11.54%）、糖尿病（10.13%）。2017 年活体肝脏移植受者术后晚期并发症发生率为 8.60%，主要为胆道并发症（13.64%）、术后感染（9.09%）、血管并发症（4.55%）（图 3-7-1-29）。

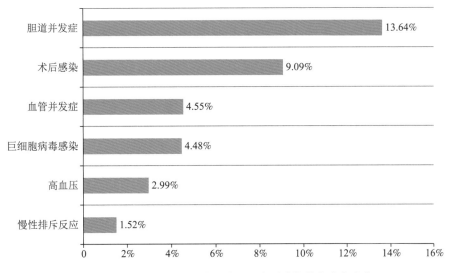

图 3-7-1-29　2017 年活体肝脏移植术后晚期并发症发生率

（3）胆道并发症发生率

截至 2017 年年底，活体肝脏移植受者 1 年、3 年、5 年胆道并发症累计发生率分别为 10.51%、14.20%、17.62%。2017 年活体肝脏移植受者术后 3 个月、6 个月胆道并发症发生率为 2.84%、3.61%。

（4）肝癌复发率

活体肝癌肝脏移植受者术后 1 年、3 年、5 年肝癌累计复发率分别为 13.45%、22.91%、23.94%。

3. 生存分析

（1）术后随访

截至 2017 年年底，活体肝脏移植受者术后随访时长中位数 16.77 个月，最长为 193.27 个月。

（2）移植物生存率

截至 2017 年年底，活体肝脏移植术后 1 年、3 年、5 年移植物累计生存率分别为 86.68%、80.60%、76.10%（图 3-7-1-30）。2017 年活体肝脏移植 3 个月和 6 个月的移植物生存率分别为 95.88%、95.22%。

截至 2017 年年底，活体成人肝脏移植 1 年、3 年、5 年移植物累计生存率分别为 81.21%、72.71%、69.21%，显著低于儿童肝脏移植移植物累计生存率（90.92%、88.18%、81.69%）（$P <$ 0.001）（图 3-7-1-31）。2017 年成人活体肝脏移植 3 个月和 6 个月移植物生存率分别为 80.22% 和 80.22%；儿童活体肝脏移植 3 个月和 6 个月移植物生存率分别为 97.04% 和 96.34%。

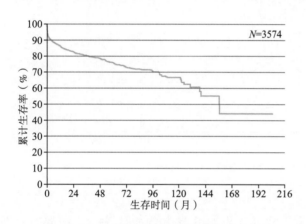

图 3-7-1-30　活体肝脏移植移植物术后生存率

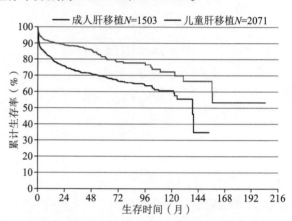

图 3-7-1-31　活体肝脏移植不同年龄分组移植物术后生存率

截至 2017 年年底，成人急性/暴发性肝衰受者行活体肝脏移植共 147 例，术后 1 年、3 年、5 年移植物累计生存率分别为 74.25%、71.15%、67.66%。

截至 2017 年年底，成人恶性肿瘤活体肝脏移植受者术后 1 年、3 年、5 年移植物累计生存率分别为 83.22%、68.05%、63.62%，与良性疾病活体肝脏移植移植物累计生存率（80.10%、75.26%、72.23%）无显著差异（$P =$ 0.147）。

（3）受者生存率

截至 2017 年年底，活体肝脏移植受者术后 1 年、3 年、5 年累计生存率分别为 87.33%、81.08%、76.91%（图 3-7-1-32）。2017 年活体肝脏移植受者术后 3 个月、6 个月生存率分别为 96.26%、95.59%。

截至 2017 年年底，成人活体肝脏移植受者 1 年、3 年、5 年累计生存率分别为 82.23%、73.31%、69.72%，显著低于儿童活体肝脏移植受者累计生存率（91.32%、88.72%、83.58%）（图 3-7-1-33）。2017 年成人活体肝脏移植受者 3 个月和 6 个月生存率分别为 82.29% 和 82.29%；儿童活体肝脏移植受者 3 个月和 6 个月生存率分别为 97.25 和 96.55%。

截至 2017 年年底，活体恶性肿瘤肝脏移植受者术后 1 年、3 年、5 年累计生存率分别为 83.89%、68.76%、64.36%，与良性疾病受者累计生存率无显著差异（1 年、3 年、5 年生存率分别为 81.31%、75.78%、72.58%）。2017 年活体恶性肿瘤肝脏移植受者 3 个月和 6 个月生存率分别为 57.14%、57.14%；2017 年活体良性疾病肝脏移植受者 3 个月和 6 个月生存率分别为 87.15%、87.15%。

（4）死亡原因

成人活体肝脏移植受者死亡原因以多器官功能衰竭（37.33%）、原发病复发（19.07%）、移植肝衰竭（13.35%）为主（图 3-7-1-34），儿童受者以多功能器官衰竭（37.76%）、移植肝衰竭（15.82%）、呼吸系统并发症（13.78%）为主（图 3-7-1-35）。

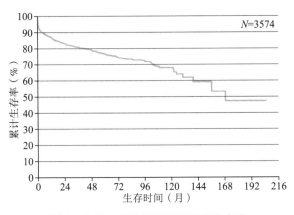

图 3-7-1-32 活体肝脏移植受者生存率

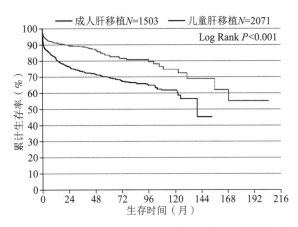

图 3-7-1-33 成人与儿童活体肝脏移植术后受者生存率

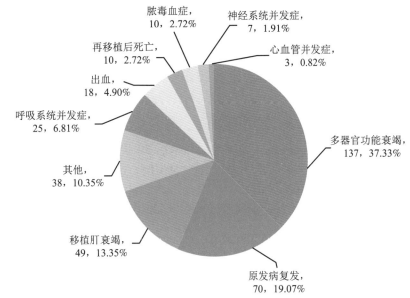

注：成人受者≥18 岁。

图 3-7-1-34 活体肝脏移植成人受者死亡原因

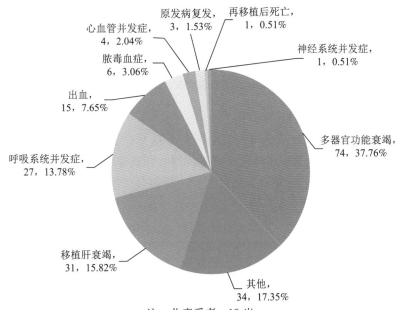

注：儿童受者<18 岁。

图 3-7-1-35 活体肝脏移植儿童受者死亡原因

（四）下一步工作重点

近年来全国肝脏移植数量呈逐年增长趋势，2017年较2016年同比增长40.22%；移植中心也从2016年的86家增至2017年的90家，但目前仍存在着很多问题，下一步将从以下方面着手改进：

1. 逐步将质控系统的模块嵌入CLTR系统，早日完善肝移植数据库，使其能够科学、动态监控肝移植数据，更好地服务于临床；深入挖掘并分析统计肝移植大数据，为全国各移植中心提供便捷、精确的数据分析。

2. 组织肝脏移植数据管理员进行规范化填报培训，使数据录入逐步规范化，系统化，进一步提高肝移植数据的精准率、使用率；建立并落实肝脏移植医疗质控有关规范与制度；进一步完善捐献肝脏质量维护与评估体系，提高捐献肝脏质量，降低并发症发生率，提高移植物/受者生存率。

3. 对各移植中心的数据真实性进行核查，重点核查：受者生存状态、并发症等，确保数据的真实性、有效性；建立定期考核机制，对于连续不开展肝脏移植或违规开展肝脏移植的医疗机构，根据情况给予警告或上报建议撤销其相应资质。

4. 结合肝脏移植医学专业质控工作开展的具体情况和现状、各级肝脏移植质控中心建设和运行的现状，积极向各级卫生行政主管部门提出肝脏移植专业质控建议和意见，提供决策依据。

三、肾脏移植技术质量安全情况分析

（一）2017年肾脏移植质量安全分析

1. 肾脏移植前后血肌酐值变化情况

2017年全国10 793例肾脏移植病例中，按照术前和术后30天、180天、360天4个时间点，纳入统计的有效病例数分别是10 706例、9839例、5022例和593例。这4个时间点的血肌酐平均值分别是：941.15μmol/L、139.06μmol/L、117.90μmol/L、113.89μmol/L（图3-7-1-36）。统计时，筛除了数据缺失、患者失访、生存状态异常等情况（注：各地区、各医院血肌酐正常值存在差异，本次统计未能统一标准）。

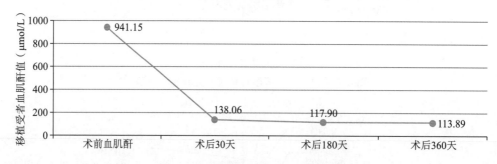

图3-7-1-36　肾脏移植受者术前、术后血肌酐平均值

2. 肾脏移植术后特殊事件情况

特殊事件是肾脏移植临床实践和基础研究领域的重要医学数据，影响肾脏移植技术发展的研究方向，同时也是评价移植机构医疗质量水平的重要参考依据。肾脏移植术后特殊事件包括：肾功能延迟恢复（DGF）、急性排斥反应（AR）、感染、移植肾切除、移植肾失功、受者死亡等。2017年全国肾脏移植术后特殊事件发生情况见表3-7-1-3。

表3-7-1-3　2017年全国肾脏移植术后特殊事件情况

不良事件	总例数/%	CDCD来源例数/%
移植肾功能延迟恢复（DGF）	712/6.59	687/7.59
急性排斥反应（AR）	286/2.65	261/2.89
感染	618/5.73	541/5.99

续表

不良事件	总例数/%	CDCD 来源例数/%
移植肾切除	101/0.94	97/1.07
移植肾失功	89/0.82	83/0.92
受者死亡	147/1.36	140/1.55

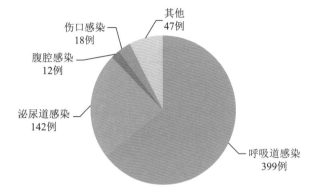

图 3-7-1-37　肾脏移植术后感染部位情况

3. 肾脏移植术后感染情况

2017 年上报肾脏移植数据登记系统的肾脏移植术后感染有效病例数为 618 例，按照感染部位统计分别是：呼吸系统（399 例）、泌尿系统（142 例）、手术伤口（18 例）、腹腔内（12 例）和其他部位感染（47 例）（图 3-7-1-37）。

4. 肾脏移植受者、移植肾生存率情况

选取 2013 年 1 月 1 日至 2016 年 12 月 31 日期间，全国开展肾脏移植病例进行统计分析。

（1）移植术后 1 年生存率

移植术后 1 年受者生存率为 98.93%，肾生存率为 97.91%。CDCD 供肾移植受者 1 年生存率为 99.05%，肾生存率为 98.17%，活体供肾移植受者 1 年生存率为 99.53%，肾生存率为 98.92%（表 3-7-1-4）。

表 3-7-1-4　中国肾脏移植受者和移植物 1 年、3 年生存率

供体类别	1 年生存率（%）		3 年生存率（%）	
	人	肾	人	肾
活体	99.53	98.92	98.45	96.04
CDCD	99.05	98.17	95.92	92.18
总体	98.93	97.91	96.34	92.65

（2）移植术后 3 年生存率

移植术后 3 年受者生存率为 96.34%，肾生存率为 92.65%。CDCD 供肾移植受者 3 年生存率为 95.92%，肾生存率为 92.18%，活体供肾移植受者 3 年生存率为 98.45%，肾生存率为 96.04%（表 3-7-1-4）。

（3）中国、美国移植肾生存率比较

美国器官共享网络（UNOS）和美国移植受者科学注册系统（SRTR）发布的肾脏移植 2015 年《报告》数据显示：美国活体供肾移植术后 1 年/3 年移植肾生存率为 96.40%/91.50%，CDCD 供肾移植术后 1 年/3 年移植肾生存率为 91.00% 和 83.00%。数据显示，近年中美两国的术后移植肾生存率差异不明显（表 3-7-1-5）。

表 3-7-1-5　中、美移植肾生存率比较

供体类别	1 年肾生存率（%）		3 年肾生存率（%）	
	美国	中国	美国	中国
活体	96.40	99.53	91.50	98.45
CDCD	91.00	99.05	83.00	95.92

（4）儿童和老年肾脏移植术后1年受者和肾生存率：

本次统计涉及儿童年龄范围为＜18岁，老年年龄范围为≥65岁。按照上述年龄范围统计，结果显示：我国儿童肾脏移植术后1年受者和肾生存率分别为99.80%、98.53%，老年移植术后1年受者和肾生存率分别为99.39%、99.39%（表3-7-1-6）。

表3-7-1-6 中国儿童、老年肾脏移植生存率

类别	例数（n）	1年生存率（%）		3年生存率（%）	
		人	肾	人	肾
儿童	1545	99.80	98.53	99.44	99.16
老年	1193	99.39	99.39	99.04	98.94

5. 肾脏移植数据质量分析

2017年全国132家肾脏移植中心，其中移植例数大于20例的中心共计83家，根据数据填报情况分析"及时性、完整性、随访率"的综合评分排名前3位的医疗机构分别是浙江大学医学院附属第一医院（99.28%）、郑州大学第一附属医院（97.19%）、广州医科大学附属第二医院（96.71%）。排名前10位的医疗机构见图3-7-1-38。

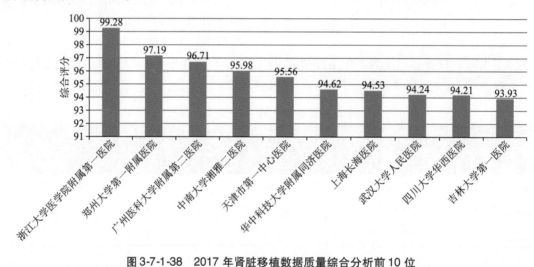

图3-7-1-38 2017年肾脏移植数据质量综合分析前10位

（1）2017年移植数据填报及时性评分排名前10位、后10位的医疗机构（表3-7-1-7，表3-7-1-8）

表3-7-1-7 2017年肾移植数据质量及时性前10位

排名	移植中心	总例数	活体	CDCD	及时性
1	华中科技大学同济医学院附属同济医院	405	36	369	100
2	中南大学湘雅二医院	367	44	323	100
3	中山大学附属第一医院	356	55	301	100
4	广州医科大学附属第二医院	333	17	316	100
5	武警总医院	300	5	295	100
6	解放军第309医院	259	62	197	100
7	武汉大学人民医院	213	4	209	100
8	安徽省立医院	204	176	28	100
9	吉林大学第一医院	202	48	154	100
10	山东大学第二医院	173	2	171	100

注：及时性数据相同的医疗机构按移植例数排列。

表 3-7-1-8 2017 年肾移植数据质量及时性后 10 位

排名	移植中心	例数	活体	CDCD	及时性
10	潍坊市人民医院	29	0	29	57.07
9	郴州市第一人民医院	41	0	41	39.12
8	南方医科大学珠江医院	123	0	123	34.92
7	遵义医学院附属医院	33	0	33	33.64
6	兰州大学第二医院	21	13	8	27.00
5	中山大学附属第三医院	76	0	76	21.54
4	上海交通大学医学院附属瑞金医院	48	7	41	21.44
3	树兰（杭州）医院	86	0	86	19.72
2	岳阳市第一医院	32	2	30	0.69
1	常州市第一人民医院	47	1	46	0

（2）2017 年数据填报完整性评分排名前 10 位、后 5 位的医疗机构（表 3-7-1-9，表 3-7-1-10）

表 3-7-1-9 2017 年肾移植数据质量完整性前 10 位

排名	移植中心	总例数	活体	CDCD	完整度
1	浙江大学医学院附属第一医院	468	178	290	100
2	华中科技大学同济医学院附属同济医院	405	36	369	100
3	郑州大学第一附属医院	367	85	282	100
4	中南大学湘雅二医院	367	44	323	100
5	广州医科大学附属第二医院	333	17	316	100
6	西安交通大学附属第一医院	302	52	250	100
7	天津市第一中心医院	293	37	256	100
8	上海长海医院	292	15	277	100
9	解放军第 303 医院	267	0	267	100
10	解放军第 309 医院	259	61	197	100

注：完整性数据相同的医疗机构按移植例数排列。

表 3-7-1-10 2017 年肾移植数据质量完整性后 5 位

排名	移植中心	例数	活体	CDCD	完整度
5	泰安市中心医院	36	0	36	72.00
4	北京朝阳医院	117	10	107	67.89
3	兰州大学第二医院	21	13	8	65.92
2	郴州市第一人民医院	41	0	41	61.51
1	常州市第一人民医院	47	1	46	32.28

（3）2017 年数据填报随访率评分排名前 10 名、后 10 名的医疗机构（表 3-7-1-11，表 3-7-1-12）

表 3-7-1-11 2017 年肾移植数据质量随访率前 10 位

排名	移植中心	总例数	活体	CDCD	随访质量
1	解放军第 309 医院	259	62	197	100
2	中南大学湘雅医院	88	6	82	100
3	郑州市人民医院	167	41	126	99.98
4	解放军福州总医院	71	4	67	99.95
5	安徽医科大学第一附属医院	108	54	54	99.93
6	河南省人民医院	117	35	82	99.88
7	广州医科大学附属第二医院	333	17	316	99.76
8	武汉大学人民医院	213	4	209	99.71
9	吉林大学第一医院	202	48	154	99.50
10	浙江大学医学院附属第一医院	468	178	290	99.41

表 3-7-1-12 2017 年肾移植数据质量 – 随访率质量后 10 位

排名	移植中心	例数	活体	CDCD	随访质量
10	中山大学附属第三医院	76	0	76	4.91
9	空军军医大学附属西京医院	55	17	38	2.45
8	潍坊市人民医院	29	0	29	1.69
7	兰州大学第二医院	21	13	8	1.45
6	解放军武汉总医院	27	0	27	0.79
5	树兰（杭州）医院	86	0	86	0.78
4	苏州大学附属第一医院	50	0	50	0.43
3	山东大学第二医院	173	2	171	0
2	解放军第 463 医院	59	2	57	0
1	常州市第一人民医院	47	1	46	0

（二）2017 年免疫抑制剂应用情况分析

1. 移植受者免疫诱导治疗用药情况

目前，国际公认的肾脏移植受者诱导治疗常用药物为抗胸腺细胞免疫球蛋白（ATG）和抗 CD25 单抗（白介素 2 受体拮抗剂）。

2017 年中国与 2016 年美国数据比较，肾脏移植受者使用 ATG 诱导治疗比例分别为 42.25% 和 75.00%；使用抗 CD25 单抗比例分别为 34.60% 和 20.00%。未使用免疫诱导用药的比例分别为 20.74% 和 5.00%，约有 2.41% 的中国肾脏移植受者接受了其他免疫诱导药物的治疗（图 3-7-1-39）。

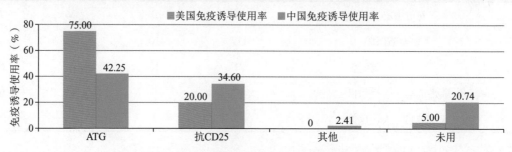

图 3-7-1-39 2017 年中国与美国肾脏移植免疫诱导使用率

2. 移植术后免疫抑制维持用药情况

我国肾脏移植受者术后应用较多的免疫抑制维持用药方案是：钙调磷酸酶抑制剂（如他克莫司、环孢素）+吗替麦考酚酯+激素的三联免疫抑制方案。

2017年统计数据显示我国肾脏移植受者吗替麦考酚酯使用率为91.41%，他克莫司使用率为67.05%。据UNOS和SRTR 2016年报显示，美国肾脏移植受者吗替麦考酚酯使用率为95.20%，他克莫司使用率为95.00%（表3-7-1-13）。免疫抑制剂的价格可能是影响我国肾脏移植受者选择术后用药的一个重要因素。

表3-7-1-13　中、美两国肾脏移植受者免疫抑制维持用药情况对比

免疫抑制剂	2016年中国（%）	2016年美国（%）
他克莫司	67.05	95
吗替麦考酚酯	91.41	95.20
环孢素	7.53	1.70
西罗莫司	0.82	1.90
激素（术后1年）	52.78	71.80

（三）2017年中国肾脏移植相关问题分析

1. 各地区、各医疗机构开展肾脏移植手术数量差异明显

根据中国肾脏移植科学登记系统数据统计显示，近年广东、山东、湖北、湖南、北京等地区的肾脏移植开展数量居全国前列，其中CDCD供体来源肾脏移植数量增长幅度较大。

青海、西藏、宁夏、黑龙江、甘肃等地区近年开展肾脏移植手术例数较少，其中青海、西藏已连续3年（2015—2017年）未开展肾脏移植手术。

2. 术后上报工作较为及时，随访工作亟待加强

通过国家卫生健康委员会和各级卫生健康行政部门的督导和培训，各医疗机构对肾脏移植术后首次上报移植数据工作大部分能够及时、完整的完成首次上报。但移植术后的随访工作受多种因素影响和制约，开展不理想。2017年132家肾脏移植中心中，有55家的随访数据质量评分高于80分，较2016年随访质量相对完善一些，但仍然不足。随着移植病例数逐年增多，随访工作量逐步加大，随访录入人员短缺、积极性不高、领导重视力度不够等因素，都是影响随访质量的重要原因。

3. 上报数据的准确性、完整性有待提高

通过对2017年各医疗机构上报数据进行统计和分析来看，首次上报肾移植患者信息填报完整度不够，如患者居住地、供者性别、供者年龄等相关重要参数缺失。还有部分数据与临床实际存在较大差异，如术后发生DGF、排斥反应、感染、移植肾失功、受者死亡等临床主要不良事件的上报率较低。

四、心脏移植技术质量安全情况分析

截至2017年年底，全国共有42所医疗机构具备心脏移植资质。其中，心脏移植医院数量排名前3位的省份依次为广东（5所）、北京（4所）、湖北（4所），西藏、甘肃、贵州等省份尚无心脏移植医院（图3-7-1-40）。

（一）中国心脏移植质量安全分析

1. 受者术中情况

（1）心脏供体缺血时间

2017年全国心脏移植手术心脏供体缺血时间中位数为3.2小时，与ISHLT报道的全球心脏供体缺血时间中位数3.3小时相近。我国心脏供体缺血时间分布与ISHLT数据对照如图3-7-1-41所示，其中心脏移植缺血时间长于6小时的占比为21.3%，ISHLT的占比约为3%，受者院内生存率为91.4%，高于ISHLT公布的术后30天存活率89.9%（图3-7-1-42）。

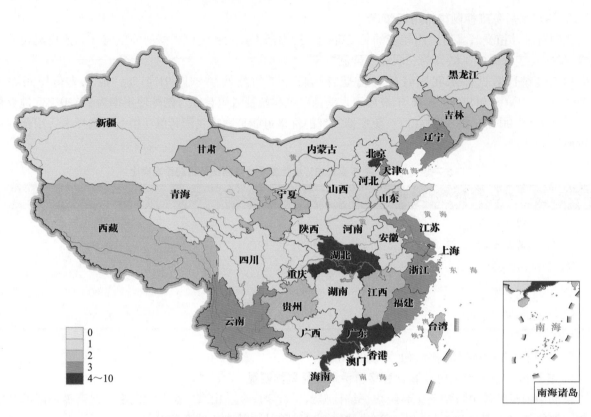

图 3-7-1-40 2017 年全国心脏移植医院分布

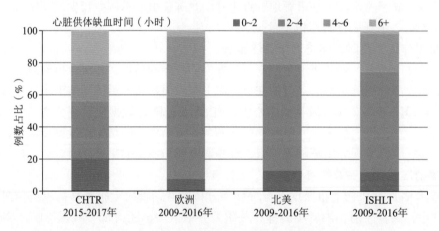

图 3-7-1-41 2015—2017 年度中国与 ISHLT 心脏供体缺血时间对比

（2）术中/术后机械辅助救治心脏移植早期心脏功能不全

2015—2017 年体外膜肺氧合（extracorporeal membrane oxygenation，ECMO）平均应用率为 10.5%，主动脉内球囊反搏（intra-aortic balloon pump 或 Intraaortic Balloon Counterppulsation，IABP）平均应用率为 17.8%；2017 年 ECMO 辅助应用率为 10.6%，IABP 应用率为 14.9%（图 3-7-1-43）。

2. 受者术后院内生存情况

（1）院内生存率

2015—2017 年中国心脏移植受者院内生存率分别为 94.7%、94.6% 和 92.6%，均高于 ISHLT 报道的术后 30 天平均年存活率 90.4%。

（2）心脏原发病因与院内死亡率

2015—2017 年中国心脏移植院内死亡的受者，原发病因主要为冠心病和心肌病，分别占比 13.8% 和 62.5%，其中冠心病患者接受心脏移植的院内死亡占比逐年下降，低于 ISHLT 报道的比例（图 3-7-1-44）。

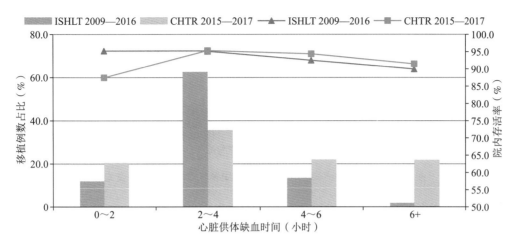

图 3-7-1-42　2015—2017 年上报院内死亡的中心冷缺血时间与院内死亡率和 ISHLT 对比

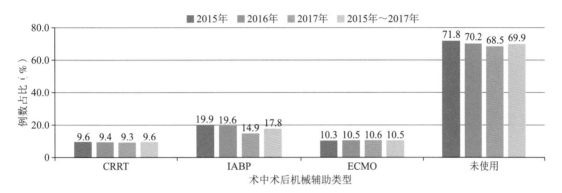

图 3-7-1-43　2015—2017 年历年心脏移植术中/术后早期机械辅助应用率

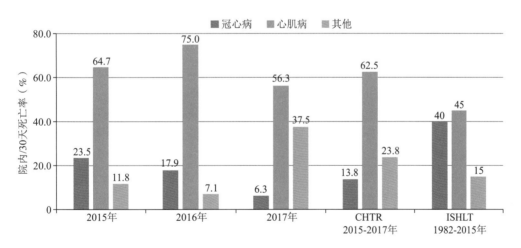

图 3-7-1-44　中国 2015—2017 年院内死亡与 ISHLT 术后 30 天死亡受者的病因对比

（3）术后早期主要并发症及死亡原因

2015—2017 年中国心脏移植受者的术后早期并发症主要是术后感染，占 20.2%，其他常见并发症为心跳骤停、二次开胸、气管切开和二次插管（图 3-7-1-45）。图 3-7-1-46 所示为心脏移植受者院内死亡原因情况，其中多器官功能衰竭和移植心脏衰竭占早期死亡原因的 50% 以上，与 ISHLT 报道的相似。对于心脏移植术后早期的移植心脏衰竭，多采用 ECMO 和 IABP 治疗，部分受者在移植心脏功能恢复后死于肾脏、肝脏或胃肠功能衰竭。

（二）工作分析及展望

2015—2017 年全国心脏移植例数呈现逐渐增长趋势，其中 2 家心脏移植中心在近 3 年移植例数大于

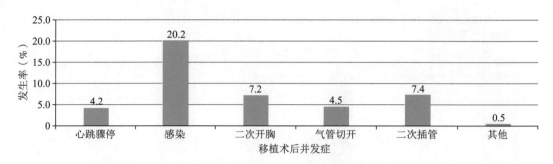

图 3-7-1-45　2015—2017 年心脏移植受者术后早期并发症发生率

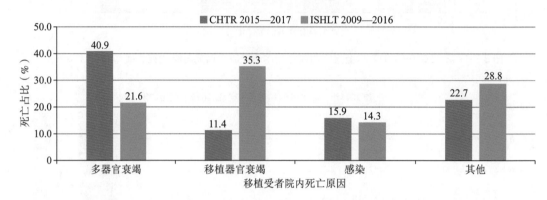

图 3-7-1-46　2015—2017 年心脏移植受者院内死亡原因和 ISHLT 对比

75 例。国际心肺移植协会（ISHLT）2017 年数据显示，世界范围内仅 5 家心脏移植中心年例数大于 75 例。

2015—2017 年我国供体心脏缺血时间长于 6 小时的患者占比为 21.3%，其中最大的 2 家心脏移植中心该比例为 38.1%，ISHLT 报道的比例仅为 3%。2015 年至 2017 年全国心脏移植平均院内存活率为 93.9%，其中两大移植中心平均生存率为 94.7%，高于 ISHLT 报道的国际平均术后 30 天存活率（90.4%）。

中国医学科学院阜外医院单中心的生存率高于 ISHLT 报道数据。其中非缺血性心肌病受者和冠心病受者的 1 年、3 年、5 年和 10 年生存率均高于 ISHLT 的报道数据。

上述数据显示在心脏供体缺血时间较长的前提下，中国部分心脏移植中心仍能获得高于国际水平的院内及长期生存率，显示中国部分移植中心在心脏供体选择维护、受者围手术期管理及术后长期管理方面已经积累了成功经验，达到国际先进水平。

与之相比，我国心脏移植发展尚不平衡，地区差异显著。北京、湖北、上海、广东等省份发展较好，青海、江西、贵州、西藏等省份未开展心脏移植手术。各移植中心开展心脏移植手术数量和质量参差不齐，部分移植中心近几年少开展或未开展心脏移植手术。各省份、各移植中心上报到中国心脏移植注册系统的数据完整性有所改进，但及时性有待加强，随访率上报质量不佳。

针对以上问题，心脏移植质控中心将进一步完善中国心脏移植注册登记系统，优化指标参数和上报流程，加强数据监督和改善反馈机制，制定心脏移植质控标准、技术规范，加强医疗工作人员的技术培训，扶持较弱移植中心，逐步缩减地区差异。

五、肺脏移植技术质量安全情况分析

（一）肺移植技术基本情况分析

1. 术中指标分析

术中使用了体外膜肺支持治疗（ECMO）者占 58.48%，95.38% 的供者/受者大小匹配。单肺冷缺血时间、双肺左肺冷缺血时间及双肺右肺冷缺血中位时间分别为 360.00（IQR：243.75 ~ 425.00）分钟、407.50（IQR：300.00~519.75）分钟和 354.00（IQR：257.50~432.50）分钟，其中冷缺血时间 <360 分钟的比例分别为 45.90%、37.50% 和 50.00%。2017 年度供肺冷缺血时间与 2016 年相比，均有一定程度的减少（单肺冷缺血时间、双肺左肺冷缺血时间及双肺右肺冷缺血中位时间分别为 370.00 分钟、425.00 分钟和 430.00 分钟），但仍高于国际心肺移植报告数据（单肺冷缺血中位时间及双肺冷缺血中位时间分别为 252 分钟和 330 分钟）。

97.90% 的肺移植供受体动脉匹配，仅有 1 个吻合口的受者占 66.67%。总手术时间和出血量均值分别为（331.21±114.12）分钟和 1925.00（IQR：1000.00~3000.00）ml，其中总手术时间 <360 分钟的比例为 60.89%，出血量 <1000ml 的比例为 46.32%。术中发生心脏骤停、肺血肿/撕裂、肺静脉狭窄/栓塞及吻合口瘘的比例分别为 1.12%、0.37%、0.37% 及 0.38%。

2. 术后情况分析

（1）术后出院前状态

肺移植术后受者 ICU 停留中位时间为 6.00（IQR：3.00~16.75）天，<6 天的比例为 54.17%；受者术后均使用了呼吸支持。出院前有 2 例受者因为原发性肺移植物失功再次接受肺移植。此外，有 25.85% 的受者再插管，10 例受者再开胸，其中 7 例因出血而再开胸，3 例为其他原因再开胸。

（2）术后早期并发症（<30 天）

术后早期并发症整体情况：肺移植术后感染、急性排斥反应、原发性肺移植物失功、糖尿病及肾功能不全是最主要的肺移植术后早期并发症，其发生比例分别为 72.41%、19.91%、13.68%、11.06% 和 9.39%。此外，4.78% 的受者出现了高血压，3.60% 出现了气管吻合口病变，1.97% 出现了高脂血症，1.56% 出现了高胆固醇血症，1.05% 出现了 CMVpp65 抗原血症，0.93% 出现了支气管胸膜漏，0.89% 出现了脑卒中，0.46% 发生了肺动脉、肺静脉吻合口病变（图 3-7-1-47）；感染、原发性移植物失功、糖尿病、肾功能不全及气管吻合口病变等并发症出现的平均时间分别是术后第（4.86±6.74）（1.79±3.33）（9.67±8.55）（5.87±5.03）（22.00±22.73）天。

我国肺移植受者术后早期并发症与国际上存在较大不同，国际心、肺移植报告数据显示原发性移植物失功（24.3%）、感染（19.2%）、多器官功能衰竭（12.3%）及心血管事件（12.0%）等为移植后主要早期并发症。而我国肺移植受者术后早期发生感染和急性排斥反应的比例相对更高，但发生原发性移植物失功和多器官功能衰竭的比例相对较低。

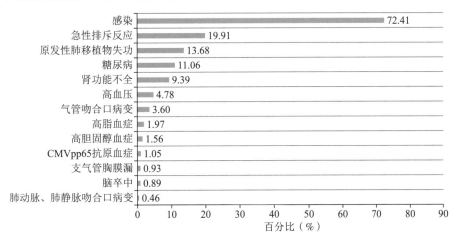

图 3-7-1-47 2016 年度全国肺移植受者术后并发症情况

（3）出院时状态

受者出院前的存活率为 71.63%（207/289）。登记的 82 例死亡受者中，52.44% 死因为肺部感染导致的休克或呼吸循环衰竭，17.07% 为多器官功能衰竭，9.76% 为移植物失功，7.32% 为失血性休克，3.66% 为肾功能不全，2.44% 为心源性猝死，此外还有 6 例受者分别死于肺栓塞、肝衰竭、呼吸衰竭、排斥反应、心肺复苏后综合征和支气管胸膜瘘（图 3-7-1-48）。

受者术后住院中位时间为 36.00 （IQR：23.00～55.00）天，其中住院时间＜15 天、16～29 天、30～59 天、60～89 天及≥90 天的比例分别为 14.44%、22.54%、40.49%、13.03% 和 9.51%（图 3-7-1-49）。

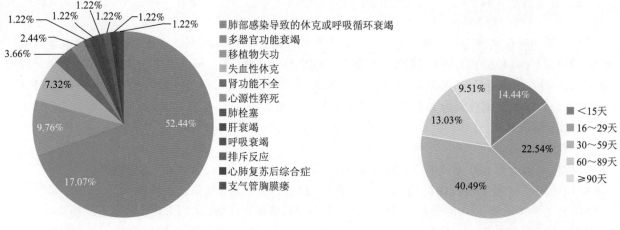

图 3-7-1-48　2017 年度全国肺移植受者术后死亡原因

图 3-7-1-49　2017 年度全国肺移植
受者术后住院时间分布

3. 术后生存状况分析

（1）整体生存状况

受者术后围手术期（＜30 天）生存率、3 个月生存率、6 个月生存率及 1 年生存率分别为 81.64%、76.52%、73.89% 和 71.63%（图 3-7-1-50）。

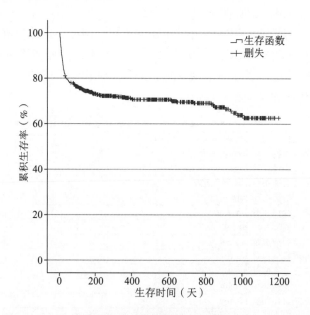

图 3-7-1-50　受者术后生存率

（2）不同特征受者生存状况分析

1）不同移植前特征的受者生存状况

移植前处于 NYHA Ⅳ或病情严重需住院治疗的受者生存率显著低于 NYHA Ⅰ/Ⅱ/Ⅲ的受者（$P < 0.001$）；移植前 ICU 住院的受者生存率显著低于未住院或普通住院的受者（$P < 0.001$）；移植前有激素药物治疗史的受者生存率显著低于移植前无激素药物治疗史的受者（$P = 0.001$）；移植前有泛耐药菌感染的受者生存率显著低于移植前无泛耐药菌感染的受者（$P = 0.005$）（图 3-7-1-51～图 3-7-1-54）。

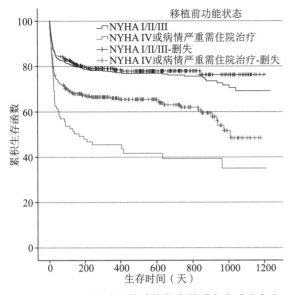

图 3-7-1-51 不同移植前功能状态的受者术后生存率

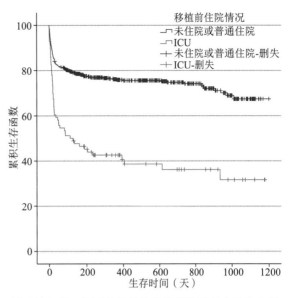

图 3-7-1-52 不同移植前住院情况的受者术后生存率

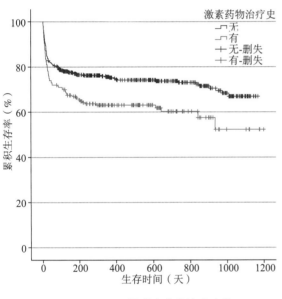

图 3-7-1-53 不同激素药物治疗史的
受者术后生存率

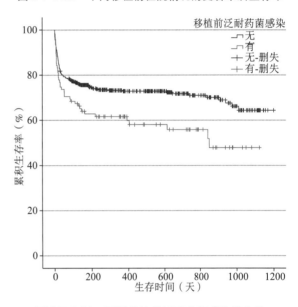

图 3-7-1-54 不同移植前泛耐药菌感染状态的
受者术后生存率

2）不同手术特征受者的生存状况

急诊肺移植受者生存率显著低于择期肺移植受者（$P < 0.001$）（图 3-7-1-55）；术中使用 ECMO 的受者生存率显著低于未使用者（$P < 0.011$）（图 3-7-1-56）。

3）不同供者特征受者的生存状况

心脑死亡及其他供者类型肺移植的受者生存率显著低于 DBD 肺移植受者的生存率（$P = 0.013$）（图 3-7-1-57）；颅脑外伤供者的受者生存率显著低于其他供者受者的生存率（$P = 0.026$）（图 3-7-1-58）。

（二）问题分析及工作重点

分析结果显示，肺移植预后受到受者本身状况、手术难度、供肺质量、术后管理康复等多个环节的影响。与国际上肺移植情况相比，我国肺移植具有受者年龄大、病情危重、肺纤维化、职业尘肺受者多、手术难度大、公民逝后捐献供肺冷缺血时间较长、供肺整体质量较低等特点。近年来，随着肺移植国家质控中心成立、"人体捐献器官转运绿色通道"的建立、"肺脏移植技术管理规范"及"肺脏移植标准流程和技术规范"的制定等一系列措施的实施，我国肺移植技术的质量和数量的均稳步上升。但相比国际上肺移植开展情况，我国的肺移植技术还有很大的进步空间。

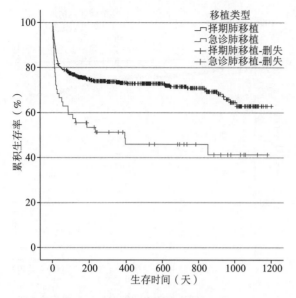

图 3-7-1-55 不同移植类型的受者术后生存率

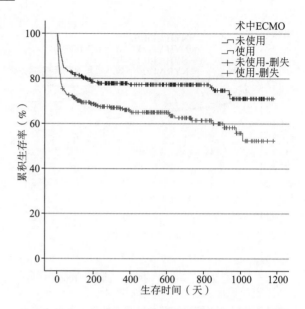

图 3-7-1-56 不同 ECMO 使用状况的受者术后生存率

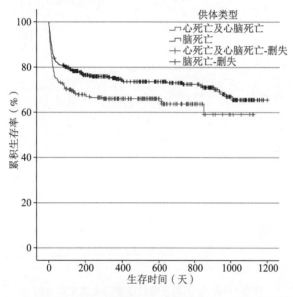

图 3-7-1-57 不同供者类型的受者术后生存率

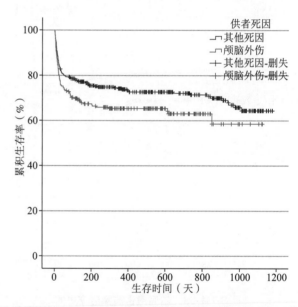

图 3-7-1-58 不同供者死亡原因的受者术后生存率

下一步，国家肺移植质控中心将从以下方面着手，开展相关工作。

1. 肺移植质控工作方面

（1）贯彻落实肺移植术前评估制度，减少急诊肺移植

急诊肺移植患者病情危重、时间仓促，移植存在更大风险。此次分析结果显示，急诊肺移植受者术后发生排斥反应及发生原发性移植物失功的危险均高于择期肺移植受者，术后围手术期生存率及近远期生存率也更低。基于目前我国肺移植供者紧缺、受者众多等因素综合考虑，一方面，国家肺移植质控中心应进一步推动肺移植术前评估制度，严格把关受者的移植禁忌证和适应证；另一方面，应进一步倡导对急诊肺移植受者进行多学科会诊，充分讨论、慎重决定。

（2）建立全程化、多环节的感控机制，降低移植后感染发生率

感染是目前我国肺移植术后受者死亡的首要原因。分析显示移植前泛耐药菌感染、手术类型、术中是否使用 ECMO、供肺冷缺血时间均是术后感染发生的高危因素，这也表明感染控制应从受者移植前、供者、手术、术后等多个环节进行管控。下一步，国家肺移植质控中心将建立肺脏移植全程化、多环节的感控机制：①手术前，受者术前应高度重视术前感染评估，如明确感染，应经过术前讨论评估是否适

合移植，动态观察受者的感染控制情况以慎重确定移植时间；在供者方面，应尽量减少供肺冷缺血时间以降低感染概率；此外，应就ECMO的使用、移植类型进行多学科的充分讨论，并应与供肺医院保持密切沟通，及时获得供者的血清学、痰培养等基本信息，以评估供肺是否使用。②手术过程中，应规范操作流程，严格执行无菌操作制度。③手术后，应针对受者具体情况制定个性化的感染控制方案，减少医源性感染的发生，尽量减少导管、气管镜等介入性操作；操作检查应规范，避免损伤黏膜；导管应及时拔下；对有条件的患者可开展病原微生物高通量测序检测，以做到早发现、早诊断和早治疗。

（3）加大肺移植科普宣传，把握"最佳"移植时机

目前大众对肺移植的知晓度并不高，诸多终末期肺疾病患者错过了"最佳"的移植时机，在病情异常危重的情况下才选择移植。全国移植前ICU住院的受者高达16.72%，使用了ECMO、有创机械通气等生命支持措施的受者占8.36%，移植前功能状态为NYHA Ⅳ或病情严重需住院的患者达到56.51%，均表明我国肺移植患者中病情危重者比例较高。通过分析显示，无论是移植后并发症的发生率还是近远期生存率，均与受者移植前疾病危重程度存在较大关联。针对这一情况，国家肺移植质控中心将继续加大肺移植科普宣传，提升大众对肺移植的了解程度，从而促进更多适合肺移植的患者把握"最佳"移植时机。

2. 肺移植数据化建设方面

（1）开发与我国国情相适应的肺移植数据注册系统

在国家肺移植质控中心成立前，中国肺移植注册系统已经开始运行，但由于该平台大部分指标是参照已有的肾移植和心脏移植系统设计，未结合本专业特点，因此存在系统模块结构不合理、填报流程繁琐等问题。下一步，国家肺移植质控中心将着手准备开发新的肺移植注册系统，以确保完善保存肺移植技术相关数据资料。

（2）推进肺移植数据上报质量制度化建设

以《卫生部关于进一步加强人体器官移植监管工作的通知》（卫医管发〔2009〕55号）、《卫生部办公厅关于加强人体器官移植数据网络直报管理的通知》（卫办医管发〔2010〕105号）和《卫生部医管司关于建立心脏、肺脏移植数据中心有关问题的通知》（卫医管评价便函〔2010〕51号）等文件为基础，制定与我国国情、与肺脏移植的流程特点相适应的《中国肺脏移植数据报送管理办法》，对数据报送管理、报送时间要求、保密性要求及质量考核标准等内容进行详细规定，以全面提高上报数据的准确性、完整性和及时性。

（3）继续提升数据报送质量

近3年各移植医院报送数据的完整性和及时性有一定程度的提高，但仍然存在较大上升空间。在后续工作中，国家肺移植质控中心将继续开展相关专业培训、组织经验交流会，同时采取现场飞行检查、电话督导、微信群督导、书面函整改等方式提高各移植医院肺移植数据上报的准确性、完整性和及时性。

第二节　肾脏病与血液净化技术

肾病学专业医疗质量管理与控制中心成立于2010年，2017年对全国血液净化（血液透析和腹膜透析）病例信息登记网络（CNRDS）系统进行了全面升级改进。现对2017年度国家医疗质量数据抽样调查中肾脏病与血液净化技术及CNRDS系统中的相关数据进行分析，结果报告如下。

一、肾脏病专业基本情况分析

本年度参与国家医疗质量数据抽样的医疗机构，共有3617家开展肾脏病专业工作。

1. 门诊设置情况

3617家开展了肾脏病诊疗服务的医疗机构中，独立设置肾脏内科门诊的共2158家（占59.7%），其中60.4%的公立医院和54.2%的民营医院独立设置肾脏内科门诊。41.8%的二级医院和90.6%的三级医院独立设置肾脏内科门诊。平均肾脏内科年门诊量为13 233人次。具体门诊开设情况见表3-7-2-1。

表 3-7-2-1　肾脏内科门诊开设情况

指标	独立的肾脏内科门诊医疗机构数		合计	平均肾脏内科年门诊量
	是	否		（人次）
所有制形式				
公立	1938（60.4%）	1273（39.6%）	3211	13 968
民营	220（54.2%）	186（45.8%）	406	6361
医疗机构级别				
二级	959（41.8%）	1335（58.2%）	2294	6942
三级	1199（90.6%）	124（9.4%）	1323	17 928
合计	2158（59.7%）	1459（40.3%）	3617	13 233

2. 病房设置情况

3617 家医疗机构中，独立设置肾脏内科病房的医疗机构共 1974 家（占 54.6%），其中 55.3% 的公立医院和 48.5% 的民营医院独立设置肾脏内科病房。36.1% 的二级医院和 86.7% 的三级医院独立设置肾脏内科病房。平均开展床位数 34.5 张，平均年收治 1272 人次（表 3-7-2-2）。

表 3-7-2-2　肾脏内科病房开设情况

指标	独立的肾脏内科病房医疗机构数		合计	平均肾脏内科床位数（张）	平均年收治人次（人次）
	是	否			
所有制形式					
公立	1777（55.3%）	1434（44.7%）	3211	35.2	1307
民营	197（48.5%）	209（51.5%）	406	28.1	957
医疗机构级别					
二级	827（36.1%）	1467（63.9%）	2294	25.2	1039
三级	1147（86.7%）	176（13.3%）	1323	41	1431
合计	1974（54.6%）	1643（45.4%）	3617	34.5	1272

3. 肾活检开展情况

3617 家医疗机构中，开展肾活检检查的医疗机构共 1182 家（占 32.7%），其中 34.5% 的公立医院和 18.5% 的民营医院开展肾活检检查。12.1% 的二级医院和 68.4% 的三级医院开展肾活检检查。平均年完成肾活检检查 96 人次。1182 家开展肾活检检查的医疗机构中，25.9% 的医疗机构独立制作肾活检病理检查片（表 3-7-2-3，表 3-7-2-4）。

表 3-7-2-3　肾活检检查开展情况

指标	开展肾活检检查医疗机构数		合计	平均年完成肾活检例数（人次）
	是	否		
所有制形式				
公立	1107（34.5%）	2104（65.5%）	3211	100
民营	75（18.5%）	331（81.5%）	406	36
医疗机构级别				
二级	277（12.1%）	2017（87.9%）	2294	29
三级	905（68.4%）	418（31.6%）	1323	115
合计	1182（32.7%）	2435（67.3%）	3617	96

表 3-7-2-4　肾活检病理检查片制作开展情况

| 指标 | 独立肾活检病理检查片制作机构数 | | 合计 |
	是	否	
所有制形式			
公立	285（25.7%）	822（74.3%）	1107
民营	21（28%）	54（72%）	75
医疗机构级别			
二级	57（20.6%）	220（79.4%）	277
三级	249（27.5%）	656（72.5%）	905
合计	306（25.9%）	876（74.1%）	1182

二、血液净化技术质量安全情况分析

（一）血液透析

1. 全国血液透析总体登记情况

截至 2017 年 12 月 31 日，我国血液透析在透患者 524 467 例，较上一年（2016 年）增幅 14.69%，较 2011 年增幅 55.26%。2017 年新增患者共 81 098 例（图 3-7-2-1）。根据文献报道，我国慢性肾脏病（CKD）患者 1.2 亿且呈逐年上升趋势。虽然我国血液透析患者患病率低于大多数国家和地区，且较日本、韩国等东亚国家更低，但近年来血液透析患者数量呈现明显的增长趋势，患病率也逐渐增加，至 2017 年已达到 379.1PMP（表 3-7-2-5）。

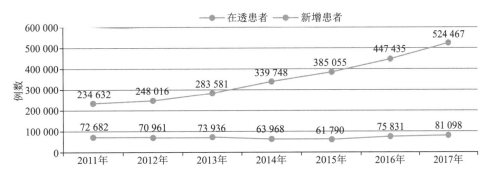

图 3-7-2-1　2011—2017 年全国血液透析患者增长情况

表 3-7-2-5　2011—2017 年血液透析患者总体情况

项目	2011 年	2012 年	2013 年	2014 年	2015 年	2016 年	2017 年
在透患者（例）	234 632	248 016	283 581	339 748	385 055	447 435	524 467
每年新增患者（例）	72 682	70 961	73 936	63 968	61 790	75 831	81 098
患病率（PMP）	174.1	183.3	208.4	248.4	280.0	325.4	379.1
发病率（PMP/年）	53.9	52.4	54.3	46.8	44.9	55.2	58.6

注：PMP 每百万人口（per million people），人口数据来源于国家统计局网站。

年发病率 =（一年内某人群中某病新病例人数/同时期内暴露人口数）× K；

点患病率 = 某一时点一定人群中现患某病新旧病例数/该时点人口数 × K；

K = 100%、1000‰、10 000/万或 100 000/10 万等。

2. 各省份血液透析患者登记情况

我国血液透析患者数量呈现明显的区域分布特征，总体为东部最多、中部次之、西部最少。患者数量在 2 万以上的省份有 13 个，依次为广东、江苏、湖南、四川、湖北、山东、安徽、浙江、辽宁、河南、福建、江西、河北。各省份登记血液透析患者例数见图 3-7-2-2。

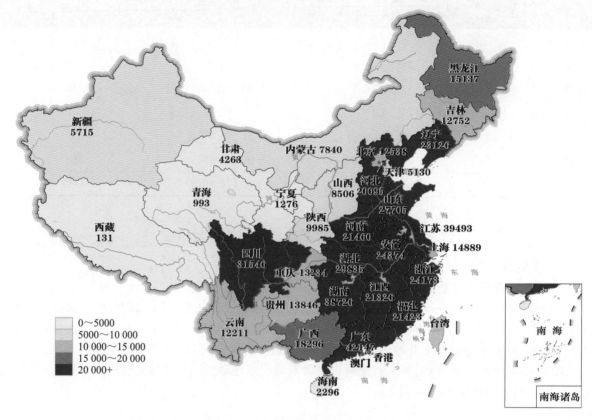

图 3-7-2-2　2017 年各省份血液透析在透患者例数

3. 各省份血液透析中心数量

2017 年共 5479 家透析中心在 CNRDS 中录入了患者信息。2011—2016 年这一数据分别为 3511、3542、3637、4047、4089 和 4799，登记的透析中心数量逐年增加。统计结果显示，各省份血液透析中心的数量也呈现一定的区域分布特征。东、中部省份透析中心数量整体高于西部省份。透析中心数超过 200 家的省份有 12 个，分别为广东、山东、四川、河北、江苏、湖北、辽宁、湖南、浙江、河南、安徽、江西。具体各省份血液透析中心数量见图 3-7-2-3。

4. 血液透析患者情况

（1）透析龄

2011—2017 年平均透析龄逐年延长，至 2017 年平均透析龄达到 48.1 个月。透析龄大于 5 年的比例逐年增多（表 3-7-2-6，图 3-7-2-4）。

表 3-7-2-6　血液透析在透患者透析龄构成情况

透析龄	2011 年	2012 年	2013 年	2014 年	2015 年	2016 年	2017 年
平均值（月）	31.8	34.7	37.9	42.2	46.7	49.1	48.1
≤1 年	28.7%	26.3%	23.5%	17.2%	14.6%	15.6%	18.0%
1～3 年	42.0%	39.7%	36.3%	36.9%	32.8%	29.1%	28.6%
3～5 年	15.7%	18.5%	21.9%	24.1%	25.0%	24.7%	22.4%
5～10 年	11.0%	12.9%	15.3%	18.5%	23.5%	25.8%	26.1%
≥10 年	2.6%	2.6%	3.0%	3.4%	4.1%	4.9%	4.9%

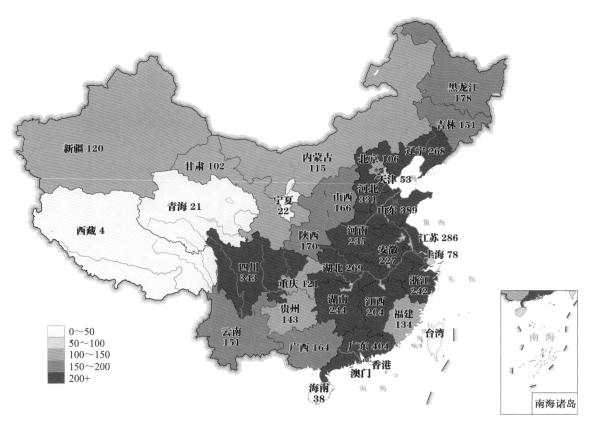

图 3-7-2-3 2017 年各省份血液透析中心数量

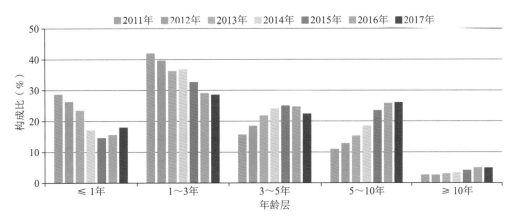

图 3-7-2-4 血液透析患者透析龄构成

（2）原发病构成情况

中国血液透析患者原发疾病谱构成情况详见表 3-7-2-7。与既往年份相同，2017 年度原发性肾小球疾病（GN）仍是中国血液透析患者最主要的原发疾病，占 50.1%，但是其构成比逐年下降。糖尿病肾病目前在中国血液透析患者原发疾病中排在第 2 位，但每年新增加的患者中，糖尿病肾病的比例逐年增加，至 2017 年已达到 25.3% 尿毒症患者原发疾病谱中原发性肾小球疾病与糖尿病肾病比例的变化提示应进一步加强对糖尿病肾病的重视（图 3-7-2-5）。

5. 血液透析患者转归情况

2017 年血液透析患者全因死亡 17 738 例，退出与转出的患者 31 756 例。2011—2017 年心、脑血管疾病仍是透析患者死亡的首要原因，其所占的比例超过 60%，其中脑血管疾病导致透析患者死亡的比例逐年增加（表 3-7-2-8）。

表 3-7-2-7 血液透析患者原发疾病诊断构成比（%）

原发疾病	2011 年	2012 年	2013 年	2014 年	2015 年	2016 年	2017 年
在透患者							
原发性肾小球疾病	59.5	58.2	55.7	55.1	54.2	52.7	50.1
糖尿病肾病	15.1	16.5	17.8	16.7	17.0	17.1	18.3
高血压肾损害	9.9	10.1	9.7	9.6	9.9	9.5	10.6
多囊肾病	3.3	3.3	3.3	3.2	3.1	3.0	2.9
肾结石	2.2	2.0	1.9	1.5	2.3	2.3	1.8
其他	9.5	8.6	8.2	8.5	7.1	7.8	5.2
不详	0.6	1.5	3.4	5.4	6.4	7.7	11.2
新增患者							
原发性肾小球疾病	54.3	51.3	46.5	43.9	45.8	41.9	37.2
糖尿病肾病	18.0	18.9	20.8	21.0	21.2	22.3	25.3
高血压肾损害	9.5	9.4	8.4	8.7	9.0	9.5	11.5
多囊肾病	2.8	2.5	2.5	2.4	2.2	2.2	2.4
肾结石	2.5	2.1	2.0	1.3	2.1	2.0	2.0
其他	12.0	12.1	11.6	11.3	8.2	10.5	5.0
不详	0.9	3.7	8.2	11.3	11.6	11.6	16.6

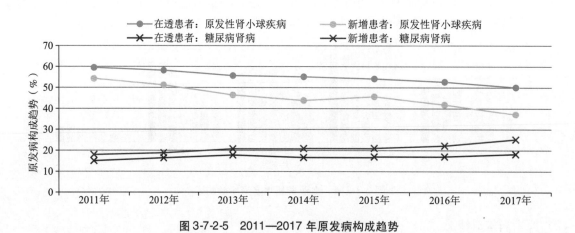

图 3-7-2-5 2011—2017 年原发病构成趋势

表 3-7-2-8 血液透析患者死亡原因构成比

	2011 年	2012 年	2013 年	2014 年	2015 年	2016 年	2017 年
心血管疾病	45.6%	43.4%	43.3%	40.5%	42.5%	41.7%	45.1%
脑血管疾病	19.5%	21.0%	21.3%	22.4%	22.4%	23.2%	23.6%
消化道出血等出血性疾病	3.9%	4.0%	4.2%	4.3%	4.4%	3.8%	4.2%
感染	8.9%	9.5%	8.3%	8.9%	7.8%	8.4%	7.9%
其他	22.2%	22.0%	23.0%	24.0%	22.8%	22.9%	19.2%

6. 血液透析患者医疗质量控制

（1）血压控制率

2017 年透析前血压平均值为 143/85mmHg。统计分析结果显示，收缩压的高低随月份呈 U 型，冬季月份高，夏季月份低。按照质量控制标准（维持性血液透析患者透析前血压，60 岁以下 < 140/90mmHg，60 岁以上患者 < 150/90mmHg），血压控制率在夏季月份高于冬季月份。提示血液透析患者的血压控制情况随季节呈现波动性（图 3-7-2-6）。

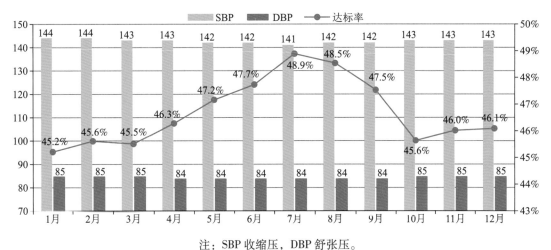

注：SBP 收缩压，DBP 舒张压。

图 3-7-2-6　2017 年血液透析患者透前血压控制情况

（2）血红蛋白登记情况与控制率

2017 年在透患者血红蛋白平均值为 103g/L。2011—2016 年平均值分别为 95g/L、97g/L、99g/L、101g/L、102g/L 和 102g/L。2017 年各季度间血红蛋白水平与控制率（血红蛋白 ≥ 100g/L 的患者比率）没有明显变化，但与患者透析龄呈现一定的相关性。患者的透析龄长，血红蛋白水平更高。2017 年血红蛋白控制情况见表 3-7-2-9。

表 3-7-2-9　2017 年血液透析患者血红蛋白控制情况

透析龄（月）	1 季度		2 季度		3 季度		4 季度		年平均值	
	平均值	达标率（%）	平均值	达标率（%）	平均值	达标率（%）	平均值	达标率（%）	平均值	达标率（%）
≤12	91.3	33.9	95	40.9	98.2	47.4	99.9	52.2	95.7	43.1
13 ~ 36	103.6	60.6	103.2	60.2	104	62.2	105.8	66.2	104.2	64.9
37 ~ 60	104.7	63.5	104	62.1	104.6	63.5	106.4	67.5	105.1	66.5
61 ~ 120	105.6	66.0	105	64.6	105.7	66.0	107.6	70.5	106.2	69.2
≥121	108.7	72.5	107.6	70.7	108.3	71.7	109.8	74.2	109	77.0
总体	103.4	60.5	102.8	59.3	103.6	60.9	105	64.3	103.1	63.3

（3）甲状旁腺激素登记情况与控制率

2017 年在透患者甲状旁腺激素的平均值为 418mmol/L。2011—2016 年的平均值分别为 394mmol/L、405mmol/L、409mmol/L、402mmol/L、424mmol/L 和 428mmol/L。2017 年各季度间甲状旁腺激素水平与控制率（iPTH 水平在正常值上限 2 ~ 9 倍的比例）没有明显变化，但与患者透析龄呈现一定的相关性。透析龄长的患者甲状旁腺激素水平更高，达标率则相反，透析龄长的患者更低（表 3-7-2-10）。

表3-7-2-10　2017年血液透析患者甲状旁腺激素控制情况

透析龄（月）	1季度		2季度		3季度		4季度		年平均值	
	平均值	达标率（%）	平均值	达标率（%）	平均值	达标率（%）	平均值	达标率（%）	平均值	达标率（%）
≤12	315	61.4	293	61.4	283	59.4	293	60.0	292	64.3
13~36	333	60.8	340	61.0	342	59.7	358	58.8	343	63.9
37~60	440	56.6	454	56.4	446	55.9	463	55.6	454	58.8
61~120	573	50.8	582	49.8	569	50.4	573	49.0	574	52.6
≥121	602	46.1	596	45.3	594	46.1	575	45.4	577	48.4
总体	437	56.2	434	56.3	421	55.9	424	55.5	418	60.9

7. 血液透析感染控制情况

乙型肝炎和丙型肝炎阳性率：2017年在透患者乙肝表面抗原阳性率为7.22%，新增患者乙肝阳性率为7.02%。2011—2017年在透患者丙肝抗体阳性率呈持续下降趋势，2017年阳性率为2.74%（表3-7-2-11）。

表3-7-2-11　血液透析患者传染学指标阳性情况（%）

	2011年	2012年	2013年	2014年	2015年	2016年	2017年
在透患者							
乙肝	6.95	6.88	6.96	6.85	6.72	6.66	7.22
丙肝	5.95	4.67	4.23	3.52	3.14	2.71	2.74
新增患者							
乙肝	7.26	7.29	7.41	7.07	7.02	6.79	7.02
丙肝	1.36	1.34	1.40	1.30	1.34	1.28	1.38

（二）腹膜透析

1. 全国腹膜透析总体登记情况

截至2017年12月31日，全国腹膜透析病例信息系统登记在透腹膜透析患者86 344例，较2016年增加12 206例（表3-7-2-12，图3-7-2-7）。

表3-7-2-12　腹膜透析患者点发病率和点患病率

年度	总人口（万人）	治疗人口（例）	新增病例（例）	年发病率（PMP*）	点患病率（PMP*）
2012年	135 404	37 942	6930	5.12	28.0
2013年	136 072	46 633	8691	6.39	34.3
2014年	136 782	55 373	8740	6.39	40.5
2015年	137 349	62 589	7216	5.25	45.6
2016年	138 271	74 138	11 549	8.35	53.6
2017年	139 008	86 344	12 206	8.78	62.1

注：*PMP：每百万人口（per million people），人口数据来源于国家统计局网站。

年发病率＝（一年内某人群中某病新病例人数/同时期内暴露人口数）×K；

点患病率＝某一时点一定人群中现患某病新旧病例数/该时点人口数×K；

K＝100%、1000‰、10 000/万或100 000/10万等。

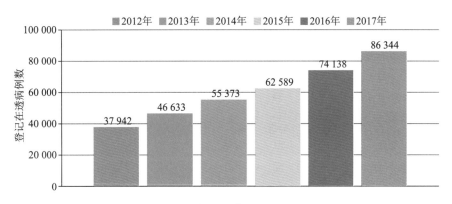

图 3-7-2-7　全国腹膜透析在透病例数

2. 各省份腹膜透析中心登记情况

截至 2017 年 12 月 31 日，全国血液净化病例信息登记系统（CNRDS）在线登记的腹膜透析中心共983 家。中心数量居前 5 位的省份依次为广东、浙江、江苏、湖南、辽宁。超过 50 家腹膜透析中心的省份为：广东省、江苏省、浙江省、湖南省、辽宁省（表 3-7-2-13）。

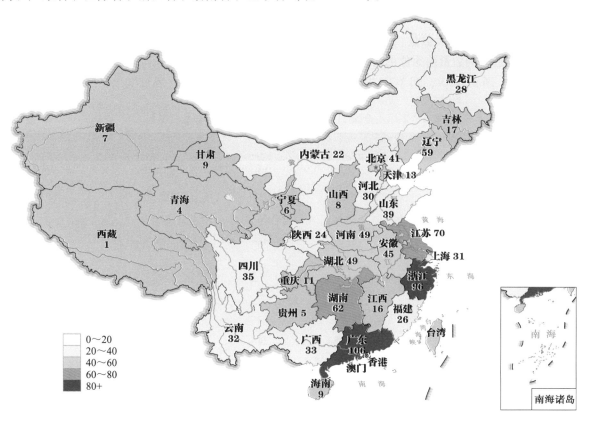

图 3-7-2-8　全国 31 个省（自治区、直辖市）登记腹膜透析中心数量

表 3-7-2-13　全国 31 个省份登记腹膜透析中心数量及排名

排名	省份	中心数（家）	排名	省份	中心数（家）
1	广东省	106	6	河南省	49
2	浙江省	96	7	湖北省	49
3	江苏省	70	8	安徽省	45
4	湖南省	62	9	北京市	41
5	辽宁省	59	10	山东省	39

排名	省份	中心数（家）	排名	省份	中心数（家）
11	四川省	35	22	天津市	13
12	广西壮族自治区	33	23	重庆市	11
13	云南省	32	24	甘肃省	9
14	上海市	31	25	海南省	9
15	河北省	30	26	山西省	8
16	黑龙江省	28	27	宁夏回族自治区	6
17	福建省	26	28	贵州省	5
18	陕西省	24	29	新疆维吾尔自治区	5
19	内蒙古自治区	22	30	青海省	4
20	吉林省	17	31	新疆生产建设兵团	2
21	江西省	16	32	西藏自治区	1

3. 各省份腹膜透析患者数量

腹膜透析在透病例数量前5位的省份依次为广东、浙江、江苏、湖南、河南，其总数量超过5000例（表3-7-2-14，图3-7-2-9，图3-7-2-10）。

表3-7-2-14　全国31个省份登记腹膜透析病例数量及排名

排名	省份	例数（例）	排名	省份	例数（例）
1	广东省	12 236	17	四川省	2053
2	浙江省	6736	18	黑龙江省	1855
3	江苏省	6547	19	天津市	1736
4	湖南省	5458	20	广西壮族自治区	1672
5	河南省	4907	21	吉林省	1257
6	上海市	4281	22	内蒙古自治区	1126
7	安徽省	4045	23	海南省	1068
8	河北省	3805	24	山西省	934
9	北京市	3455	25	重庆市	708
10	辽宁省	3403	26	宁夏回族自治区	647
11	山东省	3402	27	贵州省	563
12	湖北省	2787	28	新疆维吾尔自治区	530
13	陕西省	2651	29	青海省	434
14	江西省	2589	30	甘肃省	404
15	福建省	2572	31	新疆生产建设兵团	116
16	云南省	2280	32	西藏自治区	87

4. 全国医疗质量管理与控制信息网（NCIS）医疗质量数据抽样调查中腹膜透析治疗情况

根据国家NCIS网站全国医疗质量抽样调查系统上报数据，共有3625家综合医院反馈了腹膜透析中心相关信息。其中1001家医院已开展腹膜透析治疗，2624家尚未开展（表3-7-2-15）。

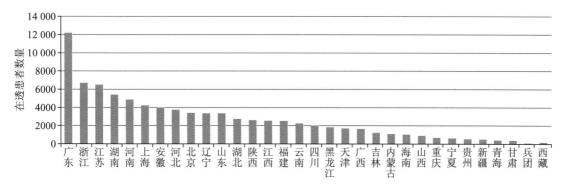

图 3-7-2-9　全国 31 个省份登记腹膜透析在透患者数量及排名

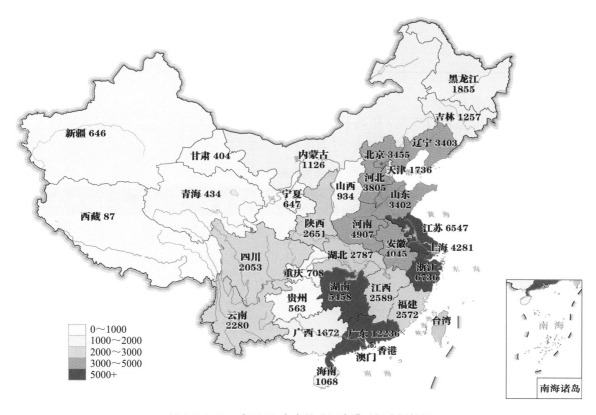

图 3-7-2-10　全国 31 个省份登记腹膜透析病例数量

表 3-7-2-15　腹膜透析中心 APD 机及人员配置情况调查

医院类型	APD 机数量 （平均数量）	医师数 （平均人数）	腹透护士数 （平均人数）	营养师 （平均人数）
医疗机构级别				
三级	755	858（1.14）	2011（2.66）	2159（2.86）	348（0.46）
二级	240	353（1.47）	455（1.89）	553（2.22）	91（0.004）
未定级	6	3（0.50）	8（1.33）	8（0.75）	1（0.17）
所有制形式				
公立	944	1192（1.26）	2391（2.53）	2591（2.74）	424（0.45）
民营	57	22（0.38）	94（1.65）	129（2.26）	16（0.28）

5. 腹膜透析患者情况

（1）原发病构成情况

原发性肾小球疾病是腹膜透析患者主要的原发疾病，约占50%（表3-7-2-16）。

表3-7-2-16 腹膜透析患者主要原发病诊断情况（%）

年度	原发性肾小球疾病	糖尿病肾病	高血压肾损害	多囊肾	肾小管间质疾病	其他
2012 年	51.5	15.7	14.2	1.8	1.4	15.3
2013 年	52.6	15.6	14.9	1.5	1.4	14
2014 年	54.1	16.2	14.4	1.5	1.5	12.3
2015 年	50.8	16.1	15.1	1.4	1.7	14.9
2016 年	50.0	16.2	16.6	1.4	1.6	14.2
2017 年	51.1	13.0	14.3	1.3	1.6	18.8

（2）腹膜透析患者转归情况

2017年度全因死亡患者1987例，平均年龄63.1岁，平均透程39.3个月。心血管疾病仍然是腹膜透析患者死亡的首要原因（表3-7-2-17，表3-7-2-18）。

表3-7-2-17 腹膜透析死亡患者基本情况

年度	例数	平均年龄（岁）	平均透程（月）	透析龄≥5年（%）
2012 年	2168	64.0	28.0	—
2013 年	2003	62.3	22.0	—
2014 年	1678	64.8	28.6	12.5%
2015 年	1774	63.2	32.0	12.4%
2016 年	2169	62.4	33.3	15.6%
2017 年	1987	63.1	39.3	22.1%

表3-7-2-18 腹膜透析患者主要死亡原因构成比

年度	心血管疾病（%）	脑血管疾病（%）	感染（%）	其他（%）
2012 年	39.2	15.7	11.4	29.8
2013 年	36.7	16.6	15.0	31.7
2014 年	34.7	16.3	17.7	19.6
2015 年	39.0	19.4	14.2	27.4
2016 年	41.1	19.4	13.3	26.2
2017 年	37.5	18.4	11.3	32.8

（3）腹膜透析治疗模式

2017年度CAPD治疗占88.8%，APD治疗占1.3%；CAPD患者中，绝大多数（85.1%）使用常规的6~8L，使用其他剂量者占14.9%（表3-7-2-19）。

表 3-7-2-19 腹膜透析患者治疗模式和治疗剂量

年度	治疗模式（%）				治疗剂量（%）		
	CAPD	IPD	APD	其他	<6L	6L~8L	>8L
2012 年	78.8	12.4	1.4	7.4	9.6	89.2	1.2
2013 年	78.5	12.6	1.4	7.5	7.9	88.5	3.6
2014 年	73.8	17.1	1.3	7.8	12.5	83.1	4.4
2015 年	73.9	23.3	1.4	1.4	10.1	84.2	5.7
2016 年	84.9	12.1	0.8	2.2	13.2	80.0	6.8
2017 年	88.8	4.9	1.3	4.9	11.7	85.1	3.2

6. 腹膜透析患者医疗质量控制

（1）腹膜透析主要评价指标控制情况

2017 年腹膜透析患者血压平均控制在 141/85mmHg，控制率 49.3%；血红蛋白平均值为 102.5g/L，控制率为 57.8%；血浆白蛋白的平均值为 37.0g/L，控制率 63.0%。钙磷代谢方面（血钙、血磷、甲状旁腺激素）的控制率分别为 60.4%、50.0%、55.6%（表 3-7-2-20，表 3-7-2-21）。

表 3-7-2-20 腹膜透析患者主要评价指标控制情况（1）

年度	血压（mmHg）		血红蛋白（g/L）		血浆白蛋白（g/L）	
	平均值	控制率（%）	平均值	控制率（%）	平均值	控制率（%）
2012 年	145/86	19.6	93.9	38.9	34.4	50.9
2013 年	144/86	26.5	95.2	42.8	35.2	53.0
2014 年	142/85	32.6	101.6	44.7	35.8	53.5
2015 年	143/86	53.1	100.2	52.2	35.4	55.1
2016 年	143/86	56.5	100.0	53.2	35.8	56.0
2017 年	141/85	49.3	102.5	57.8	37.0	63.0

注：控制率标准：血压≤140/90mmHg；血红蛋白≥100g/L；白蛋白>35g/L。

表 3-7-2-21 腹膜透析患者主要评价指标控制情况（2）

年度	血钙（mmol/L）		血磷（mmol/L）		iPTH（pg/ml）	
	平均值	控制率（%）	平均值	控制率（%）	平均值	控制率（%）
2012 年	2.12	48.5	1.74	47.2	335.9	52.7
2013 年	2.15	50.7	1.72	49.0	331.4	53.0
2014 年	2.22	51.6	1.68	49.5	366.9	52.8
2015 年	2.19	56.1	1.66	51.0	360.8	53.6
2016 年	2.20	56.3	1.67	51.3	362.1	54.0
2017 年	2.21	60.4	1.67	50.0	389.0	55.6

注：控制率标准：血钙 2.10~2.50mmol/L；血磷 1.13~1.78mmol/L；PTH 正常值 2~9 倍 1（约为 150~600pg/ml）。

（2）腹膜透析充分性指标控制情况（表 3-7-2-22）。

表 3-7-2-22　腹膜透析患者透析充分性控制情况

年度	Kt/V		Ccr	
	平均值(每周)	控制率(%)	平均值[L/(周·1.73m²)]	控制率(%)
2012 年	1.9	55.7	62.5	62.1
2013 年	2.1	57.2	65.2	61.7
2014 年	2.3	59.2	62.9	62.1
2015 年	2.3	60.1	62.1	62.3
2016 年	2.1	61.2	61.9	61.6
2017 年	1.9	54.0	62.2	66.2

注：控制率标准：每周 Kt/V≥1.7；Ccr≥50L/1.73m²。

（3）腹膜透析相关腹膜炎发生率（总患者月/次数）(图3-7-2-11)。

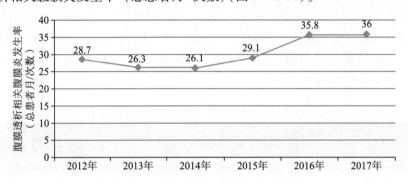

图 3-7-2-11　腹膜透析相关腹膜炎发生率

（4）腹膜透析技术生存情况（图3-7-2-12，图3-7-2-13）。

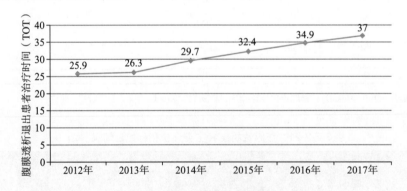

图 3-7-2-12　腹膜透析退出患者治疗时间

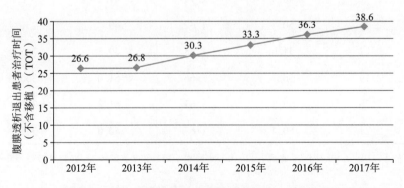

图 3-7-2-13　腹膜透析退出患者治疗时间（不含移植）

三、问题分析及工作重点

1. 重点加强对肾脏病单病种质控管理

从 2011 年起，国家肾脏病医疗质量控制中心利用 CNRDS 系统登记数据，每年开展血液透析和腹膜透析的医疗质量控制工作。2018 年全国医疗质量抽样调查系统增加了肾脏病相关的部分数据，但仅涉及肾脏病的部分指标，暂时没有涵盖肾脏病各单病种。不过这为未来开展更为翔实的肾脏病医疗质量控制打下了一定基础。今后的工作重点需要加强对肾脏病单病种质控指标数据的采集并开展相关质控工作。

2. 血液净化医疗质量控制需求不断增加

血液净化是目前终末期肾脏病患者应用最为广泛的治疗模式。近年来，中国的血液净化事业有了长足的发展，尤其是随着国家医疗政策和基本医疗保险对血液透析投入的增加，以及血液透析和腹膜透析患病率不断提高，加上血液透析的质量不断提高，使得肾脏病患者的生存时间和透析龄逐年延长，给我国血液净化医疗质控带来新的挑战，未来需要不断提高质控工作的要求。

3. 加强利用大数据信息化开展质控工作的力度

国际上很多国家都开展了透析登记工作。具有代表性的是美国和日本的透析登记工作，至今均已经开展了 30 余年。通过透析病例信息数据分析，不仅能够从宏观角度掌握血液透析医疗质量管理总体情况，也能够通过临床角度对患者一般情况、透析治疗方案及预后状态等相关数据的比较与分析，为临床医生调整治疗方案、改善患者的生存质量提供帮助。我国血液净化病例信息大数据呈现海量、高增长的特点，原有系统已不能满足需求，因此需要不断提升数据采集、管理、应用、反馈的能力，以适应医疗大数据和信息化的发展。2017 年国家肾脏病医疗质量控制中心虽然对 CNRDS 系统进行了全面升级改进，但新系统的数据仍需由临床医生录入，无法全面完成与 HIS、LIS 系统的对接，数据完整性和质量还无法保证。今后血液净化病例信息登记数据应逐步实现与医疗保险支付等信息相结合，推进信息登记的行政管理，规范病例信息及质控数据的填报采集过程。

第三节 剖 宫 产 术

剖宫产术是医疗机构手术工作量最大的首位术种，同时是产科最主要的常用手术操作，在具有剖宫产医学指征时，可以有效预防孕产妇死亡和围产儿死亡。

（一）数据来源

本次数据分析的来源分为 2 个部分：第 1 部分为国家医疗质量管理与信息网（简称 NCIS）抽样调查采集的 2017 年全国 30 个省、直辖市、自治区（不包含西藏）共 5566 家医疗机构的产科专业医疗质量控制指标相关数据，剔除不合格数据后并进行二次抽样后，共 3547 家医疗机构数据最终纳入分析；第 2 部分为医院质量监测系统（HQMS）采集的 2017 年全国 30 个省、直辖市、自治区（不包含西藏）最终纳入分析的 677 家三级医院的首页数据。

（二）依据

通过"剖宫产手术的专家共识（2014）"所列的剖宫产的各项医学指征，配设"剖宫产的各四位亚目编码及名称"。结合 2017 年调查数据，由于高龄产妇并非具有严格的剖宫产指征，2018 年调查中将"高龄产妇"修订为"高龄初产"，为相对剖宫产指征，并对妊娠合并症进行了更严格的定义。

（三）采集数据方法

参与抽样调查的医疗机构，从调查对象住院病历首页的出院诊断栏中，提取剖宫产医学指征对应的 ICD 四位亚目及名称，部分医疗机构由工作人员对每份病历统计，上报数据。要求每份病例仅能提取 1 次，不得重复提取。

一、剖宫产术质量安全情况分析

（一）剖宫产率

2013—2017 年 HQMS 通过提取全国三级医院住院病历首页数据计算得出，住院分娩人群的剖宫产率如图 3-7-3-1 所示。可见，近 5 年我国剖宫产率呈逐年下降趋势，由于 2017 年高龄产妇的急剧增多，2017 年剖宫产率较 2016 年略有升高。2017 年通过 NCIS 抽样调查的数据显示，全国剖宫产率为 43.36%，更能反映总体的情况。各省份住院分娩人群剖宫产率分布如图 3-7-3-2。东北三省及内蒙古、四川、湖北的剖宫产率仍居高不下。对比 2016 年数据（图 3-7-3-3），其中新疆兵团、宁夏、安徽的剖宫产率有所下降。而剖宫产率较高的省份，黑龙江、辽宁、吉林以及湖北，除吉林有所下降外，黑龙江、辽宁、湖北均高于 2016 年水平，剖宫产率的控制仍存在较大问题。

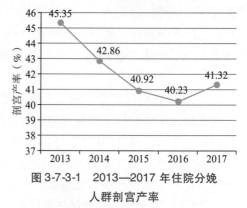

图 3-7-3-1　2013—2017 年住院分娩人群剖宫产率

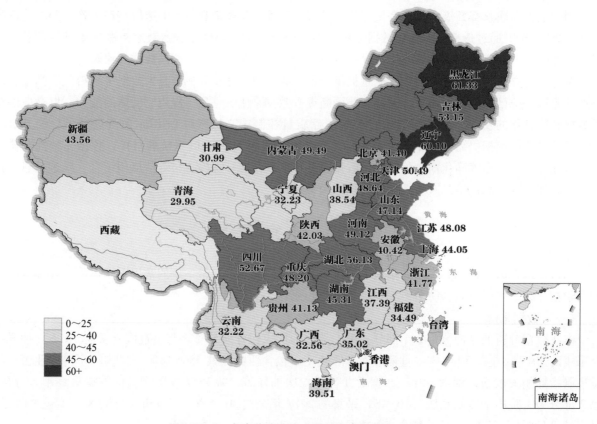

图 3-7-3-2　各省住院分娩人群剖宫产率分布（%）

进一步分析剖宫产率及初次剖宫产率，如图 3-7-3-4 提示总体剖宫产率较高的省份其初次剖宫产率亦较高，初次剖宫产指征把握不严格是导致总体剖宫产率增高的原因。为了平衡各省份收治孕产妇疾病复杂程度对剖宫产率所造成的影响，按照 HQMS 提取数据的危险度分组，分别计算各组的剖宫产率，其中低危组产妇的剖宫产率更能反映一个地区剖宫产控制的情况以及产科质量（图 3-7-3-5）。部分省份的总体剖宫产率虽然不高，如上海、贵州，但其低危产妇的剖宫产率较高，仍需要进一步严格剖宫产指征的把握，降低低危孕产妇的手术干预率，促进自然分娩，提高产科质量。

（二）剖宫产指征

为进一步了解剖宫产的成因，对全国各省份的剖宫产指征进行分析，根据 NCIS 数据填报情况共纳

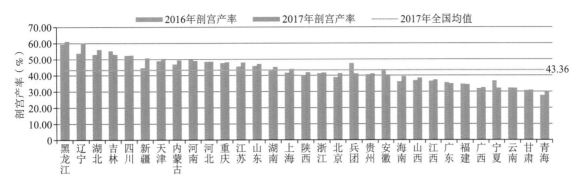

图 3-7-3-3　2016—2017 年各省份住院分娩人群剖宫产率

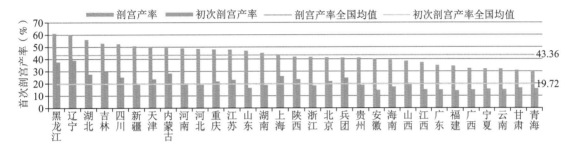

图 3-7-3-4　各省份剖宫产率和初次剖宫产率

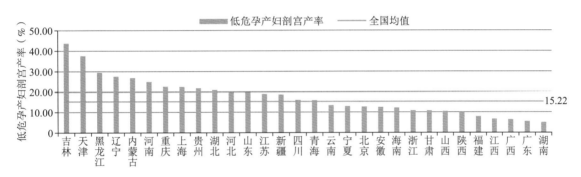

图 3-7-3-5　各省份低危孕产妇剖宫产率

入 1688 家医疗机构进行剖宫产指征的最终分析。

剖宫产指征部分的数据上报应以首页诊断为基础进行数据收集，但在实际的填写过程中，相当数量的医疗机构存在对指征的定义理解不到位、对 ICD 编码不熟悉、对筛选规则不理解等情况，这均造成此次数据填报质量欠佳。5566 家医疗机构中满足纳入分析要求的仅 1688 家。

1. 符合指征的剖宫产比例

2017 年度全国符合医学指征的剖宫产比例为 76.2%，与 2016 年度数据（83.53%）相比明显下降，分析这与 2017 年严格了剖宫产指征的 ICD 编码并将"高龄产妇"的指征明确界定为"高龄初产"相关。全国各省份及各类医疗机构符合指征情况如图 3-7-3-6 及图 3-7-3-7 所示，甘肃、黑龙江及内蒙古符合指征的剖宫产比例最低，其中黑龙江及内蒙古的总体剖宫产率、初次剖宫产率均较高，而三级医院的低危产妇中剖宫产率较高，符合指征的剖宫产比例低。综合分析，上述两省剖宫产术的管理与控制存在较大质量问题，需要降低无指征剖宫产的数量，严格初次剖宫产的指征，逐步达到降低总体剖宫产率的目标。而甘肃的总体剖宫产率及初次剖宫产率均不高，低危产妇中实施剖宫产的比例亦不高，而符合医学指征的剖宫产比例最低。

不同类别医疗机构符合医学指征的剖宫产比例，三级公立的专科医院高于其他医院，二级公立综合医院最低，提示在基层医院中，仍有相当数量的无指征剖宫产术被实施，这是剖宫产术质控工作中的重点。

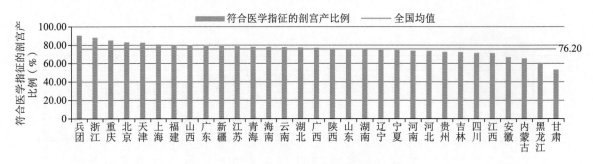

图 3-7-3-6 各省份符合医学指征的剖宫产比例

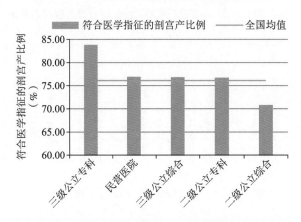

图 3-7-3-7 各类别医疗机构符合医学指征的剖宫产比例

2. 剖宫产指征顺位

2017 年抽样调查中，剖宫产指征构成比例如图 3-7-3-8 所示，前 5 位依次为瘢痕子宫（34.51%）、妊娠合并症及并发症（5.85%）、胎儿窘迫（5.71%）、巨大儿（5.52%）、胎位异常（5.28%）。与 2016 年剖宫产指征顺位相比，差异明显（表 3-7-3-1）。

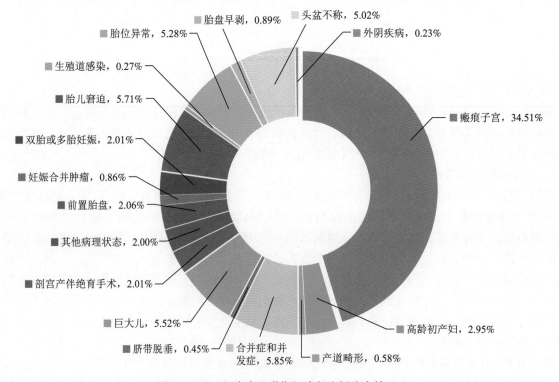

图 3-7-3-8 剖宫产医学指征诊断比例分布情况

表 3-7-3-1 2015—2017 年剖宫产指征顺位及占比（%）

年份	第1位	第2位	第3位	第4位	第5位
2017 年	瘢痕子宫 34.51	合并症和并发症 5.85	胎儿窘迫 5.71	巨大儿 5.52	胎位异常 5.28
2016 年	瘢痕子宫 36.32	高龄产妇 10.84	胎儿窘迫 8.00	胎位异常 7.54	合并症和并发症 7.11
2015 年	瘢痕子宫 32.42	合并症和并发症 11.96	胎儿窘迫 8.20	头盆不称 7.70	胎位异常 7.53

瘢痕子宫仍为剖宫产手术指征的第一顺位，占比 34.51%，与 2016 年相比无明显差异。由于对高龄作为剖宫产指征进行了严格的界定，因此此次高龄初产为指征的占比较 2016 年明显下降。由于高龄产妇的增加，妊娠合并症及并发症为指征行剖宫产成为第二顺位。然而巨大儿指征占比的增加，提示孕期体重管理工作仍存在不足，降低巨大儿的发生率是降低剖宫产率的可行措施。

剖宫产指征顺位分析除瘢痕子宫均作为各省的第一指征顺位，各省份的指征顺位反映了一定的质量问题。

新疆头盆不称的占比高达 17.97%，较其他省份升高明显，提示产程的管理方面有待进一步改善。

东北三省以巨大儿、头盆不称为主要指征，反映孕期体重管理存在问题。

不同类别医疗机构的剖宫产指征顺位如表 3-7-3-2，三级医院妊娠合并症及并发症的占比较高，二级医院及民营医院则以胎儿窘迫、头盆不称及巨大儿占比较高。分析与不同类别医疗机构诊治疾病的能力、收治病种的疑难危重程度有关。

表 3-7-3-2 各类别医疗机构剖宫产指征顺位及占比（%）

类别	第一位	第二位	第三位	第四位	第五位
三级公立综合	瘢痕子宫 32.24	合并症和并发症 8.46	胎儿窘迫 5.70	巨大儿 5.69	头盆不称 5.03
二级公立综合	瘢痕子宫 32.99	头盆不称 5.60	巨大儿 5.52	胎儿窘迫 5.48	胎位异常 4.95
民营医院	瘢痕子宫 37.58	巨大儿 6.71	胎儿窘迫 6.02	头盆不称 5.46	胎位异常 4.42
三级公立专科	瘢痕子宫 36.56	合并症和并发症 6.82	胎位异常 6.77	胎儿窘迫 5.80	巨大儿 4.81
二级公立专科	瘢痕子宫 38.69	胎儿窘迫 5.94	胎位异常 5.45	巨大儿 5.25	头盆不称 4.82

二、问题分析及工作重点

我国的剖宫产率近 5 年呈下降趋势，2017 年由于高龄孕产妇的数量急剧增加，剖宫产率较往年小幅度升高。剖宫产术的质量管理上存在的问题呈现如下：

（1）在不同地区之间，剖宫产率的控制差异较大。东北三省的剖宫产率一直居高不下，成为产科质量管理的难点。分析数据发现其无指征剖宫产、初次剖宫产及低危孕产妇剖宫产率等一系列指标数据均升高，剖宫产指征中除瘢痕子宫外，以巨大儿、头盆不称为主要原因。2017 年在东北三省进行调研过程中发现，该区域从孕产妇的孕期教育体重管理、高危妊娠的规范化管理、转诊制度，到临床医生对剖宫产指征的严格把控都存在问题，因此有针对性地降低东北地区的无指征剖宫产及初次剖宫产，才能解决高剖宫产率的问题。而在偏远地区，中高危孕产妇比例较高，孕妇严重疾病的发病率较高，剖宫产率亦较高，因而加强妊娠风险的识别和管理，并提高临床专业技术是该地区改进产科质量的关键。

（2）随着妊娠合并症及并发症的病情复杂度增加，剖宫产指征的界定日益困难，多学科评估及因综合因素行剖宫产的病例按目前《剖宫产手术专家共识》无对应的 ICD 诊断编码，统计过程较难反映临床真实的情况。病案首页填写的不规范也是造成剖宫产指征数据统计偏差的原因。为了更客观地评估我国剖宫产分娩实施的合理性，一方面产科质控中心需要积极促成剖宫产手术行业规范的形成，并不断更新，另一方面应与病案专业相关人员积极沟通，制定产科专科病案首页填写规范，并对医疗机构进行相应的培训，改进剖宫产术等产科专业数据填报的质量。

（3）二孩政策后，高龄产妇、剖宫产后再妊娠产妇数量明显增加，此部分人群中实施再次剖宫产的比例较高，由于人群特点，发生相应剖宫产并发症的风险亦增加，针对这部分人群规范剖宫产的手术管理，降低相应并发症的风险，也是质控工作的一个方向。

第四节　心血管疾病介入技术

一、冠心病介入诊疗质量安全情况分析

全国 2017 年完成介入治疗病例 753 142 例，较 2016 年实际完成 666 495 例病例数增长 13.0%。地方医院漏报病例数 91 556 例，漏报率为 12.16%。

网报病例来自于 1585 家医院的 4357 名者。网报患者平均年龄 62.4 岁，男性平均年龄 61.0 岁，女性平均年龄 66.2 岁。男性患者 480 669 例占（网报数据＋军队数据）总和的 72.65%。

（一）靶血管病变狭窄程度

靶血管病变狭窄程度小于 50% 的病例占总数的 0.39%，50%～75% 的占 2.31%，75%～99% 的占 72.97%，完全闭塞病变占 24.34%（图 3-7-4-1）。

（二）例次平均支架数

参与网络上报病例及军队医院介入治疗病例共 661 586 例，共置入支架 973 708 枚，平均每例患者置入支架 1.47 枚，与 2016 年的平均 1.50 枚基本持平，2009 年以后 7 年来例次平均支架数的变化见图 3-7-4-2。药物洗脱支架的比例仍为 99.7%。平

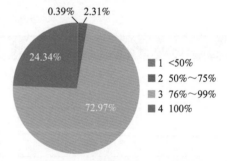

图 3-7-4-1　靶病变狭窄程度百分比

均支架数是冠脉介入治疗质控监测的重要指标，在一定程度上反映了策略或技术的合理性以及技术的娴熟程度（如一些术中并发症可能导致多支架置入），2011 年以来，全国的这一数据逐年下降，2014—2017 年均保持在 1.50 枚左右。这一数字与国外的情况基本一致，是一个相对合理的水平，预计未来将继续保持在这一范围内。省级水平在 1.27 枚（浙江省）～1.73 枚（宁夏回族自治区）。各省 2016 年及 2017 年度例次平均支架数见表 3-7-4-1。

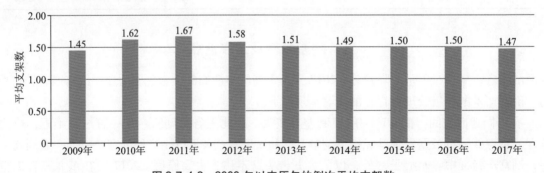

图 3-7-4-2　2009 年以来历年的例次平均支架数

表 3-7-4-1 各省 2016 及 2017 年度例次平均支架数

排序	2016 年		2017 年	
	省份（市）	平均支架数	省份（市）	平均支架数
1	浙江	1.33	浙江	1.27
2	天津	1.34	天津	1.32
3	黑龙江	1.36	山西	1.34
4	重庆	1.39	新疆	1.36
5	山西	1.40	内蒙古	1.37
6	新疆	1.40	青海	1.38
7	青海	1.43	上海	1.38
8	福建	1.43	重庆	1.39
9	河北	1.43	福建	1.40
10	上海	1.43	黑龙江	1.40
11	云南	1.45	河北	1.41
12	贵州	1.47	贵州	1.45
13	内蒙古	1.47	吉林	1.46
14	海南	1.47	河南	1.47
15	吉林	1.48	海南	1.47
16	四川	1.50	北京	1.49
17	河南	1.50	云南	1.49
18	江苏	1.50	四川	1.49
19	辽宁	1.53	江苏	1.49
20	北京	1.53	山东	1.49
21	山东	1.54	陕西	1.51
22	广东	1.54	辽宁	1.53
23	陕西	1.55	广东	1.53
23	安徽	1.57	安徽	1.53
25	江西	1.59	湖北	1.55
26	甘肃	1.59	甘肃	1.56
27	广西	1.59	广西	1.57
28	湖北	1.60	江西	1.58
29	湖南	1.66	湖南	1.64
30	宁夏	1.73	宁夏	1.73

（三）接受介入治疗患者的不同临床诊断占比

再灌注治疗是急性 ST 段抬高性心肌梗死（STEMI）最有效的治疗手段，其中急性冠脉综合征的患者占据了所有适应证的前 3 位，共占比 89.45%，与之前 8 年相比基本持平（图 3-7-4-3）。

（四）接受直接 PCI 患者占比情况

在所有接受介入治疗的急性 ST 段抬高性心肌梗死患者中，接受直接 PCI 患者占比情况及 2009 年以来的变化趋势见图 3-7-4-4。虽然 2009 年以来全国直接 PCI 患者占比呈现提升趋势，但是与美国直接

PCI 患者占比 88.0%、西班牙直接 PCI 患者占比 81.9%相比，我国这一比例仍有很大的提高空间。

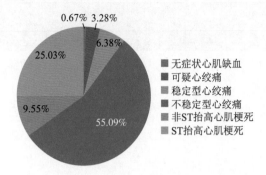

图 3-7-4-3　接受介入治疗不同适应证患者的百分比

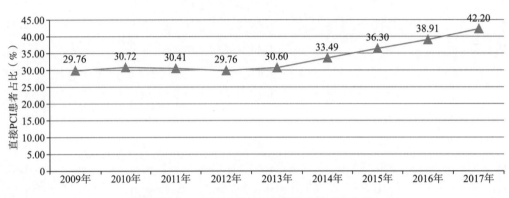

图 3-7-4-4　2009—2017 年直接 PCI 患者占比

（五）全国急诊 PCI 比例的平均值

各省份网报 STEMI 病例数及急诊 PCI 占比见表 3-7-4-2。

表 3-7-4-2　各省份网报 STEMI 病例数、急诊 PCI 病例数及其占比

省份（市）	ST 抬高心肌梗死	急诊 PCI 数	急诊 PCI 占比（%）
海南省	839	536	63.89
天津市	4979	3068	61.62
黑龙江省	5407	3326	61.51
宁夏回族自治区	1809	987	54.56
湖北省	6675	3537	52.99
上海市	3995	2101	52.59
甘肃省	3748	1791	47.79
北京市	5416	2546	47.01
吉林省	3437	1606	46.73
内蒙古自治区	3532	1645	46.57
辽宁省	8212	3815	46.46
重庆市	1636	754	46.09
江西省	3034	1388	45.75
新疆维吾尔自治区	3375	1541	45.66
福建省	3566	1586	44.48

省份（市）	ST 抬高心肌梗死	急诊 PCI 数	急诊 PCI 占比（%）
江苏省	5687	2504	44.03
浙江省	5993	2613	43.60
湖南省	6814	2783	40.84
山东省	14 125	5669	40.13
山西省	6874	2722	39.60
广东省	13 904	5450	39.20
贵州省	2671	960	35.94
河南省	7918	2779	35.10
安徽省	4602	1607	34.92
陕西省	5233	1812	34.63
广西壮族自治区	4076	1389	34.08
河北省	10 502	3568	33.97
四川省	4613	1400	30.35
云南省	4199	1067	25.41
青海省	566	135	23.85

注：1. 根据网报数据及军队上报数据，全国急诊 PCI 占比均值为 42.20%。

2. 新疆生产建设兵团的数据包含在新疆维吾尔自治区数据内。

（六）2017 年网报死亡病例

2017 年全年网报死亡病例数为 1258 例，质控中心上报死亡病例数为 1607 例，网络漏报率为 21.7%。军队系统医院死亡病例数为 97 例，以 753 142 例为基数，2017 年网报死亡率为 0.23%。与 2014—2016 年的 0.21% 基本持平，保持在较低的合理水平。各省 PCI 死亡率见图 3-7-4-5。

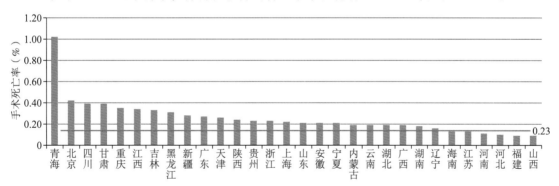

图 3-7-4-5　各省份手术死亡率

（七）区县级医院和非区县级医院 PCI 相关情况对比

区县级医院冠脉介入治疗的发展状况依然是 2017 年度质控工作关注的重点。从网络直报数据库中手工检索县级医院（不含北京、上海、天津三市的区县级医院、不含行业医院和民营医院、不含军队医院）412 家，分别统计这些医院和非区县级医院的病例数、平均支架数、死亡率、STEMI 比例及急诊 PCI 比例。区县级医院数量在全部网络上报数据的 1585 家医院中占 25.99%，病例数仅占 10.76%（图 3-7-4-6）。

区县级医院平均支架数为 1.46 枚/例，非区县级医院为 1.47 枚/例。区县级医院手术死亡率为 0.29%，非区县级医院为 0.19%（全国平均水平为 0.23%）。区县级医院 STEMI 患者占比为 33.01%，非区县级医院为 24.66%（全国平均水平为 25.56%），区县级医院急诊 PCI 占全部介入病例的百分比为 16.63%，非区县级医院为 11.90%（全国平均水平为 12.41%）。上述数据表明区县级医院数量众多，占到了总数的 1/4，而病例数相对较少，仅为总数的 1/10。从平均支架数和手术死亡率来看，与全国平均水平基本一致，而作为基层医院 STEMI 患者比例较高，与全国平均水平相比更多患者接受了急诊介入治疗。这提示需要大力加强县级医院 PCI 能力的建设以及胸痛中心的建设，使其真正发挥区域中心医院的作用。

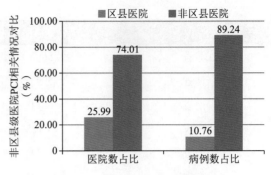

图 3-7-4-6　区县级医院和非区县级医院 PCI 相关情况对比

（八）冠心病介入治疗的总体评价和分析

1. 总体评价

（1）冠心病介入治疗病例数继续增长。2017 年病例数超过了 75 万例，增长仍保持较快的速度，涨幅达 13.0%。这提示我们冠心病一级预防的任务依然繁重，另外对质控工作的深度和广度提出了更高的要求。

（2）介入治疗指征及器械使用较为合理。从临床诊断的角度，以稳定性心绞痛、无症状心肌缺血和可疑心绞痛为指征进行介入治疗的病例仅占总病例数的 10.54%，其余 89.45% 均为不稳定患者。从病变狭窄程度上看，仅有 2.70% 的病变狭窄程度 <75%，其余 97.30% 的病变狭窄程度均≥75%。因此冠脉介入治疗的临床适应证和靶病变选择总体上是合理的。平均支架数 1.47 枚，参考国外公开发表的数据，在合理的范围之内。

（3）冠脉介入治疗的死亡率稳定在较低水平。手术死亡率从 2009 年的 0.33% 逐渐下降至 2012 年的 0.25%，再进一步下降到 2014 年的 0.21%，2017 年为 0.23%，这提示冠脉介入治疗获得了较好的效果。

（4）STEMI 患者急诊 PCI 的比例进一步提高。2009 年至 2013 年这一比例一直稳定在 30% 左右，从 2014 年开始，连续 4 年每年急诊 PCI 的比例增长将近 3%。2016 年达到了 38.91%，2017 年达到了 42.20%，比 2013 年的 30.60% 增加了 11.60%。这与技术的逐步普及以及介入医师、广大患者对急诊 PCI 重要意义认识的提高有关。

2. 存在的问题及对策

（1）漏报率进一步升高。网络上报病例漏报率自 2014 年以后逐年升高，在 2016 年达到了 12.04%，2017 年进一步升高到 12.16%。在开展冠脉介入质控工作的 8 年时间内，这一比例是仅次于 2009 年的第 2 位。漏报病例的存在不仅在一定程度上影响了整体指标的准确性，更重要的是这些病例的质量情况无法评估。在未来 1~2 年中必须采取专项检查等有效措施降低漏报率，从而进一步提高医疗质量。

（2）STEMI 患者接受直接 PCI 的比例仍较低。尽管 STEMI 占了所有介入治疗病例的将近 1/4，其中接受 p-PCI 的始终徘徊在 30% 左右，经过连续 2 年 3% 左右的增长，2017 年比例达到 42.20%，与国外相比这一比例仍较低。需要继续通过胸痛中心建设和认证、针对公众的健康教育、向基层医院推广直接 PCI 及溶栓技术等举措，提高 STEMI 的救治水平。

（3）区县级医院冠心病介入治疗仍待加强。直报系统中区县级医院占了总数的四分之一以上，但是病例数仅占十分之一，介入技术普及度不足是重要原因。随着分级诊疗的推进，中国医师协会县域介入医师培训项目的开展，以及包括医师集团等多种形式和多方力量参与对基层医院的帮扶，区县级医院冠脉介入诊疗的能力将得到加强，病例数也会相应增多。

二、2017 年先天性心脏病介入技术质量安全情况分析

目前，除西藏及港澳台地区外，各省份均成立了先天性心脏病（下称先心病）介入治疗质控中心。本部分内容中，国家心血管疾病介入质控中心（先心病介入）根据国家先心病介入诊疗信息网络

直报系统的上报数据，对我国 2017 年先心病介入技术开展及质量管理情况进行了统计分析。

注：1. 因西藏及港澳台地区在本系统中无上报数据，本次数据分析结果均不涵盖上述 4 个地区的情况。

2. 为与既往数据相比较，本部分仅对地方医院相关情况进行描述分析，如无特殊说明，相关数据均不包括军队医院情况。

（一）2017 年先天性心脏病介入技术开展情况

这部分主要围绕开展先心病介入技术的医院数量、治疗例数、病种分布、治疗完成情况等进行分析。

1. 2017 年开展先天性心脏病介入技术的医院数量

2017 年全国上报先心病介入治疗数据的医院共 366 家（地方医院 328 家，军队医院 38 家），各级别地方医院数量间差异较大（表 3-7-4-3）。开展先心病介入治疗的公立综合医院数量较 2016 年增加 16 家，其中二级公立医院增加 9 家，三级公立医院增加 7 家。主要为新开展该技术的医院数量有所增加，仅一家为新参与数据填报的医院（注：不是因医院等级变动）。

表 3-7-4-3　2017 年开展先心病介入治疗的医院类别情况

医院类别	数量（家）	占比（%）
三级公立医院	287	87.5
二级公立医院	23	7.01
三级民营医院	2	0.61
专科医院	16	4.88
合计	328	100.00

2. 2017 年先天性心脏病介入技术开展情况

2017 年全国上报先天性心脏病介入技术共 32 126 例（地方医院 28 453 例，军队医院 3673 例），较 2016 年增加 8.1%（图 3-7-4-7）。2017 年各省份医院实施先天性心脏病介入技术例数见图 3-7-4-8。

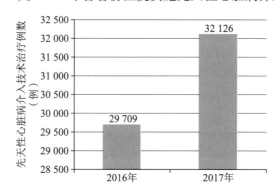

图 3-7-4-7　2016—2017 年先天性心脏病介入技术治疗例数

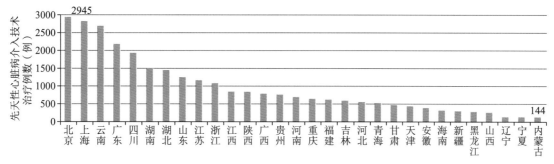

图 3-7-4-8　2017 年全国各省份医院先天性心脏病介入技术治疗例数

2017 年全国先天性心脏病介入技术各具体项目实施例数由高到低依次为：房间隔缺损（ASD）封堵术 12 377 例（43.50%）、动脉导管未闭（PDA）封堵术 7119 例（25.02%）、室间隔缺损（VSD）封堵术 4871 例（17.12%）、卵圆孔未闭（PFO）封堵术 1882 例（6.61%）及肺动脉瓣狭窄（PS）球囊成形术 990 例（3.48%）、冠状动脉瘘栓塞术（CAF）175 例（0.62%）；另外，其他介入治疗 1039 例（3.65%）。2017 年全国先天性心脏病介入技术治疗病种构成情况如图 3-7-4-9。

图 3-7-4-9　2017 年全国先心病
介入治疗病种构成

（二）2017 年先心病介入专业质量安全情况分析

以下主要对 2017 年先心病介入治疗成功率、严重并发症和先心病介入治疗死亡率等指标进行分析。

1. 先心病介入治疗成功率

2017 年全国先心病介入治疗总成功率达 98.52%，整体情况较好（图 3-7-4-11），总成功率比 2016 年提高 0.23%。在不同病种中，房间隔缺损、动脉导管未闭及室间隔缺损介入治疗成功率分别为 98.79%、99.11% 及 95.71%，与 2016 年比较分别提高 0.02%、0.03% 及 0.20%。

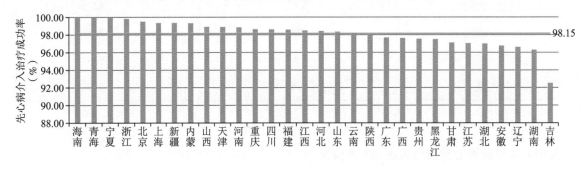

图 3-7-4-10　全国各省先心病介入治疗总成功率

2. 先心病介入治疗并发症情况

2017 年全国先心病介入治疗严重并发症发生率 0.13%（36/28 453），较 2016 年（0.09%）有所上升。上报的 36 例并发症病例中，包括封堵器脱落或移位 26 例（其中 ASD 封堵术发生封堵器脱落 15 例），心脏压塞 5 例，三尖瓣腱索断裂 2 例，心脏穿孔、感染性心内膜炎及脑梗死各 1 例（表 3-7-4-4 ~ 表 3-7-4-9）。

表 3-7-4-4　2017 年先心病介入治疗发生封堵器脱落情况

介入技术名称	封堵例数（例）	封堵器脱落例数（例）	发生率（%）
ASD	12 377	15	0.12
VSD	4871	8	0.16
PDA	7119	3	0.04
合计	24 367	26	0.11

表 3-7-4-5　2017 年先心病介入治疗发生心脏压塞情况

介入名称	封堵例数（例）	心脏压塞例数（例）	发生率（%）
PFO	1882	3	0.16
ASD	12 377	1	0.01
PDA	7119	1	0.01
合计	21 378	5	0.02

表 3-7-4-6　2017 年先心病介入治疗发生三尖瓣腱索断裂情况

介入名称	封堵例数（例）	三尖瓣腱索断裂例数（例）	发生率（%）
PDA	7119	1	0.01
PS	990	1	0.10
合计	8109	2	0.02

表 3-7-4-7　2017 年先心病介入治疗发生心脏穿孔情况

介入名称	封堵例数（例）	心脏穿孔例数（例）	发生率（%）
肺动脉闭锁 + 室间隔完整	10	1	10.00

表 3-7-4-8　2017 年先心病介入治疗发生感染性心内膜炎情况

介入名称	封堵例数（例）	感染性心内膜炎例数（例）	发生率（%）
PDA	7119	1	0.01

表 3-7-4-9　2017 年先心病介入治疗发生脑梗死情况

介入名称	封堵例数（例）	脑梗死例数（例）	发生率（%）
ASD	12 377	1	0.01

3. 先心病介入治疗患者死亡率

2017 年全国先心病介入治疗患者死亡率 0.01%（3/28 453），与 2016 年持平。3 例死亡患者报告中，室间隔缺损、房间隔缺损封堵术后及肺动脉瓣狭窄球囊扩张术后各 1 例。

（三）问题分析及工作重点

1. 2017 年严重并发症发生率较 2016 年略有上升

部分医院工作中存在以下问题：①适应症掌握不当，对某些不适合介入治疗的先心病患者，仍尝试实施封堵术；②术前检查不全面，未能正确评估介入治疗的可行性；③术中操作不规范，结果导致封堵器脱落或发生心脏压塞等严重并发症。

2. 先心病介入治疗网络直报系统随访功能亟待改进

目前的先心病网络直报系统仅能获取住院患者的数据资料，而对于出院后患者的随访情况难以获取。尤其是室间隔缺损、房间隔缺损封堵术及冠状动脉瘘栓塞术等，患者术后有晚发或迟发的潜在严重并发症（如完全性房室传导阻滞、心脏磨蚀、瓣膜损伤、脑梗死、感染性心内膜炎及心肌梗死等），应努力做好随访工作。此外，由于我国流动人口多，许多先心病患儿介入治疗后随父母迁移，也增加了术后长期随访的难度。

3. 开展先心病介入治疗的二级公立综合医院数量仍较少

2017 年开展先心病介入治疗的二级公立综合医院共 23 家，占全国总数的 7.1%。全国只有 4 个省中的 8 家县级医院开展先心病介入治疗，其中云南 5 家，安徽、山东及甘肃各 1 家，较 2016 年略有增加。大部分患者仍集中在三级医院。今后仍需进一步改善二级公立综合医院的设备条件，并加强对先心病介入专业医师、护士及心胸外科医师的培训。

4. 部分医疗机构漏报先心病介入治疗病例信息

主要原因：①医院或其介入医师无相关技术资质，先心病介入技术由外请专家实施，缺少信息上报途径；②医务人员工作繁忙，未能及时、全面地上报病例信息。

5. 部分医疗机构误报其他介入治疗病例

随着结构性心脏病国产介入器材临床应用技术及使用比例的提高，许多先心病介入医师也开展了瓣膜病介入治疗、瓣周漏介入治疗及左房耳封堵术等技术学习，并误将该部分病例也通过先心病介入技术直报系统上报，故增加了系统中先心病患者的总例数（本报告未采纳这部分病例信息）。

基于上述情况，国家心血管疾病介入质控中心（先心病介入）下一步将重点加强以下几方面工作：

（1）通过全国质控会议、省市级质控中心定期病例讨论会和微信网络平台等，促进各医疗机构间先心病介入治疗经验的交流，进一步提高医师对介入技术并发症及其严重后果的重视程度；重点强调适应症掌握、术前全面检查、无介入指征病例识别等技术要点，持续降低严重并发症的发生率。

（2）开展多种形式的质控工作，对各省市质控中心的工作情况进行督促指导，进一步加强省级质控中心间的经验交流。

（3）在国家卫生健康委员会指导下，进一步完善先心病网络直报系统功能，拟将该系统升级为结构性心脏病介入技术网络直报系统。

第五节 消化内镜技术

消化内镜在消化系统疾病诊疗过程中发挥了巨大的作用，随着内镜技术的发展，对消化内镜技术的安全性和有效性提出了更高的要求，消化内镜质量控制的重要性随之凸显。

目前，全国 31 个省、自治区、直辖市均已成立消化内镜质控中心，部分地区已经初步建成质控数据定时传报网络。与 2016 年、2017 年相比，参与本次抽样调查消化内镜专业数据填报的医院数量大致相仿，为保持数据连贯性，参考 2016 年、2017 年数据剔除标准，在初期进行数据筛选过程中剔除了较多不合格数据，从而使结果更具指导性。

一、消化内镜技术质量安全情况分析

本次分析主要结合《消化内镜医疗质量控制指标（草案）》，围绕以下内容和指标进行：

1. 消化内镜中心基本情况：

（1）硬件资源

消化内镜中心占地面积；配备除颤仪等心肺复苏设备情况；配备心电监护仪情况

（2）人力资源

消化内镜医师数量（包括兼职与专职）；开展高级内镜诊疗技术医师数量；消化内镜护士数量（包括兼职与专职）；专职技师数量；麻醉医师数量；

2. 消化内镜诊疗情况

年完成消化内镜诊疗例次；年完成诊断性胃肠镜例次；年完成内镜下切除术例次；年完成 ERCP 例次；年完成超声内镜（EUS）例次；年完成磁控胶囊胃镜例次；年完成小肠胶囊内镜例次；年完成小肠镜诊疗例次；

3. 结构性指标

消化内镜中心医患比；洗消记录可追溯率；图文报告电子化率；

4. 过程与结果指标

诊断胃肠道早癌比例；结肠镜检查至盲肠插管率；结直肠腺瘤检出率；内镜黏膜下剥离术（ESD）完整切除率；ERCP 选择性深插管成功率；EUS-FNA 穿刺标本诊断率；小肠胶囊内镜全小肠检查率；消化内镜严重并发症率。

（一）填报医院概况

本次调查总共采集 4200 家综合医院数据，筛选剔除后最终纳入 1388 家综合医院（即抽样医院）的数据进行分析，较 2017 年纳入 1294 家综合医院有所增加，其中委属委管医院 13 家，三级公立医院 514 家，二级公立医院 650 家，民营综合医院 211 家，具体调查医院的分布情况见图 3-7-5-1 及表 3-7-5-1。经国家消化内镜质控专家组对填报医院数据进行抽样核实，数据符合率在 90% 以上。

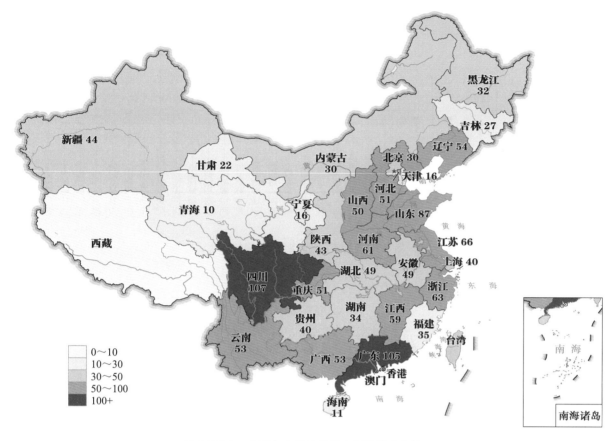

图 3-7-5-1 全国各省份抽样调查医院的分布情况

表 3-7-5-1 抽样医院的等级和性质分布

医院类别	医院数量	百分比（%）
委属委管	13	0.94
三级公立	514	37.03
二级公立	650	46.83
民营综合	211	15.20

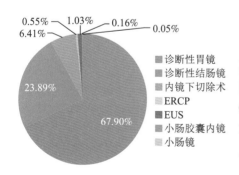

图 3-7-5-2 参与调查的医院 2017 年
完成各类消化内镜诊疗比例

（二）消化内镜诊疗情况

抽样医院在 2017 年共完成消化内镜诊疗 1209.98 万例次，其中诊断性胃镜 771.71 万例次、肠镜 271.56 万例次、内镜下切除术 72.84 万例次（其中 ESD 合计 3.64 万例次，包括食管 ESD 0.82 万例次，胃 ESD 1.68 万例次，结直肠 ESD 1.10 万例次）、ERCP 6.27 万例次、EUS 11.71 万例次（其中胃肠 9.87 万例次，胆胰 EUS 1.20 万例次，完成 EUS-FNA 0.29 万例次）、小肠胶囊内镜 1.84 万例次、小肠镜 0.572 万例次（图 3-7-5-2）。

（三）诊断胃肠道早癌比例

诊断胃肠道早癌比例是指胃肠镜检查发现处于早期的食管癌、胃癌或结直肠癌的患者数占同期诊断所有食管癌、胃癌或结直肠癌总数的比例。发现胃肠道早癌是消化内镜检查最重要的价值所在，也是提高胃肠癌患者预后最关键的因素。

1. 早期食管癌

内镜检出率为 15.04%，较去年（12.95%）有所提升，其中黑龙江、上海等地早期食管癌检出率

647

居全国前列（图3-7-5-3）。委属委管医院早期食管癌检出率（20.17%）显著高于其他类型医院（图3-7-5-4）。

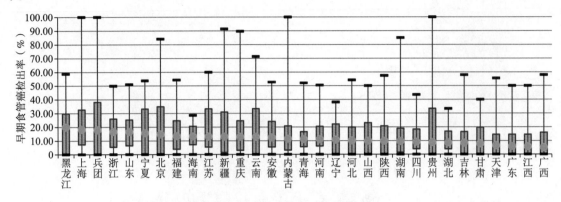

图3-7-5-3　各省的早期食管癌检出率

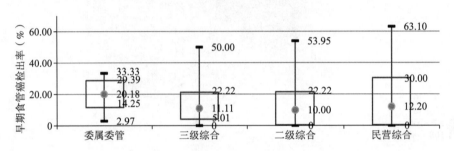

图3-7-5-4　各类型医院的早期食管癌检出率

2. 早期胃癌

内镜检出率为15.25%，较去年（13.14%）有所提升（图3-7-5-5），其中委属委管医院早期胃癌检出率（15.51%）显著高于其他类型医院（图3-7-5-6）。

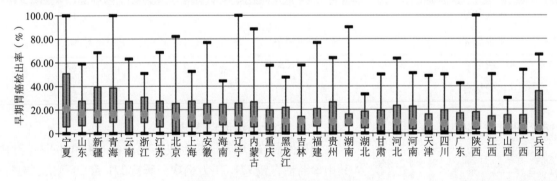

图3-7-5-5　各省的早期胃癌检出率

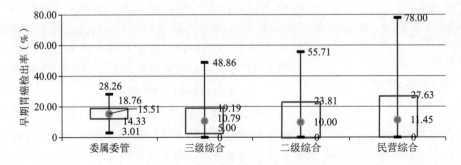

图3-7-5-6　各类型医院的早期胃癌检出率

3. 早期结直肠癌

内镜检出率为13.43%，较去年（11.39%）有所提升（图3-7-5-7），其中委属委管医院早期结直肠癌检出率（14.74%）显著高于其他类型医院（图3-7-5-8）。

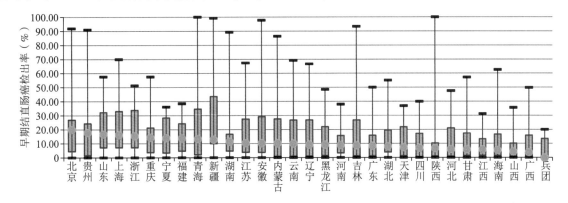

图3-7-5-7 各省的早期结直肠癌检出率

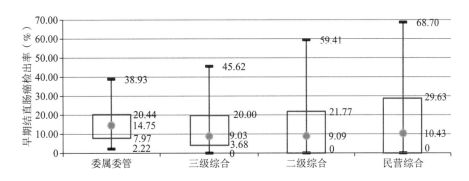

图3-7-5-8 各类型医院的早期结直肠癌检出率

4. 消化道早癌

在所有消化道恶性肿瘤中的平均占比为14.38%，较去年（12.53%）有所提升（图3-7-5-9）。其中委属委管医院消化道早癌检出率显著高于其他类型医院（图3-7-5-10）。近年来，随着我国消化道早癌筛查工作不断开展，早癌检出率不断提升（图3-7-5-11），但与同为消化道癌症高发地区的日本、韩国相比，其消化道早癌的诊断率可达到50%以上，提示我国消化道早癌筛查工作仍需进一步加强。

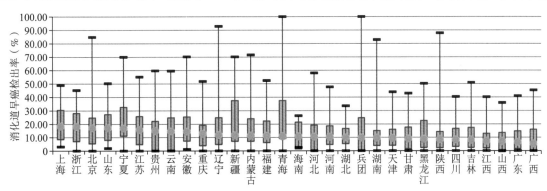

图3-7-5-9 各省的消化道早癌检出率

（四）结肠镜盲肠插管成功率

结肠镜盲肠插管成功率是指结肠镜检查中盲肠插管成功例数占同期结肠镜检查总数的比例（因病变导致肠腔狭窄而无法继续插管者除外）。盲肠插管是结肠镜检查的重要指标，代表完成全结肠检查。欧美指南一般要求结肠镜盲肠插管成功率≥95%。此次调查结果显示，我国结肠镜盲肠插管成功率为

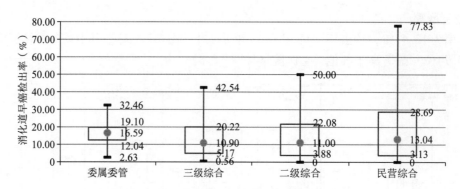

图 3-7-5-10　各类型医院的消化道早癌检出率

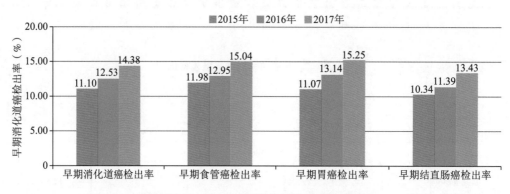

图 3-7-5-11　2015—2017 年消化道早癌检出率

96.24%，各省份结肠镜成功率普遍较高，提示我国结肠镜基本操作技术达到较高标准。

（五）结直肠腺瘤检出率

结直肠腺瘤检出率是指结肠镜检查中至少检出一枚结直肠腺瘤的患者数占同期结肠镜检查总数的比例。"息肉－腺瘤－癌"是结直肠癌最重要的发生机制，在息肉或腺瘤阶段予以干预，是预防结直肠癌最有效的手段。本次调查结果显示，全国结直肠腺瘤检出率为 15.91%，与去年（17.10%）相比有所波动（图 3-7-5-12）。其中北京、吉林、福建的结直肠腺瘤检出率中位值最高，委属委管医院结直肠腺瘤检出率较高（23.51%）（图 3-7-5-13）。

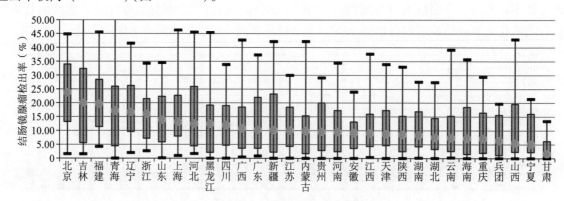

图 3-7-5-12　各省的结直肠腺瘤检出率

（六）ESD 完整切除率

ESD 完整切除是指整块切除标本在病理学水平达到水平切缘和垂直切缘均阴性，是评估 ESD 质量的关键指标。本次调查结果显示，2017 全国 ESD 完整切除率中位值为 94.17%，与去年持平。各类型医院 ESD 完整切除率均较高，但同时也应注意，部分医院开展 ESD 质量较低，应进一步严格把握开展相关技术的标准（图 3-7-5-14）。

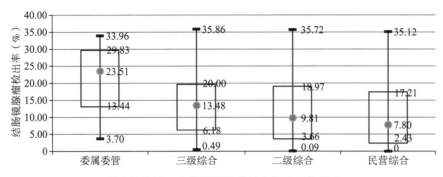

图 3-7-5-13　各类型医院的结直肠腺瘤检出率

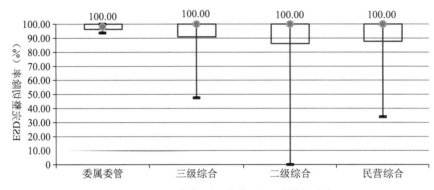

图 3-7-5-14　各类型医院的 ESD 完整切除率

（七）ERCP 选择性深插管成功率

ERCP 选择性深插管成功是指对胃肠道解剖正常、无十二指肠乳头手术史的患者行 ERCP、术中对目标胆管或胰管的深插管成功。ERCP 选择性深插管成功率是评价内镜中心、内镜医师 ERCP 水平的重要指标。本次调查数据显示，我国 ERCP 选择性深插管成功率中位值为97.16%，较去年（96.20%）有所提升。各类型医院 ERCP 选择性深插管成功率均较高（图3-7-5-15）。

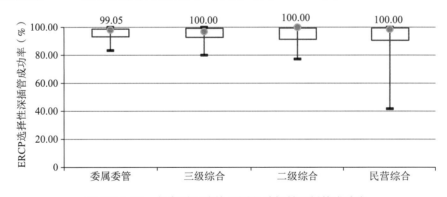

图 3-7-5-15　各类型医院的 ERCP 选择性深插管成功率

（八）超声内镜引导下细针穿刺吸取活检术（EUS-FNA）诊断率

本项所指 EUS-FNA 穿刺标本诊断率是指根据 EUS-FNA 获取标本进行组织学或细胞学诊断（肿瘤、炎症等）与最终诊断一致的比例。EUS-FNA 穿刺标本诊断率是评价内镜中心、内镜医师开展 EUS-FNA 水平的重要指标。本调查显示我国 EUS-FNA 穿刺标本诊断率中位值为100.00%，与去年持平，全国各地 EUS-FNA 标本阳性率普遍较高，而新疆、云南等地 EUS-FNA 穿刺标本诊断率较低（图3-7-5-16）。各类型医院的 EUS-FNA 标本阳性率见图3-7-5-17。

（九）小肠胶囊内镜全小肠检查率

胶囊内镜技术近年来发展较快，全小肠检查是指小肠胶囊内镜对无胃肠道梗阻、憩室等病变的受检者在工作时间内到达回盲瓣。全小肠检查率是评价内镜中心开展小肠胶囊内镜质量的重要指标。本次调查结果显示，我国小肠胶囊内镜全小肠检查率中位值为100.00%，与去年持平。各类型医院的小肠胶囊内镜全小肠检查率见图3-7-5-18。

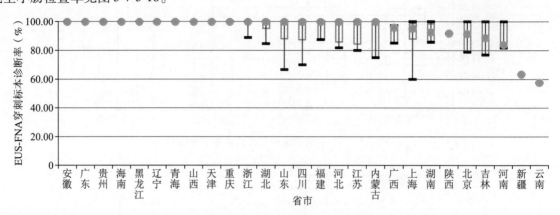

图3-7-5-16　各省份 EUS-FNA 穿刺标本诊断率

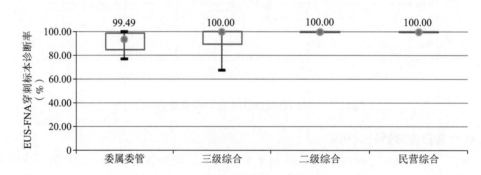

图3-7-5-17　各类型医院 EUS-FNA 穿刺标本诊断率

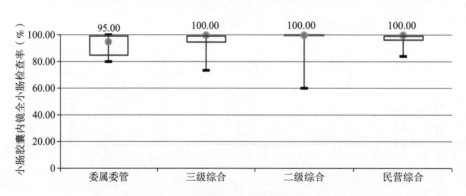

图3-7-5-18　各类型医院的小肠胶囊内镜全小肠检查率

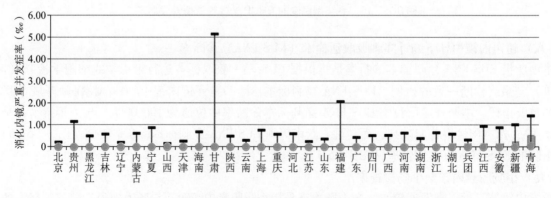

图3-7-5-19　各省的消化内镜严重并发症率描述与全国中位数的比较

（十）消化内镜严重并发症率

本调查所指严重并发症定义为因消化内镜诊疗导致的出血、穿孔、感染、术后胰腺炎等不良事件，并导致患者住院时间延长 3 天以上，或需输血、外科手术，或致残、致死。本次调查数据显示，2017 年在参与调查的医院发生消化内镜相关严重并发症 960 例（0.09‰）。（图 3-7-5-19，图 3-7-5-20）

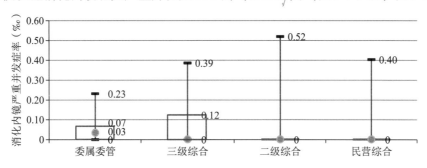

图 3-7-5-20　各类型医院严重并发症率

二、问题分析及工作重点

（一）调查反映问题及分析

填报结果显示，消化道早癌检出率、结肠镜盲肠深插管成功率、ERCP 选择性插管成功率等关键质控指标持续增长，反映出近年来我国消化内镜质量水平整体提高，部分指标已经达到甚至超过国际标准。但通过本次调查，我们仍看到消化内镜质量控制工作中存在的一些不足，尤以下问题较为突出。

1. 胃肠癌的早诊早治仍需进一步关注

消化内镜最重要的价值在于胃肠癌的早诊早治。近三年消化内镜质量信息填报显示，我国消化道早癌内镜检出率逐步增高，2017 年我国消化道早癌检出比例为 14.4%，较 2015 年及 2016 年有显著提高，但距离日本、韩国超过 50% 的检出率仍有较大差距。

2. 诊疗操作质量安全需进一步提高

总体上，我国消化内镜诊疗安全性较高。但作为一种有创操作，消化内镜操作仍可能发生出血、穿孔等严重并发症，给患者带来伤害。部分医院仍存在盲目开展高难度消化内镜诊疗操作的行为，成功率较低，并发发生率较高。下一步应针对并发症发生情况，重点监督内镜诊疗质量，减少并发症的发生。

（二）下一步工作重点

针对我国消化内镜领域医疗质量管理控制的现状，应借鉴发达国家相关经验，逐步健全我国的消化内镜质控网络，并针对调查过程中发现的主要问题尽快开展质控工作。

一是进一步完善国家消化内镜质控网络，在现有质控数据定时网络传报系统的基础上进行全国推广，构建以国家、省（自治区、直辖市）及哨点医院为主干的消化内镜质量控制管理网络，采取实时上传、定期抽查等形式收集并分析数据；进一步细化消化内镜技术质控指标，组织内镜质控和数据管理情况交流反馈。

二是制作消化内镜过程监控辅助软件，通过人工智能深度学习的技术与消化内镜质控理念相结合，制作出一套消化内镜检查图像二次读片系统，通过智慧医疗理念提高消化内镜诊疗操作过程的质控力度。

三是推动全国消化内镜质控培训工作，组织全国性和地区性消化内镜质控研讨会、举办现场示范培训班，提高各医疗机构质控意识及质控水平。

第八章
病案质量管理与控制

　　截至 2018 年 10 月 31 日，全国已有 28 个省份建立了省级病案管理质量控制中心及相应的专家团队。2018 年全国医疗质量数据抽样调查，对二级以上综合医院病案科（室）的组织归属、人员结构、业务情况等进行了调研，调查范围涉及 30 个省份（包括新疆生产建设兵团，以下简称"兵团"，西藏未参与本次调查）。全国有 4255 家综合医院的数据纳入分析，比去年增加 1650 家。其中三级公立综合医院（含委属委管 21 家医院，以下简称"三级公立"）1170 家，占 27.50%，二级公立综合医院（以下简称二级公立）2344 家，占 55.09%，三级民营综合医院（以下简称三级民营）75 家，占 1.76%，二级民营综合医院（以下简称二级民营）666 家，占 15.65%（图 3-8-0-1）。

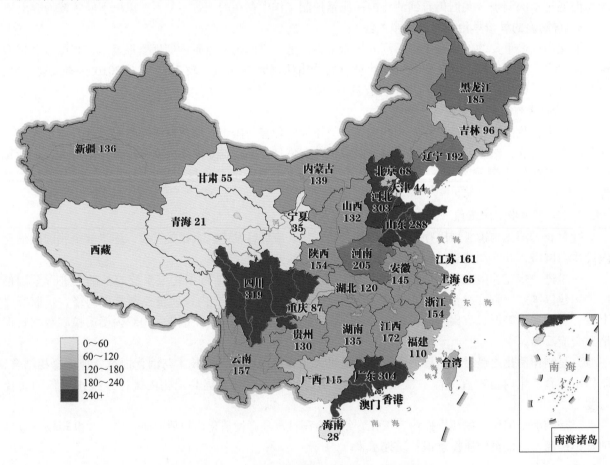

图 3-8-0-1 2018 年各省份参加抽样调查的医院数量

第一节 病案质量安全情况分析

2017 年度全国住院病案质量管理的（分为电子病历建设、病案贮存、编码人员队伍与疾病编码版本、病案质量管理现状、HQMS 平台住院病案首页数据质量分析 5 个部分）情况基本报告如下。

一、电子病历建设情况

（一）医院使用电子病历系统书写病历的情况

纳入此部分分析的 4231 家医院中，使用电子病历系统书写病历的有 3794 家（占 89.67%）。其中，三级公立医院使用电子病历系统书写病历的比例最高，为 97.34%，二级民营医院最低，为 76.59%（表 3-8-1-1）。有 13 个省份的被调查的三级公立医院使用电子病历系统书写病历率达到 100%，有 3 个省份（江苏、宁夏、兵团）的被调查的二级公立医院使用电子病历系统书写病历率达到 100%（图 3-8-1-1）。

表 3-8-1-1 医院电子病历建设情况一览表

医院等级	调查医院数	使用电子病历系统书写病历的医院数	占调查医院的百分比（%）	使用电子病历归档的医院数	占调查医院的百分比（%）	全部病历使用 CA 签名的医院数	占调查医院的百分比（%）	部分病历使用 CA 签名的医院数	占调查医院的百分比（%）	病历手工签字的医院数	占调查医院的百分比（%）
三级公立	1164	1133	97.34	757	65.03	109	9.36	260	22.34	795	68.30
其中,委属委管	21	21	100.00	14	66.67	1	4.76	6	28.57	14	66.67
二级公立	2331	2085	89.45	1260	54.05	118	5.06	259	11.11	1954	83.83
三级民营	74	69	93.24	39	52.70	3	4.05	11	14.86	60	81.08
二级民营	662	507	76.59	313	47.28	23	3.47	56	8.46	583	88.07
合计	4231	3794	89.67	2369	55.99	253	5.98	586	13.85	3392	80.17

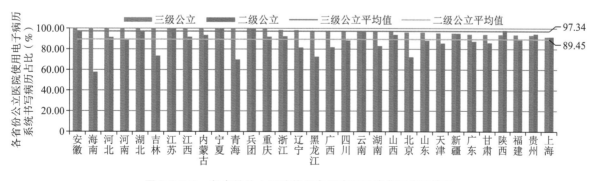

图 3-8-1-1 各省份公立医院使用电子病历系统书写病历情况

（二）医院使用电子病历技术归档的情况

4231 家医院中，使用电子病历归档 2369 家，占 55.99%。各省份公立医院使用电子病历技术归档病历情况见图 3-8-1-2。

（三）医院使用 CA 签名和手工签名的情况

4231 家医院中，全部病历使用 CA 签名的医院 253 家，占 5.98%；部分病历使用 CA 签名的医院

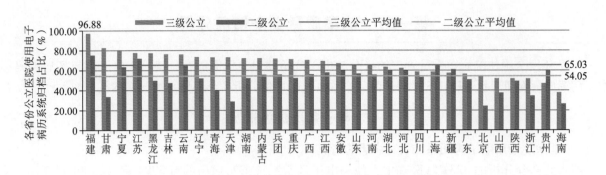

图 3-8-1-2　各省份公立医院使用电子病历技术归档病历情况

586 家，占 13.85%；病历手工签字的医院 3392 家，占 80.17%，手工签字仍是目前病历管理中最常用的签名方式（表 3-7-1）。调查的三级公立医院中，青海省实现全部病历 CA 签名的比例最高，为 27.27%；调查的二级公立医院中，广西壮族自治区实现全部病历 CA 签名的比例最高，为 14.75%（图 3-8-1-3，图 3-8-1-4）。

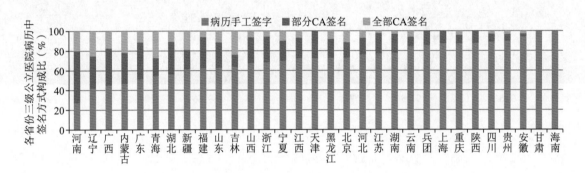

图 3-8-1-3　各省份三级公立医院病历中签名方式分析

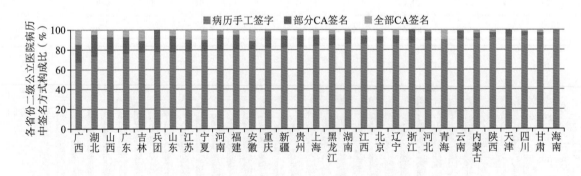

图 3-8-1-4　各省份二级公立医院病历中签名方式分析

二、编码人员队伍建设情况

1. 编码人员专业背景

从事编码工作人员中有医学相关专业背景的人员占 60.72%，非医学专业背景人员占 39.28%。委属委管医院中有医学相关专业背景的人员占 42.95%。

2. 编码人员受专项培训情况

在从事编码工作人员中，接受过省级及以上组织的编码专项培训的编码员占调查编码员总数的 82.41%。与 2016 年（53.90%）相比增加了 28.51%（表 3-8-1-5，图 3-8-1-2）。

表3-8-1-2 编码工作人员专业背景及工作量情况

医院等级	从事编码人员数量			2017年平均出院人次	人均每日完成出院病案编码份数	有医学相关专业背景人员占比（%）	非医学专业背景人员占比（%）	接受过省级及以上编码培训的专兼职编码员占比（%）
	小计	专职从事编码人员数	兼职从事编码人员数					
三级公立	3.95	3.17	0.78	49 043.25	62.56	57.96	42.04	87.54
其中委属委管	8.24	7.19	1.05	120 876.1	71.22	42.95	57.05	97.99
二级公立	1.71	1.03	0.68	17 188.69	57.02	64.92	35.08	76.96
三级民营	2.39	1.77	0.63	28 355.2	61.97	61.28	38.72	79.70
二级民营	1.15	0.63	0.52	7428.023	37.98	63.36	36.64	57.14
合计	2.25	1.57	0.68	24 616.83	58.57	60.72	39.28	82.41

注：专职编码员按全年工作220天、兼职编码员按全年工作110天计算工作量。

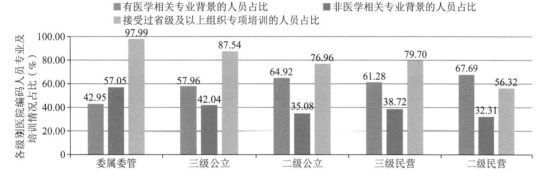

图3-8-1-5 编码人员专业背景及培训情况

三、病案管理质量与控制工作现状与分析

（一）病案质量管理与控制工作开展范围

对该部分4214家医院上报情况进行分析，结果显示：①开展出院病历终末形式质控的医院3616家，占调查总数的85.81%。其中公立医院开展出院病历终末形式质控的比例较高，民营医院较低。②开展出院病案内涵质控的医院2061家，占调查总数的48.91%。③开展运行病历质控的医院2942家，占调查总数的69.81%。④开展门诊病历质控的医院1349家，占调查总数的32.01%。⑤开展住院病案首页独立质控的2583家，占调查总数的61.30%（图3-8-1-6）。

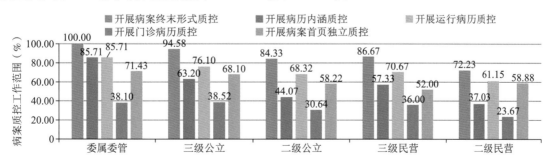

图3-8-1-6 病案质量管理与控制工作范围

（二）应用信息化手段开展病历质控情况

14.63%的医院通过信息手段进行病案终末形式质控，15.77%的医院应用信息技术进行病历内涵质控，22.33%的医院实现信息支撑下的运行病案质控，12.68%的医院开展信息手段下的门诊病历质控，23.42%的医院采用信息技术支持首页质控（图3-8-1-7）。

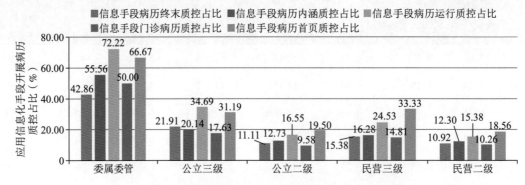

图3-8-1-7　应用信息化手段开展病案质控工作情况

四、HQMS 系统住院病案首页数据质量

此部分数据来自国家医院质量监测系统（HQMS），共涉及31个省份的医疗机构，3年合计收集99 505 553份住院病案首页数据（表3-8-1-3，图3-8-1-8）。

表3-8-1-3　HQMS 平台31个省份3年住院病案首页数据总份数统计表

年份	三级综合医院	三级专科医院	合计
2015	29 542 609	3 614 448	33 157 057
2016	31 445 879	3 880 036	35 325 915
2017	27 573 663	3 448 918	31 022 581
合计	88 562 151	10 943 402	99 505 553

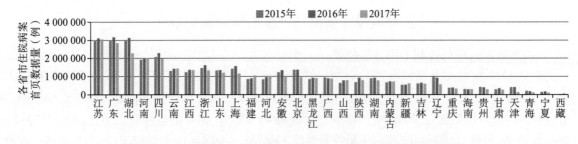

图3-8-1-8　HQMS 2015—2017 年31个省份住院病案首页数据量

（一）住院病案首页数据完整率

根据《住院病案首页数据质量管理与控制指标（2016）版》要求，首页117项中有70个项目为必填项，按必填项不能为空的原则，对各省份上传至 HQMS 系统数据进行分析结果，3年99 505 553份住院病案首页，没有一份首页70项必填项全部完成，完整率平均为73.28%。

1. 三级综合医院和三级专科医院的住院病案首页完整率，2017年比2016年分别提升0.81和0.62个百分点（图3-8-1-9）。

2. 在病案首页4大类信息中，费用信息完整率最高，诊疗信息完整率最差，三级综合和专科医院的情况基本相同。总体来看，4大类信息的完整率近3年呈缓慢上升趋势（图3-8-1-10，图3-8-1-11）。

3. 各省份医院2017年住院病案首页完整率比较（表3-8-1-4）。

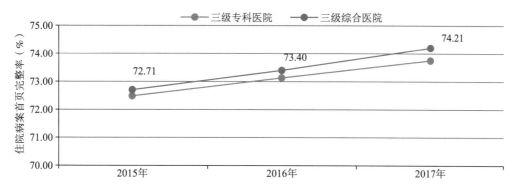

图 3-8-1-9　HQMS 2015—2017 年三级专科和综合医院住院病案首页完整率变化趋势

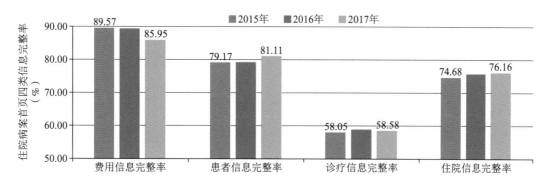

图 3-8-1-10　HQMS 2015—2017 年三级专科医院住院病案首页四类信息完整率变化趋势

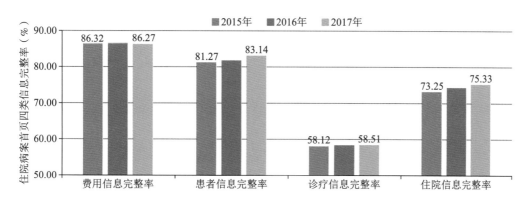

图 3-8-1-11　HQMS 2015—2017 年三级综合医院住院病案首页四类信息完整率变化趋势

表 3-8-1-4　HQMS 2015—2017 年 31 省份住院病案首页数据完整率变化趋势
（按 2017 年首页完整率排序）

省份	2015 年首页完整率（%）	2016 年首页完整率（%）	2017 年首页完整率（%）
新疆*	76.86	79.07	78.79
湖北	76.47	78.13	78.72
广西	77.65	78.54	78.64
云南	76.90	77.50	77.79
辽宁	75.87	76.87	77.64
内蒙古	76.17	76.84	77.28
福建	75.30	75.41	76.52
宁夏*	76.35	77.17	76.49

续表

省份	2015年首页完整率（%）	2016年首页完整率（%）	2017年首页完整率（%）
北京	75.87	75.93	76.17
河北	74.32	75.44	75.78
重庆	73.83	75.26	75.65
江西	73.71	74.60	75.56
上海	73.43	73.61	75.09
广东	73.84	73.26	74.48
海南	72.23	73.75	74.48
黑龙江*	74.27	74.06	74.05
四川	70.90	71.30	73.10
天津	72.41	72.20	72.63
陕西	75.96	71.64	72.61
浙江	69.45	69.66	72.32
山东	70.63	70.69	71.92
西藏	0	71.42	71.89
贵州*	72.66	73.03	71.61
江苏	68.10	70.01	71.20
山西	69.01	70.21	70.65
河南*	72.24	72.96	70.56
甘肃*	71.80	71.97	70.36
湖南*	71.02	71.03	69.93
青海*	72.85	73.46	69.93
吉林	67.21	67.62	69.13
安徽*	68.76	69.82	65.09

注：*表示该省份2017年比例低于2016年。

（二）住院病案首页数据准确率

采用项目与项目之间逻辑判断的39个标准，对首页项目进行逻辑判断，以审查其准确性。审核HQMS 2015—2017年99 505 553份住院病案首页数据，住院病案首页数据总体准确率为80.20%，三级专科医院的首页准确率高出三级综合医院0.51个百分点（表3-8-1-5）。比较3年总体评分，三级综合医院总体趋势变化不大，三级专科医院首页准确率2017年较2016年小幅度下降0.17个百分点（图3-8-1-12）。

表3-8-1-5　HQMS 2015—2017年三级专科和综合医院住院病案首页数据准确率均值

	三级专科医院	三级综合医院	平均值
费用信息准确率（%）	99.68	99.47	99.57
患者信息准确率（%）	92.69	90.22	91.45
诊疗信息准确率（%）	76.53	76.85	76.69
住院信息准确率（%）	61.21	60.98	61.10
全部信息准确率（%）	80.45	79.94	80.20

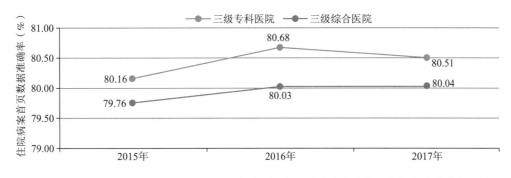

图 3-8-1-12　HQMS 2015—2017 年三级专科和综合医院住院病案首页数据准确率变化趋势

1. 费用信息方面主要针对总费用、自付金额、住院总费用与分项费用之和关系校验、住院总费用与自付金额关系校验、非手术治疗项目费与临床物理治疗费关系校验、手术治疗费与麻醉费用关系校验、西药费与抗菌药物费用关系校验。该类信息准确率较高，为 99.57%。

2. 患者信息方面主要核查了年龄、新生儿出生体重、新生儿入院体重、婚姻状态与联系人关系等，该类信息准确率为 91.45%。

3. 诊疗信息方面主要针对性别与诊断编码校验、诊断编码范围校验、损伤和中毒外部原因编码范围校验、诊断编码为新生儿产伤与新生儿年龄校验、有输血收费与血型校验等，该类信息准确率为 76.69%。

4. 住院信息方面核查了入院时间、出院时间、实际住院天数、主要手术及操作术者的校验，该类信息准确率为 61.10%。

5. 2015—2017 年三级专科医院、三级综合医院住院病案首页四类信息数据准确率情况详见图 3-8-1-13 及图 3-8-1-14。2017 年住院病案首页数据准确率最高的 3 个省份分别为天津、北京、河北；准确率最低的 3 个省份分别为吉林、河南、贵州（表 3-8-1-6）。

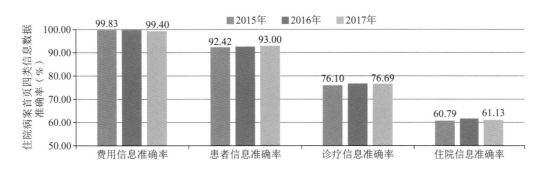

图 3-8-1-13　HQMS 2015—2017 年三级专科医院住院病案首页四类信息数据准确率变化趋势

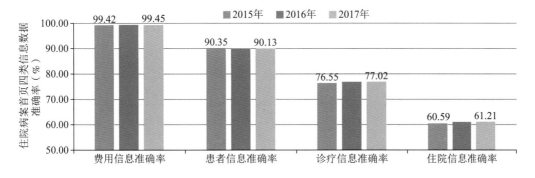

图 3-8-1-14　HQMS 2015—2017 年三级综合医院住院病案首页四类信息数据准确率变化趋势

表3-8-1-6 HQMS 2015—2017 年 29 个省份住院病案首页数据准确率变化趋势
（按2017 年首页数据准确率排序）

省份	2015 年首页准确率（%）	2016 年首页准确率（%）	2017 年首页准确率（%）
天津	83.72	84.47	85.91
北京 *	85.37	85.93	85.77
河北	82.85	82.93	84.70
山东	81.11	81.98	82.76
广东	81.33	81.87	82.24
云南	81.18	81.54	81.85
湖北	79.84	80.71	81.61
浙江	80.05	80.08	81.53
上海 *	81.67	81.99	81.49
西藏	0	75.76	81.47
重庆 *	80.08	81.33	80.96
辽宁	79.67	79.82	80.41
新疆 *	80.76	80.60	80.29
宁夏 *	83.25	83.34	80.10
江西	78.59	79.10	79.84
福建	78.62	79.06	79.58
海南	78.19	78.81	79.44
四川 *	80.56	80.44	79.43
江苏	78.69	79.02	79.21
山西 *	78.45	78.91	78.80
广西	77.70	77.70	78.70
甘肃 *	78.33	78.96	78.17
陕西	83.82	77.22	78.05
内蒙古	75.98	76.05	77.72
湖南 *	77.57	77.83	77.67
黑龙江	77.22	76.95	77.02
青海	77.07	76.57	76.75
安徽 *	77.40	77.53	76.54
吉林 *	77.58	77.55	76.35
河南 *	76.54	76.55	76.24
贵州 *	78.13	78.20	75.01

注： * 表示该省份 2017 年比例低于 2016 年。

（三）住院病案首页主要诊断准确率

应用信息系统按性别与诊断编码校验、诊断编码范围校验对主要诊断准确率进行评价。审核 HQMS 2015—2017 年 99 505 553 份住院病案首页数据，首页主要诊断数据准确率为 96.00%，三级专科近 3 年的准确率逐年提高，2017 年较 2016 年提高 1.08 个百分点，综合医院准确率有所下降（图 3-7-16）。

2017 年住院病案首页主要诊断准确率最高的 3 个省份分别为吉林、西藏、山西，准确率最低的 3 个省份分别为内蒙古、湖南、天津（表 3-8-1-7）。

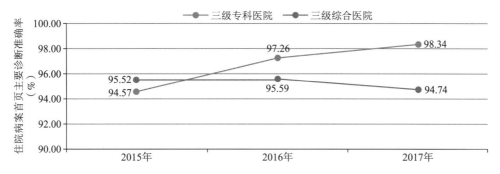

图 3-8-1-15　HQMS 2015—2017 年三级专科和综合医院住院病案首页主要诊断准确率变化趋势

表 3-8-1-7　HQMS 2015—2017 年 29 省份住院病案首页主要诊断准确率变化趋势
（按 2017 年首页主要诊断准确率排序）

省份	2015 年主要诊断准确率（%）	2016 年主要诊断准确率（%）	2017 年主要诊断准确率（%）
吉林	100.00	100.00	100.00
西藏	0	100.00	100.00
山西	99.99	99.99	100.00
陕西*	99.86	99.97	99.86
江西*	99.46	99.72	99.65
河北	97.80	98.38	99.46
黑龙江	97.92	98.84	99.43
宁夏*	100.00	100.00	99.32
河南	98.77	98.98	99.12
云南*	99.22	99.16	98.89
辽宁	70.89	71.36	98.76
青海*	99.91	99.83	98.58
湖北*	99.06	99.30	98.45
贵州	85.38	95.19	98.20
甘肃*	98.70	98.41	98.17
江苏	84.50	91.25	98.15
广西*	98.57	98.35	97.72
上海*	99.00	99.21	97.28
浙江	96.27	96.30	97.17
广东	96.84	95.91	96.49
安徽*	97.59	98.05	95.02
新疆*	99.98	98.86	94.54
山东*	92.78	93.93	93.54
北京*	91.95	96.00	93.47
海南	74.52	87.72	93.25

续表

省份	2015 年主要诊断准确率（%）	2016 年主要诊断准确率（%）	2017 年主要诊断准确率（%）
四川 *	97.45	95.93	92.16
福建	89.46	90.22	91.53
重庆 *	91.96	91.90	90.95
内蒙古 *	93.45	93.08	89.56
湖南 *	92.91	91.69	87.44
天津 *	90.97	88.85	84.70

注：* 表示该份 2017 年比例低于 2016 年。

第二节　问题分析及工作重点

一、问 题 分 析

1. 疾病编码库采用版本不统一

目前编码库版本使用情况为使用国标库（GB/T14396—2016，下同）占比最高、其余依次为国标扩展库（在国标库基础上的扩展的非国家临床版）、省级统一库版本、市级统一库版本、医院自定义编码库及其他版本库。在国标扩展库中，采用国家临床版的占比远高于其他版本。疾病编码库采用版本的不统一，会给后续的一系列工作带来不便。

2. 病历电子化建设需进一步加强

被调查的综合医院中，近九成的医院使用电子病历系统书写病历，其中三级公立医院比例最高，二级民营医院比例较低。在调查的医院中，仅 55.99% 的医院使用电子病历技术归档。究其原因，主要是病历归档技术、医院内部信息管理分工等方面的原因，使普及使用电子病历归档仍有一定的阻碍。目前，绝大多数医院病历使用纯手工签字，部分或全部使用 CA 签字的病案比例较低，这可能是因为电子签名技术由于存在政策、技术、法律方面的原因，很多医院对其实施有所考量。

3. 病案管理人员整体素质不高

数据显示，病案管理人员学历普遍偏低，现有的病案管理专业教育基本以中专为主，极少数医学院校开设有大专班或在卫生信息管理专业开设有病案管理课程，专业性教育水平远远落后其他专业，并缺乏系统的继续教育体系，远远满足不了医院现代化病案管理的需要。

4. 二级医院和民营医院编码人员的培训工作亟待加强

2017 年病案科工作人员接受省级及以上编码专项培训的比例为 82.41%，较 2016 年有大幅提高。数据显示，在接受编码专项培训方面，三级医院编码人员接受过省级及以上编码专项培训的比例高于二级医院，公立医院高于民营医院，其中委属委管医院病案科编码人员接受过省级及以上编码专项培训的比例远远高于其他类型医院。二级医院和民营医院是下一步编码专项培训的重点关注人群。

5. 住院病案首页数据质量仍存在较多问题

根据各省份上传至 HQMS 平台的数据，3 年以来，医院的信息完整率逐渐提升，但提升幅度不大，诊疗信息完整率仍处于较低水平。有 9 个省份的数据完整率 2017 年较 2016 年有所下降。

住院病案首页数据准确率方面，2017 年三级综合医院病案首页准确率小幅度上升，三级专科医院病案首页准确率较 2016 年有所下降。从总体上看，诊疗信息和住院信息准确率较低的情况并没有太大改善，有 13 个省份的数据准确率呈现下降趋势。

3 年以来，三级专科医院的首页主要诊断准确率逐年提升，但三级综合医院主要诊断准确率逐年降低，从各省情况看，有 17 个省份的主要诊断准确率有所下降，比 2016 年增加 9 个省份。

二、下一步工作重点

1. 加强病案质量管理与控制宣传力度，发挥病案质控中心的引导作用

工作负荷增加，缺少病案管理方面的专业人才，病案管理教育体系不完善，医疗机构对病案管理工作重视程度不足等一系列因素导致病案质量管理与控制工作进展缓慢。下一步，国家及各省级质控中心应继续加大对病案质控管理重要性的宣传力度，充分发挥质控中心在业务工作、指标制定、宣贯等方面的引导作用，促进病案质量管理与控制工作的快速发展。

2. 加强病案首页填写规范化培训

住院病案首页的完整性、准确性和主要诊断的准确性近几年的改善力度较小，问题仍较集中。国家及省级质控中心应进一步加强病案首页填写规范化培训，切实提高病案首页质量。

3. 进一步提高病案质控管理水平

国家及省级病案质控中心应加大病案管理的质控力度，一方面引导各级各类医疗机构开展多种形式的病历质控工作，从单纯的形式质控向内涵质控、首页质控、运行病历质控、门诊病历质控等多种形式相结合的质控方式转变。另一方面，国家级病案质控中心在 2019 年度将致力于进行统一病案质控评价标准，建立质控制度等一系列工作。并积极引导将信息化手段运用于病历质控中，摆脱人工简单重复劳动，提高质控效率和准确性。

4. 加快编码库版本统一

目前国内各级各类医疗机构运用编码库版本多样，对数据收集、质量控制、DRGs 运行等均造成不利影响。2019 年国家病案质控中心将继续加强国家临床版编码的推广力度，尽快促进全国编码数据统一。

第四部分

医疗安全（不良）事件数据分析

本部分数据引自国家卫生健康委医政医管局主管的"国家医疗质量管理与控制信息网"（www. ncis. cn）"年度全国医疗质量抽样调查系统"中综合、专科医院调查表——指标八第六部分"医疗安全（不良）事件/错误报告"及"医疗安全报告和学习系统"。

第一章

医疗安全（不良）事件报告工作概况

保障患者安全，提高医疗服务质量是医院的基本工作。收集医疗安全（不良）事件上报信息，分析相关数据，发现制度流程实践过程中存在的问题并提出改进建议，是保障医疗安全的重要途径，这一做法已被很多国家所采用。

自 2017 年开始，国家卫生健康委员会医政医管局在全国医疗质量抽样调查中增加医疗安全（不良）事件/错误报告"，至今已是第二年的收集，旨在为国家医疗质量与安全管理提供基线数据。

医疗安全（不良）事件的定义、类别与性质

1. 定义（试行）

定义①是指在医院内被工作人员主动发现的，患者在接受诊疗服务过程中出现的，除了患者自身疾病自然过程之外的各种因素所致的不安全（不良）现象或事件之外，但是，可能是需及时处置的、或无需处置的，以及尚未形成事实的隐患，但都可通过医院进行持续改进活动而减少发生的。

定义②是指医院患者诊疗过程中发生意外的、不希望发生的或有潜在危险的事件/错误（除外属于国家法律法规已明文规定医院应当署名通报的事件）。

2. 医疗安全（不良）事件类别（试行）

Ⅰ级事件：发生错误，造成患者死亡（包括损害程度Ⅰ级）

Ⅱ级事件：发生错误，且造成患者伤害（包括损害程度 E、F、G、H 级）

Ⅲ级事件：发生错误，但未造成患者伤害（包括损害程度 B、C、D 级）

Ⅳ级事件：错误未发生（错误隐患）（包括损害程度 A 级）

3. 给患者造成损害的轻重程度（试行）

A 级　客观环境或条件可能引发不良事件（不良事件隐患）

B 级　不良事件发生但未累及患者

C 级　不良事件累及到患者但没有造成伤害

D 级　不良事件累及到患者需要进行监测以确保患者不被伤害，或需通过干预阻止伤害发生

E 级　不良事件造成患者暂时性伤害并需要进行治疗或干预

F 级　不良事件造成患者暂时性伤害并需要住院或延长住院时间

G 级　不良事件造成患者永久性伤害

H 级　不良事件发生并导致患者需要治疗挽救生命

Ⅰ级　不良事件发生导致患者死亡

第二章

医疗安全（不良）事件/错误质量安全情况分析

2018 年全国抽样医院填报的医疗安全（不良）事件/错误发生情况

选择 2018 年全国医疗质量抽样调查中"医疗安全（不良）事件/错误报告"填报完整度较好的医院 4392 家（包括三级公立医院 1431 家、二级公立医院 2338 家、三级民营医院 82 家、二级民营医院 541 家）进行 2017 年度医疗安全（不良）事件发生情况数据分析，不同机构类别分布见表 4-2-1-1。

表 4-2-1-1　不同机构类别医院纳入医疗安全（不良）事件分析的分布情况

机构类别	专科类别	三级公立	二级公立	三级民营	二级民营	合计
综合医院	/	1045	1742	60	404	3251
专科医院	传染病专科	58	34	0	0	92
	儿童专科	27	5	1	6	39
	妇产专科(包括妇儿专科)	12	62	20	8	102
	妇幼保健院	125	347	/	/	472
	精神专科	102	182	3	58	345
	心血管专科	13	1	4	5	23
	肿瘤专科	41	15	6	6	68
合计		1431	2338	82	541	4392

（一）医院不良事件/错误发生总体情况

1. 院均不良事件/错误发生情况

抽样的 4392 家医疗机构，不良事件发生率为 0.61%，抽样医院的院均不良事件/错误发生情况详见图 4-2-1-1 至图 4-2-1-3，基于对医院安全文化认知的差异，院均上报例数仍然较少，三级医院不良事件上报例数明显多于二级医院。

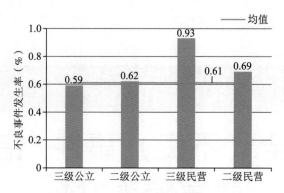

图 4-2-1-1 不良事件/错误发生率

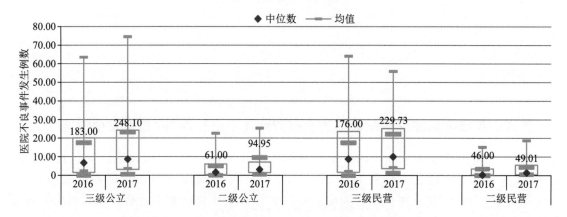

图 4-2-1-2 2016、2017 年度不良事件/错误发生例数四分位图

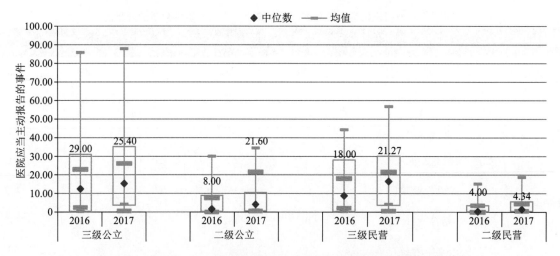

图 4-2-1-3 2016、2017 年度医院应当主动报告的事件发生例数四分位图

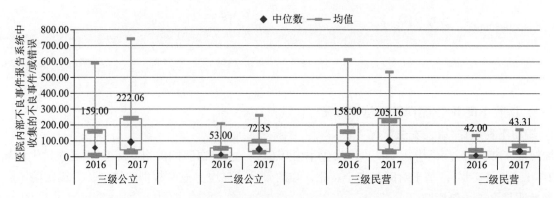

图 4-2-1-4 2016、2017 年度医院内部不良事件报告系统中收集的不良事件/或错误发生例数四分位图

2. 床均不良事件发生情况

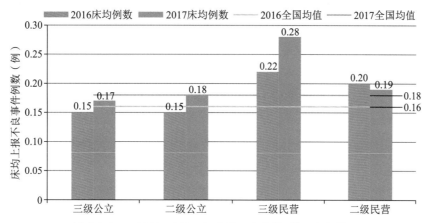

图 4-2-1-5 2016、2017 年床均不良事件/错误发生情况

（二）医院应当主动报告的"五类"事件

1. 医院应当主动报告的"五类"事件的例数及构成

（1）抽样医院共填写应当主动报告的"五类"事件 89 538 例，其中

- 发生"住院患者失踪"隐患或行为的 1955 例
- 发生"住院患者自杀"隐患或行为的 2279 例
- 发生"产房新生儿被抱错"隐患或行为的 42 例
- 发生"手术、介入诊疗患者、术式及部位选择错误"隐患或行为 707 例
- 发生"住院患者坠床与跌倒"隐患或行为的 84 555 例

（2）89 538 例"五类"事件的类别与造成损害的轻重程度（图 4-2-1-6，图 4-2-1-7，表 4-2-1-2），其中

- 隐患事件（A 级）38 384 例（42.87%）
- 未造成后果事件（B～D 级）36 693（40.98%）
- 不良后果事件（E～H 级）13 601 例（15.19%）
- 警告事件（I 级）860 例（0.96%）

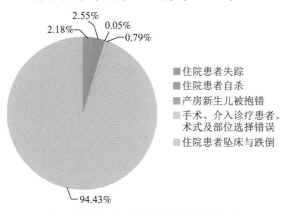

图 4-2-1-6 抽样医院应当主动报告的
"五类"事件类别构成比例

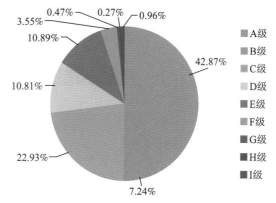

图 4-2-1-7 抽样医院应当主动报告的"五类"
事件给患者造成损害级别构成比例

表 4-2-1-2 抽样医院应当主动报告的"五类"事件给患者造成损害级别的情况

医院应当主动报告的事件名称	给患者造成损害的例数									
	A 级	B 级	C 级	D 级	E 级	F 级	G 级	H 级	I 级	合计
住院患者失踪	579	361	758	131	37	22	6	7	54	1955
住院患者自杀	452	180	257	291	367	93	21	50	568	2279
产房新生儿被抱错	16	3	9	3	2	1	1	1	6	42

医院应当主动报告 的事件名称	给患者造成损害的例数									
	A级	B级	C级	D级	E级	F级	G级	H级	I级	合计
手术、介入诊疗患者、术式及部位选择错误	152	107	142	91	148	38	13	9	7	707
住院患者坠床与跌倒	37 185	5828	19 367	9165	9201	3026	379	179	225	84 555
合计	38 384	6479	20 533	9681	9755	3180	420	246	860	89 538

2. 不同级别类别医院应当主动报告的"五类"事件情况

抽样医院应当主动报告的"五类"事件中，三级公立医院35 999例（40.21%），二级公立医院49 552例（55.34%），三级民营医院1744例（1.95%），二级民营医院2243例（2.51%），公立医院是主动报告的事件的主力。不同级别类别医院中，应当主动报告的事件占比最高的均为"住院患者坠床与跌倒"，占比最低的均为"产房新生儿被抱错"（图4-2-1-8，图4-2-1-9，表4-2-1-3）。

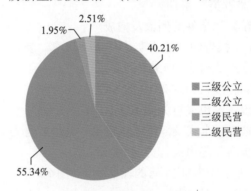

图4-2-1-8 不同级别类别医院应当主动报告的"五类"事件情况

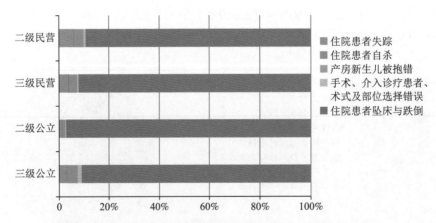

图4-2-1-9 不同级别类别医院应当主动报告的"五类"事件情况

表4-2-1-3 不同级别类别医院应当主动报告的"五类"事件情况

医院应当主动报告的事件名称	三级公立	二级公立	三级民营	二级民营
住院患者失踪	1129	627	67	132
住院患者自杀	1513	621	58	87
产房新生儿被抱错	22	13	2	5
手术、介入诊疗患者、术式及部位选择错误	554	128	8	17
住院患者坠床与跌倒	32 781	48 163	1609	2002
合计	35 999	49 552	1744	2243

（三）医院内部不良事件报告系统中收集的不良事件/错误

1. 医院内部不良事件报告系统中收集的不良事件/错误例数及组成

抽样医院共填报各自医院内部不良事件报告系统中收集的不良事件/错误512 316例，排前3位的分别是"药品使用与管理错误"165 807例（32.36%），"护理（基础）操作与管理错误"78 801例（15.38%），"病历与其他诊疗记录文件书写与使用错误"37 181例。其中给患者造成隐患的事件（A级）193 250例（37.72%），未造成后果事件（B-D级）283 201例（55.28%），不良后果事件（E-H级）33 420例（6.52%），警告事件（I级）2445例（0.48%）（图4-2-1-10，图4-2-1-11，表4-2-1-4）。

表4-2-1-4 抽样医院内部报告系统中收集的医疗安全（不良）事件/错误报告情况

医院内部不良事件报告系统中收集的不良事件/错误名称	给患者造成损害的轻重程度									
	A级	B级	C级	D级	E级	F级	G级	H级	I级	合计
药品使用与管理错误	67 642	39 379	36 267	15 598	6224	468	48	48	133	165 807
基础护理操作与管理错误	20 251	17 515	22 527	11 025	6334	667	152	75	255	78 801
病历与其他诊疗记录文件书写与使用错误	20 864	13 097	1888	322	329	89	56	55	481	37 181
医疗设施、设备使用与管理错误	13 751	11 925	7400	2199	887	188	25	16	41	36 432
其他诊疗处置与管理错误	9645	5810	5753	2698	1694	917	88	80	179	26 864
医院管理其他错误	10 310	5796	5595	1628	951	296	113	55	206	24 950
诊疗常规、指南、操作规程应用与管理错误	12 825	4260	3835	1317	1320	557	102	109	239	24 564
标本采集应用与管理	10 843	4301	5866	1305	179	33	22	14	28	22 591
导管插入输注与管理错误	2043	3483	7332	3262	1143	174	35	28	20	17 520
信息传递/应用与管理错误	6593	5148	2996	535	132	55	23	27	30	15 539
手术操作与管理错误	2098	1330	1973	1327	2106	2352	195	89	152	11 622
诊疗应用与管理错误	2882	2455	1853	1457	692	295	51	47	99	9831
输血应用与管理错误	2278	2050	2073	1690	985	103	22	15	72	9288
医学影像应用与管理错误	3408	2023	1616	345	244	84	26	22	38	7806
产科分娩操作与管理错误	716	613	1124	385	470	206	43	35	97	3689
麻醉应用与管理错误	873	818	996	466	230	69	28	21	74	3575
口腔修复操作与管理错误	1486	812	754	126	85	27	24	11	14	3339
功能检查应用与管理错误	1185	936	818	151	58	33	24	10	21	3236
体格检查应用与管理错误	1309	859	647	127	59	33	18	22	36	3110
导管介入诊疗操作与管理错误	762	464	793	381	217	104	26	21	58	2826
急救处置与管理错误	1009	597	380	128	102	36	21	20	141	2434
内镜应用与管理错误	477	263	215	94	108	94	18	11	31	1311
合计	193 250	123 934	112 701	46 566	24 549	6880	1160	831	2445	512 316

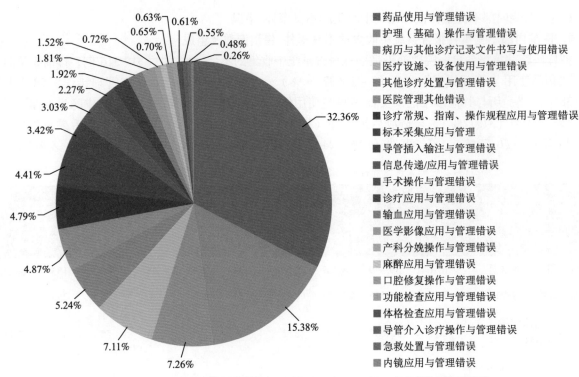

图 4-2-1-10　抽样医院内部系统收集的医疗安全（不良）事件/错误类别构成

2. 不同级别类别医院内部报告系统中收集的医疗安全（不良）事件/错误比较

抽样医院应当主动报告的事件中，三级公立医院 309 866 例（60.48%），二级公立医院 163 550 例（31.92%），三级民营医院 16 208 例（3.16%），二级民营医院 22 692 例（4.43%），三级公立医院内部报告系统中收集医疗安全（不良）事件/错误占比最高。不同级别类别医院中，"药品使用与管理错误"占比最高，排名第 2 位的，三级、二级公立医院和三级民营医院为"护理（基础）操作与管理错误"，而二级民营医院为"病历与其他整理记录文件书写与使用错误"，二级民营医院要侧重病案文书质量管理仍需关注（图 4-2-1-12，图 4-2-1-13，表 4-2-1-5）。

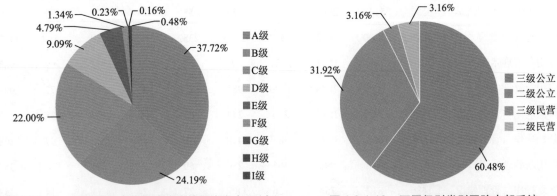

图 4-2-1-11　抽样医院内部系统收集的医疗安全（不良）
事件/错误给患者造成损害级别构成

图 4-2-1-12　不同级别类别医院内部系统
收集医疗安全（不良）事件例数比较

表 4-2-1-5　不同级别类别医院内部报告系统中收集的医疗安全（不良）事件/错误报告情况

医院内部不良事件报告系统中 收集的不良事件/错误名称	三级公立	二级公立	三级民营	二级民营
药品使用与管理错误	118 951	34 855	7382	4619
基础护理操作与管理错误	44 972	28 188	2047	3594
医疗设施、设备使用与管理错误	23 334	10 834	1121	1143

续表

医院内部不良事件报告系统中 收集的不良事件/错误名称	三级公立	二级公立	三级民营	二级民营
其他诊疗处置与管理错误	18 921	6561	557	825
医院管理其他错误	16 114	6743	909	1184
标本采集应用与管理	13 831	7115	550	1095
导管插入输注与管理错误	11 299	4768	877	576
诊疗常规、指南、操作规程应用与管理错误	9758	12 964	381	1461
病历与其他诊疗记录文件书写与使用错误	8671	23 715	301	4494
手术操作与管理错误	8142	2751	327	402
信息传递/应用与管理错误	8037	6182	598	722
输血应用与管理错误	7165	1769	214	140
诊疗应用与管理错误	6167	2836	222	606
医学影像应用与管理错误	3116	4014	176	500
麻醉应用与管理错误	2471	916	68	120
导管介入诊疗操作与管理错误	1901	727	81	117
功能检查应用与管理错误	1699	1233	99	205
产科分娩操作与管理错误	1424	2002	87	176
体格检查应用与管理错误	1311	1419	61	319
急救处置与管理错误	1119	1033	76	206
内镜应用与管理错误	842	350	30	89
口腔修复操作与管理错误	621	2575	44	99
合计	309 866	163 550	16 208	22 692

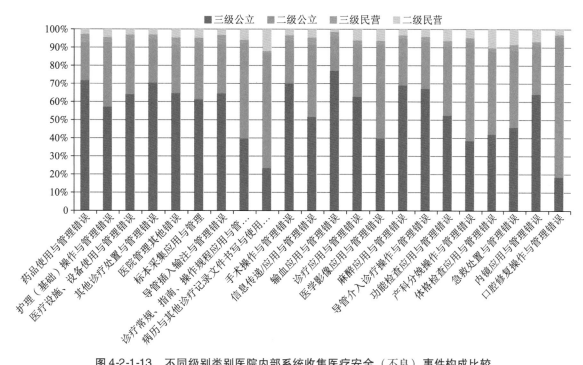

图 4-2-1-13　不同级别类别医院内部系统收集医疗安全（不良）事件构成比较

2017 年度医疗安全（不良）事件报告系统的数据分析

2017 年国家医疗质量管理与控制信息网（http：//www. ncis. cn）的"医疗安全报告和学习系统"在系统重建后，继续接收全国各级医院自愿上报的医疗安全（不良）事件信息。升级后的系统数据分类规则与之前工作有较大差别。为与之前《报告》内容形成科学类比，2017 年度本部分内容仅对该系统 2017 年 1 月 1 日至 5 月 31 日所收集的 7424 例事件相关数据进行整理，具体结果分析如下。

（一）所发生医疗安全（不良）事件的性质级别

各医院上报的 7424 例医疗安全（不良）事件中，Ⅲ级事件（未造成后果事件）与Ⅳ级事件（隐患事件）共 6169 例，占上报数据总数的 83.10%；即所报告的医疗安全（不良）事件多数是未造成患者伤害后果的情况，这说明广大医务人员能够在工作中有意识地识别医疗隐患（图 4-3-1-1）。但是，上报的事件中另有 203 例医疗安全（不良）事件未进行分级，占上报案例总数的 2.73%，建议相关医院及医务人员进一步加强对医疗安全（不良）事件分级评估的能力，避免因评估不足而错失处置医疗隐患情况的有效时机，进而导致对患者产生不必要的伤害。

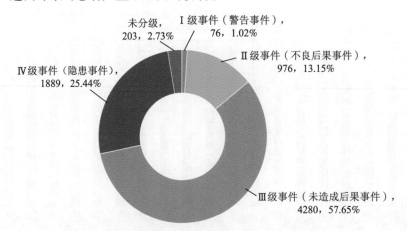

图 4-3-1-1　医疗安全（不良）事件分级统计情况

（二）所发生医疗安全（不良）事件的类别情况

1. 为患者提供何种服务时发生医疗安全（不良）事件

从医疗安全（不良）事件发现时患者所处的服务状态来看，与前 3 年数据相比，排在首位的仍是"住院"服务时段，占报告总例数的 47.10%；其次是"输液"服务时段，占 10.41%；其后依次为药物治疗（7.06%）、手术（4.74%）、医技检查（4.31%）、输血（3.31%）、门诊（2.49%）等，提示广大医务人员应特别注意在上述情况时提高对医疗安全（不良）事件的防范意识（图 4-3-1-2）。

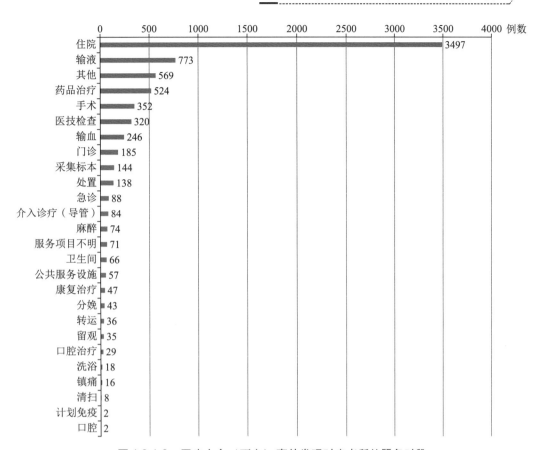

图 4-3-1-2　医疗安全（不良）事件发现时患者所处服务时段

2. 所报告医疗安全（不良）事件的内容分类

7424 例医疗安全（不良）事件中，未能填报事件名称的有 4047 例，占报告总例数的 54.51%，因此建议各医院加强对医疗安全（不良）事件的分类识别意识，做好对事件情况的分类处置预案。

3377 例有时间分类名称的事件中，排名前 3 位的分别是护理不良事件，共 566 例，占 16.76%；诊疗不良事件，共 421 例，占 12.47%；药品管理不良事件，共 269 例，占 7.97%（图 4-3-1-3）。

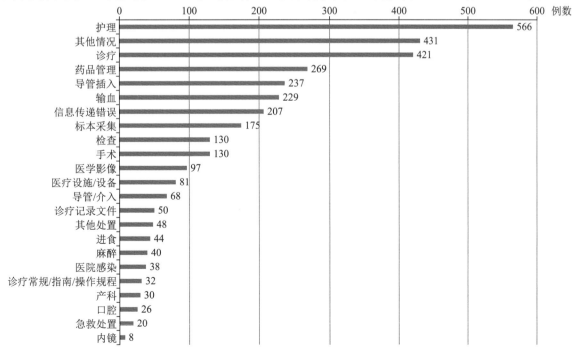

图 4-3-1-3　所报告医疗安全（不良）事件的名称

3. 所致医疗安全（不良）事件的主要事由

7424 例医疗安全（不良）事件中，未能填报事由的有 5644 例，占报告总例数的 76.02%。各医院及其医务人员应加强对所致医疗安全（不良）事件的主要事由进行详细记录，从而能有针对性地加强对相关医疗服务事件的应急预案管理。

1780 例报告了主要事由的事件中，除"其他"类别外，排在前 5 位的情况分别是"基础护理"原因，共 326 例，占 18.31%；"导管操作"原因，共 230 例，占 12.92%；"信息传递与接受"原因，共 138 例，占 7.75%；"药品调剂分发"原因，共 127 例，占 7.13%；"输血"原因，共 118 例，占 6.63%（图 4-3-1-4）。

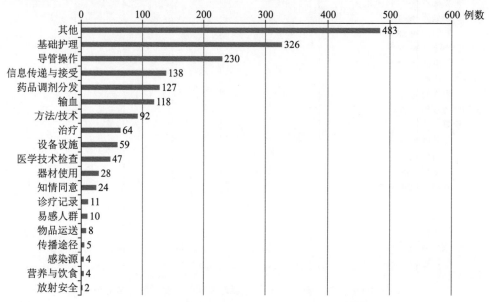

图 4-3-1-4　所致医疗安全（不良）事件的主要事由

4. 与发生医疗安全（不良）事件当事人可能的因素

7424 例医疗安全（不良）事件中，未能填报事由的有 5841 例，占报告总例数的 78.68%。各医院及其医务人员应加强对发生医疗安全（不良）事件当事人的可能因素进行详细甄别，从而能有针对性地提出改正意见及做好可能的预防措施。

1583 例报告了当事人可能隐私的事件中，除"其他"类别外，排在前 5 位的情况分别是"观察"，共 338 例，占 21.35%；"确认"，共 270 例，占 17.06%；"药品"，共 132 例，占 8.34%；"身体状态"，共 85 例，占 5.37%；"没有进行观察"，共 77 例，占 4.86%（图 4-3-1-5）。

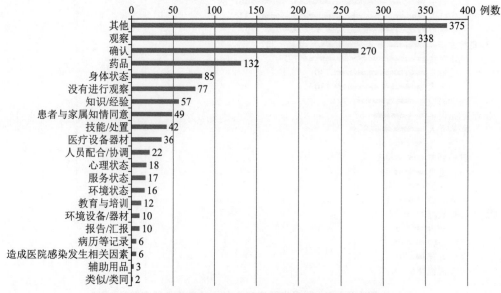

图 4-3-1-5　与发生医疗安全（不良）事件当事人可能的因素

（三）患者的情况

1. 医疗安全（不良）事件发生前患者状态

7424 例医疗安全（不良）事件发生前，除"其他"状态外，患者所处状态排前 5 位分别是"床上安静休息"，共 1765 例，占 23.77%；"无任何障碍表现"，共 1719 例，占 23.15%；"正常行走中"，共 569 例，占 7.66%；"障碍情况不明"，共 563 例，占 7.58%；"意识障碍"，共 277 例，占 3.73%（图 4-3-1-6）。

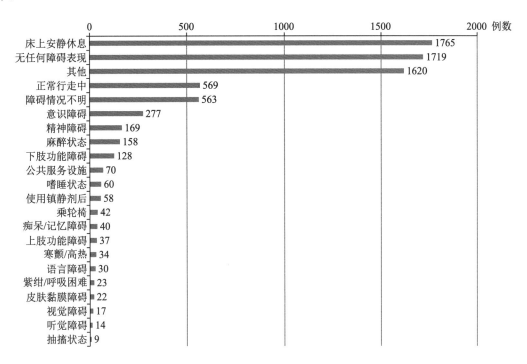

图 4-3-1-6　发生医疗安全（不良）事件前患者状态

2. 医疗安全（不良）事件发生后患者状态

7424 例医疗安全（不良）事件发生后，除"其他"状态外，患者状态排前 3 位分别是"无任何损害"，共 3491 例，占 47.02%；"皮肤黏膜功能损害"，共 961 例，占 12.94%；"损害不明"，共 913 例，占 12.30%（图 4-3-1-7）。

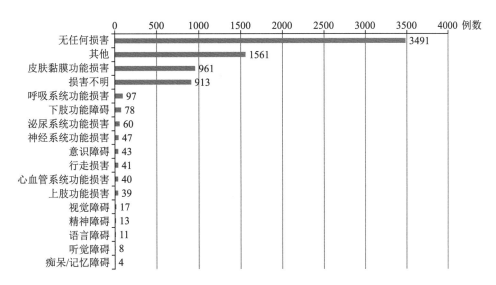

图 4-3-1-7　发生医疗安全（不良）事件后患者状态

3. 所发生医疗安全（不良）事件的损害等级与严重程度（图 4-3-1-8）

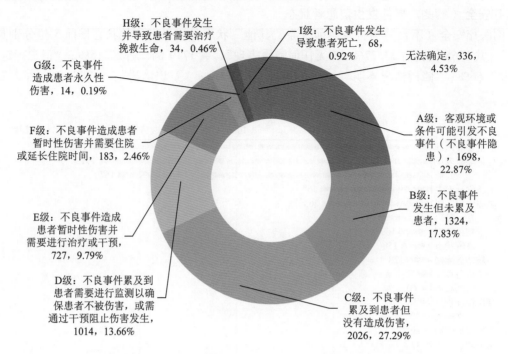

图 4-3-1-8　所发生医疗安全（不良）事件的损害等级与严重程度

（四）发生医疗安全（不良）事件现场的情况

1. **发生医疗安全（不良）事件现场的诊疗科室名称**（图 4-3-1-9）

2. **发生医疗安全（不良）事件现场的地点**（图 4-3-1-10）

（五）发生医疗安全（不良）事件当事人的情况

1. **发生医疗安全（不良）事件当事人的职务**（图 4-3-1-11）

2. **发生医疗安全（不良）事件当事人职务的履职年限**（图 4-3-1-12）

3. **发生医疗安全（不良）事件当事人的职称**（图 4-3-1-13）

4. **当事人现职称的履职年限**（图 4-3-1-14）

（六）医疗安全（不良）事件报告人的情况（图 4-3-1-15，图 4-3-1-16）

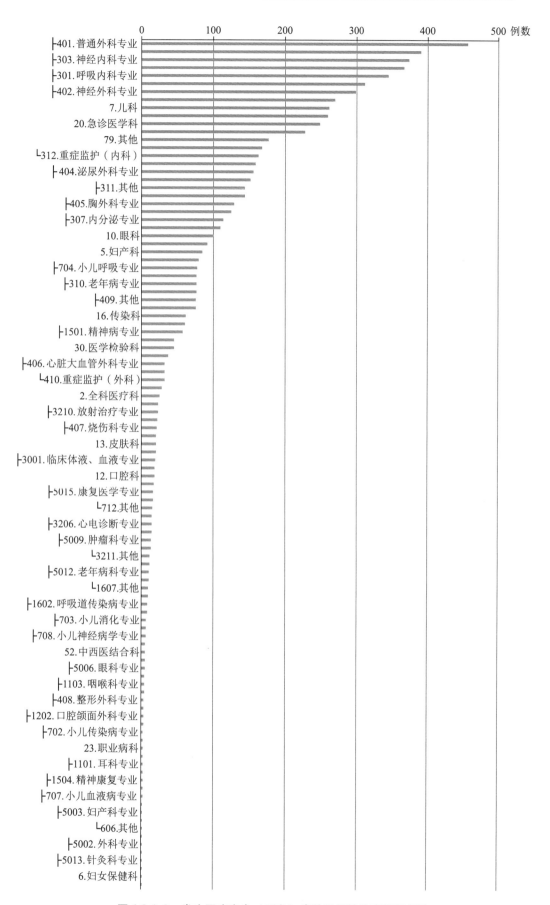

图 4-3-1-9　发生医疗安全（不良）事件现场的诊疗科室名录

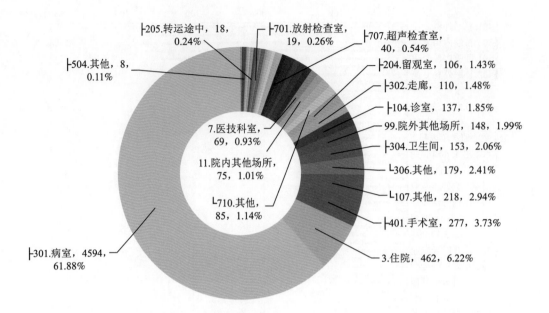

图 4-3-1-10　发生医疗安全（不良）事件现场的地点

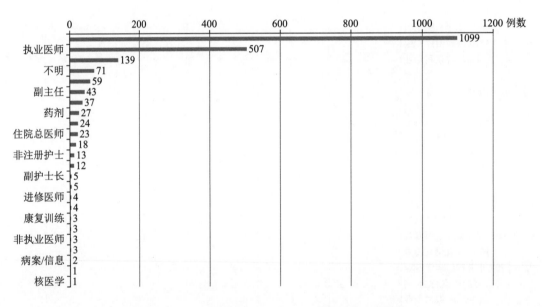

图 4-3-1-11　发生医疗安全（不良）事件当事人的职务

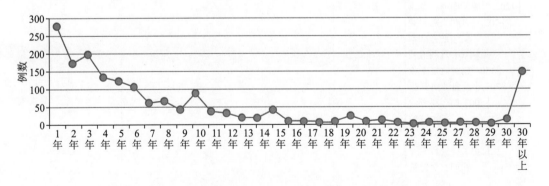

图 4-3-1-12　发生医疗安全（不良）事件当事人职务的履职年限

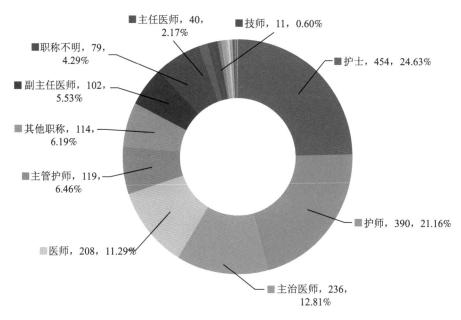

图4-3-1-13　发生医疗安全（不良）事件当事人的职称（职称，例数，百分比）

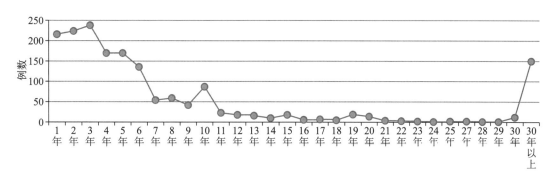

图4-3-1-14　发生医疗安全（不良）事件当事人现职称的履职年限

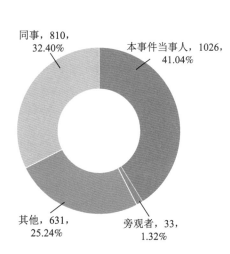

图4-3-1-15　医疗安全（不良）事件报告者与
事件当事人关系（类别，例数，百分比）

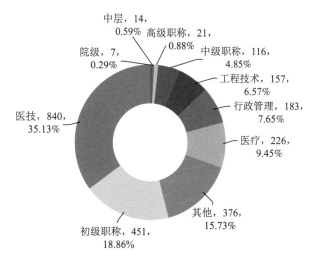

图4-3-1-16　医疗安全（不良）事件报告者
职别（职别，例数，百分比）

第四章

结　语

医疗安全（不良）事件报告工作是有效提升医疗质量与安全管理成效的重要手段。1999 年美国医疗卫生保健质量委员会与美国医学研究所发表的《错误人人皆有，构建一个更安全的保健系统》书中，作者对 2 个州 1997 年 3360 万住院患者进行调查，发现其中不良事件发生率分别为 2.6% 和 3.7%，有 4.4 万人死于医疗差错。2009 年 Zegers 等对荷兰 21 家医院的 7926 条住院记录进行回顾性调查，发现不良事件平均发生率为 5.7%。

我国 2018 年全国医疗质量抽样调查中抽取的 2017 年度 4392 家医疗机构不良事件的发生率仅为 0.61%，远远低于国际上的平均水平，一方面，可能存在部分医疗机构漏报、瞒报、不报的情况，另一方面，我国大多数医疗机构医疗质量安全管理意识仍然欠缺，进一步开展医院安全文化建设，强化医疗安全不良事件管理工作，建设更安全的保健系统仍然任重而道远。

为此，建议今后各级各类医疗机构应在以下几方面加强医疗安全（不良）事件的管理：

一是进一步完善医疗安全（不良）事件管理相关制度与工作机制，引导和鼓励医务人员主动发现和上报医疗安全（不良）事件的积极性，构建非惩罚性文化氛围。

二是要不断加强培训工作，重点明确安全事件的分级、分类管理，持续提高医务人员识别与防范医疗安全（不良）事件的意识和能力。

三是建立完善医院医疗安全（不良）事件报告信息系统，利用信息系统对事件信息进行全面分析，从中查找事件风险点和关键环节，不断持续改进医疗质量，促进管理医疗安全（不良）事件有效管理。

第五部分

临床专科 DRGs 绩效评价

本报告对 2016—2017 年呼吸内科等 13 个临床专科进行评价，样本为全国二级、三级医院的临床专科，数据来自国家医疗质量监测系统（HQMS）和国家医疗质量管理与控制信息网（NCIS）收集的 2016—2017 年 3017 家医院 1.6 亿住院病案首页数据。本次评估基于按疾病诊断相关分组（Diagnosis Related Groups，DRGs）医疗服务绩效评估方案，采用 2018 版全国诊断相关分组（CN-DRGs 2018）分组方案，围绕住院服务"能力""效率""医疗安全" 3 个维度进行评估，具体评价指标见表 5-1-0-1。

表 5-1-0-1　基于 DRG 进行医疗服务绩效评估指标一览表

维度	指标	评价内容
能力	DRG 组数	治疗病例所覆盖疾病类型的范围
	病例组合指数（CMI）	治疗病例的平均技术难度水平
效率	费用消耗指数	治疗同类疾病所花费的费用
	时间消耗指数	治疗同类疾病所花费的时间
医疗安全	中低风险组死亡率	疾病本身导致死亡概率较低的病例死亡率
	高风险组死亡率	疾病本身导致死亡概率较高的病例死亡率

第一节　呼吸内科 DRGs 绩效评价

本报告共纳入 2016—2017 年数据质量合格的 834 万专科病例为样本，对呼吸内科专科进行分析。纳入分析的病例数中，2016 年年出院例数 100 例以上涉及 2019 家医院，2017 年年出院例数 100 例以上 1460 家医院。

1. 医疗服务能力

2016—2017 年呼吸内科医疗服务广度上升，DRG 组数中位数由 30 上升至 32。其中，三级医院 DRG 组数的中位数由 33 增加至 34，二级医院 DRG 组数的中位数由 26 增加至 30（图 5-1-1-1）。2017 年医疗服务广度最大的医院 DRG 组数为 41。

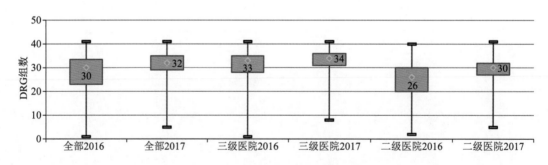

图 5-1-1-1　呼吸内科医疗服务广度

2016—2017 年呼吸内科医疗服务难度保持稳定，CMI 的中位数在 0.98 ~ 0.99 波动。其中，三级医院 CMI 的中位数在 1.05 ~ 1.07 波动，二级医院 CMI 的中位数由 0.91 下降至 0.88（图 5-1-1-2）。2017 年医疗服务难度最大的医院 CMI 为 2.19。

2. 医疗服务效率

本部分采用"费用消耗指数"和"时间消耗指数"评价医疗服务效率。指数值越低，说明治疗同类疾病的费用效率、时间效率越高。

2016—2017 年呼吸内科费用效率降低，费用消耗指数的中位数由 0.83 上升至 0.89。其中，三级医院费用消耗指数的中位数由 1.01 上升至 1.04，二级医院费用消耗指数的中位数由 0.64 上升至 0.66（图 5-1-1-3）。2017 年费用效率较高的医院费用消耗指数（下四分位）为 0.67。

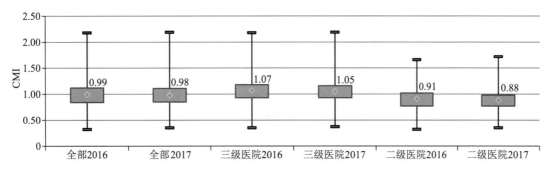

图 5-1-1-2　呼吸内科医疗服务难度

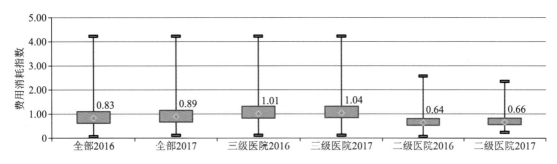

图 5-1-1-3　呼吸内科费用效率

2016—2017 年呼吸内科时间效率保持稳定，时间消耗指数的中位数在 0.99~1.00 波动。其中，三级医院时间消耗指数的中位数 2016 年、2017 年均为 1.03，二级医院时间消耗指数的中位数 2016 年、2017 年均为 0.94（图 5-1-1-4）。2017 年时间效率较高的医院时间消耗指数（下四分位）为 0.89。

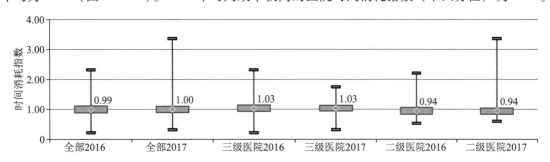

图 5-1-1-4　呼吸内科时间效率

3. 医疗安全

2016—2017 年呼吸内科医疗安全有显著提升，中低风险组死亡率由 0.21% 降低至 0.17%（中低风险组病例数 2016 年占比 21.94%，2017 年占比 17.26%）。其中，三级医院中低风险组死亡率由 0.20% 降低至 0.17%，二级医院中低风险组死亡率由 0.20% 降低至 0.18%（图 5-1-1-5）。2017 年中低风险组死亡率最低的医院为 0。

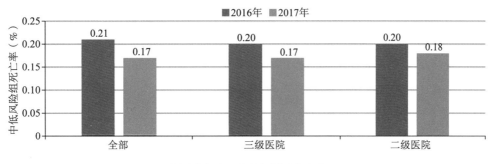

图 5-1-1-5　呼吸内科医疗安全

2016—2017年，呼吸内科急危重病例救治能力上升，高风险组死亡率由7.59%降低至6.92%（高风险组病例数2016年占比14.29%，2017年占比15.23%）。其中，三级医院高风险组死亡率由7.59%降低至6.81%，二级医院高风险组死亡率由7.64%降低至7.23%（图5-1-1-6）。2017年高风险组死亡率最低的医院为0。

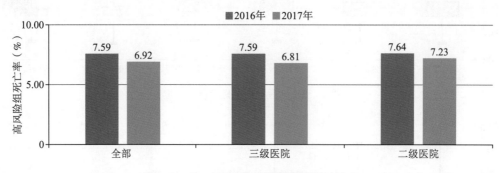

图5-1-1-6　呼吸内科急危重病例救治能力

第二节　心血管内科DRGs绩效评价

本报告共纳入2016—2017年数据质量合格的831万专科病例为样本，对心血管内科专科进行分析。纳入分析的病例数中，2016年年出院例数100例以上涉及1824家医院，2017年年出院例数100例以上1867家医院。

1. 医疗服务能力

2016—2017年心血管内科医疗服务广度上升，DRG组数中位数由43上升至45。其中，三级医院DRG组数的中位数由54增加至56，二级医院DRG组数的中位数由35增加至37（图5-2-1-1）。2017年医疗服务广度最大的医院DRG组数为68。

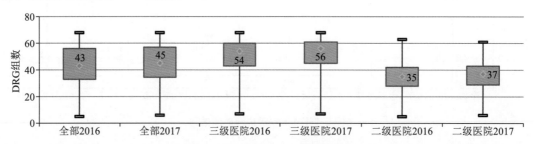

图5-2-1-1　心血管内科医疗服务广度

2016—2017年心血管内科医疗服务难度略有提升，CMI的中位数由0.98上升至0.99。其中，三级医院CMI的中位数由1.18上升至1.19，二级医院CMI的中位数2016年、2017年均为0.89（图5-2-1-2）。2017年医疗服务难度最大的医院CMI为2.28。

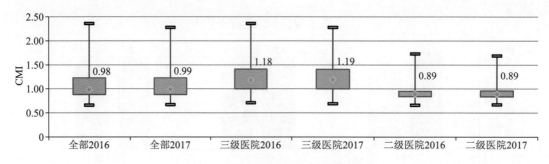

图5-2-1-2　心血管内科医疗服务难度

2. 医疗服务效率

本部分采用"费用消耗指数"和"时间消耗指数"评价医疗服务效率。指数值越低，说明治疗同类疾病的费用效率、时间效率越高。

2016—2017 年心血管内科费用效率略有上升，费用消耗指数的中位数由 0.82 降低至 0.81。其中，三级医院费用消耗指数的中位数由 0.98 降低至 0.97，二级医院费用消耗指数的中位数由 0.65 上升至 0.66（图 5-2-1-3）。2017 年费用效率较高的医院费用消耗指数（下四分位）为 0.63。

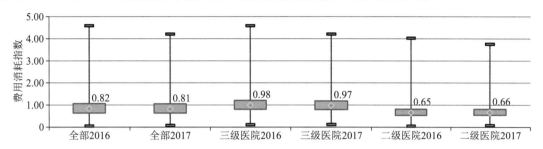

图 5-2-1-3　心血管内科费用效率

2016—2017 年心血管内科时间效率保持稳定，2016 年、2017 年时间消耗指数的中位数均为 1.00。其中，三级医院时间消耗指数的中位数由 1.04 降低至 1.03，二级医院时间消耗指数的中位数由 0.94 上升至 0.96（图 5-2-1-4）。2017 年时间效率较高的医院时间消耗指数（下四分位）为 0.88。

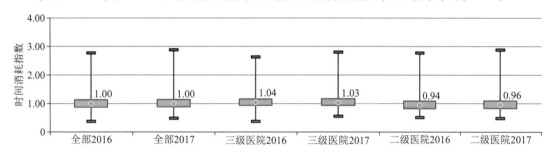

图 5-2-1-4　心血管内科时间效率

3. 医疗安全

2016—2017 年心血管内科医疗安全有显著提升，中低风险组死亡率由 0.17% 降低至 0.10%（中低风险组病例数 2016 年占比 61.05%，2017 年占比 44.30%）。其中，三级医院中低风险组死亡率由 0.16% 降低至 0.10%，二级医院中低风险组死亡率由 0.19% 降低至 0.12%（图 5-2-1-5）。2017 年中低风险组死亡率最低的医院为 0。

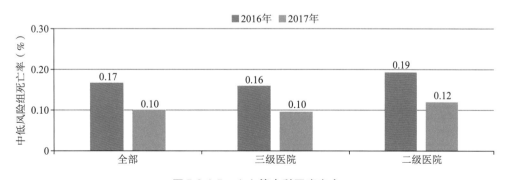

图 5-2-1-5　心血管内科医疗安全

2016—2017 年，心血管内科急危重病例救治能力提升，高风险组死亡率由 14.18% 降低至 12.94%（高风险组病例数 2016 年占比 7.22%，2017 年占比 7.68%）。其中，三级医院高风险组死亡率由 11.64% 降低至 10.94%，二级医院高风险组死亡率由 18.77% 降低至 17.26%（图 5-2-1-6）。2017 年高风险组死亡率最低的医院为 0。

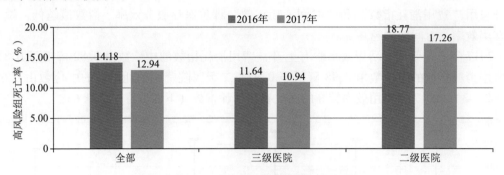

图 5-2-1-6　心血管内科急危重病例救治能力

第三节　普通外科 DRGs 绩效评价

本报告共纳入 2016—2017 年数据质量合格的 547 万专科病例为样本，对普通外科专科进行分析。纳入分析的病例数中，2016 年年出院例数 100 例以上涉及 1800 家医院，2017 年年出院例数 100 例以上 1839 家医院。

1. 医疗服务能力

2016—2017 年普通外科医疗服务广度上升，DRG 组数的中位数由 36 增加至 37。其中，三级医院 DRG 组数的中位数均为 45，二级医院 DRG 组数的中位数由 27 增加至 28（图 5-3-1-1）。2017 年医疗服务广度最大的医院 DRG 组数为 59。

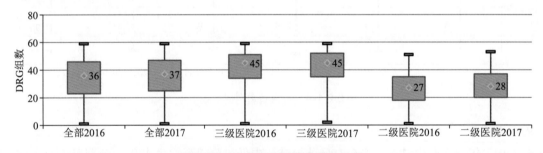

图 5-3-1-1　普通外科医疗服务广度

2016—2017 年普通外科医疗服务难度略有提升，CMI 的中位数由 1.17 上升至 1.18。其中，三级医院 CMI 的中位数均为 1.35，二级医院 CMI 的中位数均为 1.01（图 5-3-1-2）。2017 年医疗服务难度最大的医院 CMI 为 3.14。

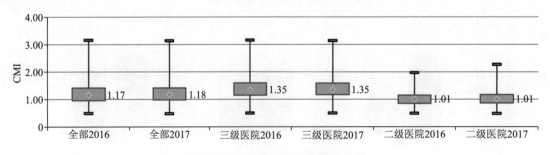

图 5-3-1-2　普通外科医疗服务难度

2. 医疗服务效率

本部分采用"费用消耗指数"和"时间消耗指数"评价医疗服务效率。指数值越低，说明治疗同类疾病的费用效率、时间效率越高。

2016—2017 年普通外科费用效率保持稳定，费用消耗指数的中位数均为 0.83。其中，三级医院费用消耗指数的中位数由 0.97 降低至 0.96，二级医院费用消耗指数的中位数均为 0.67（图 5-3-1-3）。2017 年费用效率较高的医院费用消耗指数（下四分位）为 0.65。

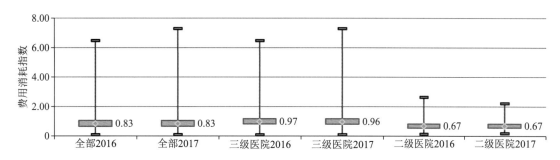

图 5-3-1-3　普通外科费用效率

2016—2017 年普通外科时间效率保持稳定，时间消耗指数的中位数由 1.00 上升至 1.01。其中，三级医院时间消耗指数的中位数均为 1.03，二级医院时间消耗指数的中位数由 0.96 上升至 0.98（图 5-3-1-4）。2017 年时间效率较高的医院时间消耗指数（下四分位）为 0.89。

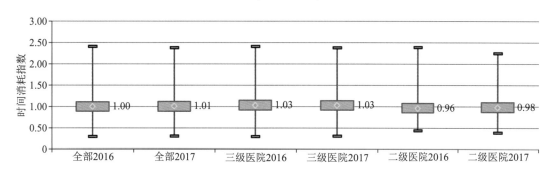

图 5-3-1-4　普通外科时间效率

3. 医疗安全

2016—2017 年普通外科医疗安全有所提升，中低风险组死亡率由 0.12% 降低至 0.11%（中低风险组病例数 2016 年占比 30.09%，2017 年占比 29.29%）。其中，三级医院中低风险组死亡率均为 0.12%，二级医院中低风险组死亡率由 0.12% 降低至 0.09%（图 5-3-1-5）。2017 年中低风险组死亡率最低的医院为 0。

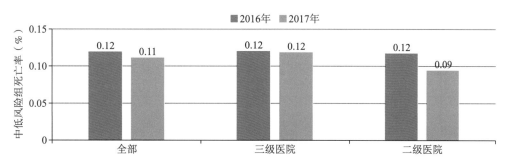

图 5-3-1-5　普通外科医疗安全

2016—2017 年普通外科急危重病例救治能力略有降低，高风险组死亡率由 7.83% 上升至 10.97%（高风险组病例数 2016 年占比 0.39%，2017 年占比 0.24%）。其中，三级医院高风险组死亡率由 7.45% 上升至 11.27%，二级医院高风险组死亡率由 12.11% 降低至 9.20%（图 5-3-1-6）。2017 年高风险组死亡率最低的医院为 0。

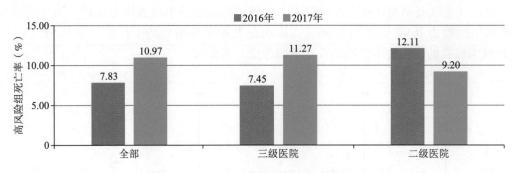

图 5-3-1-6　普通外科急危重病例救治能力

第四节　胸外科 DRGs 绩效评价

本报告共纳入 2016—2017 年数据质量合格的 112 万专科病例为样本，对胸外科专科进行分析。纳入分析的病例数中，2016 年年出院例数 100 例以上涉及 1217 家医院，2017 年年出院例数 100 例以上 1312 家医院。

1. 医疗服务能力

2016—2017 年胸外科医疗服务广度保持稳定，DRG 组数的中位数均为 12。其中，三级医院 DRG 组数的中位数由 13 增加至 14，二级医院 DRG 组数的中位数均为 10（图 5-4-1-1）。2017 年医疗服务广度最大的医院 DRG 组数为 20。

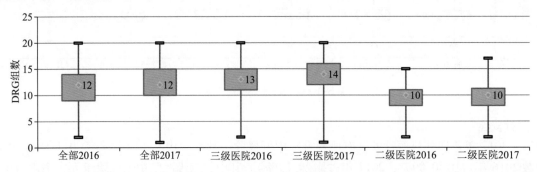

图 5-4-1-1　胸外科医疗服务广度

2016—2017 年，胸外科医疗服务难度保持稳定，CMI 的中位数均为 1.56。其中，三级医院 CMI 的中位数由 1.78 上升至 1.83，二级医院 CMI 的中位数由 1.16 上升至 1.17（图 5-4-1-2）。2017 年医疗服务难度最大的医院 CMI 为 3.76。

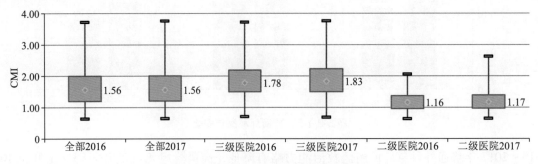

图 5-4-1-2　胸外科医疗服务难度

2. 医疗服务效率

本部分采用"费用消耗指数"和"时间消耗指数"评价医疗服务效率。指数值越低，说明治疗同类疾病的费用效率、时间效率越高。

2016—2017 年胸外科费用效率略有提升，费用消耗指数的中位数由 0.85 降低至 0.84。其中，三级医院费用消耗指数的中位数均为 0.95，二级医院费用消耗指数的中位数均为 0.67（图 5-4-1-3）。2017 年费用效率较高的医院费用消耗指数（下四分位）为 0.66。

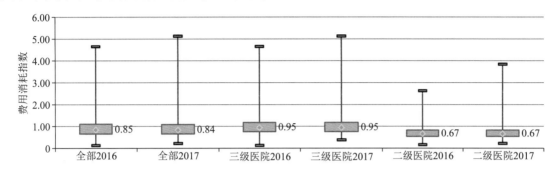

图 5-4-1-3　胸外科费用效率

2016—2017 年胸外科时间效率保持稳定，时间消耗指数的中位数在 1.01～1.02 波动。其中，三级医院时间消耗指数的中位数均为 1.04，二级医院时间消耗指数的中位数由 0.97 上升至 0.98（图 5-4-1-4）。2017 年时间效率较高的医院时间消耗指数（下四分位）为 0.92。

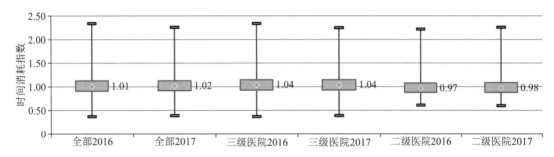

图 5-4-1-4　胸外科时间效率

3. 医疗安全

2016—2017 年胸外科医疗安全略有提升，中低风险组死亡率由 0.09% 降低至 0.07%（中低风险组病例数 2016 年占比 48.35%，2017 年占比 46.37%）。其中，三级医院中低风险组死亡率由 0.10% 降低至 0.07%，二级医院中低风险组死亡率由 0.06% 上升至 0.07%（图 5-4-1-5）。2017 年中低风险组死亡率最低的医院为 0。

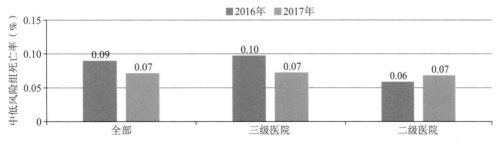

图 5-4-1-5　胸外科医疗安全

2016—2017 年胸外科急危重病例救治能力上升，高风险组死亡率由 4.52% 下降至 4.29%（高风险组病例数 2016 年占比 10.04%，2017 年占比 11.00%）。其中，三级医院高风险组死亡率由 2.8% 上升至 3.59%，二级医院高风险组死亡率由 4.55% 降低至 4.48%（图 5-4-1-6）。2017 年高风险组死亡率最低的医院为 0。

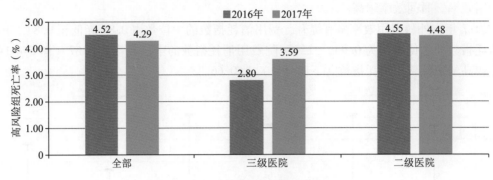

图 5-4-1-6　胸外科急危重病例救治能力

第五节　心脏大血管外科 DRGs 绩效评价

本报告共纳入 2016—2017 年数据质量合格的 38 万专科病例为样本，对心脏大血管外科专科进行分析。纳入分析的病例数中，2016 年年出院例数 100 例以上涉及 265 家医院，2017 年年出院例数 100 例以上 281 家医院。

1. 医疗服务能力

2016—2017 年心脏大血管外科医疗服务广度保持稳定，DRG 组数的中位数均为 19 左右。其中，三级医院 DRG 组数的中位数均为 19，二级医院 DRG 组数的中位数由 8 增加至 11（图 5-5-1-1）。2017 年医疗服务广度最大的医院 DRG 组数为 26。

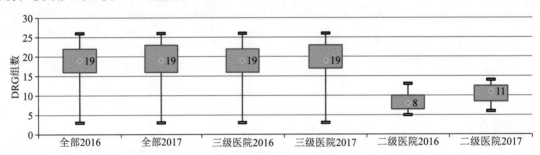

图 5-5-1-1　心脏大血管外科医疗服务广度

2016—2017 年，心脏大血管外科医疗服务难度上升，CMI 的中位数由 5.52 上升至 5.67。其中，三级医院 CMI 的中位数由 5.54 上升至 5.69，二级医院 CMI 的中位数由 4.47 上升至 4.51（图 5-5-1-2）。2017 年医疗服务难度最大的医院 CMI 为 8.00。

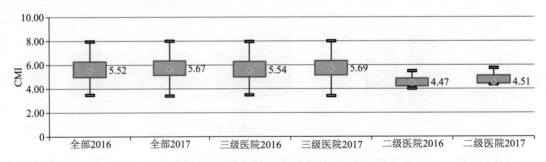

图 5-5-1-2　心脏大血管外科医疗服务难度

2. 医疗服务效率

本部分采用"费用消耗指数"和"时间消耗指数"评价医疗服务效率。指数值越低，说明治疗同类疾病的费用效率、时间效率越高。

2016—2017年心脏大血管外科费用效率上升，费用消耗指数的中位数由0.93降低至0.91。其中，三级医院费用消耗指数的中位数由0.93降低至0.91，二级医院费用消耗指数的中位数由0.56降低至0.36（图5-5-1-3）。2017年费用效率较高的医院费用消耗指数（下四分位）为0.78。

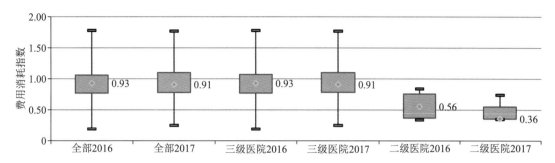

图5-5-1-3 心脏大血管外科费用效率

2016—2017年心脏大血管外科时间效率上升，时间消耗指数的中位数由1.07降低至1.05。其中，三级医院时间消耗指数的中位数由1.07降低至1.05，二级医院时间消耗指数的中位数由0.86降低至0.81（图5-5-1-4）。2017年时间效率较高的医院时间消耗指数（下四分位）为0.94。

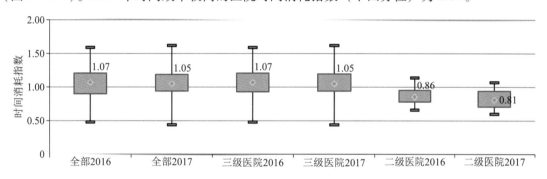

图5-5-1-4 心脏大血管外科时间效率

3. 医疗安全

2016—2017年心脏大血管外科医疗安全略有降低，中低风险组死亡率由0.14%上升至0.17%（中低风险组病例数2016年占比37.59%，2017年占比35.56%）。其中，三级医院中低风险组死亡率由0.14%上升至0.17%，二级医院中低风险组死亡率由0上升至0.91%，其原因是二级医院符合纳入条件的医院过少，总分析病例数也很少，故中低风险组死亡率波动较大（图5-5-1-5）。2017年中低风险组死亡率最低的医院为0。

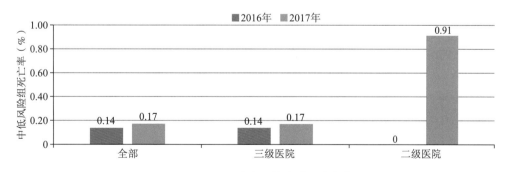

图5-5-1-5 心脏大血管外科医疗安全

2016—2017年心脏大血管外科急危重病例救治能力上升，高风险组死亡率由6.93%降低至6.68%（高风险组病例数2016年占比11.24%，2017年占比12.12%）。其中，三级医院高风险组死亡率由6.93%降低至6.65%，二级医院高风险组死亡率由7.89%上升至22.22%，其原因是二级医院符合纳入条件的医院过少，总分析病例数也很少，故高风险组死亡率波动较大（图5-5-1-6）。2017年高风险组死亡率最低的医院为0。

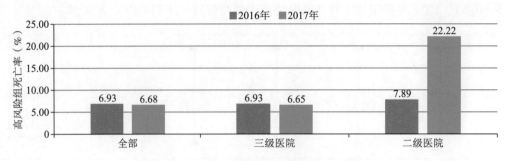

图 5-5-1-6　心脏大血管外科急危重病例救治能力

第六节　神经外科 DRGs 绩效评价

本报告共纳入 2016—2017 年数据质量合格的 194 万专科病例为样本，对神经外科专科进行分析。纳入分析的病例数中，2016 年年出院例数 100 例以上涉及 1416 家医院，2017 年年出院例数 100 例以上 1463 家医院。

1. 医疗服务能力

2016—2017 年神经外科医疗服务广度上升，DRG 组数中位数由 15 上升至 16。其中，三级医院 DRG 组数的中位数由 18 增加至 19，二级医院 DRG 组数的中位数由 11 增加至 12（图5-6-1-1）。2017 年医疗服务广度最大的医院 DRG 组数为 29。

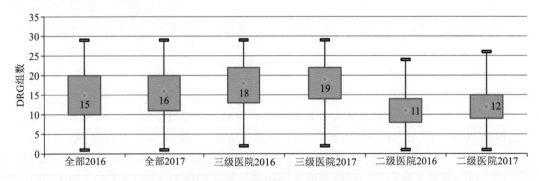

图 5-6-1-1　神经外科医疗服务广度

2016—2017 年神经外科医疗服务难度上升，CMI 的中位数由 2.12 上升至 2.20。其中，三级医院 CMI 的中位数由 2.59 上升至 2.60，二级医院 CMI 的中位数由 1.60 上升至 1.65（图5-6-1-2）。2017 年医疗服务难度最大的医院 CMI 为 6.27。

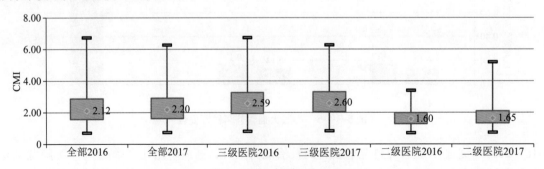

图 5-6-1-2　神经外科医疗服务难度

2. 医疗服务效率

本部分采用"费用消耗指数"和"时间消耗指数"评价医疗服务效率。指数值越低，说明治疗同类疾病的费用效率、时间效率越高。

2016—2017 年神经外科费用效率保持稳定，2016 年、2017 年费用消耗指数的中位数均为 0.82。其中，三级医院费用消耗指数的中位数由 0.95 降低至 0.93，二级医院费用消耗指数的中位数由 0.62 上升至 0.64（图 5-6-1-3）。2017 年费用效率较高的医院费用消耗指数（下四分位）为 0.62。

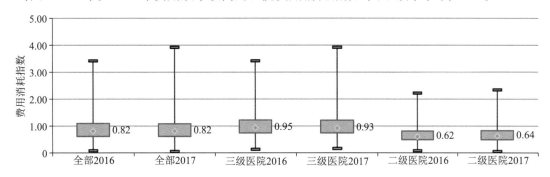

图 5-6-1-3　神经外科费用效率

2016—2017 年神经外科时间效率保持稳定，时间消耗指数的中位数基本维持在 1.00 左右。其中，三级医院时间消耗指数的中位数均为 1.05，二级医院时间消耗指数的中位数由 0.92 下降至 0.91（图 5-6-1-4）。2017 年时间效率较高的医院时间消耗指数（下四分位）为 0.88。

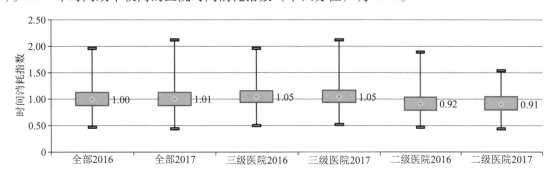

图 5-6-1-4　神经外科时间效率

3. 医疗安全

2016—2017 年神经外科医疗安全略有下降，中低风险组死亡率由 0.16% 上升至 0.20%（中低风险组病例数 2016 年占比 2.61%，2017 年占比 1.83%）。其中，三级医院中低风险组死亡率由 0.14% 上升至 0.19%，二级医院中低风险组死亡率由 0.95% 降低至 0.42%（图 5-6-1-5）。2017 年中低风险组死亡率最低的医院为 0。

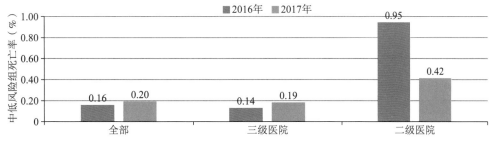

图 5-6-1-5　神经外科医疗安全

2016—2017 年神经外科急危重病例救治能力略有降低，高风险组死亡率由 8.82% 上升至 8.90%（高风险组病例数 2016 年占比 25.84%，2017 年占比 26.51%）。其中，三级医院高风险组死亡率由

7.68% 上升至 7.90%，二级医院高风险组死亡率由 9.04% 上升至 9.05%（图5-6-1-6）。2017 年高风险组死亡率最低的医院为 0。

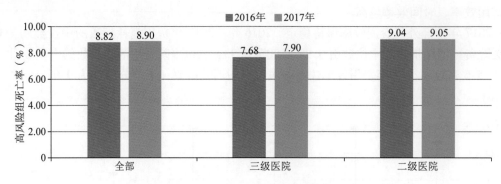

图 5-6-1-6　神经外科急危重病例救治能力

第七节　泌尿外科 DRGs 绩效评价

本报告共纳入 2016—2017 年数据质量合格的 203 万专科病例为样本，对泌尿外科专科进行分析。纳入分析的病例数中，2016 年年出院例数 100 例以上涉及 1471 家医院，2017 年年出院例数 100 例以上 1533 家医院。

1. 医疗服务能力

2016—2017 年泌尿外科医疗服务广度略有提升，DRG 组数中位数由 20 上升至 21。其中，三级医院 DRG 组数的中位数由 23 增加至 24，二级医院 DRG 组数的中位数由 16 增加至 17（图5-7-1-1）。2017 年医疗服务广度最大的医院 DRG 组数为 34。

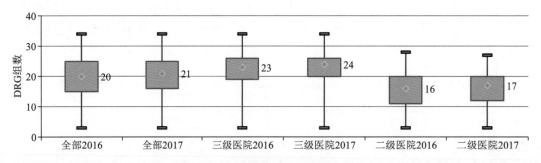

图 5-7-1-1　泌尿外科医疗服务广度

2016—2017 年泌尿外科医疗服务难度上升，CMI 的中位数由 0.95 上升至 0.98。其中，三级医院 CMI 的中位数由 1.05 上升至 1.06，二级医院 CMI 的中位数由 0.84 上升至 0.85（图5-7-1-2）。2017 年医疗服务难度最大的医院 CMI 为 2.60。

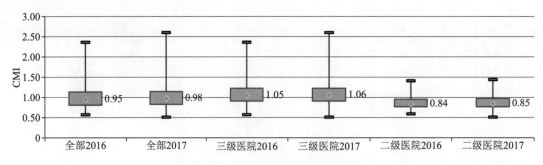

图 5-7-1-2　泌尿外科医疗服务难度

2. 医疗服务效率

本部分采用"费用消耗指数"和"时间消耗指数"评价医疗服务效率。指数值越低，说明治疗同类疾病的费用效率、时间效率越高。

2016—2017 年泌尿外科费用效率略有提升，费用消耗指数的中位数由 0.82 降低至 0.81。其中，三级医院费用消耗指数的中位数均为 0.96，二级医院费用消耗指数的中位数由 0.56 上升至 0.58（图 5-7-1-3）。2017 年费用效率较高的医院费用消耗指数（下四分位）为 0.59。

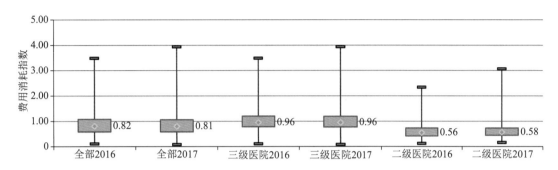

图 5-7-1-3　泌尿外科费用效率

2016—2017 年泌尿外科时间效率保持稳定，时间消耗指数的中位数在 1.01～1.02 波动。其中，三级医院时间消耗指数的中位数由 1.07 上升至 1.08，二级医院时间消耗指数的中位数由 0.91 上升至 0.92（图 5-7-1-4）。2017 年时间效率较高的医院时间消耗指数（下四分位）为 0.86。

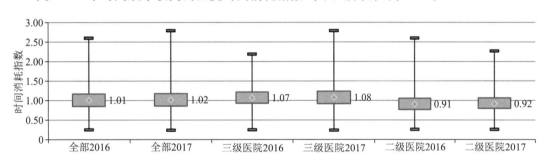

图 5-7-1-4　泌尿外科时间效率

3. 医疗安全

2016—2017 年泌尿外科医疗安全略有下降，中低风险组死亡率由 0.08% 上升至 0.11%（中低风险组病例数 2016 年占比 52.77%，2017 年占比 12.69%）。其中，三级医院中低风险组死亡率由 0.05% 上升至 0.11%，二级医院中低风险组死亡率由 0.16% 降低至 0.08%（图 5-7-1-5）。2017 年中低风险组死亡率最低的医院为 0。

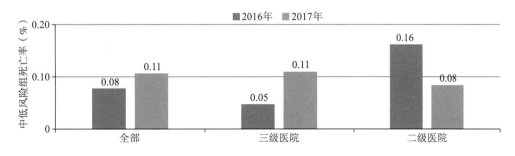

图 5-7-1-5　泌尿外科医疗安全

2016—2017 年泌尿外科急危重病例救治能力略有下降，高风险组死亡率由 6.98% 上升至 8.30%（高风险组病例数 2016 年、2017 年占比均为 0.03%）。其中，三级医院高风险组死亡率由 6.79% 上升至

8.02%，二级医院高风险组死亡率由8.11%上升至9.62%（图5-7-1-6）。2017年高风险组死亡率最低的医院为0。

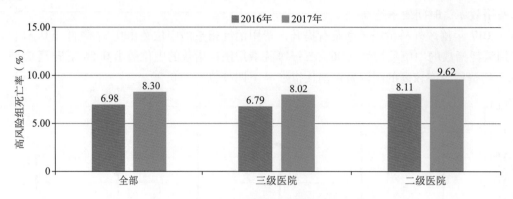

图 5-7-1-6　泌尿外科急危重病例救治能力

第八节　骨科DRGs绩效评价

本报告共纳入2016—2017年数据质量合格的960万专科病例为样本，对骨科专科进行分析。纳入分析的病例数中，2016年年出院例数100例以上涉及1917家医院，2017年年出院例数100例以上1955家医院。

1. 医疗服务能力

2016—2017年骨科医疗服务广度上升，DRG组数的中位数由45增加至47。其中，三级医院DRG组数的中位数由52增加至53，二级医院DRG组数的中位数由39增加至41（图5-8-1-1）。2017年医疗服务广度最大的医院DRG组数为66。

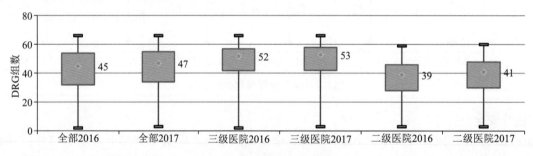

图 5-8-1-1　骨科医疗服务广度

2016—2017年骨科医疗服务难度上升，CMI的中位数由1.15上升至1.16。其中，三级医院CMI的中位数均为1.26，二级医院CMI的中位数由1.04上升至1.05（图5-8-1-2）。2017年医疗服务难度最大的医院CMI为2.49。

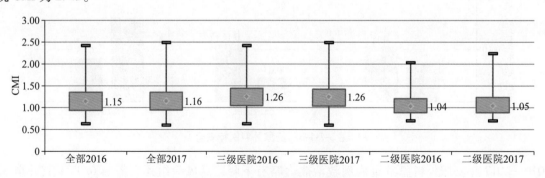

图 5-8-1-2　骨科医疗服务难度

2. 医疗服务效率

本部分采用"费用消耗指数"和"时间消耗指数"评价医疗服务效率。指数值越低，说明治疗同类疾病的费用效率、时间效率越高。

2016—2017 年骨科费用效率略有提升，费用消耗指数的中位数由 0.77 降低至 0.76。其中，三级医院费用消耗指数的中位数由 0.91 降低至 0.90，二级医院费用消耗指数的中位数均为 0.61（图5-8-1-3）。2017 年费用效率较高的医院费用消耗指数（下四分位）为 0.59。

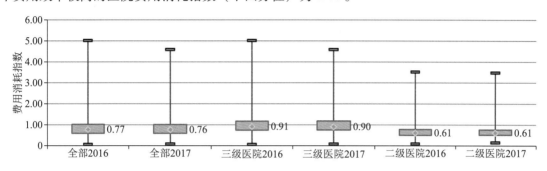

图 5-8-1-3　骨科费用效率

2016—2017 年骨科时间效率保持稳定，时间消耗指数的中位数在 1.01～1.02 波动。其中，三级医院时间消耗指数的中位数均为 1.04，二级医院时间消耗指数的中位数由 0.97 上升至 0.99（图5-8-1-4）。2017 年时间效率较高的医院时间消耗指数（下四分位）为 0.89。

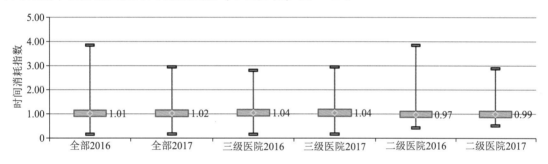

图 5-8-1-4　骨科时间效率

3. 医疗安全

2016—2017 年骨科医疗安全略有提升，中低风险组死亡率由 0.09% 降低至 0.08%（中低风险组病例数 2016 年占比 56.56%，2017 年占比 46.26%）。其中，三级医院中低风险组死亡率均为 0.08%，二级医院中低风险组死亡率由 0.14% 降低至 0.10%（图5-8-1-5）。2017 年中低风险组死亡率最低的医院为 0。

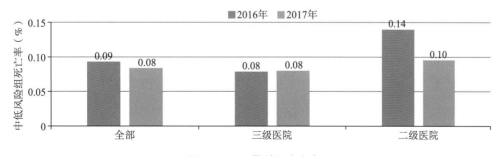

图 5-8-1-5　骨科医疗安全

2016—2017 年骨科急危重病例救治能力略有提升，高风险组死亡率由 8.77% 降低至 8.11%（高风险组病例数 2016 年占比 0.16%，2017 年占比 0.17%）。其中，三级医院高风险组死亡率由 8.94% 降低至 8.05%，二级医院高风险组死亡率由 7.97% 上升至 8.39%（图5-8-1-6）。2017 年高风险组死亡率最低的医院为 0。

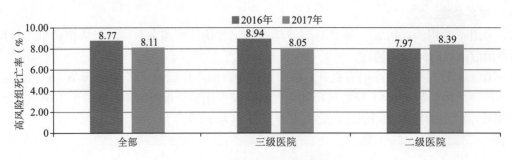

图 5-8-1-6　骨科急危重病例救治能力

第九节　眼科 DRGs 绩效评价

本报告共纳入 2016—2017 年数据质量合格的 366 万专科病例为样本，对眼科专科进行分析。纳入分析的病例数中，2016 年年出院例数 100 例以上涉及 2084 家医院，2017 年年出院例数 100 例以上 1475 家医院。

1. 医疗服务能力

2016—2017 年眼科医疗服务广度上升，DRG 组数的中位数由 13 增加至 16。其中，三级医院 DRG 组数的中位数由 17 增加至 18，二级医院 DRG 组数的中位数由 9 增加至 13（图 5-9-1-1）。2017 年医疗服务广度最大的医院 DRG 组数为 21。

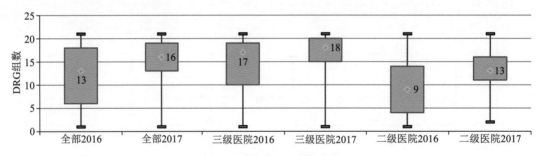

图 5-9-1-1　眼科医疗服务广度

2016—2017 年眼科医疗服务难度保持稳定，CMI 的中位数均为 0.60。其中，三级医院 CMI 的中位数均为 0.62，二级医院 CMI 的中位数均为 0.57（图 5-9-1-2）。2017 年医疗服务难度最大的医院 CMI 为 0.80。

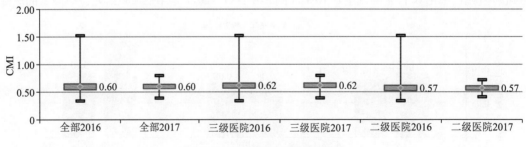

图 5-9-1-2　眼科医疗服务难度

2. 医疗服务效率

本部分采用"费用消耗指数"和"时间消耗指数"评价医疗服务效率。指数值越低，说明治疗同类疾病的费用效率、时间效率越高。

2016—2017 年眼科费用效率略有降低，费用消耗指数的中位数由 0.80 上升至 0.84。其中，三级医院费用消耗指数的中位数均为 0.96，二级医院费用消耗指数的中位数由 0.64 上升至 0.66（图 5-9-1-3）。

2017年费用效率较高的医院费用消耗指数（下四分位）为0.65。

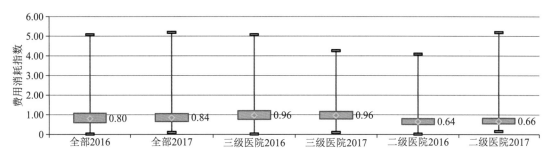

图5-9-1-3 眼科费用效率

2016—2017年眼科时间效率略有降低，时间消耗指数的中位数由1.04上升至1.06。其中，三级医院时间消耗指数的中位数由1.10上升至1.12，二级医院时间消耗指数的中位数由0.98上升至1.00（图5-9-1-4）。2017年时间效率较高的医院时间消耗指数（下四分位）为0.83。

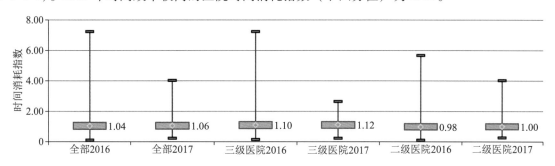

图5-9-1-4 眼科时间效率

3. 医疗安全

2016—2017年眼科医疗安全有显著提升，中低风险组死亡率由0.24%降低至0.08%（中低风险组病例数2016年占比13.48%，2017年占比19.08%）。其中，三级医院中低风险组死亡率由0.04%上升至0.08%，二级医院中低风险组死亡率由0.73%降低至0.07%（图5-9-1-5）。2017年中低风险组死亡率最低的医院为0。该专科无高风险组病例，故不对其急危重病例救治能力进行评价。

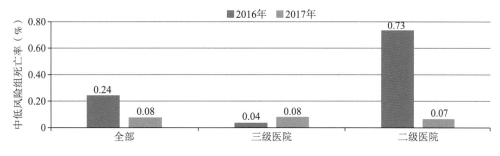

图5-9-1-5 眼科医疗安全

第十节 耳鼻喉科 DRGs 绩效评价

本报告共纳入2016—2017年数据质量合格的455万专科病例为样本，对耳鼻喉科专科进行分析。纳入分析的病例数中，2016年年出院例数100例以上涉及1821家医院，2017年年出院例数100例以上1879家医院。

1. 医疗服务能力

2016—2017年耳鼻喉科医疗服务广度上升，DRG组数中位数由19上升至20。其中，三级医院DRG

组数的中位数均为 22，二级医院 DRG 组数的中位数由 16 增加至 17（图 5-10-1-1）。2017 年医疗服务广度最大的医院 DRG 组数为 27。

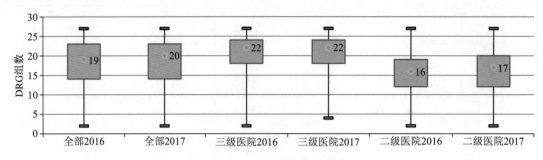

图 5-10-1-1　耳鼻喉科医疗服务广度

2016—2017 年 耳鼻喉科医疗服务难度保持稳定，CMI 的中位数基本维持均为 0.65。其中，三级医院 CMI 的中位数均为 0.70，二级医院 CMI 的中位数均为 0.61（图 5-10-1-2）。2017 年医疗服务难度最大的医院 CMI 为 1.89。

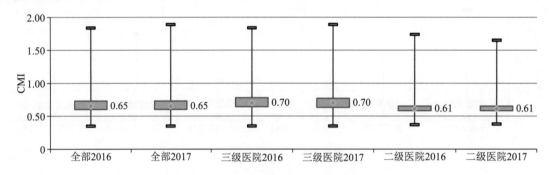

图 5-10-1-2　耳鼻喉科医疗服务难度

2. 医疗服务效率

本部分采用"费用消耗指数"和"时间消耗指数"评价医疗服务效率。指数值越低，说明治疗同类疾病的费用效率、时间效率越高。

2016—2017 年耳鼻喉科费用效率保持稳定，费用消耗指数的中位数均为 0.80。其中，三级医院费用消耗指数的中位数均为 0.99，二级医院费用消耗指数的中位数均为 0.60（图 5-10-1-3）。2017 年费用效率较高的医院费用消耗指数（下四分位）为 0.59。

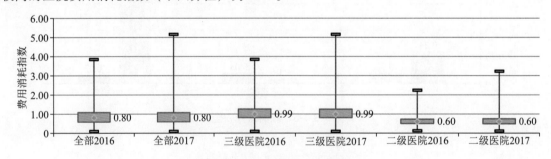

图 5-10-1-3　耳鼻喉科费用效率

2016—2017 年耳鼻喉科时间效率保持稳定，时间消耗指数的中位数均为 0.98。其中，三级医院时间消耗指数的中位数由 1.03 上升至 1.04，二级医院时间消耗指数的中位数均为 0.92（图 5-10-1-4）。2017 年时间效率较高的医院时间消耗指数（下四分位）为 0.86。

3. 医疗安全

2016—2017 年耳鼻喉科医疗安全略有下降，中低风险组死亡率由 0.12% 上升至 0.14%（中低风险组病例数 2016 年占比 28.76%，2017 年占比 21.77%）。其中，三级医院中低风险组死亡率由 0.13% 上升至0.15%，二级医院中低风险组死亡率由0.11%上升至0.12%（图5-10-1-5）。2017年中低风险组死亡率最低的医院为0。

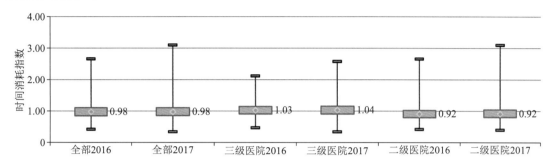

图5-10-1-4　耳鼻喉科时间效率

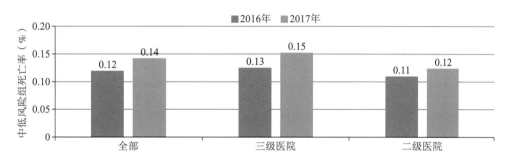

图5-10-1-5　耳鼻喉科医疗安全

2016—2017年耳鼻喉科急危重病例救治能力略有提升，高风险组死亡率由4.69%降低至4.37%（高风险组病例数2016年占比2.01%，2017年占比2.14%）。其中，三级医院高风险组死亡率由4.22%降低至4.00%，二级医院高风险组死亡率由8.31%降低至7.18%（图5-10-1-6）。2017年高风险组死亡率最低的医院为0。

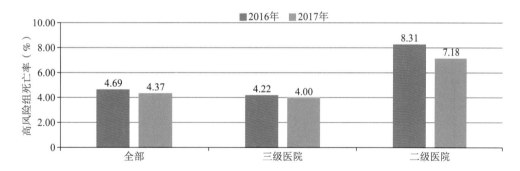

图5-10-1-6　耳鼻喉科急危重病例救治能力

第十一节　妇科DRGs绩效评价

本报告共纳入2016—2017年数据质量合格的619万专科病例为样本，对妇科专科进行分析。纳入分析的病例数中，2016年年出院例数100例以上涉及1875家医院，2017年年出院例数100例以上1921家医院。

1. 医疗服务能力

2016—2017年妇科医疗服务广度保持稳定，DRG组数的中位数均为22。其中，三级医院DRG组数的中位数均为24，二级医院DRG组数的中位数由19上升至20（图5-11-1-1）。2017年医疗服务广度最大的医院DRG组数为28。

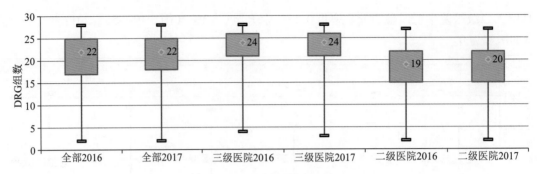

图 5-11-1-1　妇科医疗服务广度

2016—2017 年妇科医疗服务难度保持稳定，CMI 的中位数均为 0.69。其中，三级医院 CMI 的中位数由 0.78 上升至 0.79，二级医院 CMI 的中位数由 0.60 上升至 0.61（图 5-11-1-2）。2017 年医疗服务难度最大的医院 CMI 为 1.97。

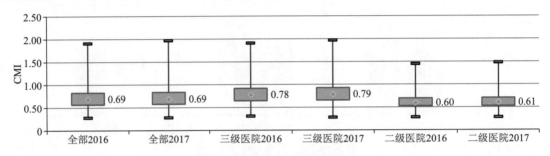

图 5-11-1-2　妇科医疗服务难度

2. 医疗服务效率

本部分采用"费用消耗指数"和"时间消耗指数"评价医疗服务效率。指数值越低，说明治疗同类疾病的费用效率、时间效率越高。

2016—2017 年妇科费用效率保持稳定，费用消耗指数的中位数均为 0.85。其中，三级医院费用消耗指数的中位数均为 0.97，二级医院费用消耗指数的中位数由 0.71 上升至 0.72（图 5-11-1-3）。2017 年费用效率较高的医院费用消耗指数（下四分位）为 0.68。

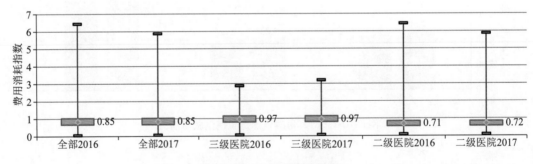

图 5-11-1-3　妇科费用效率

2016—2017 年妇科时间效率保持稳定，时间消耗指数的中位数均为 1.03。其中，三级医院时间消耗指数的中位数由 1.06 上升至 1.07，二级医院时间消耗指数的中位数均为 0.98（图 5-11-1-4）。2017 年时间效率较高的医院时间消耗指数（下四分位）为 0.89。

3. 医疗安全

2016—2017 年妇科医疗安全保持稳定，中低风险组死亡率基本维持在 0.12%（中低风险组病例数 2016 年占比 4.40%，2017 年占比 3.71%）。其中，三级医院中低风险组死亡率由 0.13% 降低至 0.12%，而二级医院中低风险组死亡率由 0.08% 上升至 0.11%（图 5-11-1-5）。2017 年中低风险组死亡率最低的医院为 0。

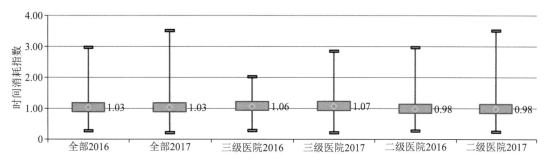

图 5-11-1-4　妇科时间效率

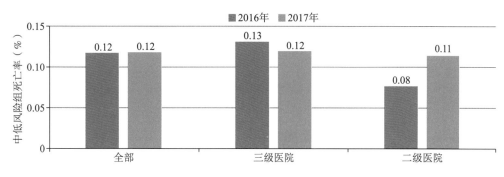

图 5-11-1-5　妇科医疗安全

2016—2017 年，妇科急危重病例救治能力略有下降，高风险组死亡率由 6.22% 上升至 7.91%（高风险组病例数 2016 年占比 0.22%，2017 年占比 0.21%）。其中，三级医院高风险组死亡率由 6.00% 上升至 7.75%，二级医院高风险组死亡率由 8.39% 上升至 9.10%（图 5-11-1-6）。2017 年高风险组死亡率最低的医院为 0。

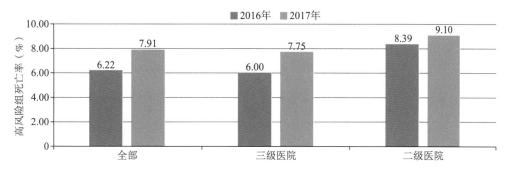

图 5-11-1-6　妇科急危重病例救治能力

第十二节　新生儿科 DRGs 绩效评价

本报告共纳入 2016—2017 年数据质量合格的 29 万专科病例为样本，对新生儿科专科进行分析。纳入分析的病例数中，2016 年年出院例数 100 例以上涉及 293 家医院，2017 年年出院例数 100 例以上 321 家医院。

1. 医疗服务能力

2016—2017 年新生儿科医疗服务广度保持稳定，DRG 组数的中位数均为 3。其中，三级医院 DRG 组数的中位数均为 4，二级医院 DRG 组数的中位数由 2 下降至 1（图 5-12-1-1）。2017 年医疗服务广度最大的医院 DRG 组数为 9。

2016—2017 年新生儿科医疗服务难度下降，CMI 的中位数由 1.23 下降至 1.16。其中，三级医院

CMI 的中位数由 2.12 上升至 2.21，而二级医院 CMI 的中位数由 1.10 降低至 1.04（图 5-12-1-2）。2017 年医疗服务难度最大的医院 CMI 为 7.14。

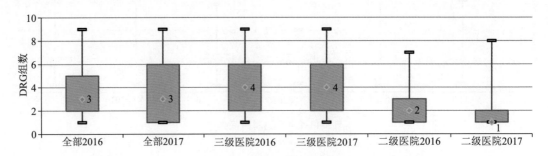

图 5-12-1-1　新生儿科医疗服务广度

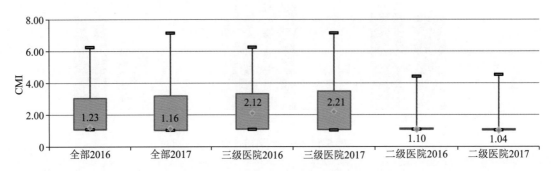

图 5-12-1-2　新生儿科医疗服务难度

2. 医疗服务效率

本部分采用"费用消耗指数"和"时间消耗指数"评价医疗服务效率。指数值越低，说明治疗同类疾病的费用效率、时间效率越高。

2016—2017 年新生儿科费用效率保持稳定，费用消耗指数的中位数均为 0.90。其中，三级医院费用消耗指数的中位数由 1.09 降低至 1.07，而二级医院费用消耗指数的中位数由 0.51 上升至 0.56（图 5-12-1-3）。2017 年费用效率较高的医院费用消耗指数（下四分位）为 0.59。

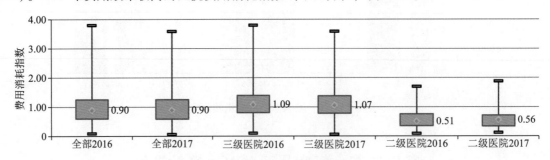

图 5-12-1-3　新生儿科费用效率

2016—2017 年新生儿科时间效率上升，时间消耗指数的中位数由 1.00 降低至 0.98。其中，三级医院时间消耗指数的中位数由 1.07 上升至 1.09，但二级医院时间消耗指数的中位数由 0.77 降低至 0.71（图 5-12-1-4）。2017 年时间效率较高的医院时间消耗指数（下四分位）为 0.74。

3. 医疗安全

2016—2017 年新生儿科医疗安全有显著提升，中低风险组死亡率由 0.22% 降低至 0.13%（中低风险组病例数 2016 年占比 77.53%，2017 年占比 80.16%）。其中，三级医院中低风险组死亡率由 0.21% 降低至 0.14%，二级医院中低风险组死亡率由 0.24% 降低至 0.12%（图 5-12-1-5）。2017 年中低风险组死亡率最低的医院为 0。

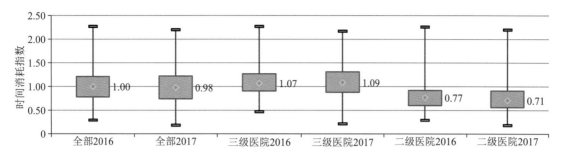

图 5-12-1-4　新生儿科时间效率

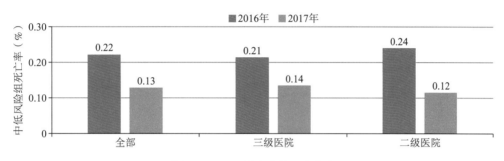

图 5-12-1-5　新生儿科医疗安全

2016—2017 年新生儿科急危重病例救治能力有显著提升，高风险组死亡率由 20.74% 降低至 18.12%（高风险组病例数 2016 年占比 3.78%，2017 年占比 3.44%）。其中，三级医院高风险组死亡率由 22.65% 降低至 19.55%，而二级医院高风险组死亡率由 6.60% 上升至 7.06%（图 5-12-1-6）。2017 年高风险组死亡率最低的医院为 0。

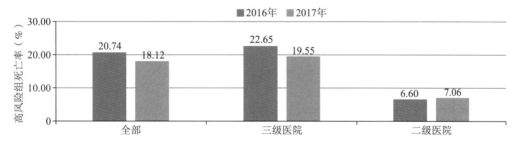

图 5-12-1-6　新生儿科急危重病例救治能力

第十三节　神经内科 DRGs 绩效评价

本报告共纳入 2016—2017 年数据质量合格的 998 万专科病例为样本，对神经内科专科进行分析。纳入分析的病例数中，2016 年年出院例数 100 例以上涉及 1903 家医院，2017 年年出院例数 100 例以上 1949 家医院。

1. 医疗服务能力

2016—2017 年神经内科医疗服务广度保持稳定，DRG 组数中位数维持在 26 组。其中，三级医院 DRG 组数的中位数维持在 30 组，二级医院 DRG 组数的中位数由 22 增加至 23（图 5-13-1-1）。2017 年医疗服务广度最大的医院 DRG 组数为 36。

2016—2017 年神经内科医疗服务难度保持稳定，CMI 的中位数在 1.10～1.11 波动。其中，三级医院 CMI 的中位数维持在 1.17，二级医院 CMI 的中位数维持在 1.05（图 5-13-1-2）。2017 年医疗服务难度最大的医院 CMI 为 2.46。

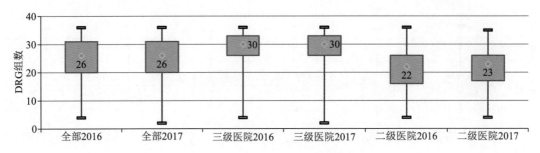

图 5-13-1-1　神经内科医疗服务广度

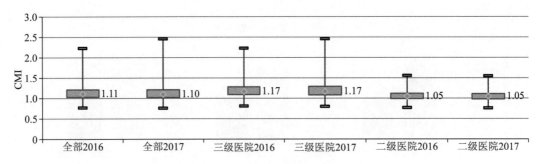

图 5-13-1-2　神经内科医疗服务难度

2. 医疗服务效率

本部分采用"费用消耗指数"和"时间消耗指数"评价医疗服务效率。指数值越低，说明治疗同类疾病的费用效率、时间效率越高。

2016—2017 年神经内科费用效率降低，费用消耗指数的中位数由 0.78 上升至 0.80。其中，三级医院费用消耗指数的中位数由 1.02 降低至 1.01，二级医院费用消耗指数的中位数由 0.60 上升至 0.61（图 5-13-1-3）。2017 年费用效率较高的医院费用消耗指数（下四分位）为 0.59。

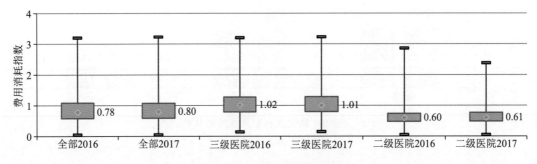

图 5-13-1-3　神经内科费用效率

2016—2017 年神经内科时间效率保持稳定，时间消耗指数的中位数在 0.97~0.98 波动。其中，三级医院时间消耗指数的中位数 2016 年、2017 年均为 1.04，二级医院时间消耗指数的中位数由 0.89 升高至 0.91（图 5-13-1-4）。2017 年时间效率较高的医院时间消耗指数（下四分位）为 0.85。

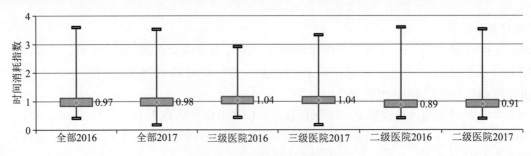

图 5-13-1-4　神经内科时间效率

3. 医疗安全

2016—2017 年，神经内科医疗安全有显著提升，中低风险组死亡率由 0.22% 降低至 0.19%（中低风险组病例数 2016 年占比 19.07%，2017 年占比 15.56%）。其中，三级医院中低风险组死亡率由 0.20% 降低至 0.17%，二级医院中低风险组死亡率由 0.25% 降低至 0.22%（图 5-13-1-5）。2017 年中低风险组死亡率最低的医院为 0。

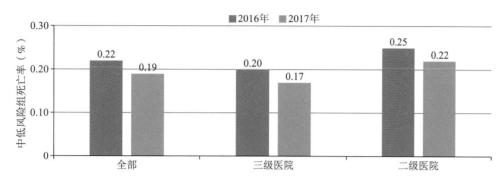

图 5-13-1-5　神经内科医疗安全

2016—2017 年，神经内科急危重病例救治能力上升，高风险组死亡率由 8.79% 降低至 8.66%（高风险组病例数 2016 年占比 8.68%，2017 年占比 8.55%）。其中，三级医院高风险组死亡率由 9.28% 降低至 9.23%，二级医院高风险组死亡率由 7.06% 降低至 6.78%（图 5-13-1-6）。2017 年高风险组死亡率最低的医院为 0。

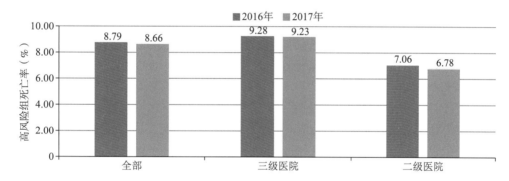

图 5-13-1-6　神经内科急危重病例救治能力

全国各省份及填报医院填报情况

自 2015 年起，国家卫生健康委每年组织开展全国医疗服务和质量安全数据网络抽样调查，并在此基础之上形成了《年度国家医疗服务与质量安全报告》，为全面评估我国医疗服务与质量管理状况、促进医疗质量提升等方面提供了较为客观、科学的数据参考，一直受到行业内外的广泛关注。在数据抽样调查中，参与数据网络上报的医院均表现出极大的热情和工作积极性，通过所填报的数据充分展现了本医疗机构的医疗服务状况及医疗质量水平，共同为科学评价行业医疗质量水平提供了充足的数据基础。但在整理各级医疗机构上报的数据中，发现医疗机构之间填报工作执行的完整度、工作效率、数据准确性等均有所差异，部分数据指标的填报情况直接反映出医疗机构医疗质量管理能力和水平，甚至折射出医疗机构对医疗质量管理的重视程度。因此，本年度将以全国医疗服务与质量安全数据抽样调查数据结果为依据，遴选客观指标对医疗机构在本项工作中所展现的医疗质量管理水平进行星级医院评价，以加强医疗质量精细化管理的政策导向作用，鼓励先进，促进各级各类医疗机构更加重视医疗质量数据化管理及信息上报工作；同时督促各级卫生健康行政部门及医疗机构进一步加强医疗质量指标化管理，提高质量管理信息化水平。

鉴于 2018 年全国医疗质量抽样调查时在系统中加入逻辑校验、区间设置、异常值提醒、数据提交限制等设定，基本不存在基础指标缺失、全"0"率、基础数据错误、填报完整度极低等情况，故结合国家医疗质量、安全管理工作需要，对 2017 年度星级医院评价指标有针对性的进行调整，增加对重点病种、重点手术、恶性肿瘤相关数据、不良事件数据，过程质量指标数据等重点填报项数据质量及病案首页数据上传质量的评估。

星级医院评价依据上报数据质量情况，按照表 1 所列客观评价指标进行加分或减分。全部医疗机构统一标准，统一设定各医疗机构数据填报工作质量均应当具备 8（★）级水平，然后根据各医疗机构填报数据实际情况，按照表 1 所列客观评价指标进行加分（加分标记为★）或减分（减分标记为☆）。每个医院得★数量为其最终评价结果，9★为最高分，依次递减，0 为最低分，用 0 表示。

表 1　星级医院评价指标

考核类型	考核项目	得星（★）数	核算标准
医院整体填报情况	病案首页数据上传	得★	参与 2016、2017 年病案首页上传且与当年填报的出院人次数一致
	病案首页数据上传	得☆	参与 2016、2017 两年病案首页上传且其中 1 年与当年填报的出院人次数一致
	病案首页数据上传	不扣分	参与 2016、2017 年病案首页上传
	病案首页数据上传	扣☆	仅参与 2016 年获 2017 年单年度病案首页上传
	病案首页数据上传	扣★	未参与 2016、2017 年案首页上传
	未提交抽样调查填报数据	扣★	未提交 2017 年度抽样调查数据

考核类型	考核项目	得星(★)数	核算标准
医院整体填报情况	工作连续性※	得★	参加数据上报3年及以上
	工作连续性※	得☆	参加数据上报2年
	工作连续性※	不计分	参加数据上报1年
	填报完整度(t)	不扣分	$t \geq 95\%$
	填报完整度(t)	扣★	$t < 95\%$
	整体"/"率(P,质控指标无法统计或医疗项目未开展)	不扣分	$P \leq 10\%$
	整体"/"率(P,质控指标无法统计或医疗项目未开展)	扣☆	$10\% < P \leq 20\%$
	整体"/"率(P,质控指标无法统计或医疗项目未开展)	扣★	$P > 20\%$
	工作配合度	扣★	数据核查/清洗阶段不配合编写组人员电话沟通
重点填报项数据质量	重点病种&手术数据&恶性肿瘤数据质量(x,指本考核填报项内数据"/""//"的项目数占本考核项总数的比例)	不扣分	$x \leq 25\%$
	重点病种&手术数据&恶性肿瘤数据质量(x,指本考核填报项内数据"/""//"的项目数占本考核项总数的比例)	扣☆	$25\% < x \leq 50\%$
	重点病种&手术数据&恶性肿瘤数据质量(x,指本考核填报项内数据"/""//"的项目数占本考核项总数的比例)	扣★	$x > 50\%$
	重点病种&手术数据&肿瘤全"0"率	扣★	本考核项内所有指标均为0
	不良事件数据质量(x,指本考核填报项内数据"/""//"的项目数占本考核项总数的比例)	不扣分	$x \leq 25\%$
	不良事件数据质量(x,指本考核填报项内数据"/""//"的项目数占本考核项总数的比例)	扣☆	$25\% < x \leq 50\%$
	不良事件数据质量(x,指本考核填报项内数据"/""//"的项目数占本考核项总数的比例)	扣★	$x > 50\%$
	不良事件数据质量全"0"率	扣★	本考核项内所有指标均为0
	过程质量指标(x,指本考核填报项内数据"/""//"的项目数占本考核项总数的比例)	不扣分	$x \leq 25\%$
	过程质量指标(x,指本考核填报项内数据"/""//"的项目数占本考核项总数的比例)	扣☆	$25\% < x \leq 50\%$
	过程质量指标(x,指本考核填报项内数据"/""//"的项目数占本考核项总数的比例)	扣★	$x > 50\%$
	过程质量指标全"0"率	扣★	本考核项内所有指标均为0
	填报人数据质量	不扣分	医院登记信息中数据填报人和联系电话完整准确
	填报人数据质量	扣★	医院登记信息中无数据填报人或联系电话,或联系电话错误

由于部分上报医疗机构无病床，本年度此类医疗机构单独评分，统一设定各医疗机构数据填报工作质量均应当具备6（★）级水平，然后根据各医疗机构填报数据实际情况，按照表2所列客观评价指标进行加分或减分，每个医疗机构得★数量为其最终评价结果，7星（★）级为最高，0为最低分。

表2　星级医院评价指标（无病床）

考核 类型	考核项目	得星（★）数	核算标准
医院整体填报情况	数据异常	扣★	上报有出院人次
	数据上报情况	扣★	未提交2017年度抽样调查数据
	工作连续性※	得★	参加数据上报3年及以上
	工作连续性※	得☆	参加数据上报2年
	工作连续性※	不计分	参加数据上报1年
	填报完整度(t)	不扣分	$t \geq 80\%$
	填报完整度(t)	扣★	$t < 80\%$
	整体"/"率(P,质控指标无法统计或医疗项目未开展)	不扣分	$P = 0$
	整体"/"率(P,质控指标无法统计或医疗项目未开展)	扣☆	$0 < P \leq 1\%$
	整体"/"率(P,质控指标无法统计或医疗项目未开展)	扣★	$P > 1\%$
	工作配合度	扣★	数据核查/清洗阶段不配合编写组人员电话沟通
重点填报项数据质量	不良事件数据质量(x,指本考核填报项内数据"/""//"的项目数占本考核项总数的比例)	不扣分	$x \leq 25\%$
	不良事件数据质量(x,指本考核填报项内数据"/""//"的项目数占本考核项总数的比例)	扣☆	$25\% < x \leq 50\%$
	不良事件数据质量(x,指本考核填报项内数据"/""//"的项目数占本考核项总数的比例)	扣★	$x > 50\%$
	不良事件数据质量全"0"率	扣★	本考核项内所有指标均为0
	填报人数据质量	不扣分	医院登记信息中数据填报人和联系电话完整准确
	填报人数据质量	扣★	医院登记信息中无数据填报人或联系电话，或联系电话错误

注：有无床位根据实际填报数据判断。

本年度按照星级评分（满分9分）省级均值进行排序。

表3 各省份（包括新疆兵团）数据质量评分平均情况

省份	医疗机构数	完整度（%）	整体"/"率（%）	星级总评分	省份	医疗机构数	完整度（%）	整体"/"率（%）	星级总评分
新疆兵团	19	99.73	13.38	6.66	河南	367	91.67	18.45	4.87
江西	309	97.47	14.15	5.84	广西	266	86.62	16.81	4.78
广东	543	95.32	17.08	5.68	安徽	268	89.78	19.09	4.66
浙江	261	95.94	15.24	5.64	陕西	279	87.76	21.61	4.64
山东	530	98.10	19.56	5.46	贵州	286	94.86	23.31	4.63
天津	103	95.49	23.86	5.40	云南	378	88.31	21.14	4.62
上海	152	93.24	19.98	5.38	内蒙古	253	91.42	21.00	4.61
江苏	340	93.42	16.92	5.38	海南	61	85.14	24.53	4.61
四川	588	91.93	16.27	5.28	辽宁	375	90.09	18.76	4.59
北京	173	86.88	17.45	5.12	宁夏	76	91.84	20.28	4.39
河北	550	94.53	18.27	5.11	湖南	302	84.69	18.80	4.25
山西	241	92.07	18.37	5.11	甘肃	105	84.16	19.17	4.24
重庆	217	92.27	21.04	5.09	吉林	211	84.32	19.52	4.20
福建	195	92.32	17.87	5.06	黑龙江	369	92.53	23.67	4.19
湖北	291	82.98	14.44	4.96	青海	47	78.66	19.05	4.05
新疆	190	92.53	18.41	4.94					

表4 委属委管医院（39家）星级评分情况

医院名称	完整度（%）	整体"/"率（%）	星级总评分	医院名称	完整度（%）	整体"/"率（%）	星级总评分
北京大学第三医院	100	5.07	★★★★★★★★★	复旦大学附属华山医院	100	5.91	★★★★★★★
中山大学附属口腔医院	100	3.72	★★★★★★★★☆	山东大学齐鲁医院	99.96	5.73	★★★★★★★
中国医学科学院肿瘤医院	100	0	★★★★★★★★☆	华中科技大学同济医学院附属协和医院	100	8.54	★★★★★★★
复旦大学附属妇产科医院	100	0.61	★★★★★★★★☆				
中山大学附属第三医院	100	7.68	★★★★★★★★☆	四川大学华西第二医院	99.53	0.91	★★★★★★★
北京大学第一医院	100	8.77	★★★★★★★★	北京大学第六医院	99.89	24.32	★★★★★★☆
北京大学口腔医院	100	0	★★★★★★★★	吉林大学口腔医院	100	14.31	★★★★★★☆
吉林大学中日联谊医院	100	5.94	★★★★★★★★	中山大学肿瘤防治中心	100	10.07	★★★★★★☆
复旦大学附属肿瘤医院	100	7.86	★★★★★★★★	西安交通大学第二附属医院	100	10.26	★★★★★★☆
复旦大学附属儿科医院	100	1.29	★★★★★★★★				
中南大学湘雅三医院	100	2.50	★★★★★★★★	吉林大学第一医院	100	15.00	★★★★★★
中南大学湘雅二医院	99.91	3.07	★★★★★★★★	华中科技大学同济医学院附属梨园医院	100	17.74	★★★★★★
中山大学孙逸仙纪念医院	100	6.12	★★★★★★★★				
中山大学附属第一医院	99.96	5.88	★★★★★★★★	复旦大学附属中山医院	100	21.62	★★★★★☆
四川大学华西口腔医院	100	3.90	★★★★★★★★	山东大学第二医院	100	6.25	★★★★★
北京大学人民医院	100	6.20	★★★★★★★☆	中日友好医院	92	0.45	★★★★★
北京医院	99.96	8.14	★★★★★★★☆	西安交通大学医学院第一附属医院	100	29.36	★★★★☆
中国医学科学院阜外医院	100	1.21	★★★★★★★☆				
吉林大学第二医院	100	2.32	★★★★★★★☆	中国医学科学院血液病医院	100	21.44	★★★★
华中科技大学同济医学院附属同济医院	100	1.59	★★★★★★★☆				
四川大学华西医院	100	3.40	★★★★★★★☆	复旦大学附属眼耳鼻喉科医院	66.67	0	★★★☆
西安交通大学口腔医院	100	13.57	★★★★★★★☆	中南大学湘雅医院	89.91	21.41	★★☆

各省份（包括新疆生产建设兵团）医疗机构星级评分情况如下，由于篇幅限制，仅保留各省份填报数据工作最好的10家医疗机构，作为数据填报红榜（表5～表35），数据填报工作较差的医疗机构，作为数据填报白榜（表36）供参考，其余医疗机构填报情况详见www.ncis.cn网站全国医疗质量数据抽样调查平台。

表5　新疆兵团星级评分情况

医院名称	完整度(%)	整体"/"率(%)	星级总评分	医院名称	完整度(%)	整体"/"率(%)	星级总评分
新疆生产建设兵团第一师医院	100	3.67	★★★★★★★☆	新疆生产建设兵团第一师阿拉尔医院	99.77	12.33	★★★★★★★☆
新疆生产建设兵团第六师医院	96.99	10.07	★★★★★★★☆	新疆生产建设兵团第四师医院	100	12.91	★★★★★★★
新疆生产建设兵团医院	100	5.03	★★★★★★★	石河子绿洲医院	100	16.16	★★★★★★
新疆生产建设兵团第六师奇台医院	100	6.44	★★★★★★☆	新疆生产建设兵团第十师北屯医院	99.75	9.92	★★★★★★
新疆生产建设兵团第三师医院	99.95	9.18	★★★★★★☆	新疆生产建设兵团第八师石河子市妇幼保健院	99.48	2.73	★★★★★★

表6　江西省星级评分情况

医院名称	完整度(%)	整体"/"率(%)	星级总评分	医院名称	完整度(%)	整体"/"率(%)	星级总评分
南昌县人民医院	100	1.30	★★★★★★★★	萍乡市第二人民医院	100	1.79	★★★★★★★☆
景德镇市第一人民医院	100	2.57	★★★★★★★★	寻乌县人民医院	100	2.49	★★★★★★★☆
南昌大学第二附属医院	100	2.79	★★★★★★★★	上栗县人民医院	100	5.05	★★★★★★★☆
九江市第五人民医院	100	4.05	★★★★★★★★	井冈山大学附属医院	100	5.22	★★★★★★★☆
南昌市第九医院	100	0.08	★★★★★★★☆	余江县人民医院	100	6.01	★★★★★★★☆

表7　广东省星级评分情况

医院名称	完整度(%)	整体"/"率(%)	星级总评分	医院名称	完整度(%)	整体"/"率(%)	星级总评分
东莞市人民医院	100	1.80	★★★★★★★★	湛江市妇幼保健院	100	0.48	★★★★★★★☆
东莞市妇幼保健院	100	1.82	★★★★★★★★	广州市荔湾区妇幼保健院	100	0.99	★★★★★★★☆
中山大学附属口腔医院	100	3.72	★★★★★★★★	茂名市妇幼保健计划生育服务中心	100	1.05	★★★★★★★☆
广宁县人民医院	99.9	6.80	★★★★★★★★	江门市新会区妇幼保健院	100	2.26	★★★★★★★☆
广州市胸科医院	100	0.16	★★★★★★★☆	江门市第三人民医院	100	2.39	★★★★★★★☆

表8　浙江省星级评分情况

医院名称	完整度(%)	整体"/"率(%)	星级总评分	医院名称	完整度(%)	整体"/"率(%)	星级总评分
有病床				有病床			
宁波大学医学院附属医院	100	1.46	★★★★★★★☆	绍兴市立医院	100	5.61	★★★★★★★☆
浙江省台州医院	100	1.55	★★★★★★★☆	台州市肿瘤医院	100	7.53	★★★★★★★☆
金华市第二医院	100	2.08	★★★★★★☆☆	宁波市精神病院	100	14.87	★★★★★★☆☆
宁波市鄞州人民医院	100	2.52	★★★★★★★☆	浦江县人民医院	99.82	5.14	★★★★★★★☆
丽水市中心医院	100	4.64	★★★★★★★☆	绍兴市上虞人民医院	99.57	4.25	★★★★★★★☆

表9　山东省星级评分情况

医院名称	完整度(%)	整体"/"率(%)	星级总评分	医院名称	完整度(%)	整体"/"率(%)	星级总评分
济宁医学院附属医院	100	1.19	★★★★★★★★	莱芜市人民医院	100	8.97	★★★★★★★☆
济宁市第一人民医院	100	1.96	★★★★★★★☆	滕州市中心人民医院	100	0.04	★★★★★★★★
莒南县人民医院	100	4.26	★★★★★★★☆	威海市立医院	100	0.08	★★★★★★★★
淄博市第一医院	100	4.28	★★★★★★★☆	泰山医学院附属医院	100	0.44	★★★★★★★★
东营市人民医院	100	4.61	★★★★★★★☆	潍坊医学院附属医院	100	0.52	★★★★★★★★

表10　天津市星级评分情况

医院名称	完整度(%)	整体"/"率(%)	星级总评分	医院名称	完整度(%)	整体"/"率(%)	星级总评分
天津市第五中心医院	100	8.73	★★★★★★★☆	天津华兴医院	100	7.23	★★★★★★★★
泰达国际心血管病医院	100	1.54	★★★★★★★★	天津市第四中心医院	99.96	9.15	★★★★★★★★
天津市肿瘤医院	100	3.76	★★★★★★★★	天津市第二医院	100	4.90	★★★★★★☆☆
天津市口腔医院	100	4.46	★★★★★★★	天津市滨海新区塘沽妇产医院	100	5.41	★★★★★★☆☆
天津市宝坻区人民医院	100	4.90	★★★★★★★	蓟州区人民医院	100	6.12	★★★★★★☆☆

表11　上海市星级评分情况

医院名称	完整度(%)	整体"/"率(%)	星级总评分	医院名称	完整度(%)	整体"/"率(%)	星级总评分
复旦大学附属妇产科医院	100	0.61	★★★★★★★☆	上海市第一人民医院宝山分院	99.69	12.04	★★★★★★★☆
上海长海医院	100	2.75	★★★★★★★☆	上海市徐汇区大华医院	99.45	3.79	★★★★★★★☆
上海市嘉定区妇幼保健院	100	8.24	★★★★★★★☆	复旦大学附属儿科医院	100	1.29	★★★★★★★★
上海市第六人民医院金山分院	100	11.93	★★★★★★★☆	上海市第一妇婴保健院	100	1.78	★★★★★★★★
复旦大学附属金山医院	100	12.24	★★★★★★★☆	上海市东方医院	100	2.98	★★★★★★★★

表12 江苏省星级评分情况

医院名称	完整度(%)	整体"/"率(%)	星级总评分	医院名称	完整度(%)	整体"/"率(%)	星级总评分
盱眙县人民医院	100	0.59	★★★★★★★★	南京市口腔医院	100	5.58	★★★★★★★★
南通市肿瘤医院	100	0.98	★★★★★★★★	南通市第三人民医院	99.83	3.93	★★★★★★★★
连云港市第一人民医院	100	1.03	★★★★★★★★	徐州市传染病医院	100	2.01	★★★★★★★☆
镇江市第一人民医院	100	1.31	★★★★★★★★	无锡市精神卫生中心	100	2.29	★★★★★★★☆
睢宁县人民医院	100	1.94	★★★★★★★★	徐州市肿瘤医院	100	6.37	★★★★★★★☆

表13 四川省星级评分情况

医院名称	完整度(%)	整体"/"率(%)	星级总评分	医院名称	完整度(%)	整体"/"率(%)	星级总评分
成都市第四人民医院	100	6.55	★★★★★★★★	成都市妇女儿童中心医院	100	0.57	★★★★★★★☆
四川省地矿局四〇五医院	100	0.05	★★★★★★★☆	乐山市人民医院	100	1.44	★★★★★★★☆
成都双楠医院	100	0.09	★★★★★★★☆	罗江县人民医院	100	1.69	★★★★★★★☆
四川省肿瘤医院	100	0.25	★★★★★★★☆	成都市龙泉驿区妇幼保健院	100	3.31	★★★★★★★☆
广元市精神卫生中心	100	0.29	★★★★★★★☆	成都金沙医院	100	5.03	★★★★★★★☆

表14 北京市星级评分情况

医院名称	完整度(%)	整体"/"率(%)	星级总评分	医院名称	完整度(%)	整体"/"率(%)	星级总评分
北京市石景山医院	100	4.59	★★★★★★★★	北京京煤集团总医院	100	15.16	★★★★★★★☆
首都医科大学附属北京妇产医院	100	4.60	★★★★★★★★	北京大学口腔医院	100	0	★★★★★★★
北京大学第三医院	100	5.07	★★★★★★★★	首都儿科研究所附属儿童医院	100	0	★★★★★★★
中国医学科学院肿瘤医院	100	0	★★★★★★★☆	首都医科大学附属北京口腔医院	100	0.51	★★★★★★★
北京市海淀医院	100	8.56	★★★★★★★☆	首都医科大学附属北京儿童医院	100	1.39	★★★★★★★

表15 河北省星级评分情况

医院名称	完整度(%)	整体"/"率(%)	星级总评分	医院名称	完整度(%)	整体"/"率(%)	星级总评分
承德县医院	100	0.37	★★★★★★★☆	河北省胸科医院	100	9.05	★★★★★★★☆
河北医科大学第四医院	100	3.90	★★★★★★★☆	围场满族蒙古族自治县医院	100	0.04	★★★★★★★
衡水市人民医院	100	5.09	★★★★★★★☆	邢台市人民医院	100	1.00	★★★★★★★
雄县医院	100	5.38	★★★★★★★☆	河北医科大学第三医院	100	1.19	★★★★★★★
保定市妇幼保健院	100	5.57	★★★★★★★☆	保定市满城区人民医院	100	1.58	★★★★★★★

表 16　山西省星级评分情况

医院名称	完整度(%)	整体"/"率(%)	星级总评分	医院名称	完整度(%)	整体"/"率(%)	星级总评分
晋城市妇幼保健院	100	2.26	★★★★★★★	沁源县人民医院	100	5.45	★★★★★★☆
吕梁市人民医院	100	6.98	★★★★★★★	山西医科大学第二医院	99.87	3.80	★★★★★★☆
山西医科大学第一医院	100	8.05	★★★★★★★	长治市人民医院	100	0.97	★★★★★★
长治医学院附属和平医院	100	0.20	★★★★★★☆	山西省儿童医院(山西省妇幼保健院)	100	1.48	★★★★★★
临汾市第四人民医院	100	4.53	★★★★★★☆	山西潞安矿业(集团)有限责任公司总医院	100	2.19	★★★★★★

表 17　重庆市星级评分情况

医院名称	完整度(%)	整体"/"率(%)	星级总评分	医院名称	完整度(%)	整体"/"率(%)	星级总评分
重庆医科大学附属儿童医院	100	2.85	★★★★★★★	重庆市妇幼保健院	99.76	2.04	★★★★★★☆
重庆市万州区人民医院	100	2.95	★★★★★★★	重庆贝诺妇产医院	100	3.98	★★★★★★
重庆医科大学附属第一医院	100	1.45	★★★★★★☆	重庆市肿瘤医院	100	4.01	★★★★★★
重庆市渝北区人民医院	100	1.48	★★★★★★☆	石柱土家族自治县人民医院	100	4.98	★★★★★★
重庆市铜梁区人民医院	100	9.98	★★★★★★☆	重庆市开州区人民医院	100	5.84	★★★★★★

表 18　福建省星级评分情况

医院名称	完整度(%)	整体"/"率(%)	星级总评分	医院名称	完整度(%)	整体"/"率(%)	星级总评分
福建医科大学附属口腔医院	100	18.03	★★★★★★☆	福建医科大学附属第一医院	100	3.45	★★★★★★
厦门大学附属心血管病医院	100	1.61	★★★★★★	厦门大学附属第一医院	100	4.87	★★★★★★
惠安县医院	100	2.61	★★★★★★	莆田市第一医院	100	6.28	★★★★★★
漳州市医院	100	3.27	★★★★★★	厦门市第二医院	99.87	7.13	★★★★★★
福建省肿瘤医院	100	3.42	★★★★★★	漳州市第三医院	99.84	1.58	★★★★★★

表 19　湖北省星级评分情况

医院名称	完整度(%)	整体"/"率(%)	星级总评分	医院名称	完整度(%)	整体"/"率(%)	星级总评分
武汉亚洲心脏病医院	100	0.87	★★★★★★★	武汉市中心医院	100	4.53	★★★★★★☆
鄂州市中心医院	100	5.01	★★★★★★★	随州市中心医院	100	4.66	★★★★★★☆
襄阳市中心医院	100	0.09	★★★★★★☆	麻城市人民医院	100	7.01	★★★★★★☆
天门市第一人民医院	100	1.43	★★★★★★☆	丹江口市第一医院	100	8.69	★★★★★★☆
黄石市中心医院	100	3.14	★★★★★★☆	宜昌市第二人民医院	99.95	0.68	★★★★★★☆

表20　新疆自治区星级评分情况

医院名称	完整度(%)	整体"/"率(%)	星级总评分	医院名称	完整度(%)	整体"/"率(%)	星级总评分
喀什地区第一人民医院	100	2.72	★★★★★★★★	新疆维吾尔自治区第六人民医院	100	2.88	★★★★★★★
克拉玛依市中心医院	99.81	2.18	★★★★★★★	新疆维吾尔自治区人民医院	100	4.05	★★★★★★★
精河县人民医院	96.31	0.05	★★★★★★★	鄯善县人民医院	100	10.06	★★★★★★★
乌鲁木齐市第一人民医院	99.9	3.05	★★★★★★☆	喀什地区第二人民医院	100	13.17	★★★★★★★
新疆医科大学第一附属医院	100	1.32	★★★★★★★	新疆维吾尔自治区维吾尔医医院	99.95	13.33	★★★★★★★

表21　河南省星级评分情况

医院名称	完整度(%)	整体"/"率(%)	星级总评分	医院名称	完整度(%)	整体"/"率(%)	星级总评分
新乡医学院第一附属医院	100	1.92	★★★★★★★☆	郑州大学第一附属医院	100	1.15	★★★★★★★
南召县人民医院	100	4.38	★★★★★★★☆	三门峡市中心医院	100	2.00	★★★★★★★
漯河医学高等专科学校第二附属医院	100	5.08	★★★★★★★☆	南阳市第一人民医院	100	2.72	★★★★★★★
驻马店市中心医院	100	8.81	★★★★★★★☆	宁陵县人民医院	100	3.06	★★★★★★★
濮阳市油田总医院	100	0.72	★★★★★★★	郑州市中心医院	100	3.89	★★★★★★★

表22　广西省星级评分情况

医院名称	完整度(%)	整体"/"率(%)	星级总评分	医院名称	完整度(%)	整体"/"率(%)	星级总评分
广西壮族自治区脑科医院	100	0.29	★★★★★★★☆	南宁市第五人民医院	100	2.53	★★★★★★★
鹿寨县人民医院	100	4.39	★★★★★★★☆	梧州市妇幼保健院	100	3.40	★★★★★★★
梧州市人民医院	100	8.12	★★★★★★★☆	广西壮族自治区妇幼保健院	100	4.00	★★★★★★★
广西科技大学第一附属医院	100	2.04	★★★★★★★	柳州市柳铁中心医院	100	4.58	★★★★★★★
南宁市妇幼保健院	100	2.27	★★★★★★★	横县人民医院	100	9.62	★★★★★★★

表23　安徽省星级评分情况

医院名称	完整度(%)	整体"/"率(%)	星级总评分	医院名称	完整度(%)	整体"/"率(%)	星级总评分
淮北矿工总医院	100	4.46	★★★★★★★★	马鞍山市人民医院	99.95	7.29	★★★★★★★★
马鞍山十七冶医院	100	2.88	★★★★★★★	涡阳县人民医院	97.71	9.00	★★★★★★★
安庆市立医院	100	3.37	★★★★★★★	来安家宁医院	100	0.06	★★★★★★☆
滁州市第一人民医院	100	4.61	★★★★★★★	合肥市妇幼保健院	100	6.14	★★★★★★☆
合肥市口腔医院	100	18.96	★★★★★★★	黄山市人民医院	100	6.95	★★★★★★☆

表24 陕西省星级评分情况

医院名称	完整度(%)	整体"/"率(%)	星级总评分	医院名称	完整度(%)	整体"/"率(%)	星级总评分
三二〇一医院	100	1.75	★★★★★★★★★	榆林市第一医院	99.65	2.26	★★★★★★★★
西安医学院第一附属医院	100	1.56	★★★★★★★★	西安市儿童医院	99.03	0.09	★★★★★★★★
商南县医院	100	4.39	★★★★★★★★	勉县协和医院	100	0.17	★★★★★★☆
西安高新医院	100	9.15	★★★★★★★★	陕西省扶风县人民医院	100	7.59	★★★★★★☆
延安大学咸阳医院	100	9.35	★★★★★★★★	西安航天总医院	100	9.20	★★★★★★☆

表25 贵州省星级评分情况

医院名称	完整度(%)	整体"/"率(%)	星级总评分	医院名称	完整度(%)	整体"/"率(%)	星级总评分
贵阳市口腔医院	100	7.06	★★★★★★★★★	息烽县妇幼保健院	100	2.57	★★★★★★☆
贵阳市妇幼保健院	99.92	3.40	★★★★★★★☆	兴仁真武医院	100	6.18	★★★★★★☆
遵义医学院附属口腔医院	99.62	11.71	★★★★★★★☆	兴仁县人民医院	100	12.96	★★★★★★☆
江口县人民医院	99.59	1.78	★★★★★★★	湄潭家礼医院	100	15.30	★★★★★★☆
开阳光正医院	99.14	1.36	★★★★★★★	六盘水凉都黄河医院	100	3.06	★★★★★★★

表26 云南省星级评分情况

医院名称	完整度(%)	整体"/"率(%)	星级总评分	医院名称	完整度(%)	整体"/"率(%)	星级总评分
昆明市儿童医院	100	2.22	★★★★★★★★★	曲靖市第一人民医院	100	0.87	★★★★★★★★
玉溪市第二人民医院	100	6.33	★★★★★★★★	安宁市人民医院	100	1.87	★★★★★★★★
思茅区人民医院	99.87	4.80	★★★★★★★★	楚雄彝族自治州人民医院	100	4.18	★★★★★★★★
玉溪市人民医院	100	1.23	★★★★★★★☆	大理白族自治州人民医院	100	5.36	★★★★★★★★
云龙县人民医院	100	7.01	★★★★★★★☆	临沧市人民医院	100	5.73	★★★★★★★★

表27 内蒙古自治区星级评分情况

医院名称	完整度(%)	整体"/"率(%)	星级总评分	医院名称	完整度(%)	整体"/"率(%)	星级总评分
包头市中心医院	99.95	9.97	★★★★★★★★★	通辽市第二人民医院	100	6.04	★★★★★★★★
兴安盟人民医院	100	0.04	★★★★★★★★	林西县医院	100	6.28	★★★★★★★★
内蒙古自治区妇幼保健院	100	1.89	★★★★★★★★	内蒙古第一机械集团有限公司医院	100	9.12	★★★★★★★★
乌审旗人民医院	100	4.47	★★★★★★★★	通辽市医院	98.83	0.68	★★★★★★★★
包钢第三职工医院	100	5.68	★★★★★★★★	包头市第八医院	97.79	2.28	★★★★★★★★

表28　海南省星级评分情况

医院名称	完整度(%)	整体"/"率(%)	星级总评分	医院名称	完整度(%)	整体"/"率(%)	星级总评分
海南医学院第一附属医院	100	3.79	★★★★★★★☆	海南省第三人民医院	100	4.08	★★★★★★★
琼中黎族苗族自治县人民医院	100	17.35	★★★★★★★☆	海南医学院第二附属医院	100	6.83	★★★★★★★
海南省妇幼保健院	99.92	6.70	★★★★★★★	海南博德精神病医院	97.11	16.01	★★★★★★★
琼海市人民医院	99.96	7.73	★★★★★★☆	海南省三亚市妇幼保健院	100	4.73	★★★★★☆
海南西部中心医院	99.6	16.06	★★★★★★☆	海南省万宁市人民医院	100	22.41	★★★★★☆

表29　辽宁省星级评分情况

医院名称	完整度(%)	整体"/"率(%)	星级总评分	医院名称	完整度(%)	整体"/"率(%)	星级总评分
瓦房店第三医院	100	6.67	★★★★★★★★	大连医科大学附属第二医院	100	0.64	★★★★★★★
大连市妇女儿童医疗中心	99.37	4.47	★★★★★★★★	葫芦岛惠好妇女儿童医院	100	1.41	★★★★★★★
铁岭县中心医院	100	1.49	★★★★★★★☆	大连市中心医院	100	1.70	★★★★★★★
朝阳市中心医院	100	8.43	★★★★★★★☆	沈阳市第九人民医院	100	2.12	★★★★★★★
中国医科大学附属第一医院鞍山医院	99.82	1.61	★★★★★★★☆	鞍山市中心医院	100	2.74	★★★★★★★

表30　宁夏自治区星级评分情况

医院名称	完整度(%)	整体"/"率(%)	星级总评分	医院名称	完整度(%)	整体"/"率(%)	星级总评分
银川市口腔医院	95.12	16.54	★★★★★★★★	泾源县人民医院	100	6.70	★★★★★★★
宁夏第五人民医院	100	0.29	★★★★★★☆	宁夏医科大学总医院	99.7	7.31	★★★★★★★
银川市第一人民医院	99.91	10.73	★★★★★★☆	固原市精神康复医院	100	2.73	★★★★★☆
银川市妇幼保健院	100	1.78	★★★★★★★	宁夏回族自治区妇幼保健院	100	8.86	★★★★★☆
宁夏回族自治区宁安医院	100	3.02	★★★★★★★	石嘴山市第二人民医院	100	10.01	★★★★★☆

表31　湖南省星级评分情况

医院名称	完整度(%)	整体"/"率(%)	星级总评分	医院名称	完整度(%)	整体"/"率(%)	星级总评分
湘潭市中心医院	100	7.70	★★★★★★★★	中南大学湘雅二医院	99.91	3.07	★★★★★★★
长沙市妇幼保健院	100	4.08	★★★★★★★☆	南华大学附属第二医院	99.91	7.42	★★★★★★★
中南大学湘雅三医院	100	2.50	★★★★★★★	长沙市第一医院	99.87	9.97	★★★★★★★
长沙市中心医院	100	4.62	★★★★★★★	衡阳市第一人民医院	99.83	3.66	★★★★★★★
桃江县人民医院	100	6.74	★★★★★★★	浏阳市人民医院	99.65	3.09	★★★★★★★

表32　甘肃省星级评分情况

医院名称	完整度(%)	整体"/"率(%)	星级总评分	医院名称	完整度(%)	整体"/"率(%)	星级总评分
甘肃省人民医院	100	1.59	★★★★★★★	榆中县第一人民医院	100	3.96	★★★★★★★
兰州大学第二医院	100	1.77	★★★★★★★	天水市中西医结合医院	99.95	4.98	★★★★★★
甘肃省妇幼保健院	99.84	5.45	★★★★★★★	金川集团有限公司职工医院	99.61	7.73	★★★★★★
嘉峪关市第一人民医院	100	6.70	★★★★★★☆	天水市麦积区妇幼保健计划生育服务中心	100	0.08	★★★★★☆
平凉市第二人民医院	99.63	0.04	★★★★★★☆	康县妇幼保健站	100	3.61	★★★★★☆

表33　吉林省星级评分情况

医院名称	完整度(%)	整体"/"率(%)	星级总评分	医院名称	完整度(%)	整体"/"率(%)	星级总评分
吉林大学中日联谊医院	100	5.94	★★★★★★★	长春市传染病医院	100	0.09	★★★★★★★
吉林大学第二医院	100	2.32	★★★★★★☆	吉林市第六人民医院	100	4.05	★★★★★★
白山市妇幼保健院	100	3.80	★★★★★★☆	吉林省人民医院	100	5.45	★★★★★★
吉林油田江北医院	99.37	7.09	★★★★★★☆	吉林市人民医院	100	7.84	★★★★★★
磐石市医院	97.55	0.05	★★★★★★☆	长春市儿童医院	100	8.68	★★★★★★

表34　黑龙江省星级评分情况

医院名称	完整度(%)	整体"/"率(%)	星级总评分	医院名称	完整度(%)	整体"/"率(%)	星级总评分
牡丹江医学院附属红旗医院	100	3.19	★★★★★★★	海伦市人民医院	100	0.04	★★★★★★
哈尔滨二四二医院	100	9.35	★★★★★★★	佳木斯市传染病院	100	0.09	★★★★★★
伊春市妇幼保健院	99.31	5.30	★★★★★★★	大兴安岭地区妇幼保健院	100	1.44	★★★★★★
黑龙江省林业第二医院	100	11.54	★★★★★★☆	佳木斯市妇幼保健院	100	2.42	★★★★★★
鸡西市妇幼保健院	98.99	1.78	★★★★★★☆	桦南县人民医院	100	2.47	★★★★★★

表35　青海星级评分情况

医院名称	完整度(%)	整体"/"率(%)	星级总评分	医院名称	完整度(%)	整体"/"率(%)	星级总评分
青海省第四人民医院	100	0.08	★★★★★★☆	青海省妇女儿童医院	99.84	12.64	★★★★★☆
青海省妇幼保健院	100	4.36	★★★★★★	海东市乐都区人民医院	99.79	7.20	★★★★★☆
青海省心脑血管病专科医院	100	11.98	★★★★★★	西宁市第一人民医院	100	13.26	★★★★★★
青海省人民医院	100	12.92	★★★★★★	祁连县人民医院	100	1.34	★★★★☆
青海省西宁市第二人民医院	100	16.44	★★★★★☆	同德县人民医院	100	14.71	★★★★☆

表 36 医疗机构星级评分白榜

统计用医院名称（按 2017）	省份	医院级别	完整度	整体 "/" 率	医院类型	星级总评分
安徽医科大学第一附属医院	安徽	三级	98.02	46.82	综合	2.5
芜湖市第四人民医院	安徽	三级	1.5	0	精神专科	3
淮北市人民医院	安徽	三级	1	0	综合	3.5
池州市人民医院	安徽	三级	77.53	0.04	综合	3.5
安徽省胸科医院	安徽	三级	100	45.41	传染病专科	3.5
淮南东方医院集团肿瘤医院	安徽	三级	99.92	16.63	肿瘤专科	4
皖南医学院第二附属医院	安徽	三级	99.25	36.12	综合	4.5
黄山首康医院	安徽	三级	99.79	23.79	综合	4.5
阜阳市第二人民医院	安徽	三级	100	40.55	传染病专科	4.5
北京电力医院	北京	三级	52.21	6.89	综合	1.5
北京小汤山医院	北京	三级	27.91	11.18	综合	2
航天中心医院	北京	三级	17.43	6.62	综合	2.5
北京中科白癜风医院	北京	三级	0.95	0	综合	2.5
北京马应龙长青肛肠医院	北京	三级	99.88	56.98	综合	2.5
北京市房山区良乡医院	北京	三级	10.86	0.90	综合	3
首都医科大学附属北京世纪坛医院	北京	三级	48.78	0.23	综合	3
首都医科大学宣武医院	北京	三级	66.18	5.16	综合	3.5
首都医科大学附属北京同仁医院	北京	三级	93.52	11.47	综合	4
北京市昌平区医院	北京	三级	100	15.86	综合	4
首都医科大学附属北京安贞医院	北京	三级	100	32.35	综合	4
北京京都儿童医院	北京	三级	100	37.37	儿童专科	4
漳州正兴医院	福建	三级	34.21	3.74	综合	2.5
泉州德诚医院	福建	三级	100	15.39	综合	2.5
邵武市立医院	福建	三级	99.6	28.04	综合	3
福建省妇幼保健院	福建	三级	100	34.52	妇幼保健院	3.5
福建省龙岩市第一医院	福建	三级	100	34.24	综合	4
南安市医院	福建	三级	100	30.65	综合	4
厦门市儿童医院	福建	三级	1.5	0	儿童专科	4
龙岩人民医院	福建	三级	100	17.88	综合	4.5
甘肃省第三人民医院	甘肃	三级	3.92	0.10	综合	1.5
定西市人民医院	甘肃	三级	74.15	26.04	综合	1.5
平凉市精神卫生中心	甘肃	三级	11.04	0.10	精神专科	2
酒泉市人民医院	甘肃	三级	69.84	4.68	综合	2
河西学院附属张掖人民医院	甘肃	三级	53.05	9.88	综合	2.5
庆阳市人民医院	甘肃	三级	99.59	26.16	综合	3.5

统计用医院名称（按2017）	省份	医院级别	完整度	整体"/"率	医院类型	星级总评分
甘肃省武威肿瘤医院	甘肃	三级	99.68	29.46	肿瘤专科	4
兰州市第二人民医院	甘肃	三级	100	51.07	综合	4.5
陇南市第一人民医院	甘肃	三级	99.69	19.46	综合	4.5
武警广东总队医院	广东	三级	99.62	31.92	综合	2
茂名市电白区人民医院	广东	三级	58.48	24.08	综合	2.5
肇庆市第一人民医院	广东	三级	95.52	22.99	综合	2.5
中信惠州医院有限公司中信惠州医院	广东	三级	68.01	9.85	综合	2.5
遵义医学院第五附属（珠海）医院	广东	三级	92.75	11.46	综合	3
广东省人民医院珠海医院（珠海市金湾中心医院）	广东	三级	100	33.67	综合	3
汕头市潮阳区大峰医院	广东	三级	99.52	16.61	综合	3.5
广州新市医院	广东	三级	0.95	0	综合	3.5
汕头潮南民生医院	广东	三级	100	46.93	综合	3.5
白云精康医院	广东	三级	99.89	75.78	精神专科	3.5
广州市妇女儿童医疗中心	广东	三级	80.05	0.68	妇幼保健院	3.5
钦州市第二人民医院	广西	三级	33.09	6.32	综合	1.5
南宁市第四人民医院	广西	三级	36.09	1.20	传染病专科	2.5
南宁市第一人民医院	广西	三级	92.1	3.86	综合	4.5
贵阳市第二人民医院	贵州	三级	88.15	27.55	综合	0.5
中国贵航集团三0二医院	贵州	三级	99.95	51.44	综合	1.5
贵阳市公共卫生救治中心	贵州	三级	33.64	6.62	综合	2
威宁县人民医院	贵州	三级	99.51	42.93	综合	2.5
贵阳市第四人民医院	贵州	三级	0.9	0	综合	3
仁怀市人民医院	贵州	三级	99.6	24.69	综合	3
六盘水市六枝特区人民医院	贵州	三级	99.95	39.28	综合	3
安顺市人民医院	贵州	三级	98.98	32.63	综合	3.5
黔西南布依族苗族自治州人民医院	贵州	三级	99.87	25.58	综合	3.5
贵州盘江投资控股（集团）有限公司总医院	贵州	三级	100	41.69	综合	3.5
海南省安宁医院	海南	三级	26.62	0	精神专科	3
儋州市人民医院	海南	三级	96.93	13.89	综合	4.5
秦皇岛市妇幼保健院	河北	三级	37.31	9.45	妇幼保健院	1
冀中能源峰峰集团有限公司总医院	河北	三级	100	38.19	综合	4
河北医科大学第一医院	河北	三级	100	16.08	综合	4
河北燕达医院	河北	三级	100	14.67	综合	4

统计用医院名称（按2017）	省份	医院级别	完整度	整体"/"率	医院类型	星级总评分
沧州市人民医院	河北	三级	100	23.10	综合	4.5
沧州市中心医院	河北	三级	99.83	26.14	综合	4.5
南阳张仲景医院	河南	三级	5.83	0.30	综合	0.5
焦作市第二人民医院	河南	三级	56.46	3.96	综合	1.5
焦作煤业（集团）有限责任公司中央医院	河南	三级	24.5	0	综合	3.5
河南省安阳市人民医院	河南	三级	100	32.18	综合	3.5
南阳油田总医院	河南	三级	100	25.55	综合	3.5
洛阳市第一人民医院	河南	三级	94.03	0	综合	4
焦作市人民医院	河南	三级	99.86	25.91	综合	4
济源市人民医院	河南	三级	100	34.28	综合	4
平煤神马医疗集团总医院	河南	三级	100	28.81	综合	4
河南省安阳市肿瘤医院	河南	三级	100	51.50	肿瘤专科	4
牡丹江市妇女儿童医院	黑龙江	三级	1.32	0	妇幼保健院	2
黑龙江天元妇产医院	黑龙江	三级	1.32	0	妇产专科	2
牡丹江市第二人民医院	黑龙江	三级	97.24	23.70	综合	2
哈尔滨市第二医院	黑龙江	三级	96.02	36.96	综合	2.5
大庆龙南医院	黑龙江	三级	100	13.35	综合	2.5
黑龙江省农垦九三管理局中心医院	黑龙江	三级	99.73	48.30	综合	2.5
绥化肿瘤医院	黑龙江	三级	100	20.30	肿瘤专科	2.5
哈尔滨市红十字中心医院	黑龙江	三级	0.96	0	综合	3
哈尔滨市第四医院	黑龙江	三级	100	16.44	综合	3
双鸭山双矿医院	黑龙江	三级	100	35.93	综合	3
黑龙江远东心脑血管医院	黑龙江	三级	100	63.69	心血管专科	3
牡丹江市妇幼保健院	黑龙江	三级	100	27.71	妇幼保健院	3
哈尔滨市胸科医院	黑龙江	三级	36.85	4.21	传染病专科	3
武汉大学人民医院（湖北省人民医院）	湖北	三级	5.09	0	综合	2
中国葛洲坝集团中心医院	湖北	三级	1	0	综合	2.5
恩施亚菲亚妇产医院	湖北	三级	0.01	0	妇产专科	2.5
咸宁民生中山口腔医院	湖北	三级	71.78	0	口腔专科	2.5
随州市曾都医院	湖北	三级	0.95	0	综合	3.5
襄阳市安定医院（襄阳市精神卫生中心）	湖北	三级	100	48.13	精神专科	3.5
武汉市第八医院	湖北	三级	99.8	20.40	综合	4
十堰市妇幼保健院	湖北	三级	100	56.67	妇幼保健院	4
武汉市第四医院	湖北	三级	97.33	10.06	综合	4.5

续表

统计用医院名称（按2017）	省份	医院级别	完整度	整体"/"率	医院类型	星级总评分
荆州市第三人民医院	湖北	三级	100	34.93	综合	4.5
浠水县人民医院	湖北	三级	100	38.78	综合	4.5
监利县人民医院	湖北	三级	100	27.96	综合	4.5
株洲市人民医院	湖南	三级	81.19	27.12	综合	1
岳阳市二人民医院	湖南	三级	5.2	0	综合	1.5
株洲市二医院	湖南	三级	14.15	0	综合	1.5
邵阳学院附属第二医院	湖南	三级	91.95	29.25	综合	1.5
中南大学湘雅医院	湖南	三级	89.91	21.41	综合	2.5
株洲市三三一医院	湖南	三级	76.15	0.41	综合	2.5
永州湘南肿瘤医院	湖南	三级	100	49.13	肿瘤专科	2.5
长沙珂信肿瘤医院	湖南	三级	99.91	23.66	肿瘤专科	3
怀化市第一人民医院	湖南	三级	99.83	27.86	综合	3.5
岳阳市一人民医院	湖南	三级	99.96	17.20	综合	3.5
邵阳市中心医院	湖南	三级	100	24.06	综合	3.5
衡阳市妇幼保健院	湖南	三级	89.38	30.51	妇幼保健院	3.5
常德市妇幼保健院	湖南	三级	100	30.94	妇幼保健院	3.5
公主岭市中心医院	吉林	三级	35.12	1.07	综合	0.5
四平市第一人民医院	吉林	三级	39.2	1.99	综合	1
长春骨伤医院	吉林	三级	2.98	0	肿瘤专科	2
公主岭市妇幼保健计划生育服务中心	吉林	三级	1.32	0	妇幼保健院	2
长春市妇产医院	吉林	三级	48.42	5.85	妇产专科	2
延边大学附属医院（延边医院）	吉林	三级	21.51	0.14	综合	3
前郭尔罗斯蒙古族自治县医院	吉林	三级	99.23	48.38	综合	3
辽源矿业（集团）有限责任公司职工总医院	吉林	三级	99.9	30.03	综合	3
四平市妇婴医院	吉林	三级	100	53.14	妇产专科	3
吉林省肝胆病医院	吉林	三级	100	37.25	传染病专科	3
连云港市赣榆区人民医院	江苏	三级	49.12	7.36	综合	1.5
苏州市广济医院	江苏	三级	36.54	0	精神专科	2
南通市通州区人民医院	江苏	三级	85.32	13.94	综合	3
南京鼓楼医院	江苏	三级	97.44	26.21	综合	3
太仓市第一人民医院	江苏	三级	91.7	0.45	综合	3
南通市第一人民医院	江苏	三级	0.95	0	综合	3.5
连云港市妇幼保健院	江苏	三级	98.49	17.71	妇幼保健院	4
连云港市第二人民医院	江苏	三级	99.69	18.76	综合	4.5

续表

统计用医院名称（按2017）	省份	医院级别	完整度	整体"/"率	医院类型	星级总评分
盐城市妇幼保健院	江苏	三级	100	32.47	妇幼保健院	4.5
连云港市第四人民医院	江苏	三级	100	39.73	传染病专科	4.5
上海市东方医院吉安医院	江西	三级	100	36.95	综合	3.5
上饶市第三人民医院	江西	三级	100	65.70	精神专科	4
九江学院附属医院	江西	三级	100	39.47	综合	4.5
宽甸满族自治县中心医院	辽宁	三级	85.17	30.39	综合	0.5
沈阳市妇幼保健院	辽宁	三级	77.64	52.66	妇幼保健院	0.5
锦州医科大学附属第三医院	辽宁	三级	48.18	3.45	综合	2
盘锦市人民医院	辽宁	三级	45.65	0.19	综合	2
锦州市中心医院	辽宁	三级	65.38	5.60	综合	2
鞍山市第三医院	辽宁	三级	95.79	47.42	综合	2.5
沈阳积水潭医院	辽宁	三级	6.21	0	综合	2.5
中国医科大学附属盛京医院盛京（大连）妇女儿童医院	辽宁	三级	1.32	0	妇产专科	2.5
建平县医院	辽宁	三级	0.95	0	综合	3
丹东市第一医院	辽宁	三级	0.95	0	综合	3
铁岭市中心医院	辽宁	三级	99.95	28.76	综合	3
鞍山市第二医院	辽宁	三级	99.75	42.75	综合	3
科尔沁右翼中旗蒙医医院	内蒙古	三级	5.38	0.07	综合	1
兴安盟蒙医院	内蒙古	三级	8.06	0	综合	1.5
库伦旗蒙医院	内蒙古	三级	59.36	6.96	综合	1.5
内蒙古民族大学附属医院	内蒙古	三级	38.84	0.81	综合	1.5
锡林郭勒盟医院	内蒙古	三级	27.53	2.97	综合	2
包头市第三医院	内蒙古	三级	1.55	0	传染病专科	2
内蒙古国际蒙医医院	内蒙古	三级	0.96	0	综合	2.5
鄂尔多斯市准格尔旗中心医院	内蒙古	三级	100	20.31	综合	4
呼和浩特市第一医院	内蒙古	三级	99.78	30.19	综合	4
内蒙古精神卫生中心	内蒙古	三级	100	71.73	精神专科	4
固原市人民医院	宁夏	三级	99.95	35.79	综合	3.5
吴忠市人民医院	宁夏	三级	99.82	45.43	综合	4.5
黄南藏族自治州人民医院	青海	三级	51.54	9.02	综合	1.5
海南藏族自治州藏医院	青海	三级	0.95	0	综合	2.5
青海省康乐医院	青海	三级	49.72	16.83	综合	2.5
互助土族自治县人民医院	青海	三级	0.95	0	综合	3.5
海南藏族自治州人民医院	青海	三级	100	23.26	综合	3.5

续表

统计用医院名称（按2017）	省份	医院级别	完整度	整体"／"率	医院类型	星级总评分
青海省藏医院	青海	三级	99.88	35.26	综合	4
格尔木市人民医院	青海	三级	99.85	56.82	综合	4
青海省第五人民医院	青海	三级	100	31.47	综合	4.5
鲁西南医院	山东	三级	48.92	11.77	综合	1.5
玲珑英诚医院	山东	三级	99.9	43.93	综合	3
山东省肿瘤医院	山东	三级	100	38.74	肿瘤专科	3
诸城市人民医院	山东	三级	99.65	13.97	综合	3.5
青岛大学附属心血管病医院	山东	三级	100	39.37	心血管专科	3.5
金乡县人民医院	山东	三级	100	20.33	综合	4
邹平县人民医院	山东	三级	99.52	24.72	综合	4
中国石化集团胜利石油管理局胜利医院	山东	三级	99.96	20.40	综合	4.5
济宁市妇幼保健计划生育服务中心	山东	三级	100	27.67	妇幼保健院	4.5
山西省煤炭中心医院	山西	三级	0.95	0	综合	2.5
西山煤电（集团）有限责任公司职工总医院	山西	三级	88.67	6.50	综合	3
阳泉市第一人民医院	山西	三级	97.92	27.08	综合	3
忻州市人民医院	山西	三级	99.74	46.56	综合	3.5
侯马市人民医院	山西	三级	99.58	30.10	综合	3.5
临汾市妇幼保健院 临汾市儿童医院	山西	三级	100	33.12	妇幼保健院	4
西安市胸科医院	陕西	三级	34	10.43	传染病专科	2
陕西省友谊医院	陕西	三级	64.17	11.07	综合	2.5
咸阳市第一人民医院	陕西	三级	100	34.83	综合	3.5
咸阳市中心医院	陕西	三级	100	34.78	综合	3.5
宝鸡高新人民医院	陕西	三级	100	34.87	综合	3.5
铜川市妇幼保健院	陕西	三级	100	49.39	综合	4
延安大学附属医院	陕西	三级	96.24	28.47	综合	4
陕西省肿瘤医院	陕西	三级	100	37.92	肿瘤专科	4
商洛市中心医院	陕西	三级	100	56.58	综合	4.5
西安交通大学医学院第一附属医院	陕西	三级	100	29.36	综合	4.5
渭南市妇幼保健院	陕西	三级	99.83	23.43	妇幼保健院	4.5
上海市第一人民医院	上海	三级	91.42	78.75	综合	0.5
上海市第七人民医院	上海	三级	39.38	10.97	综合	2
上海交通大学医学院附属仁济医院	上海	三级	40.93	0	综合	2
上海市胸科医院	上海	三级	1.47	0	综合	2.5
上海市儿童医院	上海	三级	89.98	0	儿童专科	3

续表

统计用医院名称（按2017）	省份	医院级别	完整度	整体"／"率	医院类型	星级总评分
复旦大学附属眼耳鼻喉科医院	上海	三级	66.67	0	口腔专科	3.5
上海交通大学医学院附属瑞金医院	上海	三级	80.24	7.78	综合	3.5
上海交通大学医学院附属新华医院	上海	三级	100	38.10	综合	4
东方肝胆外科医院	上海	三级	98.69	35.38	综合	4
上海交通大学医学院附属上海儿童医学中心	上海	三级	87.81	0.09	儿童专科	4
西南医科大学附属医院	四川	三级	80.37	14.95	综合	1.5
四川省达州市渠县人民医院	四川	三级	21.78	9.04	综合	2
德阳市第二人民医院	四川	三级	7.06	0.09	综合	2
雅安市第四人民医院	四川	三级	2.61	0	精神专科	2
什邡市人民医院	四川	三级	100	31.58	综合	3
四川友谊医院	四川	三级	100	33.27	综合	3.5
广元市中心医院	四川	三级	86.74	12.65	综合	4
宣汉县人民医院	四川	三级	100	43.07	综合	4
成都圣贝牙科医院	四川	三级	98.72	0.21	口腔专科	4.5
攀枝花市第二人民医院	四川	三级	99.95	15.40	综合	4.5
泸县人民医院	四川	三级	99.95	10.13	综合	4.5
自贡市精神卫生中心（自贡市第五人民医院）（自贡市老年病医院）	四川	三级	100	24.25	精神专科	4.5
天津市胸科医院	天津	三级	100	26.35	心血管专科	3.5
天津市妇女儿童保健中心	天津	三级	100	86.87	妇幼保健院	4
天津医科大学总医院空港医院	天津	三级	100	44.26	综合	4
中国医学科学院血液病医院	天津	三级	100	21.44	肿瘤专科	4
天津市人民医院	天津	三级	100	19.45	综合	4.5
新疆生产建设兵团第二师库尔勒医院	新建兵团	三级	100	23.54	综合	4
新疆维吾尔自治区职业病医院	新疆	三级	89	24.24	综合	3
克孜勒苏柯尔克孜自治州人民医院	新疆	三级	100	26.26	综合	3.5
伊犁哈萨克自治州友谊医院	新疆	三级	100	22.17	综合	4.5
伊犁哈萨克自治州奎屯医院	新疆	三级	100	9.99	综合	4.5
迪庆藏族自治州人民医院	云南	三级	75.18	18.88	综合	1
昆明同仁医院	云南	三级	49.3	43.15	综合	1
楚雄彝族自治州妇幼保健院	云南	三级	40.05	0.08	妇幼保健院	2
大理白族自治州妇幼保健院	云南	三级	1.32	0	妇幼保健院	2.5
普洱市妇幼保健院	云南	三级	100	45.40	妇幼保健院	3
楚雄复明眼科医院	云南	三级	66.67	0	口腔专科	3.5

统计用医院名称（按2017）	省份	医院级别	完整度	整体"/"率	医院类型	星级总评分
怒江傈僳族自治州人民医院	云南	三级	100	19.69	综合	4
楚雄彝族自治州精神病医院 楚雄州彝族自治州第二人民医院	云南	三级	100	60.19	精神专科	4
昆明市妇幼保健院	云南	三级	99.91	41.86	妇幼保健院	4
云南省第一人民医院	云南	三级	88.82	8.20	综合	4.5
红河哈尼族彝族自治州第三人民医院	云南	三级	100	24.90	综合	4.5
慈林医院	浙江	三级	92.6	31.69	综合	3
嘉兴市第二医院	浙江	三级	100	21.10	综合	4
绍兴第二医院	浙江	三级	100	27.63	综合	4
东阳市人民医院	浙江	三级	100	24.87	综合	4
浙江省嘉善县第一人民医院	浙江	三级	100	16.38	综合	4
长兴县人民医院	浙江	三级	100	26.40	综合	4
苍南县人民医院	浙江	三级	100	16.82	综合	4
宁波明州医院	浙江	三级	99.77	27.39	综合	4
杭州市临安区人民医院	浙江	三级	98.83	10.21	综合	4.5
余姚市人民医院	浙江	三级	97.62	32.84	综合	4.5
杭州市余杭区第一人民医院	浙江	三级	98.35	15.02	综合	4.5
杭州市富阳区第一人民医院	浙江	三级	100	19.82	综合	4.5
温州市中心医院	浙江	三级	99.65	15.60	综合	4.5
台州恩泽医疗中心（集团）路桥医院	浙江	三级	100	33.30	综合	4.5
杭州市余杭区妇幼保健院	浙江	三级	96.2	23.16	妇幼保健院	4.5
重庆医科大学附属永川医院	重庆	三级	7.16	0	综合	3.5
垫江县精神卫生中心（垫江县第二人民医院）	重庆	三级	99.88	48.82	精神专科	4